elimina toxinas físicas: extracto de semillas de uva (p. 107)
+ extracto de té verde — p. 116

PODER CURATIVO DE VITAMINAS, MINERALES Y HIERBAS

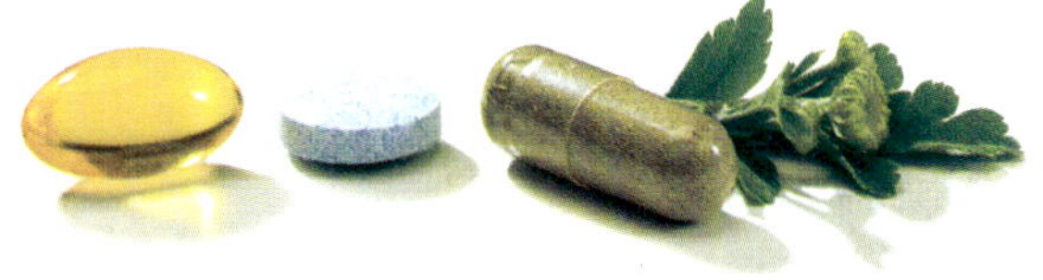

PODER

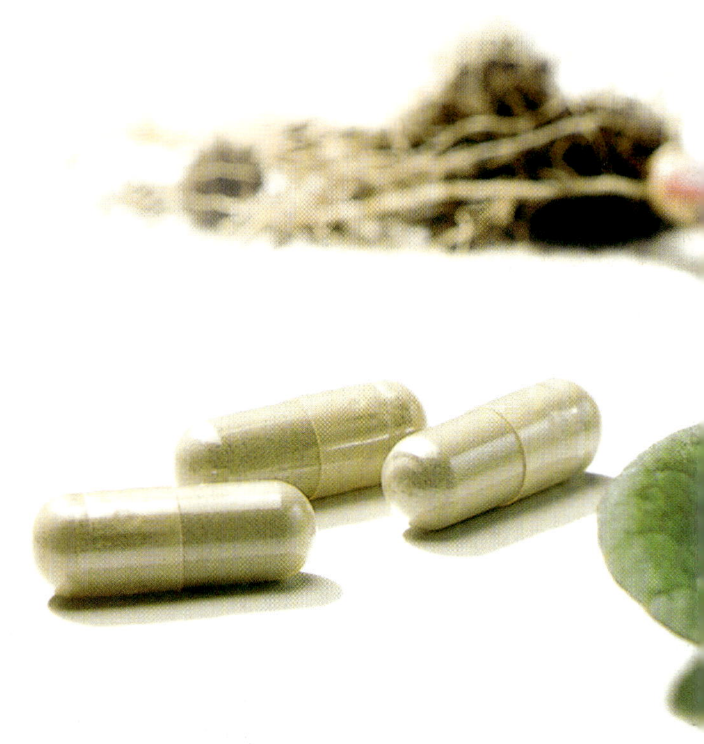

CURATIVO DE VITAMINAS, MINERALES Y HIERBAS

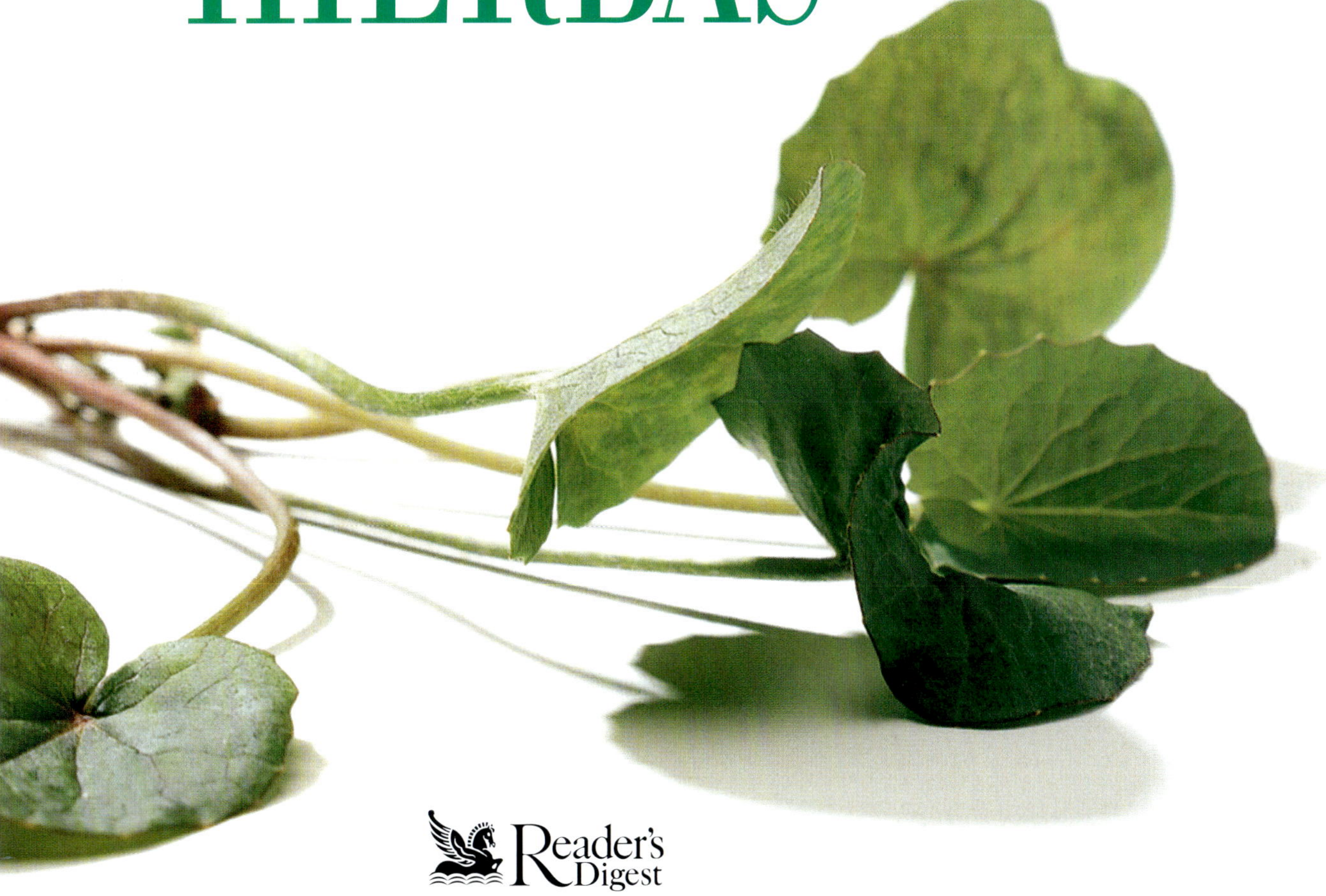

Reader's Digest

Buenos Aires • Madrid • México • Nueva York

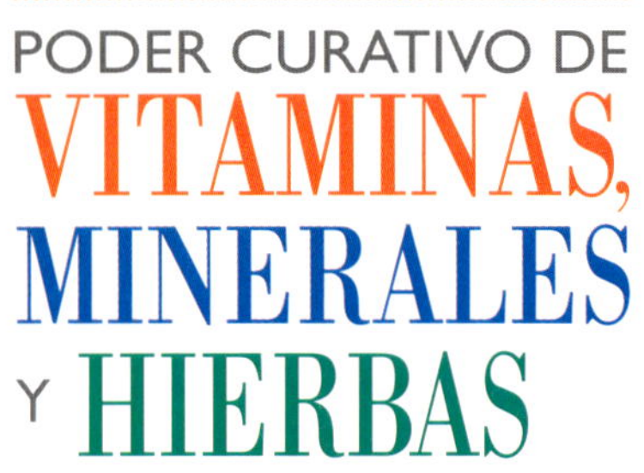

DIVISIÓN DE LIBROS EN LENGUA CASTELLANA

Director: Gonzalo Ang

Editores: Beatriz E. Ávalos Chávez, Cecilia Chávez Torroella, Berenice Flores, Arturo Ramos Pluma, Myriam Rudoy

Asistente: Gabriela Centeno

Título original de la obra: *The Healing Power of Vitamins, Minerals, and Herbs* © 1999 The Reader's Digest Association, Inc., Nueva York, Estados Unidos de América.

Grupo Editorial Reader's Digest, S. de R.L. de C.V., agradece a las siguientes personas su colaboración en esta obra:

Traducción: Carmen Navarrete

Redacción: Sergio Fernández Bravo

Revisión de textos: Julieta Arteaga Tijerina, Anouk Kelly, Irene Paiz, Elizabeth Wocker

Asistencia editorial: Honorata Mazzotti

Índice alfabético: Magdalena Sosa

Fotografías: José Antonio Íñiguez, Lisa Koening

Supervisión de arte: Rafael Arenzana

Y da las gracias al médico alópata, acupunturista e iridólogo Gilberto Compañ por la revisión que hizo de esta obra.

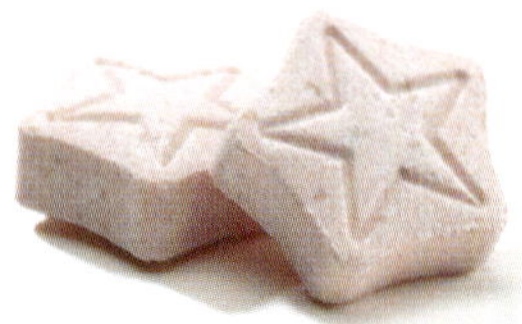

Este libro tiene propósitos informativos y no busca sustituir el diagnóstico hecho por un profesional de la medicina. Los editores de Reader's Digest reprueban la automedicación y recomiendan que quien presente síntomas o tenga problemas de salud consulte inmediatamente al médico.

Visite www.selecciones.com
Envíenos sus dudas y comentarios a editorial.libros@rd.com

Fax: (52-55) 5395-3910
o a Av. Lomas de Sotelo 1102
Col. Loma Hermosa, Delegación Miguel Hidalgo
C.P. 11200, México, D.F.

Esta primera edición se terminó de imprimir el 28 de octubre de 2002, en los talleres de Mateu Cromo Artes Gráficas, S.A., Ctra. de Fuenlabrada s/n, 28320, Pinto, Madrid, España.

ISBN 968-5460-22-1

Editado en México por Grupo Editorial Reader's Digest, S. de R.L. de C.V.

Impreso en España
Printed in Spain

SA0205/IC-US

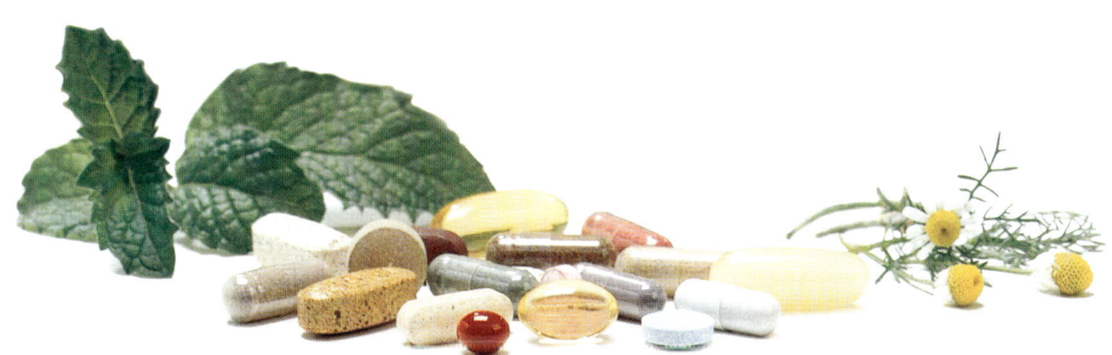

Índice general

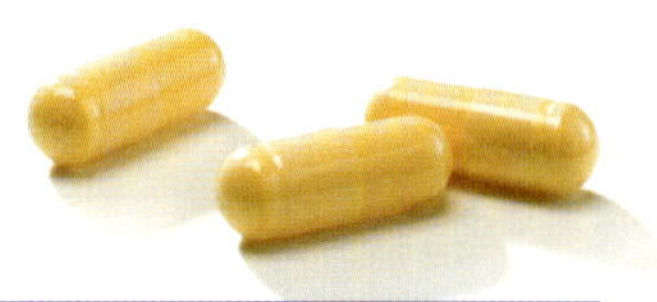

Introducción

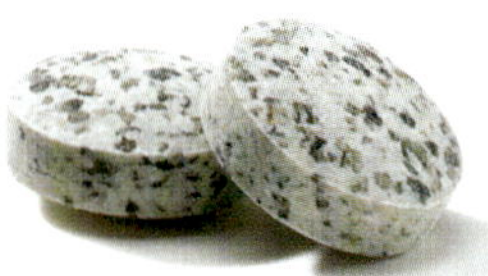

Capítulo I Padecimientos

Capítulo II Complementos

Cada uno tiene un código de color según su tipo:
vitaminas · minerales · hierbas · complementos alimenticios

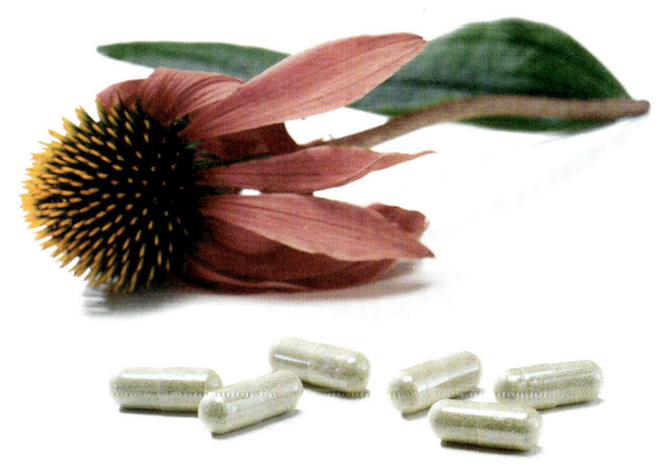

prólogo

Algunos médicos saben que muchos pacientes llegan tristes a la revisión, y dicen "No mejoro, doctor". Saben que esa evidente falta de resultados no es producto de la ineficiencia del doctor: la medicina alopática tradicional no siempre remedia las enfermedades crónicas, pan cotidiano de la medicina interna. A veces también los médicos descubren que algunas almas osadas sí mejoran, pero no a causa del tratamiento alopático, sino por tratamientos con acupuntura o plantas medicinales. Ninguna de esas terapias está reconocida en las pólizas de seguros médicos, lo que significa que los pacientes las pagan de su propio bolsillo.

El sentido común dicta que un doctor nunca debe alegar con los pacientes que están mejorando. Así que en vez de indicarles los evidentes riesgos de la medicina "poco científica", algunos médicos han empezado a investigar al respecto. Y han llegado a creer que los pacientes mejoran simplemente porque ahora existen dos opciones de salud: la tradicional y la alternativa. Además, entre médicos y profesionales alternativos existe en general un respeto mutuo por la habilidad que tiene el otro para sanar al paciente.

La medicina ortodoxa actual discrepa de la alternativa menos que antes. La mayoría de los doctores son intelectualmente curiosos, un poco escépticos, algo cautelosos, pero siempre dispuestos a aprender los tratamientos alternativos. Igual que las facultades de medicina añaden materias optativas sobre medicina alternativa, los residentes e internos alternan prácticas de ambos tipos; el futuro de las terapias complementarias es promisorio en verdad.

Esa apertura para sondear nuevos métodos de curación es muy pertinente para la tendencia más importante de la medicina alternativa: el claro aumento en el uso de vitaminas, minerales, hierbas y otros complementos alimenticios.

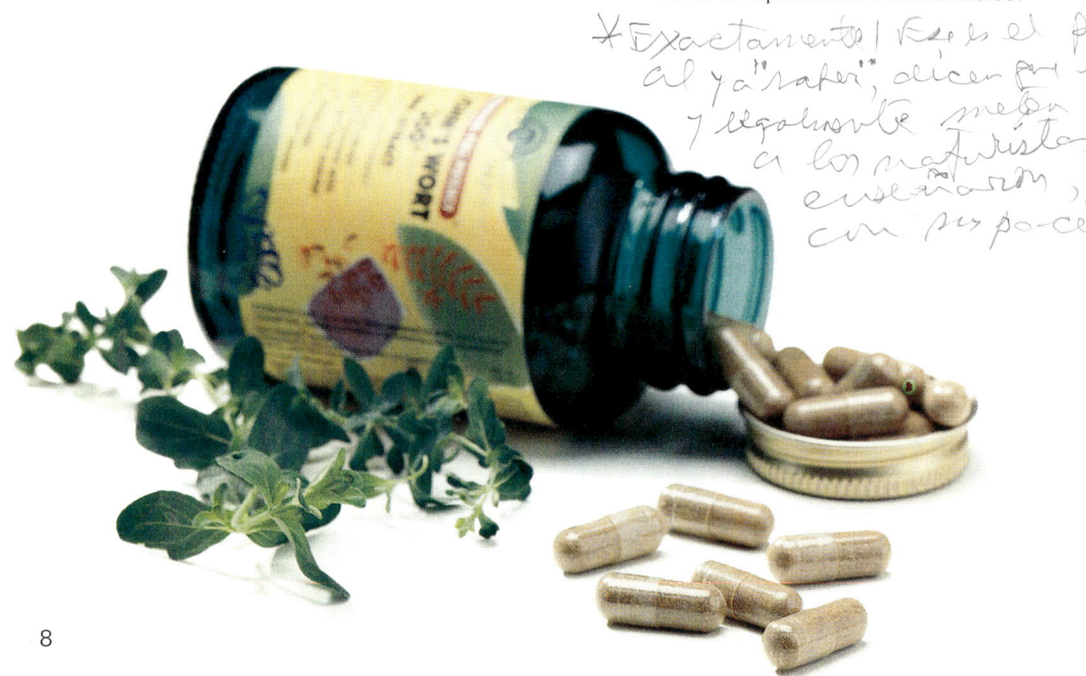

Esos complementos han llegado a ser importantes para el cuidado personal de mucha gente, ya sea para prevenir o como terapia para diversas enfermedades. Tras esa tendencia hay un creciente cúmulo de información, de investigadores e internistas, en el sentido de que los complementos favorecen la buena salud. Además, son fáciles de conseguir y a menudo menos caros que las medicinas de patente y otros medicamentos cuya venta no requiere receta médica.

Aun así, el uso de esos complementos causa acalorados debates entre los especialistas de la salud; y separar los argumentos a favor y en contra puede ser difícil. En realidad, varios de los beneficios que se les atribuyen aún no se comprueban porque la investigación es superficial y carece de las estrictas normas que se exigen a las medicinas de patente. Los riesgos a largo plazo no siempre se conocen y su venta se rige de tal modo que lo que uno lee en la etiqueta con frecuencia tiene poco valor.

Este libro le ayudará a entender qué ofrecen los diversos complementos y cómo usarlos con eficacia y seguridad. La sección introductoria contesta preguntas generales sobre los complementos y también incluye recomendaciones básicas (páginas 32-35) que lo podrán ayudar a mejorar su salud. Para curar o prevenir problemas específicos consulte las entradas de la sección "Padecimientos", que empieza en la página 38, e incluye cuadros con los complementos recomendados. Encontrará más información sobre el uso de muchos de esos remedios en la sección "Complementos", a partir de la página 228.

Incluso tomando en cuenta todos sus beneficios probados, los complementos alimenticios no obran milagros; y no nos referimos sólo a las afirmaciones más descabelladas sobre algunos de ellos. Por lo general, una pastilla no basta para obtener resultados. Pero al combinar los complementos con una dieta saludable y nuevos hábitos (ejercicio regular, control de peso, menos estrés) puede evitar que la enfermedad se agudice.

Con eso en mente, este libro puede ponerlo en un camino de curación, donde tenga un papel activo y más confianza para controlar su propia salud.

Vitaminas, minerales, plantas, y otros complementos son un recurso eficaz para el bienestar y la salud. Pueden aportar considerables beneficios. Al mismo tiempo, los complementos son sustancias químicas, hasta los de origen vegetal o de otras fuentes naturales, que a veces tienen notorios efectos secundarios, y si se usan de manera imprudente pueden ser tóxicos.

Los complementos y las dosis aquí recomendados se basan en cientos de trabajos de investigación, así como en la experiencia clínica de los médicos que acuden a los complementos para curar a los pacientes. Las dosis indicadas son dosis promedio. Igual que con las medicinas de patente, puede usted hallar que una dosis un poco mayor o menor es la adecuada para su caso personal, ya sea para tener los efectos benéficos o para prevenir reacciones adversas, por lo demás relativamente raras. Vea más información sobre cómo usar los complementos con eficacia y seguridad en las páginas 28-29.

Debemos insistir en que este libro *no* sustituye la atención médica personal. Si usted está en tratamiento médico, o su doctor le ha administrado una terapia específica, es esencial que usted siga sus indicaciones.

Asimismo, debe usted consultar a su médico antes de probar alguno de los remedios incluidos en este libro, sobre todo si tiene un problema crónico de salud que justifique un alto grado de preocupación, como algún mal cardiaco o diabetes. El propósito del libro es informarle de los muchos beneficios que pueden aportar los complementos tomándolos en forma prudente; esto significa usarlos para completar una atención médica responsable, no para sustituirla.

Por último, las recomendaciones en este libro no deben aplicarse a ciertos grupos específicos:

Mujeres embarazadas y madres que estén amamantando, pues en ambos casos estas mujeres tienen necesidades especiales de nutrición.

Jóvenes menores de 18 años. Como su crecimiento y desarrollo es muy variable, incluso las recomendaciones por edad quizá no sean adecuadas para adolescentes específicos ni para otros más jóvenes.

Las personas de los grupos anteriores aún pueden beneficiarse de los complementos, pero siempre deben consultar a su médico para saber qué deben tomar.

Los editores

la nueva era de la fitoterapia y la medicina nutricional

Los productos y sustancias considerados como complementos no son nuevos. Las vitaminas en pastillas han existido durante más de 50 años. Las hierbas, también llamadas productos botánicos o fitomedicinas (*fito* es "planta" en latín), han sido elementos importantes en el cuarto del enfermo y en la preparación de alimentos durante centurias, y fueron la medicina básica en Estados Unidos hasta este siglo. Aun así, hace sólo una década, casi todas las pastillas de vitaminas eran fórmulas bastante homogéneas: "una al día", y los remedios herbarios a menudo se hacían en casa o se compraban en tiendas naturistas.

En la actualidad, los llamados "complementos alimenticios" abarcan un conjunto abrumador de vitaminas, minerales y hierbas, así como de otros compuestos extraídos o creados de origen natural, tales como la glucosamina, la coenzima Q_{10} y el licopeno, el cual recientemente ha demostrado tener poderes curativos.

Los complementos se consiguen sin receta y se venden prácticamente en todos los supermercados o farmacias. En muchos centros comerciales hay establecimientos que los ofrecen; también pueden comprarse por catálogo y en Internet. Sus ventas anuales son las que reportan más ingresos a los laboratorios.

Los medios de comunicación, como la prensa, la radio y la televisión suelen destacar los beneficios de los complementos, dado el interés generalizado que hay en ellos: 23 estudios sobre el hipericón para una depresión moderada, un estudio sobre los efectos del ginkgo biloba en pacientes con demencia, o el tratamiento que siguen algunos países europeos para curar la hipertrofia prostática con sabal, una hierba.

Con toda esta información, y las crecientes ventas de complementos, no es de sorprender que muchas personas, incluyendo médicos y científicos, crean ahora que sustancias como la equinácea, el ajo o el ginkgo biloba, junto con las vitaminas y los minerales, sean tan benéficos para la salud como la comida con poca grasa, el ejercicio y la aspirina. Según encuestas, del 30% al 50% de las personas toma con regularidad diversos complementos como medicina preventiva o terapia para diversos males: desde resfriados y dolores de cabeza hasta padecimientos más graves, como artritis o cardiopatía.

Reconsideraciones sobre los complementos

El hecho de que mucha gente quiera probar los complementos, cuando a menudo es tan difícil encontrar información confiable al respecto, denota que ha habido cambios importantes en el cuidado de la salud que han acercado los remedios herbarios y nutricionales a la medicina convencional. La comunidad médica había sido escéptica a estos remedios y a la medicina alternativa. Pero eso está cambiando.

Nuevas investigaciones

Durante la década de 1990, investigaciones sobre las propiedades alimenticias arrojaron incontables estudios con pruebas convincentes acerca de alimentos específicos que pueden prevenir, retardar o hasta eliminar males graves. Por ejemplo, varios estudios a gran escala de la Universidad de Harvard aportan pruebas que relacionan la ingesta de vitamina E con porcentajes más bajos de cardiopatía en hombres y mujeres. Los expertos, por lo tanto, concluyen que un mayor nivel de vitamina E que el que aportan los alimentos en la dieta del mexicano es muy probable que en cierta medida ofrezca protección contra la cardiopatía. Estos y otros estudios citados a lo largo de este libro han convencido a muchos científicos y expertos, quienes antes dudaban de que tomar complementos vitamínicos pudiera aumentar las posibilidades de prevenir las enfermedades y disfrutar de una salud óptima.

Si bien en Estados Unidos la investigación de los remedios herbarios se ha visto rezagada, en Europa las hierbas han sido estudiadas a profundidad en los últimos 20 años, y se han fijado normas para su eficacia y seguridad. En Alemania, por ejemplo, un grupo de científicos y profesionales de la salud, la Comisión E, desde 1978 ha investigado la utilidad y seguridad de estos remedios, reuniendo información de publicaciones científicas, pruebas clínicas y asociaciones médicas; ha emitido reportes de 300 hierbas, y ha encontrado que 200 son seguras y eficaces. El hecho de saber cómo las usan en otros sitios, ha movido a más doctores y científicos estadounidenses a no desdeñar tanto los remedios herbarios.

A pesar de una investigación más amplia sobre varios beneficios atribuidos a las vitaminas, los minerales y las hierbas, éstos continúan sin probarse y aún causan polémica. Muchos doctores e investigadores insisten en que los estudios de los remedios alternativos no son muy rigurosos. Además, las afirmaciones extremas de esos beneficios distraen la atención de los críticos porque carecen de mérito o dan la impresión de que lo "natural" es inocuo, lo que no siempre es así. Numerosos estudios han sido a pequeña escala, y la mayoría no evalúa los beneficios y efectos secundarios a largo plazo.

Pero mientras se hacen más estudios, varias pruebas notables se acumulan. Por ejemplo, al investigar el hipericón y la depresión, 15 estudios compararon un extracto de la hierba con un placebo, o fármaco neutro, para poner a prueba el efecto de éste (mejoría que sienten algunas personas al creer que están siendo tratadas, aunque el medicamento está inactivo). Estos estudios revelaron que el hipericón es más eficaz que un placebo para tratar la depresión de leve a moderada. Otros estudios muestran que la hierba actúa igual que los fármacos que se recetan para la depresión leve. Además, se dice que los efectos secundarios son poco frecuentes y relativamente inocuos: una de las características de muchos remedios herbarios y parte de su atractivo.

Insistencia en la prevención

Numerosos expertos en salud afirman que un estilo de vida sano es un factor decisivo para el bienestar, lo que ha hecho que más gente preste atención a la dieta, al ejercicio y al peso. Muchas ya no fuman y toman menos bebidas alcóholicas. Esto puede prevenir o mitigar males comunes, como el estreñimiento o el dolor de espalda y, sobre todo, disminuir el riesgo de enfermedades graves como el cáncer o la cardiopatía. (Los investigadores creen que 75% de los casos de cáncer se deben a la comida, a las bebidas alcohólicas, al cigarro o al medio ambiente.)

Las vitaminas, los minerales y las hierbas pueden reforzar y aumentar los beneficios de estas medidas de cuidado personal, las cuales también son esenciales para disfrutar lo que podría denominarse salud óptima: no sólo la ausencia de enfermedad, sino la capacidad de tener una vida productiva, plena y vital.

El sabal (aquí se muestra deshidratado y en cápsulas) se encuentra entre las hierbas que los médicos en Europa a menudo recetan para problemas prostáticos.

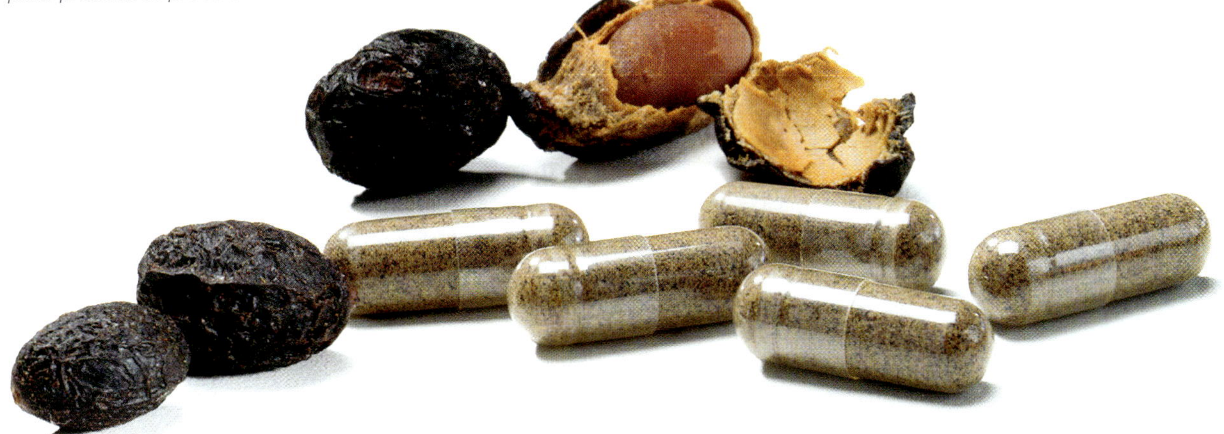

Nuevos reglamentos

En 1994 el gobierno estadounidense promulgó la ley de educación y salud sobre complementos alimenticios, que disminuyó las restricciones para vender complementos herbarios, vitamínicos y minerales. Al reflejar y reforzar la demanda de los consumidores, las leyes han permitido a los fabricantes hacer ciertas afirmaciones sobre los beneficios para la salud que sus productos tienen, sin tener prueba alguna de sus efectos terapéuticos. La libertad para hacer esas afirmaciones ha sido un factor decisivo detrás de la gran cantidad y variedad de complementos que existen.

Curación integral

A últimas fechas, varios consumidores y algunos doctores cada vez son más conscientes de las limitaciones de la medicina convencional. Aunque la ciencia médica ha encontrado cura para muchos problemas de salud (incluyendo algunas enfemedades infecciosas que además causan muerte prematura a gran escala), ha tenido menos éxito contra enfermedades crónicas como la cardiopatía, el cáncer o la diabetes. Asimismo, los fármacos a veces ofrecen tratamientos eficaces para muchos males, pero también presentan el riesgo de fuertes y molestos efectos secundarios. Por si esto fuera poco, los medicamentos pueden ser muy caros e incluso prohibitivos para muchos pacientes, sobre todo si requieren una terapia prolongada.

El crecimiento de las organizaciones de atención médica (IMSS e ISSTE) y los planes similares de seguros médicos también ha frustrado a un gran número de pacientes y doctores. Estos planes han obligado a muchas personas, a veces contra su voluntad, a cambiar de doctor, y han limitado al mismo tiempo su elección. Los médicos, a su vez, se irritan porque el tiempo que les dedican a sus pacientes se limita. Según encuestas, más gente se queja de que su médico no le presta suficiente atención. Además, muchos de esos planes no tienen la misma cobertura que las aseguradoras tradicionales solían ofrecer, así que los pacientes por lo general tienen que gastar más por los servicios prestados.

Como el conocimiento de las fallas de la medicina moderna es mayor, los consumidores se entusiasman más con las opciones alternativas para tratar las enfermedades. En general, se considera que estos métodos —incluyendo la acupuntura, la quiropráctica, el masaje terapéutico, la biorregulación, la herbolaria y las terapias nutricionales— son menos agresivos, más seguros y "holísticos" (ven a la persona en su totalidad y no sólo los síntomas) que los tratamientos convencionales. A medida que lea este libro, usted verá que los complementos a menudo sirven para aumentar las defensas del organismo. Por ejemplo, una hierba que tome para combatir una infección, por lo general no mata las bacterias directamente (como lo haría un antibiótico), sino que fortalecerá el sistema inmunitario para que el organismo pueda eliminarla.

Las terapias alternativas son menos caras que los tratamientos ortodoxos, y los complementos suelen costar mucho menos que los fármacos que se venden con receta, e incluso que algunos de venta libre. Algunos planes de salud ya incluyen terapias alternativas como la acupuntura y la quiropráctica.

Muchas de estas terapias alternativas afirman que el organismo tiene poderes extraordinarios para curarse: si los complementos se usan con sensatez, pueden reforzar el sistema inmunitario, para prevenir enfermedades. Si hay un problema, también pueden intensificar y acelerar el proceso curativo.

La raíz de la valeriana, un auxiliar herbario para conciliar el sueño que se vende en cápsulas, cuesta menos que los sedantes convencionales y prácticamente no causa efectos secundarios.

Los profesionales de la salud y los complementos

Los doctores y las enfermeras de medicina convencional pueden ser escépticos en cuanto a las terapias alternativas, pero muchos usan complementos vitamínicos y minerales. En una encuesta hecha a 181 cardiólogos, se descubrió que casi la mitad tomaba regularmente vitaminas antioxidantes, como la C y la E, relacionadas con la prevención de cáncer y cardiopatías. Un 37% de los médicos recomendaba a sus pacientes, como rutina, tomar antioxidantes. Otra encuesta de 665 especialistas en nutrición, en Washington, reveló que casi 60% tomaba algún complemento alimenticio a diario u ocasionalmente.

Los consumidores muestran interés en probar estas propuestas alternativas, y los médicos están reaccionando poco a poco a las demandas de los pacientes. No obstante, más que pensar en los complementos y otros remedios que son menos conocidos como "alternativos" que excluyan los tratamientos ortodoxos, algunos doctores están tratando de integrar a los dos, de modo que estas opciones alternativas puedan considerarse de manera más apropiada como medicina de apoyo para que pueda trabajar con la occidental. (Al reconocer esto, las instituciones médicas se han abierto, aceptando que se practiquen algunas de las medicinas alternativas para estudiarlas, tales como la acupuntura y la herbolaria.)

En un enfoque integral, idealmente usted y su doctor deciden juntos con qué complemento o terapia tratar su problema de salud (vea pág. 14). Por otra parte, muchos doctores y demás miembros del cuerpo médico aún se oponen a los métodos curativos alternativos. No hay, por lo tanto, un solo organismo confiable que asesore sobre estos remedios. A la larga, los consumidores tienen que familiarizarse con los diversos tipos de terapias, incluyendo los complementos.

¿Complementos o fármacos?

Un reflejo de la gran popularidad de los complementos alimenticios es que no sólo están en la mayoría de las farmacias, sino en los mismos anaqueles donde están los fármacos de venta libre. Ambos tipos de productos se relacionan con el cuidado de la salud, y los dos vienen en diversas presentaciones, como cápsulas, comprimidos o polvos. Así que un consumidor bien puede preguntar: ¿cuál es la diferencia?

La respuesta no es sencilla

Preocupados por la venta de complementos, los legisladores se han esforzado por diferenciarlos de los medicamentos farmacéuticos (recetados y de venta libre). Por ley, sus fabricantes pueden hacer afirmaciones explícitas sobre la capacidad que tiene un producto para prevenir o tratar una enfermedad médica reconocida, como el dolor de cabeza o la acidez. Pero sólo pueden hacerlo tras un prolongado trámite de autorización ante la Secretaría de Salud (SSA) que verifica su seguridad y eficacia.

Según la ley de la SSA tiene una dependencia distinta para los complementos (insumos y alimentos) que regula su venta; sus leyendas pueden decir que son para "complementar la alimentación" y tienen una o varias de estas sustancias: vitaminas, minerales, hierbas (también llamadas productos botánicos), aminoácidos y otros nutrientes. Los complementos no se someten a las rigurosas pruebas e inspecciones de los fármacos, por eso en sus etiquetas no pueden prometer curar o prevenir enfermedades, pero sí pueden enumerar los posibles beneficios en las funciones orgánicas y el bienestar general del organismo, como "mejorar la digestión".

Claro, esas afirmaciones suelen presuponer el tratamiento de un problema de salud. Es probable que quienes se preocupan por los niveles de colesterol y la cardiopatía, por ejemplo, respondan a cualquier cosa que favorezca al colesterol "protector". Esas relaciones a menudo se explican en la propaganda de los fabricantes, y en artículos en los diarios y en otras publicaciones.

Veracidad de lo anunciado

Las autoridades han lidiado siempre con la veracidad de lo que dicen las etiquetas, pero no es algo resuelto. Según la ley, todas deben ser "veraces y no engañosas"; en muchos casos, hay bases científicas para ello. Sin embargo, los fabricantes no tienen que presentar información antes de aseverar algo, sólo necesitan tener las pruebas a la mano. Por ello, las etiquetas deben decir: "las aseveraciones no han sido evaluadas por la Secretaría de Salud".

Si muchos complementos actúan y a menudo se usan igual que los fármacos, ¿por qué no se prueban y venden como fármacos? Porque las vitaminas, los minerales, las hierbas y otros suplementos pueden obtenerse directamente de las plantas y otras fuentes naturales que no pueden patentarse. Así, los fabricantes de complementos o fármacos tienen pocos estímulos financieros para invertir en la investigación y autorización que requiere una sustancia nutritiva para obtener el rango de fármaco. Una vez que la SSA autoriza una hierba o un elemento herbario, cualquier compañía puede venderlo. (Los elementos vendidos como fármacos se han modificado químicamente en laboratorios para crear un producto especial que pueda patentarse.)

Sin duda, los reglamentos cambiarán a medida que aumente el consumo de complementos y se sepa más sobre sus efectos. Los reglamentos y las prácticas tal vez se aproximen, en algún momento, a muchos sistemas europeos que estudian y formulan los remedios herbarios con más rigor. Por ahora, es útil recordar que las afirmaciones en muchas de las etiquetas de los complementos no equivalen a las de la mayoría de fármacos, ni son tan rigurosas. Un consumidor cuidadoso debe buscar fuentes de información más detalladas. Este libro es un buen lugar para empezar ese proceso informativo.

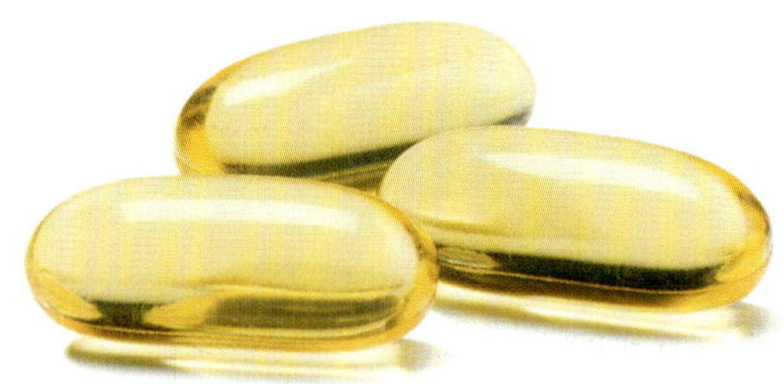

Los aceites de pescado de estas cápsulas, extraídos de fuentes naturales, no están patentados ni reglamentados como los fármacos.

Usted y su doctor

UN CRECIENTE NÚMERO de doctores y pacientes está adoptando un enfoque más amplio para tratar los problemas de salud. Esto implica la ponderación cuidadosa de los métodos ortodoxos y alternativos, a fin de diseñar la estrategia que mejor se adapte a las necesidades del paciente. Por ejemplo, alguien con hipertensión arterial descubre que los efectos secundarios de un fármaco recetado son molestos, por lo que él y su doctor optan por seguir un programa terapéutico que combine complementos con cambios en su estilo de vida, para ver si esto puede disminuir la hipertensión de manera eficaz y con menos molestias.

Sin embargo, las escuelas de medicina enseñan muy poco a sus estudiantes sobre fitoterapia y nutrición. Pero como las revistas científicas y los cursos de posgrado para médicos cada vez prestan más atención a estos tratamientos, muchos doctores se están familiarizando mejor con ellos. Si su doctor no está muy informado sobre la fitoterapia o la terapia nutricional, quizá le sugiera consultar a un especialista en nutrición o a otro profesional de esta área (vea pág. 31); sobre todo si cree que tiene un problema médico que normalmente responde bien a un tratamiento complementario.

Si encuentra que su doctor tiene dudas sobre un enfoque integral para su problema, piense en consultar a otro que sea más receptivo. Es probable que un doctor de este tipo tenga una mejor comprensión de cómo actúan los complementos alimenticios en el organismo que un médico convencional, un herbolario o algún otro profesional que no sea médico y que no haya estudiado anatomía ni fisiología. No importa con quién acuda, asegúrese de tomar en cuenta estos principios básicos:

- **No se diagnostique.** Si tiene síntomas que indiquen una enfermedad, consulte a un médico, a un osteópata o a un doctor especializado en naturopatía.
- **Hable con su doctor.** Dígale todos sus síntomas. También hágale saber si está tomando algún complemento, porque algunos de ellos podrían no interactuar bien con los fármacos convencionales que quizá le recete. Incluso si su médico no está muy a favor de los remedios herbarios o de nutrición, debe mencionarle cualquier complemento que esté tomando o que piense tomar, particularmente si tiene un problema crónico como asma, diabetes, cardiopatía o hipertensión arterial.
- **No suspenda el tratamiento.** Algunos complementos pueden incluso sustituir a los fármacos convencionales. Pero nunca debe interrumpir o cambiar la dosis de un medicamento que le hayan recetado, sin antes consultar a su doctor.
- **Reconozca si los métodos ortodoxos son mejores.** Puede ser absurdo, y a veces hasta peligroso, buscar remedios alternativos para padecimientos en que los doctores capacitados en la medicina occidental están mejor preparados para tratarlos o prevenirlos. Éstos incluyen intervenciones médicas o quirúrgicas urgentes, lesiones físicas, infecciones agudas como la neumonía, enfermedades venéreas, cirugía plástica y la prevención de enfermedades que pueden evitarse mediante vacunación, como la poliomielitis o la difteria.

complementos básicos

Cualquiera que recorra los anaqueles donde están los complementos alimenticios se percatará de la gran variedad que existe, e incluso podrá sentirse abrumado. Hay varias opciones disponibles, contando las diferentes marcas y combinaciones. Es difícil encontrar este surtido en un solo lugar, pero hasta la selección más limitada del supermercado puede confundirlo.

Una razón para que haya tal variedad es que los vendedores continuamente tratan de diferenciar sus propias marcas, por eso conciben para sus productos distintos empaques, nuevas combinaciones y mensajes redactados en forma creativa. Al mismo tiempo, los científicos han descubierto nuevas y mejores formas de extraer los elementos nutritivos de las plantas y sintetizar los nutrientes en un laboratorio, dando lugar a muchos productos nuevos.

Para tomar decisiones adecuadas, es necesario entender los términos de las etiquetas de los complementos (vea pág. 26), así como las propiedades y características de complementos específicos (capítulo II de este libro, en la sección de "Complementos" que empieza en la página 234). Para no sentirse abrumado con las múltiples opciones con que se topará, primero debe conocer los tipos básicos de complementos que hay a la venta y las principales funciones que realizan para ayudarlo a mantenerse sano.

Vitaminas

Una vitamina es una sustancia químicamente orgánica (es decir, tiene carbono) indispensable para regular las funciones metabólicas de las células y los procesos bioquímicos que liberan energía de los alimentos. Además, está probado que ciertas vitaminas son antioxidantes, sustancias que protegen los tejidos del deterioro celular y pueden ayudar a evitar algunas enfermedades degenerativas (vea pág. 17).

Salvo excepciones (sobre todo las vitaminas D y K), el organismo no puede producir vitaminas, así que deben tomarse con los alimentos o complementos alimenticios. Hay 13 vitaminas conocidas, y éstas pueden catalogarse como liposolubles (A, D, E y K) o hidrosolubles (ocho vitaminas B y la C). Es importante distinguirlas porque el organismo almacena las liposolubles por períodos relativamente prolongados (meses o incluso años); las hidrosolubles (excepto la vitamina B_{12}), por otro lado, se quedan por breve tiempo y deben reponerse más frecuentemente.

Minerales

El organismo tiene menos minerales: juntos, representan sólo 4% del peso corporal. Aun así, estas sutancias inorgánicas, que se hallan en la corteza terrestre y en muchos alimentos, son indispensables para una amplia gama de procesos, desde la forma-

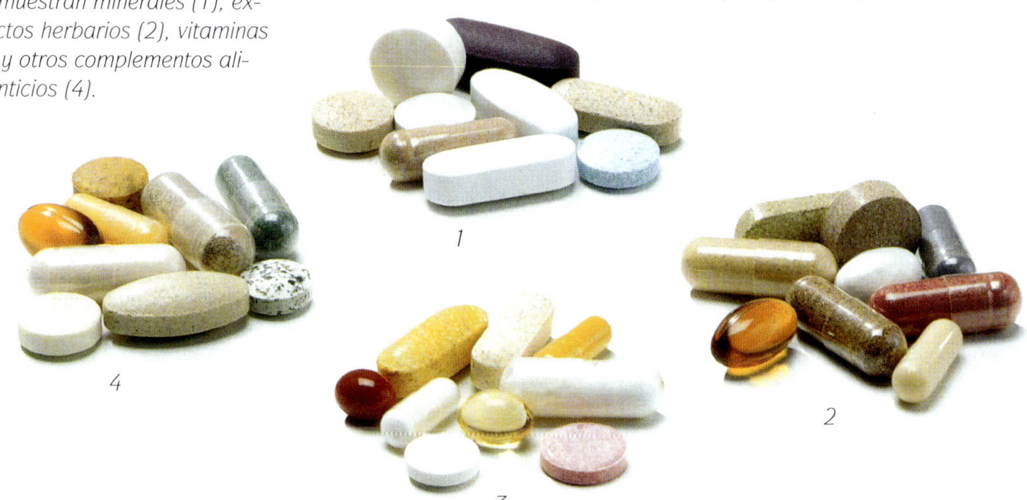

Se muestran minerales (1), extractos herbarios (2), vitaminas (3) y otros complementos alimenticios (4).

ción de huesos esenciales hasta el funcionamiento normal del corazón y del sistema digestivo. Se ha relacionado a varios minerales con la prevención del cáncer, osteoporosis y otras enfermedades crónicas.

Al igual que las vitaminas, el abasto de minerales debe reponerse a través de la comida o con complementos. El organismo tiene más de 60 minerales diferentes, pero sólo 22 de ellos se consideran indispensables. A siete de éstos suele llamárseles macrominerales o minerales principales: calcio, cloruro, magnesio, fósforo, potasio, sodio y azufre. Los otros 15 se llaman oligoelementos o microminerales, debido a que el organismo requiere una dosis minúscula diaria (ésta suele medirse en microgramos o en millonésimas de gramo).

Hierbas

Los complementos herbarios se preparan con plantas; a menudo se usan las hojas, los tallos, las raíces o la corteza, los capullos y las flores. Conocidas desde hace siglos como agentes medicinales, muchas plantas pueden usarse en su forma natural o en comprimidos, cápsulas, polvos, tintura y otras presentaciones.

Muchas hierbas tienen varios agentes activos que interactúan entre sí para producir un efecto terapéutico. Un complemento herbario puede tener todas las sustancias que posee una planta, o sólo uno o dos de los compuestos aislados que se hayan podido extraer. Como en algunas hierbas no se han identificado los principios activos, es necesario usar toda la hierba para obtener todos sus beneficios.

De los cientos de remedios que están aflorando con el actual resurgimiento de las fitoterapias, la mayoría se usa para tratar problemas de salud leves o crónicos. Las hierbas se están empleando cada vez más para mantenerse sano; por ejemplo, para mejorar el sistema inmunitario, mantener bajos los niveles de colesterol en la sangre o evitar la fatiga. Con menor frecuencia, actualmente se recomiendan varias hierbas como terapia para enfermedades agudas o graves.

Complementos alimenticios

Los aceites de pescado son sustancias que, según los científicos, tienen poder curativo. Los flavonoides, las isoflavonas de soya y los carotenoides son sustancias fitoquímicas: compuestos que se encuentran en frutas y verduras que actúan para disminuir el riesgo de contraer una enfermedad y que pueden atenuar los síntomas de algunas afecciones.

Otros complementos como la DHEA, la melatonina y la coenzima Q_{10} son sustancias presentes en el organismo que pueden producirse sintéticamente en un laboratorio. Otro ejemplo son los lactobacilos, una bacteria "amigable" del cuerpo que, tomada como complemento, puede ayudar a tratar los trastornos digestivos. Los científicos han conocido durante años los aminoácidos, elementos básicos de las proteínas que pueden fortalecer el sistema inmunitario y otras actividades que fomentan la salud. Sin embargo, últimamente se han vendido como complementos alimenticios individuales.

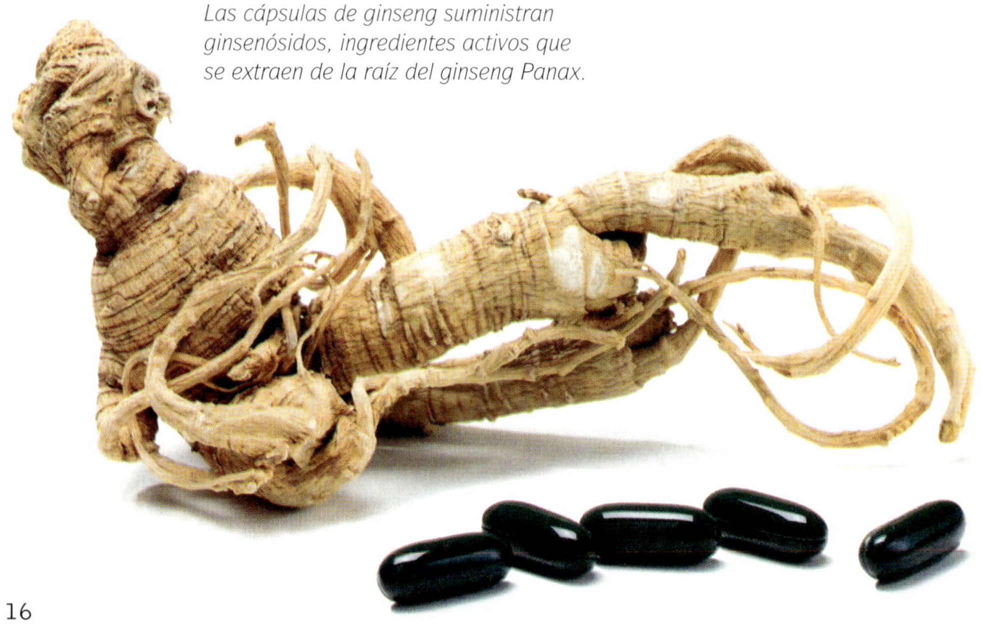

Las cápsulas de ginseng suministran ginsenósidos, ingredientes activos que se extraen de la raíz del ginseng Panax.

cómo pueden ayudar
los complementos

Mucha gente toma complementos multivitamínicos con minerales como un "seguro" contra deficiencias alimenticias. Investigaciones recientes aportan más razones para usarlos, incluyendo las hierbas, pues previenen y curan enfermedades; además, señalan que los niveles óptimos pueden ser superiores a lo que ha dictado la sabiduría popular.

Si en general usted es sano, ¿hay alguna ventaja si toma complementos en forma habitual? Y si contrae una enfermedad, ¿esperaría que éstos lo ayudarán de algún modo? A continuación le ofrecemos un resumen de los principales beneficios que, según los científicos, la mayoría de la gente puede esperar si usa los complementos aquí indicados. Encontrará información más detallada sobre los efectos terapéuticos de complementos específicos en el capítulo "Complementos", que empieza en la página 234.

Mejore su alimentación

Según la sabiduría popular, mientras la gente sana coma lo suficiente para evitar deficiencias alimentarias específicas, no necesita tomar complementos. Lo único que tiene que hacer es seguir una dieta que satisfaga el ADR —aporte dietético recomendado— y otras directrices para la ingesta de vitaminas y minerales definidas por el Instituto Nacional de la Nutrición (vea pág. 21).

Pero aunque uno acepte que los estándares oficiales para la ingesta de minerales y vitaminas son adecuados, la prueba de que la mayoría de la gente no cubre de manera aproximada esos requerimientos es arrolladora. Según las encuestas, menos del 10% de las personas toma cinco raciones diarias de frutas y verduras frescas, la cantidad recomendada para obtener el nivel mínimo de nutrientes que se considera necesario para prevenir enfermedades.

Se calcula que el consumo promedio de calcio en México es menor del 60% del nivel actual sugerido de 1,000 mg para adultos jóvenes, y muy inferior al de 1,200 mg que se recomienda para hombres y mujeres de 70 a 50 años.

Según expertos de la Universidad de Berkeley, California, a menudo se hacen elecciones erróneas en la nutrición. Por ejemplo, es más probable que prefiera comer papas a la francesa en vez de una ración de brócoli, y un refresco en lugar de un vaso de leche descremada. No sólo estos y otros muchos alimentos aportan demasiada grasa y azúcar a

El poder de los antioxidantes

Aunque el oxígeno es vital, puede tener efectos nocivos en el organismo. En el proceso normal de la respiración ocurren cambios químicos que generan moléculas reactivas de oxígeno inestable llamadas radicales libres, que pueden dañar las células y su estructura, incluyendo el material genético (ADN). Los radicales también pueden formarse en respuesta a factores externos, como el tabaco y el alcohol, contaminantes como el óxido de nitrógeno y el ozono, y la luz ultravioleta y otras formas de radiación, como los rayos X. Si los radicales libres afectan el material genético de las células y no se repara, puede reproducirse en nuevas células y contribuir al cáncer y a otros problemas de salud. Estos radicales pueden debilitar las paredes de las arterias y favorecer los depósitos de grasa, lo que puede causar cardiopatía.

Sin embargo, las células tienen agentes especiales que atacan los radicales libres y reparan el daño molecular: los antioxidantes. Investigaciones recientes indican que éstos pueden tener una función importante en la prevención o en el aplazamiento de cardiopatías, cáncer y otros males, e incluso detener el daño celular, retardando así los efectos del envejecimiento.

Las vitaminas C y E son quizá los antioxidantes más conocidos. El selenio y ciertos carotenoides, como el licopeno y el betacaroteno, también son antioxidantes. Las enzimas y otros compuestos (como el glutatión) producidos por las mismas células tienen una función antioxidante. Hoy en día, varios expertos creen que otras sustancias, incluyendo ciertas hierbas, también tienen esa función: el té verde, el extracto de semilla de uva y el ginkgo biloba, entre otros.

Para una salud óptima: un estilo de vida saludable

Su bienestar depende del estilo de vida que decida llevar; si mejora sus hábitos, mejorará su calidad de vida y se sentirá mejor física y mentalmente. Además, estos hábitos pueden ayudar a vivir más tiempo. Éste es un resumen de los más importantes.

- **Si fuma, renuncie a ello.** Más de 350,000 muertes prematuras al año se atribuyen al tabaquismo.
- **Siga una dieta baja en grasa.** Los expertos recomiendan mínimo cinco raciones diarias de frutas y verduras, muchos cereales integrales (son ricos en fibra vegetal, vitaminas y minerales), y productos lácteos semidescremados (para reforzar el calcio óseo).
- **Si bebe, hágalo con moderación.** El exceso de bebidas alcóholicas (más de dos copas para los hombres, una para las mujeres) puede causar hipertensión, cardiopatía, cáncer y otros problemas de salud.
- **Haga ejercicio con regularidad.** Según estudios, sólo 30 minutos de caminata, natación, tenis o cualquier otro tipo de ejercicio pueden ayudar a reducir el riesgo de enfermedades y la muerte prematura.
- **Evite aumentar mucho de peso.** Se relaciona el aumento considerable de peso en adultos (11 o más kilos) con una mayor mortalidad en la madurez. Controle su peso, cuide sus calorías y haga ejercicio.
- **Protéjase del sol.** El exceso de sol puede contribuir a tener cáncer de piel y cataratas. Use protector solar y lentes oscuros; evite la exposición prolongada, y revise su piel para detectar irregularidades.
- **Controle el estrés.** No puede evitarse del todo esta consecuencia de la vida moderna. Pero al hacer ejercicio, meditar y dedicarse a otras actividades placenteras, puede impedir que el estrés sea agobiante.

su dieta, sino que también dan lugar a ingerir vitaminas, minerales y sustancias fitoquímicas curativas que no son las óptimas. Estos expertos señalan que las dietas de muchas personas tienen la mitad del magnesio y ácido fólico recomendados. Las vitaminas A, C y B_6, así como el hierro y el cinc, son otros nutrientes con niveles notablemente bajos en nuestra dieta, según las encuestas.

Incluso con el mejor plan de nutrición es difícil llevar una dieta que satisfaga los ADR para todos los nutrientes. Los vegetarianos, por ejemplo, que son más sanos que los carnívoros, pueden carecer de algunos nutrientes, como el hierro, el calcio y la vitamina B_{12}. Casi todos los que desean llevar una dieta con poca grasa tienen dificultades para obtener la cantidad recomendada de vitamina E únicamente de la comida, puesto que muchos alimentos con vitamina E son altos en grasa. Otra complicación es que una dieta equilibrada puede no incluir las sustancias más especializadas —aceites de pescado, isoflavonas de soya o ácido alfa lipoico— que, según los investigadores, favorecen la salud. Para una persona sana y que no lleva una dieta bien balanceada, un complemento puede cubrir ese déficit o mejorar el consumo de nutrientes de adecuado a óptimo.

Hay otras razones de por qué quienes tienen buenos hábitos alimenticios podrían beneficiarse de un complemento diario. En la actualidad, algunos expertos creen que la exposición a los contaminantes, desde las emisiones automotrices hasta los desechos y sustancias químicas industriales, pueden dañar de mil formas el organismo a nivel celular, destruyendo tejidos y drenándole nutrientes. Muchos complementos, y más los que actúan como antioxidantes, pue-

Para aprovechar el antioxidante de la vitamina E, tome 510 g de semillas de girasol (importante fuente trófica) o una de estas cápsulas.

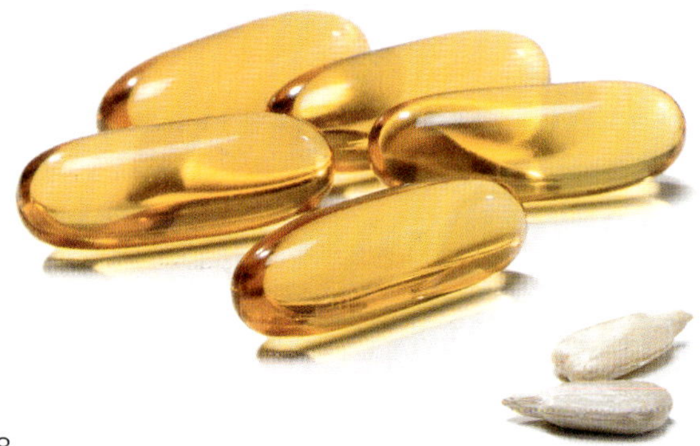

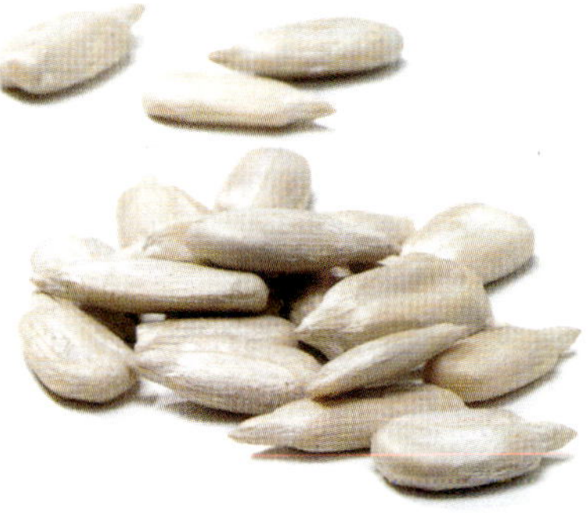

den controlar el daño de tejidos y células que sigue a la exposición tóxica (vea "El poder de los antioxidantes", pág. 17). Según pruebas recientes, ciertos fármacos, el exceso de bebidas alcóholicas, el estrés recurrente y el tabaquismo pueden interferir con la absorción de ciertos nutrientes indispensables, y ni una excelente dieta podría compensar el déficit.

Pueden planearse programas nutricionales específicos de minerales, vitaminas y otros complementos que tomen en cuenta aquéllos y otros factores ambientales y de estilo de vida que influyan en los niveles de nutrientes en el organismo (vea págs. 33-35).

Prevéngase y retarde la vejez

Durante muchos años se pensó que una falta de nutrientes se relacionaba sólo con enfermedades carenciales específicas como el escorbuto (una afección caracterizada por encías sangrantes y dientes flojos, causada por la deficiencia de vitamina C). Sin embargo, en las últimas tres décadas, todos los estudios científicos que se han hecho indican que ciertos nutrientes tienen gran influencia en la prevención de varias enfermedades degenerativas crónicas, comunes en las modernas sociedades de Occidente.

A lo largo de este libro se citan estudios recientes que destacan el poder curativo de diferentes nutrientes. Lo que la mayoría de ellos revelan es que el nivel de nutrientes relacionado con la prevención de enfermedades casi siempre está muy por encima del ADR actual. Y para lograr estos niveles superiores, quienes participaron en estos estudios, a menudo tuvieron que depender de los complementos.

Al retardar o prevenir una enfermedad, varios expertos sugieren que los complementos, sobre todo los antioxidantes, también pueden aplazar el desgaste natural del envejecimiento reduciendo el daño celular. Esto no significa, por ejemplo, que la vitamina E o la coenzima Q_{10} sean "pócimas de juventud". Según varios estudios recientes, incluyendo los del Laboratorio Inmunológico Nutricional de la Universidad Tufts, parece que el aporte complementario de nutrientes solos, como la vitamina E, o de complementos multivitamínicos y minerales aumenta la respuesta inmunitaria en personas de edad avanzada.

Por ejemplo, un estudio con 11,178 ancianos del Instituto Nacional de la Senectud mostró que el uso de la vitamina E estaba asociado a un menor riesgo de mortalidad en general, y especialmente de muerte por cardiopatía. De hecho, los que tomaban vitamina E tenían sólo la mitad de probabilidades de morir por cardiopatía que los que no tomaban complementos. Hay pruebas de que los complementos antioxidantes surten efecto al disminuir el riesgo de cataratas y degeneración macular, males propios de la edad en que la visión se deteriora poco a poco.

Otros complementos que actúan como antioxidantes muy potentes contra trastornos del envejecimiento son el selenio, los carotenoides, los flavonoides, ciertos aminoácidos y la coenzima Q_{10}. Algunos expertos creen que el ginkgo biloba puede mitigar muchos males propios de la edad, sobre todo los que implican un menor flujo sanguíneo, como los mareos, la impotencia y la pérdida de la memoria a temprana edad. Se dice que la equinácea y otras hierbas fortalecen el sistema inmunológico, y que los fitoestrógenos, como las isoflavonas de soya, ayudan a postergar o a evitar algunos efectos de la menopausia y a prevenir el cáncer y la cardiopatía. (El envejecimiento se comenta en mayor detalle en las págs. 116-117.)

Demasiados beneficios: ¿muy buenos para ser ciertos?

Cuando ve la etiqueta de un complemento que enumera una variedad de funciones y beneficios para una sola hierba o sustancia, querrá saber si es más publicidad que verdad. No puede confiar del todo en ella porque su precisión no ha sido verificada por las autoridades. Pero como verá al leer este libro, algunos complementos sí tienen múltiples efectos que están bien documentados.

Piense en una hierba, como el té verde. Según muchos estudios, algunos de sus beneficios pueden ser que ayuda a controlar varios tipos de cáncer, protege contra la cardiopatía, inhibe la acción de bacterias, combate el deterioro dental y actúa como antioxidante para fortalecer el sistema inmunitario. Todos estos beneficios no son tan sorprendentes, ya que los investigadores han identificado varios agentes activos en el té verde.

Debe saber que muchos medicamentos comunes se fabricaron inicialmente para un propósito. A medida que más gente toma fármacos y se estudian sus efectos, nuevos usos salen a la luz. Imagine un medicamento que pueda curar la cefalea, aliviar la artritis, ayudar a prevenir la cardiopatía, mitigar el dolor de las lesiones en el deporte y reducir el riesgo de cáncer de colon. Es la aspirina, claro, y su precursor proviene de una fuente herbaria: la corteza de sauce blanco.

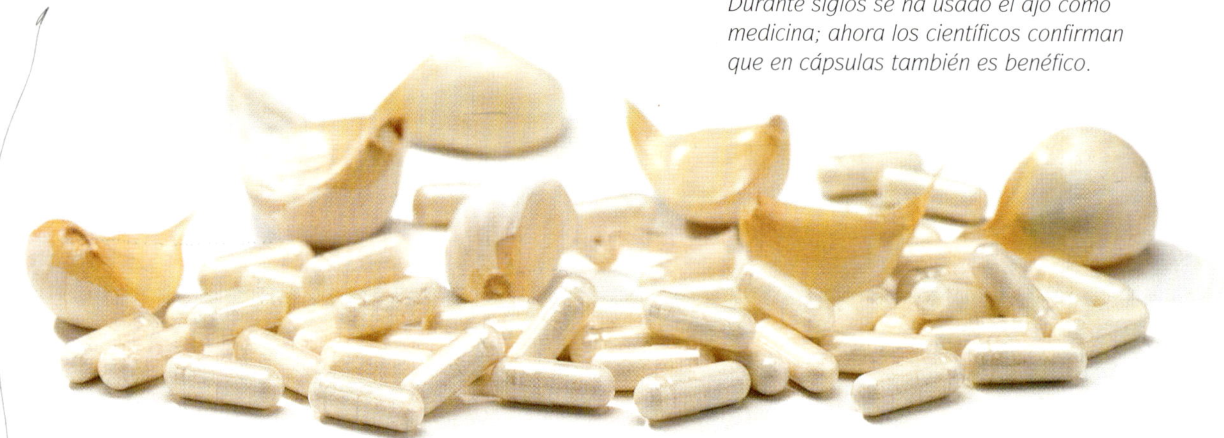

Durante siglos se ha usado el ajo como medicina; ahora los científicos confirman que en cápsulas también es benéfico.

Aliviar y tratar enfermedades

Muchos profesionales de la medicina complementaria recomiendan complementos para una amplia gama de problemas que afectan prácticamente cualquier organismo. En estos casos, es más probable que los médicos ortodoxos receten fármacos, aunque pueden tratar algunos trastornos con complementos. Por ejemplo, el hierro para algunos tipos de anemia, la vitamina A para el acné severo, y altas dosis de niacina (vitamina del complejo B) para disminuir el colesterol alto.

En este libro se sugieren ciertas vitaminas y minerales para tratar enfermedades específicas. Pero el uso de complementos alimenticios como remedios, sobre todo para padecimientos graves, es discutible. La mayoría de los doctores ortodoxos tienen dudas sobre su eficacia, y creen que puede ser peligroso confiar en ellos. Basados en información publicada y en sus observaciones clínicas, los médicos y profesionales con un enfoque alimentario creen que el uso de estos complementos se justifica, y que esperar años para tener pruebas inequívocas sería perder tiempo valioso. Hasta que existan pruebas más claras y sólidas, hay que tener cuidado y no confiar únicamente en los complementos alimenticios para tratar una lesión o una enfermedad.

Sin embargo, durante miles de años, varias culturas han empleado las hierbas para calmar, mitigar e incluso curar muchos problemas de salud comunes, un hecho no ignorado por la medicina. La industria farmacéutica, después de todo, surgió a raíz de que la gente empezó a usar las hierbas como medicamentos. Estudios recientes indican que algunas de las aseveraciones que se hacen sobre las hierbas tienen validez, y los efectos farmacológicos sobre las hierbas tratados en este libro están bien documentados tanto por estudios clínicos como por la práctica histórica. En Europa, algunos remedios herbarios, como el hipericón, el ginkgo biloba y el sabal ya se aceptan y se recetan igual que los fármacos para trastornos como alergias, depresión, impotencia e incluso la cardiopatía. Claro, hasta las hierbas y otros complementos con probados efectos terapéuticos deben usarse con prudencia al tratar una enfermedad. (En las págs. 28-29 encontrará normas para usar estos remedios con seguridad y eficacia).

Limitaciones de los complementos

A pesar de los muchos y prometedores beneficios que ofrecen los complementos, es importante tomar nota de sus límites y poner en duda algunas de las extravagantes afirmaciones que se hacen al respecto.

■ La misma palabra lo indica: complemento no significa que sustituya las sustancias nutritivas de los alimentos. Los complementos nunca compensarán una dieta deficiente. Tampoco pueden neutralizar una ingesta alta de grasa saturada (relacionada con un mayor riesgo de cardiopatía y cáncer), ni sustituir cada elemento nutritivo de los grupos de alimentos que usted no consuma. Además, aunque algunos científicos han aislado y extraído varios compuestos fitoquímicos curativos de las frutas, verduras y otros alimentos, puede haber muchos otros sin descubrir y que sólo pueda obtener de la comida. Asimismo, varios de los compuestos conocidos pueden actuar solamente combinados con otros en diversos alimentos, más que actuar como ingredientes aislados individuales en forma de complemento.

ADR, ID, CDR: ¿Qué significan?

A LO LARGO DE LOS AÑOS, los comités de expertos en nutrición patrocinados por el gobierno de EE. UU., como los de la *National Academy of Sciences* y la *Food and Drug Administration*, han fijado normas sobre la cantidad de vitaminas y minerales que necesita la mayoría de la gente para estar y mantenerse sana. Todos representan valores similares con base en el patrón óptimo de la ingesta de vitaminas y minerales: el ADR, o aporte dietético recomendado.

Los primeros ADR

Los primeros ADR se crearon en EE. UU. en 1941 y periódicamente son revisados por la *Food and Nutrition Board,* y en México por el Instituto Nacional de la Nutrición. Éstos son distintos para hombres, mujeres y niños, para grupos de diferentes edades y para mujeres embarazadas o lactando. Se creó el CDR (consumo diario de referencia) por cada elemento nutritivo. El CDR representa las necesidades alimentarias de una persona sana promedio. En casi todos los casos, los niveles de ADR son más altos por adulto, pero también se consideran otras directrices.

En muchas etiquetas de complementos vitamínicos y con minerales (y en las de alimentos) verá una serie de números en la columna ID% o ID. La ingesta diaria es un porcentaje del ADR e indica el porcentaje que de un nutriente específico tiene una dosis del complemento (en las de alimentos es por ración). Vea en la página 26 una etiqueta de ejemplo con la típica columna de ID.

Los CDR sustituyen un antiguo valor llamado el ADR estadounidense. Aunque ya no se usa este valor para los alimentos, algunas etiquetas de complementos aún lo consignan para indicar los valores de los nutrientes en términos porcentuales del ADR estadounidense.

Modificaciones a las normas

Recientemente, la *Food and Nutrition Board* presentó una nueva serie de valores: la Ingesta Alimentaria de Referencia (IAR). Ésta incluye el ADR y las ingestas adecuadas para ciertos nutrientes, en cuyo caso no hay suficientes pruebas para fijar un ADR. Al dar a conocer las nuevas recomendaciones, la junta aumentó varios niveles de ADR para indicar la prevención de trastornos distintos a las enfermedades carenciales. La más reciente recomendación de ácido fólico para mujeres a partir de los 18 años ha aumentado de 180 mcg a 400 mcg, nivel que se cree protege contra cardiopatías y ciertos defectos congénitos.

En el capítulo "Complementos" de este libro (en "Cuánto necesita"), cada entrada de vitaminas y minerales indica el ADR o la ingesta adecuada para ese elemento nutritivo. También se indican las deficiencias por el bajo consumo de un nutriente y sus efectos nocivos.

¿Son suficientes?

Los valores ADR, IAR y CDR son, para un gran número de personas, recomendables pero no esenciales. Éstos están calculados para cubrir las necesidades alimentarias de la mayoría de la gente, más un amplio margen de seguridad. Pero muchos expertos creen que el ADR (sobre todo de vitaminas) aún es muy bajo para mantener una salud óptima o curar ciertos males. Además, los valores no toman en cuenta el tabaco, las bebidas alcóholicas, la exposición a contaminantes y el uso de fármacos variables que pueden interferir con la absorción de nutrientes. La fórmula básica diaria de la página 33, en general proporciona mayores niveles de nutrientes que el ADR. Se sugieren otros adicionales para cubrir necesidades específicas (vea págs. 34-35).

- Los complementos no compensan el daño a la salud que causan ciertos hábitos, como no hacer ejercicio o fumar. La salud óptima exige un estilo de vida saludable (vea pág. 18), sobre todo si la gente está interesada en envejecer bien.
- Aunque varios de los beneficios atribuibles a los complementos no se han probado pero son factibles, otros son exagerados. Los preparados para adelgazar son la mejor prueba. Si bien son muy populares, es discutible que alguno de ellos ayude a perder peso sin la dieta adecuada y el ejercicio asiduo. Los "quemadores de grasa" no queman lo suficiente como para perder peso considerable por sí solos.
- También es difícil probar un mayor rendimiento, físico o mental: cualquier "mejora" estará limitada, en el mejor de los casos, a una persona sana. Aunque un complemento puede mejorar la actividad mental de alguna persona que padece episodios de amnesia, la memoria y la concentración pueden tener efectos casi nulos en los adultos. Un complemento para la fatiga no convertirá a alguien que sólo camina en un deportista de alto rendimiento. Tampoco es clara la eficacia de los complementos "afrodisiacos" para aumentar el rendimiento sexual si no padece alguna disfunción de este tipo.
- No se ha encontrado un complemento que cure alguna enfermedad grave, como el cáncer o el sida, pero un complemento adecuado puede atenuar una afección crónica y aliviar síntomas como el dolor o la inflamación. Consulte primero a su médico.

complementos: preparaciones y presentaciones

El amplio surtido que hay de complementos le permite encontrar algunos seguros, eficaces y adecuados. Sin embargo, varias de esas fórmulas "especiales" proporcionan poco beneficio adicional, y muchas veces no vale la pena hacer ese gasto extra.

Sobre las virtudes anunciadas

Los mensajes publicitarios dan a entender que las vitaminas de origen "natural" (como la vitamina E de la soya) son mejores que las "sintéticas" creadas químicamente en un laboratorio. Pueden afirmar que sus productos naturales son más eficaces; y los fabricantes cobran más este tipo de productos. Pero ¿qué es "natural"?

De hecho, casi todos los complementos, sin importar su origen, se procesan en laboratorios con sustancias químicas. Algunos dicen en la etiqueta "natural", cuando en realidad son vitaminas sintéticas mezcladas con extractos vegetales o con cantidades minúsculas de vitaminas obtenidas en forma natural. De ahí que casi toda la "vitamina C de rosa de Castilla" puede ser sintética. Incluso los productos más naturales se refinan, procesan y contienen varios aditivos. De cualquier modo, no hay una diferencia química entre las vitaminas naturales y las sintéticas; el organismo no puede distinguir entre ambas.

Algunos investigadores consideran que las fuentes naturales de vitamina E son más eficaces que las versiones sintéticas. Las Unidades Internacionales (UI) usadas para medir la potencia de la vitamina E han tomado esto en cuenta, y una cápsula diseñada para aportar 400 UI tendrá esa potencia sin importar su origen.

Generalmente, no es necesario pagar más por los complementos "naturales". Los complementos vitamínicos o minerales sintéticos más baratos lo beneficiarán igual, aunque no siempre son los mejores. Debe verificar los excipientes, o aditivos, y asegurarse de no ser alérgico a ninguno; tal vez tenga que pagar más por un complemento que contenga menos de estos ingredientes inertes.

Los complementos vienen en varias presentaciones que facilitan su uso y, en algunos casos, afectan su índice de absorción. (La entrada de cada complemento enumera las presentaciones disponibles.)

Presentaciones comunes

Para la mayoría de la gente, las tabletas y las cápsulas son la forma más práctica de tomar un complemento, pero también hay otras opciones.

Tabletas Se guardan con facilidad, y generalmente se conservan por más tiempo que otras presentaciones. Además de la vitamina, las tabletas suelen tener aditivos inertes llamados excipientes. Estos compuestos aglutinan, preservan o dan volumen al complemento y hacen que se degrade más rápido en el estómago. Cada vez se les encuentra más en forma de cápsula, fáciles de deglutir, llamadas "capletas".

Cápsulas Las vitaminas liposolubles A, D y E suelen presentarse en cápsulas de "gel blando". Otras vitaminas y minerales se procesan en polvo o líquido y luego se encapsulan. Al igual que las tabletas, las cápsulas se usan y almacenan sin problema. También suelen tener menos aditivos que las tabletas, y hay ciertas pruebas de que se disuelven con mayor rapidez (esto no significa que el organismo las absorba mejor, sino que puede hacerlo más pronto).

Polvos Quienes tienen dificultad para tragar pastillas pueden tomar polvos mezclados con agua o jugo, o revueltos en la comida. (Las semillas molidas como las de *psyllium* y linaza a menudo se venden en polvo.) Los polvos permiten ajustar la dosis con facilidad. Como pueden tener menos sustancias aglutinantes o aditivos que las tabletas o las cápsulas, son útiles si es alérgico a ciertas sustancias. Además, por lo regular son más baratos que las tabletas o cápsulas.

Líquidos Las fórmulas líquidas de uso oral son fáciles de tomar, y algunas tienen sabores. Muchas fórmulas infantiles son líquidas, al igual que ciertos complementos (como la vitamina E), para poder aplicarlos en la piel. Los colirios son otro tipo de líquido.

MASTICABLES Estos complementos, que suelen venderse en forma de comprimidos de sabores, se recomiendan sobre todo cuando hay dificultad para tragar las pastillas. En este libro, la presentación más común es DGL, un preparado de regaliz. Éste se activa con la saliva, para que las tabletas puedan masticarse y no sólo deglutirse.

PASTILLAS Varios complementos están disponibles en forma de pastillas o caramelos que pueden disolverse poco a poco en la boca, ya sea por comodidad, o en el caso de las pastillas de cinc, para ayudar en el tratamiento de los resfriados y la gripe.

COMPRIMIDOS SUBLINGUALES Pocos complementos, como la vitamina B_{12}, están hechos para disolverse debajo de la lengua y facilitar la absorción rápida en el torrente sanguíneo, sin que interfieran con los jugos gástricos ni las enzimas digestivas.

Fórmulas especiales

En general, un complemento cuesta más si dice "de liberación prolongada". Sin embargo, esto casi nunca aporta más beneficios, según la información disponible. Por lo tanto, pagar más es un gasto inútil.

DE LIBERACIÓN PROLONGADA Estas fórmulas tienen microcápsulas que poco a poco se degradan, liberando la vitamina en forma constante en el torrente sanguíneo, alrededor de 2 a 10 horas, según el producto. ("Liberación sostenida" es otro término para el mismo proceso.)

No hay estudios confiables que comprueben que las fórmulas de liberación prolongada sean mejores que las pastillas o las cápsulas convencionales; la sustancia que retarda la liberación puede interferir con la absorción de las vitaminas liposolubles. Aunque la niacina de liberación prolongada puede ayudar a evitar efectos secundarios molestos, esta presentación (que normalmente se usa para reducir el colesterol) puede ser dañina y no se recomienda.

MINERALES QUELADOS La quelación es un proceso en el que un mineral se adhiere a otra sustancia o "quelante" (por lo general, un aminoácido). Se supone que ésta aumenta la absorción del mineral, pero en la mayoría de los casos no hay pruebas de que los minerales quelados se absorban mejor o más rápido que los no quelados.

No existe información convincente de que algún proceso, o añadir ingredientes, mejore la absorción de vitaminas o de casi todos los minerales. Es más importante que los complementos se disuelvan en el tiempo fijado como norma, que se dice en la etiqueta.

Remedios herbarios

Usted puede comprar las hierbas y hacer sus propios preparados. Sin embargo, para mayor comodidad, las pastillas, cápsulas y otras presentaciones aquí descritas (incluso las de uso externo) se consiguen fácilmente en farmacias, supermercados o tiendas de productos naturistas.

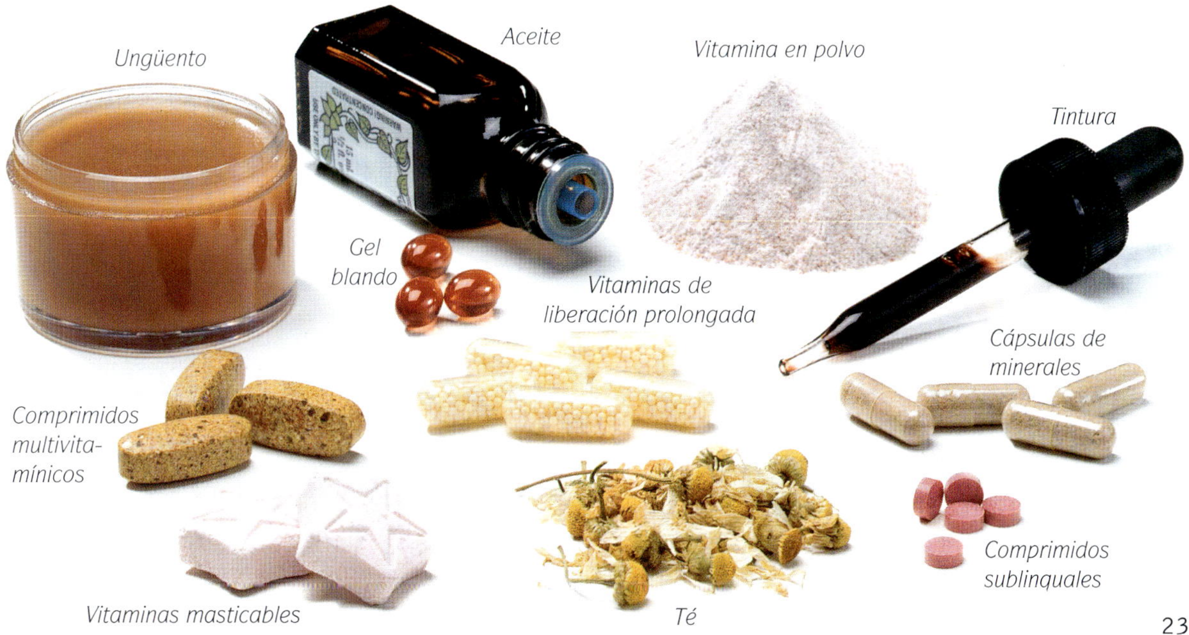

TABLETAS Y CÁPSULAS El sabor de las hierbas puede evitarse si se toman en tabletas o cápsulas. En estas presentaciones se usan las hierbas enteras o un extracto con una fuerte concentración de sus principios activos. En ambos casos, las plantas se muelen y el polvo se comprime para hacer tabletas o para encapsularlo. Algunas hierbas se venden en cápsulas con cubierta entérica, que pasan del estómago al intestino delgado sin disolverse, lo cual disminuye al mínimo el posible malestar gastrointestinal y, en el caso de algunas hierbas, aumenta la absorción en el torrente sanguíneo.

TINTURAS Estos líquidos concentrados se preparan remojando la hierba (toda o una parte) en agua o en alcohol etílico. El alcohol extrae y concentra los principios activos de la hierba. (Las concentraciones sin alcohol pueden hacerse con glicerina.) En general, las tinturas se toman en dosis pequeñas; unas 20 gotas o 1 ml tres veces al día, diluidas en agua o en jugo.

TÉS, INFUSIONES, DECOCCIONES Las infusiones y los tés, menos concentrados que las tinturas, se hacen con flores, hojas o raíces frescas o secas de una hierba (se venden sueltas o en bolsitas). Aunque el té suele hacerse con agua hirviendo, los tés recomendados en este libro deben prepararse como infusiones: use agua a punto de hervir para conservar los aceites benéficos que pueden evaporarse con el agua hirviendo. Y para las decocciones, en general las partes más duras de la hierba (tallo), se hierven a fuego bajo al menos durante media hora.

Tome estos remedios en cuanto los prepare, ya que pueden empezar a perder su eficacia en unas cuantas horas de exposición al aire. Refrigérelos en recipientes de vidrio perfectamente sellados, para conservar parte de su poder hasta por tres días.

ACEITES Los aceites herbarios se destilan comercialmente en concentraciones, para uso corporal. Los aceites esenciales suelen combinarse con un aceite "portador" neutro, como el de almendra, antes de aplicarse en la piel. (Pueden hacerse aceites "de infusión" menos fuertes en casa.) Los aceites esenciales nunca deben ingerirse, excepto el de menta; unas gotas en la lengua son buenas para combatir el mal aliento, y dentro de cápsulas para el colon irritable.

GELES, UNGÜENTOS Y CREMAS Los ungüentos y geles, hechos con grasas o aceites de hierbas aromáticas, se aplican en la piel en caso de alergias, moretones o heridas, entre otros usos terapéuticos. Las cremas son mezclas ligeras de agua y aceite que la piel absorbe, dejándola respirar mientras la mantienen húmeda. Pueden usarse para humectar la piel seca, limpiar y calmar la comezón por ronchas, picaduras de insectos o quemaduras de sol.

Al comprar extractos estandarizados

LA CANTIDAD DE un principio activo o principio de un extracto herbario estandarizado, a menudo se expresa en porcentaje: Cardo lechero "estandarizado para contener silimarina al 80%" significa que 80% del extracto contiene ese ingrediente. Por eso las recomendaciones de este libro para la mayoría de los productos estandarizados se dan así. Por ejemplo: una dosis de 150 mg de cardo lechero estandarizado para contener silimarina al 80% tiene 120 mg de silimarina (150 x 0.80 = 120). Pero a veces un producto con extracto estandarizado sólo indica la cantidad real del principio activo que se obtiene (por ej.: 120 mg de silimarina), en vez de indicar un porcentaje.

Extractos estandarizados

Cuando en este libro se recomiendan hierbas, generalmente se sugiere buscar los "extractos estandarizados". Los herbolarios y fabricantes usan este término para describir la consistencia de un producto. Al elaborar un complemento herbario, se pueden extraer los principios activos de una hierba completa. Luego se concentran y se convierten en un complemento (tabletas, cápsulas o tinturas); por ejemplo, la alicina del ajo o los ginsenósidos del ginseng se estandarizan para suministrar una cantidad precisa en cada dosis.

A veces, en vez de obtener extractos estandarizados, los fabricantes procesan la hierba, toda o cruda. En este caso, toda la hierba se liofiliza o seca al aire, se pulveriza y se almacena en complementos: cápsulas, tabletas, tintura u otra presentación.

Los herbolarios aún discuten si es mejor el extracto estandarizado o la hierba cruda. Los defensores de los complementos de hierbas crudas sostienen que la hierba puede tener principios activos no identificados, y que sólo al ingerirla completa se obtendrán todos sus beneficios. Y quienes defienden los extractos aducen que los principios activos de las hierbas enteras pueden variar mucho, según dónde se cultiven y cómo se cosechen y procesen. Quienes abogan por la estandarización dicen que la única manera de garantizar que se reciba una cantidad uni-

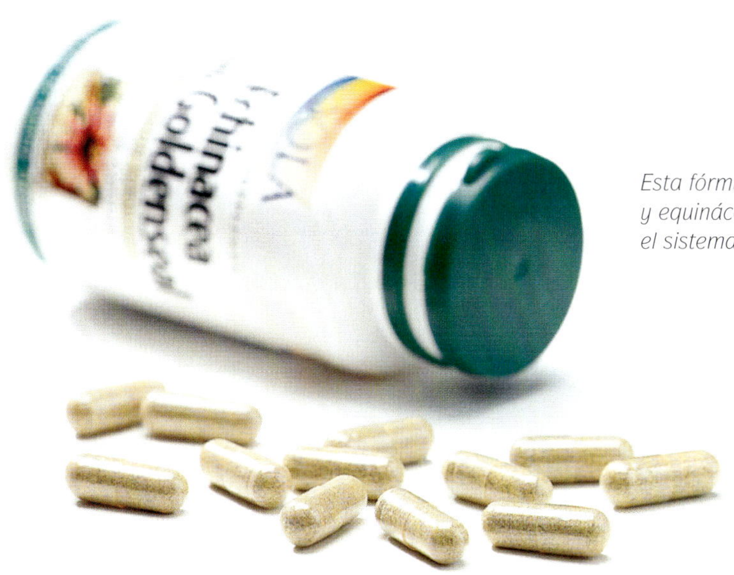

Esta fórmula combina hidrastis y equinácea, dos refuerzos para el sistema inmunitario.

forme de principios activos es tomar los extractos estandarizados.

Los productos estandarizados son más uniformes entre lote y lote, pero esto no garantiza que sean más eficaces que los productos hechos con la hierba completa. En muchos casos se tendría que tomar una cantidad mucho mayor de una hierba completa para obtener un efecto terapéutico similar. Además, la confiabilidad y la uniformidad pueden ser muy valiosas, sobre todo si un producto resulta benéfico para un trastorno específico.

Multicomplementos

Los productos multivitamínicos y minerales no son nuevos; durante mucho tiempo se han usado varias hierbas combinadas con otras para aumentar sus beneficios. Las combinaciones (tisanas) más sencillas reúnen hierbas de efectos similares, como la valeriana y la manzanilla, cuyos efectos son sedantes. Otras fórmulas contienen hierbas que atacan diferentes síntomas de una enfermedad, y actúan de modo similar a un remedio mixto para el resfriado que tiene un ingrediente para la congestión y otro para el dolor de garganta. Algunas más tienen un surtido de sustancias llamado "coctel" antioxidante. Los fabricantes de complementos también comercializan hierbas con vitaminas y otros complementos alimenticios, como los aminoácidos.

Varias de estas mezclas son buenas para la salud y pueden ahorrarle dinero; tal vez necesite menos pastillas para lograr el efecto deseado. Por ejemplo, las combinaciones lipotróficas para la desintoxicación hepática con frecuencia tienen colina, inositol, metionina y cardo lechero, nutrientes que favorecen la actividad hepática. Estas fórmulas cuestan menos, y resulta más cómodo tomarlas que los complementos individuales.

Pero algunas combinaciones tienen una cantidad tan pequeña de ciertos ingredientes, que no pueden tener ningún efecto terapéutico. Se anuncian sólo para promover el producto. Así que vale la pena leer las etiquetas para saber la cantidad de cada ingrediente.

El factor publicidad

En un esfuerzo por distinguir una marca de otra, los fabricantes de complementos han inventado una "jerga" propia para anunciar sus productos. Los siguientes términos suelen aparecer en etiquetas y anuncios. Cada uno insinúa que se trata de un producto superior, pero ninguno tiene una definición oficial aceptada por los expertos o los reglamentos que rigen la fabricación y venta de complementos. Preste atención a los ingredientes específicos e instrucciones en la etiqueta, en vez de fijarse en estos enunciados:

- Probado clínicamente
- Esencial
- Potencia garantizada
- Muy concentrado
- Absorción máxima
- Natural (o presente en la naturaleza)
- Nutricionalmente integral
- Puro
- Extracto de calidad
- Estandarizado científicamente

cómo leer la etiqueta
al comprar complementos

La etiqueta ideal debe decir todo lo que usted necesita saber antes de comprar y tomar un complemento. Hasta hace poco, muchas etiquetas daban poca información. Gracias a una resolución de la Administración de Alimentos y Medicamentos de Estados Unidos (FDA), la etiquetación será más uniforme en ese país.

La FDA estipuló que a partir de 1999 las vitaminas, minerales, hierbas y otros complementos alimenticios deben incluir una lista con la "información nutrimental", enumerando ingredientes por peso y dando un porcentaje de la referencia de consumo diario (RCD), expresado como porcentaje de ingesta diaria (ID) para esos nutrientes con una RCD fija. También es preciso especificar el significado de términos como "alta potencia". En el caso de las hierbas, debe señalarse cuál es la parte que se ha empleado en el producto (hojas o raíz).

Los principales términos que usted encontrará en las etiquetas actualizadas se sintetizan en estas dos páginas. Esta información detallada no garantiza un producto superior, pero es un paso que permite a los consumidores informarse antes de decidir qué complementos desean comprar.

Significado de los términos

INFORME DE IDENTIDAD Descripción del tipo de complemento, que suele aparecer antes o después de la marca. Debe incluir las palabras "complemento alimenticio" o "complemento" seguida del nombre del ingrediente ("complemento de magnesio") o su tipo (complemento "antioxidante" o "herbario").

BENEFICIOS PARA EL ORGANISMO Mensaje que indica cuál es el efecto benéfico del producto sobre un sistema o función del organismo (o sus efectos

Entender la Información Nutrimental

DOSIS Cantidad sugerida por el fabricante, expresada en la presentación del complemento (por ejemplo, cápsulas o tabletas). Los valores de la lista se ajustan al tamaño de la ración.

MEDIDAS Unidades oficiales de medición. Las medidas más comunes son miligramos o mg (una milésima de gramo), y microgramo o mcg (una millonésima de gramo). Las vitaminas A y E se miden en unidades internacionales (UI), que es una medida de la actividad de las vitaminas liposolubles. (La vitamina D y los betacarotenos también suelen medirse en UI.)

Información nutrimental

Tamaño de la ración 1 tableta

Cantidad por tableta		% Ingesta diaria
Vitamina A	10,000 UI	200%
Vitamina C	500 mg	834%
Vitamina E	400 UI	1,334%
Selenio	200 mcg	285%
Hidrastis en polvo (raíz)	250 mg	*

*Ingesta diaria no establecida

INGESTA DIARIA RECOMENDADA (IDR) Porcentaje de la referencia de consumo diario (RCD) recomendada por la FDA, suministrado por sustancias nutritivas específicas (vea más información en la página 21). Un asterisco (*) en la columna "% Ingesta diaria" indica que no se ha fijado un valor diario para dicho ingrediente.

sobre el bienestar general). "Tónico para el aparato digestivo" o "Auxiliar para la movilidad articular" son algunos ejemplos que expresan los beneficios. Este tipo de enunciados en una etiqueta también deben llevar un aviso que indique que tales afirmaciones no han sido evaluadas por la FDA, y que el propósito del producto no es diagnosticar, tratar, curar o prevenir alguna enfermedad.

CITA DE UNA ENFERMEDAD Enunciado que indica la relación entre un complemento y una enfermedad o un padecimiento de la salud. Pocos complementos portan este mensaje, pues debe ser autorizado por la FDA o estar basado en pruebas de órganos científicos que relacionen un complemento con la salud. Un ejemplo es mencionar que el calcio se relaciona con un menor riesgo de sufrir osteoporosis, suponiendo que el complemento tenga suficiente cantidad de calcio.

"ALTA POTENCIA" Este término debe usarse sólo si un complemento de una sola sustancia nutritiva aporta 100% o más de la ingesta diaria recomendada (IDR). En productos con múltiples ingredientes, dos terceras partes de los nutrientes de los cuales se conoce la IDR deben aportar 100% de ella; además, deben identificarse tales elementos nutritivos.

INSTRUCCIONES Indican la cantidad del complemento que el fabricante sugiere como dosis adecuada, cuándo y cómo es mejor tomarla (con alimentos o con un vaso de agua, por ejemplo).

INGREDIENTES Lista de todo lo que tiene el complemento, en orden decreciente por peso. Incluye aglutinantes, rellenos, conservadores, cubiertas, agentes colorantes y otras sustancias inertes. Si se cita un ingrediente en la "Información nutrimental" (como ácido ascórbico en la vitamina C), éste no tiene que estar incluido en la lista de ingredientes.

ADVERTENCIA Aviso preventivo que indica que todos los complementos deben mantenerse fuera del alcance de los niños. (Se sabe que éstos pueden ingerir accidentalmente cantidades tóxicas de algunos complementos.) Los productos que contienen hierro deben incluir una advertencia específica sobre los riesgos de una sobredosis accidental en los niños.

ALMACENAJE Aconseja la mejor manera de conservar el producto. Casi todos los complementos alimenticios deben guardarse en un lugar fresco y seco; es decir, no en el baño o en el refrigerador, don-de la humedad puede dañarlos. (Algunos productos deben refrigerarse después de abrirlos; si es el caso, se indicará en la etiqueta.)

La designación USP

PARA AYUDAR A LOS CONSUMIDORES, la Farmacopea de Estados Unidos (USP), un órgano independiente de expertos que fija normas de pureza y potencia para los fármacos convencionales, ha establecido otras similares para las vitaminas, los minerales y algunas hierbas. La designación USP en la etiqueta de un complemento indica que, según el fabricante, éste cubre las normas USP de pureza, potencia y desintegración (la eficacia con que el complemento se disuelve en el tubo digestivo).

El cumplimiento de las normas USP se deja abierta al fabricante. Si la etiqueta no dice "USP", esto no significa que una marca no haya logrado satisfacer las normas (el fabricante puede decidir no hacer la prueba, y para algunos complementos no hay normas). También recuerde que, a la fecha, no existe una verificación independiente de que un complemento con la leyenda "USP" efectivamente cubra las normas. Pero en un producto de un fabricante reconocido, la nota "USP" significa que es muy probable que las haya cubierto.

NOMBRE Y LUGAR DE LA EMPRESA Nombre y dirección del fabricante, empacador o distribuidor. Es posible escribir ahí para pedir más información. La etiqueta quizá incluya también un teléfono.

FECHA DE CADUCIDAD Fecha en la que el complemento puede empezar a perder su eficacia. La fecha de caducidad (que puede aparecer en la base de la botella) no es requerida por ley; se trata de una garantía del fabricante de que el producto permanecerá "fresco" hasta esa fecha. Sin embargo, las empresas no tienen obligación legal de respaldar esa promesa con pruebas de laboratorio, como en el caso de los fármacos convencionales. Los complementos que no indican una fecha de caducidad pueden conservar toda su potencia y eficacia durante meses después de haberlos comprado. No obstante, como se ignora cuánto tiempo lleva el producto en el anaquel de la tienda, es mejor comprar un producto con fecha de caducidad. Siempre es recomendable consumirlo antes de la fecha indicada.

use complementos
sin riesgo y con eficacia

Aunque los fabricantes de complementos tienen prohibido hacer afirmaciones sobre la cura o tratamiento de enfermedades, la Administración de Alimentos y Medicamentos de Estados Unidos (FDA) les ha dado un gran campo de acción, y no tienen que demostrar la seguridad y eficacia de ellos.

Los fabricantes responsables cuidan que en las etiquetas esté impreso el modo de empleo, pero usted puede toparse con muchas marcas que no lo hacen. Los recuadros de este libro informan con detalle los usos, beneficios, efectos secundarios y presentaciones, así como las dosis que se consideran seguras y eficaces. Al final del libro, una sección enumera las interacciones entre complementos y fármacos que comúnmente se prescriben. A continuación encontrará algunas recomendaciones útiles.

El equilibrio adecuado

Todos los nutrientes guardan relación entre sí, y los descubrimientos más recientes han encontrado la forma en que el organismo los absorbe o los utiliza mejor. Por ejemplo, las vitaminas liposolubles (A, D, E y K) requieren cierta grasa de los alimentos para facilitar su absorción, por lo que es importante tomarlas con la comida. El hierro se absorbe mejor con pequeñas cantidades de carne y alimentos que contengan vitamina C. La absorción de calcio mejora si este complemento se toma con las comidas, y su efecto para formar huesos sanos aumenta al ingerirlo con magnesio. Otros nutrientes, cuando se toman combinados, aumentan mutuamente sus efectos. Por ejemplo, la biotina y otras vitaminas B, tomadas con un complejo mixto de aminoácidos y vitamina C, ayudan al organismo a elaborar las proteínas necesarias para tener uñas fuertes.

Las cantidades convenientes

Los complementos alimenticios por lo general son seguros cuando se toman en dosis adecuadas. Pero es importante recordar que una mayor cantidad no necesariamente indica un mayor efecto; aumentar la dosis de un complemento puede ser contraproducente. El selenio, por ejemplo, se recomienda para muchos trastornos, desde las cataratas hasta la prevención del cáncer. Sin embargo, exceder la dosis, aunque sea sólo un poco, puede provocar pérdida de cabello y otras reacciones tóxicas. Al tomar complementos, evite las dosis elevadas.

VITAMINAS Y MINERALES Casi todas las vitaminas pueden tomarse en dosis más altas de las recomendadas, sin causar efectos nocivos. No obstante, el exceso de algunas vitaminas liposolubles que el organismo almacena y no excreta puede ser tóxico, particularmente de vitaminas A o D. Aunque las dosis muy altas de otras, como la C, no son tóxicas, a ciertas personas pueden causarles efectos secundarios. Esto suele remediarse reduciendo la dosis.

Algunos minerales tomados en dosis elevadas, o por mucho tiempo, pueden impedir la absorción de otros (el cinc puede dificultar la absorción de cobre). El consumo elevado de ciertos minerales también se relaciona con enfermedades; varios estudios indican que el exceso de hierro aumenta el riesgo de cardiopatías en los hombres. Los médicos que creen que el ADR de muchas vitaminas es bajo, piensan que el de los minerales es adecuado para una salud óptima.

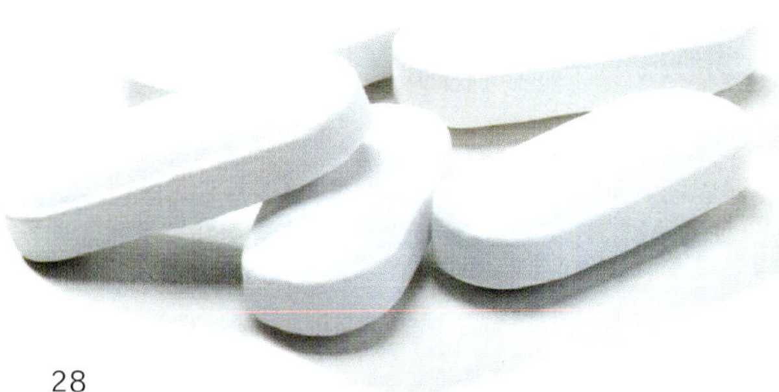

El calcio y el magnesio deben tomarse juntos para aumentar el efecto del calcio en la formación de los huesos. Aquí están combinados en una sola pastilla.

HIERBAS Según estudios de expertos en farmacología y toxicología, los efectos secundarios o las reacciones tóxicas relacionados con la fitoterapia son poco comunes. Sin embargo, ahora se sabe que algunas hierbas que fueron populares, como el chaparral o la dedalera, son tóxicas. Ocasionalmente, ciertas personas tienen fuertes reacciones alérgicas a una hierba (sarpullido o dificultad para respirar).

Como no hay un control de calidad uniforme para los preparados herbarios, la composición química de un remedio puede variar mucho de un lote a otro, o el remedio puede contener contaminantes tóxicos u otras sustancias que influyan en su eficacia o que tengan efectos secundarios. Los productos con extractos estandarizados pueden ser más confiables que los que no los tienen, en cuanto a proporcionar la dosis adecuada de un complemento. Pero siempre que usted compre un complemento, ya sea un extracto estandarizado o la hierba entera en pastilla, tintura u otra forma, estará sujeto a la integridad del fabricante.

Además, el consumo de algunas hierbas con fines medicinales puede ser riesgoso para personas con ciertos padecimientos, o que estén tomando determinados fármacos. El ajo, por ejemplo, puede intensificar el efecto de los anticoagulantes, mientras que el regaliz, útil en problemas digestivos y para mejorar el sistema inmunitario, puede subir la presión arterial. Hay hierbas que no causan efectos nocivos inmediatos, pero pueden tener efectos secundarios o ser nocivas si se toman por mucho tiempo. Cuando consuma complementos, siga siempre las recomendaciones de la dosis al pie de la letra. Avise de inmediato a su médico si se presenta cualquier tipo de reacción adversa, o si su enfermedad se agrava.

El control de calidad

¿Cómo saber lo que en realidad contiene un producto? La FDA exige a los fabricantes enumerar todos los principios activos en cada etiqueta. Sin embargo, la inspección del contenido de los complementos es esporádica, por lo que nadie sabe realmente hasta qué grado se cumple esto.

Los fabricantes acreditados tienen una reputación que cuidar, y toman medidas para garantizar que el contenido de sus productos esté indicado en las etiquetas. Pero los complementos herbarios pueden presentar problemas. Un estudio publicado en *The Lancet*, importante revista británica de medicina, informó que algunos complementos de ginseng no tenían principio activo; otras pruebas encontraron que la cantidad de ginsenósidos activos variaba mucho en diferentes marcas. En un estudio auspiciado por el *Good Housekeeping Institute* de EE. UU., se encontró que los niveles de un principio activo del hipericón variaban de una marca a otra.

Una medida que usted puede tomar como consumidor es llamar al fabricante de un complemento y averiguar cuánto tiempo tiene de operar la empresa y cómo garantiza su producto; o bien, puede pedirle a su médico que le recomiende productos confiables.

Normas de seguridad

COMO LOS COMPLEMENTOS, sobre todo las hierbas, pueden tener fuertes efectos inmediatos y secundarios, cuando los consuma tenga en cuenta lo siguiente:

- **Compre con cautela.** Debido a que no hay una garantía independiente de pureza o potencia, es su responsabilidad elegir marcas cuya calidad sea reconocida.
- **Tome las dosis recomendadas.** Al igual que con los fármacos convencionales, la sobredosis de un complemento puede tener consecuencias graves. Empiece con la dosis más baja de las hierbas y complementos alimenticios, si se da una escala de dosificación.
- **Vigile sus reacciones.** Suspenda el complemento a la primera señal de una reacción adversa. También suprima la hierba si aparentemente no le funciona (pero déle tiempo, pues algunas pueden tardar un mes o más para surtir un efecto evidente).
- **Tome un descanso.** Los médicos que recetan fármacos convencionales suelen suspenderlos por un tiempo cuando se trata de ciertas enfermedades que no ponen en riesgo la vida del paciente, como el dolor de cabeza, el eccema o la depresión leve. Lo mismo se aplica a los complementos: es mejor tomarlos por períodos determinados (sugeridos en las entradas del Capítulo I), y luego suspenderlos temporalmente para ver si el mal mejora. Si regresa, quizá necesite tomarlos por tiempo prolongado como "mantenimiento".
- **Evite riesgos.** Si usted tiene síntomas que indiquen un problema grave, no se trate con complementos. Consulte a su médico. Los jóvenes, ancianos y mujeres embarazadas o en período de lactancia también deben consultarlo antes de usar complementos. Siempre consulte a su médico sobre las posibles interacciones de los fármacos que usted esté tomando.

profesionales y asociaciones

Muchos profesionales de la salud conocen bien lo relacionado con los complementos vitamínicos, minerales y herbarios; ellos pueden proporcionarle información general al respecto y orientarlo de acuerdo con sus necesidades específicas.

Uno de los puntos fuertes de la medicina convencional es la enseñanza de técnicas de diagnóstico. Por eso, usted debe consultar a un médico para que le dé un diagnóstico preciso de su padecimiento, sobre todo si presenta síntomas que no conoce. Los naturópatas, herbolarios y algunos quiroprácticos, todos profesionales de la medicina alternativa, en general saben más sobre el uso de los complementos alimenticios y las hierbas que la mayoría de los médicos ortodoxos u otros profesionales, pero están menos capacitados para hacer un diagnóstico. Usted estará mejor atendido si busca opciones en la medicina alternativa para un trastorno específico, después de haber consultado a un médico convencional.

Para encontrar a un profesional de la medicina alternativa, primero hable con su doctor. Como muchos médicos ortodoxos se resisten a mandar a sus pacientes con estos profesionales, quizá tenga que buscar por otro lado. Hable con su familia y amigos; ellos pueden conocer a alguno que puedan recomendarle. Si usted tiene seguro médico, pida una lista de este tipo de profesionales. Las asociaciones citadas en la página opuesta también pueden servirle.

Infórmese si el profesional cuenta con los requisitos de certificación y autorización, los cuales varían en cada país y ayudan a proteger al consumidor. Si acude con un médico alternativo, indague qué experiencia tiene trabajando con remedios de hierbas y alimentarios. Tenga cuidado con quien le prometa curas muy rápidas o fáciles, o tratamientos sumamente costosos.

MÉDICOS ALÓPATAS Un médico titulado estudia seis años en la facultad de medicina, y adquiere más preparación en un hospital como interno y residente. También debe aprobar los difíciles exámenes de la dirección general para obtener una licencia oficial.

Un creciente número de doctores con formación en medicina convencional o alópata están usando complementos herbarios y nutrimentales en su trabajo. Aquéllos a menudo son médicos generales o internistas que se especializan en trastornos comunes. Si usted no puede localizar a un médico que use complementos, hay dos asociaciones que pueden ayudarlo: la Escuela de Medicina y Homeopatía del Instituto Politécnico Nacional y la Facultad de Medicina de la UNAM (direcciones en la siguiente página). Pero tenga en cuenta que muchos médicos que usan complementos no son miembros de ellas.

NATURÓPATAS Los médicos que practican la naturopatía creen en el poder curativo de la naturaleza —incluyendo los recursos innatos del cuerpo humano— para tratar problemas de salud. El naturópata y el paciente trabajan juntos para ayudar al buen funcionamiento del organismo. Para lograr esto, los profesionales evalúan el estilo de vida del paciente y hacen recomendaciones sobre alimentación, ejercicio y otros hábitos. La prevención de enfermedades es la principal meta de estos doctores, que pueden usar complementos de hierbas y alimentarios como "tónicos" preventivos. También atienden problemas de salud recurriendo a un conjunto de terapias que comprenden la acupuntura y el masaje, así como remedios herbarios.

La mayoría de los naturópatas tienen un título otorgado por una escuela de naturopatía, donde estudian amplios cursos en nutrición y fitoterapia. En México apenas se empieza a exigir la certificación de los médicos alternativos.

HERBOLARIOS A diferencia de los naturópatas autorizados, que deben someterse a una estricta preparación para cumplir con los criterios establecidos, cualquiera puede hacerse llamar "herbolario". Usted puede buscar un egresado de una escuela de herbolaria mediante el Sindicato Estadounidense de Herbolarios. Otra asociación, el Consejo Estadounidense de Botánica, responde preguntas sobre hierbas y realiza investigaciones. Un herbolario profesional debe estudiar su historia clínica y evaluar su estilo de vida, así como otros factores que afecten su salud —incluyendo alergias o ingesta de medicamentos—, antes de recomendarle un remedio para una dolencia en particular.

NUTRIÓLOGOS Un buen nutriólogo revisará detenidamente su historia clínica, sus hábitos alimentarios, sus actividades, y su estilo de vida en general, para sugerirle cambios en su dieta. Los especialistas en la nutrición a menudo están familiarizados con los complementos, pero sus opiniones respecto a la importancia de los aportes complementarios varían. Los nutriólogos, al igual que los herbolarios, no necesitan autorización oficial para ejercer. Muchos son dietistas registrados, es decir, los certifica la Asociación Nacional de Nutriólogos; tienen al menos una licenciatura en nutrición o ciencia afín, han hecho un internado y aprobado los exámenes finales. También hay nutriólogos competentes que no son dietistas. Pregunte a su médico si conoce algún especialista en nutrición que sea de confianza, o acuda al hospital de su localidad, al área de nutrición de la universidad más cercana o a la Asociación Nacional de Nutriólogos.

FARMACÉUTICOS En muchos países, como en Estados Unidos, existe la especialidad de farmacéutico. Para muchas personas, consultar a estos profesionales de la salud resulta más accesible que consultar a un médico. Aunque su preparación —cuatro años de posgrado en una escuela de farmacéutica que otorga el título de doctor en farmacéutica— es en el uso de fármacos convencionales, hay quienes además estudian las propiedades de las hierbas y los complementos. En México, el concepto de farmacéutico es otro. No requiere prácticamente ningún tipo de estudios médicos; es, sencillamente, el encargado de atender una farmacia, por lo que no está autorizado para recetar ningún medicamento, aunque sí lo puede recomendar. Hay farmacias donde venden complementos alimenticios y remedios naturistas, y el farmacéutico le puede sugerir alguno, o bien puede darle folletos que publican los laboratorios. Esta información es útil, pero tómela con reservas y siempre consulte a su médico.

Para mayor información

Puede comunicarse a las siguientes asociaciones para pedir informes sobre fitoterapias y terapias nutricionales. Algunas pueden ayudarlo a encontrar a un profesional.

Escuela de Medicina y Homeopatía del Instituto Politécnico Nacional
Wilfrido Massieu #239
Fracc. La Escalera Ticomán
México, D.F. 07320
Tels. (55) 5229-5030 y 5341-2929

Facultad de Medicina y Facultad de Ciencias Químico- Biológicas UNAM
(Departamento de Investigación de Plantas Medicinales)
Insurgentes Sur #1783
México, D.F.
Tel. (55) 5623-2487

Universidad de Chapingo
Departamento de Medicina Herbolaria
Carretera México-Texcoco
Tel. 01 (595) 952-1500

Asociación Mexicana de Médicos Acupunturistas, A.C.
Héroes de Padierna #3117
Col. Escandón
México, D.F.
Tel. (55) 5515-1297

Centro Médico Siglo XXI IMSS
Departamento de Plantas Medicinales
Tel. (55) 5627-6900 Ext. 5108

Sociedad Mexicana de Reumatología, A.C.
Atenón Salas #8,
Col. Narvarte
Tel. (55)5519-8512 y 5538-1048

Instituto Mexicano de Acupuntura de Ryodoraku, A.C.
Capulín #46-204
Col. del Valle
Tel. (55)5559-9987

Centro Académico de Medicinas Alternativas, A.C.
Calzada Acoxpan #495
Col. Villa Lázaro Cárdenas
Tel. (55)5671-0329

Centro de Yoga Universal Ciudad de México
Ignacio Mariscal #7, Zona Centro
Tel. (55)5546-7395 y 5705-0775

Centro Naturista TAO
Guanajuato #1 esq. Cuauhtémoc
Tel. (55)5574-0676 y 5578-1572

Centro Médico Tradicional Chino
Carolina #4
Col. Industrial
Tel. (55)5577-5524

una fórmula básica

para una salud óptima

Uno de los principales beneficios de los minerales, vitaminas y otros nutrientes es que protegen durante largo tiempo, defendiendo al organismo contra enfermedades crónicas, que son la amenaza más seria para la longevidad. Pero, ¿cuál es el mejor modo de obtener ese importante beneficio preventivo? El comité asesor de este libro, dirigido por el doctor David Edelberg, sugiere que todas las personas se pueden beneficiar al tomar a diario un complemento hiperpotente que contenga las cantidades aproximadas de los nutrientes citados en la página de al lado.

Esta fórmula básica complementaria tiene vitaminas y minerales en potencias más altas que las de las fórmulas típicas de "tomar una al día", que, en general, no suministran más del aporte dietético recomendado (ADR) para cada nutriente. (Los niveles con los valores más altos de ADR aparecen en las etiquetas de complementos como "100%", "% ingesta diaria". Los marcados con asterisco * no tienen ADR.) Piense en los niveles de ADR como el equivalente nutrimental de las comodidades de un hotel económico: bastan para evitar las afecciones por falta de vitaminas (proporcionan alojamiento básico), pero no necesariamente ayudan contra otro tipo de enfermedades (no tienen televisión por cable).

En cambio, una combinación hiperpotente contiene niveles de nutrientes relativamente altos —sobre todo antioxidantes—, y se cree que combate el daño de los tejidos a nivel celular. Según estudios, estos niveles se relacionan con la prevención de cáncer, cardiopatías, osteoporosis y otras enfermedades crónicas que pueden dificultar y acortar la vida.

Al elegir una marca

Si está acostumbrado a tomar complementos de "uno al día", quizá le sorprenda saber que una fórmula hiperpotente (con niveles más altos de vitaminas y minerales) tal vez requiera tomar más de una pastilla diaria. De hecho, en algunas marcas es necesario tomar de dos a seis tabletas o cápsulas, a diario. *Lea atentamente los ingredientes y el tamaño de la ración en la etiqueta* para calcular cuántas tabletas son indispensables para recibir el nivel de nutrientes adecuado para usted.

Al evaluar diferentes marcas, *no se preocupe si no encuentra un complemento que coincida exactamente con las cantidades que se indican en escalas en el siguiente cuadro.* A diferencia de las dosis de los fárma-

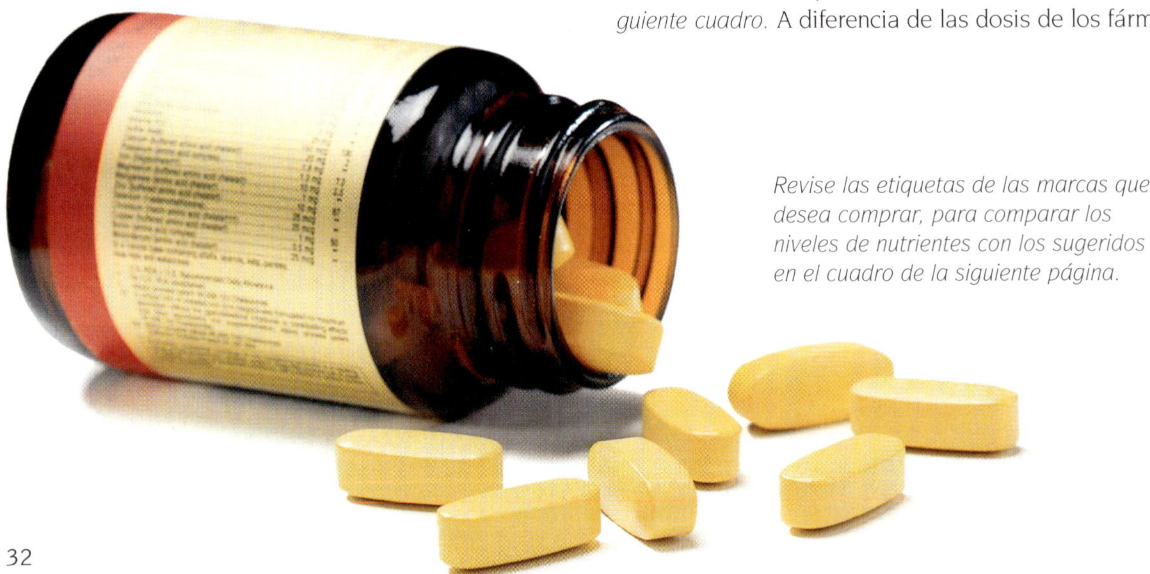

Revise las etiquetas de las marcas que desea comprar, para comparar los niveles de nutrientes con los sugeridos en el cuadro de la siguiente página.

Una fórmula multivitamínica y mineral básica diaria

ESTE CUADRO MUESTRA los nutrientes que debe tener un complemento multivitamínico y mineral diario, el ADR por nutriente y los niveles óptimos para obtener beneficios preventivos, que dependen de su dieta. Entre más nutrientes tenga ésta, menos necesitará de los complementos (vea "Cuánto tomar", para saber qué columna seguir). Como los complementos varían mucho, trate de estar dentro de los límites flexibles dados aquí para cada nutriente.

VITAMINAS	ADR	A (DIETA EXCELENTE)	B (ADECUADA)	C (DEFICIENTE)
Ácido fólico	400 mcg	400 mcg	400-600 mcg	600-800 mcg
B_1 (Tiamina)	1.2 mg	1.5-30 mg	30-60 mg	60-100 mg
B_2 (Riboflavina)	1.3 mg	1.7-30 mg	30-60 mg	60-100 mg
B_3 (Niacina)	16 mg	20-30 mg	30-50 mg	50-100 mg
B_5 (Ácido pantoténico)	*	10-60 mg	60-100 mg	100-200 mg
B_6	1.7 mg	2-25 mg	25-60 mg	60-100 mg
B_{12}	2.4 mcg	6-100 mcg	100-400 mcg	400-800 mcg
Betacaroteno	*	5,000-10,000 UI	10,000-15,000 UI	15,000-25,000 UI
Biotina	*	30-100 mcg	100-400 mcg	400-600 mcg
Vitamina A	5,000 UI	2,500 UI	2,500 UI	2,500 UI
Vitamina C	60 mg	60-300 mg	300-600 mg	600-900 mg
Vitamina D	400 UI	400 UI	400 UI	400 UI
Vitamina E	15 UI	30-200 UI	200-300 UI	300-400 UI
MINERALES				
Boro	*	100 mcg-1 mg	1-2 mg	2-4 mg
Calcio	1,200 mg	50-150 mg	150-200 mg	200-300 mg
Cinc	15 mg	15 mg	15-20 mg	20-30 mg
Cobre	*	1 mg	1-1.5 mg	1.5-2 mg
Cromo	*	50-65 mcg	65-100 mcg	100-200 mcg
Hierro **	10 mg	5-10 mg	10-18 mg	18 mg
Magnesio	350 mg	100 mg	100-200 mg	200-300 mg
Manganeso	5 mg	3-5 mg	5-10 mg	10-20 mg
Molibdeno	*	25-65 mcg	65-100 mcg	100-200 mcg
Potasio	*	30-80 mg	80-100 mg	100 mg
Selenio	70 mcg	20-100 mcg	100-200 mcg	200 mcg
Vanadio	*	10-50 mcg	50-100 mcg	100 mcg

* No se ha fijado un ADR para estos nutrientes.

** El hierro recomendado aplica sólo a mujeres jóvenes; las posmenopáusicas y los hombres no deben escoger un complemento con hierro.

cos, en donde la exactitud es decisiva, la ingesta de vitaminas y minerales no necesita ser precisa, pues éstos actúan en forma mucho más gradual que los medicamentos. Además, los nutrientes complementarios interactúan y se benefician de los que obtenemos de los alimentos. Sólo elija un complemento con dosis aproximadas a las que recomienda el cuadro.

Algunas fórmulas hiperpotentes de vitaminas y minerales contienen hierbas y otros nutrientes agregados como "tónicos" preventivos generales. Si usted escoge una de éstas, revise las entradas de cada ingrediente (empiezan en la pág. 234) para asegurarse de que los niveles no excedan el límite recomendado.

Cuánto tomar

Use el cuadro superior con estas pautas en mente:

- Si su dieta es excelente, tome las cantidades recomendadas en la columna A. Éstas bastan si usted suele tomar alimentos con poca grasa, y cinco o seis raciones abundantes de fruta y verduras al día, así como porciones pequeñas de carne, pollo o pescado varias veces a la semana.
- Si su dieta es adecuada, tome las dosis recomendadas en la columna B. Son para personas que en general hacen tres comidas al día, incluyendo una o dos raciones de frutas y verduras, mínimo, y que no

abusan de la comida grasosa, pero que de vez en cuando omiten un desayuno o un almuerzo y no dejan escapar la oportunidad de hacer una o dos "comidas rápidas" a la semana.

■ Si su dieta es deficiente, tome las cantidades recomendadas en la columna C. Estos niveles son para quienes acostumbran "saltarse" comidas, apenas si prueban la fruta, verduras o cereales (considerados las fuentes más ricas de vitaminas y minerales), y que suelen comer un sándwich o una rebanada de pizza y un refresco de dieta a la hora de la comida.

Consideraciones especiales

Otra razón para aumentar el consumo de complementos pueden ser los antecedentes de salud. Por ejemplo, tomar ácido fólico, vitamina B_6 y vitamina B_{12} puede ayudar a prevenir cardiopatías (vea la entrada "Prevención de cardiopatías", en la pág. 80).

Si usted tiene antecedentes familiares de hipertensión arterial, cáncer u otro mal crónico, se recomienda tomar complementos adicionales con fines preventivos (vea el Capítulo 1 para datos específicos).

Y aunque usted no sufra o corra el riesgo de sufrir un trastorno específico, quizá necesite de cualquier modo nutrientes que puede cubrir con un mayor aporte de complementos. Si encaja en una de las categorías de esta página o de la siguiente, considere tomar el o los nutrientes sugeridos. La fórmula multivitamínica y mineral básica diaria que escoja puede suministrarle parte o incluso todo el aporte complementario adicional. Pero en casi todos los casos, es necesario comprar complementos individuales para tomarlos aparte de una fórmula básica diaria.

Si es mujer

Al llegar a los 25 años, el cuerpo va perdiendo masa ósea poco a poco, y en las mujeres ese proceso se activa después de la menopausia. Si la pérdida ósea avanza demasiado, se produce la osteoporosis. Para retardar la pérdida ósea, las mujeres adultas de cualquier edad deben incluir calcio adicional en su programa diario de complementos.

RECOMENDACIÓN El consumo total de calcio diario, de la dieta y de los complementos, es de 1,200 mg mínimo, pero puede tomar hasta 2,500 mg sin peligro. (Para saber más sobre osteoporosis, vea la pág. 188.)

Si es un hombre de más de 50 años

Una afección frecuente en los hombres mayores es la hiperplasia prostática benigna (HPB), un aumento del tamaño de la próstata (glándula parecida a una nuez situada debajo de la vejiga, que produce líquido seminal). Si esto ocurre, puede interferir con la orina.

RECOMENDACIÓN Considere tomar sabal (160 mg, dos veces al día), para la salud de la próstata. Esta hierba reduce la inflamación y afecta los niveles hormonales de la próstata (vea la pág. 366).

Si es vegetariano

Los vegetarianos estrictos —que no comen ningún alimento de origen animal, incluyendo huevos y productos lácteos—, pueden tener una dieta equilibrada si consumen una variedad de frutas, verduras y cereales. Pero éstos no aportan la vitamina B_{12} que se encuentra en los huevos, las carnes, las aves, el pescado y los lácteos. Por lo tanto, los vegetarianos estrictos pueden tener anemia por carencia de vitamina B_{12} (vea la pág. 382).

RECOMENDACIÓN Asegúrese de que la fórmula básica diaria que tome incluya 100 mcg de vitamina B_{12}.

Si hace ejercicio a menudo

El ejercicio habitual o la actividad deportiva, sobre todo la prolongada o intensa, lesiona la fibra muscular. Este deterioro, que puede incluir la pérdida de flexibilidad, empeora a medida que uno envejece.

RECOMENDACIÓN Piense en consumir monohidrato de creatina —1 cucharadita (5 g) al día—, para ayudar a restaurar el músculo. También es útil el magnesio adicional —200 mg diarios—, pues tiene una función decisiva en las contracciones musculares.

Otros complementos para la energía y la resistencia muscular son la carnitina, sustancia parecida a un aminoácido (500 mg, dos veces al día), y el complemento nutricional coenzima Q_{10} (50 mg diariamente).

Si usted tiene más de 50 años y siente una disminución en su nivel de energía, aunque haga ejercicio con regularidad, también puede añadir ginseng (100 mg al día), o consulte a su médico sobre la DHEA (25 mg diarios). Deben medirle los niveles de esta hormona en la sangre antes de que tome este complemento.

Si lleva una dieta para adelgazar

Estas dietas pueden provocar ataques de hambre y hacer oscilar los niveles de azúcar sanguínea.

RECOMENDACIÓN Añada cromo (200 mcg, dos veces al día) a su fórmula básica; puede ayudar al organismo a usar la grasa y evitar cambios del azúcar en la sangre. El complemento 5-HTP (100 mg, tres veces al día) evita las ganas de comer mucho (vea la pág. 274).

Si fuma

Los complementos nutrimentales no le reducirán el riesgo de sufrir cardiopatías, neumopatías o cáncer, pero tal vez pueda combatir algunos de los efectos del tabaquismo añadiendo antioxidantes.

RECOMENDACIÓN Haga la prueba tomando extracto de semillas de uva (100 mg, dos veces al día) o extracto de té verde (250 mg, dos veces al día). Lea en las páginas 218-219, consejos para dejar de fumar.

Si toma bebidas alcohólicas

Beber con moderación, no más de dos copas al día para los hombres y una para las mujeres, puede ser benéfico, pues ayuda a disminuir el riesgo de cardiopatías. Pero beber más (tres o más copas para los hombres y dos o más para las mujeres) puede reducir ciertos nutrientes. El exceso de alcohol también se relaciona con un mayor riesgo de lesión hepática y con otros problemas de salud.

RECOMENDACIÓN Proteja el hígado con cardo lechero (150 mg, dos veces al día). Tomar vitamina C (1,000 mg al día) y vitaminas del complejo B adicionales (una cápsula de complejo B-50, más 100 mg de tiamina) también puede ayudar.

Tome antioxidantes

LOS ANTIOXIDANTES SON un elemento importante de las fórmulas vitamínicas diarias, por eso es útil saber qué dicen los envases de complementos de ellos. Como parte de una nueva ley sobre las etiquetas que deben usar los fabricantes a partir de 1999, la Administración de Alimentos y Medicamentos de Estados Unidos (FDA) ha declarado que el producto que afirme ser "una buena fuente de antioxidantes" debe tener como mínimo 10% de la ingesta diaria de uno o más de los antioxidantes demostrados; si anuncian "rico en antioxidantes" deben tener como mínimo 20%.

Sin embargo, estos porcentajes se aplican sólo a las vitaminas C, E y al betacaroteno, los únicos antioxidantes para los que existe un valor diario recomendado. Otros antioxidantes, como los flavonoides y el selenio, no tienen cantidades diarias recomendadas, así que los fabricantes no pueden anunciar cuánto de ellos contiene el producto, aunque sí pueden identificarlos como antioxidantes.

Para determinar el contenido de los antioxidantes, debe revisar las cantidades reales enumeradas en la etiqueta y no depender sólo de los mensajes publicitarios del fabricante.

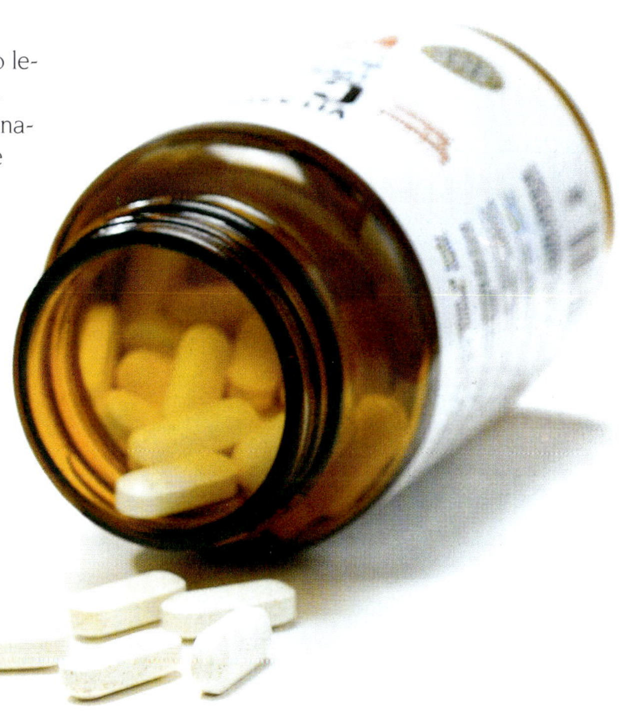

Para una protección antioxidante adicional, considere tomar otros complementos, como los comprimidos de vitamina C que se muestran aquí.

cómo usar este libro

¿Qué es exactamente el dong quai? ¿Cómo protege la vitamina E el corazón? ¿Cuáles son los remedios herbarios más eficaces contra las alergias? ¿Cómo obtener los beneficios antioxidantes del selenio?

Si usted toma —o ha considerado tomar— complementos herbarios o nutrimentales, seguramente se ha hecho estas y otras preguntas. Si usted quiere saber cómo actúa determinado complemento, cuál es la dosis inocua y eficaz, o si cierto complemento puede causar algún efecto secundario, puede encontrar la información más reciente en *El poder curativo de vitaminas, minerales y hierbas*. Además, este libro ofrece consejos prácticos para evitar la confusión al comprar complementos, ya sea en una tienda naturista, en una farmacia, por catálogo o incluso por Internet.

El libro se divide en dos partes. En la página 38 empieza el Capítulo I, **Padecimientos,** un compendio alfabético de 97 de ellos que se pueden aliviar o posiblemente prevenir con los complementos. Cada entrada analiza los síntomas, da una explicación clara de la enfermedad y destaca un cuadro con los complementos y las dosis recomendados. También explica cómo actúan los complementos en el organismo, y ofrece los últimos hallazgos de la investigación sobre el padecimiento, y medidas adicionales que puede tomar para mejorar su salud.

El Capítulo II, **Complementos,** tiene información detallada sobre 81 vitaminas, minerales, hierbas y otros complementos nutrimentales: cómo actúan, cuáles son los últimos hallazgos científicos sobre sus beneficios, y los niveles de dosificación inocuos y eficaces. Estas entradas incluyen un caudal de consejos y advertencias para escoger y usar los complementos, desde cómo aumentar la absorción de vitaminas y minerales hasta sugerencias de compra que le ahorrarán dinero. Como se explica en la página 234, cada entrada tiene un código de color para saber de un vistazo de qué complemento se trata.

La introducción en las páginas anteriores da una perspectiva general de los conocimientos actuales sobre los complementos, incluyendo información sobre las presentaciones disponibles en tiendas y catálogos de venta por correo (págs. 15-16), qué buscar al comprarlos (págs. 22-27), y consejos sobre cómo usarlos sin riesgo (págs. 28-29). Además, el comité asesor de este libro recomienda una fórmula vitamínica y mineral diaria básica para proteger al organismo con más eficacia contra las enfermedades (pág. 33).

Al final del libro, una sección enumera las posibles interacciones entre los complementos y los medicamentos convencionales de uso frecuente. Si está tomando alguno, revise si se halla en esta sección. También encontrará un glosario con definiciones de los principales términos, y un apéndice que detalla los complementos recomendados para enfermedades específicas sin entrada propia en el Capítulo II.

A lo largo de este libro, hay fotografías que muestran distintos tipos de complementos, así como fuentes naturales de vitaminas, minerales y hierbas, como estas semillas de lino (linaza), que al prensarse sueltan aceite. El aceite también se vende en cápsulas.

CAPÍTULO I: PADECIMIENTOS

Indicios obvios de la enfermedad

Naturaleza de la enfermedad, causas, personas propensas a ella

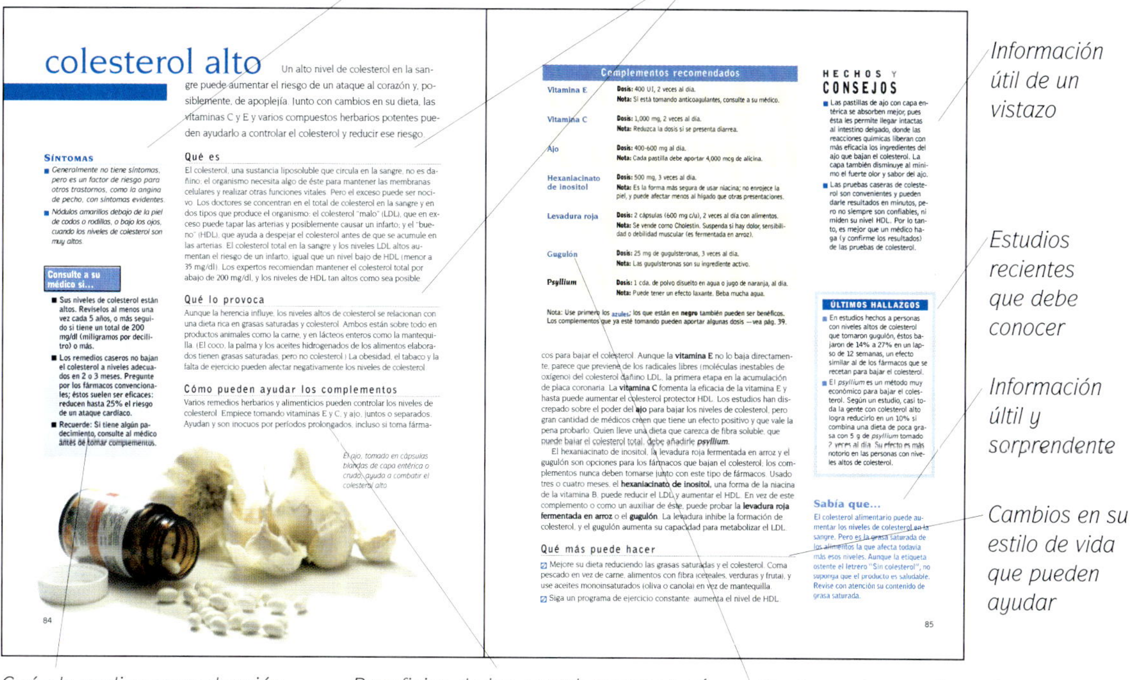

Información útil de un vistazo

Estudios recientes que debe conocer

Información últil y sorprendente

Cambios en su estilo de vida que pueden ayudar

Cuándo pedir una evaluación médica y un tratamiento

Beneficios de los complementos y cómo usarlos para controlar el problema

Opciones de complementos, con código de color para su utilidad

CAPÍTULO II: COMPLEMENTOS

Resumen de los principales beneficios

Presentaciones a la venta que puede tomar

Advertencias, posibles efectos secundarios, interacciones

Actividad y composición química, principales beneficios

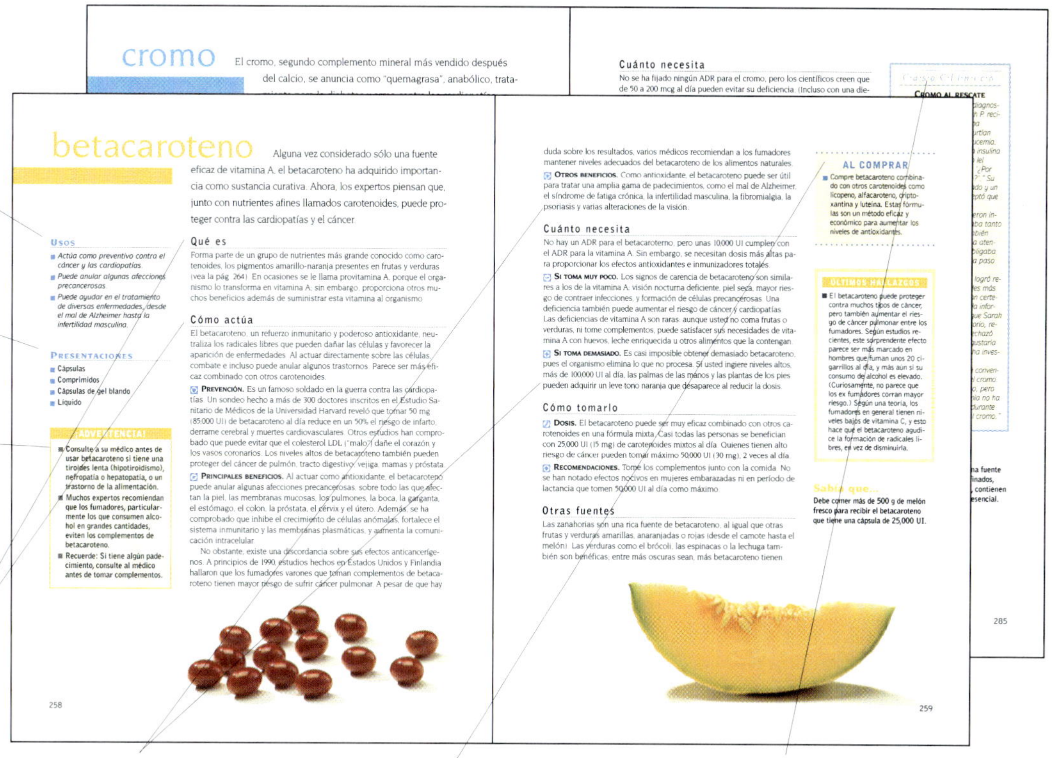

Signos de carencia y abuso; niveles de dosificación y consejos de uso

Consejos para hacer rendir su dinero

Relatos de personas que mejoraron su salud con complementos

CAPÍTULO I

padecimientos

ESTA SECCIÓN COMPRENDE más de 90 trastornos ordenados alfabéticamente. Cada entrada tiene un cuadro de recomendaciones sobre vitaminas, minerales, hierbas y otros complementos alimenticios que, según los asesores de este libro, son los más provechosos y fáciles de conseguir para cada padecimiento. Los complementos en letras azules que aparecen en cada cuadro son los que han probado ser más eficaces para la mayoría de la gente, así que considere empezar con uno o varios de ellos. Los que aparecen en letras negras también pueden ser benéficos o dar mejores resultados. Además, hay otras terapias o complementos que pueden ser útiles.

Se recomienda de manera especial leer en detalle el capítulo II de este libro, "Complementos", antes de emplear alguno de ellos. Asegúrese de tomar en cuenta las advertencias y las precauciones antes de usar cualquier complemento. Siempre consulte al médico o a otro profesional de la salud si aún no le han diagnosticado una enfermedad o si su afección empeora.

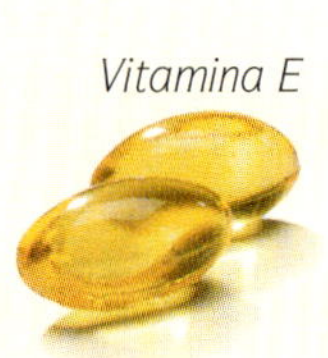

Vitamina E

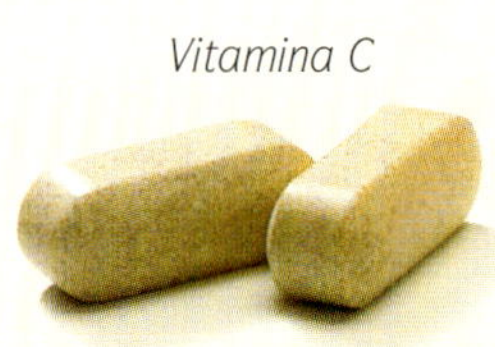

Vitamina C

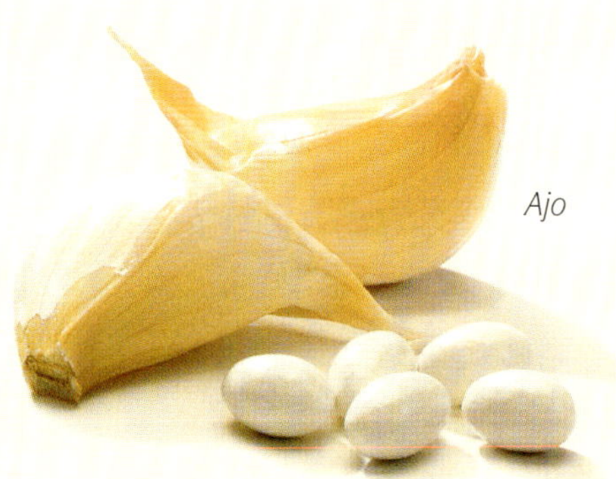

Ajo

Respecto a las recomendaciones

Las dosis específicas que se sugieren para el tratamiento de los padecimientos están detalladas en cada cuadro. Estas dosis se refieren a la cantidad diaria del nutriente o de la hierba que usted necesita consumir. Deberá comparar dicha dosis con la que ya está ingiriendo por otros motivos de salud, o en su complemento multivitamínico, y entonces hacer los ajustes pertinentes.

Por ejemplo, sugerimos tomar 400 UI de vitamina E al día para prevenir el cáncer. Si su multivitamínico diario incluye 400 UI, no necesita más vitamina E. Si usted padece angina de pecho (que requiere 800 UI de vitamina E) sólo tendrá que tomar otras 400 UI para cubrir la cantidad recomendada.

Las dosis indicadas en el libro son informativas, pero cada persona es distinta. Si usted tiene un padecimiento grave, consulte al médico sobre su caso particular y sobre la dosis que debe tomar. Siempre lea la etiqueta y nunca exceda la dosis recomendada para un complemento, aunque usted esté en tratamiento para varias afecciones.

Nota: Hicimos todo lo posible por incluir dosis fáciles de conseguir, pero las concentraciones en los productos complementarios varían mucho. Las personas calificadas, como farmacéuticos, empleados de tiendas naturistas y profesionales de la salud, pueden ayudarlo a determinar una dosis equivalente.

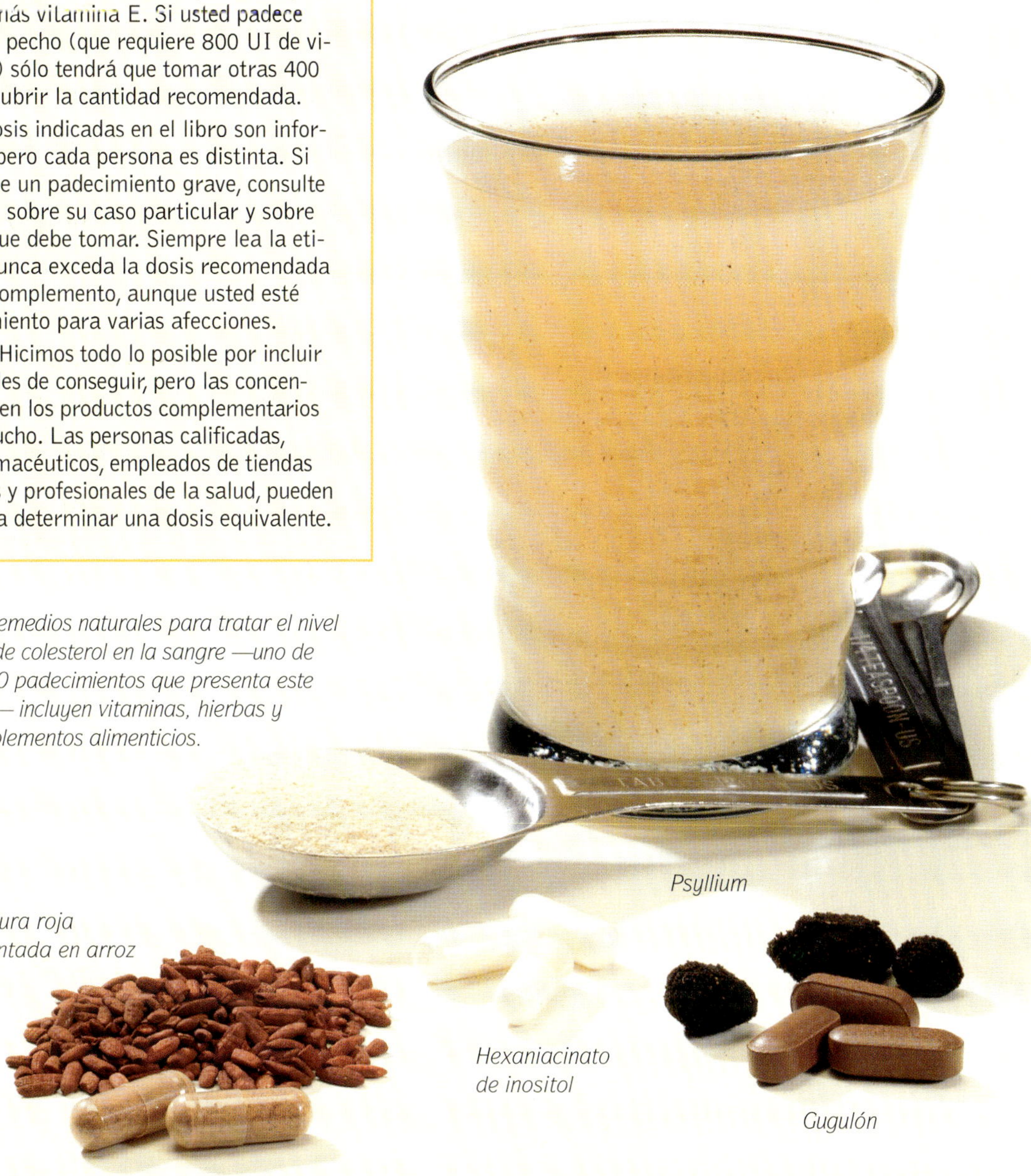

Los remedios naturales para tratar el nivel alto de colesterol en la sangre —uno de los 90 padecimientos que presenta este libro— incluyen vitaminas, hierbas y complementos alimenticios.

Psyllium

Levadura roja fermentada en arroz

Hexaniacinato de inositol

Gugulón

acidez

En muchos casos, este trastorno digestivo puede evitarse con sólo hacer unos pequeños cambios en la forma de vida. Sin embargo, cuando la acidez o pirosis se presenta, los remedios naturales pueden brindar un rápido alivio a las sensaciones de ardor que causa este trastorno.

Síntomas

- *Sensación de ardor atrás del esternón que dura desde unos minutos hasta varias horas.*
- *Ardor en la garganta o regurgitación de un líquido caliente y ácido.*
- *Eructos.*
- *Molestia que se intensifica cuando la persona está acostada.*

Consulte a su médico si...

- **Tiene acidez dos o más veces por semana.**
- **Tiene dificultad para deglutir o si el alimento se le atora en el esófago.**
- **Tiene vómito o deposiciones con heces negras.**
- **El dolor en el pecho oprime en vez de arder o si tiene mareos, respiración entrecortada, sudoración, o dolor que se extiende al brazo o a la mandíbula: pueden ser signos de un ataque al corazón. Busque ayuda médica inmediata.**
- **Recuerde: Si tiene algún padecimiento, consulte al médico antes de tomar complementos.**

Qué es

El estómago produce diariamente cerca de 1 litro de ácido clorhídrico para digerir los alimentos. En general, el ácido no es un problema, porque el estómago esta recubierto por una mucosa. Pero cuando el ácido refluye por el esófago (el tubo que va de la garganta al estómago), tenga cuidado. Como no tiene una cubierta protectora, el tejido esofágico es vulnerable a la acción corrosiva del ácido, que provoca un ardor que los médicos llaman reflujo gastroesofágico, y que se conoce como acidez.

Qué la provoca

Los jugos gástricos generalmente se quedan donde deben estar, gracias al esfínter esofágico inferior (ESI). Este músculo sólo se relaja para dejar pasar comida al estómago y luego se cierra herméticamente. Como a veces no cierra bien, el contenido del estómago asciende por el esófago.

Varios factores pueden causar acidez. La obesidad, el tabaco y el embarazo debilitan el ESI. El tabaco también seca la saliva, la cual neutraliza el ácido en el esófago y lo hace al pasar al estómago. Algunos alimentos —chocolate, ajo y cebollas— y ciertos fármacos relajan el ESI. Los alimentos ácidos —jitomate, cítricos y café— pueden producir más ácido gástrico. La ropa apretada en la cintura presiona el abdomen y hace que el contenido estomacal suba. Comer en exceso también aumenta la presión y estimula la producción prolongada de ácido para digerir la comida de más. Evite acostarse inmediatamente después de comer, porque los jugos digestivos no podrían circular como es debido.

Cómo pueden ayudar los complementos

Todos los complementos mencionados actúan contra la acidez: los azules de inmediato, los de letras negras en aproximadamente un mes.

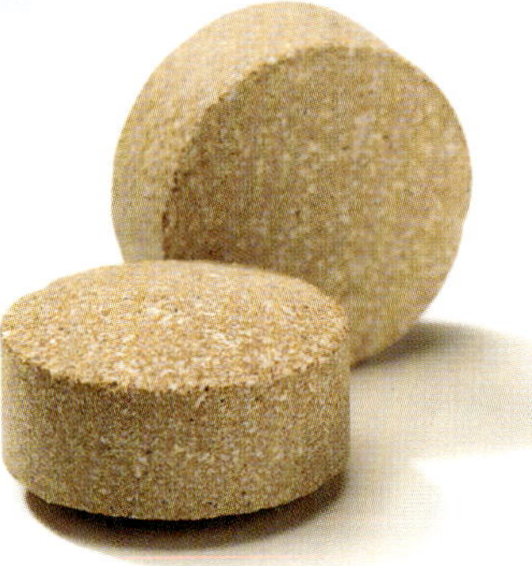
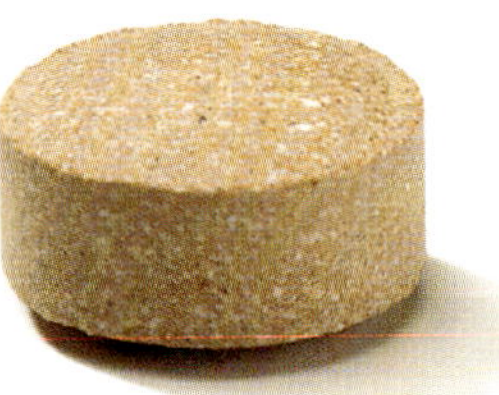

Una vez que se mezclan con la saliva, los comprimidos masticables de regaliz (DGL) son muy eficaces contra la acidez.

Complementos recomendados

Carbonato de calcio	**Dosis:** 250-500 mg, 3 veces al día. **Nota:** Las tabletas masticables alivian más rápidamente.
Regaliz (DGL)	**Dosis:** 2 obleas de regaliz (DGL) sin glicirricina (380 mg). **Nota:** Tómelo 3 o 4 veces al día entre comidas, según necesite.
Jugo de zábila	**Dosis:** ½ de taza de jugo, 3 veces al día, entre comidas. **Nota:** Con zábila al 98%, y sin eloína ni áloe-emodina.
Gamma-orizanol	**Dosis:** 150 mg, 3 veces al día, después de la digestión. **Nota:** También conocido como aceite de salvado de arroz.
Colina	**Dosis:** 500 mg, 3 veces al día. **Nota:** Para acidez crónica, úsela combinada con ácido pantoténico y tiamina durante 1 mes, y vea si los síntomas disminuyen.
Ácido pantoténico	**Dosis:** 1,000 mg, 2 veces al día. **Nota:** Para acidez crónica, úselo combinado con colina y tiamina durante 1 mes, y vea si los síntomas disminuyen.
Tiamina	**Dosis:** 500 mg al día; tómela en cuanto se levante. **Nota:** También llamada vitamina B_1. Para acidez crónica, combínela con ácido pantoténico y colina durante 1 mes.

Nota: Use primero los **azules**; los que están en **negro** también pueden ser benéficos. Los complementos que ya esté tomando pueden aportar algunas dosis —vea pág. 39.

Pruebe cada complemento para ver cuál de ellos, o qué combinación, le funciona mejor. Todos pueden usarse adicionalmente a los antiácidos controlados o de venta libre.

Es probable que el **carbonato de calcio** sea el complemento más conocido para la acideaz; viene en tabletas antiácidas, como las Tums, y es una buena opción para el reflujo ocasional. El **regaliz (DGL)** sin glicerina regenera la mucosa del estómago y puede dar alivio. También puede usted probar el **jugo de zábila** para calmar el esófago irritado.

Los remedios citados pueden detener un ataque de acidez. Para mejorar todo el proceso digestivo, lo que beneficiará en su mayoría a la gente con acidez crónica, tome **gamma-orizanol,** el extracto de un aceite de salvado de arroz. Parece que actúa en el control de la digestión del sistema nervioso central. O bien, use las vitaminas B **colina, ácido pantoténico** y **tiamina** combinadas durante un mes para ver si sus síntomas disminuyen. De lo contrario, consulte a su médico.

Qué más puede hacer

- ☑ Coma poco y seguido: hay menos producción de ácidos gástricos.
- ☑ Evite alimentos grasos y café (incluso descafeinado); poco alcohol.
- ☑ Tome su último alimento por lo menos tres horas antes de acostarse.
- ☑ Duerma con la cabecera de la cama elevada unos 15 cm, para que la gravedad ayude a prevenir el reflujo.

HECHOS Y CONSEJOS

- Por raro que parezca, la acidez puede deberse a la falta de jugos gástricos. Quizá tenga este problema si no siente el ardor típico de la acidez pero sí tiene dolor de estómago, inflamación abdominal, eructos y flatulencia después de comer. Piense en tomar un complemento que aporte 500 mg de clorhidrato de betaínas y 100 mg de pepsina con cada alimento durante un mes. (Antes de usar esta combinación, asegúrese de que no tiene úlcera; la betaína puede agravarla.) Si sus síntomas no ceden, consulte a su médico.
- En vez de tomar café después de comer, hágase un té con alguna de estas hierbas: olmo resbaloso, malvavisco, jengibre, filipéndula o manzanilla; también puede tomarlos combinados. Constituyen un tibio y relajante final de comida, y proporcionan el beneficio adicional de aliviar la irritación que causa la acidez.

ÚLTIMOS HALLAZGOS

- La goma de mascar puede dar un pronto alivio a la acidez. Según un estudio reciente, mascar una pastilla de chicle sin azúcar redujo la acidez en 70% de los participantes. Al estimular la producción de saliva elimina ácidos gástricos. Tomar un vaso de agua tibia después de comer puede causar un efecto similar.

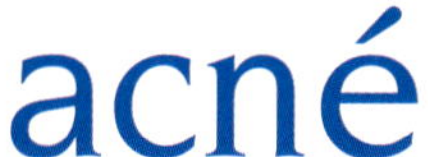

acné

Casi todo mundo relaciona el acné con la adolescencia, pero en realidad puede aparecer a cualquier edad. En efecto, hasta 8% de quienes tuvieron un cutis limpio en su juventud lo padecen como adultos. Por suerte, hay muchas formas de controlar sus brotes: no importa la edad a la que aparezca.

Síntomas

- *Duras protuberancias rojas o lesiones llenas de pus en la piel.*
- *Piel roja e inflamada con protuberancias llenas de líquido.*

Consulte a su médico si...

- El acné no responde a sus cuidados en tres meses.
- El acné se extiende: bultos llenos de líquido, inflamación roja o morada, quistes o nódulos duros debajo de la piel.
- La piel se enrojece continuamente, aunque no salgan barros.
- Recuerde: Si tiene algún padecimiento, consulte al médico antes de tomar complementos.

Qué es

El acné, que en ocasiones es crónico, se caracteriza por la aparición de barros y otras erupciones cutáneas en cara, espalda, pecho, cuello, hombros y otras partes del cuerpo. El más común (acné vulgar) se manifiesta con puntos negros y blancos y protuberancias rojas con centros semisólidos. En casos graves (acné quístico), se forman dolorosos quistes llenos de líquido o hinchazones duras e indoloras debajo de la piel, que pueden dejar cicatrices y marcas de aspecto desagradable. Para un adolescente puede ser motivo de vergüenza y de un problema emocional.

Qué lo provoca

El acné aparece cuando las glándulas sebáceas en la base del folículo piloso de la piel secretan mucho sebo. Los poros normalmente producen esta sustancia grasosa y espesa para mantener la piel sana y lubricada. Si la grasa no sale, puede formar tapones que al obstruir los poros se convierten en granos. Si uno de estos tapones de grasa se revienta debajo de la piel, puede dar lugar a una infección bacteriana en esa área.

Los desequilibrios hormonales pueden llevar a una sobreproducción de grasa, que es un problema común en la adolescencia, sobre todo en los hombres. La menstruación o el embarazo también pueden producir desequilibrios hormonales que provocan la aparición de acné. Entre los factores que lo desencadenan están el estrés emocional, el roce de la ropa contra la piel, ciertos fármacos como los esteroides, los anticonceptivos o aquellos que afectan los niveles hormonales. La herencia también puede influir.

Es probable que el acné no se deba a la ingesta de chocolates, mariscos, bocadillos grasosos o refrescos de cola. Sin embargo, algunos doctores, y pacientes, sostienen que determinados alimentos o alergias alimentarias pueden causarlo o agravarlo.

Muchas personas recurren a las gotas de vitamina A para combatir el acné; además se toman fácilmente.

Complementos recomendados

Vitamina A	**Dosis:** 25,000 UI al día; reduzca la dosis a 10,000 UI al día cuando note mejoría o después de 1 mes. Tómela en pastillas o en gotas. **Nota:** Las mujeres embarazadas o que piensen embarazarse no deben tomar más de 5,000 UI al día.
Vitamina B_6	**Dosis:** 50 mg cada mañana. **Nota:** Las dosis prolongadas de más de 200 mg al día para el acné crónico pueden causar daño nervioso.
Vitamina C	**Dosis:** 1,000 mg, 2 veces al día. **Nota:** Reduzca la dosis si se presenta diarrea.
Cinc/Cobre	**Dosis:** 30 mg de cinc y 2 mg de cobre al día. **Nota:** Agregue el cobre solamente cuando use cinc por más de 1 mes.
Aceite de linaza	**Dosis:** 1 cucharada (14 g) al día. **Nota:** Puede mezclarse con comida; tómelo en la mañana.
Aceite de onagra	**Dosis:** 1,000 mg, 3 veces al día. **Nota:** O tome 1,000 mg de aceite de borraja 1 vez al día.

Los complementos que ya esté tomando pueden aportar algunas dosis —vea pág. 39.

Cómo pueden ayudar los complementos

La mayoría de la gente obtendrá algún beneficio si prueba los complementos arriba recomendados; se pueden combinar sin riesgo. A veces pueden pasar tres o más semanas para ver resultados. Todos pueden usarse por tiempo prolongado, junto con los fármacos habituales para el acné.

La **vitamina A** es importante porque ayuda a controlar la producción excesiva de grasa: el origen del acné. La **vitamina B_6** puede ser útil si el acné empeora por la menstruación o la menopausia, ya que ayuda a balancear los niveles hormonales que tienen que ver con el acné. Y la **vitamina C** fortalece el sistema inmunológico al controlar las bacterias que causan el acné. Tomado con cualquiera de estas vitaminas, el **cinc** aumenta la inmunidad, reduce la inflamación y ayuda a mantener estables los niveles hormonales. Como el uso prolongado de cinc inhibe la absorción de **cobre**, debe tomarse con este mineral. También es bueno tomar cinc con ácidos grasos esenciales: dos fuentes excelentes son el **aceite de linaza** y el **aceite de onagra.** Estos ácidos favorecen la dilución de grasa, reduciendo la probabilidad de poros tapados.

Qué más puede hacer

- ☑ Para su aseo personal, use diariamente jabón neutro y agua.
- ☑ Lleve una dieta equilibrada; reduzca las grasas que provocan acné.
- ☑ Elija cosméticos que digan "libre de aceites".
- ☑ No se exprima los barros: se inflaman más y pueden quedar cicatrices.

HECHOS Y CONSEJOS

- Salvo la vitamina A en dosis altas, los complementos naturales son buenos para las mujeres en edad de procrear; pero la mayoría de ellas no pueden tomar isotretinoína (derivado de la vitamina A), pues puede causar defectos congénitos.
- Para secar los barros, una solución al 5% de aceite de melaleuca de uso tópico es tan eficaz (pero más suave) como el peróxido de benzoilo al 5%, según un estudio hecho en Australia. Altas dosis de aceite de melaleuca (15% máximo) pueden ayudar para un acné más severo.

ÚLTIMOS HALLAZGOS

- Cuando un grupo de médicos hicieron un estudio en pacientes con acné que tomaron 30 mg de cinc diariamente durante dos meses, notaron que tenían un cutis más limpio que los de un grupo de control que habían recibido un placebo. En otro estudio, el cinc surtió el mismo efecto que la tetraciclina (un antibiótico). Con todo, muchos dermatólogos no han adoptado los complementos de cinc, porque, según otras investigaciones, este mineral no ayuda en nada a combatir el acné.

Sabía que...

Sostener el auricular del teléfono muy apretado contra la piel puede provocar la aparición de acné arriba de la oreja o a lo largo de la mandíbula.

aftas

Debido su diminuto tamaño, resulta difícil entender el motivo por el cual las aftas llegan a doler tanto. Un cuidado personal lógico puede evitar estas dolorosas úlceras bucales, y los complementos pueden ayudar a reducir su incidencia y acelerar su curación.

Síntomas

- *Pequeñas llagas blancas o amarillentas rodeadas por una zona roja en la lengua, las encías, el paladar blando o en el interior de labios o mejillas.*
- *Ardor, hormigueo o comezón antes del brote de una llaga.*
- *Dolor intenso al comer o hablar; es más fuerte durante los primeros días.*

Consulte a su médico si...

- **El dolor es muy intenso al tomar líquidos.**
- **Aparecen más de cuatro llagas en la boca.**
- **Las llagas duran más de dos semanas.**
- **Hay fiebre de 38.3°C o más.**
- **Las llagas aparecen más de dos o tres veces al año.**
- **Recuerde: Si tiene algún padecimiento, consulte al médico antes de tomar complementos.**

Qué son

Aunque no son graves, las aftas pueden ser tan molestas que llegan a causar un dolor intenso al hablar, besar, beber o comer. Afectan más a mujeres que a hombres; estas áreas ulceradas aparecen solas o en pequeños brotes en el interior de la boca, y su tamaño va de muy pequeñas, como la cabeza de un alfiler, a grandes como una moneda. Las úlceras salen de repente y generalmente desaparecen de una a tres semanas. Por suerte, es posible calmar el malestar que causan.

Qué las provoca

El punto de vista predominante es que el estrés desencadena las aftas, las cuales pueden hacer que el sistema inmunitario reaccione con exageración a las bacterias que normalmente hay en la boca. Las aftas también pueden acelerarse de varias maneras, como una irritación en la cavidad bucal con un empaste dental que rasgue, un diente mellado o astillado o las dentaduras mal ajustadas. Quizá sin percatarse mordió el interior de su mejilla, usó un cepillo dental con cerdas duras o se cepilló con mucha fuerza. A veces comer alimentos ácidos, condimentados o salados (jitomates, cítricos, chiles, canela o frutos secos) puede ser la causa.

Algunos expertos creen que las úlceras recurrentes son una reacción alérgica a los conservadores (como el ácido benzoico, el metilparabeno o el ácido sórbico) o a algo en una comida. Consideran que el gluten, la proteína del trigo y otros cereales, es la causa más probable.

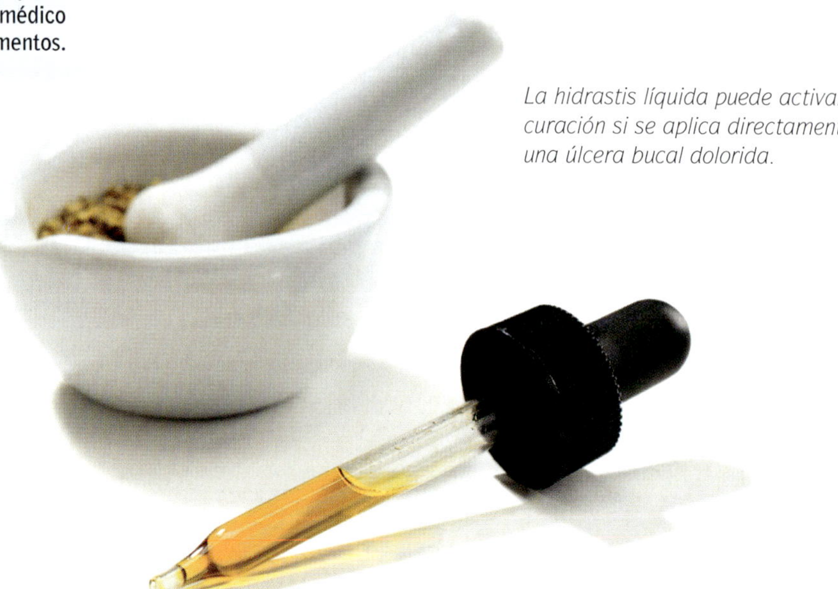

La hidrastis líquida puede activar la curación si se aplica directamente en una úlcera bucal dolorida.

Complementos recomendados

Lisina	**Dosis:** 500 mg de L-lisina, 3 veces al día. **Nota:** Tómela en ayunas; suspenda al sanar las úlceras.
Equinácea	**Dosis:** 200 mg, 2 o 3 veces al día, a la primera señal de una úlcera. **Nota:** Empiece con dosis altas y reduzca conforme sanen. Prevenga tomando 200 mg cada mañana por 3 semanas al mes.
Vitamina C/ Flavonoides	**Dosis:**1,000 mg de vit. C y 500 mg de flavonoides, 3 veces al día. **Nota:** Reduzca la dosis de vit. C si se presenta diarrea.
Regaliz (DGL)	**Dosis:** Mastique 1 o 2 obleas de regaliz sin glicirricina (DGL) (380 mg) 3 o 4 veces al día. **Nota:** Tómelo entre comidas.
Hidrastis	**Dosis:** Aplíquela en líquido en la úlcera, 3 veces al día. **Nota:** Tras aplicarla, espere al menos 1 hora para comer
Tabletas de cinc	**Dosis:** 1 tableta cada 2 horas, durante 3 o 4 días. **Nota:** No más de 150 mg de cinc al día de cualquier fuente.
Complejo B	**Dosis:** 1 pastilla cada mañana con el desayuno. **Nota:** Busque un complejo B-50 con 50 mcg de vitamina B_{12} y biotina; 400 mcg de ácido fólico y 50 mg de otras vitaminas B.

Nota: Use primero los **azules**; los que están en **negro** también pueden ser benéficos. Los complementos que ya esté tomando pueden aportar algunas dosis —vea pág. 39.

Cómo pueden ayudar los complementos

Si tiene aftas, use uno o varios complementos: primero la **lisina,** cuya deficiencia se ha relacionado con ellas. La **equinácea** fortalece el sistema inmunológico, y en dosis menores (200 mg cada mañana, 3 semanas al mes) también evita su formación. Otro refuerzo de la inmunidad, la **vitamina C,** ayuda a sanar las membranas mucosas bucales; los **flavonoides** son compuestos naturales que aumentan la eficacia de esa vitamina. Las obleas de **regaliz (DGL)** revisten y protegen las úlceras de los irritantes, ayudándolas a sanar. La **hidrastis** líquida aplicada directamente en la úlcera también activa la curación. En vez del regaliz o la hidrastis, puede probar las **tabletas de cinc** para acelerar su curación y aumentar su resistencia. Quienes las padecen a menudo pueden carecer de vitaminas B; un **complejo B** todos los días es útil como profiláctico.

Qué más puede hacer

☑ Mantenga su boca limpia y sana; cepille y use hilo dental al menos dos veces al día. Hágalo con suavidad, y use un cepillo de cerdas suaves.

☑ Vea a su dentista si un problema dental le irrita la boca.

☑ Tenga cuidado si se muerde constantemente el interior de la mejilla.

☑ No coma alimentos condimentados si es propenso a las úlceras recurrentes. Evite el café, la goma de mascar y otros irritantes conocidos.

HECHOS Y CONSEJOS

- Podría pensarse que las cebollas, por su fuerte sabor, irritan la boca y hacen que salgan fuegos, pero su consumo regular de hecho las previene. Las cebollas tienen compuestos de azufre con propiedades antisépticas; también son una fuente importante de quercetina, un flavonoide que suspende la liberación de sustancias inflamatorias en el organismo, en reacción a los alergenos.
- Si los complementos y los remedios caseros no mitigan el dolor ni la frecuencia con que aparecen las aftas, sería conveniente que probara una nueva pasta, que se conoce con el nombre genérico de amlexanoxo. Al parecer, si aplica un poco en cuanto aparecen las aftas, esta pasta inhibe la formación y liberación de ciertas sustancias en el organismo que se sabe causan reacciones alérgicas e inflamación.

Sabía que...

Hasta los antiguos griegos se infestaron de aftas. Fue Hipócrates, el llamado padre de la medicina, quien en el siglo IV a.C. acuñó el término médico para ellas: *estomatitis aftosa.*

alcoholismo

Dejar la bebida es lo mejor para quienes no pueden controlarla. Aunque no son una cura, varios complementos pueden ayudar a quienes beben mucho a dominar su ansiedad, a apoyarlos durante el agotador proceso de abstinencia y a ponerlos en vías de recuperación.

Síntomas

- *Búsqueda continua de oportunidades para beber; incapacidad de detenerse. El alcohol está primero que la familia, los amigos o el trabajo.*
- *Mayor necesidad de alcohol para lograr el mismo efecto.*
- *Reacción ante la crítica por beber; negación del problema.*
- *Estremecimientos, convulsiones y alucinaciones cuando se deja de beber (síntomas de abstinencia).*

Consulte a su médico si...

- **Bebe antes del desayuno.**
- **La parranda excede 48 horas.**
- **Sufre desmayos o caídas.**
- **Bebe habitualmente para calmar el estrés o el dolor.**
- **Está arruinando sus relaciones personales.**
- **Recuerde: Si tiene algún padecimiento, consulte al médico antes de tomar complementos.**

Cómo es

Una fuerte dependencia física y psicológica es lo que distingue al alcoholismo, al cual muchos consideran una enfermedad crónica, como la diabetes o la hipertensión. Aunque el consumo moderado de alcohol parece proteger al corazón, el exceso, a la larga, afecta al hígado, páncreas, intestino, cerebro y a otros órganos. También puede causar desnutrición si las calorías vacías del alcohol sustituyen una dieta nutritiva.

Qué lo provoca

La bebida tiene un factor social: desinhibe y relaja a la mayoría de la gente. Precisamente sigue siendo un misterio por qué algunos beben en exceso. Además de los factores psicosociales, también parece haber un fuerte elemento genético. Los hijos de alcóholicos corren un riesgo muy alto de la enfermedad, aunque crezcan en familias donde no se consuma alcohol.

Cómo pueden ayudar los complementos

Los complementos recomendados pueden desempeñar un papel importante liberando a los bebedores de su problema y ayudándolos en la recuperación inicial, que puede durar semanas o meses. Suelen necesitarse fármacos controlados para resistir los síntomas de la abstinencia.

Casi todos los alcóholicos carecen de nutrimentos importantes —incluyendo las vitaminas B, la vitamina C y los aminoácidos (proteína)—, por tener una mala dieta y por los efectos tóxicos del alcohol. Llevar una terapia varios meses, o más tiempo, puede ayudar a restaurar los nutrimentos agotados. La **vitamina C** puede ayudar a fortalecer al organismo durante este difícil período, eliminando el alcohol de los tejidos y

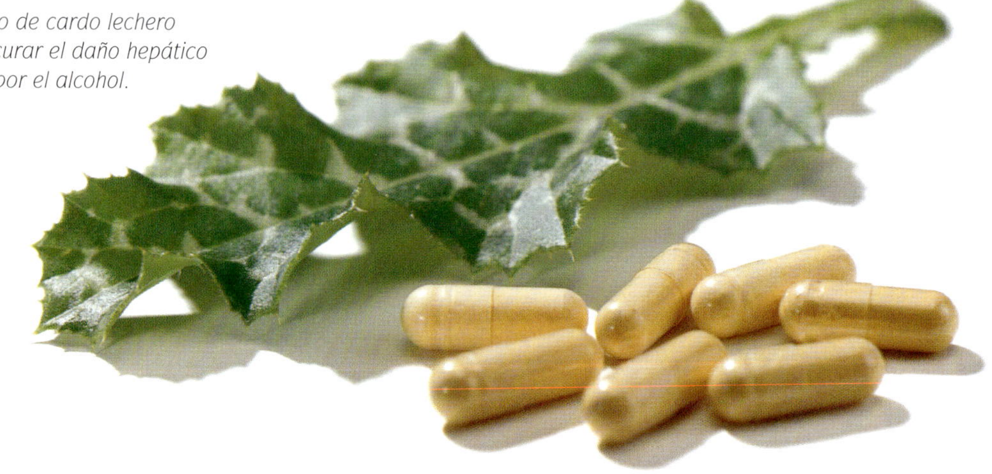

El extracto de cardo lechero ayuda a curar el daño hepático causado por el alcohol.

Complementos recomendados

Vitamina C/ Vitamina E	**Dosis:** 1,000 mg de vit. C, 3 veces al día; 400 UI de vit. E al día. **Nota:** La vitamina C aumenta los efectos de la vitamina E.
Complejo B	**Dosis:** 1 pastilla y 100 mg de tiamina extra, diario con el desayuno. **Nota:** Busque un complejo B-50 con 50 mcg de vit. B_{12} y biotina; 400 mcg de ácido fólico, y 50 mg de otras vitaminas B.
Aminoácidos	**Dosis:** Aminoácido complejo mixto (vea en la etiqueta la cantidad de la dosis), más L-glutamina (500 mg, 2 veces al día), NAC (500 mg, 2 veces al día) y AGAB (750 mg, 2 veces al día). **Nota:** Se absorben mejor tomándolos en ayunas.
Kudzú	**Dosis:** 150 mg, 3 veces al día. **Nota:** Estandarizado con daidzeína al 0.95%, mínimo.
Cardo lechero	**Dosis:** 250 mg, 3 veces al día entre comidas. **Nota:** Estandarizado con silimarina al 70%, mínimo.
Cromo	**Dosis:** 200 mcg, 2 veces al día. **Nota:** Tómelo con alimentos o con 1 vaso completo de agua.
Aceite de onagra	**Dosis:** 1,000 mg, 3 veces al día. **Nota:** O si no, 1,000 mg de aceite de borraja 1 vez al día.
Kava	**Dosis:** 250 mg, 3 veces al día. **Nota:** Estandarizado con kavalactonas al 30%, mínimo.

Nota: Use primero los **azules**; los que están en **negro** también pueden ser benéficos. Los complementos que ya esté tomando pueden aportar algunas dosis —vea pág. 39.

reduciendo los síntomas leves de la abstinencia; es muy útil si se toma con **vitamina E.** Parece que las **vitaminas del complejo B,** la **glutamina** y los extractos de la enredadera **kudzú** reducen las ansias de beber. Asegúrese de tomar tiamina extra para mitigar los síntomas de la abstinencia. El **cardo lechero,** el **aminoácido NAC** (N-acetilcisteína) y la fosfatidilcolina (500 mg tres veces al día) vigorizan el hígado, ayudando a que el organismo elimine toxinas.

El **cromo** debe tomarse para evitar la fatiga que causa el bajo nivel de azúcar sanguíneo (hipoglucemia), un problema común de los alcóholicos. El **aceite de onagra** proporciona el ácido graso AGL (ácido gama-linolénico), el cual estimula la producción de una sustancia química en el cerebro llamada prostaglandina E, que previene síntomas de la abstinencia como convulsiones y depresión. También protege al hígado y al sistema nervioso. La **kava** y el **aminoácido AGAB** (ácido gama-aminobutírico) son sedantes naturales que ayudan a conciliar el sueño.

Qué más puede hacer

☑ Afíliese a un grupo de apoyo, como Alcóholicos Anónimos (AA).

☑ Pruebe la acupuntura: puede reducir sus deseos de beber.

HECHOS Y CONSEJOS

- Para reducir el deseo de beber, los complementos suelen ser más seguros que los fármacos recetados, que pueden causar molestos efectos secundarios.
- Los chinos hacen un té de kudzú para que los alcóholicos lo beban a la mañana siguiente de una parranda. El té se llama *xing-jiu-ling,* que literalmente significa "estar sobrio".

ÚLTIMOS HALLAZGOS

- Estudios confirman los efectos protectores del cardo lechero. Cuando enfermos de cirrosis (cicatrices en el hígado), una complicación peligrosa tardía del alcoholismo, tomaron cardo lechero, cuatro años después el 58% seguían vivos, a diferencia del 39% que no usó la hierba.
- Los científicos comprueban lo que los chinos saben desde la antigüedad: el kudzú puede parar el deseo de beber. Investigadores de la Universidad de Carolina del Norte notaron que en monos (considerados buenos sustitutos de los seres humanos) el kudzú redujo la ingesta de alcohol en cerca del 25%. Científicos de Harvard hallaron que en un tipo de hámsters dorados sirios que preferían el alcohol al agua, el kudzú cortó el consumo al 50%.

Sabía que...

Originalmente importada de Asia para controlar la erosión, el kudzú —a veces llamado "Etabus natural" por un conocido fármaco contra la adicción— es visto tan sólo como una molesta enredadera en el sur de Estados Unidos.

alergias

Para millones de personas, el simple hecho de acariciar un gato, quitar el polvo de la mesa o abrir una ventana los hace resollar y estornudar. No son el gato, ni el polvo o el polen los verdaderos responsables de sus síntomas: es una reacción exagerada de su sistema inmunológico.

SÍNTOMAS

- *Ojos rojos, comezón o hinchazón; a veces, "ojos amoratados" (ojeras oscuras).*
- *Estornudos.*
- *Fosas nasales hinchadas.*
- *Escurrimiento nasal de secreción transparente.*
- *Garganta irritada.*
- *Fatiga.*

Consulte a su médico si...

- **Se le dificulta respirar o produce un silbido, puede ser un ataque de asma; requiere tratamiento inmediato.**
- **Tiene cefalea o fiebre que empeore al inclinarse hacia el frente, o si la secreción nasal es amarilla o verde: puede ser sinusitis.**
- **Los síntomas de la alergia dificultan su vida y los complementos naturales no ayudan.**
- **Recuerde: Si tiene algún padecimiento, consulte al médico antes de tomar complementos.**

Cómo son

"Rinitis alérgica" es el término médico para los síntomas nasales de las alergias a diversas particulas que flotan en el aire. Puede ser una molestia ocasional o un problema tan fuerte que interfiera casi con cualquier aspecto de su vida cotidiana. Si nota síntomas en clima cálido, puede ser una alergia estacional, comúnmente llamada fiebre del heno, provocada por el polen de los árboles o la hierba de primavera. Si presenta siempre síntomas (alergia perenne), es muy probable que los causantes sean los ácaros de polvo doméstico o la caspa de animales. Puede ser alérgico a uno o varios de estos irritantes. En cualquier tipo de alergia, los síntomas son los mismos. La gente con rinitis alérgica puede tener menos resistencia a resfriados, gripe, sinusitis y otras enfermedades respiratorias.

Qué las provoca

Cuando las bacterias, virus u otras sustancias entran en el organismo, el sistema inmunológico empieza a destruir lo que causa el problema, pero ignora las partículas inofensivas como el polen. En algunas personas, su sistema inmunológico no puede distinguir entre el material benigno y el de riesgo. Como resultado, las partículas inocuas pueden provocar la liberación de una sustancia presente en las células llamada histamina y otros compuestos inflamatorios en el área donde el irritante entró en el organismo: los ojos, la nariz o la garganta.

Nadie sabe por qué reacciona así el sistema inmunitario, pero algunos expertos creen que la nutrición deficiente y los contaminantes en el aire pueden debilitarlo. La rinitis alérgica a veces también se hereda.

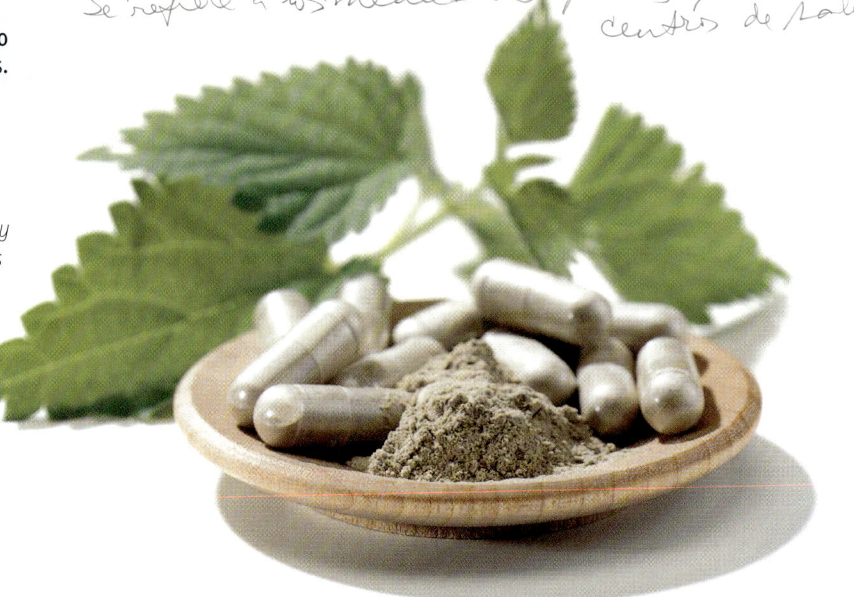

Los complementos de ortiga reducen la inflamación nasal y pueden moderar los síntomas de la alergia.

Complementos recomendados

Quercetina	**Dosis:** 500 mg, 2 veces al día. **Nota:** 20 min. antes de comer; lo venden con la vitamina C.
Ortiga	**Dosis:** 250 mg, 3 veces al día en ayunas. **Nota:** Estandarizado para que tenga al menos 1% de sílice vegetal.
Vitamina A	**Dosis:** 10,000 UI al día. **Nota:** Las mujeres embarazadas o que piensen embarazarse no deben tomar más de 5,000 UI al día.
Vitamina C	**Dosis:** 1,000 mg, 3 veces al día. **Nota:** Reduzca la dosis si se presenta diarrea.
Ácido pantoténico	**Dosis:** 500 mg, 3 veces al día. **Nota:** Tómelo con las comidas.
Efedra	**Dosis:** 130 mg de extracto estandarizado, 3 veces al día. **Nota:** Puede causar insomnio. No lo use si tiene hipertensión arterial, cardiopatía o ansiedad, o toma inhibidores MAO.

Nota: Use primero los **azules**; los que están en **negro** también pueden ser benéficos. Los complementos que ya esté tomando pueden aportar algunas dosis —vea pág. 39.

Cómo pueden ayudar los complementos

Para las alergias estacionales, tome todos los complementos recomendados desde que inicia la primavera hasta que empieza el frío. En vez de cualquier fármaco, pruebe la **quercetina.** Los fámacos sólo bloquean el efecto de la histamina y este flavonoide inhibe su liberación, sin efectos secundarios. Combinado con la **ortiga,** puede combatir los estornudos, la comezón y la inflamación de las fosas nasales.

Las **vitaminas A** y **C** refuerzan el sistema inmunológico; la vitamina C, el principal antioxidante en las células de las vías respiratorias, también puede tener efectos antihistamínicos y antiinflamatorios. El **ácido pantoténico** de la vitamina B reduce la congestión. Puede resultarle útil tomar estos nutrimentos durante la temporada de alergias, aunque es mejor tomar los fármacos tradicionales para síntomas específicos.

Para los casos graves de fiebre del heno, la **efedra** *(Ma huang)* puede ayudar, ya que abre las vías respiratorias. Puede usar efedra, con quercetina y ortiga, pero no con antihistamínicos ni descongestionantes controlados o de venta libre.

Qué más puede hacer

☑ Mantenga las ventanas cerradas cuando haya mucho polen. Use aire acondicionado en el auto y limpie el filtro a menudo.

☑ Deshágase de las alfombras y tape los muebles con fundas que pueda lavar. Cubra con fundas herméticas los colchones y las almohadas, y lávelas con agua muy caliente. En esas zonas se acumulan los ácaros.

☑ Limpie las áreas húmedas para evitar el crecimiento de moho.

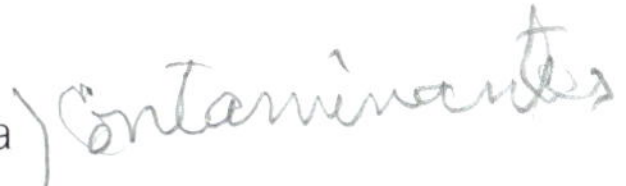

HECHOS Y CONSEJOS

- Ciertas hierbas son antihistamínicos naturales. Pruebe los tés de anís, jengibre o menta, solos o combinados. El jengibre y la menta también descongestionan. Tome máximo cuatro tazas al día para reducir los síntomas.
- Las alergias al matojo causan cerca del 75% de los casos de fiebre de heno.

ÚLTIMOS HALLAZGOS

- Lavar la ropa de cama con agua muy caliente (36.7°C) mata los ácaros que se acumulan y que causan las reacciones alérgicas, pero el calor puede arruinar las telas. Según un estudio hecho en Australia, añadir aceite de eucalipto al agua tibia hace el mismo trabajo. Mezcle 60 ml de aceite con 30 ml de detergente líquido (si no, el aceite se separará del agua). Remoje la ropa en esta mezcla durante 30 minutos; luego agregue su detergente habitual y seleccione el ciclo de lavado que acostumbra usar.

Sabía que...

Las flores de jardín rara vez causan alergias, porque su polen es muy pesado en el aire; éste debe ser transportado por las abejas y otros insectos.

alzheimer

Este trastorno cerebral de lenta evolución, caracterizado por la creciente pérdida de memoria y la desorientación, es una experiencia dolorosa para pacientes y familiares. El tratamiento temprano puede atenuar o anular temporalmente el curso de esta devastadora enfermedad.

Síntomas

- *Pérdida de la memoria, incapacidad de recordar hechos recientes y dificultad para hallar palabras adecuadas o resolver problemas.*
- *Desorientación, incluso posibilidad de perderse en un lugar conocido, como la casa o el vecindario.*
- *Cambios de personalidad, que se manifiestan en agitación, angustia, indiferencia, agresividad, retraimiento social o incapacidad de juicio.*
- *Problemas para expresarse, como divagaciones, pausas prolongadas o repetición de las ideas.*

Consulte a su médico si...

- Tiene problemas graves de desorientación o cambios de conducta: hágase un reconocimiento médico general, con una evaluación de demencia.
- Recuerde: Si tiene algún padecimiento, consulte al médico antes de tomar complementos.

Qué es

El Alzheimer es un trastorno degenerativo del cerebro, daña la memoria y la actividad mental. Al principio es muy lento, hay amnesia a corto plazo, olvido de tareas sencillas y dificultad para tomar decisiones. En etapas avanzadas, se pierde la memoria, el habla y el control de esfínteres; hay cambios anímicos, como hostilidad excesiva o retraimiento. Afecta alrededor del 6% de la gente de más de 60 años, y al 20% de más de 85.

Qué lo provoca

Los expertos aún no están seguros de su origen. Saben que se caracteriza por una importante pérdida de neuronas, sobre todo en las áreas que controlan la memoria y el pensamiento; también porque disminuyen ciertas sustancias químicas para la memoria en el cerebro. La disminución del flujo sanguíneo al cerebro o una serie de pequeños derrames cerebrales pueden contribuir igualmente a la pérdida de memoria. Si se ha dado en la familia, hay mayor riesgo de que se presente; otras posibles causas comprenden lesiones graves en la cabeza, enfermedades cardiovasculares o los virus de efecto lento. Según estudios, el aluminio (como el de los utensilios de cocina) es una causa poco probable del mal.

Cómo pueden ayudar los complementos

Aunque no hay una cura, los científicos siguen teniendo avances al tratar los síntomas. Varios complementos pueden restituir la actividad mental en las primeras etapas de la enfermedad y hasta retrasar la aparición de síntomas avanzados. Empiece a tomar complementos tan pronto como sea posible, solos o combinados; probablemente hasta las ocho semanas notará resultados. También puede consumirlos con fármacos, como la tacrina o el donepecilo, pero siempre consulte primero a su médico.

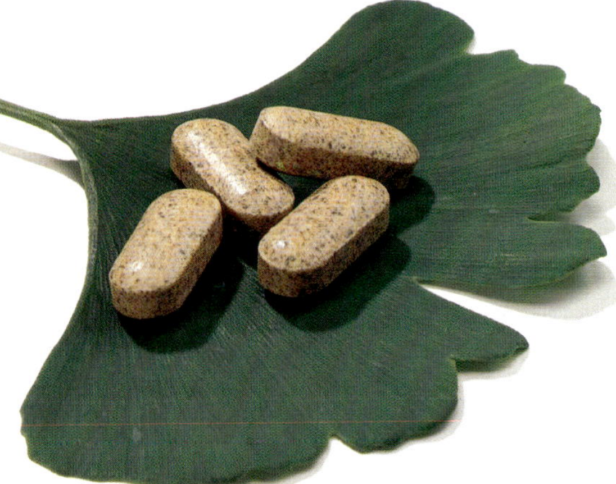

Los extractos de la hoja de ginkgo biloba demuestran ser una verdadera promesa como refuerzos para la memoria.

Complementos recomendados

Vitamina C y flavonoides	**Dosis:** 1,000 mg de vitamina C y 500 mg de flavonoides, 3 veces al día. **Nota:** Reduzca la vitamina C si se presenta diarrea.
Equinácea	**Dosis:** 200 mg, 4 veces al día. **Nota:** Estandarizada con 3.5% de equinacósidos.
Uña de gato	**Dosis:** 250 mg de extracto estandarizado. **Nota:** Tómelo entre comidas. No usar durante el embarazo.
Gordolobo, bugambilia y raíz de tejocote	**Dosis:** 1 cdta. de cada uno de los tés en un litro de agua. **Nota:** Tomar la infusión como agua de uso.
Eucalipto con miel	**Dosis:** 1 cdta. de jarabe o 1 pastilla, 6 veces al día. **Nota:** No tome eucalipto si usted tiene gastritis.
Eucalipto	**Dosis:** Vaporizaciones de 1 cda. de la hierba (7 hojas) en medio litro de agua. **Nota:** Hágalo en un lugar sin corrientes de aire; no salga.

Nota: Use primero los **azules**; los que están en **negro** también pueden ser benéficos. Los complementos que ya esté tomando pueden aportar algunas dosis —vea pág. 39.

que se pierde tomando alimentos que la contengan, en especial cítricos. Por otra parte, los **flavonoides** responsables de la coloración de las plantas, también tienen propiedades antivirales. Considere probar la **equinácea,** una hierba que estimula el sistema inmunitario y que puede ayudar a prevenir catarros y gripe, o al menos a disminuir los síntomas causados por éstos, si se toma durante tiempo prolongado.
También se ha demostrado que la **uña de gato,** una planta trepadora proveniente de la selva amazónica, constituye un suplemento nutricional de gran valor para prevenir enfermedades. Combinar té de **gordolobo,** utilizado para problemas respiratorios, con té de **bugambilia,** un potente antitusígeno, y té de **tejocote,** que posee cualidades similares, produce potentes efectos tanto paliativos como curativos. Y el **eucalipto,** que contiene flavonoides como la eucaliptina, es un alivio comprobado para las afecciones respiratorias.

Qué más puede hacer

- ☑ Si el moco no fluye normalmente por la nariz y se va por la garganta, haga gárgaras con agua tibia y una cucharadita de sal; la miel y el limón también pueden servir.
- ☑ No fume, y evite el humo de otros fumadores.
- ☑ El acetaminofén, el ibuprofeno y otros fármacos calman el dolor y bajan la fiebre, pero nunca debe administrarse aspirina a menores de 20 años.
- ☑ Las pastillas comerciales hechas a base de eucalipto con miel ayudan a calmar las molestias de la garganta.

HECHOS Y CONSEJOS

- La obstrucción respiratoria provoca ronquidos y trastornos del sueño.
- Muchos ortodoncistas y odontólogos pediatras opinan que respirar por la boca provoca trastornos en el desarrollo orofacial, y que esto puede causar una mala alineación de los dientes.
- Una infección crónica en las amígdalas y en las adenoides puede causar la obstrucción del conducto auditivo llamado trompa de Eustaquio, impidiendo así la entrada de aire al oído medio. Como consecuencia, puede presentarse desde dolor de oído hasta procesos infecciosos en el oído medio.

ÚLTIMOS HALLAZGOS

- En los últimos años se ha visto que cada vez es más frecuente el abuso de amigdalectomías, sobre todo en niños. Sin embargo, estudios recientes indican que la adenoidectomía puede ser una cirugía benéfica para los niños que presentan cuadros frecuentes de otitis media. No obstante, para optar por cualquiera de estas soluciones se requiere la valoración de un otorrinolaringólogo.

Sabía que...

El padecimiento repetido de cuadros de amigdalitis puede desencadenar en fiebre reumática.

anemia

¿Se ve pálido? ¿Se siente débil y cansado? Hay una prueba sanguínea muy rápida para saber si tiene anemia, y si es así, para saber si es por insuficiencia de hierro o por alguna otra causa. Su médico es la persona indicada para preguntarle si ciertos complementos serían adecuados para usted.

Síntomas

- *Debilidad, fatiga, mareos, irritabilidad o confusión mental.*
- *Palidez, sobre todo de las encías, los párpados o bajo las uñas.*
- *Palpitaciones o falta de aliento.*
- *Llagas en la boca o en la lengua; moretones o sangrado inusual.*
- *Hormigueo o entumecimiento en los pies o en las piernas.*
- *Náuseas y diarrea.*

Consulte a su médico si...

- Tiene algunos síntomas de anemia: su médico debe localizar la causa.
- Está embarazada (o si piensa embarazarse) o su menstruación es abundante.
- Sigue un tratamiento para la anemia: las revisiones médicas constantes pueden indicar si los complementos surten efecto.
- Recuerde: Si tiene algún padecimiento, consulte al médico antes de tomar complementos.

Cómo se presenta

La anemia es un trastorno en el cual hay escasez de glóbulos rojos en la sangre o una deficiencia de hemoblogina (la proteína transportadora de oxígeno). Cuando hay anemia, el organismo no recibe suficiente oxígeno y esto causa debilidad y fatiga. Aunque los síntomas pueden no aparecer durante mucho tiempo, o ser muy leves, el trastorno puede ser mortal si no se diagnostica o no se atiende. Si sospecha que tiene anemia, es indispensable que vea pronto a su médico para que indague la causa fundamental. El tratamiento variará, según el diagnóstico.

Qué la provoca

La deficiencia de hierro, la causa más común de anemia, suele ser por la pérdida prolongada y gradual de sangre, lo cual agota las reservas de hierro del organismo. Si éste no es suficiente, la hemoglobina disminuye. Las mujeres, sobre todo con menstruación abundante, son propensas a la anemia ferropénica. Pero a ambos sexos puede faltarles hierro por una afección que cause sangrado lento, como hemorroides prolongadas, pólipos rectales o úlceras; cáncer gástrico o de colon, o el uso prolongado de aspirinas o fármacos antiinflamatorios no esteroideos (AINE), como el ibuprofeno. Como muchos alimentos se enriquecen con hierro, la anemia ferropénica rara vez puede atribuirse a la falta de este mineral en la dieta.

Es menos común la anemia por falta de vitamina B_{12} (anemia perniciosa) o de ácido fólico. Ambos vitales para producir glóbulos rojos. Es más probable que los alcóholicos, los fumadores, la gente con ciertos trastornos digestivos, los vegetarianos, los que rebasan los 50 y las mujeres embarazadas o lactando, corran riesgo por una nutrición deficiente o la incapacidad para absorber bien estos nutrimentos. Hay anemias con otras causas: enfermedades crónicas (como cáncer, lupus o artritis reumatoide), trastornos hereditarios como la anemia drepanocítica, o la exposición a fármacos tóxicos, sustancias químicas o radiación.

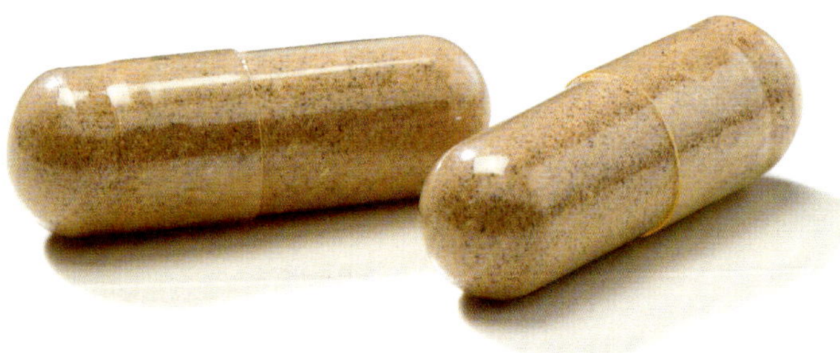

Los complementos de hierro para la llamada "sangre cansada" pueden ser peligrosos si no le hace falta hierro.

Complementos recomendados	
Hierro	**Dosis:** 30 mg, 3 veces al día con los alimentos. **Nota:** Su doctor puede recetarle una dosis más alta.
Vitamina C	**Dosis:** 500 mg, 3 veces al día. **Nota:** Con alimentos, mejora la absorción de hierro.
Vitamina B_{12}/ Ácido fólico	**Dosis:** 1,000 mcg de B_{12} y 400 mcg de ácido fólico en presentación sublingual, 2 veces al día durante 1 mes. **Nota:** Siempre tome la vit. B_{12} y el ácido fólico juntos. Si la anemia no cede con la B_{12} oral, tal vez la necesite en inyecciones.
Lengua de vaca	**Dosis:** 1,000 mg cada mañana. **Nota:** O tome 1/2 cucharadita de tintura 2 veces al día.
Diente de león	**Dosis:** 1 cucharada de jugo o tintura con agua, 2 veces al día. **Nota:** Tomados con lengua de vaca se absorbe mejor el hierro.

Nota: Use primero los **azules**; los que están en **negro** también pueden ser benéficos. Los complementos que ya esté tomando pueden aportar algunas dosis —vea pág. 39.

HECHOS Y CONSEJOS

- Los hombres y casi todas las mujeres posmenopáusicas reciben mucho hierro en su dieta, y no deben tomarlo en un complemento multivitamínico y mineral que lo contenga. El exceso de hierro "oxida", y genera moléculas nocivas o radicales libres, que pueden aumentar el colesterol y obstruir las arterias. El exceso de hierro se relaciona con la cardiopatía.
- Algunos doctores insisten en inyectar la vit. B_{12}, porque creen que se absorbe mejor que en forma oral. Pero, según va-rios estudios, los complementos orales, sobre todo los de B_{12} que se colocan bajo la lengua (sublingual), son igualmente eficaces.

Cómo pueden ayudar los complementos

Antes de tomarlos, necesita establecer la causa principal de su anemia. Es muy importante consultar al médico sobre la anemia ferropénica, que puede deberse a sangrado interno. Si le aconsejan tomar complementos, hágase análisis de sangre cada mes para ver si vale la pena consumirlos.

Si el diagnóstico es anemia ferropénica, el **hierro** combinado con **vitamina C** puede ser útil. El hierro es fundamental para la hemoglobina, y la vitamina C ayuda al organismo a absorberlo. Tome hierro sólo bajo supervisión médica, porque el exceso puede ser peligroso.

Varias hierbas pueden ser útiles. La **lengua de vaca** tiene poco hierro, pero se absorbe bien y puede aumentar su nivel en la sangre. Otras hierbas ricas en hierro son el alga marina y el alga marina roja. En tintura, jugo o té, algunas (**diente de león,** bardana, menta y flores de tila) aumentan la absorción del hierro de la comida o los complementos.

La vitamina C puede ser buena si su anemia es por falta de vitamina B_{12} o también por ácido fólico, ya que ayuda al organismo a absorber estos nutrimentos. La **vitamina B_{12}** y el **ácido fólico** siempre deben tomarse a la par y bajo supervisión médica, porque la ingestión alta de uno puede ocultar la carencia del otro. Juntos estimulan la producción de glóbulos rojos. Al subsanar la anemia y descartar un problema de absorción como el causante, la cantidad de vitamina B_{12} y de ácido fólico de su multivitamínico diario debe bastar para evitar una recaída.

Qué más puede hacer

☑ Coma alimentos ricos en hierro (leguminosas secas, hígado, carne roja, fruta, frutos secos, mariscos), en ácido fólico (cítricos, espárragos, espinacas, champiñones, hígado, frijol de soya, germen de trigo), y en B_{12} (hígado, mariscos, cordero, carne de res, queso, pescado, huevos).

ÚLTIMOS HALLAZGOS

- Un estudio a 28 vegetarianos radicales encontró que 500 mg de vitamina C tomada después de comer durante 2 meses aumentó los niveles de hemoglobina en 8% y los de hierro en la sangre en 17%. La vitamina C aumenta la capacidad del organismo para absorber hierro.
- Varios estudios sugieren que la gente de más de 50 años absorbe menos la vit. B_{12}, y eso los expone más a la anemia (y al daño nervioso). Por eso, el Instituto Nacional de la Nutrición recomienda a la gente mayor tomar complementos de B_{12}.

Sabía que...

No debe tomar complementos para una deficiencia de hierro en la sangre, a menos que su médico indique lo contrario. Según un sondeo de ancianos, más del 90% tenía mucho hierro en su dieta, y sólo el 1% tenía anemia ferropénica.

angina de pecho

Aunque los fármacos convencionales pueden mitigar el fuerte dolor de pecho, hacen poco para detener el mecanismo fisiológico subyacente. Las vitaminas, los minerales y los remedios naturales pueden mejorar la afección, o al menos evitar que empeore.

Síntomas

- *Dolor de pecho, sensación de ahogo y opresión.*
- *Debilidad.*
- *Sudoración.*
- *Respiración entrecortada.*
- *Palpitaciones.*
- *Náuseas.*
- *Aturdimiento.*

Consulte a su médico si...

- Por vez primera tiene uno de los síntomas arriba citados.
- Hay algún cambio en el patrón normal de sus ataques de angina; por ejemplo, si aumentan en frecuencia, intensidad o duración, o si se deben a actividades nuevas.
- Si un ataque dura más de 15 minutos, el cual puede ser un infarto de miocardio, llame a una ambulancia de inmediato.
- Recuerde: Si tiene algún padecimiento, consulte al médico antes de tomar complementos.

Cómo es

Si el corazón no recibe suficiente sangre con oxígeno, se produce un dolor que oprime y ahoga. Empieza abajo del esternón, se extiende al lado izquierdo, al hombro, al brazo o a la mandíbula; se intensifica hasta un punto estable, luego disminuye. El ataque puede durar hasta 15 minutos.

Qué la provoca

La angina de pecho es el resultado directo de la acumulación de grasa en placas (ateroesclerosis) en las arterias que proveen de sangre al corazón. Como cualquier otro músculo del cuerpo, el corazón necesita sangre y oxígeno para bombear la sangre a través del sistema circulatorio.

Con ateroesclerosis, las arterias pueden tener la anchura requerida para proporcionar suficiente sangre cuando se está en reposo, pero no pueden suministrar sangre rica en oxígeno cuando la actividad física aumenta la demanda del corazón. Cualquier esfuerzo —subir escaleras, correr para tomar el autobús, palear tierra, o tener relaciones sexuales— puede provocar un ataque. Otros casos de angina de pecho se presentan cuando se forma un pequeño coágulo en la superficie de la placa de un vaso sanguíneo y obstruye temporalmente una arteria coronaria, o cuando una arteria coronaria presenta espasmos.

Cómo pueden ayudar los complementos

Los complementos que vienen en el cuadro pueden usarse juntos o solos, o pueden complementar los fármacos que le prescribieron para la angina, los cuales nunca debe suspender sin antes consultar a su médico.

Las vitaminas C y E pueden evitar el daño celular: la **vitamina C** ayuda a sanar las arterias lesionadas, eliminando la placa, y la **vitamina E** detiene la oxidación del colesterol ("malo") tipo LDL, el paso inicial en la formación de la placa. Además, algunas personas con cardiopatía tienen niveles bajos de vitamina E, así como de **magnesio,** lo cual puede inhibir los espasmos de las arterias coronarias.

Derivado de las bayas o de otra parte de la planta, el espino blanco es un tratamiento herbario que protege al corazón.

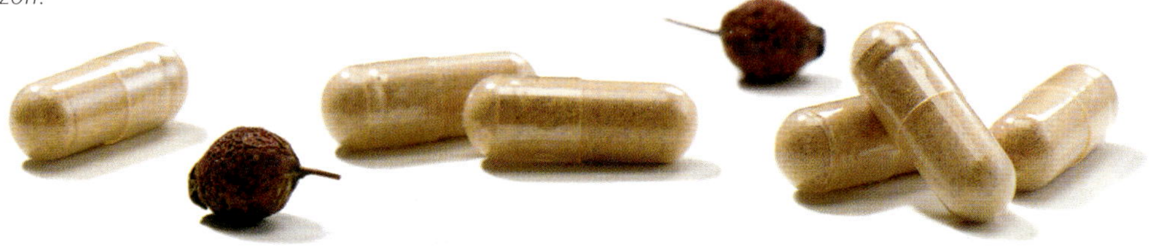

Complementos recomendados

Vitamina C	**Dosis:** 1,000 mg, 3 veces al día. **Nota:** Reduzca la dosis si se presenta diarrea.
Vitamina E	**Dosis:** 400 UI, 2 veces al día. **Nota:** Vea con su médico si está tomando anticoagulantes.
Magnesio	**Dosis:** 200 mg, 2 veces al día. **Nota:** No lo tome si padece nefropatía.
Arginina	**Dosis:** 500 mg de L-arginina 3 veces al día, en ayunas. **Nota:** Si lo toma durante más de 1 mes, añada aminoácidos mixtos.
Carnitina	**Dosis:** 500 mg de L-carnitina 3 veces al día, en ayunas. **Nota:** Si lo toma durante más de 1 mes, añada aminoácidos mixtos.
Taurina	**Dosis:** 500 mg de L-taurina 3 veces al día, en ayunas. **Nota:** Si lo toma durante más de 1 mes, añada aminoácidos mixtos.
Coenzima Q_{10}	**Dosis:** 100 mg, 2 veces al día. **Nota:** Se absorbe mejor si la toma con alimentos.
Espino blanco	**Dosis:** 100-150 mg, 3 veces al día. **Nota:** Estandarizado con vitexina al 1.8%, mínimo.
Ácidos grasos esenciales	**Dosis:** 1 cucharada de aceite de linaza al día; 2,000 mg de aceites de pescado 3 veces al día. **Nota:** Tome aceites, o pescado mínimo 2 veces por semana.

Los complementos que ya esté tomando pueden aportar algunas dosis —vea pág. 39.

Los aminoácidos ayudan al corazón de varios modos. La **arginina** ayuda a la formación de óxido nítrico, que relaja las paredes arteriales. Según un estudio, gente con angina de pecho que tomó este aminoácido tres veces al día aumentó el tiempo de ejercicio moderado, sin tener que suspenderlo por dolor en el pecho. La **carnitina,** especie de aminoácido, permite a las células del músculo cardíaco usar la energía con más eficiencia, y otro aminoácido, la **taurina,** puede mitigar las alteraciones del ritmo cardíaco.

Como la carnitina, la **coenzima Q_{10}** mejora el músculo cardíaco, al reducir su carga de trabajo, y el **espino blanco** aumenta el flujo sanguíneo al corazón. Los **ácidos grasos esenciales** pueden ser eficaces al reducir el nivel de triglicéridos y mantener flexibles las arterias.

Qué más puede hacer

☑ Siga una dieta baja en grasas y rica en fibras; use aceite de oliva.

☑ No fume y evite los lugares donde fuman otros.

☑ Relájese. La meditación, el tai chi y el yoga pueden reducir los ataques.

☑ Afíliese a un grupo de apoyo. Determine qué lo llevó a este punto en su vida y qué puede hacer para empezar a invertir el curso de la afección.

Caso clínico

UNA HISTORIA REAL

El Dr. Michael M., cirujano, sintió punzadas en el pecho, por primera vez, al participar en una carrera de 5 km en su ciudad. "Debe ser el calor o la indigestión", pensó. Pero más tarde, cuando el dolor literalmente lo paró en seco al subir corriendo unas escaleras, supo que algo andaba mal.

Un año después de muchos ataques dolorosos, de un infarto de miocardio y de una derivación coronaria, empezó a sentir de nuevo punzadas similares en el pecho. Se dio cuenta de que esta nueva angina de pecho era una clara advertencia de que todo el proceso podría repetirse de nuevo, si no hacía algunos cambios drásticos.

Adoptó un nuevo estilo de vida con una disciplina que nunca antes había adoptado. Empezó a caminar todos los días y redujo la grasa en su dieta; practicó meditación y tai chi. Cambió sus vacaciones a tres fines de semana en vez de un prolongado viaje, y a veces lleno de tensión. Por último, recabó información sobre vitaminas, minerales, hierbas y antioxidantes.

Ahora, a sus 64 años, prácticamente sin síntomas y con 10 kg menos, se ve más joven. "He dado consejos de salud por años", señala. "Llegó el momento en que tuve que decir: Médico, cúrate a ti mismo."

crisis de ansiedad

Cualquiera llega a sentirse ansioso, pero hay quienes se inquietan tan seguido, o tienen crisis de ansiedad tan tremendas que pueden interferir con su vida. Tomar vitaminas B, ciertos minerales y hierbas calmantes puede servir de ayuda.

Síntomas

Ansiedad aguda

- *Miedo extremo.*
- *Respiración y latidos rápidos.*
- *Transpiración excesiva, escalofríos o bochornos.*
- *Boca seca.*
- *Mareos.*

Ansiedad crónica

- *Tensión muscular, dolor de espalda y cefaleas.*
- *Insomnio.*
- *Depresión.*
- *Poco deseo sexual.*
- *Incapacidad para relajarse.*

Consulte a su médico si...

- **Quiere sustituir ansiolíticos controlados, como alprazolam, loracepam o diacepam, por hierbas o complementos: hable antes con su médico. Suspederlos súbitamente puede resultar peligroso.**
- **Hay síntomas de ansiedad que pueden parecerse a los síntomas de una enfermedad grave, o deberse a ciertos padecimientos o fármacos. Vea a su médico para descartar estas posibilidades.**
- **Recuerde: Si tiene algún padecimiento o problema psiquiátrico, consulte al médico antes de tomar complementos.**

Cómo se presenta

Al enfrentar una situación potencialmente peligrosa, como un perro ladrando, la ansiedad es una respuesta saludable. Al percibir el peligro, el cerebro envía señales que liberan hormonas preparando el cuerpo para defenderse. Los músculos se tensan, el ritmo cardíaco y la respiración aumentan, e incluso es más probable que la sangre se coagule (en caso de lesión). En algunos individuos, esta reacción se activa aunque no haya una amenaza obvia. Esa reacción puede ser mala para la salud, y causar agotamiento, mala concentración, desinterés por uno mismo o lo que lo rodea, cefaleas, problemas gástricos y un aumento en la presión arterial.

La angustia se presenta de dos maneras básicas. El trastorno de ansiedad generalizada (TAG) es una afección crónica que entraña la sensación periódica de presentimiento y preocupación acompañada de síntomas físicos leves. Una crisis de ansiedad, por otro lado, es repentina e inesperada, con síntomas tan violentos que a veces se les confunde con ataques al corazón o algún otro padecimiento mortal.

Qué la provoca

Algunos científicos creen que el sistema nervioso central de la gente con trastornos de ansiedad reacciona con exageración al estrés y tarda más tiempo que la mayoría en recuperar la calma. La ansiedad puede empezar con algo perturbador —accidente, divorcio o muerte— o parecer que no hay fundamento.

También puede tener una base bioquímica. Según estudios, las personas propensas a las crisis de ansiedad tienen niveles sanguíneos más altos de ácido láctico, una sustancia química que se

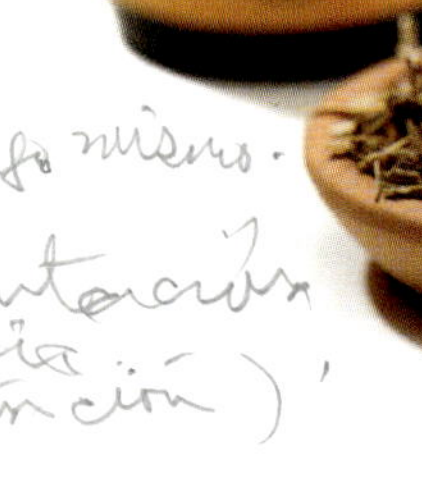

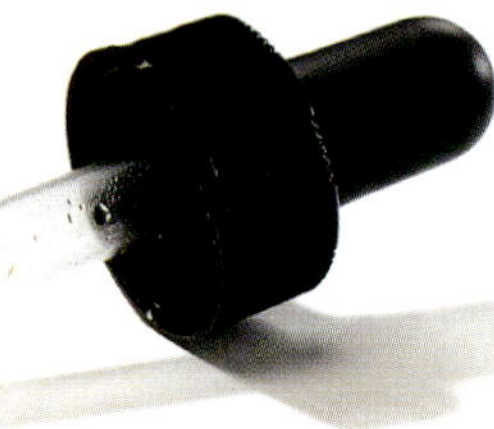

La raíz de kava proporciona sus ingredientes activos. Se procesan como extractos estandarizados y se venden en tintura, pastillas y tés.

Complementos recomendados

Kava	**Dosis:** 250 mg, 2 o 3 veces al día, según se necesite. **Nota:** Busque extractos estandarizados, en pastillas o tintura, que contengan kalavactonas al 30%, mínimo.
Calcio/ Magnesio	**Dosis:** 600 mg de cada uno diario, tomarlos con alimentos. **Nota:** A veces vienen en uno solo; tómelos con alimentos.
Complejo B	**Dosis:** 1 pastilla y 100 mg de tiamina extra, a diario con el desayuno. **Nota:** Busque un complejo B-50 con 50 mcg de vit. B_{12} y biotina; 400 mcg de ácido fólico; y 50 mg de otras vit. B.
Valeriana	**Dosis:** 250 mg, 2 veces al día. **Nota:** Debe ser estandarizado para contener ácido valérico al 0.8%. Puede causar somnolencia; tómelo para el insomnio.
Hipericón	**Dosis:** 300 mg, 3 veces al día. **Nota:** Debe estandarizarse para tener hipericón al 0.3%.

Nota: Use primero los **azules**; los que están en **negro** también pueden ser benéficos. Los complementos que ya esté tomando pueden aportar algunas dosis —vea pág. 39.

produce cuando los músculos metabolizan azúcar sin suficiente oxígeno, y sugieren que la ansiedad puede deberse a la producción excesiva de las hormonas del estrés del cerebro y de las glándulas suprarrenales.

Cómo pueden ayudar los complementos

En muchos casos, pueden usarse remedios alimenticios y herbarios para la ansiedad en vez de medicamentos controlados, que pueden causar adicción y tener efectos secundarios desagradables. Varios estudios han demostrado que la **kava** es muy útil para la ansiedad, tal vez tan eficaz como los fármacos: reduce el nerviosismo, los mareos y las palpitaciones. Además, la gente con ansiedad debe añadir **calcio, magnesio** y un complemento de **complejo B**, más tiamina extra. Son importantes para el buen funcionamiento del sistema nervioso, sobre todo para producir los mensajeros químicos del cerebro, o neurotransmisores.

La **valeriana,** conocido auxiliar del sueño, puede usarse en dosis pequeñas a lo largo del día para un efecto calmante. Pruébela si no le funciona la kava. Incluso si toma kava en el día, puede tomar por la noche una dosis de valeriana (250 a 500 mg) si tiene problemas para dormir. Puede añadir **hipericón** a la kava o la valeriana si está deprimido y ansioso. Se necesita un mes mínimo antes de sentir todo el efecto del hipericón; los otros complementos surten efecto de inmediato.

Qué más puede hacer

- ☑ Elimine cafeína, alcohol y azúcar: pueden desencadenar la ansiedad.
- ☑ El ejercicio aeróbico constante quema ácido láctico, produce sustancias químicas que animan (endorfinas) y mejora el uso del oxígeno.
- ☑ Vea a un terapeuta para idear más formas positivas de salir adelante.

HECHOS Y CONSEJOS

- El agradable té floral de manzanilla relaja y no adormece. Tiene apigenina que, según pruebas con animales, afecta a los mismos receptores del cerebro que los ansiolíticos, pero no causa adicción. La manzanilla puede usarse con kava u otros productos botánicos.
- Las técnicas de respiración a menudo ayudan a controlar una crisis de angustia. Inhale despacio a la cuenta de cuatro; retenga cuatro tiempos y exhale en cuatro tiempos. Repita hasta que se calme.
- Las personas con síntomas de ansiedad pueden ser muy sensibles a la cafeína, señalan varios estudios. Trate de reducir su ingesta; hágalo poco a poco para reducir al mínimo los síntomas de abstinencia, como la cefalea, y vea si se calma su ansiedad.

ÚLTIMOS HALLAZGOS

- En estudios europeos, los pacientes redujeron notablemente su nivel de ansiedad, apenas en una semana, con dosis diarias de kava. No se informaron efectos secundarios graves, incluso 6 meses después de usar kava.

Sabía que...

Las crisis de ansiedad son sorprendentemente comunes: cerca del 15% de personas sufrirá al menos una en su vida. Y el 3% de los adultos frecuentemente tienen estas crisis.

arritmias

El corazón late más de 100,000 veces al día, bombeando sangre vigorizante por miles de arterias, vasos capilares y venas. Los ritmos cardíacos irregulares, o arritmias, pueden interrumpir este proceso y requerir una cuidadosa evaluación médica.

SÍNTOMAS

- *Palpitaciones cardíacas o fuertes latidos del corazón.*
- *Palpitaciones en pecho o cuello.*
- *Fatiga, aturdimiento.*
- *Respiración entrecortada, dolor en el pecho, desmayos.*
- *A menudo no se presentan; su médico puede encontrar una arritmia en un reconocimiento de rutina.*

Consulte a su médico si...

- **Nota irregularidades frecuentes en su ritmo cardíaco, o si súbitamente se siente aturdido, mareado o débil.**
- **Alguien se desmaya, o si tiene un fuerte dolor en el pecho o la respiración entrecortada, pero mejor llame a una ambulancia de inmediato.**
- **Recuerde: Si tiene algún padecimiento, consulte al médico antes de tomar complementos.**

Qué son

Las arritmias son ritmos irregulares del corazón. Pueden ser fugaces, como sólo la falta de un latido, o más graves y hacer que el corazón lata con irregularidad, rapidez o lentitud poco habitual por tiempo prolongado.

Qué las provoca

Para mucha gente con arritmia, la causa es incierta. En algunos casos pueden tener su origen en una afección cardíaca, como arteriopatía coronaria (un defecto de la válvula cardíaca) o, en casos raros, por una infección del corazón. La disfunción tiroidea o la nefropatía, ciertos fármacos y las variaciones de magnesio o de potasio en el organismo pueden contribuir a las arritmias. Los ritmos irregulares también pueden ser por un elevado consumo de cafeína, bebidas alcóholicas, tabaco y estrés.

Cómo pueden ayudar los complementos

No olvide que algunas arritmias pueden ser graves. Los complementos del cuadro completan, no sustituyen, un tratamiento. Nunca suspenda un fármaco para el corazón sin consultar a su médico. Todos los complementos pueden usarse juntos, pero él debe decidir cuáles y en qué orden. Pueden actuar en una semana, aunque con frecuencia necesitan más tiempo.

Los complementos de **magnesio** a menudo ayudan a personas con trastornos del ritmo cardíaco, pues les falta este mineral, el cual es vital para coordinar la actividad nerviosa (incluyendo la que inicia los latidos del corazón) y muscular (incluyendo la del corazón, que es un músculo). El **espino blanco** también se ha usado como tónico cardíaco durante siglos: aumenta el flujo sanguíneo al corazón, hace que lata con más fuerza y regulariza el ritmo. La **coenzima** Q_{10} también estabiliza el ritmo

La taurina es un aminoácido que puede ser útil para personas con trastornos en su ritmo cardíaco.

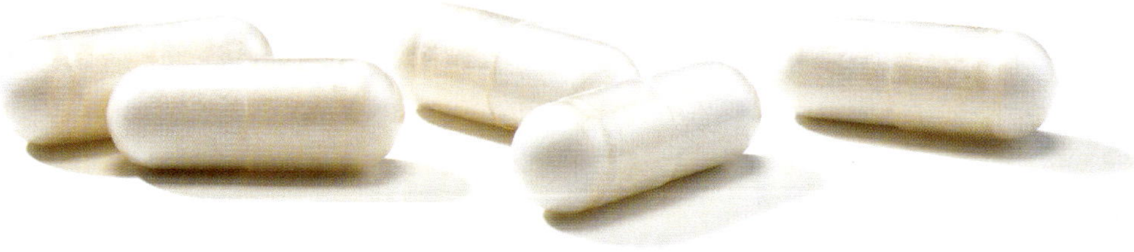

Complementos recomendados

Magnesio	**Dosis:** 400 mg, 2 veces al día. **Nota:** No lo tome si tiene nefropatía.
Espino blanco	**Dosis:** 100-150 mg, 3 veces al día. **Nota:** Estandarizado para tener vitexina al 1.8%, mínimo.
Coenzima Q_{10}	**Dosis:** 50 mg, 2 veces al día. **Nota:** Se absorbe mejor si se toma con alimentos.
Aceites de pescado	**Dosis:** 1,000 mg, 3 veces al día **Nota:** Tómelos, si no come pescado, 2 veces a la semana.
Cactus de flor nocturna	**Dosis:** 25 gotas de tintura 3 veces al día. **Nota:** Se le conoce como pitahaya; puede causar diarrea.
Manganeso	**Dosis:** 20 mg todas las mañanas. **Nota:** Suele venir en fórmulas minerales y multivitamínicas.
Aminoácidos	**Dosis:** 1,500 mg de L-taurina 2 veces al día; 500 mg de L-carnitina 3 veces al día. **Nota:** Para uso prolongado, pruebe un complejo aminoácido mixto.
Tragacanto	**Dosis:** 400 mg, 2 veces al día o 3 tazas de té al día. **Nota:** Aporta 0.5% de glucósidos y 70% de polisacáridos.

Nota: Use primero los **azules**; los que están en **negro** también pueden ser benéficos. Los complementos que ya esté tomando pueden aportar algunas dosis —vea pág. 39.

cardíaco y puede ser muy útil si se ha sufrido un infarto o alguna otra cardiopatía. Además, estudios exhaustivos sobre los **aceites de pescado** indican que sirven para tratar afecciones cardíacas; los primeros resultados indican que son eficaces para reducir las arritmias.

Otros complementos también pueden estabilizar el ritmo cardíaco. Algunos recomiendan el **cactus de flor nocturna;** con frecuencia éste se usa con espino blanco. El **manganeso** fortalece los nervios y la taurina y la carnitina (ambos **aminoácidos)** aumentan el abasto de oxígeno al corazón. Se encontró que el **tragacanto** en té, pastilla o tintura (30 gotas tres veces al día) tiene diversas sustancias que estabilizan el ritmo cardíaco. Los médicos a veces recetan complementos de potasio para prevenir arritmias, aunque, para casi todo mundo, es mejor comer frutas y verduras frescas para obtener la cantidad adecuada de este mineral.

Qué más puede hacer

☑ Reduzca o elimine la cafeína y las bebidas alcóholicas.

☑ Si fuma, ya no lo haga. Ningún complemento puede resarcir el prolongado daño cardíaco que causa el tabaco.

☑ Haga ejercicio con regularidad; el aeróbico fortalece al corazón.

☑ Reduzca el estrés. Puede recurrir a técnicas como la biorregulación.

HECHOS Y CONSEJOS

- Un té de tragacanto puede ser útil, pero no lo tome todo el día. Los tés herbarios pueden ser medicinas potentes, así que limítese a tres tazas al día.
- Si no le gusta el sabor del tragacanto, pruebe otros tés herbarios o tinturas. El agracejo y su "prima" la magnolia tienen un compuesto llamado berberina, que ha probado reducir las arritmias; la angélica contiene una mezcla de sustancias que combate las arritmias, y el gingko biloba, igual que el espino blanco, aumenta el flujo sanguíneo al corazón.
- Muchos doctores recomiendan comer salmón, macarela, arenque o sardinas por lo menos dos veces por semana, para reducir el riesgo de arritmias mortales. Esto puede ser bueno, pues los peces de agua fría a veces son una mejor fuente de ácidos grasos omega-3 que las cápsulas de aceite de pescado.

ÚLTIMOS HALLAZGOS

- En un estudio reciente hecho en Dinamarca, 55 sobrevivientes de ataques cardíacos tomaron cápsulas de aceite de oliva (placebo) o de pescado. A los tres meses, los que tomaron el de pescado mejoraron considerablemente; según pruebas cardíacas, tenían menos probabilidades de sufrir arritmias graves.
- En un estudio del boletín del Colegio norteamericano de cardiología, 232 personas con arritmias frecuentes redujeron sus probabilidades de tener ritmos cardíacos irregulares tres semanas después de consumir más magnesio y potasio.

artritis

Quizá la enfermedad más común de la vejez, la artritis, afecta a miles de personas, la mayoría de más de 50 años. Pero el dolor y la rigidez no son inevitables: los complementos pueden mitigar los síntomas y retardar la degeneración de los cartílagos, la raíz de este mal.

Síntomas

- *Dolor y rigidez leve en las articulaciones, sobre todo en la mañana y después del ejercicio, que se calman descansando; con frecuencia la osteoartritis inicia lentamente.*
- *Los espolones, crecimientos óseos, pueden causar afecciones en las articulaciones: provocan dolor y disminución de la movilidad.*

Consulte a su médico si...

- El dolor articular se acompaña de fiebre: puede ser artritis infecciosa y requiere atención médica inmediata.
- El dolor y la rigidez avanzan con rapidez: puede ser señal de artritis reumatoide.
- Usted mismo se diagnostica osteoartritis leve: ésta debe ser confirmada por su médico.
- Recuerde: Si tiene algún padecimiento, consulte al médico antes de tomar complementos.

Qué es

La osteoartritis hace que las articulaciones pierdan poco a poco su cartílago: el tejido, suave, gelatinoso y amortiguante que impide el contacto entre huesos que están juntos. Afecta con mayor frecuencia en dedos, rodillas, caderas, cuello y columna vertebral. A medida que se pierde cartílago, la fricción de los huesos puede causar inestabilidad articular y dolor.

Qué la provoca

La osteoartritis puede deberse a décadas de desgaste articular, aunque la genética, la obesidad y la insuficiente capacidad del organismo para restaurar el cartílago también pueden influir. Algunos casos tienen un origen específico: una lesión anterior; el uso excesivo de una articulación por trabajo o deportes, o un defecto congénito de la estructura articular.

Cómo pueden ayudar los complementos

No hay una cura infalible para la osteoartritis, pero la **glucosamina,** un glúcido estructural del cartílago, es uno de los mejores remedios para calmar el dolor. Parece que con el tiempo retarda el daño articular, pero se desconoce si en realidad puede curar la enfermedad. Para aumentar su eficacia, pruebe la gluclosamina con uno de los complementos recomendados en el cuadro. Espere un mes por lo menos para ver resultados; después, si es necesario, use otro de los complementos con glucosamina para ver si le funciona mejor. Estos complementos pueden usarse mucho tiempo; también con analgésicos, como la aspirina o el acetaminofén.

Varios estudios importantes están evaluando el efecto de la glucosamina combinada con otro compuesto que forma cartílago, la **condroi-**

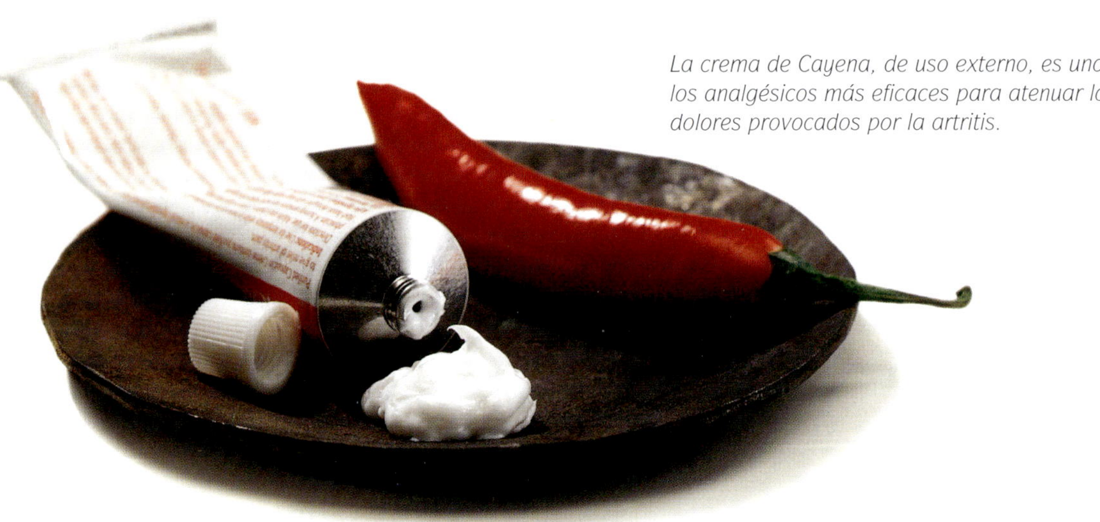

La crema de Cayena, de uso externo, es uno de los analgésicos más eficaces para atenuar los dolores provocados por la artritis.

Complementos recomendados

Glucosamina	**Dosis:** 500 mg de sulfato de glucosamina 3 veces al día. **Nota:** Con alimentos, el malestar digestivo es mínimo.
Condroitina	**Dosis:** 400 mg de sulfato de condroitina 3 veces al día. **Nota:** A menudo se vende combinado con glucosamina.
Niacinamida	**Dosis:** 1,000 mg, 3 veces al día. **Nota:** Las dosis elevadas pueden causar daño hepático y otros efectos secundarios graves; tómelo bajo supervisión médica.
Crema de Cayena	**Dosis:** Aplíquela en las articulaciones afectadas varias veces al día. **Nota:** Estandarizada con capsaicina al 0.025%-0.075%.
Boswellia	**Dosis:** 1 pastilla 3 veces al día (de estandarización individual). **Nota:** Estandarizadas con 150 mg de ácido boswélico.
Cohombro de mar	**Dosis:** 1,000 mg al día. **Nota:** También conocido como *bêche-de-mer*.
SAM	**Dosis:** 400 mg, 2 veces al día durante 2 semanas; luego 200 mg 2 veces al día como una dosis de mantenimiento. **Nota:** Puede causar efectos secundarios gastrointestinales leves. No debe tomarlo si padece un trastorno maníaco-depresivo.

Nota: Use primero los **azules**; los que están en **negro** también pueden ser benéficos. Los complementos que ya esté tomando pueden aportar algunas dosis —vea pág. 39.

tina (algunos expertos creen que su absorción es deficiente y de limitada efectividad). Otros complementos que pueden tomarse con la glucosamina son la **niacinamida,** que puede ser muy eficaz para el dolor de rodilla; la **boswellia,** resina de un árbol gomoso que puede reprimir la inflamación y formar cartílago, y el **cohombro de mar,** un remedio chino que, mediante mecanismos desconocidos, puede reducir el dolor y la rigidez y fomentar la fuerza de prensión. Una presentación de la metionina **SAM** (S-adenosilmetionina), un aminoácido, tiene efectos antiinflamatorios similares al ibuprofeno y se ha comprobado que regenera el cartílago. Si fallan otras medidas, quizá también valga la pena probar la gelatina: contiene glicina y prolina (aminoácidos), y otros nutrimentos para las articulaciones; se sabe poco de su efectividad.

Puede usar cualquiera de estos remedios con **crema de Cayena,** para calmar el dolor. Ésta tiene capsaicina, que inhibe la producción de la sustancia P, elemento químico que interviene en el envío de mensajes de dolor al cerebro. Las primeras aplicaciones pueden provocar ardor.

Qué más puede hacer

☑ Haga ejercicios de bajo impacto, como caminar o nadar, para fortalecer los músculos y mejorar el estado de cada una de las articulaciones.

☑ Aplique calor o hielo en las articulaciones durante 20 minutos, tres veces al día, para ayudar a disminuir el dolor.

HECHOS Y CONSEJOS

- A los 40 años, 9 de cada 10 personas, según radiografías, presentan cambios artríticos; más tarde, muchos tienen dolor en las articulaciones y rigidez. Los complementos de origen natural pueden retardar este proceso degenerativo.
- Los veterinarios han tenido éxito al usar durante años glucosamina y otros complementos para mascotas artríticas.
- A más rigidez, menos ganas de hacer ejercicio. La inactividad debilita los músculos contiguos, y desestabiliza más las articulaciones y aumenta el dolor.

ÚLTIMOS HALLAZGOS

- Según un estudio reciente, la glucosamina puede ser muy útil contra la artritis en la rodilla. Además en dos estudios anteriores se encontró que la glucosamina es igual o más eficaz que el ibu-profeno para mitigar los múltiples síntomas de los diferentes tipos de artritis.
- Tomar 400 UI de vitamina D al día, o más, puede ayudar a retardar o detener la evolución de la osteoartritis en la rodilla, según los resultados de un nuevo estudio. Pero esto no es siempre lo mejor: la vitamina D en dosis altas (más de 1,000 UI al día) puede ser tóxica.

Sabía que...

Los complementos de glucosamina cuestan lo mismo que muchos fármacos que se prescriben contra la artritis. Sin embargo, pocos tienen efectos secundarios graves, como el sangrado gastrointestinal, causado frecuentemente por los fármacos.

artritis reumatoide

La inflamación de las articulaciones que causa esta enfermedad pueden hacer difíciles y dolorosos hasta los movimientos más simples. Varios remedios naturales, combinados con fármacos, pueden mejorar la realización de sus actividades rutinarias.

Síntomas

Signos tempranos

- *Fatiga, debilidad, pérdida de peso, fiebre leve y rigidez articular (a menudo en la mañana), seguida por varias semanas de dolor articular e inflamación.*
- *Articulaciones hinchadas, doloridas y rojas que pueden sentirse calientes al tacto. Suele afectar muñecas, dedos, rodillas, tobillos y pies en ambos costados del cuerpo.*
- *Bultos rojos indoloros (nódulos) en codos, oídos, nariz, rodillas, dedos de los pies o cuero cabelludo.*

Efectos prolongados

- *Dolor pectoral, respiración difícil.*
- *Articulaciones deformadas que se encorvan o tuercen.*

Consulte a su médico si...

- **Tiene los primeros síntomas de la enfermedad.**
- **Aparecen nuevos síntomas.**
- **Recuerde: Si tiene algún padecimiento, consulte al médico antes de tomar complementos.**

Qué es

Es un trastorno crónico en el cual el cartílago y los tejidos de las articulaciones y los que hay en torno de éstas se inflaman y deterioran. Un tejido cicatricial sustituye al tejido dañado, angostando los espacios en las articulaciones y limitando el movimiento. Algunas personas experimentan sólo rigidez articular leve, interrumpida por accesos inflamatorios periódicos; sin embargo, en otras, los síntomas son persistentes y se agravan con el tiempo, deformando manos y pies. En casos muy graves, la artritis reumatoide también puede afectar corazón, pulmones, músculos y piel.

Qué la provoca

El sistema inmunitario, por razones desconocidas, ataca sus propias articulaciones y tejidos circundantes. Los expertos no entienden del todo por qué ocurre esta reacción llamada autoinmune, pero creen que algunas personas tienen una predisposición genética a la artritis reumatoide y que su aparición puede deberse a una infección, una dieta inadecuada o estrés emocional. Esta afección inflamatoria crónica puede empezar a cualquier edad, pero es muy frecuente que sea entre los 20 y 40 años.

Cómo pueden ayudar los complementos

No hay cura para esta afección, pero algunos de los remedios recomendados pueden aliviar el dolor crónico, reducir la inflamación o retardar el daño articular. Pueden usarse solos o juntos, así como con fármacos convencionales. Los efectos pueden tardar varias semanas en sentirse.

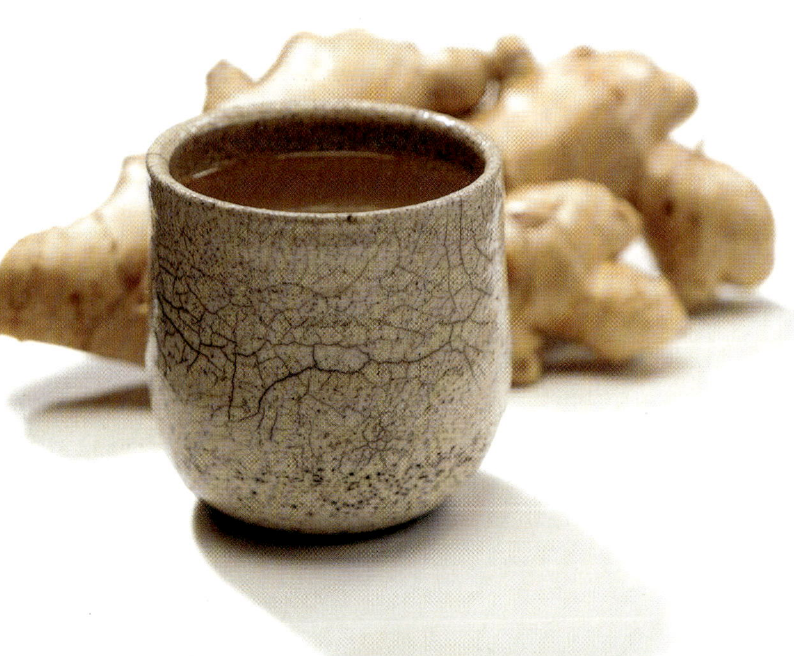

Muchos artríticos encuentran que el té de jengibre es una forma refrescante de reducir la inflamación articular.

Complementos recomendados

Vitamina C	**Dosis:** 1,000 mg, 3 veces al día. **Nota:** Reduzca la dosis si se presenta diarrea.
Vitamina E	**Dosis:** 400 UI, 2 veces al día. **Nota:** Vea con su médico si está tomando anticoagulantes.
Cinc/Cobre	**Dosis:** 30 mg de cinc y 2 mg de cobre, 2 veces al día. **Nota:** Agregue cobre sólo si usa cinc por más de un mes.
Aceites de pescado	**Dosis:** 2,000 mg, 3 veces al día. **Nota:** Vea con su médico si está tomando anticoagulantes.
Aceite de onagra	**Dosis:** 1,000 mg, 3 veces al día. **Nota:** O bien, 1,000 mg de aceite de borraja una vez al día.
Glucosamina	**Dosis:** 500 mg de sulfato de glucosamina, 3 veces al día. **Nota:** Con alimentos, el malestar estomacal es mínimo.
Jengibre	**Dosis:** 100 mg, 3 veces al día. **Nota:** Estandarizado para contener gingeroles. También puede tomar máximo 4 tazas de té de jengibre al día.
Uña de gato	**Dosis:** 250 mg de extracto estandarizado, 2 veces al día. **Nota:** Tómelo entre comidas. No lo use si está embarazada.
Crema de Cayena	**Dosis:** Aplíquela en las articulaciones afectadas, 3-4 veces al día. **Nota:** Estandarizada con capsaicina al 0.025%-0.075%.

Los complementos que ya esté tomando pueden aportar algunas dosis —vea pág. 39.

Como son poderosos antioxidantes, las **vitaminas C** y **E** protegen a las células, incluso a las de las articulaciones. El **cinc**, que también actúa como antioxidante, es vital porque quienes padecen de artritis reumatoide en muchos casos carecen de éste. Tomar cinc con **cobre** ayuda a mantener el equilibrio adecuado de estos minerales; y como beneficio extra, el cobre también tiene un efecto antiinflamatorio. Los **aceites de pescado** atacan la rigidez, el **aceite de onagra** ayuda a controlar la inflamación y la **glucosamina** a formar cartílago sano. El **jengibre** y la **uña de gato** son hierbas que pueden mitigar la inflamación; la **crema de Cayena** de uso tópico puede reducir en forma sorprendente el dolor artrítico.

Otros buenos antiinflamatorios son la boswellia, hierba de la India (tome 150 mg de ácido boswélico, tres veces al día) y la bromelina, enzima de la piña (tome 500 mg, tres veces al día entre alimentos). Hasta la sopa rica en cartílago de pollo hecha en casa puede ser benéfica.

Qué más puede hacer

- ☑ Ejercicio moderado en el que no sostenga su peso, como nadar.
- ☑ Tomar fsioterapia, masaje; aplicarse calor o compresas frías.
- ☑ Descanse mucho, de 10 a 12 horas o más por la noche, si lo necesita.

HECHOS Y CONSEJOS

- Muchos pacientes que tomaron complementos redujeron o incluso eliminaron la necesidad de antirreumáticos. Aunque a menudo son esenciales para controlar la artritis reumatoide, la aspirina, el ibuprofeno y otros analgésicos pueden causar sangrado estomacal y otros graves efectos secundarios. Siempre es conveniente usarlos al mínimo.

ÚLTIMOS HALLAZGOS

- Varios estudios recientes confirman que gente con artritis reumatoide que toma a diario aceites de pescado, tiene menos articulaciones doloridas y menos rigidez matutina. Casi todos los participantes los tomaron mínimo 12 semanas antes de notar mejoría, y los beneficios aumentaron luego de 18-24 semanas de tratamiento. Además, sus síntomas se aliviaron hasta por ocho semanas luego de suspender el complemento.
- Según un estudio de la Universidad de Pensilvania, los enfermos de artritis reumatoide que tomaron cápsulas de ácido gamma-linolénico (AGL), el agente activo en los aceites de onagra y de borraja, durante seis meses, tuvieron menos dolor y signos de inflamación que los que recibieron un placebo.

Sabía que...

Muchas personas con artritis usan brazaletes de cobre, un antiguo remedio tradicional. Aunque parte del cobre en los brazaletes se absorbe en la piel, tomarlo en complementos (junto con cinc) garantiza un abasto más constante de este mineral que es antiinflamatorio.

asma

Miles de personas, de todas las edades, generalmente padecen asma de por vida. Aunque esta enfermedad pulmonar siempre requiere control médico, hay varias medidas que puede tomar para disminuir la frecuencia e intensidad de los ataques de asma.

Síntomas

- *Tirantez, no dolor, en el pecho.*
- *Resoplido o silbido al respirar.*
- *Respiración entrecortada o dificultad para respirar, que disminuye al estar de pie.*
- *Tos (a menudo con flemas).*
- *Desazón o insomnio.*

Consulte a su médico si...

- **Aparecen los primeros síntomas de asma.**
- **El cuidado personal o los fármacos prescritos para el asma no le calman un ataque.**
- **Jadea al respirar, o si tiene pulso rápido y un matiz azuloso en uñas o labios: esto requiere atención inmediata en la sala de urgencias.**
- **Recuerde: Si tiene algún padecimiento, consulte al médico antes de tomar complementos.**

Qué es

El asma es una enfermedad en la cual las vías respiratorias que conducen aire a los pulmones se tensan e hinchan. Durante un ataque de asma, las vías más finas (los bronquiolos) se contraen. Esto provoca la liberación de sustancias químicas como la histamina, que aumenta la inflamación e hinchazón y produce mucosidad excesiva. Aunque muchos ataques de asma son leves y se controlan en casa, otros pueden hacer que la persona se asfixie.

Qué la provoca

Factores externos o internos pueden causar un ataque de asma, y hay quien es sensible a ambos. Los factores externos suelen incluir un alergeno, como la caspa de mascotas, un alimento, polvo y ácaros, insectos (incluso cucarachas), polen y contaminantes ambientales. Los internos, menos obvios y más difíciles de evitar, comprenden estrés, ansiedad, cambios de temperatura, ejercicio e infecciones respiratorias como bronquitis.

Cómo pueden ayudar los complementos

Los complementos recomendados completan el tratamiento habitual del asma. Nunca suspenda un fármaco que le hayan recetado para el asma sin consultar a su médico. Los asmáticos suelen carecer de nutrientes indispensables, sobre todo vitamina C, magnesio y vitamina B_6. La **vitamina C,** el principal antioxidante en las paredes internas de las vías respiratorias, actúa de

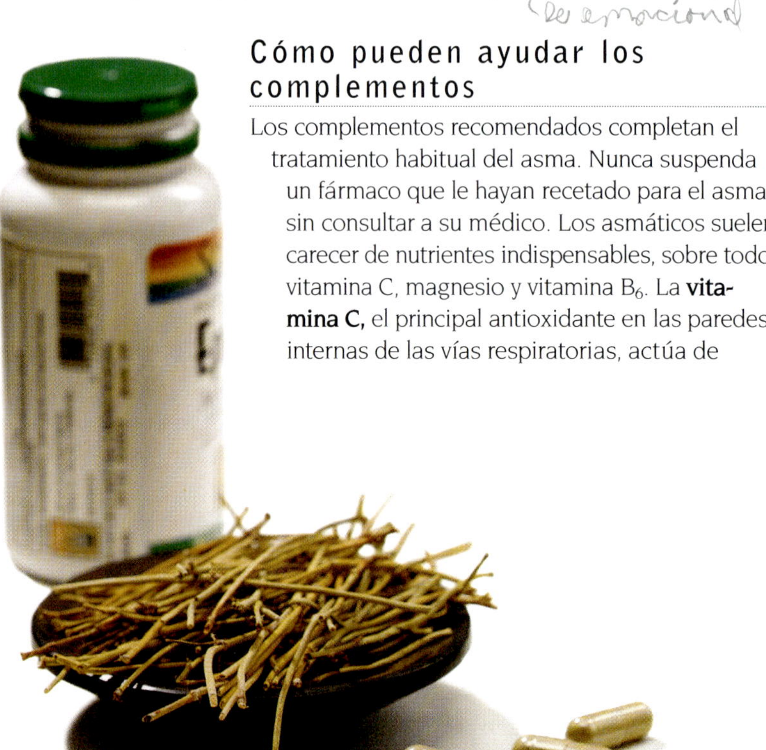

La efedra, hecha de las ramas de un arbusto, a veces se usa en dosis moderadas para aliviar los síntomas del asma.

Complementos recomendados

Vitamina C	**Dosis:** 1,000 mg, 3 veces al día. **Nota:** Reduzca la dosis si se presenta diarrea.
Magnesio	**Dosis:** 400 mg, 2 veces al día. **Nota:** Tómelo durante 6 semanas para alcanzar niveles adecuados.
Vitamina B_6	**Dosis:** 50 mg, 2 veces al día. **Nota:** Muy importante si le recetan teofilina para el asma.
Quercetina	**Dosis:** 500 mg, 3 veces al día. **Nota:** Tómelo 20 minutos antes de comer; frecuentemente lo venden con vitamina C.
Efedra	**Dosis:** 130 mg de extracto estandarizado, 3 veces al dia. **Nota:** Puede causar insomnio. No lo use si tiene hipertensión arterial, cardiopatía, ansiedad, o toma un inhibidor MAO.
Regaliz	**Dosis:** 200 mg de extracto estandarizado, 3 veces al día. **Nota:** Puede aumentar la presión arterial; consulte a su médico antes de tomarlo.

Los complementos que ya esté tomando pueden aportar algunas dosis —vea pág. 39.

inmediato contra los oxidantes inhalados. Se puede detener una reacción alérgica al evitar que las células liberen histamina. La vitamina C es muy efectiva para el asma que da por hacer ejercicio; según varios estudios, tomar 2,000 mg antes de una sesión puede impedir un ataque de asma. El **magnesio** puede evitar un ataque al detener la contracción de los músculos bronquiales. Según otros estudios, los complementos de **vitamina B_6** reducen el jadeo y otros síntomas de este mal.

La **quercetina**, un flavonoide, tiene dos principales efectos: detiene la liberación de histamina y, como antioxidante, neutraliza las moléculas inestables de oxígeno que pueden causar inflamación bronquial. La **efedra** (también llamada *Ma huang*) puede dilatar las vías respiratorias. Parece que surte mejor efecto usándose con productos herbarios que aflojen las flemas, como el **regaliz** o marrubio. (No use el regaliz por más de un mes.) La efedra tiene muchos efectos secundarios; para el asma es mejor tomarla bajo supervisión médica.

Qué más puede hacer

- ☑ Mantenga su casa libre de polvo y polen. Evite el humo del cigarro.
- ☑ Aléjese de los gatos: su caspa es muy alergénica.
- ☑ Conserve la calma. Controlar el estrés ayuda a combatir el asma.
- ☑ Curar resfriados y gripe rápido reduce las posibilidades de un ataque.
- ☑ Cubra la boca y la nariz con una bufanda para calentar el aire frío.
- ☑ Lleve un registro del asma: ayuda a determinar qué la desencadena.
- ☑ Beba al menos 8 vasos de agua a diario, para aflojar las mucosidades.

HECHOS Y CONSEJOS

- Las sustancias del té verde pueden ayudar a reducir la inflamación de las vías respiratorias que acompañan un ataque de asma. Tomarse un tiempo para una taza de té puede resultar estimulante y tranquilizante a la vez. Tome, sin temor, varias tazas de té al día, con otros remedios herbarios y nutrimentales.
- El yoga es excelente para quienes padecen asma. No sólo mejora la respiración, sino que también relaja.
- Un aparato económico llamado espirómetro mide la rapidez y fuerza con que los pulmones exhalan el aire. El resultado, comparado con los niveles establecidos por su médico o de lecturas previas, puede pronosticar un ataque de asma, hasta uno o dos días antes.

Sabía que...

Comer mucha cebolla puede auxiliar a quienes padecen asma. Parece que los aceites de mostaza (isotiocianatos) ayudan a mantener unos pulmones sanos.

bronquitis

Esta enfermedad, generalmente temporal, suele aparecer después de un resfriado o gripe. Para un número importante de fumadores, es un mal recurrente grave. Los síntomas crónicos y agudos son similares y se mitigan con eficacia si se usan ciertos complementos.

Síntomas

Bronquitis aguda

- *Tos con flemas blancas, amarillas o verdes.*
- *Febrícula (37.8°C o menos).*
- *Ruidos anormales (llamados estertores) que cambian o desaparecen al toser.*
- *Dolor en el pecho al toser.*

Bronquitis crónica

- *Tos persistente que produce flemas amarillas, blancas o verdes por lo menos tres meses al año, durante dos años consecutivos.*
- *Sibilancias, falta de aliento.*
- *Tos al hacer esfuerzo, no importa lo ligero que sea.*

Consulte a su médico si...

- La tos es persistente e interfiere con su sueño o afecta sus actividades diarias.
- La secreción se oscurece, se torna espesa o aumenta considerablemente de volumen.
- La fiebre pasa de 37.8°C.
- Cada vez le cuesta más trabajo respirar, o si escupe sangre al toser.
- Los síntomas duran más de 48 horas.
- Recuerde: Si tiene algún padecimiento, consulte al médico antes de tomar complementos.

Qué es

La bronquitis es una inflamación de la tráquea y de los conductos bronquiales, principales vías respiratorias que van a los pulmones. Éstas se hinchan, se hacen gruesas y paralizan los cilios (vello que las reviste y elimina el polvo y los gérmenes). La mucosidad se acumula y produce tos.

Hay dos tipos de bronquitis: aguda y crónica. La primera se distingue por presentar fiebre ligera que dura unos días y tos que desaparece después de varias semanas. La segunda, por la tos seca con flema que cambia de color; persiste varios meses y puede desaparecer y volver.

Qué la provoca

La bronquitis aguda frecuentemente viene tras un resfriado o una gripe, aunque también puede deberse a una infección bacteriana o a la exposición a emanaciones químicas. La crónica se debe a una prolongada irritación de los pulmones; el cigarro es la causa principal. También son susceptibles los fumadores pasivos, los trabajadores expuestos constantemente a emanaciones químicas y los individuos con alergias crónicas.

Cómo pueden ayudar los complementos

Fortalecen la reacción inmunitaria del organismo y también estimulan el proceso normal de aflojar y expulsar las flemas. Los complementos para la bronquitis aguda deben tomarse sólo mientras se está enfermo. Los que son para la bronquitis crónica requieren un uso prolongado.

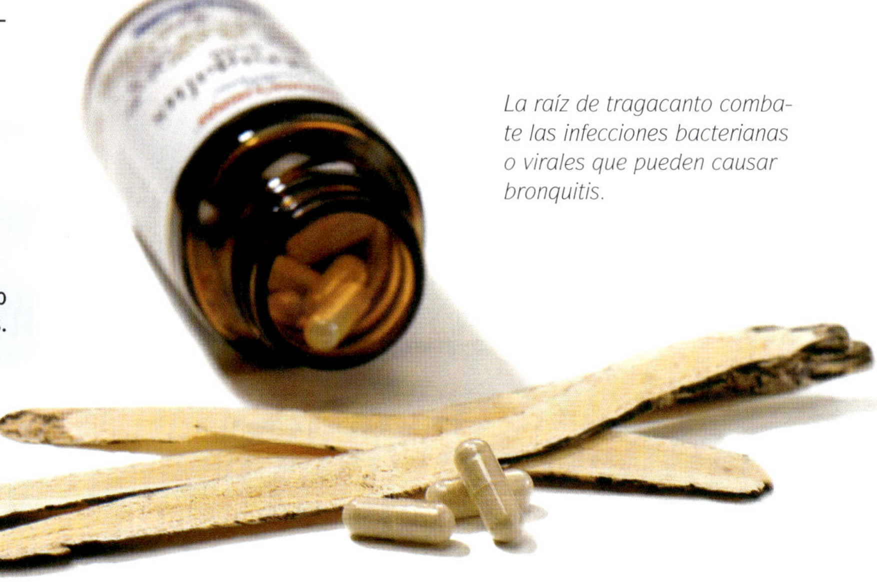

La raíz de tragacanto combate las infecciones bacterianas o virales que pueden causar bronquitis.

Complementos recomendados

Vitamina C/ Flavonoides	**Dosis:** 1,000 mg de vit. C y 500 mg del otro 3 veces al día. **Nota:** Reduzca la dosis de vit. C si se presenta diarrea.
Vitamina A	**Dosis:** 25,000 UI diarias durante 1 mes. **Nota:** Las mujeres embarazadas o que piensen embarazarse no deben tomar más de 5,000 UI al día.
Marrubio	**Dosis:** En té, 3 o 4 tazas al día. **Nota:** Use 1 o 2 cucharaditas por taza de agua caliente; endulce con miel.
NAC	**Dosis:** 500 mg (bronquitis aguda) o 250 mg (crónica) 3 veces al día. **Nota:** Tómelo entre alimentos. En uso prolongado, añada 30 mg de cinc y 2 mg de cobre al día.
Equinácea	**Dosis:** 200 mg, 4 veces al día (aguda) o 2 veces al día (crónica). **Nota:** Estandarizada para contener equinacósidos al 3.5%.
Tragacanto	**Dosis:** 200 mg, 4 veces al día (aguda) o 2 veces al día (crónica). **Nota:** Aporta glucósidos al 0.5% y polisacáridos al 70%.

Nota: Use primero los **azules**; los que están en **negro** también pueden ser benéficos. Los complementos que ya esté tomando pueden aportar algunas dosis —vea pág. 39.

Las siguientes vitaminas deben usarse a diario. La **vitamina C** es particularmente útil contra los virus que atacan el sistema respiratorio. Tómela con antioxidantes potentes llamados **flavonoides** (o bioflavonoides), que son antiinflamatorios y antivirales naturales. La **vitamina A** también es importante para la inmunidad. Ambas vitaminas ayudan a sanar el tejido pulmonar dañado por la bronquitis crónica.

Para un ataque agudo, el té de **marrubio** ayuda a adelgazar las secreciones mucosas; o, si prefiere, use olmo resbaloso en vez de éste. El **NAC** (N-acetilcisteína) es un seudoaminoácido que también adelgaza la mucosidad, y se dice que reduce el índice de recidivas.

La **equinácea** y el **tragacanto** son antibacterianos, antivirales y refuerzan la inmunidad. En dosis más altas, pueden usarse contra la bronquitis aguda. Para la crónica o la que da en cierta época del año, pruebe estas hierbas, rotándolas: equinácea (200 mg, 2 veces al día), tragacanto (200 mg, 2 veces al día), pau d'arco (250 mg, 2 veces al día) y 1,500 mg de hongos reishi o 600 mg de hongos maitake al día. Altérnelas semanalmente, una por una, y continúe el ciclo el tiempo que sea necesario.

Qué más puede hacer

☑ Deje de fumar y evite los sitios donde haya fumadores.

☑ Beba muchos líquidos: jugos de frutas diluidos y tés de hierbas. La deshidratación puede espesar la mucosidad y dificultar la expectoración.

☑ Elimine el uso de productos en aerosol (fijadores para el cabello, desodorantes e insecticidas), los cuales pueden irritar las vías respiratorias.

☑ No salga si la calidad del aire es mala o si tiene bronquitis crónica.

HECHOS Y CONSEJOS

- Cuando se padece bronquitis, a menudo cuesta trabajo respirar mientras se come, así que trate de evitar los alimentos difíciles de masticar, como las carnes y las verduras crudas.
- Los antihistamínicos y los descongestionantes no alivian los síntomas pulmonares; de hecho, pueden agravarlos. Ello se debe a que este tipo de fármacos secan y espesan la mucosidad, y hacen más difícil la expectoración.

Sabía que...

Sólo 10% de los casos de bronquitis son por una infección bacteriana, así que no piense inmediatamente en combatirla con antibióticos. Estos fármacos pueden reducir los niveles de bacterias "buenas" del organismo, y también pueden volver más resistentes las cepas bacterianas sensibles a los mismos antibióticos.

problemas del cabello

Caspa, calvicie, cabello quebradizo y encanecimiento son problemas capilares comunes. Muchos de ellos son consecuencia de la edad o de factores genéticos, pero hay ciertas medidas que lo pueden ayudar a tener un cabello más sano.

SÍNTOMAS

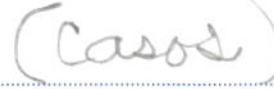

- *Descamación del cuero cabelludo.*
- *Caída del cabello, sobre todo al bañarse o peinarse.*
- *Cambios en la textura, color o patrones de crecimiento del cabello.*
- *Irritación del cuero cabelludo.*

Consulte a su médico si...

- **Se le empieza a caer el pelo repentinamente, sobre todo si va acompañado de ciertos síntomas como el cese del ciclo menstrual.**
- **El cuero cabelludo se seca, tiene costras o mucha comezón.**
- **Recuerde: Si tiene algún padecimiento, consulte al médico antes de tomar complementos.**

Qué es

El cabello es un tejido muerto, formado principalmente por una proteína fibrosa llamada queratina, el mismo material presente en uñas de pies y manos. La salud del cabello requiere abundante sangre rica en nutrientes que alimente los folículos capilares del cuero cabelludo, donde nace nuevo cabello. El cabello crece, en promedio, 13 mm al mes. Es normal que a la gente se le caigan 100 cabellos al día; por suerte, cuando uno se desprende, otro suele nacer. Los problemas surgen si el cabello se vuelve seco o quebradizo, si deja de crecer o si se llena de caspa a causa de la excesiva descamación o caída de piel del cuero cabelludo.

Qué los provoca

El estrés, una dieta deficiente y cambios hormonales (como los del embarazo) pueden contribuir a la caída del cabello. Algunos problemas también pueden ser por deficiencias alimentarias, el medio ambiente, baja secreción de la tiroides, trastornos inmunitarios o factores genéticos.

Cómo pueden ayudar los complementos

Los complementos recomendados, los cuales pueden tomarse juntos, ayudan a que el pelo crezca más fuerte y sano nutriéndolo desde la raíz. Aunque no hay ningún remedio milagroso que pueda garantizar una frondosa cabellera, los resultados suelen verse en seis meses, cuando el nuevo cabello ha tenido tiempo de crecer.

Los complementos con ácidos grasos esenciales, como el aceite de linaza y el de onagra, tienen varios beneficios. El **aceite de linaza** es rico en ácidos grasos omega-3: sin ellos, el cabello a menudo se seca y se cae; este aceite también disminuye la comezón, sirve para combatir la descamación provocada por la caspa y ayuda en el tratamiento del eccema y la psoriaris. El **aceite de onagra** también humecta el cabello y el cuero cabelludo.

Las vitaminas y minerales, como el cinc, estimulan el crecimiento del cabello y pueden retardar su caída. Como el **cinc** estimula la actividad tiroidea, puede ayudar a las

Tomar biotina y otras vitaminas del complejo B es bueno para el cabello.

Complementos recomendados

Aceite de linaza	**Dosis:** 1 cucharada (14 g) al día. **Nota:** Puede tomarse con alimentos; hágalo en el desayuno.
Aceite de onagra	**Dosis:** 1,000 mg, 3 veces al día. **Nota:** O tome 1,000 mg de aceite de borraja, 1 vez al día.
Cinc/Cobre	**Dosis:** 30 mg de cinc y 2 mg de cobre al día. **Nota:** Agregue cobre sólo si toma cinc por más de 1 mes.
Biotina	**Dosis:** 1,000 mcg al día. **Nota:** Puede combatir el exceso de grasa y la descamación; tómela con complejo B.
Complejo B	**Dosis:** 1 pastilla, 2 veces al día, con alimentos. **Nota:** Busque un complejo B-50 con 50 mcg de B_{12} y biotina; 400 mcg de ácido fólico, y 50 mg de otras vitaminas B.
PABA	**Dosis:** 100 mg al día. **Nota:** Favorece la salud de la piel y el cuero cabelludo.
Selenio	**Dosis:** 200 mcg, 2 veces al día. **Nota:** Máximo 600 mcg al día; si se excede, puede ser tóxico.

Nota: Use primero los azules; los que están en **negro** también pueden ser benéficos. Los complementos que ya esté tomando pueden aportar algunas dosis —vea pág. 39.

personas con cabello quebradizo o delgado por la baja secreción de esta glándula. El cinc debe tomarse con **cobre** para mantener un equilibrio adecuado de minerales. El cobre, al ser un ingrediente indispensable de la melanina (pigmento de la piel y el pelo), también sirve para detener el encanecimiento, pero sólo cuando las canas aparecen por deficiencia de dicho mineral. El **complejo B** y la **biotina** pueden fortalecer y acondicionar el pelo, y evitar su caída excesiva. La biotina también puede restituir el cabello que se cae, pero sólo si es por una deficiencia de ésta.

Y el **PABA** (ácido paraaminobenzoico) protege los folículos pilosos y evita que se caiga el pelo. A veces se recomienda para devolver a las canas su color natural, pero hace efecto sólo si esto es por deficiencia de PABA o de otras vitaminas B. El **selenio** ayuda a mantener el pelo sano.

Qué más puede hacer

- ☑ Evite las dietas de moda: pueden privarlo de nutrientes esenciales.
- ☑ Lávese el cabello con un champú suave. Luego séquelo suavemente con una toalla y aplique un acondicionador. Evite los químicos tóxicos, co-mo el cloro de las albercas, y el calor fuerte de secadoras o tenazas.
- ☑ Protéjase el cabello y el cuero cabelludo del sol usando un sombrero.
- ☑ Dése un masaje semanal en el cuero cabelludo: estimula el flujo sanguíneo y disminuye el estrés, que contribuye a la pérdida de cabello.

HECHOS Y CONSEJOS

- El cabello es muy sensible al desequilibrio de minerales o vitaminas en el organismo. La falta de vitamina A puede producir descamación en el cuero cabelludo, pero el exceso (más de 100,000 UI al día) durante un tiempo prolongado puede hacer que se caiga el cabello. Si nota que el pelo se le cae mucho por tomar complementos, consulte a su médico.
- Puede usar complementos sin riesgo con fármacos, (regaine solución tópica), que restituyen el cabello en algunas personas.
- El cabello delgado puede ser un indicador de que el organismo no absorbe el cinc ni otros nutrientes como debe ser. Tomar acidófilos (1 o 2 pastillas dos veces al día) puede mejorar la función gastrointestinal y ayudar a que el organismo absorba de los alimentos las sustancias que nutren el cabello.

ÚLTIMOS HALLAZGOS

- ¿Necesita otra razón para dejar de fumar? Científicos ingleses informaron hace poco que los fumadores, sin importar su edad, eran cuatro veces más propensos a tener canas que los no fumadores. Y señalaron una relación entre el tabaco y la caída del pelo.

Sabía que...

En promedio, la cabeza de un joven tiene cerca de 100,000 cabellos, mientras que el 66% de los adultos tienen algo de calvicie o se les adelgaza el pelo cuando llegan a los 50 años.

cálculos biliares

Millones de personas tienen cristales en la vesícula biliar que pueden causar repentinos espasmos dolorosos después de comer. Una dieta rica en fibra y ciertos complementos pueden prevenir, aliviar o incluso desintegrar esas molestas piedras.

SÍNTOMAS

- *Dolor intermitente en el lado derecho de la parte alta del abdomen. El dolor suele aparecer después de comer, dura de 30 min a 4 hr, puede desplazarse a la espalda, el pecho o el hombro derecho.*
- *El dolor puede incluir náuseas y vómito. Puede haber pirosis, gases o inflamación abdominal.*

Consulte a su médico si...

- Tiene un fuerte dolor abdominal, o dolor con náuseas, vómito o fiebre. Cualquiera de esos síntomas puede indicar inflamación de la vesícula o una obstrucción de las vías biliares. Ambos son casos de urgencia médica.
- Tiene dolor en la parte alta derecha del abdomen, con náuseas, respiración entrecortada y sudoración, ya que puede ser un infarto. Llame de inmediato a una ambulancia.
- Recuerde: Si tiene algún padecimiento, consulte al médico antes de tomar complementos.

Qué es

Los cálculos son cristales de colesterol o de otras sustancias digestivas que se forman en la vesícula biliar: el órgano en forma de pera situado en la parte superior derecha del abdomen, exactamente abajo del hígado. La vesícula almacena y concentra la bilis, un líquido amarillo verdoso que secreta el hígado y que a la larga sale por las vías biliares hacia el intestino delgado para ayudar a digerir las grasas. Los cálculos se forman si la bilis tiene niveles muy altos de colesterol, ácidos biliares, pigmentos u otras sustancias. Ya sean en verdad diminutos o grandes como una pelota de golf, a veces no producen síntomas ni necesitan cuidado especial; pero otras, pueden obstruir las vías biliares o inflamar la vesícula, causar un fuerte dolor abdominal y requerir un tratamiento de inmediato.

Qué los provoca

Aunque se desconoce la causa exacta de los cálculos biliares, varios factores pueden favorecer su formación, como una dieta con muchas grasas y poca fibra, cirugía intestinal, inflamación intestinal y otros trastornos del tubo digestivo. Tienden a aparecer en personas mayores de 40 años, y la frecuencia es de 3 mujeres por 1 hombre. La obesidad también está muy relacionada con los cálculos, igual que la rápida pérdida de peso. Puede haber un factor genético: entre los indios pima de Arizona, casi 70% de las mujeres que rebasan los 30 años tienen cálculos biliares.

Cómo pueden ayudar los complementos

Los complementos recomendados en el cuadro pueden ayudar a prevenir o a disolver los cálculos. Tres meses de tratamiento pueden ser eficaces para desbaratar los pequeños, aunque también pueden usarse por tiempo prolongado los complementos que están en azul (excepto la taurina) para evitar un ataque agudo.

La **vitamina C** extra es vital porque reduce el colesterol en la bilis, disminuyendo la posibilidad de que se acumule bilis repleta de colesterol y forme piedras; debe combinarse con otros complementos. Una

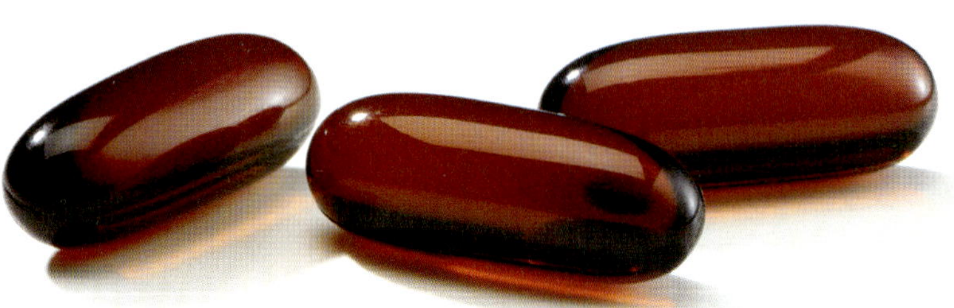

Si no le gusta el sabor del aceite de linaza, que ataca los cálculos biliares, puede tomarlo en cápsulas.

Complementos recomendados

Vitamina C	**Dosis:** 1,000 mg, 3 veces al día. **Nota:** Reduzca la dosis si se presenta diarrea.
Combinación lipotrópica	**Dosis:** 1 o 2 pastillas, 2 veces al día. **Nota:** Con 250 mg de cardo lechero (si lo necesita, tome más); también puede incluir colina, inositol, metionina y diente de león.
Taurina	**Dosis:** 1,000 mg de L-taurina 2 veces al día, 3 meses máximo. **Nota:** A las 6 semanas añada 1 complejo de aminoácidos mixtos.
Lecitina	**Dosis:** 2 cápsulas de 1,200 mg c/u, 2 veces al día. **Nota:** O 2 ctas. en granulado, 2 veces al día antes de las comidas.
Aceite de linaza	**Dosis:** 1 cucharada (14 g) al día, líquido o en pastillas. **Nota:** Puede combinarse con alimentos; tómelo en el desayuno.
Aceite de hierbabuena	**Dosis:** 2 cápsulas (con 0.2 ml de aceite c/u), 2 veces al día. **Nota:** Compre las de cubierta entérica. Tómelo entre comidas.
Psyllium	**Dosis:** 1 cda. de polvo disuelto en agua o jugo de naranja, al día. **Nota:** Asegúrese de tomar agua extra a lo largo del día.

Nota: Use primero los **azules**; los que están en **negro** también pueden ser benéficos. Los complementos que ya esté tomando pueden aportar algunas dosis —vea pág. 39.

buena opción es una **combinación lipotrópica** ("metabolizagrasas") con car-do lechero, colina, inositol y metionina, los cuales refuerzan la actividad hepática y favorecen un flujo saludable de grasas y bilis del hígado y la vesícula biliar. El cardo lechero cambia la composición de la bilis, disuelve los cálculos y elimina las piedras que pueden formarse. La colina y el inositol (relacionados con las vitaminas B) y la metionina (aminoácido) ayudan a metabolizar el colesterol y los lípidos, y vigorizan la actividad hepática y biliar. La metionina puede aumentar los niveles de otro aminoácido, la **taurina,** que mejora el flujo biliar y disuelve piedras. La colina y el inositol también son vitales para la **lecitina,** componente biliar graso (los niveles inadecuados pueden precipitar los cálculos).

Quizá valga la pena añadir otros complementos a la mezcla, ya sean solos o combinados. El **aceite de linaza** tiene ácidos grasos esenciales que pueden ser útiles para prevenir o incluso disolver los cálculos. El **aceite de hierbabuena,** en cápsulas de capa entérica, también los disuelve. Las dosis diarias de ***psyllium*** pueden estimular las deposiciones, lo que puede servir para impedir la formación de cálculos.

Qué más puede hacer

☑ Coma una dieta rica en fibra y con pocos carbohidratos refinados, azúcar y grasa. Frutas y verduras, salvado de avena y pectina (presente en manzanas, plátano, col, zanahorias, naranjas, chícharos y quingombó) pueden ser muy importantes para prevenir y desintegrar los cálculos.

☑ Mantenga bajo su peso y tome mucha agua diariamente.

HECHOS Y CONSEJOS

- La primera operación para extirpar una vesícula —y librar al organismo de los cálculos biliares— se realizó en 1882. La cirugía sigue siendo el tratamiento médico más común para extirpar los cálculos. Existen dos: la cirugía abdominal ortodoxa y la laparoscopia (se extirpa la vesícula mediante incisiones muy pequeñas). Pero los complementos naturales pueden ser una excelente opción para evitar un procedimiento tan agresivo; consulte a su médico para probarlos.

ÚLTIMOS HALLAZGOS

- Investigadores de San Francisco hallaron que combinar de vez en cuando la vitamina C con una bebida alcohólica reducía la presencia de cálculos en 50% de mujeres posmenopáusicas. Algunos científicos especulan que la ingesta moderada de alcohol puede aumentar la capacidad de la vitamina para bajar el nivel de colesterol en la bilis, lo que, a su vez, reduce la frecuencia de los cálculos biliares.
- En un estudio sobre el efecto que tenía el cardo lechero en los cálculos, se encontró que los pacientes tratados con esta hierba habían reducido considerablemente los niveles de colesterol en la bilis, lo que puede disminuir la probabilidad de cálculos.

Sabía que...

Aunque parece que la dieta moderna rica en grasa y con poca fibra favorece los cálculos, éstos no son un trastorno nuevo. Al sacar radiografías a la momia de una sacerdotisa egipcia (bien conservada) de hacia el año 1500 a.C. se le encontraron 30 cálculos.

cáncer

Los tratamientos convencionales como la cirugía, la radiación y la quimioterapia suelen ser muy eficaces contra este terrible mal. Pueden usarse terapias naturales inocuas con los métodos tradicionales para ayudar a controlar sus molestos efectos secundarios, e incluso para aumentar su potencia.

SÍNTOMAS

- *Sangrado o secreciones inusuales.*
- *Cambios en los hábitos de orina o defecación.*
- *Indigestión crónica o dificultad para deglutir.*
- *Aumento del apetito o pérdida de peso no justificados.*
- *Una llaga que no sana.*
- *Engrosamiento o protuberancia en mamas, testículos u otra parte.*
- *Tos persistente, carraspera o garganta irritada.*
- *Cambio en una verruga o lunar.*
- *Fatiga de origen incierto.*

Consulte a su médico si...

- **Tiene un síntoma de cáncer mínimo durante dos semanas, y no hay otra causa obvia.**
- **Recuerde: Si tiene algún padecimiento, consulte al médico antes de tomar complementos.**

Qué es

Hay más de cien tipos de cáncer; todos se distinguen por el crecimiento sin control de células anómalas. Casi todos empiezan como tumores sólidos, que pueden diseminar células cancerosas a otras partes del cuerpo (metastatizar). Si no se trata, pueden vencer a las células normales y agotar nutrientes vitales, causando enfermedades graves o incluso la muerte.

Qué lo provoca

No se sabe por qué las células se vuelven cancerosas. Pero parecen influir el tabaco, la exposición exagerada al sol, los contaminantes, el estrés y una mala dieta. Cualquiera de ellos puede debilitar al sistema inmunológico (el cual queda imposibilitado para atacar las células cancerosas), o exponer al organismo a los radicales libres que pueden dañar las células. La herencia también parece favorecer varios tipos de cáncer.

Cómo pueden ayudar los complementos

En el tratamiento del cáncer, los complementos son causa de debate. Los estudios discrepan y hay una serie de "curas milagrosas" fraudulentas y carísimas. Varios complementos, tomados a diario por tiempo prolongado, sí son una esperanza como apoyos valiosos a las terapias convencionales.

La **vitamina A** con las **vitaminas C** y **E**, los **carotenoides** (sobre todo betacaroteno y licopeno), el **selenio,** y la **coenzima Q_{10}** protegen las células de los radicales libres y pueden inhibir

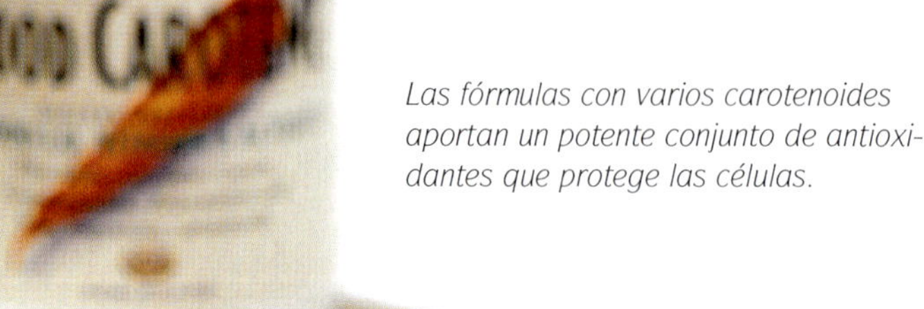

Las fórmulas con varios carotenoides aportan un potente conjunto de antioxidantes que protege las células.

Complementos recomendados

Vitamina A	**Dosis:** 50,000 UI al día durante 1 mes, luego 25,000 UI diarias. **Nota:** Sólo tome 5,000 UI al día si se embaraza.
Vitamina C/ Vitamina E	**Dosis:** 2,000 mg de C, 3 veces al día; 400 UI de la E, 2 veces al día. **Nota:** La vitamina C aumenta los efectos de la vitamina E.
Carotenoides	**Dosis:** 3 pastillas de carotenoides mixtos al día, con alimentos. **Nota:** Cada pastilla debe aportar 25,000 UI de vitamina A.
Selenio	**Dosis:** 200 mcg al día. **Nota:** No tomar más de 600 mcg al día; puede ser tóxico.
Coenzima Q_{10}	**Dosis:** 200 mg cada mañana. **Nota:** Se absorbe mejor tomándola con alimentos.
Aminoácidos	**Dosis:** Aminoácidos mixtos (dosis indicada en la etiqueta), más NAC (500 mg, 3 veces al día) y L-glutatión (250 mg, 2 veces al día). **Nota:** Tome el L-glutatión separado de otros aminoácidos.
Equinácea	**Dosis:** 200 mg, 3 veces al día. **Nota:** Rotar en ciclos de 3 semanas con tragacanto (400 mg, 2 veces al día), pau d'arco (500 mg, 2 veces al día) y hongos (abajo).
Hongos	**Dosis:** 500 mg de reishi, 400 mg de shiitake, 200 mg de maitake, 3 veces al día; o 3,000 mg de *Coriolus versicolor* en 2 dosis diarias. **Nota:** Evite los hongos reishi si toma anticoagulantes.

Los complementos que ya esté tomando pueden aportar algunas dosis —vea pág. 39.

el crecimiento de células cancerosas. Estos complementos pueden ser de provecho para quienes hayan estado en quimioterapia o radiación, ya que estos tratamientos dañan células sanas. Los **aminoácidos** pueden acelerar la curación y retardar el crecimiento de tumores.

Rotar **equinácea** en ciclos de tres semanas con extractos de **hongos** medicinales, y otras hierbas que ayudan al sistema inmunológico, puede reforzarlo durante el tratamiento. (La vitamina C también mejora la inmunidad, ayudándolo a combatir las células cancerosas que quedan después del tratamiento.) El hongo *Coriolus versicolor* ha mos-trado ser muy prometedor contra el cáncer de colon, de pulmón y de estómago. También es útil tomar una fórmula de desintoxicación hepática (a veces llamada combinación lipotrópica), ya que ayuda a evitar la acumulación de toxinas peligrosas en el hígado que propician el cáncer.

Qué más puede hacer

- ☑ Tener una dieta equilibrada, rica en vitaminas y minerales.
- ☑ Estar en grupos de apoyo; según estudios, prolonga la supervivencia.
- ☑ El ejercicio, la meditación, la biorregulación, el masaje o las técnicas de visualización pueden reducir el estrés, la angustia y mitigar síntomas.

HECHOS Y CONSEJOS

- Varias personas con cáncer prueban métodos alternativos, pero muchos no le dicen a su médico porque suponen que los desaprueba. Avísele de cualquier complemento que tome para que, ya informado, pueda hacerle recomendaciones.
- Si tiene náuseas por la quimioterapia, pruebe el jengibre (100 a 200 mg cada 4 horas, o una taza de té según necesite). Con alimentos evita la irritación gástrica. La acupuntura y la relajación también son útiles.
- El antiguo compuesto herbario Hoxsey, una mezcla de fitolaca, raíz de bardana, cáscara sagrada y otras hierbas, que venden los herbolarios, es una de las más antiguas y discutidas terapias alternativas en Estados Unidos. Ya se sabe que tiene varios ingredientes anticancerígenos y aumenta la inmunidad, pero muchos médicos aún dudan de su inocuidad y eficacia.

ÚLTIMOS HALLAZGOS

- El uso de altas dosis de vitamina C para combatir el cáncer ha sido polémico, a partir de que un estudio de Linus Pauling, premio Nobel, habló de sus beneficios. Los últimos hallazgos han hecho poco para resolver el debate: según varios estudios, no hace provecho, incluso puede hacer daño; muchos otros indican que puede prolongar la supervivencia, y unos más dicen que es bueno tomarla con vitamina E.
- En un estudio reciente, pacientes en quimioterapia para leucemia aguda que tomaron glutamina (6 g 3 veces al día) tuvieron diarrea menos fuerte que el grupo de control. Como en dosis altas puede ser peligrosa, primero consulte a su médico.

prevención del cáncer

Se considera que la forma de vida de las personas puede contribuir en 75% a los casos de cáncer. Las estrategias para disminuir el riesgo van de las pruebas de detección periódicas al aumento de la ingestión de antioxidantes que combaten el cáncer.

Síntomas

- *Cambios en orina o en defecación.*
- *Llaga, costra o úlcera que no sana.*
- *Sangrado o supuración inusuales.*
- *Engrosamiento o hinchazón en las mamas o en cualquier otro lugar.*
- *Indigestión periódica o dificultad para deglutir.*
- *Cambio notorio en un lunar o en una verruga, incluyendo sangrado.*
- *Tos o carraspera irritante, o tos con explulsión de sangre.*
- *Fatiga o pérdida de peso sin motivo.*

Consulte a su médico si...

- Tiene algunos de los síntomas de cáncer y no desaparecen por sí solos después de dos semanas.
- Recuerde: Si tiene algún padecimiento, consulte al médico antes de tomar complementos.

Qué es

Casi todas las células del organismo se sustituyen con regularidad, y cada una tiene un código que indica cómo y cuándo multiplicarse y morir. El cáncer se presenta si algo falla en este proceso, y deja que las células crezcan anormalmente y sin control. Como éstas proliferan y se propagan, dañan tejido, vasos sanguíneos y nervios sanos. Por suerte, en muchos casos el organismo puede identificar estos cambios y destruir las células anómalas antes de que sean una amenaza para la salud.

Qué lo provoca

El tabaco, la exposición excesiva a radiaciones (de los rayos X o la luz ultravioleta del sol), varias sustancias químicas industriales, ciertos virus y algunas hormonas aumentan el riesgo de cáncer. La herencia y la comida también influyen: el exceso de grasas, el alcohol y los productos ahumados y en salmuera pueden contribuir; por el contrario, la fibra, ciertos nutrientes y frutas y verduras pueden proteger contra el cáncer.

No toda la gente expuesta a los agentes cancerígenos resulta afectada. Parece que un factor importante en la aparición del cáncer es la capacidad del sistema inmunológico para detectar y destruir los radicales libres, moléculas inestables de oxígeno que causan daño celular. Los antioxidantes, compuestos que produce o recibe el organismo de la comida y complementos, pueden desactivar los radicales libres y ayudar al sistema inmunológico a erradicar las células cancerosas prematuras.

Cómo pueden ayudar los complementos

Aunque los complementos no compensan una mala elección de alimentos, sí pueden proteger contra varias neoplasias. Tomar varios antioxidantes diariamente es la primera línea de defensa. La **vitamina C** con **flavonoides** influye al prevenir muchos tipos, como el cáncer pulmonar, gástrico, vesical, cervicouterino, del esófago o del colon. La **vitamina E** puede reducir el riesgo de cáncer de mama, de colon y de próstata y probablemente otros. El **selenio** (mineral) es una esperanza contra varios tipos de neoplasias. La gente que se preocupe por prevenir el cáncer debe tomar estos cuatro complementos juntos.

Los expertos creen que el té verde, en hojas o cápsulas, puede contener uno de los más potentes antioxidantes que se haya descubierto.

Complementos recomendados

Vitamina C/ Flavonoides	**Dosis:** 1,000 mg de vitamina y 500 mg de flavonoides 3 veces al día. **Nota:** Reduzca la dosis de vitamina C si se presenta diarrea.
Vitamina E	**Dosis:** 400 UI al día. **Nota:** Vea con su médico si está tomando anticoagulantes.
Selenio	**Dosis:** 400 mcg al día. **Nota:** No tomar más de 600 mcg al día, ya que puede ser tóxico.
Extracto de té verde	**Dosis:** 250 mg, 2 veces al día. **Nota:** Estandarizado para que contenga mínimo 50% de polifenoles.
Extracto de semilla de uva	**Dosis:** 100 mg cada mañana. **Nota:** Estandarizado con proantocianidinas al 92%-95%.
Aceite de linaza	**Dosis:** 1 cucharada (14 gramos) al día. **Nota:** Puede mezclarse con alimentos; tómela en la mañana.
Coenzima Q_{10}	**Dosis:** 50 mg cada mañana. **Nota:** Se absorbe mejor tomándola con alimentos.
Glutatión	**Dosis:** 100 mg de L-glutatión cada mañana. **Nota:** Con alimentos, el malestar estomacal es mínimo.
Carotenoides	**Dosis:** 1 pastilla de carotenoides mixtos al día con alimentos. **Nota:** Cada pastilla debe aportar 25,000 UI de vitamina A.

Los complementos que ya esté tomando pueden aportar algunas dosis —vea pág. 39.

El **extracto de té verde** y el **de semilla de uva** son una protección adicional, ya que pueden prevenir varios tipos de cáncer, incluyendo el de pulmón, mama, piel, estómago, colon y próstata. Aunque no es un antioxidante, el **aceite de linaza** es importante pues sus compuestos, los lignanos, pueden proteger contra el cáncer de mama, colon y próstata.

Si lo desea, puede añadir la **coenzima Q_{10}** y el **glutatión** (aminoácido); ambos ayudan al sistema inmunitario. Tome **carotenoides** sólo si no come frutas y verduras. Estas sustancias sustituyen los pigmentos amarillo, naranja y rojo de las frutas y verduras, que ayudan a prevenir varios tipos de cáncer. Por ejemplo, el licopeno (carotenoide que da su color rojo a los jitomates), el cual es muy bueno para detener el cáncer pulmonar y de próstata.

Qué más puede hacer

- ☑ No beba ni masque tabaco. Beba alcohol sólo con moderación.
- ☑ Tenga una dieta baja en grasas saturadas y rica en fibra. Incluya mucha fruta, verduras, cereales integrales y leguminosas.
- ☑ Protéjase del sol y use protector solar cuando esté al aire libre.
- ☑ Haga ejercicio por lo menos 30 minutos diariamente.

HECHOS Y CONSEJOS

- Programe exploraciones físicas periódicas y pruebas de detección como el Papanicolau, mamografías y análisis de la piel. Si hay cáncer, detectarlo y tratarlo a tiempo aumenta las probabilidades de una recuperación total.
- Comer tofu y productos de soya en abundancia puede prevenir el cáncer. Según estudios en animales, un compuesto de la soya, la genisteína, detiene la producción de ciertas proteínas que estimulan las células cancerígenas.
- Una dosis adecuada diaria de calcio puede reducir el riesgo de cáncer de colon. Al parecer, el mineral neutraliza los ácidos biliares en el colon. Sin calcio, las bacterias intestinales pueden modificar estas sustancias digestivas y provocar cambios celulares anómalos que a la larga causen cáncer.

ÚLTIMOS HALLAZGOS

- Se probó que tomar 200 mcg de selenio al día reduce el riesgo de cáncer en un 39% y reduce el riesgo de morir casi en 50%, según un estudio practicado a 1,300 personas. Como la mayoría eran hombres, se necesitan más estudios para ver si estos resultados aplican a las mujeres.
- Investigaciones recientes indican que los antioxidantes protegen contra el cáncer cervicouterino. En un estudio, las mujeres con este cáncer tenían niveles muy bajos de vitamina E y carotenoides (como el betacaroteno y el licopeno) comparadas con las que no tenían la enfermedad.

candidiasis

En algún momento, casi todas las mujeres sienten el ardor y comezón desagradables de una infección vaginal. Si usted es propensa a este problema, los complementos naturales pueden ser útiles para fortalecer las defensas contra el exceso de *Candida*.

SÍNTOMAS

- *Fuerte comezón genital.*
- *Inflamación y enrojecimiento del área genital externa.*
- *Flujo vaginal blanco, semicuajado o espeso que puede oler a "levadura" (como pan) o ser inodoro.*

Consulte a su médico si...

- **Tiene uno de los síntomas anteriores por vez primera.**
- **El flujo vaginal tiene un fuerte olor fétido o rastros de sangre.**
- **Los síntomas no ceden en cinco días, pese al tratamiento.**
- **La candidiasis reaparece en dos meses.**
- **Recuerde: Si tiene algún padecimiento, consulte al médico antes de tomar complementos.**

Qué es

El *Candida albicans* es el organismo responsable de la mayoría de las infecciones vaginales, y normalmente está en el cuerpo en cantidades pequeñas e inocuas. Pero en ciertas condiciones se multiplica con rapidez y causa síntomas molestos. Como casi todos los hongos, el *Candida albicans* prolifera en áreas húmedas y tibias, como la vagina. Otras especies de *Candida* también pueden contribuir a estas infecciones.

Qué la provoca

Cualquier cosa que altere el equilibrio del hongo y las bacterias o el pH (ácido/base) de la vagina puede crear condiciones ideales para el crecimiento sin control del *Candida*. El ambiente vaginal normal puede perturbarse por algo tan simple como usar pantalones ajustados o ropa interior de nailon. El riesgo también aumenta con los cambios hormonales del embarazo, el uso de anticonceptivos o espermaticidas, o la diabetes.

Un sistema inmunitario debilitado por enfermedad, estrés o falta de sueño, así como por quimioterapias o una infección de VIH, también puede propiciar la proliferación del hongo. Tomar ciertos antibióticos, como la ampicilina o la tetraciclina, suele inducir estas infecciones, pues estos fármacos no sólo destruyen las bacterias que causan la enfermedad, sino las "benignas" que controlan los niveles de *Candida*.

Cómo pueden ayudar los complementos

Empiece tomando los complementos en las dosis recomendadas, desde la primera vez que note síntomas hasta que desaparezca la infección. Todos pueden usarse en combinación con tratamientos recetados o de venta libre, menos los supositorios vaginales. Fortalecer el sistema inmunitario con **vitamina C** y **equinácea** ayuda al organismo a combatir las candidiasis agudas. Al parecer, la equinácea provoca que los glóbulos blancos destruyan el hongo; y la vitamina C inhibe su crecimiento. Si us-

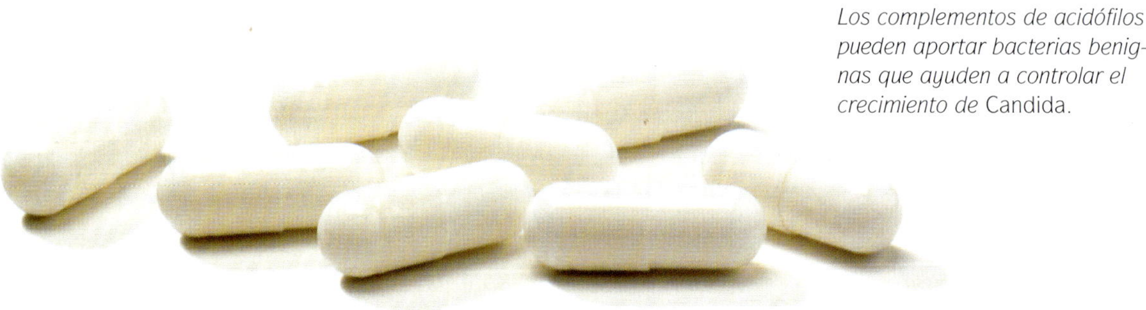

Los complementos de acidófilos pueden aportar bacterias benignas que ayuden a controlar el crecimiento de Candida.

Complementos recomendados

Vitamina C	**Dosis:** 1,000 mg, 3 veces al día. **Nota:** Reduzca la dosis si se presenta diarrea.
Equinácea	**Dosis:** 200 mg, 3 veces al día. **Nota:** Use 3 semanas por 1 de descanso, en infecciones recurrentes; estandarizado con equinacósidos al 3.5%, mínimo.
Acidófilos	**Dosis:** 1 pastilla, 2 veces al día, oralmente o como supositorio. **Nota:** 1-2 millardos de organismos vivos por pastilla (si es posible). Puede poner 1 pastilla oral en la vagina; suspenda a los 5 días.
Bífidus	**Dosis:** 1 pastilla, 2 veces al día. **Nota:** Use un complemento con 1-2 millardos de organismos vivos por pastilla (si es posible).
FOS	**Dosis:** 2,000 mg, 2 veces al día. **Nota:** Úselos en combinación con acidófilos y bifidus.
Aceite de melaleuca	**Dosis:** Inserte un supositorio en la vagina cada 12 horas, 5 días. **Nota:** A la venta en tiendas naturistas.
Vitamina A/	**Dosis:** Inserte un supositorio en la vagina cada 12 horas, 5 días. **Nota:** A la venta en tiendas naturistas.

Nota: Use primero los **azules**; los que están en **negro** también pueden ser benéficos. Los complementos que ya esté tomando pueden aportar algunas dosis —vea pág. 39.

ted es sensible a estas infecciones, tome equinácea durante tres semanas, suspéndala una, y luego reanude; úsela seis meses junto con vitamina C y acidófilos.

Incremente sus reservas de bacterias benignas tomando complementos de **acidófilos** y **bifidus;** éstos son muy importantes si su infección es causada por tomar antibióticos. También incluya **FOS** (fructooligosacáridos), pues estos carbohidratos no digeribles alimentan a las bacterias útiles y favorecen su crecimiento.

Si prefiere no usar las cremas antimicóticas habituales, pruebe los supositorios preparados de aceite de melaleuca o de vitamina A y caléndula. Estudios clínicos han demostrado que el **aceite de melaleuca** es un agente antimicótico eficaz. La **vitamina A** favorece el mantenimiento saludable de las membranas mucosas que recubren la vagina; y la **caléndula** tiene propiedades antiinflamatorias y antimicóticas.

Qué más puede hacer

- ☑ Use ropa interior de algodón; evite las pantimedias.
- ☑ No use tampones con desodorante, atomizadores o lavados comerciales.
- ☑ Use un jabón neutro para lavar el área vaginal.
- ☑ Coma yogur con cultivos vivos (activos). Algunos estudios han demostrado que 1 taza al día reduce la frecuencia de las candidiasis.

HECHOS Y CONSEJOS

- Los hombres también pueden sufrir candidiasis genital, sobre todo si no están circuncidados. El único signo puede ser una inflamación en la cabeza del pene, pero a menudo no hay síntomas. Un hombre infectado puede contagiar a su pareja, y debe atenderse.
- En vez de supositorios o cápsulas, aplíquese un lavado de lo siguiente: 2 cucharaditas de acidófilos y 2 de biífidus en polvo en 1 litro de agua caliente; o té tibio de pau d'arco; o té tibio de hidrastis. Hágalo dos veces al día durante siete días, y use 2 tazas de líquido cada vez.
- Contrario a la creencia popular, una dieta rica en carbohidratos o azúcar no aumenta el riesgo de tener candidiasis. La levadura que se usa para el pan tampoco es del mismo tipo que la que causa la candidiasis, así que las dietas "sin levadura" no tienen beneficios.

ÚLTIMOS HALLAZGOS

- Según un estudio reciente, muchas mujeres no pueden identificar bien los síntomas de la candidiasis. Casi 90% de las que nunca la han tenido y 65% de las que sí la han tenido no pudieron "diagnosticar" con precisión una candidiasis luego de leer la descripción médica de ésta y de otros problemas ginecológicos. Muchas participantes dijeron que usarían cremas antimicóticas de venta libre para otras afecciones más graves (inflamación pélvica e infecciones de las vías urinarias), para las que son ineficaces. Asegúrese de tener un diagnóstico adecuado antes de tratarse una infección vaginal por su cuenta.

prevención de cardiopatías

El estilo de vida y la alimentación ayudan a prevenir un gran número de enfermedades, sobre todo las relacionadas con el corazón. Las últimas investigaciones han confirmado que ciertos nutrientes pueden ser benéficos para mantener un corazón sano.

Síntomas

- *En etapas preliminares, las cardiopatías no tienen síntomas. Los signos de advertencia son hipertensión arterial y colesterol alto.*
- *En etapas avanzadas: dolor en el pecho, el brazo o la mandíbula (sobre todo después de una actividad física), palpitaciones y respiración entrecortada.*

Consulte a su médico si...

- Tiene cualquiera de los síntomas de cardiopatía.
- Sufre mareos no justificados, debilidad o desmayo.
- Hay alteración en los latidos del corazón u otras irregularidades cardíacas con cierta frecuencia.
- Hay dolor opresivo o constrictivo en el pecho, con aturdimiento, náuseas o respiración entrecortada; esto puede ser un signo de ataque al corazón. Busque ayuda inmediata.
- Revise su presión arterial cada dos años y el colesterol cada cinco; hágalo más a menudo si los niveles son altos.
- Recuerde: Si tiene algún padecimiento, consulte al médico antes de tomar complementos.

Qué son

Lo que casi todo el mundo piensa que una cardiopatía es en realidad aterosclerosis: una acumulación de depósitos grasos (llamados placa) en las paredes de las arterias. La placa, al engrosar, obstruye el flujo sanguíneo que transporta oxígeno y nutrientes. Las diminutas arterias que pasan por el corazón y lo nutren de sangre son particularmente susceptibles de acumular placa. Si una de ellas se tapa, puede haber un ataque al corazón.

Qué las provoca

La principal causa de aterosclerosis es el alto nivel de colesterol en la sangre. El colesterol LDL ("malo") se pega a las paredes de las arterias y al acumularse forma la placa. La hipertensión arterial, el cigarro, la obesidad, la vida sedentaria y el estrés también favorecen la acumulación de placa, y reducen la capacidad de constricción y dilatación de las arterias. En su juventud, las mujeres corren menos riesgo que los hombres, porque el estrógeno puede tener un efecto cardioprotector. Pero después de la menopausia, son igual de propensas que ellos.

Cómo pueden ayudar los complementos

Los complementos nunca sustituyen un estilo de vida saludable, ni combaten un factor de riesgo como el colesterol alto. Si usted ya tiene cardiopatía puede beneficiarse de los complementos recomendados. No corre riesgo al usarlos con fármacos prescritos para este mal, salvo la vitamina E y los aceites de pescado: pueden interferir con los anticoagulantes.

Los primeros cuatro son antioxidantes (sustancias que neutralizan los radicales libres). Como cada uno tiene funciones distintas, puede tomarlos todos. La **vitamina E** previene la primera etapa de la formación de placa: la oxidación del colesterol LDL. La **vitamina C** recicla la vitamina E y mantiene flexibles las arterias. El betacaroteno y el licopeno son **carotenoides** que pueden prevenir las cardiopatías; tome un complemento de carotenoides mixtos para un equilibrio adecuado. El **ex-**

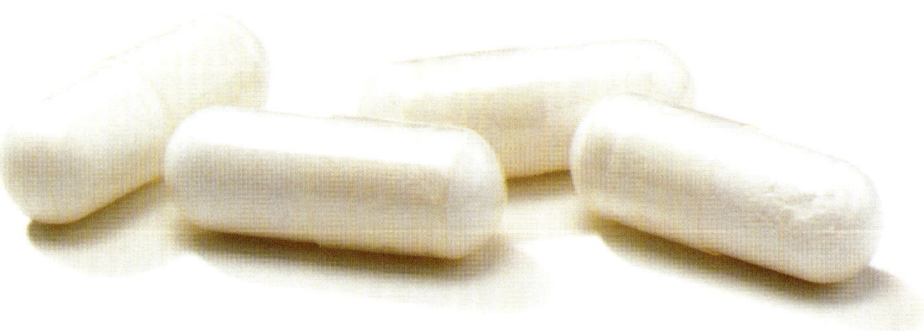

La vitamina E (en cápsulas) es uno de los complementos más importantes para combatir las cardiopatías.

Complementos recomendados

Vitamina E	**Dosis:** 400 UI al día. **Nota:** Si está tomando anticoagulantes, consulte a su médico.
Vitamina C	**Dosis:** 1,000 mg, 3 veces al día. **Nota:** Reduzca la dosis si se presenta diarrea.
Carotenoides	**Dosis:** 1 pastilla de carotenoides mixtos, 2 veces al día, con comida. **Nota:** Cada pastilla debe aportar 25,000 UI de vitamina A.
Extracto de semillas de uva	**Dosis:** 100 mg, 2 veces al día. **Nota:** Estandarizado con proantocianidinas al 92%-95%.
Vitamina B_{12}/ Ácido fólico	**Dosis:** 1,000 mcg de vitamina B_{12} y 400 mcg de ácido fólico al día. **Nota:** A veces los venden en un solo complemento.
Vitamina B_6	**Dosis:** 50 mg al día. **Nota:** 200 mg al día durante tiempo prolongado puede causar daño nervioso.
Aceite de linaza	**Dosis:** 1 cucharada (14 g) al día. **Nota:** Puede tomarse con alimentos; hágalo en el desayuno.
Aceites de pescado	**Dosis:** 1,000 mg, 3 veces al día. **Nota:** Sólo si no come pescado mínimo 2 veces por semana.
Magnesio	**Dosis:** 400 mg al día. **Nota:** No lo tome si tiene nefropatía.

Los complementos que ya esté tomando pueden aportar algunas dosis —vea pág. 39.

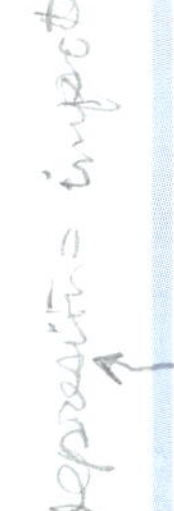

tracto de semillas de uva tiene complejos procianidólicos oligoméricos (PCO), flavonoides que al parecer tienen un poder antioxidante muy superior al de las vitaminas C y E.

El **ácido fólico** y las **vitaminas B_{12}** y **B_6** reducen la homocisteína, un residuo de aminoácidos relacionado con las cardiopatías. Además, la vitamina B_6 es valiosa, pues ayuda a que las arterias estén flexibles. Los ácidos grasos omega-3 del **aceite de linaza** y de los **aceites de pescado** controlan los triglicéridos (lípidos de la sangre relacionados con el colesterol). El **magnesio** ayuda a estabilizar el ritmo cardíaco.

Qué más puede hacer

- ☑ Mantenga una dieta baja en grasa, sobre todo la saturada.
- ☑ Incluya al menos cinco raciones de frutas y verduras en su dieta diaria.
- ☑ Coma mucha fibra soluble (avena, legumbres, frutas cítricas).
- ☑ Coma salmón, atún, sardinas o pescados grasos dos veces por semana.
- ☑ Haga ejercicio 30 minutos al día: fortalece el corazón, aumenta el nivel de colesterol protector HDL y ayuda a bajar de peso.
- ☑ No fume. Nada compensa el daño que el tabaco le causa al corazón.

HECHOS Y CONSEJOS

- Los ataques al corazón son relativamente raros en poblaciones que consumen mucho aceite de oliva, aun cuando el contenido de grasa total de su dieta sea alto. Si es posible, úselo en vez de otras grasas.
- Si hay fumadores en su familia, éstas son malas noticias para usted: su riesgo de cardiopatía ha aumentado en cerca del 20%, aunque nunca haya fumado.

ÚLTIMOS HALLAZGOS

- El exceso de hierro puede contribuir a las cardiopatías en adultos. En un estudio reciente, por cada 50 mg más de hierro al mes, sobre 250 mg (de alimentos y complementos), el riesgo de cardiopatía aumentó en 1.5 veces en hombres y 3.5 en mujeres que pasaban de los 60 años. Las personas mayores deben ver a su médico antes de tomarlo.
- Según un estudio, las vitaminas C y E pueden tener varios beneficios inmediatos en el corazón. Parece que la comida grasosa inhibe la capacidad de las arterias para dilatarse cuando tienen que hacerlo. Veinte personas tomaron 1,000 mg de vitamina C y 800 UI de vitamina E antes de comer alimentos grasosos, y las arterias trabajaron normalmente. Ni la comida baja en grasa tuvo efecto visible en las arterias, ni las vitaminas aportaron beneficios adicionales.

Sabía que...

Aunque pocos expertos recomendarían volverse un bebedor si usted no toma, muchos estudios indican que uno o dos vasos de vino o cerveza al día pueden reducir el riesgo de cardiopatías.

cataratas

Aunque la mitad de la gente de más de 50 años y tres cuartas partes de los que rebasan los 75 las padecen, no son una parte inevitable del envejecimiento. Según estudios recientes, ciertas estrategias personales reducen la posibilidad de tener este grave pero curable trastorno de la visión.

Síntomas

- *Opacidad gradual e indolora, o empañamiento de la visión.*
- *Mayor sensibilidad a la luz solar o a las luces de los automóviles.*
- *Ver las luces con aureola.*
- *Cambios al percibir los colores.*

Consulte a su médico si...

- Han empezado a aparecer síntomas de cataratas.
- Recuerde: Si tiene algún padecimiento, consulte al médico antes de tomar complementos.

Qué son

El cristalino del ojo, normalmente transparente, se refracta y concentra la luz en la retina: así se forma una imagen clara. Cuando las proteínas del cristalino se degradan, éstas se amontonan y producen manchas opacas llamadas cataratas. Éstas impiden que la luz se transmita bien a la retina, y la visión se vuelve turbia o borrosa. El tamaño, la densidad y la ubicación en el cristalino determinan el grado de deficiencia de la visión.

Qué las provoca

Las cataratas pueden surgir por los cambios físicos propios de la edad; pero hoy día, algunos expertos creen que casi siempre son por el tabaco o la exposición permanente a la luz ultravioleta del sol (UV), o por un nivel bajo de antioxidantes (vitaminas C y E, betacaroteno y selenio). Éstos pueden suprimir los radicales libres, moléculas inestables de oxígeno, que pueden dañar al cristalino. (En condiciones normales, el cristalino tiene una fuerte concentración de glutatión, un antioxidante del organismo.) La diabetes y la obesidad también aumentan el riesgo de padecerlas, porque los niveles altos de azúcar en la sangre contribuyen a destruir las proteínas del cristalino. Una lesión ocular puede ser otra causa.

Cómo pueden ayudar los complementos

Tomar complementos antes de que aparezcan las cataratas puede posponer su formación o prevenirla. Al inicio, los complementos pueden retardar su crecimiento; sin embargo, sólo pueden eliminarse con cirugía.

Las **vitaminas C** y **E,** poderosos antioxidantes, pueden proteger al cristalino del daño que causan el humo del tabaco y la luz UV. El **selenio,** otro antioxidante, ayuda a neutralizar los radicales libres. El **arándano,** rico en flavonoides, ayuda a eliminar las toxinas del cristalino y la retina. En un estudio, el arándano combinado con vitamina E detuvo la evolución de las cataratas en 48 de 58 participantes.

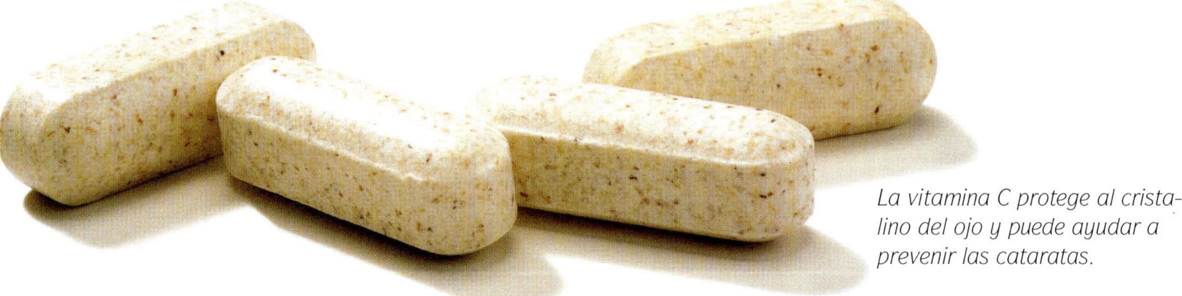

La vitamina C protege al cristalino del ojo y puede ayudar a prevenir las cataratas.

Complementos recomendados

Vitamina C	**Dosis:** 1,000 mg, 2 veces al día. **Nota:** Reduzca la dosis si se presenta diarrea.
Vitamina E	**Dosis:** 400 UI al día. **Nota:** Vea con su médico, si está tomando anticoagulantes.
Selenio	**Dosis:** 400 mcg al día. **Nota:** No tomar más de 600 mcg al día; puede ser tóxico.
Arándano	**Dosis:** 80 mg, 3 veces al día. **Nota:** Estandarizado con antocianósidos al 25%. Pueden incluirlo las fórmulas oftálmicas de complementos alimenticios.
Ginkgo biloba	**Dosis:** 40 mg, 3 veces al día. **Nota:** Estandarizado, mínimo con 24% de glucósidos de flavona.
Ácido alfa-lipoico	**Dosis:** 150 mg al día. **Nota:** Tómelo en las mañanas, con o sin alimentos.
Extracto de semilla de uva	**Dosis:** 100 mg, 2 veces al día. **Nota:** Estandarizado con proantocianidinas al 92%-95%.
Aceite de linaza	**Dosis:** 1 cucharada (14 g) al día. **Nota:** Puede mezclarlo con alimentos; tómelo en la mañana.

Nota: Use primero los azules; los que están en **negro** también pueden ser benéficos. Los complementos que ya esté tomando pueden aportar algunas dosis —vea pág. 39.

Esta combinación de complementos generalmente ofrece una protección adecuada contra las cataratas; pero los siguientes también pueden ser útiles: el **ginkgo biloba,** que mejora la circulación y tiene poderosas propiedades antioxidantes, puede usarse en vez del arándano. El ginkgo también puede ser una buena opción para quienes ya lo estén tomando para atacar problemas de memoria. El **ácido alfa-lipoico** puede ayudar a prevenirlas y también aumenta la eficacia de las vitaminas C y E. Como el **extracto de semilla de uva** puede tener un efecto terapéutico hasta en los más diminutos vasos sanguíneos, es bueno para la circulación ocular. Además, piense en agregar **aceite de linaza** a este régimen; sus ácidos grasos esenciales nutren al ojo. La riboflavina (vitamina B_2) también es importante: tome 25 mg al día si no toma un complemento de complejo B o un multivitamínico que aporte al menos esa cantidad.

Qué más puede hacer

- ☑ Deje de fumar.
- ☑ Protéjase los ojos contra los rayos UV usando anteojos oscuros y un sombrero de ala ancha cuando esté al aire libre.
- ☑ Coma frutas y verduras frescas en abundancia: son buenas fuentes de antioxidantes.

HECHOS Y CONSEJOS

- Sólo la extirpación quirúrgica del cristalino elimina las cataratas que se han formado. No necesita pensar en esa intervención, a menos que su vista no le permita trabajar, manejar, leer ni participar en las actividades recreativas que le gustan.

ÚLTIMOS HALLAZGOS

- Un estudio con personas de más de 55 años que tomaron vitamina E sólo tuvieron 50% de probabilidades de tener cataratas, a diferencia de que quienes no la tomaron. Los participantes recibían por lo menos 400 UI de esta vitamina al día.
- Los complementos de vitamina C pueden prevenir las cataratas, pero sólo si se toman constantemente durante tiempo prolongado. Un estudio a 247 ancianas, arrojó que las que tomaron vitamina C con regularidad durante un mínimo de 10 años tuvieron 77% menos riesgo de tener cataratas incipientes, a diferencia de las que no la tomaron. Se les dieron dosis que iban desde menos de 400 mg hasta más de 700 mg al día. Tomar vitamina C por períodos más cortos no reduce la frecuencia de la aparición de cataratas.

colesterol alto

Un alto nivel de colesterol en la sangre puede aumentar el riesgo de un ataque al corazón y, posiblemente, de apoplejía. Junto con cambios en su dieta, las vitaminas C y E y varios compuestos herbarios potentes pueden ayudarlo a controlar el colesterol y reducir ese riesgo.

SÍNTOMAS

- *Generalmente no tiene síntomas, pero es un factor de riesgo para otros trastornos, como la angina de pecho, con síntomas evidentes.*
- *Nódulos amarillos debajo de la piel de codos o rodillas, o bajo los ojos, cuando los niveles de colesterol son muy altos.*

Consulte a su médico si...

- **Sus niveles de colesterol están altos. Revíselos al menos una vez cada 5 años, o más seguido si tiene un total de 200 mg/dl (miligramos por decilitro) o más.**
- **Los remedios caseros no bajan el colesterol a niveles adecuados en 2 o 3 meses. Pregunte por los fármacos convencionales; éstos suelen ser eficaces: reducen hasta 25% el riesgo de un ataque cardíaco.**
- **Recuerde: Si tiene algún padecimiento, consulte al médico antes de tomar complementos.**

Qué es

El colesterol, una sustancia liposoluble que circula en la sangre, no es dañino; el organismo necesita algo de éste para mantener las membranas celulares y realizar otras funciones vitales. Pero el exceso puede ser nocivo. Los doctores se concentran en el total de colesterol en la sangre y en dos tipos que produce el organismo: el colesterol "malo" (LDL), que en exceso puede tapar las arterias y posiblemente causar un infarto; y el "bueno" (HDL), que ayuda a despejar el colesterol antes de que se acumule en las arterias. El colesterol total en la sangre y los niveles LDL altos aumentan el riesgo de un infarto, igual que un nivel bajo de HDL (menor a 35 mg/dl). Los expertos recomiendan mantener el colesterol total por abajo de 200 mg/dl, y los niveles de HDL tan altos como sea posible.

Qué lo provoca

Aunque la herencia influye, los niveles altos de colesterol se relacionan con una dieta rica en grasas saturadas y colesterol. Ambos están sobre todo en productos animales como la carne, y en lácteos enteros como la mantequilla. (El coco, la palma y los aceites hidrogenados de los alimentos elaborados tienen grasas saturadas, pero no colesterol.) La obesidad, el tabaco y la falta de ejercicio pueden afectar negativamente los niveles de colesterol.

Cómo pueden ayudar los complementos

Varios remedios herbarios y alimenticios pueden controlar los niveles de colesterol. Empiece tomando vitaminas E y C, y ajo, juntos o separados. Ayudan y son inocuos por períodos prolongados, incluso si toma fárma-

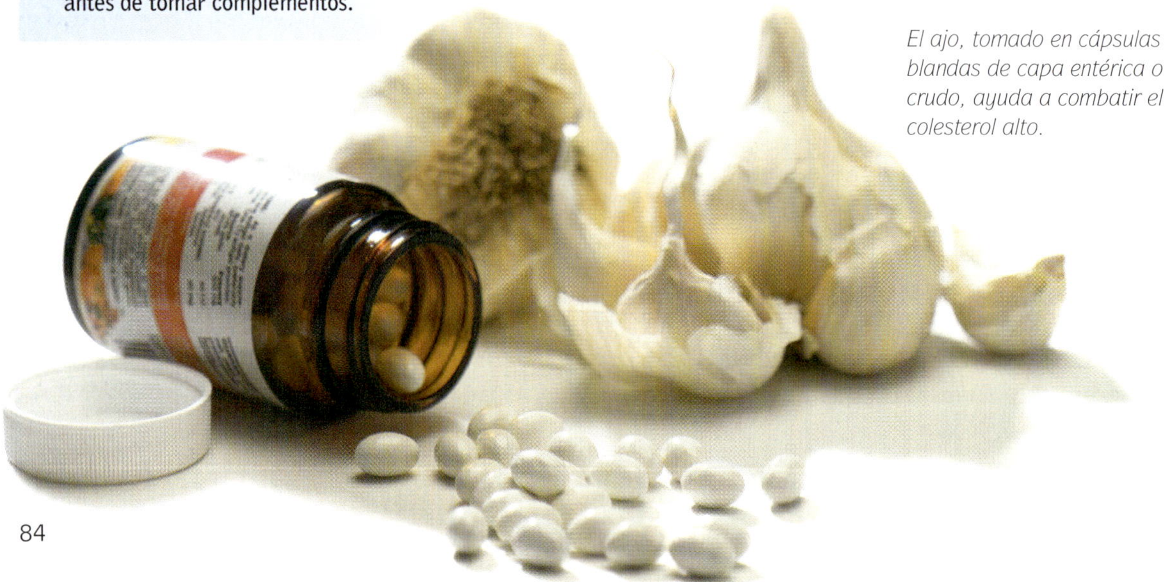

El ajo, tomado en cápsulas blandas de capa entérica o crudo, ayuda a combatir el colesterol alto.

Complementos recomendados

Vitamina E	**Dosis:** 400 UI, 2 veces al día. **Nota:** Si está tomando anticoagulantes, consulte a su médico.
Vitamina C	**Dosis:** 1,000 mg, 2 veces al día. **Nota:** Reduzca la dosis si se presenta diarrea.
Ajo	**Dosis:** 400-600 mg al día. **Nota:** Cada pastilla debe aportar 4,000 mcg de alicina.
Hexaniacinato de inositol	**Dosis:** 500 mg, 3 veces al día. **Nota:** Es la forma más segura de usar niacina; no enrojece la piel, y puede afectar menos al hígado que otras presentaciones.
Levadura roja	**Dosis:** 2 cápsulas (600 mg c/u), 2 veces al día con alimentos. **Nota:** Se vende como Cholestin. Suspenda si hay dolor, sensibilidad o debilidad muscular (es fermentada en arroz).
Gugulón	**Dosis:** 25 mg de gugulsteronas, 3 veces al día. **Nota:** Las gugulsteronas son su ingrediente activo.
Psyllium	**Dosis:** 1 cda. de polvo disuelto en agua o jugo de naranja, al día. **Nota:** Puede tener un efecto laxante. Beba mucha agua.

Nota: Use primero los **azules**; los que están en **negro** también pueden ser benéficos. Los complementos que ya esté tomando pueden aportar algunas dosis —vea pág. 39.

cos para bajar el colesterol. Aunque la **vitamina E** no lo baja directamente, parece que previene de los radicales libres (moléculas inestables de oxígeno) del colesterol dañino LDL, la primera etapa en la acumulación de placa coronaria. La **vitamina C** fomenta la eficacia de la vitamina E y hasta puede aumentar el colesterol protector HDL. Los estudios han discrepado sobre el poder del **ajo** para bajar los niveles de colesterol, pero gran cantidad de médicos creen que tiene un efecto positivo y que vale la pena probarlo. Quien lleve una dieta que carezca de fibra soluble, que puede bajar el colesterol total, debe añadirle ***psyllium.***

El hexaniacinato de inositol, la levadura roja fermentada en arroz y el gugulón son opciones para los fármacos que bajan el colesterol; los complementos nunca deben tomarse junto con este tipo de fármacos. Usado tres o cuatro meses, el **hexaniacinato de inositol,** una forma de la niacina de la vitamina B, puede reducir el LDL y aumentar el HDL. En vez de este complemento o como un auxiliar de éste, puede probar la **levadura roja fermentada en arroz** o el **gugulón**. La levadura inhibe la formación de colesterol, y el gugulón aumenta su capacidad para metabolizar el LDL.

Qué más puede hacer

☑ Mejore su dieta reduciendo las grasas saturadas y el colesterol. Coma pescado en vez de carne, alimentos con fibra (cereales, verduras y fruta), y use aceites monoinsaturados (oliva o canola) en vez de mantequilla.

☑ Siga un programa de ejercicio constante: aumenta el nivel de HDL.

HECHOS Y CONSEJOS

- Las pastillas de ajo con capa entérica se absorben mejor, pues ésta les permite llegar intactas al intestino delgado, donde las reacciones químicas liberan con más eficacia los ingredientes del ajo que bajan el colesterol. La capa también disminuye al mínimo el fuerte olor y sabor del ajo.
- Las pruebas caseras de colesterol son convenientes y pueden darle resultados en minutos, pero no siempre son confiables, ni miden su nivel HDL. Por lo tanto, es mejor que un médico haga (y confirme los resultados) de las pruebas de colesterol.

ÚLTIMOS HALLAZGOS

- En estudios hechos a personas con niveles altos de colesterol que tomaron gugulón, éstos bajaron de 14% a 27% en un lapso de 12 semanas, un efecto similar al de los fármacos que se recetan para bajar el colesterol.
- El *psyllium* es un método muy económico para bajar el colesterol. Según un estudio, casi toda la gente con colesterol alto logra reducirlo en un 10% si combina una dieta de poca grasa con 5 g de *psyllium* tomado 2 veces al día. Su efecto es más notorio en las personas con niveles altos de colesterol.

Sabía que...

El colesterol alimentario puede aumentar los niveles de colesterol en la sangre. Pero es la grasa saturada de los alimentos la que afecta todavía más esos niveles. Aunque la etiqueta ostente el letrero "Sin colesterol", no suponga que el producto es saludable. Revise con atención su contenido de grasa saturada.

colon irritable

Aunque los síntomas del colon irritable son muy reales, a menudo las pruebas no muestran algo irregular en los pacientes. Sin embargo, los médicos que dijeron: "Todo está en su cabeza", ya tienen una mejor noción de este mal que afecta a varios adultos.

Síntomas

- *Diarrea, estreñimiento o ambos alternados (en general, al acabar de comer), durante varios meses.*
- *Cólico abdominal que a menudo se calma al defecar.*
- *Evacuaciones con mucosidad.*
- *Gases e inflamación abdominal.*

Consulte a su médico si...

- Tiene dolor abdominal acompañado de algún cambio en la defecación habitual o en la consistencia de las heces.
- El dolor abdominal es continuo o intenso y va acompañado de fiebre.
- Hay sangre en las heces.
- Adelgaza sin proponérselo.
- Recuerde: Si tiene algún padecimiento, consulte al médico antes de tomar complementos.

Qué es

En condiciones normales, la comida pasa por el tracto digestivo gracias a las contracciones rítmicas de los músculos intestinales, proceso llamado peristaltismo. En el colon irritable, estos músculos tienen espasmos y las contracciones pierden coordinación. Esto puede hacer que los contenidos pasen muy lento o muy rápido, causando dolor abdominal y diarrea o estreñimiento.

Qué lo provoca

Los investigadores han propuesto muchas causas para el colon irritable, pero ninguna se ha comprobado. Entre otras, están las infecciones virales y las bacterianas, la parasitosis, el uso excesivo de antibióticos, la intolerancia a la lactosa o las reacciones adversas a alimentos (como el trigo o el brócoli). Algunos expertos creen que la gente con colon irritable tiene un tejido muscular liso muy sensible, no sólo en el tracto digestivo, sino en otras partes del cuerpo. Otros creen que se debe a una inflamación de las paredes del intestino. Pero un factor subyacente en casi todos los casos de colon irritable es que el estrés agrava los síntomas. Como nadie está seguro de qué es exactamente lo que trastoca la función intestinal, los médicos tienden a diagnosticar esta afección eliminando otros trastornos con síntomas similares, como la diverticulitis o la inflamación del intestino delgado.

Cómo pueden ayudar los complementos

Los complementos naturales dan buenos resultados en el control de muchos síntomas del colon irritable. Todos los aquí recomendados pueden combinarse entre sí o con fármacos convencionales. Las cápsulas de **aceite de hierba-**

El aceite de las hojas y los tallos de la hierbabuena, en pastillas o líquido, ayuda a prevenir los espasmos intestinales.

Complementos recomendados

Aceite de hierbabuena	**Dosis:** 1 o 2 cápsulas, 3 veces al día, entre alimentos. **Nota:** Tome las de capa entérica con 0.2 ml de aceite cada una; empiece con la dosis menor y aumente si es necesario.
Psyllium	**Dosis:** 1-3 cdas. de polvo disuelto en agua o jugo de naranja, al día. **Nota:** Asegúrese de tomar mucha agua a lo largo del día.
Acidófilos	**Dosis:** 1 pastilla diaria, al desayunar. **Nota:** 1-2 millardos de organismos por pastilla (si es posible); también se venden en polvo; pueden necesitar refrigeración.
FOS	**Dosis:** 2,000 mg al día. **Nota:** Tómelos combinados con acidófilos; no surten efecto contra el colon irritable si se usan solos.

Los complementos que ya esté tomando pueden aportar algunas dosis —vea pág. 39.

buena con capa entérica, que aseguran la liberación del aceite en el intestino y no en el estómago, son muy efectivos para los espasmos intestinales que causan el dolor abdominal y para aliviar otros síntomas. En un estudio a 110 personas con colon irritable, las cápsulas de aceite de hierbabuena redujeron el dolor abdominal en 79% de quienes las tomaron, y eliminaron el dolor en 56%. No hubo reacciones adversas.

El ***psyllium,*** una fibra vegetal, mitiga los síntomas en mucha gente, aunque no en toda. En la mayoría de los casos, corrige el estreñimiento y es útil para la diarrea porque absorbe el agua del intestino y añade volumen a las heces (parece que el volumen también disminuye la intensidad de los espasmos). Si usa *psyllium,* beba mínimo ocho vasos de agua al día. Si nota que agrava sus síntomas, suspéndalo.

Los **acidófilos,** un tipo de bacterias "buenas" que normalmente viven en el intestino, ayudan a digerir los alimentos y evitan que las bacterias nocivas que causan enfermedades crezcan sin control. Los **FOS** (fructooligosacáridos), a veces incluidos en los complementos de acidófilos o que se venden por separado, constan de carbohidratos no digeribles que alimentan a las bacterias benignas.

Qué más puede hacer

☑ Consuma más alimentos ricos en fibra: frutas, verduras, cereales y legumbres. Pero poco a poco, así la distensión abdominal y los gases serán mínimos. Comerlos mucho eliminará la necesidad del *psyllium.*

☑ Coma porciones más pequeñas y frecuentes. Reduzca la cafeína, las comidas con mucha grasa y el alcohol. Elimine ciertos alimentos de su dieta y añádalos a ella de nuevo, uno a la vez, durante varias semanas; así averiguará si hay alguno que le cause los síntomas.

☑ Controle el estrés. Las técnicas de relajación o la biorregulación pueden ser útiles.

☑ Haga ejercicio al menos 20 minutos al día, para estimular el movimiento normal de los intestinos y reducir el estrés.

HECHOS Y CONSEJOS

■ La intolerancia a la lactosa (sensibilidad a los azúcares de los productos lácteos) puede provocar los síntomas del colon irritable, o incluso simular la enfermedad en algunas personas. La capacidad para digerir la lactosa a menudo disminuye con la edad, debido a una menor cantidad de la lactasa (una enzima) en el intestino delgado. Para saber si tiene este problema, tome 2 vasos de leche descremada en ayunas. Si nota gases, diarrea, dolor o inflamación intestinal en 4 horas, repita la prueba con leche deslactosada. Si no hay síntomas, quizá deba ser cuidadoso con los lácteos.

Caso Clínico

UN ENFOQUE PROACTIVO

Carlos B. despertó una mañana y decidió que no podía aceptar las palabras de su médico: "Simplemente tendrá que vivir con él." Estaba harto de sentirse apenado por la diarrea, los cólicos y los mareos que se combinaban con el estreñimiento durante un período agitado, el cual podía ir desde una entrevista laboral hasta una cita con una chica.

Decidió atacar él mismo lo que le habían diagnosticado como colon irritable. Primero inició una dieta para eliminar los alimentos que su organismo no toleraba (como los lácteos). Luego avanzó combinando psyllium *con salvado de avena. Finalmente, empezó a tomar las cápsulas de aceite de hierbabuena, y notó que casi eliminaron el problema.*

"Estoy convencido de que todos pueden derrotar al colon irritable", afirma. "Hay muchas opciones que la gente no conoce. Se llama 'ser proactivos'. Después de todo, ¡usted es lo más importante para usted mismo!"

cortadas y raspones

Aunque suelen ser sólo una molestia, estas lesiones cotidianas pueden agravarse, sobre todo si se descuidan. La higiene básica, los primeros auxilios y varios remedios propios de la naturaleza previenen las infecciones y activan la curación.

Síntomas

- *Cortes angostos en la piel que generalmente sangran.*
- *Excoriaciones cutáneas superficiales que se enrojecen o sangran.*
- *Pinchazos u hoyos que pueden profundizar en la piel.*

Consulte a su médico si...

- Se hizo una cortada o un raspón sucio y que no puede limpiarse en casa.
- Una cortada no cierra.
- Brota sangre a chorros o el sangrado no se detiene.
- Hay signos de infección (pus en una cortada o raspón, rayas rojizas que irradian de la lesión, fiebre o una secreción extraña).
- Tiene una cortada o raspón sucio o una herida abierta y no se vacunó contra el tétanos en 10 años, o no se acuerda.
- Recuerde: Si tiene algún padecimiento, consulte al médico antes de tomar complementos.

Qué son

Las cortadas y los raspones son lesiones que rompen la capa protectora externa de la piel. Una cortada ocurre si se pincha o se rebana la piel; y un raspón, cuando la piel está visiblemente excoriada o golpeada.

Qué los provoca

Una cortada se debe al contacto con un utensilio filoso, como un cuchillo, una navaja de rasurar, la orilla de una hoja de papel, o un objeto de metal o de vidrio astillado. Si en la piel penetra un instrumento con una punta filosa, como un alfiler, un clavo o la punta de un lápiz, deja una herida abierta. El raspón ocurre cuando la piel literalmente es desgastada por una superficie áspera, como guijarros o pavimento de concreto.

Cómo pueden ayudar los complementos

Muchos complementos tópicos pueden mitigar o aliviar el dolor, favorecer la curación, prevenir la infección y reducir el riesgo de cicatrices queloides. Deben usarse sólo para cortadas y raspones leves. Las heridas profundas que no cierran o las lesiones que se infectan requieren atención médica.

Luego de parar el sangrado y desinfectar bien la herida, aplique **aceite de lavanda** en una cortada o raspón reciente; eso elimina los gérmenes y ayuda a sanar. El **aceite de melaleuca** también detiene la infección y reduce la cicatrización al mínimo. Puede usar tintura de **equinácea,** caléndula o mirra (diluida primero en poca agua). Otra opción es el ungüento de consuelda: favorece una pronta curación.

La tintura de equinácea, diluida en poca agua, es un potente antibiótico cuando se aplica directamente en heridas cutáneas.

Complementos recomendados

Aceite de lavanda	**Dosis:** Ponga 1 o 2 gotas de aceite en la herida, ya lavada. **Nota:** Aplíquelo directamente en heridas superficiales.
Gel de zábila	**Dosis:** Aplíquelo generosamente en la herida 3 o 4 veces al día. **Nota:** Use hojas de zábila frescas o cómprela en gel.
Vitamina A	**Dosis:** 50,000 UI, 2 veces al día, durante 5 días. **Nota:** Las mujeres embarazadas o que piensen embarazarse no deben tomar más de 5,000 UI al día.
Vitamina C	**Dosis:** 1,000 mg, 3 veces al día, durante 5 días. **Nota:** Reduzca la dosis si se presenta diarrea.
Aceite de melaleuca	**Dosis:** Ponga 1 o 2 gotas en la herida, ya lavada. **Nota:** Puede usarlo en lugar del aceite de lavanda.
Equinácea	**Dosis:** 3 gotas de tint. por 1 cda. de agua caliente, sobre la herida. **Nota:** Sustituye al aceite de melaleuca. Aparte, beba 1 taza de té de equinácea-hidrastis 3 veces al día, hasta que sane la herida.
Crema de caléndula	**Dosis:** Aplíquela en la herida 3 veces al día, en vez de la zábila. **Nota:** La crema de hidrastis o una combinación caléndula-hidrastis también es eficaz; de venta en tiendas naturistas.
Bromelina	**Dosis:** 500 mg, 3 veces al día, luego de la digestión, durante 5 días. **Nota:** Debe aportar 6,000 UDG o 9,000 UCL al día.

Nota: Use primero los **azules**; los que están en **negro** también pueden ser benéficos. Los complementos que ya esté tomando pueden aportar algunas dosis —vea pág. 39.

Al terminar de aplicar estos primeros auxilios, vende la herida. Cambie la venda tres o cuatro veces al día, y cada vez unte en la herida **gel de zábila** o **crema de caléndula,** calmantes que alivian o reducen la inflamación, detienen la infección y estimulan una pronta curación.

Tome los complementos orales restantes durante cinco días luego de la lesión. La **vitamina A** y la **vitamina C** inhiben la inflamación y activan la curación. La **bromelina,** una enzima derivada de la piña, tiene efectos benéficos similares; los tés de **equinácea** e hidrastis aumentan la inmunidad y disminuyen el riesgo de infección.

Qué más puede hacer

☑ Detenga el sangrado presionando la herida con fuerza durante unos minutos, con un pañuelo o lienzo limpio. Si se trata de una herida abierta, déjela sangrar primero varios minutos a fin de ayudar a eliminar gérmenes incrustados.

☑ Limpie perfectamente la piel alrededor de la cortada o el raspón. Vende la herida, sobre todo si por su ubicación es posible que se ensucie, como un dedo o la rodilla. Los antibióticos no son necesarios, a menos que haya señales de infección.

HECHOS Y CONSEJOS

- Para limpiar y desinfectar una herida, añada unas gotas de aceite de melaleuca en un recipiente con agua. Moje un lienzo y úselo para limpiar la lesión, o mantenga la herida bajo el chorro del agua varios minutos. No use peróxido de hidrógeno, ya que puede dañar la epidermis y retardar la curación.
- Una planta de zábila crece muy fácilmente en una ventana y hace una loción invaluable de primeros auxilios para lesiones cutáneas leves. Desprenda una hoja gruesa, córtela a lo largo y ráspela o prénsela para extraerle el transparente gel.

ÚLTIMOS HALLAZGOS

- En un estudio a pacientes con cicatrices, los que usaron vendas especiales de silicón con vitamina E por la noche, mejoraron más que aquellos que no usaron la vitamina. Se necesitan estudios adicionales para saber qué papel desempeña esta vitamina en el proceso de la cicatrización.
- En un estudio a personas operadas para quitarles tatuajes, se encontró que quienes tomaron al día 3,000 mg de vitamina C y 900 mg de ácido pantoténico (vitamina B_5) sanaron más rápidamente que quienes sólo tomaron 1,000 mg y 200 mg respectivamente, al día.

Sabía que...

Se añadía aceite de melaleuca a los lubricantes de maquinarias en las fábricas de municiones australianas en la Segunda Guerra Mundial; eso reducía al mínimo las infecciones cuando los operarios se cortaban con las limaduras de los metales.

degeneración macular

Varias personas padecen esta afección ocular, la causa más común de ceguera en los mayores de 50 años. Los antioxidantes —potentes protectores de las células— parecen ser un factor básico para evitar este trastorno.

SÍNTOMAS

- *Una mancha borrosa, gris o blanca en el centro del campo visual; la visión periférica es nítida.*
- *Visión deformada: las líneas rectas se ven onduladas, las letras impresas se ven borrosas, o los objetos parecen tener una forma o tamaño que no son los reales.*
- *Los colores se ven desteñidos o deslavados.*

Consulte a su médico si...

- Pasa de los 50 años: hágase una revisión general una vez al año con el oftalmólogo.
- Tiene uno de los síntomas arriba mencionados: el diagnóstico temprano puede reducir la pérdida de visión.
- Recuerde: Si tiene algún padecimiento, consulte al médico antes de tomar complementos.

Qué es

En la degeneración macular, la mácula —el área sensible a la luz en el centro de la retina que controla el campo visual central y la capacidad de ver los colores– se deteriora y perjudica la vista. Aunque la visión periférica —la capacidad de ver los extremos de una escena— permanece intacta, el centro del campo visual es borroso, gris o está cubierto por una gran mancha blanca. Por ende, la afección puede dificultar o impedir por completo leer, manejar, ver la televisión o hasta reconocer un rostro.

Este trastorno tiene dos variantes. En la degeneración macular o "seca" propia de la edad, la mácula se adelgaza y debajo de ella se acumulan trocitos de desechos. La afección evoluciona lentamente y representa el 90% de los casos. En la degeneración macular hemorrágica, o "húmeda", crecen nuevos vasos sanguíneos debajo de la retina, que brotan como las raíces de un árbol al romper el pavimento. Estos frágiles vasos a menudo gotean fluido y sangre, provocando que se forme tejido cicatricial y que la visión central se deteriore con rapidez.

Qué la provoca

Es probable que el daño producido por los radicales libres —las moléculas inestables de oxígeno que pueden afectar las células— sea la principal causa de la degeneración macular. Una dieta alta en grasas saturadas, el humo de los cigarrillos y la exposición prolongada a la luz solar pueden propiciar la formación de radicales libres en la retina. La hipertensión arterial, la cardiopatía y la diabetes también pueden contribuir, porque limitan el flujo sanguíneo hacia los ojos.

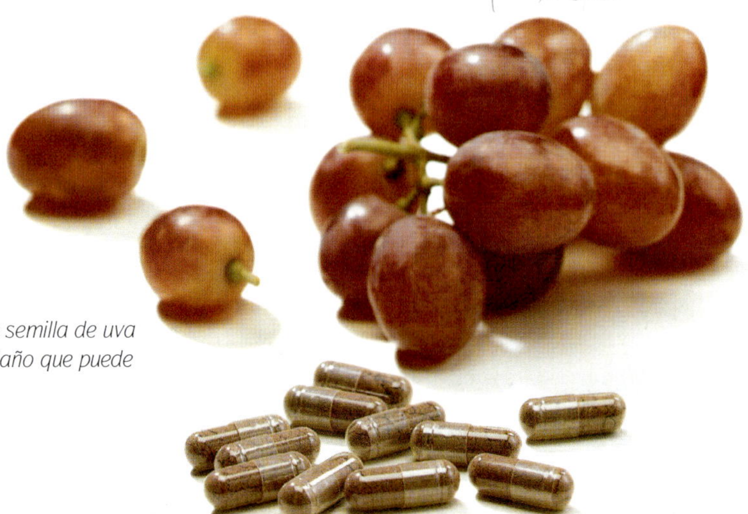

Los antioxidantes del extracto de semilla de uva ayudan a proteger la retina del daño que puede causar degeneración macular.

Complementos recomendados

Complemento	Dosis	Nota
Vitamina C	**Dosis:** 1,000 mg, 2 veces al día.	**Nota:** Reduzca la dosis si se presenta diarrea.
Vitamina E	**Dosis:** 400 UI, 2 veces al día.	**Nota:** Consulte a su médico si está tomando anticoagulantes.
Carotenoides	**Dosis:** 2 pastillas de carotenoides mixtos al día, con alimentos.	**Nota:** Cada pastilla debe aportar 25,000 UI de vitamina A.
Cinc/Cobre	**Dosis:** 30 mg de cinc y 2 mg de cobre al día.	**Nota:** Agregue cobre sólo si usa cinc por más de 1 mes.
Arándano	**Dosis:** 80 mg, 3 veces al día.	**Nota:** Estandarizado para contener antocianidinas al 25%.
Extracto de semillas de uva	**Dosis:** 100 mg, 2 veces al día.	**Nota:** Estandarizado con proantocianidinas al 92%-95%.
Ginkgo biloba	**Dosis:** 40 mg, 3 veces al día.	**Nota:** Estandarizado con glucósidos de flavona al 24%, mínimo.
Selenio	**Dosis:** 400 mcg al día.	**Nota:** Si toma más de 600 mcg al día, puede ser tóxico.

Nota: Use primero los **azules**; los que están en **negro** también pueden ser benéficos. Los complementos que ya esté tomando pueden aportar algunas dosis —vea pág. 39.

Cómo pueden ayudar los complementos

Las **vitaminas C** y **E** y diversos **carotenoides**, que actúan como antioxidantes, pueden neutralizar los radicales libres relacionados con la degeneración macular. La luteína y la zeaxantina de los carotenoides son muy importantes (el color amarillo de la mácula se debe a su presencia), pues protegen los ojos filtrando los dañinos rayos ultravioleta del sol. El **cinc** también es vital en el funcionamiento de la retina. A muchos ancianos les falta este mineral que, según algunas investigaciones, puede retardar la evolución del trastorno. Y si usted toma cinc, también necesitará **cobre,** porque el primero inhibe su absorción.

Para mayor efectividad, tome todos estos complementos y añada **arándano,** que contiene compuestos antioxidantes y aumenta el flujo sanguíneo a la retina. Puede sustituirlo por **extracto de semillas de uva** o **ginkgo biloba.** Aunque no son tan eficaces como el arándano, las semillas de uva pueden ser buenas para la visión nocturna deficiente; y el ginkgo es útil para quienes también muestran signos de pérdida de memoria. El **selenio** aumentará la actividad antioxidante general del organismo.

Qué más puede hacer

- ☑ Use anteojos oscuros y sombreros de ala ancha para protegerse los ojos.
- ☑ Deje de fumar: El cigarro propicia la degeneración macular.
- ☑ Coma muchas verduras verde oscuro; son ricas en luteína y zeaxantina.

HECHOS Y CONSEJOS

- La degeneración macular rara vez aparece en gente de menos de 50 años. Pero el 25% de los que pasan de los 65, y el 33% de los que rebasan los 80, muestran signos de tener este mal.
- Quienes fuman una cajetilla de cigarros al día, o más, tienen más del doble de probabilidades de desarrollar esta afección que quienes nunca han fumado. Hasta los que han dejado de fumar tienen 30% más de probabilidades de padecerla.

ÚLTIMOS HALLAZGOS

- Tomar una copa de vino al día puede evitar la degeneración macular. Un estudio reciente a más de 3,000 personas (de entre 45 y 74 años) encontró que beber cantidades moderadas de vino reduce el riesgo del mal en 19%. No se relacionaron otras bebidas alcóholicas con un riesgo menor.
- Comer hojas de berza o espinacas puede evitar la degeneración macular, porque son ricas en luteína y zeaxantina. En un estudio reciente, quienes comieron unas tres tazas de hojas de berza o espinacas al día tuvieron 43% menos de probabilidades de padecer degeneración macular propia de la edad que quienes comieron menos.

Sabía que...

La gente de ojos azules o verdes necesita cuidado especial: son muy sensibles al daño del sol que puede provocar degeneración macular.

depresión

Una enfermedad frecuente pero poco comprendida, la depresión afecta a millones de personas al año. Junto con novedosos fármacos, han llegado otras investigaciones que han descubierto una nueva función de los complementos de hierbas, minerales y vitaminas para tratar este mal.

SÍNTOMAS

- *"Vacío" existencial o tristeza permanente.*
- *Pérdida de placer en actividades habituales, incluyendo la sexual.*
- *Alteraciones del sueño, disminución de energía, fatiga.*
- *Muy poco o demasiado apetito; pérdida o aumento de peso.*
- *Sentimientos de culpa, baja autoestima, desamparo.*
- *Dificultad para concentrarse, irritabilidad, llanto excesivo.*
- *Dolores crónicos.*
- *Ideas de suidicio o de muerte.*

Consulte a su médico si...

- Usted o alguien que conozca muestra síntomas claros durante dos semanas o más.
- Usted o un conocido piensa en suicidarse: consiga ayuda urgente de inmediato.
- Recuerde: Si tiene algún padecimiento, consulte al médico antes de tomar complementos.

Qué es

Más que tristeza, la depresión es una enfermedad devastadora que afecta la vida de una persona en el aspecto físico, mental y emocional. Influye en la autoestima del individuo y en cómo percibe a los demás; un depresivo tiene dificultad para realizar sus actividades habituales. Hay varios tipos de depresión: melancolía leve o crónica (distimia), alteraciones en el estado de ánimo que van de la euforia a la desesperanza (trastorno bipolar o maníaco depresivo), y abatimiento. Esta última es la más grave y lleva a una incapacidad total para funcionar y a pensar en el suicidio.

Qué la provoca

Parece que no hay una sola causa subyacente, aunque los expertos creen que la depresión se debe a un desequilibrio en la producción de neurotransmisores en el cerebro (mensajeros químicos que envían señales de una neurona a otra). Un episodio depresivo puede deberse a la muerte de un ser amado, la pérdida del trabajo, un divorcio, una enfermedad mortal u otra dificultad grave. El estrés, la reacción a los fármacos (como los betabloqueadores), la poca luz natural en invierno, el tabaco, el consumo excesivo de alcohol, las alergias y las carencias alimentarias también pueden favorecer la depresión. Además, pueden intervenir formas disfuncionales de enfrentar la ira, la culpa y otras emociones.

Cómo pueden ayudar los complementos

Todos los que la padezcan, incluso los que estén tratándose con antidepresivos, pueden beneficiarse de los complementos recomendados. Se pueden añadir las hierbas y el 5-HTP (5-hidroxitriptófano), pero no deben

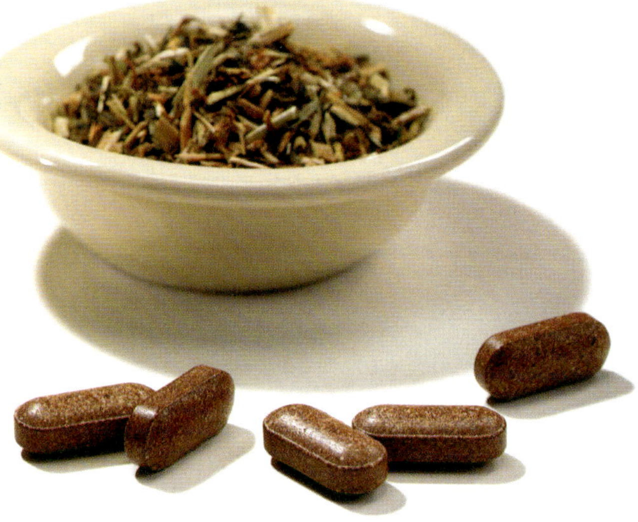

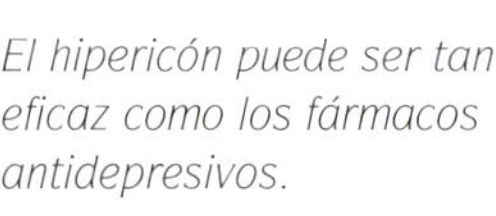

El hiperición puede ser tan eficaz como los fármacos antidepresivos.

Complementos recomendados

Complejo B	**Dosis:** 1 pastilla diaria con el desayuno. **Nota:** Busque un complejo B-50 con 50 mcg de B_{12} y biotina, 400 mcg de ácido fólico, y 50 mg de otras vitaminas B.
Vitamina C	**Dosis:** 500 mg, 3 veces al día. **Nota:** Reduzca la dosis si se presenta diarrea.
Calcio/ Magnesio	**Dosis:** 250 mg de cada uno, 2 veces al día. **Nota:** Otra toma al acostarse ayuda a dormir.
Hipericón	**Dosis:** 300 mg, 3 veces al día. **Nota:** Estandarizado para contener hipericina al 0.3%.
5-HTP	**Dosis:** 100 mg, 3 veces al día. **Nota:** No lo use más de 3 meses sin autorización médica.
Ginkgo biloba	**Dosis:** 80 mg, 3 veces al día. **Nota:** Estandarizado con glucósidos de flavona al 24%, mínimo.
Kava kava	**Dosis:** 250 mg, 2 o 3 veces al día, según sea necesario. **Nota:** Estandarizado con kavalactonas al 30%, mínimo.

Nota: Use primero los **azules**; los que están en **negro** también pueden ser benéficos. Los complementos que ya esté tomando pueden aportar algunas dosis —vea pág. 39.

combinarse con antidepresivos sin autorización de su doctor. Y quienes usen fármacos nunca deben suspenderlos sin antes consultar a su médico.

Se han relacionado con la depresión los niveles bajos de **vitaminas B** y **vitamina C**. Ayudan en la producción de neurotransmisores del cerebro y pueden aumentar la eficacia de los fármacos antidepresivos. El **calcio** y el **magnesio** tienen un efecto sedante en los nervios y pueden ser muy útiles si la depresión interfiere con el sueño.

En cuanto a las hierbas, el **hipericón** puede ser una buena alternativa para la sustitución de fármacos, los cuales comúnmente tienen efectos secundarios. Al parecer, en las personas mayores de 50 años, el **ginkgo biloba** combate mejor la depresión que el hipericón, y puede usarse en vez de éste. El **5-HTP**, un tipo de aminoácido triptofano, ha mostrado ser eficaz para mejorar el estado de ánimo. Para la depresión grave, éste puede combinarse con hipericón o ginkgo biloba. Con autorización de su médico, puede usar la **kava kava** sola o con hipericón, y gingko o 5-HTP si está deprimido y angustiado.

Qué más puede hacer

- ☑ Haga ejercicio con regularidad. Puede ser el mejor antidepresivo natural.
- ☑ Evite el tabaco, la cafeína en exceso y las bebidas alcohólicas.
- ☑ Busque apoyo. Actualmente hay muchas técnicas terapéuticas que pueden ayudar a romper el ciclo de la conducta depresiva.

HECHOS Y CONSEJOS

- Comer pavo, salmón y productos lácteos puede moderar la depresión, pues tienen triptofano. Los bajos niveles de este aminoácido reducen la producción en el cerebro de la serotonina, un neurotransmisor que ayuda a regular el ánimo. Las mujeres pueden ser muy sensibles a los bajos niveles de triptofano.
- Las mujeres con depresión pueden tener huesos porosos, porque los desequilibrios químicos del cerebro afectan la producción de las hormonas que mantienen la densidad ósea. Este riesgo de osteoporosis puede compensarse con calcio extra.

ÚLTIMOS HALLAZGOS

- Cerca del 30% de los que prueban antidepresivos no reaccionan a ellos. Un estudio reciente sugiere que el ácido fólico extra puede ayudar. Cerca del 35% de los participantes con bajo nivel de ácido fólico no mejoraron a las 8 semanas de tomar Prozac. En cambio, 80% de quienes tenían niveles adecuados sí reaccionaron al fármaco.
- Según estudios preliminares, la melatonina puede ayudar a los que sufren el trastorno afectivo estacional (TAE), también llamado depresión invernal. El reloj interno de esta gente no se ajusta a las pocas horas de luz natural. Parece que tomar varias dosis pequeñas de melatonina por la tarde ayuda a cambiar los ciclos de sueño y vigilia, y a eliminar la depresión.

desnutrición

Este problema, provocado por una alimentación inadecuada o insuficiente (principal causa de mortalidad en México), o por una alteración en las funciones corporales, produce una carencia de complementos alimenticios vitales para el buen funcionamiento del organismo.

Síntomas

- *Interrupción del crecimiento y del desarrollo.*
- *Malestar general, apatía y mal humor.*
- *Flacidez y debilidad muscular.*
- *Deficiencias del sistema inmunitario.*
- *Pérdida de masa muscular.*
- *Aparición de edemas.*

Consulte a su médico si...

- Los síntomas señalados arriba son muy graves, o si hay presencia de infecciones frecuentes por deficiencias en el sistema inmunitario. Generalmente es el médico quien determina, mediante un control sistemático, cómo evitar los posibles cuadros de malnutrición o desnutrición.
- Recuerde: Si tiene algún padecimiento, consulte al médico antes de tomar complementos.

Qué es

Consiste en una serie de condiciones patológicas que se presentan cuando existe un déficit en la ingestión, absorción o aprovechamiento de los nutrientes, o cuando hay una pérdida exagerada de éstos. La desnutrición se denomina primaria cuando la ingestión cuantitativa o cualitativa de los alimentos es insuficiente, y secundaria cuando las pérdidas aumentan o hay defectos de absorción o asimilación, y mixta —la más frecuente— cuando, además de una ingestión insuficiente, se presentan condiciones patológicas que aumentan el desgaste calórico proteico.

Qué la provoca

Cuando las fuentes de energía y las proteínas que se ingieren son limitadas, el cuerpo responde adaptándose a ello, pero si esta situación se prolonga durante mucho tiempo, surge la desnutrición. La gravedad de este síndrome depende de la amplitud o limitación de las reservas de factores nutricionales que posee el organismo; de la prolongación de un consumo inadecuado de energía, y de las enfermedades subyacentes (fiebre, infección, traumatismos, etcétera).

El aumento de las necesidades de una alimentación adecuada, producido por el embarazo, la lactancia, el crecimiento, y otros factores, también contribuye a la desnutrición, que es la causa de muerte de más de la mitad de la población infantil del mundo. El impacto de la pobreza suele expresarse en altos porcentajes de desnutrición. En las regiones afectadas por la pobreza extrema, la mayoría de los niños presentan un peso insuficiente y una talla disminuida para su edad.

Cómo pueden ayudar los complementos

Las proteínas están formadas por cadenas de **aminoá-**

El alga espirulina fue usada como alimento tradicional por los aztecas y los mayas hace más de 1,000 años. Ahora se perfila como un complemento alimenticio de primera clase.

Complementos recomendados

Aminoácidos	**Dosis:** 250 mg de AGAB, 500 mg de NAC, y 250 mg de L-glutatión, 3 veces al día. **Nota:** Tómelo 30 minutos antes de los alimentos.
Aceites de pescado	**Dosis:** 1000 mg, 3 veces al día. **Nota:** Tómelo sólo si no come pescado, 2 veces por semana.
Hierro	**Dosis:** 30 mg, 3 veces al día, junto con alimentos. **Nota:** Con los alimentos se absorbe mejor.
Complejo B	**Dosis:** 100 mg de tiamina, 50 mcg de B_{12}, 400 mcg de ácido fólico y 50 mg de las otras vitaminas del complejo. **Nota:** También puede inyectarse, en casos necesarios.
Espirulina y kelp	**Dosis:** Tomar 9 tabletas diarias de espirulina o 3 cdtas. de polvo revueltas en un vaso de agua; tomar 9 tabletas de kelp al día. **Nota:** Tómelas 3 veces al día, durante un mes (el kelp aporta mucho yodo; si usted tiene alguna afección de la tiroides, consulte a su médico).

Nota: Use primero los azules; los que están en **negro** también pueden ser benéficos. Los complementos que ya esté tomando pueden aportar algunas dosis —vea pág. 39.

cidos que se combinan entre sí y son necesarias para el crecimiento, la cicatrización y la producción de enzimas, hormonas y anticuerpos; algunos aminoácidos permiten que las vitaminas y minerales realicen sus funciones apropiadamente. Debido a esto, los aminoácidos son muy importantes para prevenir y combatir la desnutrición.

Tradicionalmente, se ha considerado al **aceite de pescado** un excelente complemento alimentario. Los aceites grasos poliinsaturados que se encuentran en el aceite de pescado como el salmón, el arenque y la caballa, son muy benéficos para la salud. El **hierro** está presente en las células rojas de la sangre (glóbulos rojos) y las células de los músculos; sin embargo, el cuerpo necesita reponer la cantidad de este nutriente que se pierde a través del sudor, la orina, las heces y cualquier tipo de sangrado. El **complejo B** está formado, entre otras sustancias, por las vitaminas B_1 o tiamina, B_2, B_6 o piridoxina, B_{12}, ácido pantoténico y **ácido fólico.** La vitamina B_{12} no sólo ayuda a la producción de energía y a la formación de glóbulos rojos, sino que también activa al ácido fólico, sustancia esencial en la formación y reproducción celular.

Las algas **kelp** y **espirulina** adquieren cada vez mayor importancia en la nutrición. La primera debido a su alto contenido de yodo y a sus propiedades como auxiliar en diversas enfermedades, y la segunda porque tiene un enorme valor alimentario.

Qué más se puede hacer

☑ Siga las indicaciones del médico en caso de un cuadro de desnutrición: mantener hábitos dietéticos e higiénicos adecuados en casa. En casos avanzados, se requerirá la hospitalización para hacer un estudio.

HECHOS Y CONSEJOS

- Unos 800 millones de personas en el mundo padecen hambre y desnutrición, y la causa principal de que no consigan alimentos suficientes es la extrema pobreza. A menudo sólo son necesarios unos pocos y sencillos recursos para que la gente pobre pueda cultivar los alimentos indispensables para volverse autosuficiente.
- La vitamina A tiene un importante efecto en la salud de los niños. Se ha demostrado que las muertes por diarrea disminuyen en un 40% cuando los niños toman complementos de vitamina A. También se ha podido observar que este nutriente reduce las complicaciones del sarampión.

ÚLTIMOS HALLAZGOS

- Algunos estudios demuestran que una correcta nutrición durante los primeros años de infancia y durante el embarazo disminuye los padecimientos cardíacos, la diabetes y otros problemas alimenticios crónicos en la vida adulta.
- Si los niños en edad escolar desayunan todos los días y obtienen una ingesta adecuada de yodo y hierro, se asegura un buen rendimiento en el colegio.

Sabía que...

Muchos expertos en el tema del hambre opinan que una educación adecuada es la manera más eficaz de reducirla. La gente que tiene acceso a la educación cuenta con medios para salir del círculo de pobreza que provoca el hombre (UNICEF).

diabetes

Muchas de las personas que sufren diabetes harían bien en considerar el uso de complementos alimenticios y herbarios, para completar el tratamiento médico convencional y ayudar a evitar algunas complicaciones de este mal crónico pero controlable.

Síntomas

- *Sed exagerada.*
- *Micción excesiva y frecuente.*
- *Fatiga y debilidad extremas.*
- *Pérdida de peso involuntaria.*
- *Cicatrización lenta.*
- *Infecciones periódicas, que pueden ser en las vías urinarias o en la vagina.*
- *Visión borrosa.*
- *Entumecimiento u hormigueo en manos y pies.*

Consulte a su médico si...

- Tiene uno de los síntomas antes mencionados.
- Recuerde: Si tiene algún padecimiento, consulte al médico antes de tomar complementos.

Qué es

Un diabético no produce suficiente insulina o es incapaz de usar ésta con eficacia, lo que provoca una acumulación de azúcar en la sangre (glucemia). Con el tiempo, este desequilibrio puede llevar a cardiopatías, daño nervioso, nefropatía, pérdida de la visión y otras complicaciones. Hay dos tipos de diabetes: la insulinodependiente (tipo I), que es menos frecuente y suele aparecer antes de los 30 años, y la no insulinodependiente (tipo II), que abarca el 90% de los casos; en general, surge después de los 40 años.

Qué la provoca

En la diabetes tipo, I el páncreas deja de producir insulina. Nadie sabe exactamente cómo, pero algunos expertos creen que se debe a un virus o a una reacción autoinmunitaria, en que el organismo ataca sus propias células pancreáticas. Quien tiene el tipo I debe tomar insulina de por vida. La tipo II es por una resistencia a la insulina. El páncreas secreta mucha insulina, pero las células del organismo no reaccionan a ella. La obesidad influye mucho en casi todos los casos de diabetes tipo II. Los factores genéticos pueden contribuir a los dos tipos de diabetes.

Cómo pueden ayudar los complementos

En la diabetes tipo I y en la II se pueden usar todos los complementos con los fármacos prescritos. Tomar algunos complementos puede requerir cambiar la dosificación de insulina o los fármacos hipoglucemiantes para la diabetes tipo II. Estos cambios debe supervisarlos su médico.

Las **vitaminas B** ayudan a producir enzimas que convierten la glucosa en energía; también ayudan al evitar el daño nervioso provocado por la diabetes. El **cromo** es un mineral eficaz para controlar la glucemia y reducir los niveles de colesterol en personas con diabetes. La **gymne-**

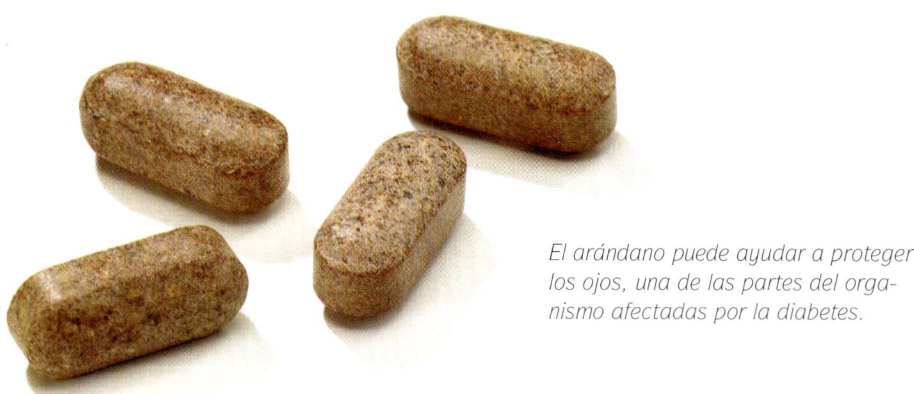

El arándano puede ayudar a proteger los ojos, una de las partes del organismo afectadas por la diabetes.

Complementos recomendados

Complemento	Dosis / Nota
Complejo B	**Dosis:** 1 pastilla diaria en el desayuno. **Nota:** Busque un complejo B-100 con 100 mcg de B_{12} y biotina; 400 mcg de ácido fólico, y 100 mg de otras vitaminas B.
Cromo	**Dosis:** 200 mcg, 3 veces al día, con alimentos. **Nota:** Si cambia su nivel de insulina, consulte a su médico.
Gymnema silvestre	**Dosis:** 200 mg, 2 veces al día. **Nota:** Si cambia su nivel de insulina, consulte a su médico.
Ácidos grasos esenciales	**Dosis:** 1,000 mg de aceite de onagra o de borraja; 1,000 mg de aceites de pescado, 2 veces al día. **Nota:** El de onagra 3 veces al día; el de borraja 1 vez.
Antioxidantes	**Dosis:** 1,000 mg de vitamina C, 400 UI de vitamina E, y 150 mg de ácido alfa-lipoico cada mañana. **Nota:** Este ácido puede afectar el nivel de azúcar; tenga cuidado.
Cinc/Cobre	**Dosis:** 30 mg de cinc y 2 mg de cobre al día. **Nota:** Agregue cobre sólo si usa cinc por más de un mes.
Arándano	**Dosis:** 160 mg, 2 veces al día. **Nota:** Estandarizado para contener antocianósidos al 25%.
Taurina	**Dosis:** 500 mg de L-taurina, 2 veces al día, con el estómago vacío. **Nota:** Si la usa más de 1 mes, agregue aminoácidos mixtos.

Nota: Use primero los **azules**; los que están en **negro** también pueden ser benéficos. Los complementos que ya esté tomando pueden aportar algunas dosis —vea pág. 39.

ma silvestre, una hierba de la India, mejora el control de la glucemia, reduciendo a veces la necesidad de insulina o fármacos hipoglucemiantes.

Los **ácidos grasos esenciales** protegen contra el daño nervioso y mantienen la elasticidad de las arterias. Los aceites de pescado reducen el riesgo de cardiopatía. Los **antioxidantes** evitan los daños nervioso, ocular y cardíaco. La vitamina E puede bloquear los depósitos de placa en las arterias; el ácido alfalipoico mejora el metabolismo de la glucosa. Muchos diabéticos tienen poco **cinc,** el cual ayuda a usar la insulina y a curar rápido las heridas (función que la glucemia excesiva impide). El uso prolongado de cinc puede requerir **cobre** adicional. El **arándano** previene el daño ocular, y la **taurina** (aminoácido) ayuda a liberar insulina y puede evitar la coagulación irregular de la sangre, un factor de la cardiopatía. Nuevos estudios indican que el magnesio también puede ayudar.

Qué más puede hacer

- ☑ Haga ejercicio regularmente; no importa su tipo de diabetes. Si quema más de 3,500 calorías por semana tiene 50% menos de probabilidades de desarrollar una diabetes tipo II que los que queman menos de 500 calorías.
- ☑ Adelgace. La obesidad es un factor de riesgo importante en la tipo II.
- ☑ Coma cereales integrales, frutas y verduras para controlar la glucemia.

HECHOS Y CONSEJOS

- Los diabéticos pueden encontrar que es benéfico añadir alimentos de soya a su dieta. Estos productos, que incluyen el tofu y la proteína, leche o harina de soya, pueden mejorar el control de la glucemia, proteger contra cardiopatías y atenuar el esfuerzo de los riñones.
- El ginkgo biloba sirve para dos efectos secundarios comunes de la diabetes: daño nervioso y circulación deficiente en las extremidades. Si tiene señales de alguno de estos efectos o problema para controlar la glucemia, pruebe el ginkgo en dosis de 40 mg tres veces al día.

ÚLTIMOS HALLAZGOS

- Según un estudio del Centro Médico de la Universidad Duke, el control deficiente de la glucemia puede agotar las reservas de antioxidantes en el organismo. Tomar complementos como las vitaminas C y E protege a las células de los radicales libres (moléculas inestables de oxígeno), y puede reducir el riesgo de algunas complicaciones graves de la diabetes.
- A 1 de cada 3 diabéticos puede faltarle magnesio, indican investigadores de la Universidad de Columbia, y los bajos niveles de este mineral pueden favorecer la cardiopatía. Algunos expertos recomiendan por lo menos 250 mg de magnesio dos veces al día para las personas con diabetes, pero los que presentan signos de daño renal no deben tomarlos.

diarrea

Por desagradable que resulte, la diarrea ofrece al organismo una forma de deshacerse de toxinas. Esta afección tan común suele ceder sola más o menos en un día, pero puede ser incómoda e inoportuna. El objetivo de los tratamientos es evitar la deshidratación y devolver volumen a las heces.

SÍNTOMAS

- *Evacuaciones frecuentes y líquidas.*
- *Cólicos abdominales.*
- *Posibles náuseas, fiebre o sed.*

Consulte a su médico si...

- La diarrea persiste más de 48 horas.
- La fiebre rebasa los 38°C y va acompañada de fuertes cólicos, mareos y aturdimiento, o si no hay orina.
- Hay sangre en las heces, o si las heces son negras.
- Hay señales de deshidratación, como sed persistente, labios secos y ojos hundidos.
- La diarrea se presenta a menudo: podría ser el signo de alguna enfermedad, como la colitis.
- Recuerde: Si tiene algún padecimiento, consulte al médico antes de tomar complementos.

Qué es

La diarrea es un incremento en la frecuencia o en la fluidez de las evacuaciones. No es una enfermedad en sí, sino un síntoma de diversos trastornos: la mayoría son benignos, pero hay algunos graves. La diarrea indica la interrupción del tránsito normal de alimentos y desechos a través del intestino grueso. Generalmente, el agua se absorbe por las paredes intestinales cuando la comida pasa por el intestino grueso, y la materia fecal sale del cuerpo en forma de masa sólida. Si algo activa o interfiere con este proceso, el líquido se expulsará con la materia fecal.

Qué la provoca

La diarrea acompaña la inflamación o irritación del intestino. Suele ser el resultado de una infección viral o bacteriana por comer o beber agua o comida contaminadas. Mucha gente toma sus precauciones cuando viaja, para evitar "la diarrea del viajero", pero en casa a veces no tienen tanto cuidado y a menudo la diarrea que es atribuida a ciertas bacterias es causa de una intoxicación alimentaria.

Hay varias causas de diarrea: comer más fruta o verdura de la que el tubo digestivo está acostumbrado a procesar (los cítricos y las legumbres suelen ser los culpables); tomar sorbitol (edulcorante de bajas calorías) en exceso. Además de lo anterior, la diarrea puede deberse a una dosis terapéutica de vitamina C o de magnesio (reduzca la dosis).

Las personas con intolerancia a la lactosa —incapacidad para digerir el azúcar de los productos lácteos— con frecuencia sufren de gases, inflamación abdominal y diarrea después de haber

El psyllium alivia la diarrea, pues absorbe el exceso de fluidos del intestino. Para tomarlo, mezcle la fibra con un vaso de agua o de jugo.

Complementos recomendados

Agrimonia	**Dosis:** En té, 1 taza, máximo 6 veces al día. **Nota:** Use 1 cda. de hojas por 1 taza de agua caliente; deje reposar 15 minutos y cuele. Tómelo durante el día, según lo necesite.
Hojas de zarzamora/Hojas de frambuesa	**Dosis:** En té, 1 taza, máximo 6 veces al día. **Nota:** Use 1 cda. de hojas por 1 taza de agua caliente; deje reposar 15 minutos y cuele. Tómelo durante el día, según lo necesite.
Psyllium	**Dosis:** 1-3 cdas. de polvo disuelto en agua o jugo de naranja, al día. **Nota:** Asegúrese de tomar agua extra a lo largo del día.
Acidófilos	**Dosis:** 2 pastillas, 3 veces al día, después de la digestión. **Nota:** 1-2 millardos de organismos por pastilla (si es factible).

Los complementos que ya esté tomando pueden aportar algunas dosis —vea pág. 39.

consumido leche, queso o helado. Los antibióticos pueden favorecer la diarrea porque destruyen las "bacterias amigables" del intestino. En algunas personas, la diarrea es desencadenada por el estrés. También puede ser síntoma de un trastorno gastrointestinal, como la colitis, la enfermedad de Crohn, la pancreatitis o el cáncer de colon.

Cómo pueden ayudar los complementos

Combata la diarrea con té de **agrimonia, hojas de zarzamora** u **hojas de frambuesa**. Estos tés contienen taninos (sustancias químicas con un efecto fijador en las membranas mucosas del intestino que ayudan a absorber los fluidos) y reponen los líquidos que se pierden, lo cual es importante para prevenir la deshidratación, que puede ser el resultado de un prolongado ataque de diarrea.

Si con ninguno de estos tés se quita, tenga en cuenta el ***psyllium***. Aunque esta fibra soluble se conoce más para el estreñimiento, absorbe el exceso de fluidos en el intestino y da volumen a las heces. Los **acidófilos** actúan para recuperar los niveles adecuados de flora intestinal y son especialmente importantes si la diarrea está relacionada con el uso de antibióticos. Los antidiarreicos de venta libre pueden ser sustituidos por estos remedios (excepto los acidófilos, que pueden usarse con preparados de venta libre, aunque no se tomen a la misma hora del día).

Si la diarrea es por intoxicación alimentaria, espere unas horas antes de atacar el problema, para que el organismo tenga tiempo suficiente para eliminar al causante. De lo contrario, use los remedios de inmediato.

Qué más puede hacer

- ☑ Tome mucha agua y líquidos ligeros para evitar la deshidratación.
- ☑ Evite: leche, cítricos, alcohol, alimentos ricos en fibra 1 o 2 días luego de haber tenido diarrea; coma alimentos blandos: como plátano o arroz blanco.
- ☑ Si viaja a sitios de los que desconfíe, coma alimentos cocidos, evite los cubitos de hielo y use agua embotellada, incluso para lavarse los dientes.

HECHOS Y CONSEJOS

- El té de hojas de zarzamora suele considerarse el remedio herbario más potente para la diarrea. Lea las etiquetas de los paquetes del té. Muchos tés tienen sabor a zarzamora, pero no hojas de zarzamora.
- Millones de personas se enferman cada año por bacterias, virus y otros organismos de la comida. Puede eliminar casi todos los riesgos si lleva a cabo ciertas prácticas de sentido común: lávese las manos con jabón y agua caliente antes de cocinar o luego de agarrar carnes crudas; descongele la comida sólo en el refrigerador o en el microondas; deje marinar los alimentos sólo en el refrigerador; lave los platos y los utensilios que usó con aves o carne cruda antes de usarlos con alimentos cocidos o no; refrigere de inmediato los sobrantes de la comida.

ÚLTIMOS HALLAZGOS

- Durante mucho tiempo se ha dicho que el vino es un remedio contra infecciones y enfermedades. Hoy día, de acuerdo con ciertas investigaciones, beber vino también ayuda a combatir la diarrea. Un estudio reciente demostró que el vino tinto y el blanco son más eficaces que una variedad de productos antidiarreicos de venta libre para eliminar bacterias intestinales nocivas, como la *Salmonella* y algunas cepas de *E. coli*.

diverticulosis

Es un trastorno que se presenta generalmente en personas de entre 40 y 60 años. Pero no es un mal del envejecimiento por sí mismo; es un mal que tiene que ver con el estilo de vida, y particularmente con la falta de fibra y ejercicio. Unas simples medidas pueden ayudar.

Síntomas

Diverticulosis

- *A menudo no hay síntomas.*
- *A veces la diarrea alterna con inflamación abdominal, gases, náuseas y estreñimiento.*

Diverticulitis

- *Dolor abdominal, generalmente abajo, en el lado izquierdo (si es apendicitis duele en el derecho).*
- *Fiebre, náuseas, estreñimiento o diarrea.*
- *Sangre o moco en las heces.*

Consulte a su médico si...

- Tiene fiebre, escalofríos e inflamación abdominal o vómito: pueden ser señales de un divertículo reventado.
- Tiene sangre o moco en las heces, o algún otro síntoma de diverticulitis.
- El dolor diverticular no cede a pesar de sus cuidados.
- Recuerde: Si tiene algún padecimiento, consulte al médico antes de tomar complementos.

Qué es

Hay dos tipos de trastornos diverticulares: la diverticulosis y la diverticulitis, la más seria. En la primera, la pared interna del intestino grueso presiona atravesando la capa muscular que la confina, y forma bolsas (divertículos) del tamaño de un chícharo o de hasta 2.5 cm de diámetro. Aunque la diverticulosis generalmente no produce síntomas, puede quedar alimento atrapado en esas bolsas, que luego se inflaman e infectan. El resultado es la diverticulitis, con síntomas imposibles de ignorar.

Qué la provoca

La mayoría de casos de diverticulosis suelen ser por no comer suficiente fibra. Esto hace trabajar más al colon para expulsar las heces y, a su vez, el esfuerzo al defecar puede agravar el mal. Una dieta baja en fibra también aumenta la probabilidad de diverticulitis, pues los desechos transitan con lentitud, dando más tiempo a que las partículas de alimento queden atrapadas y causen inflamación o infección. La falta de ejercicio estanca el contenido del colon. Esos trastornos pueden ser un mal de familia.

Cómo pueden ayudar los complementos

Aunque los complementos no pueden curar la diverticulosis una vez que se forma una bolsa, sí ayudan (junto con cambios en la dieta) a prevenir o moderar las crisis. La fibra del ***psyllium*** forma una masa, y eso alivia o evita el estreñimiento. Las **semillas de lino** molidas (linaza) también son ricas en fibra y paran la infección, al conservar al intestino sin bolsas. Pueden tomarse juntos por tiempo prolongado, primero por la mañana para ayudar a la primera defecación, con pro-

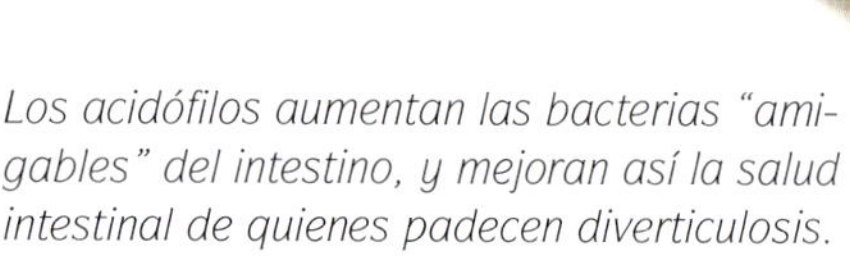

Los acidófilos aumentan las bacterias "amigables" del intestino, y mejoran así la salud intestinal de quienes padecen diverticulosis.

Complementos recomendados

Psyllium	**Dosis:** 1 cda. de polvo disuelto en agua o jugo de naranja, al día. **Nota:** Asegúrese de tomar agua extra a lo largo del día.
Semillas de lino (linaza)	**Dosis:** 2 cdas. molidas en un vaso de agua, 2 veces al día. **Nota:** Asegúrese de tomar agua extra a lo largo del día.
Acidófilos	**Dosis:** 2 pastillas, 2 veces al día, entre comidas. **Nota:** 1-2 millardos de organismos por pastilla.
Jugo de zábila	**Dosis:** ½ taza de jugo, 2 veces al día. **Nota:** Con zábila al 98%; y sin eloína ni áloe-emodina.
Glutamina	**Dosis:** 500 mg de L-glutamina, 2 veces al día, después de la digestión. **Nota:** Si la toma más de 1 mes, añada un complejo de aminoácidos mixtos (siga las instrucciones del empaque).
Manzanilla	**Dosis:** En té, 1 taza, 3 veces al día. **Nota:** Use 2 ctas. de hierba seca por taza de agua caliente; deje reposar 10 minutos, luego cuele. O bien, pruebe el té de melisa.
Ñame silvestre/ Hierbabuena/ Valeriana	**Dosis:** 1 taza de té, 3 o 4 veces al día. **Nota:** 2 partes de ñame silvestre, 1 de hierbabuena, 1 de valeriana por taza de agua caliente; deje reposar durante 10 minutos. Cuele muy bien. Endulce al gusto.

Nota: Use primero los **azules**; los que están en **negro** también pueden ser benéficos. Los complementos que ya esté tomando pueden aportar algunas dosis —vea pág. 39.

bióticos como los **acidófilos.** La fibra los protege contra los ácidos gástricos y los lleva al intestino, donde modifican el equilibrio bacteriano del tubo digestivo, y así permiten al organismo luchar contra las infecciones intestinales. Los acidófilos son muy importantes si toma antibióticos durante una crisis.

Los complementos adicionales, que pueden ser particularmente útiles para tratar las crisis, hacen más provecho si se toman por lo menos 2 horas después de usar *psyllium*, pues éste puede interferir con su absorción. El **jugo de zábila** favorece la curación de zonas inflamadas, igual que la **glutamina,** la cual es vital para regenerar las células que revisten el intestino. Ambos pueden combinarse con una o varias hierbas analgésicas. La **manzanilla** y el **ñame silvestre** son antiinflamatorios. La **hierbabuena** suaviza los espasmos digestivos, y la **valeriana** y la melisa ayudan, igualmente, dando alivio al tubo digestivo.

Qué más puede hacer

☑ Coma muchas frutas y cereales integrales para aumentar a 20-30 g su ingesta diaria de fibra.

☑ Beba al menos ocho vasos (de 240 ml) de agua u otros líquidos, al día.

HECHOS Y CONSEJOS

- Aunque la fibra puede hacerle sentirse abotagado y causarle gases, sobre todo si no está acostumbrado a tomarla, es un buen remedio para la inflamación abdominal y los gases de la diverticulosis, porque no deja de moverse rápidamente por el intestino. Muchos estudios confirman que una dieta rica en fibra evita que los síntomas regresen en cinco años o más.
- Se les advierte a los propensos a la diverticulitis que no coman semillas, ni las más pequeñas que están en las frutas, como las fresas, pues pueden quedar atrapadas en los divertículos y causar inflamación. Aunque, según estudios, no hay de qué preocuparse.
- Hacer ejercicio con regularidad ayuda a evitar el estreñimiento. Pero si se estriñe, aproveche los laxantes naturales, como las ciruelas pasas.

ÚLTIMOS HALLAZGOS

- Como parte del Estudio Complementario de Profesionales de la Salud, investigadores de la Universidad de Harvard estudiaron a más de 43,000 hombres de 40 a 75 años. Comían mucha menos fibra los que desarrollaron diverticulosis que quienes no.

Sabía que...

La diverticulosis es casi desconocida en áreas rurales africanas y otras naciones "menos desarrolladas", donde una dieta rica en fibra y el ejercicio constante son la norma.

dolor crónico

No importa dónde dé —en la cabeza, en los pies, o en cualquier parte—, el dolor crónico puede afectar considerablemente su bienestar físico y emocional. Por suerte, puede agregar las terapias naturales a los diversos tratamientos que existen para controlarlo.

Síntomas

- *Dolor persistente o intermitente; se considera crónico si dura seis meses o más. Puede afectar las articulaciones, los músculos, la cabeza, la espalda y otras áreas.*
- *Dolor que es agudo y después se vuelve crónico.*
- *Depresión, insomnio y fatiga en el día, que a menudo acompañan al dolor crónico.*

Consulte a su médico si...

- Es un dolor intenso e incapacitante.
- El dolor no disminuye en dos semanas a pesar de la aplicación de remedios caseros, o de analgésicos controlados o de venta libre.
- Cambia la naturaleza del dolor, ya que podría indicar un nuevo trastorno.
- Recuerde: Si tiene algún padecimiento, consulte al médico antes de tomar complementos.

Qué es

La palabra "dolor", del latín *dolor,* significa una sensación molesta que aflige una parte del cuerpo, y puede ser un verdadero tormento, como lo atestigua cualquiera que tenga un dolor crónico. Fijo, hormigueante, punzante, con ardor, el dolor prolongado y sin control puede afectar de manera adversa toda su vida. Además del malestar físico, el sufrimiento constante puede causar angustia, ira y depresión, y esto, en conjunto, puede exacerbar el dolor.

Qué lo provoca

Ocurre el dolor crónico cuando una terminación nerviosa siente una fuente de angustia y envía una señal al cerebro. Puede volverse crónico si el impulso continúa. Sus causas son demasiadas para enumerarlas, pero van desde una lesión que no sanó bien, artritis, un nervio pellizcado o irritado, hasta un trastorno, como el cáncer, que no se ve. Desafortunadamente, en algunos casos, sobre todo los que incluyen músculos y huesos, la verdadera causa sigue siendo un misterio, lo que hace que sea muy difícil curarlos.

Cómo pueden ayudar los complementos

Bajo supervisión médica, se pueden usar analgésicos naturales para el alivio duradero de cualquier dolor crónico. Casi todos pueden tomarse con analgésicos convencionales. En general, los complementos son más seguros que esos fármacos y pueden reducir la necesidad de tomarlos. Excepto la **corteza de sauce blanco,** no deben tomarse con aspirina; son tan similares que al combinarlos podría aumentar el riesgo de los efectos secundarios relacionados con la aspirina. (Ambos reducen los niveles de los compuestos que causan dolor, llamados prostaglandinas.)

La corteza de sauce blanco sí puede combinarse sin riesgo con otras hierbas analgésicas. La **bromelina,** proteína antiinflamatoria de la piña, puede ser muy útil para el dolor de la inflamación y las lesiones deportivas. Estas otras hierbas son potencialmente útiles: **jengibre** (que, como la corteza de sauce blanco, actúa sobre las prostaglandinas), filipéndula, matricaria, uña de gato, garra del diablo, pau d'arco y cúrcuma.

La melatonina puede ser un buen remedio si el dolor crónico no lo deja dormir por las noches.

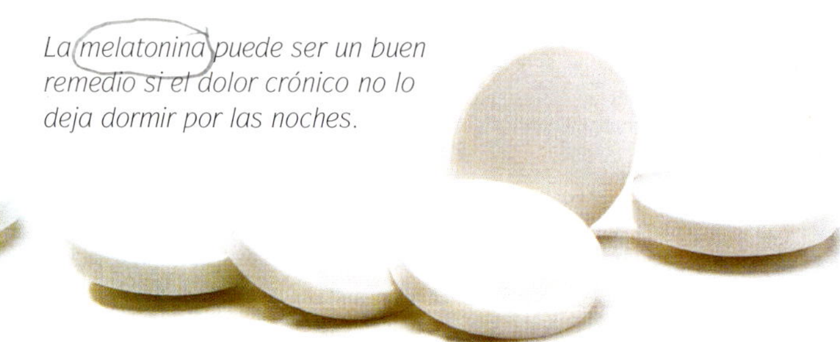

Complementos recomendados

Corteza de sauce blanco	**Dosis:** 1 o 2 pastillas, 3 veces al día, según necesite para el dolor (siga las instrucciones del envase). **Nota:** Estandarizada para contener salicina al 15%.
Bromelina	**Dosis:** 500 mg, 3 veces al día, en ayunas o después de la digestión. **Nota:** Debe aportar 6,000 UDG o 9,000 UCL diario.
Crema de Cayena	**Dosis:** Aplique la crema en las áreas doloridas varias veces al día. **Nota:** Estandarizada para contener capsicina al 0.025%-0.075%.
Jengibre	**Dosis:** 100 mg, 3 veces al día. **Nota:** Busque complementos estandarizados con gingeroles. Puede usar el aceite esencial de jengibre para darse masaje.
Hierbabuena, aceite de	**Dosis:** Añada unas gotas a ½ onza de aceite neutro. **Nota:** Aplique en las áreas doloridas hasta 4 veces al día.
Hipericón	**Dosis:** 300 mg, 3 veces al día. **Nota:** Estandarizado para contener hipericina al 0.3%.
Kava kava	**Dosis:** 250 mg, 3 veces al día. **Nota:** Estandarizada con kavalactonas al 30%, mínimo.
Melatonina	**Dosis:** 1-3 mg a la hora de acostarse. **Nota:** Empiece con dosis bajas y aumente si es necesario.

Nota: Use primero los **azules**; los que están en **negro** también pueden ser benéficos. Los complementos que ya esté tomando pueden aportar algunas dosis —vea pág. 39.

Los preparados tópicos también pueden ser benéficos. La **crema de Cayena** puede ser excelente para las articulaciones artríticas, el dolor posterior al herpes Zoster o el daño nervioso causado por diabetes o cirugías (como mastectomía o amputación); puede ser menos eficaz en áreas extensas del cuerpo por la sensación de ardor que produce. También puede usted mezclar unas gotas de aceite de jengibre, lavanda o abedul con 12 ml de un aceite neutro (como el de almendra), y aplicar la mezcla, dando masaje, en la zona dolorida. Otras opciones son el **aceite de hierbabuena,** de pirola o de eucalipto, que parecen actuar calmando las terminaciones nerviosas que transmiten la señal de dolor.

Los complementos generalmente alivian el dolor en tres o cuatro horas. Si el dolor va acompañado de depresión o angustia, pruebe primero el **hipericón**, y luego la **kava kava.** Estas hierbas también pueden tener ciertas propiedades analgésicas directas. Si el dolor interfiere con su capacidad para dormir bien, tenga en cuenta la **melatonina.**

Qué más puede hacer

☑ Considere la acupuntura. Las técnicas cuerpo-mente, como la biorregulación, la hipnosis, la relajación y la terapia conductista, pueden servir.

☑ Indague sobre las clínicas para el dolor: ofrecen diversos tratamientos.

HECHOS Y CONSEJOS

- Aunque las hierbas con salicina, como la corteza de sauce blanco y la filipéndula, pueden ser tan eficaces como la aspirina, son mucho menos irritantes para el estómago. La filipéndula, de hecho, a veces se usa para las úlceras gástricas.
- Es más probable que tenga dolor crónico si es obeso, según un estudio de la Universidad Johns Hopkins hecho a 312 personas obesas. También hay una correlación directa entre el grado de obesidad y la sensación de depresión y falta de vitalidad.

ÚLTIMOS HALLAZGOS

- Cerca de 1 de cada 5 norteamericanos de más de 60 años toma fármacos para el dolor crónico; pero, de ellos, el 25% sufre efectos secundarios, según un informe reciente de los INS. Los AINE (fármacos antiinflamatorios no esteroideos) más usados, como la aspirina o el ibuprofeno, son problemáticos: causan 200,000 hospitalizaciones al año, a menudo por sangrado gástrico. Las terapias naturales pueden resultar más seguras para mucha gente.
- El aceite de hierbabuena probó ser tan eficaz como el acetaminofén, y mejor que un placebo, en un estudio a 41 personas con cefaleas recurrentes. Se les dio masaje en la frente y las sienes con el aceite al empezar los síntomas, luego se aplicó dos veces más a intervalos de 15 minutos.

dolores musculares

Aunque la inflamación muscular y los calambres que se producen por un estiramiento prolongado no son graves, sí pueden ser muy molestos. Y pueden presentarse en una persona que esté arreglando el jardín o en un deportista de talla mundial.

Síntomas

- *Los músculos se tensan súbitamente durante la actividad física.*
- *Dolor y rigidez en los músculos después de una actividad. Con frecuencia no empiezan hasta pasado un lapso de 24 a 48 horas.*
- *Espasmos musculares por la noche, comúnmente en la pantorrilla.*
- *Músculos que se sienten duros al tacto (se llaman nudos).*
- *En casos graves, espasmos obvios del músculo afectado.*

Consulte a su médico si...

- La rigidez o el calambre es en el músculo pectoral: puede ser signo de un ataque cardíaco.
- El dolor entumece o llega a brazos o piernas.
- Los dolores musculares empiezan a ocurrir a menudo.
- Los calambres en la pantorrilla interfieren con el sueño.
- Recuerde: Si tiene algún padecimiento, consulte al médico antes de tomar complementos.

Qué son

Hay dos tipos comunes de dolor muscular. El primero es la inflamación y rigidez que se presenta por el esfuerzo excesivo al realizar alguna actividad física, ya sea correr un maratón, cavar en el jardín, o simplemente cargar una bolsa de víveres pesada. Este tipo de dolor, que los médicos llaman inflamación muscular tardía (IMT), suele aparecer uno o dos días después de la actividad y dura hasta una semana.

Si un músculo de pronto se contrae y no puede relajarse, el resultado es el segundo tipo de dolor muscular, conocido como calambre. Los más comunes son en el muslo, en la pantorrilla o en el pie; pueden darse en cualquier momento, incluso durante el sueño.

Qué los provoca

Incluso si está usted en buena condición, una nueva actividad física puede causarle inflamación muscular. Por ejemplo, si es corredor y se pone a mover muebles, es probable que le duelan los brazos y los hombros. La mayoría de los expertos cree que el dolor es síntoma de desgarros microscópicos en los músculos, los cuales sanan solos en cuestión de días. Es más probable que causen una lesión así las actividades en que se alarga un músculo al hacer fuerza, como correr cuesta abajo o levantar peso. Casi cualquier tipo de ejercicio o actividad implica esta clase de movimientos.

En cambio, los calambres musculares no son por una lesión, aunque nadie sabe exactamente por qué se dan. Pueden deberse a un desequilibrio en los minerales que rigen la contracción y relajación muscular: calcio, magnesio, potasio y sodio, o la falta de líquido. El ejercicio extenuante en el día puede producirle calambres tan dolorosos en la noche, que incluso pueden despertarlo; lo mismo puede ocurrir si duerme con los dedos de los pies estirados, o con ropa de cama que le apriete las piernas.

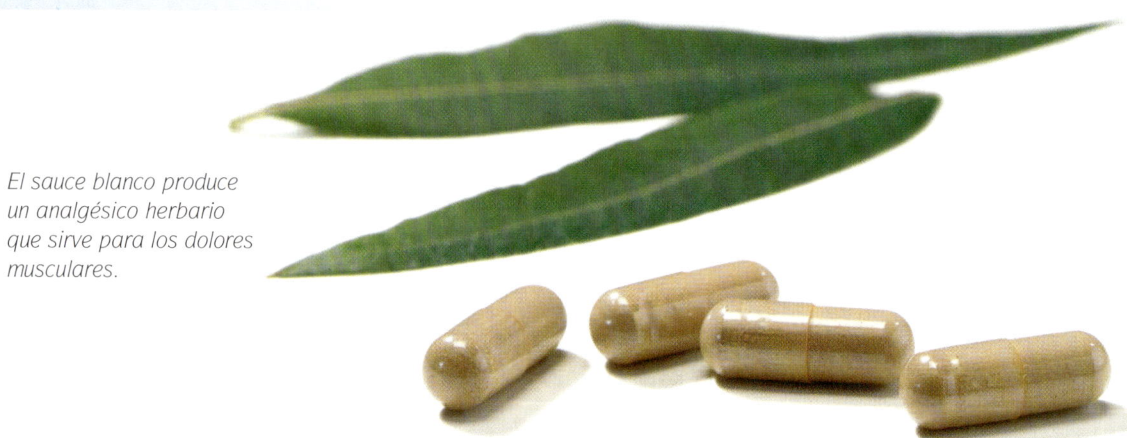

El sauce blanco produce un analgésico herbario que sirve para los dolores musculares.

Complementos recomendados

Calcio/ Magnesio	**Dosis:** 250 mg de calcio y 500 mg de magnesio, 2 veces al día. **Nota:** Con alimentos; pueden venir en un solo complemento.
Vitamina E	**Dosis:** 400 UI al día. **Nota:** Si está tomando anticoagulantes, consulte a su médico.
Bromelina	**Dosis:** 500 mg, 3 veces al día, en ayunas. **Nota:** Debe aportar 6,000 UDG o 9,000 UCL diariamente.
Corteza de sauce blanco	**Dosis:** 1 o 2 pastillas, 3 veces al día para el dolor, según necesite (siga las instrucciones del envase). **Nota:** Estandarizado para contener salicina al 15%.
Creatina	**Dosis:** 1 cta. (5 g) de monohidrato de creatina en polvo, al día. **Nota:** Es la presentación habitual; puede mezclarse con jugo.
Valeriana	**Dosis:** 250-500 mg de extracto estandarizado, al acostarse. **Nota:** Empiece con la dosis menor; aumente según necesite.

Nota: Use primero los **azules**; los que están en **negro** también pueden ser benéficos. Los complementos que ya esté tomando pueden aportar algunas dosis —vea pág. 39.

Cómo pueden ayudar los complementos

Para balancear los minerales necesarios para una contracción muscular adecuada, tome **calcio** y **magnesio** como complementos de rutina. (Por lo general, se obtiene suficiente potasio y sodio de la dieta.) Agregue **vitamina E** a diario si es propenso a tener calambres por ejercicio o al dormir.

Para la inflamación, tenga en cuenta la corteza de sauce blanco y la bromelina; puede tomarlas en vez de los analgésicos de venta libre, como la aspirina o el ibuprofeno: hacen el mismo efecto y, de hecho, son más benignas y ayudan a los músculos a curarse solos. La **bromelina** (una enzima de la piña) tiene un efecto antiinflamatorio en los músculos y ayuda a drenar el exceso de fluido de una lesión. Llamada la "aspirina de la naturaleza", la **corteza de sauce blanco** es un analgésico eficaz que se obtiene de la corteza interna de estos árboles.

Los fisicoculturistas usan **creatina** para mejorar la fuerza; hay pruebas válidas de que este complemento ayuda regenerando los desgarros microscópicos de un entrenamiento vigoroso o una lesión. La **valeriana** es un auxiliar natural del sueño que puede ser útil si la inflamación no lo deja dormir. Tome estos complementos en la combinación que guste, hasta que desaparezca la inflamación. También pueden combinarse con fármacos de venta libre, excepto la corteza de sauce blanco.

Qué más puede hacer

- ☑ Tome muchos líquidos antes, durante y después de hacer ejercicio.
- ☑ Antes de su rutina de ejercicio, haga un poco de calentamiento y, al terminar, estire los músculos para ayudarlos a relajarse.
- ☑ Aplique hielo si el dolor muscular es muy fuerte: reduce la inflamación.

HECHOS Y CONSEJOS

- Dar un masaje con un aceite herbario puede calmar el dolor muscular. Mezcle 14 ml de un aceite neutro, como el de almendras, con unas gotas de cualquiera de los siguientes aceites botánicos: abedul, borraja, eucalipto, onagra, jengibre, lavanda, hierbabuena o gaulteria. Frote con suavidad la mezcla en la zona adolorida.
- Para un calambre en la pantorrilla, flexione el pie, agárrese los dedos y la parte anterior de la planta del pie, jalando hacia la rodilla suavemente. Entre tanto, relaje el músculo dándose masaje en la pantorrilla. También puede llegar a sentirse alivio al estar de pie. Cargue todo el peso en la pierna afectada, y flexione un poco la rodilla.
- Los ejercicios de calentamiento reducen el riesgo de un dolor muscular después de una sesión de ejercicios. Uno que se recomienda es pararse a unos 90 cm de una pared, colocar un pie al frente y apoyar los antebrazos en la pared. No despegue el otro pie del piso; sostenga el estiramiento de 15 a 20 segundos para aflojar la pantorrilla. Repita con el otro pie.

Sabía que...

Las mujeres embarazadas deben tener cuidado al hacer ejercicio, porque corren un mayor riesgo de tener calambres musculares. Las necesidades metabólicas del bebé en crecimiento afectan el equilibrio normal de los fluidos del organismo, y aumentan la probabilidad de que le den calambres a la madre.

eccema

Las cremas calmantes, aplicadas en la piel, pueden mitigar las picantes ronchas pruriginosas rojas de este mal. Diversos nutrientes, ingeridos, tal vez también favorezcan la pronta curación. Incluso pueden ser eficaces evitando recaídas de este problema cutáneo tan común y molesto.

Qué es

El eccema, dermatitis en términos médicos, produce parches inflamados de piel roja y descamada en la cara, cuero cabelludo, manos y muñecas, enfrente de los codos, en las corvas y otras partes del cuerpo. Aunque con frecuencia causa mucha comezón, puede agravarse al rascarlo.

Qué lo provoca

A menudo es por una alergia a alimentos, polen, pelo de animales u otras sustancias; tal vez sea un mal de familias propensas a las alergias. De hecho, mucha gente con eccema puede tener fiebre del heno. Quienes padecen eccema tienen mucha más histamina de lo normal, sustancia química que causa una reacción alérgica al liberarse en la piel. Algunos casos ocurren luego de estar en contacto con alergenos: hiedra y otras plantas venenosas, alhajas de níquel o cromo, tintes, cosméticos, fármacos tópicos y agentes limpiadores. La gente con circulación deficiente en las piernas puede tener un eccema llamado dermatitis por estasis; causa parches escamosos alrededor de los tobillos. El aire seco, el exceso de sol y el estrés también pueden causar o agravar el eccema.

Cómo pueden ayudar los complementos

Varios complementos, usados individualmente, combinados con otros complementos o con fármacos convencionales, pueden dar alivio a las erupciones de eccema. Los beneficios deben empezar a notarse en tres o cuatro días. Los complementos recomendados también pueden usarse un tiempo prolongado para prevenir recaídas.

Muchos complementos que se ingieren son útiles para combatir la inflamación y moderar la reacción alérgica. Pruebe algunos y vea cuáles son los que le funcionan mejor. El **aceite de linaza** y el **aceite de onagra** contienen diferentes tipos de ácidos grasos esenciales reconstituyentes cutáneos que pueden calmar la comezón y la inflamación. Las **vitaminas A** y **E** suavizan la piel seca y calman el prurito; la dosis de

SÍNTOMAS

- *Áreas con prurito rojas, secas, descamadas, ásperas o agrietadas.*
- *Ampollas diminutas como granos.*
- *En casos persistentes de eccema, parches de piel secos y gruesos.*

Consulte a su médico si...

- El eccema se ha propagado mucho o es recurrente.
- Aparecen llagas con costra o supurantes: pueden indicar una infección bacteriana.
- El eccema no reacciona a las medidas de cuidado personal en tres o cuatro días.
- Recuerde: Si tiene algún padecimiento, consulte al médico antes de tomar complementos.

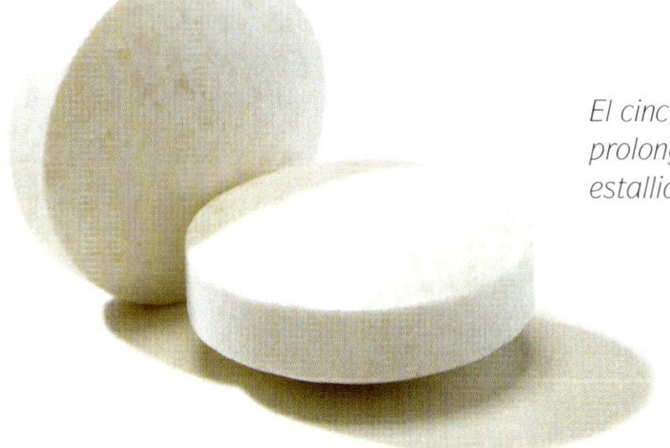

El cinc, tomado con cobre si se usa por tiempo prolongado, ayuda a aliviar y prevenir los estallidos rojos y hormigantes del eccema.

Complementos recomendados

Aceite de linaza	**Dosis:** 1 cucharada (14 g) al día. **Nota:** Puede tomarse con alimentos, hágalo en el desayuno.
Aceite de onagra	**Dosis:** 1,000 mg, 3 veces al día. **Nota:** Si no, 1,000 mg de aceite de borraja, 1 vez al día.
Vitamina A	**Dosis:** 25,000 UI, diario durante 10 días máximo, para curar brotes; reduzca a 10,000 UI para terapia preventiva. **Nota:** Las mujeres embarazadas o que piensen embarazarse no deben tomar más de 5,000 UI al día.
Vitamina E	**Dosis:** 400 UI al día. **Nota:** Consulte a su médico si está tomando anticoagulantes.
Cinc/Cobre	**Dosis:** 30 mg de cinc y 2 mg de cobre al día. **Nota:** Agregue cobre sólo si usa cinc por más de un mes. A menudo los venden en un solo complemento.
Extracto de semillas de uva	**Dosis:** 100 mg dos veces al día. **Nota:** Estandarizado con proantocianidinas al 92%-95%.
Manzanilla	**Dosis:** Aplique crema o loción en la zona afectada, 3-4 veces al día. **Nota:** Las venden preparadas en tiendas naturistas.
Regaliz	**Dosis:** Aplique crema en las zonas afectadas, 3 o 4 veces al día. **Nota:** También llamada crema de ácido glicirretínico.

Nota: Use primero los **azules**; los que están en **negro** también pueden ser benéficos. Los complementos que ya esté tomando pueden aportar algunas dosis —vea pág. 39.

vitamina A puede reducirse si los síntomas ceden. El **cinc** ayuda al proceso de curación y estimula la actividad del sistema inmunitario; también es necesario para procesar los ácidos grasos esenciales. Si se usa por tiempo prolongado, debe tomarse con **cobre,** porque el cinc agota las reservas de cobre del organismo. Además, el **extracto de semillas de uva** es rico en los antioxidantes llamados flavonoides, que inhiben las reacciones alérgicas del organismo.

En muchos casos es conveniente aplicar una crema tópica que contenga **manzanilla** o **regaliz.** Estas hierbas reducen la inflamación cutánea y pueden ser calmantes si se aplican directamente en las lesiones.

Qué más puede hacer

☑ Elimine los alimentos que puedan causar una reacción alérgica. A menudo incluyen leche, huevos, mariscos, trigo, chocolate, nueces y fresas.

☑ Use prendas de algodón que no vayan ceñidas al cuerpo: tienen menos probabilidades de irritar la piel que otras telas.

☑ Báñese con agua tibia, evite los jabones desodorantes, las burbujas y los productos perfumados. Seque con golpecitos leves, sin frotar.

HECHOS Y CONSEJOS

- Como tratamientos tópicos del eccema, los líquidos o lociones herbarios actúan mejor en lesiones supurantes. Las cremas y ungüentos son más eficaces en parches de eccema secos.
- La crema de regaliz es muy buena para quienes también tratan el eccema con cremas que tienen cortisona, recetadas o de venta libre. Tiene ácido glicirretínico, que aumenta la eficacia de la cortisona y reduce posibles efectos secundarios como ardor, comezón e irritación.
- Otro producto que vale la pena considerar es la crema de hamamelis. Se ha probado que es tan benéfica como la crema con hidrocortisona al 1% para el tratamiento del eccema.

ÚLTIMOS HALLAZGOS

- Muchos doctores convencionales dudan de la eficacia del aceite de onagra como tratamiento para el eccema, y los estudios se contradicen. Según uno reciente, los adultos y niños con eccema que tomaron aceite de onagra seis meses tuvieron menos comezón y menor inflamación.

Sabía que...

Los herbolarios chinos tradicionales a menudo recetan un té para el eccema que contiene regaliz y, según los síntomas, otras nueve hierbas. Aunque muchos se quejan de su desagradable sabor, esa tisana parece ser eficaz contra el eccema extenso que es refractario a otros tratamientos.

problemas de encías

Tres de cada cuatro personas de más de 35 años sufren de encías sensibles, inflamadas o sanguinolentas en algún momento de su vida. Hay muchas cosas que puede usted hacer para aliviar el dolor, sanar las encías y conservar sus dientes.

SÍNTOMAS

- *Encías que sangran al cepillarlas.*
- *Encías hinchadas, sensibles y rojas.*
- *Dolor de muelas que aumenta con líquidos o sólidos calientes, fríos o dulces.*
- *Mal aliento crónico o mal sabor en la boca.*
- *Dientes flojos o faltantes.*

Consulte a su médico si...

- Tiene las encías rojas e hinchadas, o los dientes flojos.
- No se ha hecho una limpieza dental profesional en los últimos 12 meses; ésta debe practicarse por lo menos una vez al año.
- Recuerde: Si tiene algún padecimiento, consulte al médico antes de tomar complementos.

Qué son

Hay dos afecciones importantes de las encías: la gingivitis y la periodontitis. La primera se caracteriza por encías inflamadas y doloridas, y ocurre cuando las bacterias de la boca forman una película delgada y viscosa (placa) que cubre dientes y encías. Si no se atiende, la placa se solidifica en sarro, una capa mineral dura que corroe el tejido de las encías. Con el tiempo, esto causa una afección más grave y difícil de curar: la periodontitis. Si ésta avanza, las encías retroceden y se forman cavidades alrededor del diente, lo que permite que la bacteria destruya el hueso que lo sostiene.

Qué los provoca

La higiene bucal deficiente (cepillado, hilo dental o enjuague inadecuados) es la causa principal de estos problemas. Otros factores que los desencadenan son una dieta rica en azúcar, falta de vitamina C o de otros nutrientes, y el cigarro (las sustancias químicas del tabaco dañan dientes y encías). Ciertos fármacos pueden agravar el problema porque inhiben la producción de saliva, la cual elimina bacterias y azúcares. Es probable que por factores genéticos algunas personas sean muy susceptibles a estos problemas. Los cambios hormonales predisponen más a las mujeres durante el embarazo y la menopausia. La diabetes y otros males crónicos que pueden disminuir la resistencia a la infección también aumentan el riesgo.

Cómo pueden ayudar los complementos

Varios complementos, juntos, pueden curar las encías irritadas y sanguinolentas. Los efectos suelen notarse en dos semanas. La gente con alto riesgo de problemas de encías puede tomarlos como medida preventiva.

Ingerir a diario **vitamina C, flavonoides** y **coenzima Q_{10}**, poderosos antioxidantes, protege el tejido de las encías contra el daño celular y favorece una pronta curación. También suben las defensas al controlar

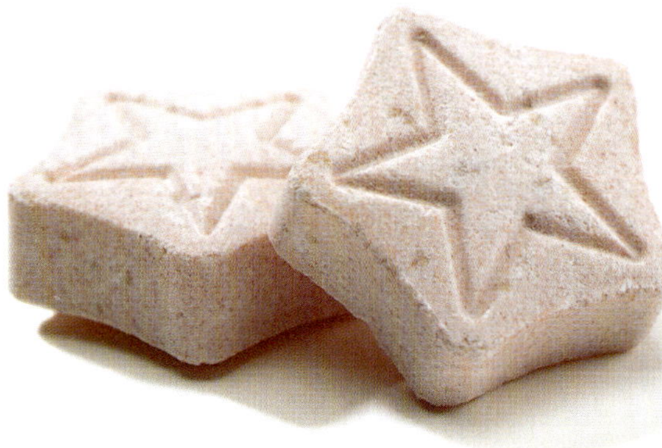

Las tabletas masticables de vitamina C son una forma conveniente de tomar este maravilloso antioxidante, pero no olvide enjuagarse la boca después de consumirlas, a fin de evitar dañar el esmalte de los dientes.

Complementos recomendados

Vitamina C/ Flavonoides	**Dosis:** 1,000 mg de vit. C y 500 mg de flavonoides, 2 veces al día. **Nota:** Reduzca la dosis de vitamina C si se presenta diarrea.
Coenzima Q_{10}	**Dosis:** 50 mg, 2 veces al día. **Nota:** Se absorbe mejor cuando se toma con alimentos.
Vitamina E	**Dosis:** Rompa una cápsula de 400 UI, y frótesela en las encías. **Nota:** Alterne con tratamientos de ácido fólico y vitamina C.
Ácido fólico líquido	**Dosis:** Con algodón, aplíquelo en las encías, cada tercer día. **Nota:** Continúe con vitamina C en polvo. Alterne con el tratamiento de vitamina E para las encías, cada tercer día.
Vitamina C en polvo	**Dosis:** Con ½ cda. de polvo cepíllese las encías cada tercer día. **Nota:** Alterne con el tratamiento de vit. E, cada tercer día.

Los complementos que ya esté tomando pueden aportar algunas dosis —vea pág. 39.

las bacterias que atacan las encías. Estudios de la coenzima Q_{10}, por ejemplo, confirman que reduce las cavidades que hacen las bacterias en torno a las piezas; eso estabiliza los dientes y auxilia acortando el período de recuperación luego de la cirugía dental. Otros estudios dicen que la vitamina C y los flavonoides pueden fortalecer el tejido conjuntivo de las encías y desinflamarlas, y son más eficaces usados juntos.

Varias terapias tópicas reducen la inflamación y el sangrado. Cada tercer día, rompa una cápsula de **vitamina E** y frote el aceite en el tejido inflamado; eso calma y estimula una pronta curación. En días alternos, con un hisopo aplíquese **ácido fólico líquido** en las encías. Continúe cepillando despacio a lo largo de las encías con **vitamina C en polvo,** con un cepillo muy suave. Estos tratamientos deben hacerse dos veces al día, después del cepillado habitual.

Qué más puede hacer

☑ Use hilo dental por lo menos una vez al día, y cepíllese mínimo dos veces, con un cepillo suave. Es importante usar la técnica adecuada, incluyendo el cepillado de la lengua, la cual acumula la misma bacteria que se pega en los dientes. Si no está seguro de hacerlo bien, pídale a su dentista que le indique cómo. Planee dedicar más o menos 5 minutos por sesión.

☑ Limite su ingesta de dulces y carbohidratos pegajosos; o, si los come, cepíllese tan pronto como sea posible. Esos alimentos pueden acumularse en los espacios y cavidades de las encías, sobre todo en las personas mayores, en quienes están más expuestas las raíces dentales.

☑ Vea a su dentista al menos una vez al año para una limpieza profesional, o más seguido si tiene un problema que requiera atención especial.

HECHOS Y CONSEJOS

- Pruebe los enjuages y pastas naturales que contengan sanguinaria (una hierba). Ésta tiene una sustancia antibacteriana que ayuda a reducir y prevenir la acumulación de sarro, que es la primera causa de los problemas de encías.
- La Comisión E, grupo alemán de expertos en salud que revisa los complementos herbarios, reconoce oficialmente que la manzanilla es eficaz en el tratamiento de la gingivitis, ya sea en gárgaras o como enjuague bucal. Haga un té con 2 o 3 cucharaditas de hierba por cada taza de agua caliente. Deje reposar 10 minutos, cuele y enfríe. Úselo a diario como enjuague o para hacer buches.

ÚLTIMOS HALLAZGOS

- Mantener las encías sanas con complementos naturales y un buen cuidado dental produce algo más que una bella sonrisa. Hoy día, investigadores de varios centros médicos reportan una posible relación entre el tipo más común de bacteria que produce el sarro y la evolución de cardiopatías. La investigación continúa, pero una teoría es que la bacteria de las encías puede pasar al torrente sanguíneo y favorecer los coágulos o dañar el músculo cardíaco.

Sabía que...

El agua fluorada reduce sorprendentemente el riesgo de la caída de dientes. El fluoruro es un oligoelemento que interactúa con el esmalte dental y lo endurece, reduciendo de 50% a 70% la posibilidad de tener caries.

endometriosis

Muchas mujeres tienen dolor y sangrado profuso. En el pasado, solían decirles que sus dolencias eran "sólo cólicos" o que "todo estaba en su cabeza". Hoy en día, los doctores toman este mal más en serio, pero la medicina ortodoxa ofrece poco para mitigar sus síntomas.

Síntomas

- *Fuertes cólicos; inician antes de la menstruación y llegan a su punto máximo luego de que concluye.*
- *Menstruación profusa anormal, a menudo con coágulos grandes.*
- *Náuseas y vómito exactamente antes de la menstruación.*
- *Dolor agudo durante el coito en cualquier fecha del mes.*
- *Diarrea, estreñimiento o dolor al defecar.*
- *Sangre en las heces o la orina durante la menstruación.*
- *Infertilidad.*

Consulte a su médico si...

- Tiene alguno de los síntomas antes citados.
- Recuerde: Si tiene algún padecimiento, consulte al médico antes de tomar complementos.

Qué es

Trocitos de la pared uterina (endometrio) migran fuera del útero y se incrustan en otros tejidos abdominales, a menudo en los ovarios, ligamentos uterinos o intestinos. Como cada mes el estrógeno y otras hormonas hacen que la pared del útero se hinche con sangre, también se expanden las células errantes. Los tejidos uterinos luego se desprenden normalmente, pero esas células no tienen dónde liberar la sangre que acumularon, y causan quistes, cicatrización o adherencias (tejido fibroso que fija partes del organismo que normalmente no se pegan entre sí). Aunque no todas las mujeres con endometriosis tienen síntomas, la afección puede causar intenso dolor. Es la principal causa de infertilidad femenina.

Qué la provoca

Nadie sabe cómo surge, pero abunda la especulación. Según la teoría de la "menstruación por reflujo", la sangre menstrual regresa por las trompas de Falopio y concentra las células endometriales en otras áreas donde maduran y crecen. Otra hipótesis sugiere que es un mal congénito; es decir, algunas células endometriales han estado fuera del útero desde el nacimiento. Una idea más afirma que se debe a un sistema inmunitario deficiente, olvida destruir las células ectópicas.

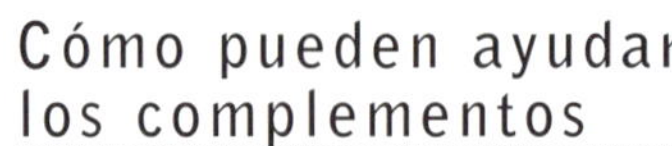

Cómo pueden ayudar los complementos

Todos los complementos recomendados pueden usarse juntos y con los medicamentos que le recete su médico. Empiece con la combinación tradicional de **sauzgatillo** y **dong quai,** que ayudan corrigiendo los desequilibrios hormonales que pueden intensificar el dolor de

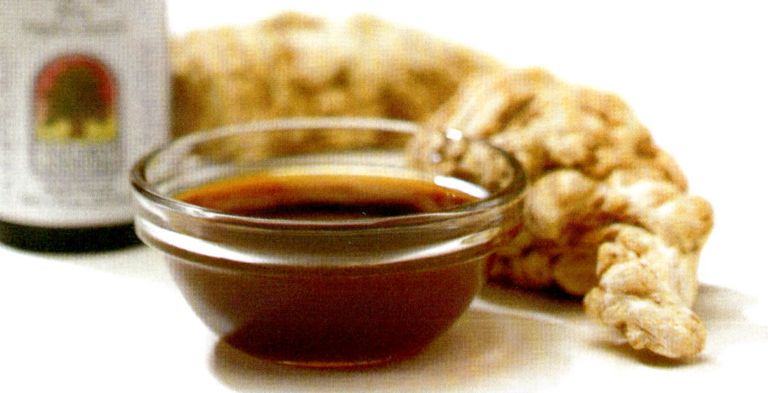

Usado en Asia mucho tiempo con otras hierbas como tónico uterino, las propiedades medicinales del dong quai proceden de su raíz. Una tintura puede mitigar los síntomas de la endometrosis.

Complementos recomendados

Sauzgatillo	**Dosis:** 225 mg de extracto estandarizado, 3 veces al día. **Nota:** También llamada vitex. Debe tener agnúsidos al 0.5%.
Dong quai	**Dosis:** 200 mg o 30 gotas de tintura, 3 veces al día. **Nota:** Estandarizado para tener ligustilide al 0.8%-1.1%.
Ñame silvestre	**Dosis:** 500 mg dos veces al día. **Nota:** Con alimentos, el malestar digestivo es mínimo.
Combinación lipotrópica	**Dosis:** 1 o 2 pastillas, 3 veces al día. **Nota:** Debe tener cardo lechal, colina, inositol, metionina, diente de león y otros ingredientes.
Calcio/ Magnesio	**Dosis:** 500 mg de calcio, 4 veces al día; 500 mg de magnesio mag nesio, dos veces al día. **Nota:** Use esta dosis sólo durante la menstruación.
Vitamina C	**Dosis:** 1,000 mg, 3 veces al día. **Nota:** Reduzca la dosis si se presenta diarrea.
Vitamina E	**Dosis:** 400 UI, 2 veces al día. **Nota:** Consulte a su médico si está tomando anticoagulantes.
Aceite de linaza	**Dosis:** 1 cucharada (14 g) al día. **Nota:** Puede tomarse con alimentos; hágalo en el desayuno.
Aceite de onagra	**Dosis:** 1,000 mg, 3 veces al día. **Nota:** O si no, 1,000 mg de aceite de borraja, una vez al día.

Nota: Use primero los **azules**; los que están en **negro** también pueden ser benéficos. Los complementos que ya esté tomando pueden aportar algunas dosis —vea pág. 39.

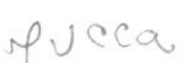

la endometriosis. También relajan el útero, igual que el **ñame silvestre.** Además, tome una **combinación lipotrópica:** estimula el hígado para depurar el exceso de estrógeno del organismo. Use estos complementos durante el ciclo menstrual para mejores resultados. Si los cólicos son dolorosos, tome la dosis alta de **calcio** y **magnesio** recomendada, pero sólo durante la menstruación. Ayudan a bajar la producción de prostaglandinas, sustancias de las células endometriales que causan los cólicos.

Si no le ayuda tomarlos unos meses, pruebe añadiendo **vitamina C** para favorecer la curación de los tejidos dañados por quistes o cicatrices; **vitamina E** para balancear más la producción hormonal, y **aceite de linaza** y de **onagra** para ayudar a controlar la inflamación.

Qué más puede hacer

☑ Los productos de soya tienen fitoestrógenos (estrógenos vegetales), tal vez compensan el efecto del estrógeno en los síntomas de este mal.

☑ Haga ejercicio. En varios estudios se ha demostrado que suprime los síntomas y, de hecho, puede prevenir la endometriosis.

C·a·s·o C·l·í·n·i·c·o

SIN DOLOR POR SIEMPRE

Cada mes Marie P. luchaba con el dolor de la endometriosis y el hecho de que nunca había podido concebir. Descubrió que el problema de los tratamientos hormonales ortodoxos eran los efectos secundarios. Aunque el dolor cedía, se preguntaba si la hinchazón, el abotagamiento, los bochornos y las náuseas que sentía no eran peores que la enfermedad en sí.

Luego empezó a leer sobre los tratamientos nutrimentales y herbarios. Decidió que probaría los complementos durante tres o cuatro meses y luego volvería a su antiguo régimen terapéutico si no le funcionaban. Marie empezó a cuidar su dieta, añadió soya y eliminó los alimentos industrializados que solía mordisquear en el día. También tomó las vitaminas y hierbas recomendadas.

Lo primero que notó fue que ya no temía el dolor del coito. De hecho, su libido se reanimó. Los cólicos menstruales ya no la mantenían confinada en cama. Por último, con gran placer le comunicó a su esposo la mejor noticia de todas: estaba embarazada.

ÚLTIMOS HALLAZGOS

■ Las mujeres con insuficientes ácidos grasos omega-3, presentes en aceite de linaza y aceites de pescado, suelen tener más molestias menstruales. En un estudio danés que se hizo a 181 mujeres, las que comieron mucho pescado tuvieron cólicos más leves que las que comieron muy poco.

enfermedad de raynaud

Si sus dedos se entumen en los días invernales, o incluso si acepta una bebida fría en un día de campo, es probable que padezca esta enfermedad, un trastorno circulatorio poco comprendido.

Síntomas

- *Cambio de color temporal (blanco a azul rojizo) en la piel de las áreas afectadas por frío o estrés.*
- *El área afectada se entume, hormiguea y se enfría.*
- *Cambios graduales en la textura de la piel.*
- *En casos avanzados, llagas en las yemas de los dedos.*

Consulte a su médico si...

- Salen pequeñas llagas o la piel se vuelve muy suave, brillosa o tirante.
- Los episodios perjudican la habilidad manual o el tacto.
- Los síntomas aumentan en intensidad o frecuencia.
- Recuerde: Si tiene algún padecimiento, consulte al médico antes de tomar complementos.

Qué es

Identificada por vez primera en 1862 por Maurice Raynaud, un físico francés, esta enfermedad afecta las arterias minúsculas (arteriolas) que llevan sangre a la piel de los dedos, en manos y pies, la nariz y los oídos. En algunas personas, las temperaturas frías inducen espasmos en estos vasos sanguíneos, reduciendo el flujo de sangre y privando de oxígeno al área. Por ende, la piel cambia de color y puede entumirse u hormiguear. Aunque la enfermedad de Raynaud puede ser molesta e incómoda, casi en ningún caso se relaciona con problemas circulatorios más graves.

Qué la provoca

Se desconoce su origen; sin embargo, algunos expertos creen que los vasos sanguíneos de quien la padece reaccionan de manera exagerada al frío, tal vez por inestabilidad en los nervios del área afectada. Este trastorno afecta a más mujeres que hombres. Puede ocurrir solo o acompañar a otras afecciones médicas, como jaqueca, artritis reumatoide, lupus, aterosclerosis o baja secreción tiroidea. (Si se encuentra una causa subyacente, se llama fenómeno de Raynaud). Estar al aire libre en invierno, abrir el refrigerador o hasta entrar en una habitación con aire acondicionado, a menudo produce síntomas que pueden durar de minutos a horas. El estrés también lo origina. Los síntomas pueden ser un efecto secundario de los fármacos descongestionantes para la migraña o el corazón.

Cómo pueden ayudar los complementos

Como a menudo es una enfermedad crónica, estos complementos pueden ser muy útiles tomados durante mucho tiempo. La **vitamina E** aumenta el flujo sanguíneo por las arterias. El mineral **magnesio** tiene muchos efectos benéficos en el sistema cardiovascular. Uno de éstos, su capacidad para

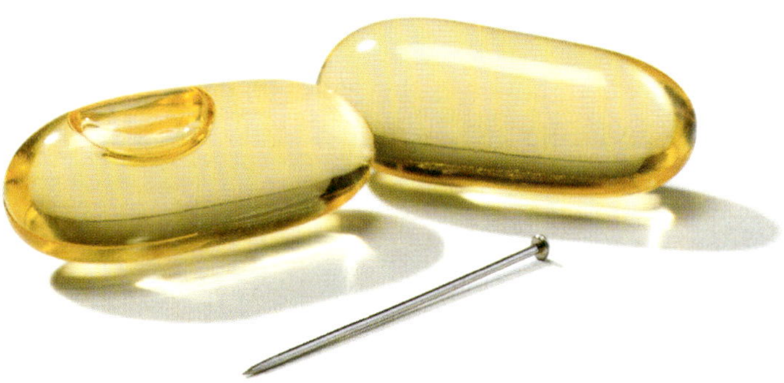

Con un alfiler, perfore una cápsula de aceite de onagra. Aplique el aceite, dando masaje en los dedos de manos o pies para mitigar los síntomas de esta enfermedad.

Complementos recomendados

Vitamina E	**Dosis:** 400 UI al día. **Nota:** Vea con su médico si está tomando anticoagulantes.
Magnesio	**Dosis:** 400 mg, 2 veces al día. **Nota:** Con alimentos; reduzca la dosis si se presenta diarrea.
Hexaniacinato de inositol	**Dosis:** 500 mg, 3 veces al día. **Nota:** Este tipo de niacina no causa enrojecimiento.
Ginkgo biloba	**Dosis:** 40 mg, 3 veces al día. **Nota:** Estandarizado con glucósidos de flavona al 24%, mínimo
Aceite de onagra	**Dosis:** 1 o 2 cápsulas, aplicada en forma tópica, cada día. **Nota:** También puede usar cápsulas de aceite de borraja.
Aceites de pescado	**Dosis:** 1,000 mg, 3 veces al día. **Nota:** Los diabéticos deben tomar 2,000 mg de aceites de pescado al día, máximo; el exceso complica el control de la glucemia.

Nota: Use primero los **azules**; los que están en **negro** también pueden ser benéficos. Los complementos que ya esté tomando pueden aportar algunas dosis —vea pág. 39.

relajar los vasos sanguíneos contraídos, lo vuelve útil para este mal. Además de estos nutrientes, podría considerar el **hexaniacinato de inositol,** una forma de niacina de la vitamina B que aumenta el flujo sanguíneo a las extremidades. O tome **ginkgo biloba,** una hierba muy eficaz que dilata los vasos sanguíneos pequeños. Si se aplica el ácido gamma-linolénico (AGL) del **aceite de onagra** en las yemas de los dedos, notará una mejoría en los síntomas de este mal. Puede usar el aceite solo o con otros complementos. (El aceite de borraja es un buen sustituto; también tiene AGL, y es menos caro.)

Si estos tratamientos no ayudan, pruebe los complementos de **aceite de pescado**. En un estudio doble ciego de placebo controlado, con 32 pacientes, los complementos de aceite de pescado retardaron la aparición de los síntomas en un promedio de 15 minutos.

Qué más puede hacer

- ☑ Evite la nicotina y cafeína, porque contraen los vasos sanguíneos.
- ☑ Practique la biorregulación y técnicas de relajación.
- ☑ Tenga cuidado para evitar lesiones en las áreas afectadas.
- ☑ Protéjase contra el frío usando mitones (mantienen los dedos más calientes que los guantes) y calcetines gruesos en invierno. Use guantes cuando saque cosas del congelador, aunque sea rápido, o de la sección de congelados en el supermercado.
- ☑ No tome descongestionantes y pregunte a su médico si algún otro fármaco que esté tomando puede desencadenar los síntomas.

ÚLTIMOS HALLAZGOS

■ Según un estudio reciente, se halló que mujeres con este mal tienen niveles bajos de vitamina C y selenio en su torrente sanguíneo. Además, los niveles de vitamina C eran muy bajos en los fumadores. Pero se necesita investigar más, antes de que estos nutrientes puedan recomendarse como tratamiento para esta afección.

Caso Clínico

REMEDIO PARA RAYNAUD

Hasta que el artículo de una revista la enteró sobre el ginkgo biloba, el invierno era la estación que menos le gustaba a Ana D. Aunque usara guantes gruesos para el frío, sus dedos cambiaban de color, desde un rosa sano hasta un blanco mortecino. Su médico determinó que se trataba de la enfermedad de Raynaud, pero no era optimista respecto al tratamiento. "Creo que me dio una receta, sólo por darme algo", recuerda Ana.

"¡Luego probé el ginkgo! Salvó mis dedos, sobre todo al añadir un poco de vitamina E diario". A pesar de que tuvo que esperar meses, su paciencia fructificó. Aún es cautelosa ante el frío excesivo, pero defiende los complementos y disfruta compartiendo su hallazgo con otros.

"Es un mal muy común", comenta, "pero no para mucha gente que ha comprendido lo que es. Los que no comprenden, sufren. Sinceramente recomiendo el ginkgo biloba para un alivio seguro, natural y muy eficaz."

entumecimiento y hormigueo

El hormigueo de un pie o de una mano se debe a la compresión temporal de un nervio. Sin embargo, la gente afectada por trastornos que dañan los nervios puede experimentar dolor, entumecimiento o debilidad en alguna zona.

Síntomas

- *Sensación de entumecimiento, hormigueo, dolor o debilidad, en general en pies, manos o piernas.*

Consulte a su médico si...

- **Los ataques frecuentes o persistentes de entumecimiento, hormigueo o debilidad en manos o pies requieren una consulta. Pueden ser el indicio de una enfermedad más grave.**
- **El entumecimiento u hormigueo son repentinos y duran más de media hora. Hágalo más rápido si van acompañados de debilidad, sobre todo a lo largo de un costado del cuerpo; podría ser señal de derrame.**
- **Recuerde: Si tiene algún padecimiento, consulte al médico antes de tomar complementos.**

Qué es

Los nervios se agrupan en manojos muy parecidos a los alambres forrados de un solo cable eléctrico, protegidos por una lámina grasa llamada vaina mielínica. El entumecimiento, hormigueo y dolor que no desaparecen, en general pueden relacionarse con una vaina dañada, inflamación, compresión o una lesión de los mismos nervios, sobre todo de los periféricos, que van de la médula espinal a los brazos y piernas.

Qué los provoca

Aunque diversos trastornos pueden provocar al entumecimiento y el hormigueo, con frecuencia no hay una causa aparente. Si se logra identificar una afección médica, suele ser daño nervioso progresivo por un deficiente control de la glucemia, llamado neuropatía diabética, que afecta principalmente los pies. El entumecimiento y dolor de manos pueden relacionarse con el síndrome del túnel carpiano, si el nervio mediano de la muñeca se inflama o aplasta; y un dolor intenso, punzante, en el tronco del cuerpo a lo largo de un nervio que puede durar meses luego de un brote de zoster, una infección viral relacionada con la varicela. El entumecimiento y el dolor que irradia al muslo y pierna puede deberse a una hernia de disco u otro problema de la columna vertebral en que se comprime el nervio principal que va a las piernas (el ciático mayor). En la esclerosis múltiple, la vaina mielínica se destruye poco a poco, lo que puede causar entumecimiento y hormigueo. Algunas veces, una carencia alimentaria causa esta sensación.

Cómo pueden ayudar los complementos

Cualquiera que sea la causa del entumecimiento y hormigueo, son útiles los mismos nutrientes. Con excepción de la Cayena, ayudan a curar los nervios, no sólo a mitigar el dolor. Los resultados pueden tardar entre tres y seis meses.

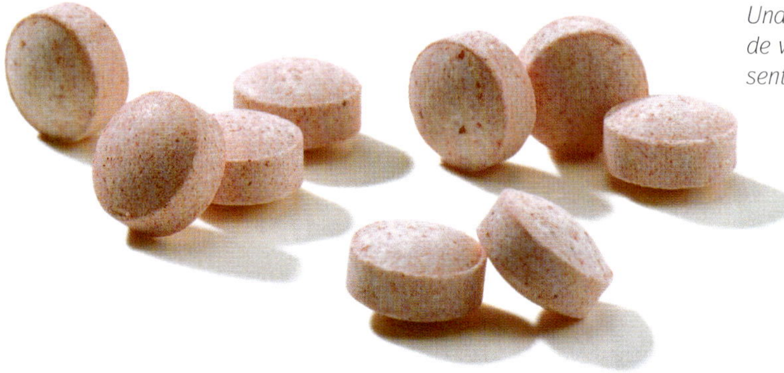

Una falta de vitaminas B, sobre todo de vitamina B_{12}, puede contribuir a sentir entumecimiento u hormigueo.

Complementos recomendados

Complejo B	**Dosis:** 1 pastilla, 2 veces al día, con alimentos. **Nota:** Busque un complejo B-50 con 50 mcg de B_{12} y biotina; 400 mcg de ácido fólico; y 50 mg de las otras vitaminas B.
Vitamina B_{12}/ Ácido fólico	**Dosis:** 1,000 mcg de vitamina B_{12} y 400 mcg de ácido fólico al día. **Nota:** A veces los venden en un solo complemento. Tome la presentación sublingual, pues se absorbe mejor.
Tiamina	**Dosis:** 50 mg a la hora de acostarse. **Nota:** También llamada vitamina B_1.
Aceite de linaza	**Dosis:** 1 cucharada (14 g), 2 veces al día. **Nota:** Puede mezclarse con alimentos.
Aceite de onagra	**Dosis:** 1,000 mg, 3 veces al día. **Nota:** O bien, 1,000 mg de aceite de borraja una vez al día.
Ácido alfa-lipoico	**Dosis:** 200 mg, 2 veces al día. **Nota:** Puede afectar la glucemia; cuidado, si hay diabetes.
Crema de Cayena	**Dosis:** Aplique la crema en forma externa, 3 o 4 veces al día. **Nota:** Estandarizada con capsaicina al 0.025%-0.075%.

Nota: Use primero los **azules**; los que están en **negro** también pueden ser benéficos. Los complementos que ya esté tomando pueden aportar algunas dosis —vea pág. 39.

Es seguro tomar todos los complementos recomendados juntos. El **complejo B** fomenta un sistema nervioso funcional, sano (la vitamina B_6 es vital para la gente con neuropatía diabética y síndrome del túnel carpiano). Se necesitan **vitamina B_{12}** y **tiamina** adicionales para diversas funciones del organismo; la falta de éstas es común en los ancianos. (El **ácido fólico** siempre debe tomarse junto con dosis altas de vitamina B_{12}.) Los distintos ácidos grasos esenciales del **aceite de linaza** y el **aceite de onagra** fomentan la comunicación adecuada entre el cerebro y las neuronas y son decisivos para conservar las vainas mielínicas. El ácido gamma-linolénico, presente en el aceite de onagra (y en el de borraja), es útil para tratar la neuropatía diabética.

Estudios han demostrado que el **ácido alfa-lipoico,** esta sustancia semivitamínica, es eficaz para la neuropatía diabética; aunque no queda claro si es mejor que otros antioxidantes menos caros, como la vitamina E. La **crema de Cayena** ayuda a mitigar cualquier tipo de dolor nervioso. Se cree que la capsaicina, su ingrediente activo, detiene a la sustancia P, que transmite señales de dolor desde el sitio de la lesión hasta el cerebro.

Qué más puede hacer

☑ Haga ejercicio con regularidad para aumentar el flujo sanguíneo a los nervios y a las extremidades.

☑ No esté sentado por largos períodos; la inactividad empeora el entumecimiento y el hormigueo. Camine y flexione los dedos y los tobillos.

HECHOS Y CONSEJOS

■ Procure comer nueces y pescado, mínimo dos veces a la semana. Ambos son ricos en ácidos grasos esenciales y pueden tener un efecto curativo sobre los nervios.

ÚLTIMOS HALLAZGOS

■ El ácido alfa-lipoico puede ayudar a curar el daño nervioso por diabetes, según un reciente estudio alemán. Los investigadores le dieron a 73 pacientes con daño en los nervios que controlan funciones corporales involuntarias (como el ritmo cardíaco), 800 mg de ácido alfa-lipoico al día o un placebo. A los cuatro meses, los que tomaron el ácido mostraron mejoría, y los que recibieron el placebo empeoraron. Se necesitan más estudio para confirmar estos hallazgos, y también para determinar si pueden obtenerse los mismos resultados con dosis menores.

envejecimiento

Mientras el cuerpo envejece, algunas partes del organismo funcionan más lento, y el riesgo de enfermar aumenta. Usted no puede parar el tiempo, pero sí prevenir algunos efectos negativos de la vejez con un estilo de vida sano y con buenos complementos.

Síntomas

- *Disminución de los procesos cognitivos: problemas para memorizar y para aprender y recordar hechos y personas recientes.*
- *Deterioro sensitivo: tardanza para enfocar la vista y menor capacidad para oír sonidos agudos.*
- *Sistema inmunológico debilitado: mayor propensión a resfriados, gripe y otras enfermedades.*
- *Reducción de la masa ósea y muscular.*
- *Mayor riesgo de padecer y contraer cáncer.*

Consulte a su médico si...

- **Tiene más de 50 años: necesitará hacerse anualmente un examen médico general. Consulte a su médico si teme adquirir alguna enfermedad propia de la vejez.**
- **Recuerde: Si tiene algún padecimiento, consulte al médico antes de tomar complementos.**

Qué es

En términos simples, el envejecimiento es el proceso de hacerse viejo. Afecta a todo el organismo: el cabello se torna gris, la piel se arruga, las articulaciones y los músculos pierden flexibilidad, los huesos se debilitan, la memoria disminuye, la vista se cansa y la inmunidad disminuye.

Qué lo provoca

Las células del organismo se dividen un determinado número de veces, después mueren y otras nuevas las sustituyen. Con la edad, ese proceso disminuye y empieza un deterioro progresivo de cada sistema del organismo. Aunque parte de esto es normal e inevitable, muchos investigadores creen que las moléculas inestables de oxígeno llamadas radicales libres aceleran el proceso, envejeciéndonos antes de tiempo. Algunos daños son inevitables porque se producen con la actividad celular normal, pero usted puede retardar el envejecimiento si evita que factores externos favorezcan la formación de radicales libres —tabaco, contaminación, alcohol excesivo, y radiación de rayos X o del sol— y ayuda al aumento de las defensas antioxidantes del organismo. Los antioxidantes, producidos por las células o incluidos en la dieta, son un arma poderosa contra los radicales libres.

Cómo pueden ayudar los complementos

Si le prepocupan los efectos de la vejez, debe usar a diario algunos complementos. La **vitamina C** y la **E** son antioxidantes contra los radicales libres. La vitamina C y los **flavonoides** actúan en el interior acuoso de las células. La vitamina E protege las membranas grasas que rodean las células, mejora la immunidad en los ancianos y reduce el riesgo de afecciones comunes en la vejez, como la cardiopatía, algunos tipos de cáncer y posiblemente el Alzheimer. El **extracto de té verde,** valorado por incrementar la longevidad, y el extracto de semilla de uva (100 mg dos veces al día) son otros antioxidantes que pueden ser más potentes que las vitaminas C y E.

El **ácido fólico,** una vitamina B, mantiene los glóbulos rojos y ayuda al buen funcionamiento de los nervios. Además protege al corazón ayu-

La gente de más de 50 años puede necesitar tomar ácido fólico extra y vitamina B_{12}.

Complementos recomendados

Vitamina C/ Flavonoides	**Dosis:** 1,000 mg de vit. C y 500 mg de flavonoides, 2 veces al día. **Nota:** Reduzca la dosis de vitamina C si hay diarrea.
Vitamina E	**Dosis:** 400 UI al día. **Nota:** Verifique con su médico si está tomando anticoagulantes.
Extracto de té verde	**Dosis:** 250 mg, 2 veces al día. **Nota:** Estandarizado para que contenga mínimo 50% de polifenoles.
Ácido fólico/ Vitamina B_{12}	**Dosis:** 400 mcg de ácido y 1,000 mcg de vit. B_{12}, 1 vez al día. **Nota:** Tome comprimidos sublinguales; se absorben mejor.
Carnitina	**Dosis:** 500 mg de L-carnitina, 2 veces al día. **Nota:** Si lo usa más de 1 mes, añada aminoácidos mixtos.
Aceite de onagra	**Dosis:** 1,000 mg, 3 veces al día. **Nota:** O tome 1,000 mg de aceite de borraja 1 vez al día.
Glucosamina	**Dosis:** 500 mg de sulfato de glucosamina, 2 veces al día. **Nota:** Aumente 3 veces al día si tiene osteoartritis. Tómelo con alimentos para disminuir al mínimo el malestar digestivo.
Ginkgo biloba	**Dosis:** 40 mg, 3 veces al día. **Nota:** Estandarizado con 24% mín. de glucósidos de flavona.

Nota: Use primero los azules; los que están en **negro** también pueden ser benéficos. Los complementos que ya esté tomando pueden aportar algunas dosis —vea pág. 39.

dando a procesar la homocisteína, un compuesto tipo aminoácido que puede aumentar el riesgo de cardiopatía. Este ácido es auxiliado por la **vitamina B_{12}**, que ayuda a una actividad cerebral sana. Es importante tomar esta vitamina porque muchos ancianos pierden la capacidad de absorberla de los alimentos, y los niveles bajos de B_{12} pueden causar daño nervioso y demencia. La **carnitina**, sustancia tipo aminoácido, contribuye a tener un corazón sano porque transporta oxígeno a las células y produce energía. El **aceite de onagra** tiene ácido gama-linolénico (AGL), que es vital en varios procesos del organismo. Al ir envejeciendo, el cuerpo pierde la capacidad de convertir las grasas de los alimentos en AGL.

Ciertos complementos son vitales para problemas específicos. La **glucosamina** mantiene unidos los cartílagos y mitiga el dolor de la artritis. El **ginkgo biloba** aumenta el flujo sanguíneo y puede mejorar males propios de la vejez como el mareo, la impotencia y la pérdida de memoria.

Qué más puede hacer

- ☑ Evite el sol excesivo. Los rayos ultravioleta envejecen la piel más rápido.
- ☑ Si fuma, ya no lo haga. El tabaco acelera el deterioro óseo y pulmonar.
- ☑ Forme y mantenga la masa muscular y ósea haciendo ejercicio en el que sostenga su peso, como caminar y entrenar con pesas.
- ☑ Coma frutas y verduras variadas: son ricas en antioxidantes.

HECHOS Y CONSEJOS

- Aunque no hay suficientes investigaciones, algunos expertos recomiendan la coenzima Q_{10} después de los 50, para reducir los efectos de la vejez. Esta sustancia transporta energía a través del organismo y actúa como antioxidante, pero la que produce el organismo disminuye con la edad. Si desea añadir coenzima Q_{10} a su dieta, tome 50 mg dos veces al día (la comida aumenta la absorción).

ÚLTIMOS HALLAZGOS

- No hay una panacea para la longevidad, pero la vitamina E puede añadir años a su vida. En un estudio reciente del Instituto Nacional de la Senectud, gente que tomó complementos de vitamina E tuvo cerca del 50% de probabilidades de no morir de cardiopatía (la principal causa de mortalidad nacional) a diferencia de los que no la tomaron.
- Según un estudio reciente de la Universidad Tufts en Boston (EE. UU.), la vitamina E fortalece el sistema inmunológico en ancianos de 65 años o más. Los que tomaron 200 UI diarias durante cuatro meses tuvieron una importante mejoría del sistema inmunológico, comparado con los que recibieron otra dosis de la vitamina o un placebo.
- Según un reciente estudio realizado en Suiza, hay una relación entre los niveles altos de antioxidantes (como betacaroteno y vitamina C) en la sangre y una mejor memoria en los ancianos.

Sabía que...

A los 75 años, una persona promedio tiene 30% menos de células de lo que su organismo tenía antes.

epilepsia

A lo largo de la historia, se creyó que la gente propensa a los ataques estaba poseída por demonios, tenía poderes especiales o una enfermedad mental. Hoy sabemos que nada de eso es cierto: la epilepsia no disminuye la capacidad intelectual, la creatividad, ni la productividad.

Síntomas

- *Breves períodos de desmayo, confusión o memoria alterada.*
- *Parpadeo, masticación o chasquido de labios repetitivo, percatándose o no de que lo hace.*
- *Falta de atención: mirada en blanco, sin reacción si le hablan.*
- *Pérdida del conocimiento, a veces con un fuerte grito, convulsiones, o pérdida del control de esfínteres; a menudo va seguida de extrema fatiga.*

Consulte a su médico si...

- Experimenta alguno de los síntomas antes citados.
- Tiene un ataque por vez primera. Pero en los posteriores, sólo requieren atención médica inmediata caídas que causen una lesión o un episodio seguido muy de cerca por otro .
- Recuerde: Si tiene algún padecimiento, consulte al médico antes de tomar complementos.

Qué es

Técnicamente no es una enfermedad, sino un trastorno por la excesiva actividad eléctrica del cerebro y el sistema nervioso. En condiciones normales, las neuronas transmiten impulsos eléctricos en forma muy regulada. Pero los epilépticos tienen períodos en que muchas neuronas se encienden juntas. Esta descarga incontrolada produce síntomas que van desde una mirada en blanco a perder el conocimiento con convulsiones. Estos episodios se llaman ataques (la epilepsia también se conoce como un trastorno convulsivo). Un ataque único no necesariamente es signo de epilepsia, que en realidad se define como ataques recurrentes. De hecho, sólo 27% de quienes tienen un ataque tendrán otro en un lapso de 3 años.

Qué la provoca

En más de 50% de los casos de epilepsia, se desconoce su origen. En los restantes, los ataques a veces pueden asociarse a una lesión previa en la cabeza, derrame, tumor o infección en el cerebro. Según los expertos, cualquiera es susceptible a los ataques; pero, por alguna razón, ciertos sujetos son muy vulnerables. Parece que influye algo la herencia.

En personas con epilepsia, la acumulación de glucosa en la sangre (hipoglucemia) y los bajos niveles de ciertos nutrientes (como magnesio o vitaminas B) pueden inducir ataques. Además, la falta de sueño, beber mucho alcohol, el estrés, o una enfermedad, pueden provocar un ataque, incluso en gente que no padece epilepsia.

Cómo pueden ayudar los complementos

Por ningún motivo, los individuos que usen anticonvulsivos para la epilepsia deben suspenderlos ni reducir la dosis por su cuenta. Los complementos recomendados no sustituyen los fármacos recetados. Más bien, tal vez ayuden a corregir las deficiencias alimentarias que puedan favorecer los ataques, o ayudar a controlarlos en personas que siguen tenién-

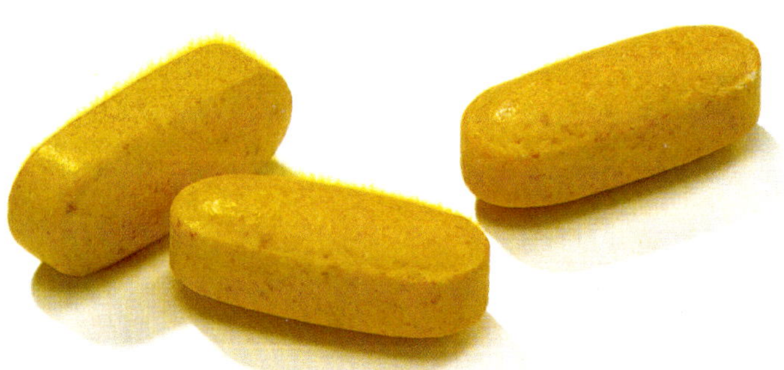

La gente con epilepsia puede beneficiarse de un complejo balanceado de vitamina B, que ayuda a mantener sanos los tejidos nerviosos y del cerebro.

Complementos recomendados

Complejo B	**Dosis:** 1 pastilla diaria, al desayunar. **Nota:** Busque un complejo B-50 con 50 mcg de B_{12} y biotina; 400 mcg de ácido fólico, y 50 mg de otras vitaminas B.
Calcio/ Magnesio	**Dosis:** 250 mg de cada uno, 2 veces al día, con alimentos. **Nota:** A veces los venden en un solo complemento.
AGAB	**Dosis:** 500 mg, 2 veces al día. **Nota:** A menudo combinado con inositol; de efecto sedante.
Kava kava	**Dosis:** 250 mg, 2 veces al día. **Nota:** Estandarizado con kavalactonas al 30%, mínimo.
Manganeso	**Dosis:** 20 mg al día. **Nota:** Tómelo con alimentos.
Taurina	**Dosis:** 500 mg de L-tauria, 3 veces al día, después de la digestión. **Nota:** Si la usa más de un mes, añada aminoácidos mixtos.

Nota: Use primero los **azules**; los que están en **negro** también pueden ser benéficos. Los complementos que ya esté tomando pueden aportar algunas dosis —vea pág. 39.

dolos a pesar de los medicamentos. Los complementos a la larga pueden permitir al médico reducir la dosificación de anticonvulsivos, que a menudo tienen efectos secundarios desagradables.

Las cantidades adecuadas de vitaminas B, sobre todo B_6 y ácido fólico, son importantes porque intervienen en la producción de sustancias químicas del cerebro (llamadas neurotransmisores) que envían mensajes por el sistema nervioso. Como las vitaminas B trabajan en estrecha colaboración, es mejor tomar un complemento de **complejo B.** Otros nutrientes que fomentan la salud nerviosa y del cerebro son el **calcio, el magnesio** y **el manganeso;** quizá esté recibiendo las cantidades que necesita de su complemento multivitamínico y mineral diario, o de algún otro. Es seguro añadirles **AGAB** (ácido gamaaminobutírico); parece que los bajos niveles de sustancias químicas en el cerebro tienen que ver con los ataques. Aunque la **kava kava** no controla directamente los ataques, esta hierba puede ser útil reduciendo el estrés y la angustia que pueden desencadenar esos episodios. El aminoácido **taurina** puede imitar la acción del AGAB en el organismo, así que escoja uno de los dos.

Qué más puede hacer

☑ Duerma mucho. La fatiga puede predisponerlo a los ataques.

☑ Evite el alcohol. Puede interferir con los fármacos anticonvulsivos y posiblemente contribuir a los ataques.

HECHOS Y CONSEJOS

- Cerca de 2.5 millones de estadounidenses tienen epilepsia, y cada año se añaden 125,000 más. Aunque puede surgir a cualquier edad, 70% de los nuevos casos empieza en gente de más de 18 años; y 12% en quienes rebasan los 55.
- No trate de sujetar a alguien que sufra un ataque o ponerle una mordaza o algo más en la boca para que no se muerda la lengua. Esto podría causarle lesiones graves a la persona, o a usted si le muerde los dedos. Más bien, amortígüele la caída y retire cualquier objeto duro o filoso. Cuando acabe el ataque, acuéstela sobre el costado para evitarle una posible asfixia.

ÚLTIMOS HALLAZGOS

- Investigación preliminar sugiere que la vitamina E puede ayudar a los epilépticos. Una teoría indica que el daño a las membranas grasas que rodean las neuronas desencadena los ataques. Con sus propiedades antioxidantes, la vitamina E puede inhibir los cambios químicos en el organismo que inducen este daño. Aunque se necesita más estudio, los epilépticos pueden tomar sin riesgo 400 UI de vitamina E a diario, en un complemento multivitamínico o sola.

esclerosis múltiple

Este incapacitante trastorno nervioso causa fatiga, daña la visión y entorpece la movilidad de quien lo sufre. Los fármacos convencionales han tenido un éxito parcial, lo cual ha suscitado un creciente interés en los complementos para retardar su evolución.

SÍNTOMAS

- *Los primeros signos se parecen a los de muchas otras afecciones. Incluyen visión doble o borrosa; hormigueo en brazos o piernas; inestabilidad o torpeza, y otros problemas motrices, visuales y sensoriales.*
- *La evolución del mal varía mucho. Según su gravedad, la persona puede tener fatiga intensa, rigidez muscular y temblores nerviosos; coordinación deficiente, habla defectuosa e incontinencia. Los síntomas aparecen y desaparecen.*

Consulte a su médico si...

- La visión o la capacidad motriz fallan sin causa justificada: el doctor puede descartar otras afecciones neurológicas, como la presencia de un tumor cerebral.
- Sufre una crisis aguda.
- Recuerde: Si tiene algún padecimiento, consulte al médico antes de tomar complementos.

Qué es

La esclerosis multiple es un trastorno nervioso progresivo y degenerativo, de evolución muy variable, que ataca a adultos jóvenes. En algunos casos, el daño al nervio óptico o a los nervios del cerebro y de la médula espinal puede provocar dificultades para ver o para caminar, habla ilegible, pérdida de control vesical e intestinal, pensamiento obnubilado y parálisis. Muchos pacientes con esclerosis múltiple tienen remisiones que duran años y una incapacidad mínima.

Qué la provoca

Varios expertos creen que es un trastorno autoinmunitario, en el cual el sistema inmunitario del organismo ataca a su propio tejido nervioso. Se ignora qué causa esta reacción. Quizá sea un virus —tal vez uno común, como el del sarampión o el del herpes simple— que ha estado latente.

Cómo pueden ayudar los complementos

La terapia de complementos debe empezar de inmediato. Tiene varias metas: aumentar la actividad antioxidante y proteger a las neuronas de las sustancias reactivas llamadas radicales libres; estimular la producción de ácidos grasos esenciales y de otras sustancias que forman los nervios, y disminuir la inflamación nerviosa. Todos los complementos pueden tomarse juntos y con fármacos convencionales. Es posible que pase un mes antes de ver resultados. Las **vitaminas C** y **E** son valiosas para este mal por sus propiedades antioxidantes. El **complejo B** más **vitamina B_{12}** adicional y el **ácido fólico** son básicos porque intervienen en el mantenimiento y la función de la estructura nerviosa. Varios estudios muestran

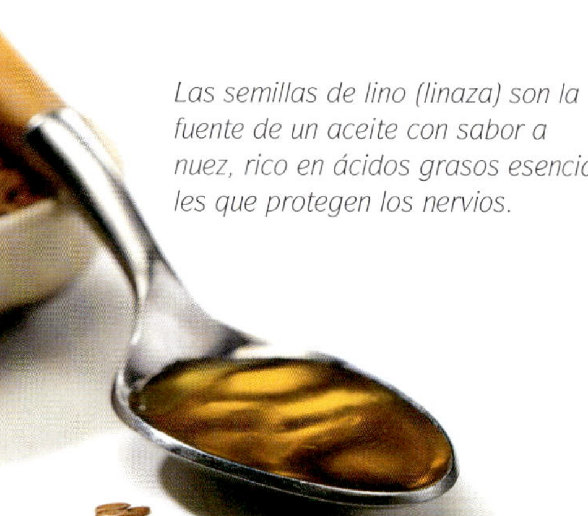

Las semillas de lino (linaza) son la fuente de un aceite con sabor a nuez, rico en ácidos grasos esenciales que protegen los nervios.

Complementos recomendados

Complemento	Dosis / Nota
Vitamina C/ Vitamina E	**Dosis:** 2,000 mg de vitamina C y 400 UI de vitamina E al día. **Nota:** La vitamina C aumenta los efectos de la vitamina E.
Complejo B	**Dosis:** 1 pastilla, 2 veces al día, para crisis agudas; luego reduzca a 1 pastilla cada mañana como dosis preventiva. **Nota:** Busque un complejo B-100 con 100 mcg de B_{12} y biotina; 400 mcg de ácido fólico, y 100 mg de otras vitaminas B.
Vitamina B_{12}/ Ácido fólico	**Dosis:** 1,000 mcg de vit. B_{12} y 400 mcg de ácido folico al día. **Nota:** Tome la presentación sublingual; se absorbe mejor.
NAC	**Dosis:** 500 mg, 3 veces al día, cada tercer día. **Nota:** Tómela entre comidas. Alterne con cinc y cobre.
Cinc/Cobre	**Dosis:** 30 mg de cinc y 2 mg de cobre cada tercer día. **Nota:** Agregue cobre sólo si usa cinc por más de 1 mes.
Aceite de linaza	**Dosis:** 1 cucharada (14 g) al día. **Nota:** Puede tomarse con alimentos; hágalo en el desayuno.
Aceite de onagra	**Dosis:** 1,000 mg, 3 veces al día. **Nota:** Si no, 1,000 mg de aceite de borraja, 1 vez al día.
Ginkgo biloba	**Dosis:** 40 mg, 3 veces al día. **Nota:** Estandarizado con glucósidos de flavona al 24%, mínimo.

Nota: Use primero los **azules**; los que están en **negro** también pueden ser benéficos. Los complementos que ya esté tomando pueden aportar algunas dosis —vea pág. 39.

que los pacientes de esclerosis múltiple tienen niveles bajos de vitamina B_{12} o problemas para asimilarla bien.

Otro complemento que puede ayudar es el seudoaminoácido **NAC** (N-acetilcisteína), un antioxidante que protege las neuronas; cada tercer día, alterne el NAC con una combinación de **cinc** y **cobre** para ayudar a reducir la inflamación. También es importante obtener ácidos grasos esenciales adicionales, como el **aceite de linaza** y el **aceite de onagra,** pues desinflaman y, con el tiempo, ayudan a crear nervios sanos. Por último, el **ginkgo biloba** (hierba) puede ser benéfico, pues actúa como antioxidante y mejora el flujo sanguíneo al sistema nervioso.

Qué más puede hacer

☑ Evite acalorarse excesivamente. Los baños de sol, los grandes esfuerzos y los baños muy calientes pueden agravar los síntomas.

☑ Pregunte a su médico sobre las terapias nutricionales. Hay dietas especiales que pueden retardar la evolución de la esclerosis múltiple.

☑ Haga ejercicio ligero para aumentar la fuerza y flexibilidad muscular, pero no durante una crisis aguda.

☑ Investigue qué trabajos puede hacer en su casa, o los de medio tiempo si el horario de tiempo completo le resulta físicamente difícil.

HECHOS Y CONSEJOS

- La asistencia psicológica, la fisioterapia y la terapia ocupacional pueden ayudar a pacientes y familiares a sobrellevar la enfermedad.

ÚLTIMOS HALLAZGOS

- El estrés no es bueno para nadie, y es muy nocivo si usted tiene esclerosis múltiple. En un estudio a personas con este mal se encontró una relación entre los niveles de estrés altos (disputas cotidianas y hechos importantes de la vida) y nuevo daño nervioso en el cerebro.
- Según un estudio reciente, hay una faceta de la esclerosis múltiple que antes no se conocía: destruye las neuronas de la misma forma en que sucede con el mal de Parkinson o la enfermedad de Alzheimer. Los expertos analizan la posibilidad de aplicar a pacientes que tienen esclerosis múltiple las terapias que se emplean para esos padecimientos.
- Investigaciones con animales indican un posible lazo entre los niveles altos de vitamina D y la inmunidad a la esclerosis. Esto explica en parte por qué es tan rara en los trópicos (el sol sube el nivel de la vitamina D) y en las costas noruegas (los peces ricos en ella son básicos en la dieta). Pero no tome cantidades adicionales: puede ser tóxica.

Sabía que...

Algunas personas con esclerosis múltiple le tienen fe al veneno de abeja y se las ingenian para que las abejas los piquen seguido y así calmar sus síntomas. Esto puede hacerse sólo supervisado por un médico experto en su uso. Por supuesto, quienes son alérgicos a esas picaduras deben evitarlas.

esguinces y distensiones

Ya sea por hacer ejercicio o por tropezarse, las distensiones musculares y los esguinces pueden afectar a todo el mundo. Cualquiera que sea la razón, es sorprendente cuánto puede ayudar un programa de terapias naturales.

Síntomas

Esguinces

- *Dolor leve o intenso tras una lesión; sensibilidad e hinchazón en la articulación; moretones.*
- *Falta de movimiento o mucho dolor en la articulación lastimada.*

Distensiones musculares

- *Músculos doloridos, tensos; sensibilidad e hinchazón.*
- *Ligero cambio de color en la piel; puede aparecer a los pocos días.*

Consulte a su médico si...

- Hay mucha hinchazón o empeora, o si la articulación lastimada se ve deforme.
- Persiste el dolor intenso a pesar de los cuidados, o si se extiende a otras partes de la zona lesionada.
- Hay moretones grandes o cambia el color de la piel.
- El área lesionada no puede aguantar el movimiento ni sostener peso.
- Recuerde: Si tiene algún padecimiento, consulte al médico antes de tomar complementos.

Qué son

Las distensiones son lesiones leves en los músculos. Ocurren con mucha frecuencia en las pantorrillas, los muslos, las ingles o los hombros, y causan dolor y rigidez. Los esguinces son similares a las distensiones musculares, pero más graves y dolorosos, y tardan más en sanar. Pueden causar daño en ligamentos, tendones o músculos (generalmente los que rodean las articulaciones).

Qué los provoca

La distensión muscular y los esguinces resultan del esfuerzo físico de los músculos y otros tejidos. Levantar un objeto pesado, patear un balón o estirarse demasiado antes de una sesión de ejercicio pueden provocar un esguince. La distensión, por otra parte, es el esfuerzo repentino de un músculo, tendón o ligamento. Cualquier movimiento inesperado, como caerse o torcerse, puede provocar un tirón y afectar estas estructuras.

Cómo pueden ayudar los complementos

Junto con el cuidado personal, los complementos tomados o de uso externo favorecen la regeneración de los tejidos, fortalecen las áreas lesionadas y desinflaman. Pueden ser muy eficaces para ambos tipos de lesiones; casi todos se usan por una semana o hasta que empiece a haber mejoría.

Diversos complementos orales pueden acelerar la curación; todos pueden tomarse en combinación o junto con analgésicos. Pruebe la **vitamina A** en dosis altas durante cinco días; ayuda al organismo a usar proteínas y a regenerar tejidos. La **vitamina C** y los **flavonoides** ayudan a curar y evitan mayores lesiones en los músculos y el tejido conjuntivo. La **glucosamina,** generadora de cartílago (el "amortiguador" del organismo), fortalece y protege articulaciones y ligamentos. La **bromelina,** enzima de la piña, previene la hinchazón y la inflamación, y alivia el dolor; también estimula la circulación sanguínea y activa la recupera-

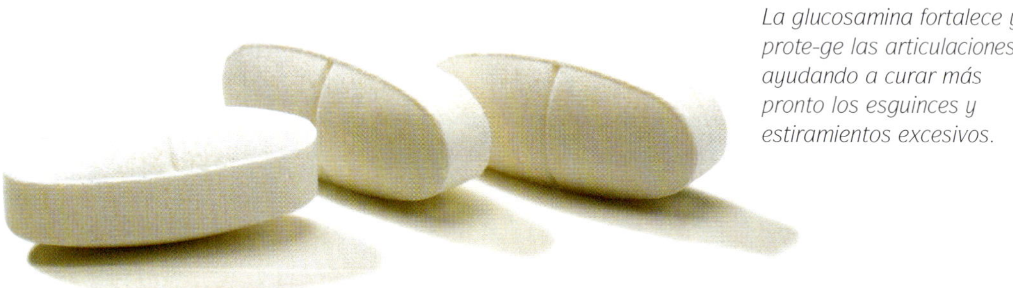

La glucosamina fortalece y prote-ge las articulaciones, ayudando a curar más pronto los esguinces y estiramientos excesivos.

Complementos recomendados

Vitamina A	**Dosis:** 25,000 UI, 2 veces al día, durante 5 días. **Nota:** Las mujeres embarazadas o que piensen embarazarse no deben tomar más de 5,000 UI al día.
Vitamina C/ Flavonoides	**Dosis:** 1,000 mg de C y 500 mg de flavonoides, 3 veces al día. **Nota:** Reduzca la dosis de vitamina C si se presenta diarrea.
Glucosamina	**Dosis:** 500 mg de sulfato de glucosamina, 3 veces al día. **Nota:** Con alimentos, el malestar digestivo es mínimo.
Bromelina	**Dosis:** 500 mg, 3 veces al día, en ayunas. **Nota:** Debe aportar 6,000 UDG o 9,000 UCL a diario.
Manganeso	**Dosis:** 100 mg al día, durante 7 días. **Nota:** Ayuda a sanar ligamentos, tendones y cartílagos.
Ungüento de árnica	**Dosis:** Aplique ungüento en la zona dolorida 4 veces al día. **Nota:** No lo ponga en piel abierta; nunca ingiera árnica.
Aceite de mejorana dulce	**Dosis:** Agregue unas gotas en una vasija con agua fría. **Nota:** Moje una toalla en la mezcla, exprímala y luego aplique.
Aceite de romero	**Dosis:** Agregue unas gotas en una vasija con agua fría. **Nota:** Moje una toalla en la mezcla, exprímala y luego aplique.

Nota: Use primero los **azules**; los que están en **negro** también pueden ser benéficos. Los complementos que ya esté tomando pueden aportar algunas dosis —vea pág. 39.

ción. Aunque casi nadie necesita complementos de **manganeso** de manera constante, si usted tiene una distensión muscular o un esguince puede beneficiarse tomando este mineral durante una semana. Ayuda a mantener sanos los tendones y ligamentos.

También es útil aplicar ungüentos o cremas con extracto de **árnica** en músculos o articulaciones lastimados; reduce el dolor e hinchazón y estimula la curación. Las compresas remojadas en una mezcla de **aceite de mejorana dulce** o de **aceite de romero** y agua pueden tener un efecto calmante que alivia el dolor; sirven para disminuir la hinchazón.

Qué más puede hacer

☑ Inmovilice la parte lesionada; aplique hielo en el área dolorida; comprima la lesión con una venda de sostén elástico, y eleve la parte lastimada por arriba del nivel del corazón. Aplique hielo durante 10 a 20 minutos a la vez; repita cada 2 o 3 horas durante uno o dos días después de la lesión. Una bolsa de verduras o chícharos congelados es un buen sustituto del hielo y puede acomodarse con facilidad en torno al área lastimada.

☑ Una vez que la hinchazón ceda, use una compresa caliente o un cojín térmico en el área, a fin de aumentar la circulación sanguínea.

HECHOS Y CONSEJOS

- Los antiinflamatorios no esteroideos (AINE), como ibuprofeno, aspirina o naproxeno, son básicos para tratar diversos tipos de esguinces y de distensiones musculares. Los complementos son una alternativa más segura porque tienen muy pocos de los peligrosos efectos secundarios de los fármacos, como el sangrado gástrico.
- Aunque los científicos no han podido confirmar que los magnetos sean benéficos, algunas personas insisten en que colocándolos en las áreas doloridas pueden activar la curación. La terapia con magnetos es muy popular en Japón.

ÚLTIMOS HALLAZGOS

- En un estudio reciente, 59 personas con esguinces y desgarros ligamentosos tomaron 500 mg de bromelina tres veces al día durante un período de 1 a 3 semanas; el complemento redujo en forma notable la hinchazón, la sensibilidad y el dolor, en reposo y en movimiento. Los resultados fueron comparables a los de quienes tomaron antiinflamatorios no esteroideos, como la aspirina.

Sabía que...

Los esguinces pueden debilitar los ligamentos y causar lesiones periódicas. Caliente los músculos antes de hacer ejercicio y haga adaptaciones a su rutina. Una venda elástica de soporte puede proteger las articulaciones débiles.

dolor de espalda

Cuando estamos erguidos, desafiamos la fuerza de gravedad, y por ello la columna frecuentemente está en tensión, lo que suele traer como consecuencia dolor de espalda. El secreto para aliviarlo es fortalecer las vértebras y los tejidos adyacentes.

Síntomas

- *Dolor o rigidez a lo largo de la columna, sobre todo al moverse.*
- *Dolor intenso en la espalda alta o baja, o hacia la pierna.*
- *Dolor extenuante luego de ejercicio, actividad vigorosa o esfuerzo.*
- *Dolor y malestar luego de estar sentado o parado mucho tiempo.*

Consulte a su médico si...

- El dolor es incapacitante, o si hay fiebre o vómito.
- Hay hormigueo o entumecimiento en brazos o piernas, o dolor intenso que va de la espalda a las piernas (ciática).
- Despierta y tiene dolor y rigidez en una parte de la espalda.
- Tiene dolor luego de una caída o un accidente automovilístico.
- Recuerde: Si tiene algún padecimiento, consulte al médico antes de tomar complementos.

Qué es

Aunque con frecuencia son muy incómodos, la mayoría de los dolores de espalda no son graves. La parte baja de la espalda, que soporta todo el peso corporal, suele ser la zona más afectada. Una inflamación o una lesión menor de uno de los huesos de la columna (vértebras), o de los músculos, cartílagos, nervios o tejidos conectados a ella, puede causar dolor.

Qué lo provoca

En casi todos los casos se debe a distensión muscular. Una postura incorrecta, huesos o cartílagos debilitados, un disco deslizado o un nervio pellizcado también pueden causar molestia. Enfermedades como la artritis o la osteoporosis lo pueden predisponer al dolor crónico de espalda.

Cómo pueden ayudar los complementos

Antes de iniciar un programa terapéutico de complementos, vea con su médico si se justifica un tratamiento médico o quirúrgico. El objetivo de los complementos es fortalecer los huesos y los músculos, reducir la inflamación y curar el dolor. Los efectos pueden sentirse en una semana.

Si es propenso a los problemas de espalda, debe empezar con vitaminas y minerales que fortalecen los huesos y el cartílago: el **calcio,** el **magnesio,** las **vitaminas C** y **D** y el **manganeso.** Vale la pena que pruebe otros complementos, ya sea solos o combinados. Algunos hospitales han tenido éxito al usar **bromelina,** una enzima de la piña, para reducir la inflamación y el dolor de una intervención quirúrgica, de traumatismos, lesiones deportivas y artritis. La **glucosamina** regenera cartíla-

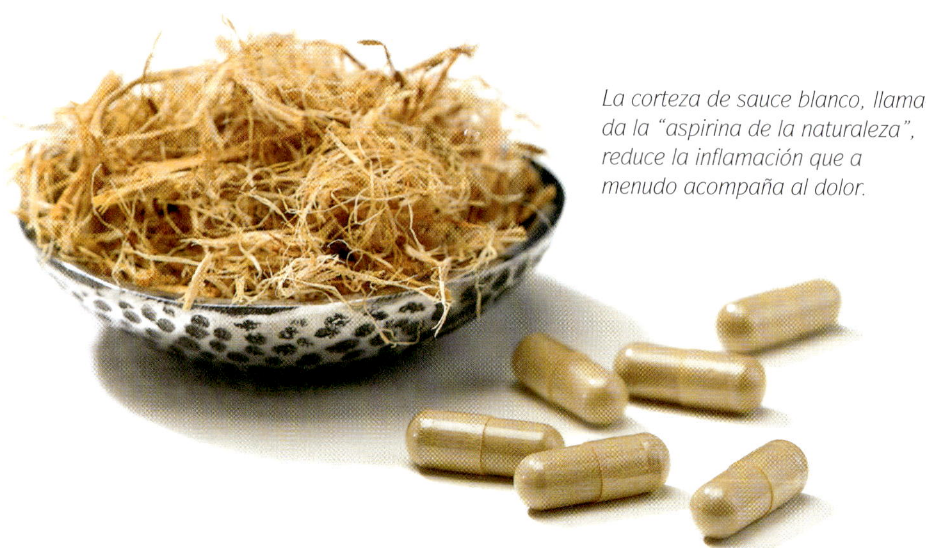

La corteza de sauce blanco, llamada la "aspirina de la naturaleza", reduce la inflamación que a menudo acompaña al dolor.

Complementos recomendados

Calcio/ Magnesio	**Dosis:** 600 mg de calcio y 250 mg de magnesio al día. **Nota:** Puede ser parte de una fórmula para los huesos.
Bromelina	**Dosis:** 500 mg, 3 veces al día, en ayunas. **Nota:** Debe aportar 6,000 UDG o 9,000 UCL al día.
Glucosamina	**Dosis:** 500 mg de sulfato de glucosamina 3 veces al día. **Nota:** Con alimentos, el malestar digestivo es mínimo.
Corteza de sauce blanco	**Dosis:** 1 o 2 pastillas, tres veces al día (según indique el envase). **Nota:** Debe ser estandarizado para tener salicina al 15%.
Vitamina C	**Dosis:** 1,000 mg, 3 veces al día. **Nota:** Reduzca la dosis si se presenta diarrea.
Vitamina D	**Dosis:** 400 UI al día. **Nota:** No tome más de 1,000 UI al día; puede ser tóxica.
Manganeso	**Dosis:** 60 mg al día durante 2 semanas. **Nota:** Luego de 2 semanas, baje la dosis a 20 mg al día.
Aceite de linaza	**Dosis:** 1 cucharada (14 g) al día. **Nota:** Puede mezclarse con alimentos; tómelo en la mañana.

Nota: Use primero los **azules**; los que están en **negro** también pueden ser benéficos. Los complementos que ya esté tomando pueden aportar algunas dosis —vea pág. 39.

gos, incluso el tejido que sostiene los discos de la columna. La **corteza de sauce blanco** es analgésica como la aspirina, pero con menos efectos secundarios. El **aceite de linaza**, rico en ácidos grasos omega-3, también tiene propiedades antiinflamatorias, analgésicas y curativas. Estos complementos pueden reducir la necesidad de analgésicos convencionales y, excepto la corteza de sauce blanco, pueden tomarse con ellos.

Otros complementos benéficos son la S-adenosilmetionina, o SAM (200 mg tres veces al día), forma del aminoácido metionina que fortalece los músculos y regenera el colágeno; la boswellia (150 mg de ácido boswélico tres veces al día), un remedio de la India con propiedades antiinflamatorias, y la niacinamida (500 mg tres veces al día), una forma de niacina que puede ser eficaz contra el dolor de espalda causado por la artritis. La garra del diablo (400 mg tres veces al día) puede ser muy útil contra el dolor inflamatorio de la artritis o de la espondiloartritis.

Qué más puede hacer

- ☑ Mejorar la postura, usar calzado cómodo, plantillas, fajas ortopédicas.
- ☑ El masaje terapéutico, la quiropráctica, la acupuntura o la ENET (estimulación nerviosa eléctrica transcutánea) pueden calmar el dolor.
- ☑ Agáchese flexionando las rodillas cuando levante cualquier cosa.
- ☑ Sentado, tenga soporte en la región lumbar; haga pausas para estirarse.

HECHOS Y CONSEJOS

- Los analgésicos de venta libre pueden ser muy eficaces para el dolor de cuello y de espalda, pero también tener peligrosos efectos secundarios, como sangrado intestinal o gástrico. Los complementos naturales son más segu-ros y pueden reducir, o incluso eliminar, la necesidad de los fármacos convencionales.

ÚLTIMOS HALLAZGOS

- En Alemania, un estudio realizado a 109 personas que tuvieron lumbago, al menos durante seis meses, mostró que la hierba garra del diablo (su fruto es como una garra) puede ser un valioso complemento para la medicina convencional. La mitad tomaron la hierba y los demás un placebo; todos los pacientes podían tomar calmantes controlados, según lo requirieran. Al mes, 9 del grupo de la hierba y 1 que tomó placebo no tenían dolor.
- Fortalecer el abdomen ayuda a prevenir lesiones en la espalda. Según un estudio reciente, los abdominales parciales (levantar el torso con las rodillas flexionadas en un ángulo de 90°) son lo mejor para fortalecer los músculos del abdomen, pues hay poca tensión en la espalda baja. Los abdominales completos, con las piernas estiradas, pueden lastimar la espalda.

Sabía que...

Los médicos a veces recomiendan reposo en cama durante una o dos semanas, para mitigar el dolor de espalda. Pero, según nuevas investigaciones, a menos que haya deslizamiento de disco (afección muy dolorosa), tan sólo uno o dos días de descanso pueden ser de más ayuda.

estreñimiento

Por lo menos, el estreñimiento es un malestar incómodo y puede provocar dolor. Los líquidos, la fibra en abundancia y el ejercicio pueden ayudar a remediar el problema. Si está buscando algo ligero que lo ayude, quizá los complementos naturales sean la solución.

Síntomas

- *Deposiciones poco frecuentes.*
- *Heces secas, duras.*
- *Dificultad o dolor al defecar.*
- *Abdomen inflamado.*

Consulte a su médico si...

- Nota un cambio abrupto en sus hábitos de defecación.
- El estreñimiento persiste dos semanas o más, a pesar de las medidas y remedios caseros.
- Hay fiebre o dolor abdominal con el estreñimiento.
- Hay dolor o retortijones, o afectan su rutina.
- Hay sangre en las heces.
- Está tomando un nuevo fármaco o complemento: puede ser el causante.
- Recuerde: Si tiene algún padecimiento, consulte al médico antes de tomar complementos.

Qué es

Los hábitos de defecación varían mucho de una persona a otra, pero casi todos los médicos coincidirían en que es estreñido quien expulsa heces duras menos de tres veces a la semana. Si frecuentemente hace esfuerzos al defecar, puede probar algunas terapias para aliviar este mal.

Qué lo provoca

En la mayoría de los casos, el estreñimiento se debe a la falta de fibra y líquidos en la dieta. Otros factores que lo favorecen son la falta de ejercicio o la inactividad prolongada, la depresión fuerte y ciertos trastornos médicos como la colitis, la diabetes, los niveles altos de calcio en la sangre, la tiroides lenta o el cáncer de colon. El consumo excesivo de laxantes o de algunos antiácidos puede perjudicar la actividad intestinal, y ciertos fármacos (como los cardiovasculares, antidepresivos o analgésicos narcóticos) pueden también causar estreñimiento.

Cómo pueden ayudar los complementos

Un cambio abrupto en la frecuencia habitual de las deposiciones puede ser el indicio de un trastorno subyacente más grave, como cáncer u obstrucción intestinal, y requiere una evaluación médica. Pero en caso de una irregularidad que se presenta de vez en cuando, algunos complementos pueden ayudar. Los efectos deben sentirse en uno o dos días. Casi todos los complementos pueden tomarse por tiempo prolongado.

La **vitamina C** por lo regular es útil para combatir el estreñimiento. Además de actuar como antioxidante y estimular la inmunidad, es tam-

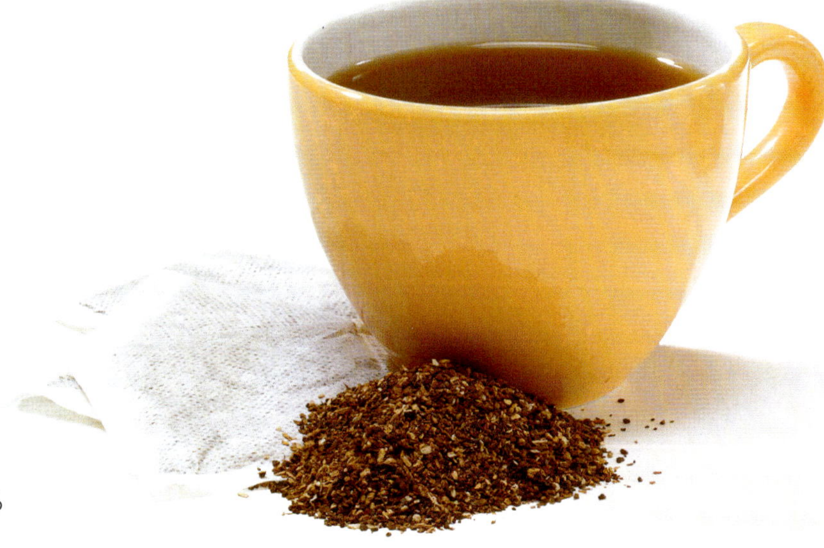

El té de raíz de diente de león puede ayudar a remediar la irregularidad.

Complementos recomendados

Vitamina C	**Dosis:** 1,000 mg, 3 veces al día. **Nota:** Puede aumentar a 1,000 mg al día (máximo 5,000 mg a diario) hasta que se regularicen las deposiciones.
Magnesio	**Dosis:** 400 a 800 mg al día, según se requiera. **Nota:** Tómelo con comida; baje la dosis si le da diarrea.
Psyllium	**Dosis:** 1-3 cdas. de polvo disuelto en agua o jugo de naranja, al día. **Nota:** O 1-3 cdas. de semillas de lino (linaza) molidas, o 2 ctas. de semillas de fenogreco. Beba 8 vasos de agua.
Ciruela pasa	**Dosis:** Beba ½ taza de jugo o coma 3-4 ciruelas cada mañana. **Nota:** Puede usarse a diario.
Raíz de diente de león	**Dosis:** 1 taza de té, 3 veces al día. **Nota:** 1 cda. de raíz seca por 1 taza de agua caliente.
Cáscara sagrada	**Dosis:** 100 mg antes de acostarse. **Nota:** Busque un preparado que sea estandarizado para contener derivados de hidroxiantraceno al 25%.

Nota: Use primero los **azules**; los que están en **negro** también pueden ser benéficos. Los complementos que ya esté tomando pueden aportar algunas dosis —vea pág. 39.

bién un laxante ligero. Una dosis diaria de 3,000 mg afloja las heces en casi todos los casos. Si esta cantidad no surte efecto, auméntela poco a poco, o bien, añada **magnesio** que, junto con sus muchos efectos en el organismo, también tiene propiedades laxantes suaves. (Relaja)

Además de estos nutrimentos, el ***psyllium*** y las semillas molidas de lino (linaza) o de fenogreco proporcionan fibra y favorecen heces más blandas, delgadas y fáciles de expulsar; pueden consumirse a diario. Asegúrese de tomarlas con mucha agua para facilitar el paso de volumen extra por el tubo digestivo. También puede probar con jugo de **ciruela** o ciruelas deshidratadas para tener fibra extra (son inocuas y pueden consumirse con otros complementos), o tome té de **raíz de diente de león,** que también tiene propiedades laxantes ligeras.

Si esta combinación de remedios no le proporciona alivio en uno o dos días, considere la **cáscara sagrada** como un último recurso. En vista de que esta hierba es un poderoso laxante que estimula la contracción muscular de los intestinos, debe usarse por no más de una o dos semanas a la vez. Evítela si está embarazada o amamantando.

Qué más puede hacer

- ☑ Consuma alimentos ricos en fibra, como fruta y verduras crudas, cereales integrales, salvado y legumbres.
- ☑ Tome al día por lo menos 8 vasos (de 240 ml) de agua o jugo.
- ☑ Haga ejercicio regularmente y, siempre que le sea posible, vaya al baño en cuanto sienta la necesidad de defecar.

HECHOS Y CONSEJOS

- Si está estreñido, es muy importante que tome muchos líquidos; pero no todas las bebidas son iguales. Las que tienen cafeína y alcohol, de hecho, pueden ser diuréticos y empeorar el estreñimiento. Por otro lado, el agua, los jugos de frutas y verduras y las sopas ligeras son excelentes reconstituyentes. Un líquido caliente por la mañana puede activar el reflejo que hace funcionar los intestinos.

ÚLTIMOS HALLAZGOS

- Según un estudio reciente que se llevó a cabo en la Universidad de Nebraska, tomar *psyllium* aumenta considerablemente la frecuencia de las deposiciones en pacientes con estreñimiento. Los que tomaron *psyllium* también reportaron que sus heces eran más suaves y fáciles de expulsar, y que sentían mucho menos dolor al defecar.
- Un estudio reciente, en Seattle, descubrió que el cáncer de colon era más común en hombres y mujeres con estreñimiento frecuente. Los investigadores especulan que las heces de los estreñidos permanecen en el intestino por un período relativamente largo, exponiendo al intestino por más tiempo a sustancias químicas posiblemente cancerígenas. Ésta es otra razón para añadir *psyllium* u otros complementos naturales a su dieta diaria.

estrés

Parte inevitable de la vida moderna, el estrés puede agotar las defensas naturales y dejarnos expuestos a múltiples problemas de salud. Ciertos nutrientes ayudan a enfrentarlo, y diversas hierbas y otros complementos alimenticios pueden calmar la mente y devolver la ecuanimidad.

Síntomas

- *Fatiga, insomnio o dificultad para concentrarse.*
- *Nerviosismo, agitación o excitabilidad poco común.*
- *Pérdida del apetito, náuseas, malestar estomacal, diarrea o estreñimiento.*
- *Dolores de cabeza.*
- *Pérdida del interés sexual.*
- *Irritabilidad, ira, resentimiento, apatía o pesimismo.*

Consulte a su médico si...

- Tiene síntomas pronunciados o prolongados de estrés. Esto debilita el sistema inmunitario y aumenta el riesgo de contraer enfermedades: cardiopatía, hipertensión arterial, trastornos digestivos, úlceras, migrañas y posiblemente cáncer.
- Los síntomas del estrés (cambios de apetito, humor y patrones del sueño) ocasionan problemas en el trabajo, en las relaciones personales o en las actividades cotidianas, o si hay abuso de alguna sustancia: puede haber una depresión.
- Recuerde: Si tiene algún trastorno médico o psiquiátrico, consulte al médico antes de tomar complementos.

Qué es

El estrés es simplemente una respuesta individual a las demandas físicas, emocionales o ambientales. Aunque el organismo está preparado para lidiar con episodios breves de estrés, a la larga los niveles excesivos y constantes pueden afectar seriamente la salud física y mental.

Qué lo provoca

Una serie de circunstancias pueden provocarlo: presiones laborales, discordia familiar, problemas financieros, situaciones traumáticas, lesiones, enfermedades. La reacción inicial del organismo ("pelear o huir") es natural y saludable; en ella, las glándulas suprarrenales preparan al cuerpo para el peligro inminente. Estas dos pequeñas glándulas, localizadas en la parte superior de cada riñón, liberan adrenalina y otras hormonas del estrés, que aportan un estallido de energía instantáneo, permitiendo que el cuerpo enfrente a un enemigo o huya para ponerse a salvo.

Si el estrés persiste, surgen problemas. Con el tiempo, los niveles altos y crónicos de hormonas del estrés disminuyen las reservas de nutrientes y energía, y causan agotamiento. Además, aumentan la hipertensión arterial y los niveles de colesterol (a veces con daño al corazón y a los vasos sanguíneos); el estómago segrega mucho ácido, las hormonas sexuales disminuyen y el cerebro se ve afectado por falta de glucosa (su única fuente de energía), lo que perjudica la capacidad mental. Todo esto es un gran peso para el sistema inmunitario, el cual, al debilitarse, impide al organismo ser resistente a las infecciones y enfermedades.

Cómo pueden ayudar los complementos

Tomar un multivitamínico con minerales todos los días es especialmente importante durante épocas de tensión, ya que muchos nutrientes desempeñan un papel vital para la relajación natural del organismo. Tome **complejo B**; sus vitaminas B adicionales fortalecen los nervios y la salud del

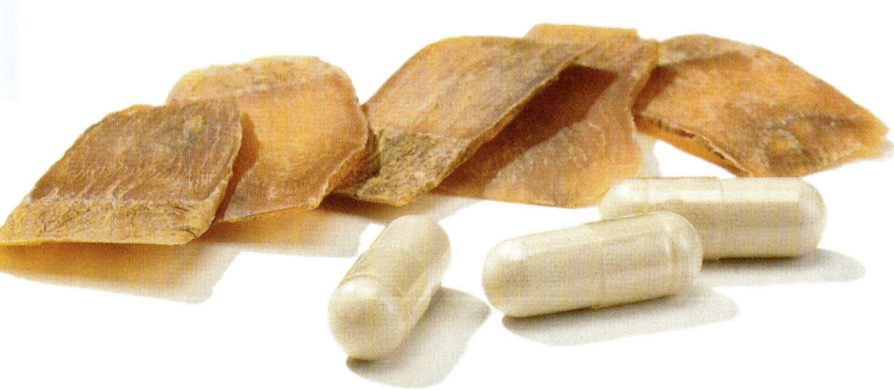

La raíz seca de ginseng panax, que generalmente se vende en cápsulas, ayuda a combatir el estrés.

Complementos recomendados

Complejo B	**Dosis:** 1 pastilla, 2 veces al día, con alimentos. **Nota:** Busque un complejo B-50 con 50 mcg de B_{12} y biotina; 400 mcg de ácido fólico, y 50 mg de otras vitaminas B.
Calcio/ Magnesio	**Dosis:** 250 mg de calcio y 250 mg de magnesio, 2 veces al día. **Nota:** Con alimentos; pueden venir en un solo complemento.
Ginseng siberiano	**Dosis:** 100-300 mg, 3 veces al día. **Nota:** Estandarizado con eleuterósidos al 0.8%, mínimo.
Ginseng panax	**Dosis:** 100-250 mg, 2 veces al día. **Nota:** Estandarizado con ginsenósidos al 7%, mínimo.
Kava kava	**Dosis:** 250 mg, 3 veces al día. **Nota:** Estandarizada con kavalactonas al 30%, mínimo.
Melatonina	**Dosis:** 1-3 mg, antes de acostarse. **Nota:** Empiece con la dosis menor; aumente según necesite.
Hipericón	**Dosis:** 300 mg, 3 veces al día. **Nota:** Estandarizado para tener hipericina al 0.3%.

Nota: Use primero los **azules**; los que están en **negro** también pueden ser benéficos. Los complementos que ya esté tomando pueden aportar algunas dosis —vea pág. 39.

sistema inmunitario y pueden contrarrestar la fatiga. También el **calcio** y el **magnesio** son útiles, pues alivian la tensión muscular y fortalecen el corazón. El ginseng, **siberiano** o **panax,** estimula las glándulas suprarrenales. A estas hierbas antiestrés a veces se les llama "adaptógenos" (pues ayudan al organismo a "adaptarse" a los cambios) o "tónicos" ("tonifican", al hacer el cuerpo más elástico). Todas pueden tomarse juntas, sin riesgos.

Otras hierbas y complementos alimenticios, usados solos o en conjunto, o combinados con los recomendados, pueden ser útiles en circunstancias especiales. Para la angustia inducida por el estrés, tome **kava kava;** se emplea sobre todo para períodos muy tensos que duran hasta tres meses. Tome **melatonina** si la preocupación no lo deja dormir, e **hipericón** si el estrés va acompañado de depresión leve.

Qué más puede hacer

☑ Haga ejercicio con regularidad. Practique ejercicios respiratorios: yoga, tai chi, meditación, masaje, biorregulación y otras técnicas de relajación.

☑ Elimine o limite el consumo de cafeína y alcohol. Pueden aumentar la ansiedad e impiden conciliar el sueño.

☑ Considere la orientación y la terapia psicológicas: pueden ayudarlo a aumentar su capacidad para lidiar con el estrés.

☑ Mantenga contacto social. Un grupo cercano de familiares y amigos, o incluso una mascota, son vitales para una buena salud.

HECHOS Y CONSEJOS

- Las fórmulas con hormonas suprarrenales que se venden en las tiendas naturistas pueden complementar un programa de control del estrés. Contienen vitaminas B, regaliz, ginseng siberiano u otras sustancias antiestrés; pueden tomarse junto con otros complementos.
- Lea la etiqueta con atención cuando compre ginseng en tintura. Algunas fórmulas tienen 27% de alcohol, una graduación aproximada a 54, la misma de muchos licores. El alcohol excesivo puede aumentar el estrés.

ÚLTIMOS HALLAZGOS

- Según un estudio de la Universidad de Utah, las alturas y temperaturas extremas, que exigen un esfuerzo físico al organismo comparable al efecto del estrés emocional, aumentaron la necesidad de nutrientes y calorías, sobre todo de vitaminas antioxidantes (como la C) y minerales. Ésta es otra razón para tomar muchas vitaminas y minerales al estar bajo estrés.
- Investigadores informan que, comparado con el estrés habitual, el estrés excesivo por más de 30 días duplica las probabilidades de contraer un resfriado. El estrés relacionado con el trabajo y las relaciones personales tuvo el mayor efecto en quienes se enfermaron.

Sabía que...

En 1984, el Ministerio Ruso de Salud informó que el rendimiento laboral de los operadores de telégrafo mejoró al tomar ginseng siberiano. Podían enviar mensajes más rápidamente, con menos errores y, en general, estaban en mejores condiciones para enfrentarse al estrés relacionado con su labor.

fatiga

A través de los años, la fatiga ha atormentado persistentemente a la humanidad. Hoy en día, este malestar representa más de 7 millones de consultas al año y este padecimiento está catalogado por varias personas, sin dudar, dentro de las 10 principales preocupaciones de salud.

SÍNTOMAS

- *Cansancio prolongado y persistente, intermitente o continuo, que dura más de dos semanas.*
- *Cambios de personalidad, sobre todo una tendencia a irritarse, a ser impaciente o a deprimirse por el continuo cansancio.*
- *Menor concentración, dificultad para realizar tareas con las que está familiarizado; menos interés en actividades que en algún momento fueron atrayentes.*

Consulte a su médico si...

- La fatiga dura más de dos semanas o va acompañada de síntomas como fiebre, pérdida de peso, náuseas, carraspera o dolores musculares.
- Causa somnolencia durante el día e interfiere con sus actividades normales diarias.
- Recuerde: Si tiene algún padecimiento, consulte al médico antes de tomar complementos.

Qué es

La fatiga no es una verdadera enfermedad, sino el síntoma de un problema: desnutrición, exceso de trabajo, poco (o mucho) ejercicio, insomnio, malos hábitos para dormir; o de un trastorno específico, como el síndrome premenstrual. Aunque todos tienen a veces una baja repentina de energía, la fatiga es una sensación persistente y generalizada de agotamiento.

Qué la provoca

En muchos casos, la fatiga se debe a estrés, angustia, depresión o baja de defensas. Se la ha relacionado con diabetes; desequilibrios de la tiroides o la glándula suprarrenal; y con cardiopatía, hepatopatía o nefropatía. La falta de minerales y vitaminas baja la producción de glóbulos rojos y provoca fatiga, pues éstos transportan el oxígeno para generar energía. En las mujeres influye la variación en los niveles hormonales durante el embarazo y la menopausia, o la anemia causada por menstruaciones abundantes. También pueden provocarla trastornos del sueño y fármacos como los antihipertensores.

Cómo pueden ayudar los complementos

Los complementos recomendados deben usarse sólo si se ha descartado una afección médica subyacente. Un régimen de dos meses debe bastar para sentir mejoría. Inicie con las vitaminas y los dos tipos de ginseng. Si la fatiga persiste, agregue luego magnesio, aminoácidos y aceite de linaza.

El **complejo B** refuerza los sistemas inmunitario y nervioso. Sus vitaminas aumentan la eficacia de los glóbulos blancos, los cuales atacan a las bacterias y los virus; además son importantes para su adecuada re-

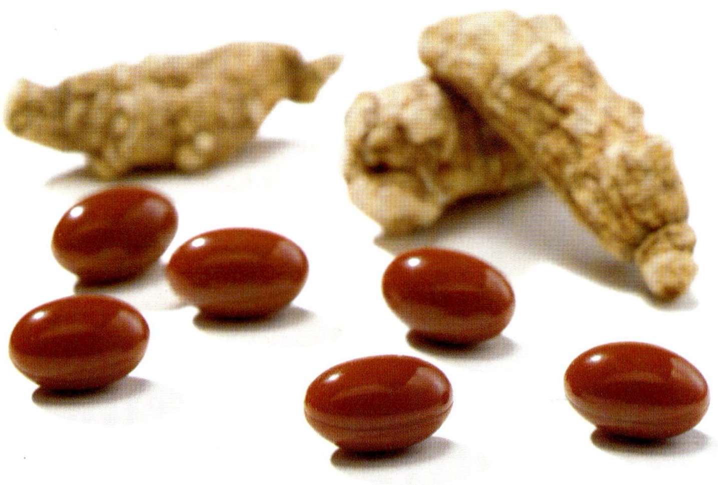

En Asia, por miles de años se ha prescrito el ginseng panax como tónico reconstituyente.

Complementos recomendados

Complejo B	**Dosis:** 1 pastilla, 2 veces al día, con alimentos. **Nota:** Busque un complejo B-50 con 50 mcg de B_{12} y biotina; 400 mcg de ácido fólico, y 50 mg de otras vitaminas B.
Vitamina C	**Dosis:** 1,000 mg, 3 veces al día. **Nota:** Reduzca la dosis si se presenta diarrea.
Ginseng panax	**Dosis:** 100-250 mg, 2 veces al día. **Nota:** Estandarizado con ginsenósidos al 7%, mínimo.
Ginseng siberiano	**Dosis:** 100-300 mg, 2 veces al día. **Nota:** Estandarizado con eleuterósidos al 0.8%, mínimo.
Magnesio	**Dosis:** 400 mg al día, durante 2 meses. **Nota:** Con alimentos; reduzca la dosis si se presenta diarrea.
Complejo de aminoácidos	**Dosis:** 1 pastilla, 2 veces al día. **Nota:** Tómelo en ayunas.
Aceite de linaza	**Dosis:** 1 cucharada (14 g) al día. **Nota:** Puede tomarse con alimentos; hágalo en el desayuno.

Nota: Use primero los **azules**; los que están en **negro** también pueden ser benéficos. Los complementos que ya esté tomando pueden aportar algunas dosis —vea pág. 39.

producción. La **vitamina C** también es vital; aumenta las defensas, ayuda a regenerar los tejidos y apoya las glándulas suprarrenales, que controlan la producción de las hormonas que favorecen el estrés en el organismo.

Uno de los usos más populares del ginseng es aumentar los niveles de energía. En Asia han usado mucho tiempo el **ginseng panax** para este fin. Se ha demostrado que los compuestos de **ginseng siberiano** combaten la fatiga. En algunos casos, puede ser por una deficiencia leve de **magnesio**. Tomar dos meses este mineral debe cubrir cualquier deficiencia. Todas las células necesitan una mezcla de **aminoácidos** para producir proteínas; en algunos casos, los niveles bajos pueden favorecer la fatiga. El **aceite de linaza** ayuda con ácidos grasos esenciales; protegen la integridad de las membranas celulares y aumentan las defensas.

Qué más puede hacer

- ☑ Tome una siesta de 20 min por la tarde o después de trabajar. Pero ponga el despertador: si se pasa, puede interferir con su sueño nocturno.
- ☑ No se salte el desayuno. Cuando se acerque la hora de acostarse, evite las comidas abundantes, grasosas, el alcohol y las bebidas con cafeína.
- ☑ Acuéstese y levántese a la misma hora a diario; duerma 8 hr mínimo.
- ☑ El ejercicio moderado hace que se sienta menos cansancio.
- ☑ Los alimentos dulces no aumentan la energía. Consuma carbohidratos complejos (pasta, cereales integrales, legumbres) y mucha verdura y fruta.
- ☑ Analícese la sangre para ver si no tiene problemas de tiroides o anemia.

HECHOS Y CONSEJOS

- La fatiga en muchos casos se debe a una deficiencia de vitamina B_{12}. Pero las inyecciones de B_{12}, que en un tiempo solían ponerse para aumentar la energía, surten efecto sólo si la deficiencia se ha confirmado con un análisis de sangre. Aun así, el problema en general puede resolverse con dosis orales muy altas, bajo supervisión médica.

ÚLTIMOS HALLAZGOS

- Las medidas para prevenir y tratar la fatiga pueden aumentar años de vida; especialmente a la gente mayor. Se hicieron estudios a más de 1,000 personas nacidas en 1914; los investigadores encontraron que la fatiga prolongada predice la muerte con más exactitud que ciertos criterios tradicionales, como los hábitos de alimentación o el tabaco.

Sabía que...

Las bebidas con cafeína pueden causar dificultades para conciliar el sueño y dormir profundamente, incluso 10 horas después de haberlas tomado.

fatiga crónica

Mucha gente toma complementos para el cansancio persistente y los síntomas seudogripales que caracterizan este mal entendido e incapacitante trastorno. Aunque nadie conoce su origen, un sistema inmunológico débil puede ser un factor.

Síntomas

- *Fatiga continua o recurrente que dura al menos seis meses y no desaparece al descansar o dormir.*
- *Pérdida de memoria, incapacidad para concentrarse, cefalea.*
- *Febrícula, garganta irritada, dolor muscular o articular, ganglios linfáticos hinchados en el cuello o en las axilas.*

Consulte a su médico si...

- **Hay fatiga que dura más de dos semanas o va acompañada de una súbita pérdida de peso, debilidad muscular u otros síntomas poco comunes: pueden indicar otra afección más grave.**
- **Está tomando fármacos: hay algunos que tienen efectos secundarios. El médico puede excluir otras posibles causas.**
- **La fatiga va en aumento a pesar de los remedios caseros; pero incluso si ésta va mejorando, consúltelo para que lo supervise.**
- **Recuerde: Si tiene algún padecimiento, consulte al médico antes de tomar complementos.**

Qué es

Caracterizada por un profundo y persistente agotamiento, la fatiga crónica afecta a más mujeres que hombres, en su mayoría menores de 50 años. Quienes la padecen suelen sentirse débiles y apáticos, y a veces les cuesta trabajo concentrarse, dormir y hacer sus tareas diarias; muchos también tienen una depresión subyacente. Los médicos difieren en si es una afección específica o varios síntomas inconexos no adjudicables a una sola causa.

Qué la provoca

Se desconoce el origen de la fatiga crónica, pero una reacción inmunitaria deficiente puede influir para que surja. Quien la sufre tiene otras alteraciones inmunitarias: cerca del 65% padecen alergias (contra sólo 20% de la población en general), y algunos tienen males autoinmunitarios como el lupus, en el que el sistema inmunitario ataca los tejidos sanos del cuerpo.

Los médicos no están seguros de qué desencadena la fatiga crónica. Muchos pacientes recuerdan una enfermedad seudogripal antes de que les empezara la fatiga, y los síntomas no indican una enfermedad viral prolongada. Se ha considerado que el virus Epstein-Barr (causa de la mononucleosis) y la candida (causa de infecciones por levadura) son los agentes infecciosos que la provocan. Según otras teorías, la fatiga es provocada por hipotensión, inflamación cerebral o niveles anómalos de ciertas hormonas. Sin embargo, no se ha probado nada concluyente.

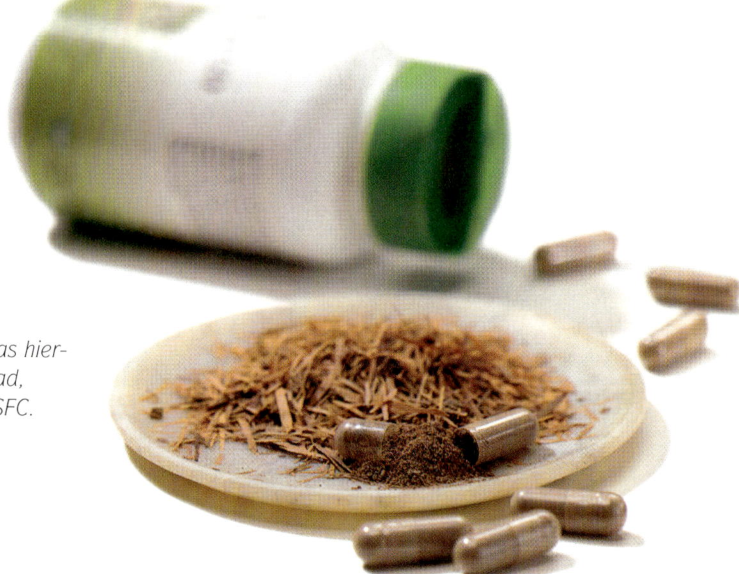

El pau d'arco, una de las varias hierbas que aumentan la inmunidad, puede ayudar a la gente con SFC.

Complementos recomendados

Vitamina C	**Dosis:** 2,000 mg, 3 veces al día. **Nota:** Reduzca la dosis si se presenta diarrea.
Carotenoides	**Dosis:** 2 pastillas al día de carotenoides mixtos, con alimentos. **Nota:** Cada pastilla debe aportar 25,000 UI de vitamina A.
Magnesio	**Dosis:** 400 mg, 1 vez al día. **Nota:** Tómelo con alimentos; baje la dosis si hay diarrea.
Equinácea	**Dosis:** 200 mg, 2 veces al día. **Nota:** Estandarizado con equinacósidos al 3.5%, mínimo. Limite el uso sucesivo a 3 semanas, o rótela con otras hierbas.
Ginseng siberiano	**Dosis:** 100-300 mg, 2 veces al día. **Nota:** Estandarizado con eleuterósidos al 0.8%, mínimo.
Regaliz	**Dosis:** 200 mg, 3 veces al día. **Nota:** Estandarizado con glicirricina o ácido glicirricínico al 22%; puede aumentar la presión arterial.
Ácido pantoténico	**Dosis:** 500 mg, 2 veces al día; tómelo con alimentos. **Nota:** Es benéfico para las glándulas suprarrenales.
Tragacanto	**Dosis:** 200 mg de extracto estandarizado, 2 veces al día. **Nota:** Rótelo: 3 semanas con equinácea y 3 con pau d'arco.
Pau d'arco	**Dosis:** 250 mg, 2 veces al día. **Nota:** Estandarizado para contener naftoquinonas al 3%.

Nota: Use primero los **azules**; los que están en **negro** también pueden ser benéficos. Los complementos que ya esté tomando pueden aportar algunas dosis —vea pág. 39.

Cómo pueden ayudar los complementos

El objetivo de los complementos es devolver la salud al sistema inmunológico, así que empiece con **vitamina C** y **carotenoides.** Puede añadir **equinácea,** un poderoso refuerzo, alternándola con **tragacanto** (que es antiviral y aumenta la inmunidad), **pau d'arco,** que ataca varios microbios (sobre todo las infecciones por levadura tan comunes en gente con poca inmunidad), o hidrastis. También use **magnesio** para el dolor muscular.

Además, puede incluir sin riesgo **ginseng siberiano**, **regaliz** y el **ácido pantoténico** de la vitamina B para reforzar las glándulas supra-rrenales que secretan hormonas, como el cortisol, que contrarrestan el estrés y aumentan la energía. Aguarde un mes a que surtan efecto.

Qué más puede hacer

☑ Pruebe la terapia conductista y técnicas de relajación (hipnosis o meditación), para controlar el estrés y tratar alguna posible depresión.

☑ Duerma lo suficiente. Si es necesario, use complementos para el insomnio, como la valeriana, la melatonina o el 5-HTP.

HECHOS Y CONSEJOS

- Sólo 1 de cada 10,000 adultos que consulta al médico por cansancio tiene fatiga crónica. Muchos más tienen una afección llamada fibromialgia, que puede causar síntomas parecidos a los de la fatiga crónica.
- La fatiga crónica no es una afección nueva. En 1800 se conocía como neurastenia; no deja de ser interesante que generalmente la curaran con extracto de regaliz. De 1930 a 1950, en Estados Unidos y en muchos países, se reportaron brotes de fatiga prolongada. Pero no fue hasta 1988 que los Centros de Control y Prevención de Enfermedades de Estados Unidos publicaron normas integrales para diagnosticar la fatiga crónica, allanando el camino a futuras investigaciones por parte de la medicina ortodoxa.

ÚLTIMOS HALLAZGOS

- El ejercicio aeróbico moderado puede ser excelente para la fatiga crónica, según un estudio reciente publicado en el *British Medical Journal.* Después de un programa de 12 semanas de caminar, nadar o montar en bicicleta, de 5 a 30 minutos diarios, 55% de pacientes con fatiga crónica se sintieron "bastante" o "mucho" mejor. Los ejercicios de relajación y estiramiento también pueden servir. Pero empiece y prosiga despacio: si se excede, puede serle contraproducente. Lleve un registro diario de las altas y bajas de sus niveles de energía, y planee una rutina de ejercicios para cuando se sienta mejor.

fibromialgia

Si no puede explicarse por qué a últimas fechas parecen dolerle todos los músculos, tal vez tenga fibromialgia. Esta evasiva afección, que afecta a millones de personas, es muy común en las mujeres de 20 a 50 años; pero puede afectar a cualquiera sin importar la edad.

SÍNTOMAS

- *Dolor muscular crónico y rigidez (que empeora por las mañanas) durante tres meses consecutivos.*
- *Sensibilidad en 11 de 18 puntos específicos: los puntos sensibles.*
- *Sueño deficiente.*
- *Fatiga, ocasional o crónica, incluso después de dormir bien.*
- *Frecuente depresión con ansiedad.*
- *Dolor de cabeza.*
- *Falta de memoria, concentración y coordinación muscular.*

Consulte a su médico si...

- Los síntomas duran tres meses; y si no puede llevar a cabo su rutina diaria, consúltelo cuanto antes.
- Se han eliminado otras causas, como gripe o artritis.
- Las alteraciones del sueño son graves.
- Está deprimido.
- Recuerde: Si tiene algún padecimiento, consulte al médico antes de tomar complementos.

Qué es

Definida como un trastorno reumático, la fibromialgia se distingue por dolor muscular extenso y fatiga. Quien la padece, amanece frecuentemente cansado y tiene un dolor muscular fijo, continuo y punzante (que a menudo cede conforme avanza el día). Los síntomas pueden ser constantes o no manifestarse durante meses a la vez, y luego reaparecer.

Como los análisis de sangre y las radiografías no muestran irregularidades, puede ser difícil diagnosticarla. Para distinguir este trastorno de otros con síntomas similares, como el síndrome de fatiga crónica o la depresión, los doctores a menudo aplican presión en áreas específicas del cuerpo (los llamados puntos sensibles): la presión causa tanto dolor que la persona grita o retrocede. El diagnóstico se hace si la fatiga y el dolor muscular persisten por tres meses y no se pueden relacionar con otra causa; y cuando están hipersensibles 11 de los 18 puntos: en la base de la nuca y cuello, hombros, costillas, parte superior del pecho (cerca de la clavícula), codos, rodillas, región lumbar y nalgas.

Qué la provoca

Se desconoce su origen. Alguna vez se pensó que era un trastorno psicológico; hoy día, algunos la atribuyen a los bajos niveles de serotonina, una de las sustancias químicas que transmiten mensajes a través del cerebro y el sistema nervioso. La falta de ésta puede producir el dolor muscular de manera directa o, más comúnmente, afectar el sueño y agravar así el dolor.

Otros sugieren que las personas con fibromialgia tienen niveles muy elevados de la sustancia P, la cual, se cree, transmite los mensajes de dolor del cuerpo al cerebro. Por ende, quienes la padecen simplemente pueden tener una sensibilidad anormal a los estímulos que producen dolor. También se han relacionado con esta enfermedad otros factores: un caso muy fuerte de gripe, una herida física como un latigazo, un sistema inmunológico débil o algún estrés psicológico prolongado. Asimismo, parece que la fibromialgia tiene un vínculo estrecho con el síndrome de fatiga crónica, y ambos pueden presentarse juntos.

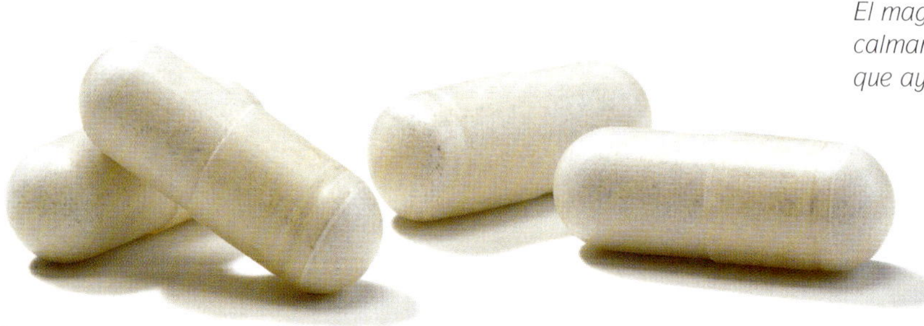

El magnesio y el ácido málico pueden calmar el dolor de la fibromialgia, ya que ayudan a relajar los músculos.

Complementos recomendados

Magnesio/ Ácido málico	**Dosis:** 150 mg de magnesio y 600 mg de ácido málico, 2 veces al día. **Nota:** Pueden venir combinados como malato de magnesio.
Hipericón	**Dosis:** 300 mg, 3 veces al día. **Nota:** Estandarizado para contener hipericina al 0.3%.
5-HTP	**Dosis:** 100 mg, 3 veces al día. **Nota:** Si hay somnolencia, reduzca a 50 mg, 3 veces al día.
Vitamina C	**Dosis:** 1,000 mg, 3 veces al día. **Nota:** Reduzca la dosis si se presenta diarrea.
Extracto de semillas de uva	**Dosis:** 100 mg, 2 veces al día. **Nota:** Estandarizado con proantocianidinas al 92%-95%.
Coenzima Q_{10}	**Dosis:** 100 mg, 2 veces al día. **Nota:** Se absorbe mejor tomándola con alimentos.
Melatonina	**Dosis:** 3 mg, antes de acostarse. **Nota:** Es útil si las alteraciones del sueño incluyen dolor.

Nota: Use primero los **azules**; los que están en **negro** también pueden ser benéficos. Los complementos que ya esté tomando pueden aportar algunas dosis —vea pág. 39.

Cómo pueden ayudar los complementos

Quienes padezcan fibromialgia deben tomar **magnesio** y **ácido málico.** Son importantes para la relajación muscular y la energía. Mucha gente con este mal no tiene suficiente magnesio; el ácido málico aumenta su absorción, así como su efecto contra la fatiga. Considere añadir **hipericón** o **5-HTP** (5-hidroxitriptófano, una forma del aminoácido triptófano); ambos aumentan el nivel de serotonina, moderan la depresión y mejoran la tolerancia al dolor. A menos que lo autorice su médico, no use ninguno de éstos con antidepresivos controlados. Para que las células de los músculos no se dañen, tome **vitamina C** con o sin **extracto de semillas de uva;** ambos son antioxidantes potentes. Si siente que necesita más apoyo, agregue la **coenzima Q_{10}.** Ésta ayuda a remediar los síntomas de la fatiga crónica, la cual puede acompañar a la fibromialgia. Si le cuesta trabajo dormir, pruebe la **melatonina** o la hierba valeriana.

Qué más puede hacer

☑ Haga varias comidas ligeras al día, así mantiene un abasto constante de proteínas y carbohidratos para una función muscular adecuada.

☑ Tome baños calientes, en tina o regadera, sobre todo por la mañana; esto calma el dolor, aumenta la circulación y mitiga la rigidez.

☑ Busque un masajista familiarizado con la fibromialgia. Una técnica llamada reflexoterapia puede ser muy útil para reducir el dolor.

☑ Reduzca la cafeína, el alcohol y el azúcar, que a menudo causan fatiga.

☑ Duerma por lo menos 8 horas al día.

ÚLTIMOS HALLAZGOS

- En un estudio a 24 personas con fibromialgia, las dosis elevadas de magnesio y ácido málico les ayudaron a disminuir el dolor y la sensibilidad. Por lo menos dos meses de tratamiento fueron necesarios antes de ver los resultados.
- Según un estudio reciente, el ejercicio aeróbico puede ayudar y aliviar los músculos adoloridos y los síntomas de la fibromialgia. Combinar 45 min de ejercicio tres veces a la semana con técnicas para controlar el estrés mitigó el dolor y la fatiga. Si por ahora no se ejercita lo suficiente, prolongue poco a poco su sesión hasta llegar a 45 min. Hacer mucho y muy rápidamente puede ser contraproducente
- La meditación, la terapia de movimiento y el conocimiento de la relación entre la mente y el cuerpo ayudaron a 20 pacientes con fibromialgia, según un estudio. Luego de ocho semanas, se les aplicaron pruebas de rutina que mostraron mejoras en el sueño, la fatiga, el nivel de dolor y el ánimo de los participantes en el estudio.

fibrosis quística de mama

Ya casi ningún médico llama enfermedad al dolor y granulosidad de este trastorno, ya que casi la mitad de las mujeres menores de 50 años los tiene. Complementos seleccionados y un cambio de dieta pueden disminuir esos síntomas.

SÍNTOMAS

- *Protuberancias en los senos que pueden ser sensibles o no doler.*
- *Aumento en el tamaño de las protuberancias, o molestia en los senos aproximadamente una semana antes de la menstruación.*

Consulte a su médico si...

- **Aparece una nueva tumoración, sobre todo si no siempre ha tenido senos con protuberancias.**
- **Se inflama más, se endurece o no disminuye después de acabar de menstruar.**
- **Hay secreción en alguno de los pezones.**
- **Siente dolor intenso en los senos.**
- **Recuerde: Si tiene algún padecimiento, consulte al médico antes de tomar complementos.**

Qué es

Los senos normales varían en densidad y textura. Antes de la menopausia, tiende a haber más tejido y menos grasa en los senos (que los hace sentir firmes o pesados), de lo que tienen años más tarde. A veces, aparecen quistes llenos de líquido o áreas fibrosas, las cuales pueden ser sensibles justo antes de la menstruación. Aunque casi todas las mujeres llegan a tener algún malestar leve en los senos, algunas sufren un dolor mensual tan intenso que sus actividades diarias se ven afectadas.

Esos cambios premenstruales se conocen como "fibrosis quística de mama". No es una enfermedad y tampoco aumenta el riesgo de cáncer de mama (aunque las protuberancias pueden dificultar más la identificación de una neoplasia si alguno se desarrolla). En general, las tumoraciones benignas se distinguen de las cancerosas porque aquéllas se mueven libremente por el seno, y cambian con el ciclo menstrual.

Qué la provoca

Los cambios fibroquísticos en los senos se relacionan con las fluctuaciones hormonales propias del ciclo menstrual. Las mujeres que producen un nivel de estrógenos muy alto junto con un nivel bajo de progesterona después de la ovulación pueden sufrir más. Esta combinación puede hacer que el organismo produzca gran cantidad de prolactina, una hormona que induce la producción de leche en las nuevas madres, pero que aumenta la sensibilidad de las mujeres que no están amamantando.

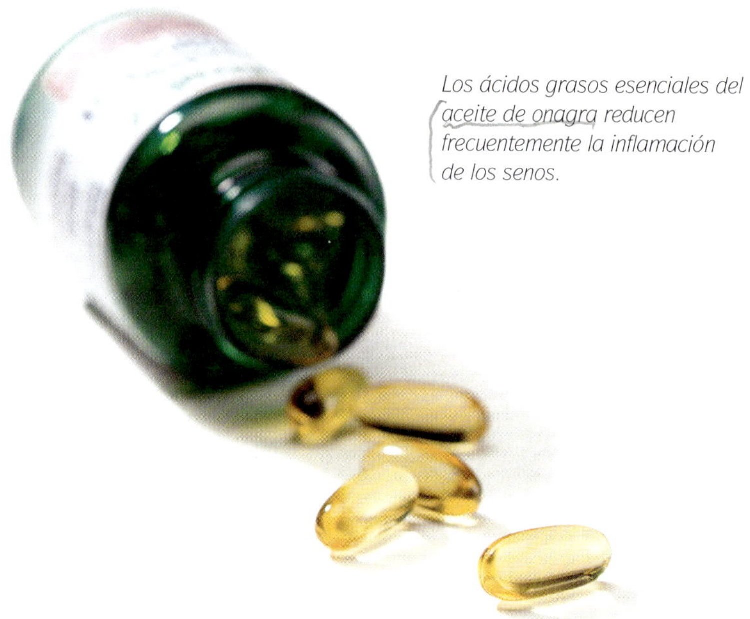

Los ácidos grasos esenciales del aceite de onagra reducen frecuentemente la inflamación de los senos.

Complementos recomendados	
Vitamina E	**Dosis:** 400 UI, 2 veces al día. **Nota:** Consulte a su médico si está tomando anticoagulantes.
Sauzgatillo	**Dosis:** 225 mg de extracto estandarizado, cada mañana. **Nota:** También llamado vitex. Debe tener agnúsidos al 0.5%.
Ácidos grasos esenciales	**Dosis:** 1,000 mg de aceite de onagra o 1,000 mg de aceite de borraja; 1 cucharada (14 g) de aceite de linaza al día. **Nota:** El aceite de onagra 3 veces al día, el de borraja 1 vez.
Magnesio	**Dosis:** 600 mg al día. **Nota:** Con alimentos; reduzca la dosis si se presenta diarrea.
Vitamina B_6	**Dosis:** 100 mg, 2 veces al día, la semana previa a la menstruación. **Nota:** Esta dosis puede causar daño nervioso si se toma a diario por un período prolongado.

Nota: Use primero los **azules**; los que están en **negro** también pueden ser benéficos. Los complementos que ya esté tomando pueden aportar algunas dosis —vea pág. 39.

C·a·s·o c·l·í·n·i·c·o

EN SEATTLE

A Donna V., administradora de una universidad de Seattle, la horrorizaba la segunda mitad de su ciclo menstrual. A medida que pasaban los días, el dolor de sus pesados senos se intensificaba tanto que apenas si podía tolerar la presión del sostén. Su médico le sugirió un fármaco que alteraba la mezcla de ciertas hormonas. Le proporcionaba alivio, pero a cambio de unos bochornos tan fuertes que casi eran peores que el mismo dolor.

Entonces su hermana le recomendó una nutrióloga que a ella la había ayudado. "Esa mujer entendió mi situación de inmediato", recuerda Donna. "Sugirió muchas cosas, como tomar más vitamina E, pero dijo que debía empezar por dejar la cafeína."

Luego de varios meses, Donna supo que iba por buen camino. Pasarla sin café era difícil, pero el alivio que sentía cada mes hizo que el sacrificio valiera la pena. Ahora Donna puede hacer lo que una vez creyó imposible: ir a trotar a diario con su esposo, incluso durante la semana previa a su menstruación.

Muchos expertos creen que la cafeína estimula la aparición de protuberancias o quistes llenos de líquido (algunas mujeres mejoraron al eliminar la cafeína), pero otros investigadores sostienen que no hay pruebas contundentes de una relación entre la cafeína y esos quistes.

Cómo pueden ayudar los complementos

Todos los complementos recomendados pueden usarse juntos y según las necesidades; la mejoría se ve en uno o dos meses. Muchas mujeres dicen que luego de tomar **vitamina E** sienten alivio. Se desconoce cómo actúa esta vitamina, pero algunos expertos creen que detiene los cambios del tejido mamario causados posiblemente por la cafeína.

Como el **sauzgatillo** ayuda a restablecer el equilibrio hormonal entre el estrógeno y la progesterona, puede ser útil al reducir los cambios en los senos a causa de la menstruación. Los **ácidos grasos esenciales** a menudo actúan como mezclas antiinflamatorias; también ayudan al organismo a absorber el yodo (se ha relacionado la fibrosis quística de mama con los niveles bajos de yodo). El **magnesio** también puede reducir la inflamación y el dolor. La **vitamina B_6** puede ser benéfica pa-ra las mujeres que sufren los síntomas del síndrome premenstrual con dolor en los senos; esta vitamina puede también ayudar al hígado a procesar el exceso de estrógeno.

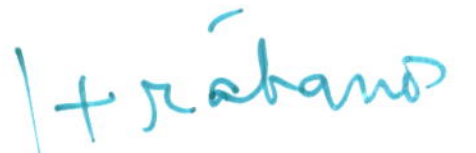

Qué más puede hacer

- ☑ Elimine la cafeína y vea si le ayuda. Aparte del café y el té, ésta se encuentra en el chocolate, en los refrescos de cola y en algunos analgésicos de venta libre. Tenga paciencia; pueden pasar seis meses antes de que note una mejoría.
- ☑ Use un sostén con buen soporte cuando los senos estén sensibles.

flatulencia

Expulsar gases quizá no sea nada grave, pero puede ser incómodo y penoso, sobre todo si sucede a menudo. Unos cambios sensatos en su alimentación y algunos complementos últiles le pueden proporcionar un alivio placentero no sólo a usted, sino a quienes lo rodean.

Síntomas

- *Emisión frecuente de gases por el recto.*
- *Malestar estomacal e inflamación abdominal.*

Consulte a su médico si...

- **La flatulencia va a acompañada de dolor estomacal que persiste varios días.**
- **Empieza a adelgazar sin razón aparente: esto podría ser signo de una afección más grave.**
- **Recuerde: Si tiene algún padecimiento, consulte al médico antes de tomar complementos.**

Qué es

Expulsar gases del intestino es normal. Cualquier adulto lo hace unas 15 veces al día, y genera alrededor de 1.5 litros de gases. Pero "normal" no necesariamente significa no preocuparse. Incluso la cantidad promedio de gases puede causarle malestar a algunas personas, y, en otras, la frecuencia de los episodios de flatulencia así como la cantidad de gases emitidos son muy superiores al promedio. Lo único bueno de la flatulencia es que, en sí, no es síntoma de cáncer ni de ninguna otra enfermedad intestinal grave.

Qué la provoca

La flatulencia se debe a la acumulación excesiva de gases en el tubo digestivo y que más tarde son expulsados a través del recto. Las reacciones químicas que ocurren después de comer cierto tipo de alimentos son la causa más común. La mayoría de las veces son causados por el brócoli, las colecitas de Bruselas, la col, la coliflor, las cebollas y las legumbres. Como tienen carbohidratos complejos, estos alimentos con frecuencia no son completamente digeridos por el estómago ni el intestino delgado. Luego de llegar al intestino grueso, son degradados por las bacterias inocuas que viven ahí, y ciertos gases —dióxido de carbono, hidrógeno y metano— son residuos de esta acción bacteriana. En algunos casos, la leche y los productos lácteos provocan gases e inflamación abdominal; esta flatulencia a menudo se debe a la intolerancia a la lactosa.

El sulfuro de hidrógeno y otros compuestos que tienen azufre son los culpables del olor desagradable de algunos gases, pero no todos estos tienen olor. La emisión excesiva puede ser un síntoma de trastornos que impidan la digestión normal, como la enfermedad celíaca. También puede atribuirse a situaciones tensas, ya que las personas que están sometidas a mucha presión tragan a menudo mucho aire.

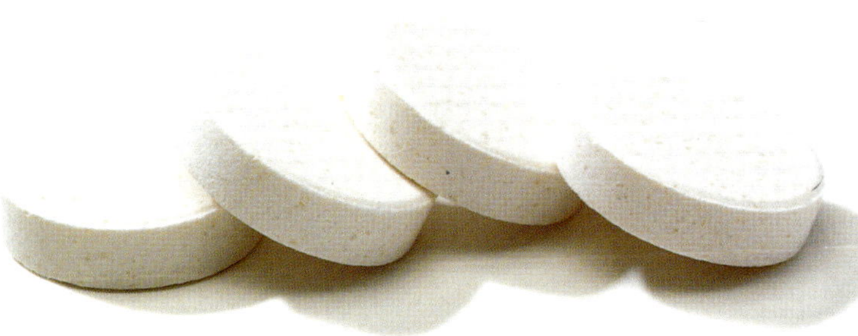

Los complementos de acidófilos ayudan a controlar las bacterias del intestino que pueden producir exceso de gases.

Complementos recomendados

Jengibre	**Dosis:** 100 mg, 2 o 3 veces al día, según lo necesite. **Nota:** Estandarizado para contener gingeroles.
Acidófilos	**Dosis:** 1 pastilla, 2 veces al día, entre alimentos. **Nota:** 1 a 2 millardos de organismos por pastilla (viable).
Bífidus	**Dosis:** 1 pastilla, 2 veces al día, con alimentos. **Nota:** 1 a 2 mil millardos de organismos por pastilla (viable).
FOS	**Dosis:** 2,000 mg, 2 veces al día. **Nota:** Úselos combinados con acidófilos y bifidus.
Carbón activado	**Dosis:** 500 mg luego de cada comida, y cada 2 horas si se necesita. **Nota:** No tomar más de 4,000 mg al día.

Nota: Use primero los **azules**; los que están en **negro** también pueden ser benéficos. Los complementos que ya esté tomando pueden aportar algunas dosis —vea pág. 39.

Cómo pueden ayudar los complementos

Si la flatulencia es más que un problema ocasional, pruebe una combinación de los primeros cuatro complementos recomendados. El **jengibre,** en tabletas o crudo recién rallado (mezclado con un poco de jugo de limón), es un buen auxiliar digestivo. Da alivio al intestino y es un remedio útil contra la flatulencia.

Los **acidófilos** y los **bífidus,** dos de las bacterias inocuas que viven en el intestino grueso, ayudan a controlar el crecimiento de las bacterias productoras de gases. Los **FOS** (fructooligosacáridos), carbohidratos indigestos presentes en ciertos alimentos, favorecen la reproducción de bacterias benignas. Reponer estas bacterias "buenas" mitigará a menudo los gases, la inflamación abdominal y otros males digestivos. Si estas medidas no surten el efecto deseado, use **carbón activado:** absorbe el gas intestinal y ayuda a reducir el olor. Se vende en pastillas o en polvo sin sabor, el cual puede tomarse mezclado con un vaso de agua y usando un popote, para no manchar los dientes.

Qué más puede hacer

- ☑ Evite las bebidas carbonatadas.
- ☑ Mastique perfectamente la comida. Las partículas grandes causan gases al pasar al intestino grueso sin haber sido digeridas del todo.
- ☑ Coma despacio. Si lo hace rápidamente, tragará más aire.
- ☑ Remoje los frijoles antes de cocinarlos; eso elimina algunos azúcares indigestos. Tire esa agua y cocínelos con agua nueva.

HECHOS Y CONSEJOS

- Antes de pensar en tomar complementos para la flatulencia, suspenda varios días todos los productos lácteos y vea si se siente mejor. De ser así, quizá no tolere la lactosa. Puede reducir al mínimo los efectos de la intolerancia tomando lácteos en pequeñas porciones con otros alimentos, o eligiendo productos con menos lactosa.
- Sea cauteloso al usar los edulcorantes sorbitol y xilitol presentes en muchos productos comerciales. A menudo favorecen los gases intestinales.
- Algunas personas le tienen fe a un remedio tradicional: 1 cucharada de vinagre de sidra de manzana en cada comida.

ÚLTIMOS HALLAZGOS

- La Administración de Veteranos, en Estados Unidos, realizó un estudio con varones jóvenes y de edad madura, y se disipó el mito de que la flatulencia aumenta con la edad. También se confirmó que los carbohidratos no digeribles originan el problema. Ambos grupos expulsaron gases, 10 veces al día en promedio, con su dieta normal. Esto casi se duplicó cuando también recibieron 10 g de esos carbohidratos diariamente.

Sabía que...

Benjamín Franklin dijo una vez: "Es universalmente bien sabido que al digerir los alimentos acostumbrados, en los intestinos de los seres humanos se crea o produce una gran cantidad de viento."

fuegos

Mucha gente llega a infectarse con el virus que causa estos dolorosos y desagradables ampollas labiales, llamados fuegos. Al usar antioxidantes, refuerzos inmunitarios, y sobre todo la lisina, un aminoácido, usted tendrá las herramientas para inhibir el virus y ayudar a curar la piel inflamada.

Síntomas

- *El brote inicial a menudo se distingue por ampollas blandas y de aspecto desagradable cerca de la boca; a veces hay síntomas seudogripales e hinchazón en los ganglios linfáticos contiguos.*
- *Una sensación de comezón y hormigueo en los labios, y uno o dos días después, la aparición de ampollas llenas de líquido.*

Consulte a su médico si...

- **Hay sensibilidad a la luz o dolor ocular: el virus pudo haberse propagado a los ojos, y puede dañar la vista.**
- **Las aftas duran más de dos semanas o aparecen a menudo: puede necesitar una crema o fármaco antiviral oral.**
- **Recuerde: Si tiene algún padecimiento, consulte al médico antes de tomar complementos.**

Qué son

Los fuegos son ampollas llenas de líquido que generalmente aparecen en los labios, aunque también salen en las encías, en la parte interior de las mejillas, en el paladar o alrededor de las fosas nasales. Además, el virus de los fuegos puede propagarse al tocar las membranas mucosas de ojos, nariz y genitales, o las excoriaciones. Los fuegos generalmente se rompen y hacen costra, y luego desaparecen en siete o diez días.

Qué los provoca

En general, los fuegos son causados por el virus del herpes simple tipo 1 (HSV-1). Este virus es diferente del que causa el herpes genital —herpes simple tipo 2— que habitualmente se transmite por contacto sexual. Como el virus de los fuegos yace inactivo en las células nerviosas después del primer brote, es probable que aparezcan nuevas llagas tan sólo en algunas semanas o, rara vez, en algunos años. A veces reaparecen si las defensas inmunitarias están bajas a causa de fiebre o de una infección viral, como el resfriado. Las recurrencias también pueden ser por fatiga, menstruación, estrés o exposición al sol y al viento.

Cómo pueden ayudar los complementos

Todos los complementos recomendados pueden reducir al mínimo los brotes y acelerar la curación. Deben usarse combinados cuando aparezca la primera señal de un fuego. Los efectos se notarán en dos o tres días.

El más útil es el aminoácido **lisina** que, tomado oralmente, impide el crecimiento del HSV-1; la lisina en crema puede aplicarse directamente en los fuegos. Si la usa por mucho tiempo, puede detener su formación. También es eficaz una **crema de melisa** hecha con la potente hierba antiviral *Melissa officinalis;* úsela a la primera señal de hormigueo.

La **vitamina C** y los **flavonoides** son útiles. Como antioxidantes poderosos, facilitan la curación eliminando compuestos presentes en la naturaleza que dañan las células, conocidos como radicales libres; también refuerzan las células que atacan los virus. La **vitamina A** y el **selenio** incluso tienen propiedades antioxidantes que, junto con el **aceite de**

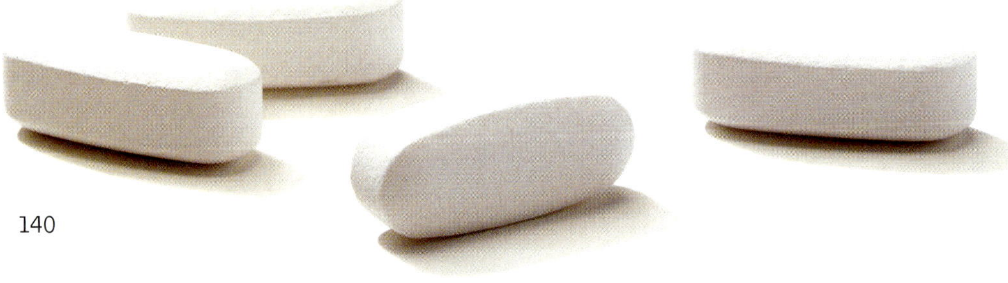

La lisina, el aminoácido que ayuda a prevenir las aftas, se consigue en tabletas fáciles de deglutir.

Complementos recomendados

Lisina	**Dosis:** 1,000 mg, 3 veces al día cuando broten; luego 500 mg al día. **Nota:** Tómela en ayunas; no la tome con leche.
Crema de melisa	**Dosis:** Aplique crema en los fuegos, de 2 a 4 veces al día. **Nota:** Esta hierba también se llama toronjil.
Vitamina C/ Flavonoides	**Dosis:** 1,000 mg de vit. C y 500 mg de flavonoides, 3 veces al día. **Nota:** Úsela cuando broten; reduzca la dosis si hay diarrea.
Vitamina A	**Dosis:** 25,000 UI, 2 veces diario durante 5 días. **Nota:** Las mujeres embarazadas o que piensen embarazarse no deben tomar más de 5,000 UI al día.
Equinácea/ Hidrastis	**Dosis:** 200 mg de equinácea y 125 mg de hidrastis, 4 veces al día. **Nota:** Se venden solos o en complementos combinados.
Selenio	**Dosis:** 600 mcg al día durante la aparición de las aftas. **Nota:** No tomar más de 600 mcg al día, puede ser tóxico.
Aceite de linaza	**Dosis:** 1 cucharada (14 gramos) al día. **Nota:** Puede ir con alimentos; tómela en la mañana.

Nota: Use primero los **azules**; los que están en **negro** también pueden ser benéficos. Los complementos que ya esté tomando pueden aportar algunas dosis —vea pág. 39.

linaza, aceleran la curación, estimulando la renovación celular. (Ya hay vitamina A de uso tópico; aplíquela sobre los fuegos y alterne con aceite de vitamina E.) Los brotes deben tratarse con **equinácea** e **hidrastis:** aumentan la inmunidad, son antibióticos y antivirales naturales.

Evite que reaparezcan tomando una dosis preventiva de 500 mg de lisina al día. (Si la usa mucho tiempo, asegúrese de añadir un complejo de aminoácidos para tener una mezcla balanceada de éstos.) Por otro lado, es bueno alternar las hierbas: pruebe equinácea (200 mg al día), tragacanto (200 mg al día) o una mezcla de hongos reishi (1,500 mg al día), shiitake (1,200 mg al día) y maitake (600 mg al día). Tome una hierba una semana, luego cambie a otra, y por último a la tercera.

Qué más puede hacer

☑ Aplique protector solar (SPF 15, mínimo) en los labios, así evita que vuelvan a salir. En un estudio a personas con fuegos recurrentes, las que no usaron el protector tuvieron uno luego de 80 minutos de estar en el sol.

☑ No toque las ampollas. Eso propaga el virus; igual que compartir artículos personales como toallas, rasuradoras, vasos o cepillos dentales.

☑ Practique meditación, yoga y otras formas de relajación para reducir el estrés, el cual se cree que es el desencadenador de los fuegos.

☑ Evite oleaginosas, chocolate, cereales integrales y gelatina. Contienen una gran cantidad de arginina, aminoácido que algunos médicos creen que es el causante de los fuegos. La lisina puede neutralizar su efecto.

HECHOS Y CONSEJOS

- Aparte de la crema comercial de melisa, pruebe el té que, aplicado en forma externa, alivia pronto los fuegos. Haga una infusión con dos o tres cucharaditas de la hierba en una taza de agua caliente; deje reposar 15 minutos, luego enfríe. Aplique con una borla de algodón en los fuegos, tres veces al día.
- Los complementos pueden usarse sin riesgo con cremas antivirales, como el aciclovir o el penciclovir, que también favorecen la curación de los fuegos.

ÚLTIMOS HALLAZGOS

- Según un estudio en Finlandia, la vitamina C es eficaz usada en forma externa. Los investigadores aplicaron una solución de vitamina C en los fuegos con un algodón. Las ampollas de tratadas con vitamina C desaparecieron más rápido (a los 3 días) que las de quienes recibieron un placebo (a los 6 días).
- En estudios efectuados en hospitales alemanes, se usó una crema con extracto concentrado de melisa en pacientes durante un brote inicial de HSV-1, y nadie tuvo una recaída. La crema sanó también los fuegos más rápido de lo usual, a menudo en 5 días. Los pacientes con fuegos recurrentes que usaron regularmente crema de melisa detuvieron su avance o se presentaron menos frecuentemente.

Sabía que...

Sostener un cubo de hielo en la zona afectada durante unos minutos varias veces al día puede ayudar a reducir el dolor y apagar los fuegos.

garganta irritada

Sin importar la causa, una garganta irritada puede ser muy molesta, sobre todo si usted usa mucho la voz. Por fortuna, esta afección responde generalmente bien a los tratamientos naturales, los cuales calman el dolor y el malestar, y además desinflaman.

Síntomas

- *Dolor o ardor en la garganta y a veces en los oídos; enrojecimiento.*
- *Dificultad para deglutir.*
- *Sensación de garganta hinchada.*
- *Carraspera.*
- *Ganglios linfáticos hinchados, debajo de la mandíbula.*

Consulte a su médico si...

- **La garganta se le irrita mucho, repentinamente: podrían ser estreptococos.**
- **Hay una fiebre de más de 38.3°C, sin resfriado.**
- **Tiene mucha dificultad para deglutir.**
- **Presenta alguna erupción.**
- **Una irritación de garganta leve dura más de una semana.**
- **Recuerde: Si tiene algún padecimiento, consulte al médico antes de tomar complementos.**

Qué es

Se describe como una sensación punzante, un hormigueo o ardor. Pero la garganta irritada, comoquiera que se le llame, es sólo eso: una irritación que se inicia en la parte posterior de la boca y se extiende hacia la mitad de la garganta. No es una enfermedad, sino un síntoma, y suele ser el resultado de una inflamación. Cuando la garganta se infecta o se irrita, el organismo reacciona enviando a esa zona más sangre, que lleva leucocitos y otras sustancias para combatir la infección. Y son precisamente éstos los que causan el enrojecimiento, la hinchazón y el dolor de garganta.

Qué la provoca

Las alergias, las infecciones virales o bacterianas y algunos factores ambientales (polvo, poca humedad, tabaco) son las causas más comunes de la irritación de garganta. En el caso de una alergia o de una infección viral, suele deberse al escurrimiento retronasal, el drenado de mucosidad excesiva de la nariz o los senos paranasales en la parte trasera de la garganta. Además, los virus de los resfriados con frecuencia atacan directamente el tejido de la garganta. Si la irritación es por un virus, suele desarrollarse con lentitud. Dura más, pero es menos intensa que una infección bacteriana (como los estreptococos), que a menudo es repentina e irrita mucho la garganta, provocando fiebre y dificultad para deglutir.

Cómo pueden ayudar los complementos

Los remedios recomendados fortalecen el sistema inmunitario, reparan el tejido inflamado de la garganta y calman el dolor. A menos que se in-

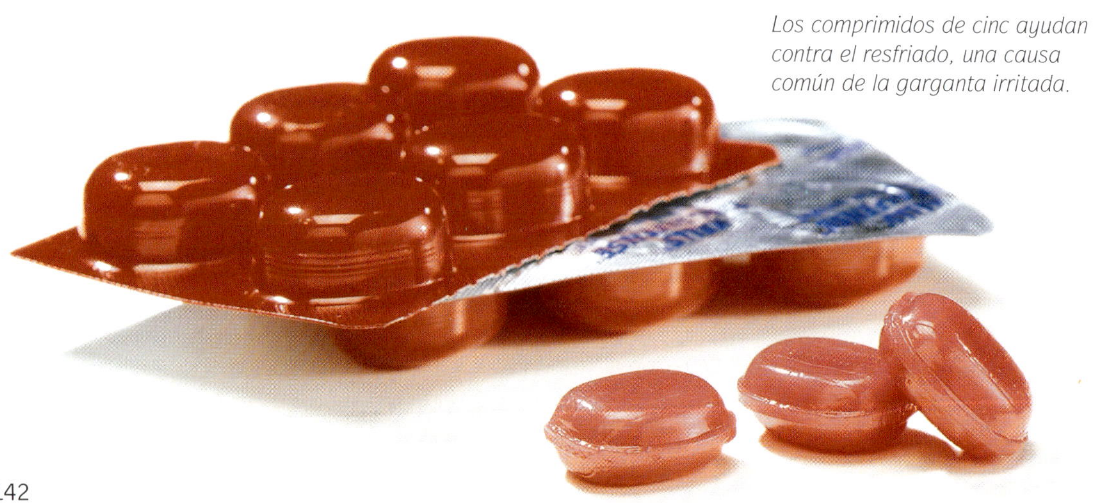

Los comprimidos de cinc ayudan contra el resfriado, una causa común de la garganta irritada.

Complementos recomendados

Vitamina C	**Dosis:** 1,000 mg, 3 veces al día. **Nota:** Reduzca la dosis si se presenta diarrea.
Vitamina A	**Dosis:** 50,000 UI, 2 veces al día hasta que cedan los síntomas; si la necesita luego de 7 días, reduzca la dosis a 25,000 UI diarias. **Nota:** Las mujeres embarazadas o que piensen embarazarse no deben tomar más de 5,000 UI al día.
Equinácea	**Dosis:** 200 mg, 4 veces al día. **Nota:** Estandarizada con equinacósidos al 3.5%, mínimo.
Ajo	**Dosis:** 400-600 mg, 4 veces al día, con alimentos. **Nota:** Cada pastilla debe aportar 4,000 mcg de alicina.
Cinc	**Dosis:** 1 comprimido cada 3 o 4 horas, según necesite. **Nota:** No más de 150 mg de cinc al día, de todas las fuentes.
Olmo resbaloso	**Dosis:** En té, 1 cda. por taza de agua caliente, según necesite. **Nota:** Puede usar raíz de malvavisco o combinarlo con ésta.

Los complementos que ya esté tomando pueden aportar algunas dosis —vea pág. 39.

dique otra cosa, úselos en conjunto mientras duren los síntomas. Puede combinar estos complementos con fármacos para resfriados o alergias, controlados o de venta libre, o con antibióticos contra los estreptococos.

La **vitamina C** ayuda a combatir las rinofaringitis que en muchos casos irritan la garganta. Usada como antihistamínico natural, también reduce los cuadros inflamatorios que produce el organismo en gente alérgica. La **vitamina A** activa la curación de las membranas mucosas, como las de la garganta. La **equinácea** y el **ajo** tienen propiedades antibacterianas y antivirales; empiece a tomarlos al primer indicio de irritación.

Además, pruebe los comprimidos de **cinc** para prevenir la irritación causada por resfriado; según algunos estudios, pueden acortar la duración de la enfermedad. Si no le gusta el sabor del cinc ni está resfriado, tome un té de **olmo resbaloso** o raíz de malvavisco. Estas hierbas recubren la garganta, facilitan la deglución y alivian el dolor. El olmo también contiene unos compuestos llamados procianidólicos oligoméricos, que combaten la infección y las reacciones alérgicas. Para reforzar más la inmunidad, agregue al té unas gotas de tintura de hidrastis; es muy eficaz contra las infecciones bacterianas porque tiene berberinas, un compuesto antibacteriano. Si también está congestionado, añada regaliz (hierba seca o tintura), pero no lo tome si tiene hipertensión arterial.

Qué más puede hacer

- ☑ Use un humidificador o vaporizador moderadamente frío para mantener lubricada la garganta.
- ☑ No fume y apártese de las habitaciones llenas de humo.
- ☑ Tome por lo menos 8 tazas de líquidos. Los tibios, como las sopas o el té, pueden ser de mucha utilidad.

HECHOS Y CONSEJOS

- Hacer gárgaras varias veces al día calma la garganta irritada. Pruebe dos opciones: un té con partes iguales de olmo resbaloso, hojas de frambuesa, hidrastis y regaliz, frío o tibio; o 1/2 cucharadita de sal y 1 cucharada de cúrcuma en 240 ml de agua caliente.
- Antes de tomar antibióticos, pida a su médico que le haga un simple examen en su consultorio para determinar si en verdad su problema se debe a una infección bacteriana. Si hay estreptococos, será necesario tomar antibióticos, aunque pueden destruir las bacterias "benignas" que hacen funcionar bien el aparato digestivo. Repóngalas tomando acidófilos.

ÚLTIMOS HALLAZGOS

- Aunque los comprimidos de cinc han probado su eficacia al acortar la vida del virus del resfriado en adultos, según una nueva investigación no actúan igual en los niños. De 249 escolares, aquellos que usaron los comprimidos tardaron el mismo tiempo en aliviarse que los que tomaron un placebo (nueve días en promedio). Otros estudios con adultos han confirmado que el cinc acorta el tiempo del resfriado casi en 50%. No queda claro por qué el cinc actúa en los adultos y no en los niños.

gota

Por lo menos 1 de cada 100 hombres de más de 40 años tiene gota. También da a mujeres, sobre todo a las posmenopáusicas. A pesar de que quienes la padecen casi siempre se sienten bien, un ataque agudo puede ocurrir sin aviso, y causar un dolor articular que deja sin aliento y exige alivio inmediato.

Síntomas

- *Dolor articular fuerte y repentino; suele atacar primero el dedo gordo del pie, tobillos, talones o empeine. Luego puede afectar codos, rodillas, muñecas u otras áreas.*
- *Enrojecimiento e hinchazón en una o más articulaciones afectadas.*
- *A veces aparecen cálculos renales que causan fiebre, fuerte dolor lumbar, náuseas, vómito o abdomen hinchado.*

Consulte a su médico si...

- **Tiene síntomas de un ataque agudo de gota: él puede prescribirle fármacos para mitigar el dolor inicial.**
- **Sufre el intenso dolor de expulsar un cálculo renal.**
- **Recuerde: Si tiene algún padecimiento, consulte al médico antes de tomar complementos.**

Qué es

Es un trastorno metabólico relacionado con los niveles altos de ácido úrico en la sangre. Este residuo de varios procesos orgánicos también se forma por comer ciertos alimentos. El organismo elimina el ácido úrico por la orina. Algunas personas producen tanto, o no pueden librarse de él a tiempo, que se acumula. Frecuentemente, el exceso forma cristales como agujas que se asientan en las articulaciones, y alrededor de éstas y otros tejidos, y causan inflamación y un dolor agudo, característico de este mal.

Qué la provoca

No se sabe qué provoca un ataque de gota, aunque algunos factores pueden desencadenarla. El 25% de los pacientes tiene antecedentes familiares de la enfermedad; y el 75%, niveles altos de triglicéridos. Los hombres que engordan considerablemente entre los 20 y los 40 años son muy vulnerables. El abuso de alcohol (incluso el de las "parrandas"), la hipertensión arterial, la nefropatía, la exposición al plomo, las dietas relámpago y ciertos fármacos (como antibióticos, diuréticos y antineoplásicos) también pueden influir. En algunas personas, el comer alimentos ricos en purinas (como hígado o anchoas) puede hacer que se les presente.

Cómo pueden ayudar los complementos

El ácido úrico puede acumularse por años en la sangre sin que haya síntomas. Un ataque agudo suele ser repentino y curarse con fármacos convencionales. La bromelina es el complemento que más ayuda en ese caso. Los otros, tomados juntos, pueden evitar ataques futuros. Pueden usarse sin riesgo un tiempo prolongado, aunque el extracto de cereza, la vitamina C y la ortiga pueden ser lo más sencillo para una prevención duradera.

Una compresa mojada en infusión de hojas verdes de ortiga puede calmar las articulaciones inflamadas por la gota.

Complementos recomendados

Bromelina	**Dosis:** 500 mg cada 3 horas durante un ataque de gota; reduzca a 2 horas al día para ayudar a prevenir más ataques. **Nota:** Cada dosis debe aportar 2,000 UDG o 3,000 UCL.
Quercetina	**Dosis:** 500 mg, 2 veces al día, entre comidas. **Nota:** Tómela con bromelina, para prevenir ataques de gota.
Extracto de cereza	**Dosis:** 1,000 mg, 3 veces al día, después de un ataque agudo. **Nota:** Reduzca a 1,000 mg al día, como dosis preventiva.
Vitamina C	**Dosis:** 500 mg al día. **Nota:** Añada 500 mg cada 5 días hasta llegar a 1,000 mg 2 veces al día. Reduzca la dosis si se presenta diarrea.
Ortiga	**Dosis:** 250 mg de extracto estandarizado, 3 veces al día. **Nota:** O puede aplicarse una compresa de té en las articulaciones inflamadas (1 o 2 ctas. de hierba seca por taza de agua caliente.)
Aceite de linaza	**Dosis:** 1 cda. (14 g) al día. **Nota:** Puede tomarse con alimentos; hágalo en el desayuno.

Nota: Use primero los **azules**; los que están en **negro** también pueden ser benéficos. Los complementos que ya esté tomando pueden aportar algunas dosis —vea pág. 39.

La **bromelina**, enzima derivada de la piña, es un popular antiinflamatorio natural que puede calmar el dolor. Cuando no la use para estallidos agudos, disminuya la dosis y agregue **quercetina.** Este flavonoide reduce el nivel de ácido úrico y se absorbe mejor si se toma con bromelina.

Las cerezas, un antiguo remedio para la gota, son ricas en flavonoides, y por lo regular son eficaces pues disminuyen los niveles de ácido úrico. Se venden **extractos de cereza** en muchas tiendas naturistas. El jugo de cereza o de arándano (1/2 taza al día) también es bueno. En dosis progresivas, la **vitamina C** ayuda al ácido úrico a aislarse de los tejidos y a excretarse por la orina. (Las dosis altas iniciales pueden liberar tanto ácido que se forme un cálculo renal.) La **ortiga** puede ser útil interna y externamente: las cápsulas expulsan el exceso de ácido, y las compresas tópicas con té pueden aliviar las articulaciones inflamadas.

Por último, el **aceite de linaza** frena la producción de leucotrienos, sustancias que intervienen en la reacción inflamatoria de la gota. Otras terapias naturales para reducir el ácido úrico incluyen el apio o el aguacate, y los tés de uña de gato, de garra del diablo o de hojas de olivo.

Qué más puede hacer

☑ Beba un mínimo de 8 vasos de agua al día para diluir la orina y ayudar a disminuir el ácido úrico. Olvide el alcohol: puede provocar los ataques.

☑ Manténgase delgado. La obesidad puede influir en los ataques de gota.

☑ Evite las grasas, los carbohidratos refinados, el exceso de proteínas y, si es sensible a la purina, los alimentos que la contengan (vísceras, legumbres, anchoas, harina de avena, espinacas, espárragos, coliflor y hongos).

HECHOS Y CONSEJOS

- Uno de los remedios más antiguos para la gota —un fármaco llamado colchicina— es un derivado del azafrán, también conocido como cólquico. Por desgracia, la colquicina en pastillas provoca fuertes calambres y diarrea hasta en 80% de quienes la toman en las altas dosis que se necesitan para combatir los ataques de gota. Pero en inyección, administrada por su médico, parece que surte un efecto rápido y sin efectos secundarios.
- Comer cerezas naturales o de lata (250 g al día) puede mantener a raya la gota al reducir el nivel de ácido úrico. Hay gente que le tiene mucha fe; además, un estudio realizado hace muchos años encontró que comer cerezas en verdad baja los niveles de ácido úrico. Es más fácil que hagan efecto si se toman diariamente 1,000 mg de pastillas de extracto de cereza (de venta en tiendas naturistas). La fresa, el arándano, el apio o los extractos de semillas de apio pueden tener un efecto benéfico similar.

Sabía que...

Aunque entre 10% y 20% de estadounidenses tienen niveles altos de ácido úrico, sólo un pequeño porcentaje de ellos llega a tener gota.

halitosis

Este incómodo problema afecta a muchísima gente y genera una industria millonaria. La escrupulosa higiene bucal y los remedios naturales pueden ayudar. Pero si el mal aliento persiste, un examen médico o dental cuidadoso revelará a menudo causas corregibles.

SÍNTOMAS

- *Sabor desagradable en la boca: su aliento probablemente tiene también un olor poco grato.*
- *La gente a su alrededor retrocede cuando usted habla: muchas personas no se percatan de su mal aliento, así que observe la reacción de los demás cuando estén cerca, y, si sospecha que existe un problema, pídale su opinión a alguien de su confianza.*
- *Si sangran las encías, es señal de gingivitis; éstas se inflaman y a veces causan mal aliento.*

Consulte a su médico si...

- **El mal aliento no desaparece, su dentista o médico puede buscar la causa, como periodontitis, problemas hepáticos o una infección crónica de los senos paranasales.**
- **Recuerde: Si tiene algún padecimiento, consulte al médico antes de tomar complementos.**

Qué es

Se conoce como halitosis o mal aliento un olor desagradable que emana de la boca. En los casos más sencillos, el problema radica en el consumo de tabaco, bebidas alcohólicas o alimentos de olor persistente, como el ajo, las cebollas o las anchoas. Sin embargo, a veces puede volverse un problema crónico, causado por una afección subyacente.

Qué la provoca

El mal aliento suele deberse a la reproducción de bacterias de la boca que causan olor. A mayor sequedad, más bacterias. Cualquier afección que reduzca la producción de saliva puede contribuir al mal aliento, incluyendo la edad, respirar por la boca, las dietas relámpago (entre menos comida mastique, menos flujo salival), ciertos fármacos e incluso la hora del día (el "aliento matutino" se debe a que la salivación disminuye mucho durante el sueño). Las bacterias también pueden depositarse en la lengua, en restos de comida que se acumulan en las prótesis dentales y los dientes, sobre todo si hay sarro o caries. Si el mal aliento persiste, puede haber una periodontitis subyacente o una infección crónica en los senos paranasales.

Cómo pueden ayudar los complementos

Las estrategias naturales para el mal aliento funcionan mejor si se combinan con una estricta y metódica higiene bucal, que incluye el uso de hilo dental, y el cepillado tanto de los dientes como de la lengua (sobre todo en la parte posterior), sitios donde suelen florecer las bacterias que causan el olor desagradable.

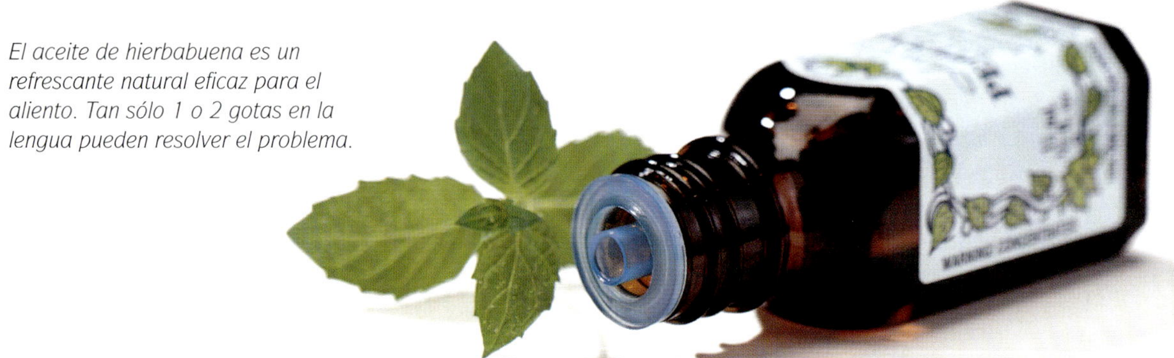

El aceite de hierbabuena es un refrescante natural eficaz para el aliento. Tan sólo 1 o 2 gotas en la lengua pueden resolver el problema.

Complementos recomendados

Hierbabuena	**Dosis:** 1 o 2 gotas de aceite esenciale, colocado en la lengua. **Nota:** El aceite de hierbabuena en mayor cantidad puede causar acidez. Tomar té de hierbabuena también puede ser útil.
Hinojo	**Dosis:** Mastique una pizca de semillas después de comer. **Nota:** Mastíquelas perfectamente para un mejor efecto. También puede usar semillas de anís o clavo.
Perejil	**Dosis:** Mastique un poco de perejil fresco después de comer. **Nota:** Algunos refrescantes del aliento naturales tienen aceite de perejil como ingrediente principal.
Espirulina	**Dosis:** Use un enjuague bucal rico en clorofila (siga las instrucciones del empaque). **Nota:** Puede comprarla en tabletas masticables.

Los complementos que ya esté tomando pueden aportar algunas dosis **—vea pág. 39.**

Ponga 1 o 2 gotas de aceite de **hierbabuena** en la lengua dos veces al día. El aceite puro en mayor cantidad puede causar malestar estomacal. Aparte de su sabor y aroma agradables, el aceite es eficaz para eliminar las bacterias. Beber té de hierbabuena, o de menta verde, además de tomar mucha agua, también es útil contra el mal aliento, ya que mantiene la boca húmeda.

Otra opción es mascar varias semillas de **hinojo,** de anís o de clavo para refrescar el aliento; puede llevarlas en un pequeño pastillero. El **perejil** fresco tiene un efecto similar; también es rico en clorofila (la sustancia que da el color verde a las plantas), tradicionalmente reconocida como un poderoso refrescante bucal. La clorofila también viene en bebidas comerciales "verdes" que tienen **espirulina,** grama del norte, algas del género *Chlorella* y otras hierbas. Es mejor tomar estas bebidas ricas en clorofila después de agitarlas bien en la boca. También puede probar las tabletas de espirulina, las cuales pueden masticarse muy bien.

Qué más puede hacer

☑ Cepíllese los dientes después de cada comida; use hilo dental al menos una vez al día. Si no puede cepillárselos, enjuáguese la boca con agua.

☑ Use un cepillo húmedo, un raspador lingual (a la venta en farmacias y tiendas naturistas), o una cuchara metálica boca abajo para raspar la superficie de la lengua en la parte trasera y limpiar esa zona.

☑ Evite los alimentos con olores fuertes y el alcohol; no fume.

☑ Si una infección crónica de los senos paranasales o un escurrimiento retronasal contribuyen al mal aliento, piense en usar un irrigador sinusal, que venden en las tiendas naturistas y sirve para inyectar una solución salina en las fosas nasales, para limpiar los senos paranasales regularmente.

HECHOS Y CONSEJOS

- Puede hacer fácilmente un enjuague bucal con semillas de anís con sabor a regaliz. Hierva durante unos minutos varias cucharaditas de semillas en una taza de agua, luego cuele y deje enfriar.
- Asegúrese de que su cepillo de dientes no tenga bacterias, guardándolo en extracto de semillas de uva o en peróxido de hidrógeno; enjuáguelo bien antes de cepillarse. Un cepillo eléctrico también puede ser efectivo.
- Los enjuagues bucales comerciales pueden reducir las bacterias de la boca, pero sólo tienen un efecto temporal y no son un sustituto del cepillado o del hilo dental habituales.
- Algunos profesionales creen que la mala digestión puede favorecer el mal aliento. Aconsejan añadir más líquidos y fibra (como el *psyllium)* a la dieta a fin de evitar el estreñimiento. También recomiendan fórmulas herbarias que sirven para purgar el colon, y se consiguen en tiendas naturistas.

Sabía que...

En muchas sociedades asiáticas antiguas, a los súbditos se les exigía masticar varios clavos para refrescar el aliento antes de que se les permitiera tener una audiencia con el rey.

hemorroides

Muchas personas que tienen hemorroides no se dan cuenta de ello, ya que generalmente éstas presentan pocos síntomas. Cuando las hemorroides aparecen, los remedios naturales pueden tener más que ofrecer que los tratamientos convencionales.

SÍNTOMAS

- *Papel de baño con sangre.*
- *Evacuaciones con dolor y sangre.*
- *Comezón en la región anal.*
- *Abultamiento doloroso en el ano o cerca de él.*
- *Secreción mucosa del ano.*

Consulte a su médico si...

- Por primera vez ve sangre en el papel de baño; probablemente sean hemorroides, pero puede haber otra causa.
- El sangrado no es a causa de la defecación, aunque tenga hemorroides.
- La sangre es oscura, no de color rojo brillante.
- Hay un dolor punzante en la región anal: puede ser un coágulo en la hemorroide.
- Le han diagnosticado hemorroides y el sangrado diario es intenso: podría tener anemia ferropénica.
- Recuerde: Si tiene algún padecimiento, consulte al médico antes de tomar complementos.

Qué son

Las hemorroides (también llamadas almorranas) son, en esencia, crecimientos venosos (várices) en el ano o el recto. Las venas son vasos que regresan sangre desoxigenada al corazón, pero a veces la gravedad retarda ese proceso en la parte baja del cuerpo. La sangre puede estancarse en las venas, elongándolas y debilitándolas. Las del recto y el ano son muy sensibles. No sólo están en la parte baja del cuerpo sino que, a diferencia de otras, no tienen válvulas para evitar el flujo de sangre en sentido contrario (las válvulas defectuosas o débiles favorecen las várices en las piernas).

Hay dos tipos de hemorroides. Las internas aparecen dentro del recto y a veces sangran después de defecar; aparte de ése, no hay otro síntoma por el cual se detecten, pues en el recto no hay sensores del dolor. Las externas aparecen alrededor del orificio anal. Pueden ser dolorosas y delicadas, sangrar con facilidad luego de defecar o al limpiarse con papel de baño.

Qué las provoca

El esfuerzo excesivo al defecar es una causa primordial de hemorroides, porque se ejerce demasiada presión en las venas del ano y del recto. El sobrepeso y el embarazo también debilitan esas venas. Los expertos difieren en cuanto al estreñimiento como causa directa del mal, pero las personas estreñidas suelen esforzarse al defecar; así que, cuando menos, ese problema agrava las hemorroides. Los estudios demuestran que la diarrea frecuente también aumenta la probabilidad de tener hemorroides.

Además, estar parado o sentado mucho tiempo puede favorecer su aparición. Los músculos que ayudan a impulsar la sangre por las venas

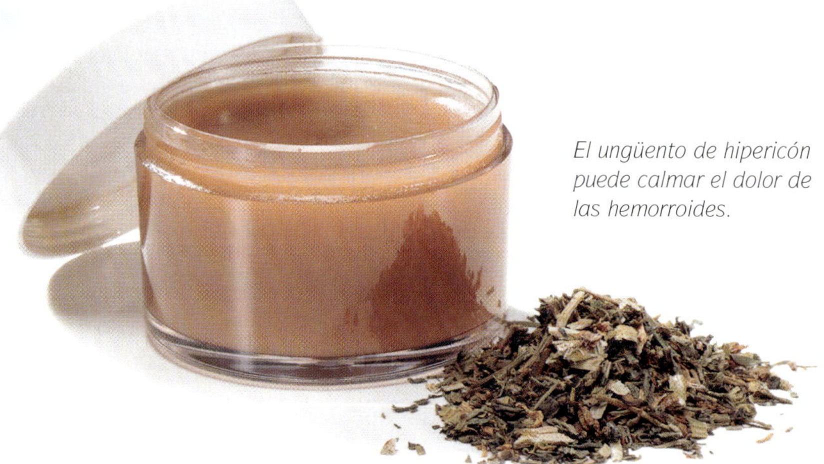

El ungüento de hiperición puede calmar el dolor de las hemorroides.

Complementos recomendados

Vitamina C/ Flavonoides	**Dosis:** 1,000 mg de C y 500 mg de flavonoides, 3 veces al día. **Nota:** Reduzca la dosis de vitamina C si se presenta diarrea.
Rusco	**Dosis:** 150 mg, 3 veces al día. **Nota:** Estandarizado para tener ruscogenina al 9%-11%.
Cinc/Cobre	**Dosis:** 30 mg de cinc y 2 mg de cobre al día. **Nota:** Agregue cobre sólo si usa cinc por más de 1 mes.
Psyllium	**Dosis:** 1 cda. de polvo disuelto en agua o jugo de naranja, al día. **Nota:** Asegúrese de tomar agua extra a lo largo del día.
Semillas de linaza	**Dosis:** 1 cda. de semillas en un vaso de agua, a diario. **Nota:** Beba por lo menos 8 vasos de agua al día.
Ungüento de hipericón	**Dosis:** Aplique ungüento 3 o 4 veces al día, según lo necesite. **Nota:** Muy benéfico si se usa después de las deposiciones.

Nota: Use primero los **azules**; los que están en **negro** también pueden ser benéficos. Los complementos que ya esté tomando pueden aportar algunas dosis —vea pág. 39.

pierden tonicidad con la edad, así que no es de sorprender que las hemorroides sean más comunes entre las personas mayores. También parece que la propensión a tener hemorroides es hereditaria.

Cómo pueden ayudar los complementos

Los complementos se deben combinar con una dieta rica en fibra y ejercicio constante. La fibra sirve para dar volumen y ablandar las heces, lo que facilita su expulsión. El ejercicio es importante porque tonifica los músculos que rodean las venas y favorece las deposiciones frecuentes.

A diferencia de los ungüentos de venta libre, las hierbas y vitaminas recomendadas fortalecerán las venas y disminuirán la irritación al mínimo mientras sanan. Pruebe la combinación de **flavonoides, vitamina C** y **rusco** (hierba) para ayudar a tonificar y contraer las venas. El **cinc** ayuda a que las heridas se cierren; pero, si lo va a usar por mucho tiempo, debe combinarlo con **cobre,** porque el cinc interfiere con la absorción de éste. Si necesita fibra, además de la que consume en su dieta, tome ***psyllium*** o **semillas de linaza**: ambos facilitan la expulsión de las heces. Cuando le duelan las hemorroides, aplíquese varias veces al día un ungüento que tenga **hipericón,** sobre todo después de defecar. Este ungüento es bueno para contraer los tejidos hinchados.

Qué más puede hacer

- ☑ Aumente la fibra; coma mucha fruta, verduras, cereales y legumbres.
- ☑ Beba por lo menos 8 vasos de agua al día. Los líquidos son importantes para evitar el estreñimiento propio de las hemorroides.
- ☑ Respire en forma normal al levantar pesos u objetos pesados o al defecar. Aguantar la respiración aumenta la presión en el abdomen.

HECHOS Y CONSEJOS

- Si tiene hemorroides, asegúrese de que su dieta incluya muchos cítricos, moras, cerezas y cebollas. No sólo son una buena fuente de fibra, sino que además tienen flavonoides, los cuales ayudan a fortalecer las venas.
- Una cataplasma de baya de saúco deshincha las venas y puede calmar el dolor de las hemorroides. Muela un poco de hierba con suficiente agua caliente para hacer una pasta. Extienda la pasta entre tres o cuatro capas de gasa. Coloque la cataplasma contra el orificio anal y déjela por varias horas.

Sabía que...

La limpieza exagerada de la región anal puede causar hemorroides, pues inflama las venas. La buena higiene con suavidad es importante. Use papel de baño húmedo o toallas especiales para su aseo luego de defecar.

hepatitis

Conocer el abecé de este mal hepático puede salvarle la vida. Aunque algunos virus de la hepatitis causan una afección seudogripal aguda pero temporal, otros llevan a una infección hepática crónica. Las terapias naturales son para proteger el hígado y aumentar su inmunidad.

Síntomas

- *Fatiga.*
- *Fiebre.*
- *Pérdida del apetito.*
- *Náuseas y vómito.*
- *Dolores musculares o articulares.*
- *Molestia, dolor o hinchazón del abdomen.*
- *Ictericia (tono amarillento de la piel y la esclerótica de los ojos).*
- *Orina oscura y heces pálidas.*

Consulte a su médico si...

- **Cree que ha estado expuesto a la hepatitis, ya sea a través de alimentos o de agua contaminada, o por contacto sexual con alguien infectado.**
- **Tiene síntomas seudogripales persistentes. Durante su etapa aguda, la hepatitis viral se parece tanto a la gripe que a menudo se diagnostica mal.**
- **Tiene ictericia u otro síntoma de hepatitis.**
- **Recuerde: Si tiene algún padecimiento, consulte al médico antes de tomar complementos.**

Qué es

La hepatitis es una inflamación del hígado. Hay de dos tipos: aguda y crónica. La primera es la más fácil de tratar. La hepatitis puede achacarse a seis virus llamados A, B, C, D, E y G. La A, la más común, es muy contagiosa; produce agudos síntomas seudogripales, pero en general no causa daño permanente. Las hepatitis B y C pueden persistir años, y generalmente causar pocos o ningún síntoma, pero en algunos casos provocan cicatrización hepática irreversible (cirrosis) o cáncer hepático. Los demás tipos son raros. Todas las hepatitis atacan el hígado y deterioran su capacidad para procesar azúcares y carbohidratos, secretar bilis para digerir las grasas, y eliminar toxinas y desechos del organismo. Las crónicas son las más peligrosas, porque a la larga causan insuficiencia hepática.

Qué la provoca

Ya sea que se adquiera a través de la comida o el agua contaminada (tipo A) o por transfusión sanguínea, agujas hipodérmicas infectadas o contacto sexual (tipos B y C), la mayoría de las veces la hepatitis se debe a una infección viral. Ciertos fármacos, químicos tóxicos, o años de alcoholismo también pueden provocarla. Rara vez una disfunción autoinmunitaria —el sistema inmunitario ataca los propios tejidos del organismo— es la causante. Y a veces no puede determinarse la causa.

Cómo pueden ayudar los complementos

La medicina ortodoxa ha logrado un éxito limitado al tratar la hepatitis, sobre todo el tipo crónico más peligroso. Las terapias naturales recomendadas son para proteger y fortalecer el hígado y subir las defensas.

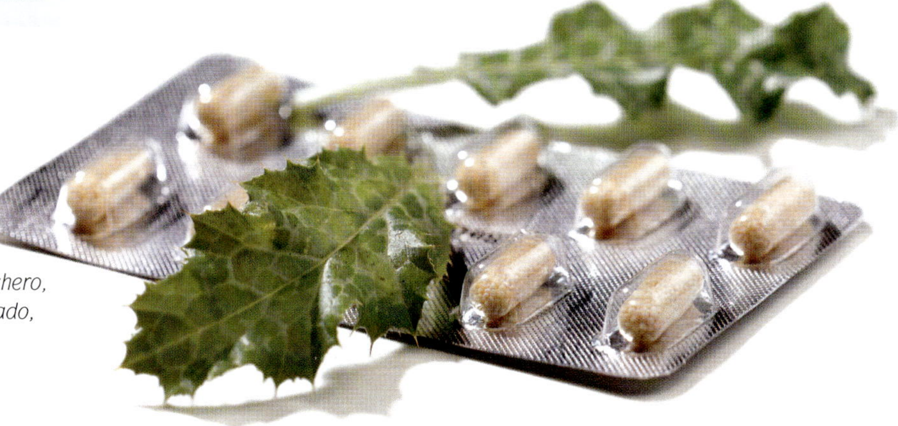

Las cápsulas de cardo lechero, hierba que protege al hígado, pueden beneficiar a quien padezca hepatitis.

Complementos recomendados

Vitamina C	**Dosis:** 1,000 mg, 3 veces al día. **Nota:** Reduzca la dosis si se presenta diarrea.
Vitamina E	**Dosis:** 400 UI al día. **Nota:** Si está tomando anticoagulantes, consulte a su médico.
Cardo lechero	**Dosis:** 150 mg, 3 veces al día. **Nota:** Estandarizado con silimarina al 70%, mínimo.
Regaliz	**Dosis:** 200 mg, 3 veces al día, durante 10 días máximo. **Nota:** Estandarizado con glicirricina o ácido glicirricínico al 22%; puede aumentar la presión arterial. No use el tipo DGL.
Combinación lipotrópica	**Dosis:** 2 pastillas, 2 veces al día. **Nota:** Debe contener cardo lechero, colina, inositol y otros ingredientes.
Ácido alfa-lipoico	**Dosis:** 200 mg, 3 veces al día. **Nota:** Puede tomarse con o sin alimentos.
Raíz de diente de león	**Dosis:** 500 mg de extracto estandarizado, 2 veces al día. **Nota:** Las combinaciones lipotrópicas pueden incluirla.

Nota: Use primero los **azules**; los que están en **negro** también pueden ser benéficos. Los complementos que ya esté tomando pueden aportar algunas dosis —vea pág. 39.

Deben usarse juntas, con los fármacos convencionales, hasta que los síntomas de la hepatitis aguda cedan. Los beneficios pueden verse en una semana. En el caso de la hepatitis crónica, tardan más tiempo.

Las **vitaminas C** y **E** son poderosos antioxidantes que al actuar juntos protegen las células hepáticas contra el daño de los radicales libres; el **ácido alfa-lipoico** (un complemento alimenticio) también ofrece protección antioxidante y puede aumentar la potencia de esas vitaminas. El **cardo lechero** no sólo protege al hígado, sino que favorece el crecimiento de nuevas células y mejora la función hepática.

Otras hierbas con protección hepática son el **regaliz,** por sus compuestos antivirales y antioxidantes, y la **raíz de diente de león.** Una mejor forma de conseguir esta última puede ser la llamada **combinación lipotrópica** (que también tiene las vitaminas B colina e inositol, y cardo lechero), para desintoxicar el hígado; se cree que esta mezcla al activar la bilis elimina del hígado las toxinas que dañan las células.

Qué más puede hacer

☑ Vigile lo que come y bebe cuando viaje a lugares insalubres, con índices altos de enfermedades. Tome sólo agua embotellada y alimentos cocidos.

☑ Absténgase del alcohol, sobre todo durante una enfermedad aguda y el mes posterior a ésta, o hasta que las pruebas hepáticas sean normales.

☑ Sólo use agujas desechables o esterilizadas en un tratamiento de acupuntura, perforaciones en el cuerpo, tatuajes y procedimientos similares.

HECHOS Y CONSEJOS

- Cerca de 4 millones de estadounidenses tienen hepatitis C, y se diagnostican casi 150,000 nuevos casos al año. Ante los pocos tratamientos reconocidos, quizá valga la pena probar los complementos naturales. Las opciones tradicionales incluyen la ingesta de interferón, fármaco tradicional con fuertes efectos secundarios y limitados beneficios, o un trasplante de hígado (la hepatitis es la principal causa para practicar esta cirugía).
- Las terapias naturales causan menos efectos secundarios que los fármacos habituales controlados o de venta libre. El acetaminofén, la aspirina y algunos otros antibióticos pueden dañar el hígado, algo muy peligroso para quienes padecen hepatitis.

ÚLTIMOS HALLAZGOS

- Según investigaciones recientes, los pacientes con hepatopatía tienen niveles agotados de antioxidantes y, en casos graves de hepatitis viral, pueden carecer, sobre todo, de vitamina E. En una prueba experimental se administró aquélla a un grupo de pacientes que no había respondido al tratamiento con fármacos antivirales, y se encontró que inhibe la cicatrización y destrucción de células hepáticas. Se necesitan más estudios. Mientras, asegúrese de recibir vitamina E extra (400 UI al día) en un complemento, o como parte de su multivitamínico diario.

Sabía que...

Existen vacunas contra las hepatitis A y B. Pregunte a su médico si debe aplicarse una o ambas.

herpes zoster

¿Ya le dio varicela? Su virus sigue latente en las neuronas y puede resurgir en la edad adulta y causarle las ampollas intensamente dolorosas conocidas como zona o herpes zoster. La buena noticia es que los remedios naturales pueden aliviar esta afección.

Síntomas

- *Ardor y hormigueo intensos en una zona aislada del cuerpo, de uno a tres días antes del enrojecimiento de la piel. Puede haber también fiebre y dolor de cabeza.*
- *Ampollas llenas de líquido, en una franja inflamada de la piel. Suele salir en el torso o en las nalgas, pero a veces sale en la cara o en los brazos. Las ampollas causan comezón y dolor intensos, y forman costras a los 10 días.*
- *El dolor suele ceder en dos o tres semanas, pero a veces persiste durante meses o años (neuralgia postherpética).*

Consulte a su médico si...

- Tiene síntomas de herpes. Para que los antivirales sean eficaces, debe tomarlos al inicio.
- Tiene sensible un lado de la cara o del cuerpo.
- Las lesiones faciales se propagan cerca de los ojos.
- Una zona inflamada se infecta o dura más de 10 días sin mejoría real.
- No puede aguantar el dolor.
- Recuerde: Si tiene algún padecimiento, consulte al médico antes de tomar complementos.

Qué es

El zona, conocido como herpes zoster, es una variante de la misma infección que causa la varicela. Luego de un ataque infantil de varicela, el virus no muere; permanece latente en las neuronas. Más tarde, puede reactivarse, produciendo grupos de vesículas cutáneas muy dolorosas. No es contagioso, pero las úlceras abiertas pueden transmitir el virus de la varicela a infantes o a quien nunca ha padecido la enfermedad.

Qué lo provoca

Se cree que el virus causante del herpes zoster se reactiva cuando el sistema inmunitario se debilita a causa de la edad, el estrés, la gripe o ciertos fármacos o enfermedades. Pero nadie sabe a ciencia cierta qué reactiva el virus y produce los síntomas.

Cómo pueden ayudar los complementos

Las terapias para el herpes zoster son para las erupciones agudas (se toman hasta que sanan las lesiones) y para el dolor persistente que sigue a su aparición, y que puede durar meses o años. Los complementos para un ataque agudo (se toman juntos) integran dos grupos: terapias tópicas aplicadas directamente en las lesiones, y complementos ingeridos que estimulan el sistema inmunitario y sanan los nervios y la piel inflamada.

Los tratamientos tópicos, como el **gel de zábila** con **aceite de vitamina E,** pueden dar alivio inmediato. Actúan como emolientes sedantes,

La vitamina E líquida, aplicada con delicadeza en la piel, ayuda a curar las dolorosas erupciones del herpes zoster o zona.

Complementos recomendados

Gel de zábila	**Dosis:** Aplíquelo generosamente en la piel, según sea necesario. **Nota:** Use la zábila en hojas frescas o en gel.
Vitamina E	**Dosis:** Aplique aceite de uso tópico en crisis agudas. **Nota:** En dolor postherpético, tome 400 UI, 2 veces al día.
Vitamina C/ Flavonoides	**Dosis:** 1,000 mg de C y 500 mg de flavonoides, 3 veces al día. **Nota:** Reduzca la dosis de vitamina C si se presenta diarrea.
Vitamina A	**Dosis:** 25,000 UI, 2 veces al día en crisis agudas (máximo 10 días). **Nota:** Las mujeres embarazadas o que piensen embarazarse no deben tomar más de 5,000 UI al día.
Equinácea/ Hidrastis	**Dosis:** 200 mg de equinácea y 125 mg de hidrastis, 4 veces al día. **Nota:** Úselos sólo en la etapa aguda; se venden combinados.
Lisina	**Dosis:** 1,000 mg de L-lisina, 3 veces al día, sólo en la etapa aguda. **Nota:** Tómela en ayunas; no la tome con leche.
Selenio	**Dosis:** 600 mcg al día, sólo durante la etapa aguda. **Nota:** Evite tomar más de 600 mcg al día; puede ser tóxico.
Aceite de linaza	**Dosis:** 1 cucharada (14 g) al día para las erupciones. **Nota:** Puede tomarse con alimentos; hágalo en el desayuno.

Nota: Use primero los **azules**; los que están en **negro** también pueden ser benéficos. Los complementos que ya esté tomando pueden aportar algunas dosis—vea pág. 39.

calman el dolor y la comezón, estimulan la curación y reducen la probabilidad de que se infecten las lesiones del zona. Una crema de melisa o regaliz aplicada en las regiones afectadas puede ser eficaz.

Para el tratamiento interno durante las erupciones, la **vitamina C,** los **flavonoides** y la **vitamina A** (antioxidantes) pueden evitar el daño celular. Junto con la **equinácea** y el **hidrastis,** refuerzan la inmunidad, ayudando a combatir el virus del herpes y las infecciones cutáneas bacterianas. Además, la **lisina,** el **selenio** y el **aceite de linaza** favorecen el crecimiento de piel sana y aceleran la curación.

Para el dolor persistente postherpético, siga con lo que le funcionó en la fase aguda y añada vitamina E (400 UI, dos veces al día) para proteger las células, y vitamina B_{12} (1,000 mcg con 400 mcg de ácido fólico, por las mañanas) para nutrir la vaina que cubre y protege los nervios. Pruebe la crema tópica de Cayena (capsicina); mitiga el dolor.

Qué más puede hacer

☑ Mantenga las zonas afectadas limpias y secas. Nunca se rasque ni trate de reventar las vesículas: podría causarse una infección bacteriana.

☑ Use compresas mojadas y frescas, o de hielo, para sedar el área y reducir el dolor. También puede aplicar loción de calamina en la piel.

HECHOS Y CONSEJOS

- Los complementos naturales pueden usarse sin riesgo al mismo tiempo que fármacos, como el aciclovir, que también favorecen la curación.
- La harina de avena coloidal, harina de avena finamente molida que se vende en las farmacias, puede añadirse al agua del baño para calmar la comezón. Usted puede prepararla moliendo la avena en la licuadora. Tenga cuidado al salir de la tina, pues la harina de avena hace las superficies resbalosas.

ÚLTIMOS HALLAZGOS

- La capsicina, el elemento responsable del picor de la pimienta de Cayena, se vende en ungüento de aplicación tópica. Según estudios de las clínicas del dolor, ayuda a reducir el dolor nervioso prolongado que aflige a algunas personas con herpes zoster (llamado neuralgia postherpética); sin embargo, siempre consulte a su médico antes de usarla. No la aplique en infecciones activas: puede causar fuertes quemaduras en las heridas abiertas. Úsela sólo para el dolor prolongado, después de que las vesículas hayan sanado del todo.

Sabía que...

El herpes ataca a cientos de miles de personas cada año, la mayoría de más de 50 años. No obstante, también puede aquejar a gente más joven.

impotencia

Una erección duradera es algo difícil de conseguir por 1 de cada 4 hombres de más de 50 años; y también por algunos mucho más jóvenes. Casi siempre la causa de lo que los médicos llaman "disfunción eréctil" es física y corregible, mediante unos cambios muy sencillos.

Síntomas

- *La mayoría de los hombres tienen problemas ocasionales para mantener una erección, lo cual no es preocupante. Sin embargo, la incapacidad persistente para lograr o mantener una erección adecuada para el coito indica impotencia.*

Consulte a su médico si...

- **Constantemente es usted incapaz de lograr o mantener una erección: él puede ayudarlo a determinar y corregir la causa subyacente.**
- **Un nuevo fármaco o el estrés afecta su vida sexual.**
- **Recuerde: Si tiene algún padecimiento, consulte al médico antes de tomar complementos.**

Qué es

Una erección ocurre cuando los vasos del pene se llenan de sangre y lo endurecen. Esto, inducido por la estimulación sexual, hace que los nervios del cerebro y la espina ordenen a las arterias del pene que se dilaten. La incapacidad para lograr o mantener una erección se llama impotencia.

Qué la provoca

La principal causa de la impotencia es la mala circulación y el flujo sanguíneo reducido hacia el pene, que suele deberse a la aterosclerosis ("endurecimiento de las arterias"). Otras posibles razones son desequilibrios hormonales, prostatitis, diabetes, trastornos nerviosos o efectos secundarios de fármacos. Sólo 1 de cada 10 casos es psicológico. Como hay erección involuntaria durante el sueño, usted puede determinar si el problema es físico o psicológico haciendo la "prueba de la estampilla". Rodéese el pene con varias estampillas postales, y péguelas de un extremo a otro. Si tiene una erección dormido, la estampilla amanecerá rota y es probable que la causa sea psicológica. Esta impotencia suele ser temporal y por estrés.

Cómo pueden ayudar los complementos

Varios complementos, al tomarse juntos, mejoran el flujo sanguíneo hacia el pene. La **vitamina C** mantiene flexibles los vasos sanguíneos, facilitando que se dilaten y dejen pasar más sangre. El **aceite de linaza** y el de **onagra** tienen distintos ácidos grasos esenciales que también mejoran el flujo sanguíneo; tomados por tiempo prolongado, disminuyen el nivel de colesterol en la sangre y evitan el estrechamiento capilar. El **ginkgo biloba,** que aumenta el flujo al cerebro, puede tener un efecto similar en el pene. Las ecografías de 60 sujetos impotentes que tomaron ginkgo biloba mostraron una mejor circulación de sangre al pene a las seis semanas. A los seis meses, 50% de los pacientes había recuperado su potencia sexual. Todos estos complementos deben usarse por lo

El ginseng panax es una hierba que puede ayudar a regularizar la actividad sexual de hombres con impotencia.

Complementos recomendados

Vitamina C	**Dosis:** 1,000 mg, 3 veces al día. **Nota:** Reduzca la dosis si se presenta diarrea.
Aceite de linaza	**Dosis:** 1 cucharada (14 g) al día. **Nota:** Puede tomarse con alimentos; hágalo en el desayuno.
Aceite de onagra	**Dosis:** 1,000 mg, 3 veces al día. **Nota:** O puede tomar 1,000 mg de aceite de borraja, 1 vez al día.
Ginkgo biloba	**Dosis:** 80 mg, 3 veces al día. **Nota:** Estandarizado con glucósidos de flavona al 24%, mínimo.
Ciruelo africano	**Dosis:** 100 mg, 2 veces al día, entre comidas. **Nota:** Estandarizado para obtener esteroles al 13%. Los efectos secundarios pueden incluir náuseas y malestar estomacal.
Ginseng panax	**Dosis:** 100-250 mg, 2 veces al día; alterne con ginseng siberiano. **Nota:** Estandarizado con ginsenósidos al 7%, mínimo.
Ginseng siberiano	**Dosis:** 100-300 mg de extracto estandarizado, 2 veces al día. **Nota:** Alterne con ginseng panax cada dos semanas.
Damiana de California	**Dosis:** En té, 1 cta. por taza de agua caliente, cada mañana. **Nota:** También hay en tintura.

Nota: Use primero los azules; los que están en **negro** también pueden ser benéficos. Los complementos que ya esté tomando pueden aportar algunas dosis —vea pág. 39.

menos seis meses para obtener mejores resultados, aunque éstos pueden verse a partir del primer mes. Como tienen grandes efectos positivos, pueden ser parte de su programa preventivo general de nutrición.

Diversos complementos pueden ayudar cuando la impotencia se debe a otras causas. El **ciruelo africano** es útil para la impotencia causada por prostatitis. Estudios en animales han confirmado que el **ginseng panax** y el **siberiano** aumentan los niveles de testosterona y favorecen el apareamiento; pueden tener efectos similares en los seres humanos. Si no surten efecto, prepare un té de **damiana de California,** que se usa en México como afrodisiaco, o de marapuama (también llamada madera de la potencia), que se usa en Brasil.

Qué más puede hacer

☑ Pregunte a su médico sobre el Viagra (sildenafilo). Esta pildorita azul es fácil de tomar. Los fabricantes no hicieron pruebas de compatibilidad con los tratamientos herbarios, pero a la fecha no existen informes de interacciones entre el fármaco y los complementos.

☑ Haga ejercicio regularmente, pues mejora el flujo sanguíneo del organismo, aumenta la energía y disminuye el estrés.

☑ Limite el alcohol y no fume: puede agravarse la impotencia.

☑ Una psicoterapia ayuda si el estrés o la angustia aumentan el mal.

HECHOS Y CONSEJOS

- Las "mezclas para hombres" que venden en las tiendas naturistas contienen yohimbi, una hierba que da cierta esperanza contra la impotencia. Pero la mayoría de las mezclas la tienen en cantidades diminutas (e inútiles). Es muy difícil obtener la hierba pura. Y si la halla, tenga en cuenta que causa un gran número de efectos secundarios, como angustia, hipertensión y taquicardia. Pregunte a su médico por el fármaco llamado yohimbina, que contiene el agente activo purificado de la hierba. Es la forma más segura y eficaz de conseguirla. Sin embargo, incluso en medicamento causa graves efectos secundarios.

ÚLTIMOS HALLAZGOS

- Según los resultados de un estudio reciente, el ginseng puede ser un tratamiento valioso para la impotencia. Hombres que tomaron ginseng panax tuvieron una mejoría del 60% para lograr una erección, comparado con el 30% alcanzado por un grupo que utilizó un placebo.
- Sólo existe un estudio sobre la poco conocida hierba brasileña marapuama: el del Instituto de Sexología de París, de 1990. De 262 hombres con problemas para lograr o mantener una erección, más del 50% reaccionó positivamente a la hierba en un período de 2 semanas.

Sabía que...

Los complementos que aumentan el flujo sanguíneo hacia el pene también pueden prevenir la cardiopatía, ya que ambos trastornos a menudo presentan obstrucción de los vasos sanguíneos.

infertilidad femenina

No poder concebir puede ser frustrante y causar estrés. Los tratamientos convencionales a menudo tienen efectos secundarios y plantean dilemas éticos y financieros. Los complementos herbarios y alimenticios pueden ser una buena alternativa.

SÍNTOMAS

- *Haber tratado de concebir durante un lapso de entre 6 y 12 meses, y no haberlo logrado.*
- *Tener un diagnóstico de endometriosis, clamidiasis o inflamación pélvica.*
- *No menstruar, hacerlo con poca frecuencia o de manera irregular.*

Consulte a su médico si...

- **Sospecha que es infértil: él es quien podrá hacerle una evaluación.**
- **Recuerde: Si tiene algún padecimiento, consulte al médico antes de tomar complementos.**

Qué es

Una mujer puede ser infértil si no logra embarazarse en el lapso de un año, a pesar de tener relaciones sexuales sin protección en sus días más fértiles (antes y durante la ovulación). Como la fertilidad disminuye con la edad, los expertos recomiendan a quienes pasan de los 35 esperar sólo seis meses para buscar ayuda. La infertilidad afecta a millones de personas. En el 20% de los casos, ambos miembros tienen problemas que les dificultan concebir. En los demás, existen las mismas probabilidades de que el problema afecte a uno de los dos.

Qué la provoca

En condiciones normales, los ovarios liberan un óvulo a la mitad del ciclo menstrual (ovulación). Éste se desplaza por las trompas de Falopio, donde el esperma puede fertilizarlo si hay relaciones sexuales. En algunos casos, la infertilidad se debe a una ovulación irregular o inexistente; en otros, las trompas pueden tener cicatrices o estar tapadas. Aunque se necesita una evaluación médica para determinar con precisión la causa de la infertilidad, es probable que las mujeres con irregularidades o sin menstruación no estén ovulando normalmente. En algunos casos, a pesar de practicar pruebas exhaustivas, no puede encontrarse el origen.

La ovulación irregular es más frecuente cuando las mujeres se acercan a los 40 años. Los desequilibrios hormonales debidos a diversos factores (problemas de peso o ejercicio excesivo), también pueden inhibir o detener la ovulación. Y ciertos males, como la endometriosis, la clamidia y la inflamación pélvica, pueden causar cicatrización y obstrucciones físicas.

Cómo pueden ayudar los complementos

La mayoría de los complementos recomendados pueden usarse sin importar el origen del problema; también pueden combinarse con tratamientos convencionales. Es posible que pasen de tres a seis meses para notar algún efecto; consulte a un especialista en caso de que no lo haya.

Los ácidos grasos esenciales de las cápsulas blandas de aceite de onagra son importantes para el funcionamiento sano del útero.

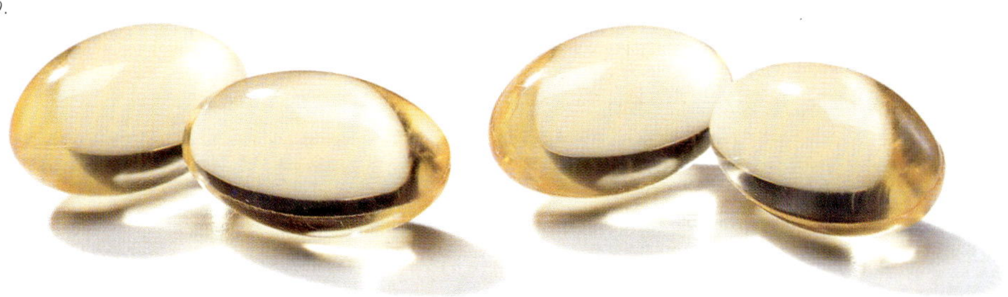

Complementos recomendados

Complejo B	**Dosis:** 1 pastilla diaria, con el desayuno. **Nota:** Busque un complejo B-50 con 50 mcg de B_{12} y biotina; 400 mcg de ácido fólico, y 50 mg de otras vitaminas B.
Vitamina B_6	**Dosis:** 50 mg al día. **Nota:** 200 mg diarios por tiempo prolongado puede causar daño nervioso.
Cinc/Cobre	**Dosis:** 30 mg de cinc y 2 mg de cobre al día. **Nota:** Agregue cobre sólo si usa cinc por más de 1 mes.
Ácidos grasos esenciales	**Dosis:** 1,000 mg de aceite de onagra o 1,000 mg de aceite de borraja; 1 cucharada (14 g) de aceite de linaza al día. **Nota:** La de onagra, 3 veces al día; la de borraja, 1 vez al día.
Ginseng siberiano	**Dosis:** 100-300 mg de extracto estandarizado, 2 veces al día. **Nota:** No lo use durante la menstruación. Suspéndalo en cuanto sepa que está embarazada.
Sauzgatillo/ Raíz de unicornio falso	**Dosis:** ½ cucharadita de cada uno, 2 veces al día. **Nota:** No las consuma durante la menstruación. Suspéndalos en cuanto sepa que está embarazada.

Los complementos que ya esté tomando pueden aportar algunas dosis —vea pág. 39.

La familia de vitaminas del **complejo B,** junto con una cantidad extra de **vitamina B_6,** son importantes para un sistema reproductivo sano. Además, durante el embarazo, son indispensables para el desarrollo inicial del feto. El ácido fólico, en especial, ayuda a prevenir defectos congénitos. El **cinc** es necesario para la división celular adecuada; el **cobre** hace falta para evitar la deficiencia de éste si lo toma por mucho tiempo. Los **ácidos grasos esenciales** y el **ginseng siberiano** favorecen la actividad uterina sana.

Si la infertilidad es el resultado de una ovulación irregular, para estimularla pruebe una mezcla de **sauzgatillo** (también llamado vitex) y **raíz de unicornio falso,** en vez de fármacos como el citrato de clomifeno, que con frecuencia tienen efectos secundarios nocivos. Se ha comprobado que el sauzgatillo aumenta la producción de progesterona e inhibe la producción de la hormona llamada prolactina. Tanto los niveles bajos de progesterona como los niveles altos de prolactina pueden inhibir la ovulación.

Qué más puede hacer

- ☑ No fume. El humo del cigarro puede reducir la fertilidad, y afectar en forma grave la salud de su bebé durante el embarazo.
- ☑ Adelgace si está pasada de peso; aumente si le falta.
- ☑ Haga ejercicio moderado. El intenso puede interferir con la ovulación.

HECHOS Y CONSEJOS

- Muchas mujeres usan pruebas caseras para saber exactamente cuándo ovulan. Pero una vez que hay ovulación, la oportunidad de concebir puede ya haber pasado. Según un estudio a 221 mujeres sanas de 25 a 35 años, la fecha óptima para concebir es cinco días antes y el día de la ovulación. El embarazo es menos probable si el coito es en otras fechas.

ÚLTIMOS HALLAZGOS

- Según un estudio reciente, las mujeres que toman más de media taza de té negro o verde al día pueden duplicar sus probabilidades de embarazarse. Investigadores estudiaron el efecto de la cafeína en la fertilidad de 187 mujeres. Aunque el café y la cafeína no parecen afectar la fertilidad, no pudieron descartar en forma categórica un efecto negativo. Hicieron notar que los beneficios del té pueden relacionarse con algún compuesto en la decocción, o simplemente que los bebedores de té tienen mejores hábitos de salud que los que acostumbran tomar café.

infertilidad masculina

Es un hecho poco afortunado que cuando un hombre decide tener un hijo, tenga dificultades para procrear. Aunque en ciertos casos se necesita cirugía u otros tratamientos, en otros, las terapias naturales pueden ser la solución.

Síntomas

- *Intentos infructuosos para concebir en el lapso de un año.*
- *Un diagnóstico de clamidiasis o de otra infección del aparato reproductor, que al dejar tejido cicatricial obstruye la salida del esperma.*

Consulte a su médico si...

- **Tiene la sospecha de que no es fértil. El médico puede evaluar el problema y ayudarlo a hallar las causas. Es conveniente que también revisen a su pareja, pues uno o los dos pueden tener problemas de infertilidad.**
- **Recuerde: Si tiene algún padecimiento, consulte al médico antes de tomar complementos.**

Qué es

Los médicos diagnostican infertilidad cuando un hombre no logra embarazar a su pareja luego de un año de tener relaciones sin protección, sobre todo en los días más fértiles del mes. En todos los casos, hay 50% de probabilidad de que la infertilidad sea del hombre. En 20% de los casos, ambos tienen un problema. Los investigadores no pueden decir con exactitud cuántos espermatozoides necesita el hombre para ser fértil, pero saben que a mayor cantidad es más probable la concepción.

Qué la provoca

Algunos casos de infertilidad se relacionan con defectos anatómicos o tejido cicatricial, producto de una infección del aparato reproductor que tardó en sanar. Casi nunca se identifica la causa exacta. Muchos hombres infértiles tienen un conteo bajo de espermatozoides por falta de testosterona, la hormona que ordena a los testículos producir esperma. Pero el número de espermatozoides no es lo único que determina la fertilidad. Un alto porcentaje de éstos debe ser sano y móvil (activo). Como son delicados, los radicales libres los dañan con facilidad. Muchos factores pueden afectar los niveles de testosterona y de radicales libres: beber, fumar, tener una mala nutrición y el estrés. Algunos fármacos recetados también pueden afectar la movilidad de los espermatozoides y dificultar la concepción.

Cómo pueden ayudar los complementos

La cirugía puede ser lo mejor para corregir los defectos anatómicos. Pero en muchos casos vale la pena probar los complementos, pues a cualquier edad pueden ayudar. A diferencia de la fertilidad femenina, que decae después de los 35, la masculina no depende de la edad. Según un estudio a 240 parejas que se sometieron a fertilización in vitro, el esperma de los hombres de 60 años era tan vigoroso como el de los hombres de 30. Los complementos deben tomarse al menos durante algunos meses, y a veces más; los aquí recomendados son inocuos para un uso prolongado.

La **vitamina C,** la **E** y los **carotenoides** mixtos, tomados juntos, son una poderosa mezcla de antioxidantes que recoge los radicales libres y

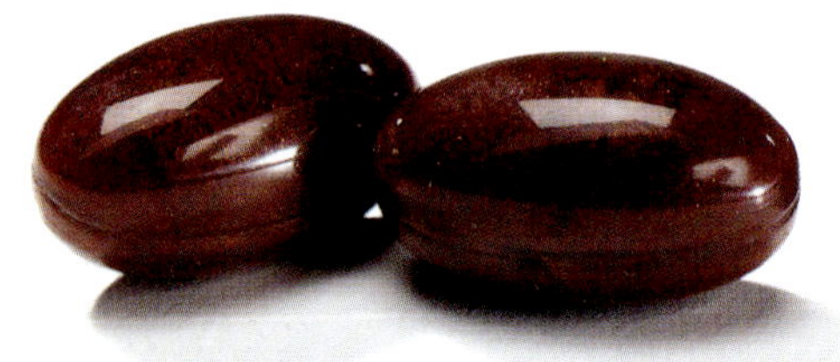
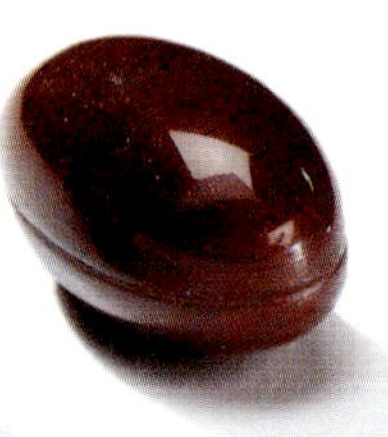

Los complementos de carotenoides tienen una rica mezcla de antioxidantes que protegen el esperma o semen.

Complementos recomendados

Vitamina C	**Dosis:** 1,000 mg, 3 veces al día. **Nota:** Reduzca la dosis si se presenta diarrea.
Vitamina E	**Dosis:** 400 UI, 2 veces al día. **Nota:** Si está tomando anticoagulantes, consulte a su médico.
Carotenoides	**Dosis:** 1 pastilla de carotenoides mixtos, 2 veces al día, con comida. **Nota:** Cada pastilla debe aportar 25,000 UI de vitamina A.
Cinc/Cobre	**Dosis:** 30 mg de cinc y 2 mg de cobre al día. **Nota:** Agregue cobre sólo si usa cinc durante más de 1 mes.
Aceite de linaza	**Dosis:** 1 cucharada (14 g) al día. **Nota:** Puede tomarse con alimentos; hágalo en el desayuno.
Arginina	**Dosis:** 500 mg de L-arginina, 4 veces al día durante 3 meses. **Nota:** No la use si tiene nefropatía, herpes genital o es propenso a tener aftas. Tómela con un complejo de aminoácidos mixtos.
Ginseng panax	**Dosis:** 100-250 mg, 2 veces al día; alterne con ginseng siberiano. **Nota:** Estandarizado con ginsenósidos al 7%, mínimo.
Ginseng siberiano	**Dosis:** 100-300 mg, 2 veces al día; alterne con ginseng panax. **Nota:** Estandarizado con eleuterósidos al 0.8%, mínimo.

Los complementos que ya esté tomando pueden aportar algunas dosis —vea pág. 39.

protege el esperma. La vitamina C también aumenta la movilidad y evita en parte que los espermatozoides se aglomeren. Además, es muy útil para los fumadores, quienes suelen tener deficiencia de esa vitamina.

El cinc y el aceite de linaza también pueden ayudar a los hombres. El **cinc** es muy importante para la concepción: aumenta la producción de testosterona y la cantidad de espermatozoides. (Tómelo con **cobre,** porque el cinc inhibe la absorción de este mineral.) El **aceite de linaza** aporta ácidos grasos esenciales que, entre otras funciones, mantienen sanos los espermatozoides. Y pruebe la **arginina,** un aminoácido que aumenta la movilidad y la cantidad; tres meses de tratamiento de arginina bastan para corregir alguna deficiencia que pudiera contribuir a la infertilidad.

Estos complementos también pueden combinarse con una o varias terapias herbarias. El **ginseng panax** estimula la producción de testosterona y de espermatozoides. Altérnelo cada tres semanas con el **siberiano,** que también puede aumentar los espermatozoides. El ciruelo africano es otra buena opción (tome 100 mg de extracto estandarizado, dos veces al día). Puede ser eficaz para los hombres con problemas de próstata.

Qué más puede hacer

☑ Evite las bebidas alcohólicas. Si fuma, deje este hábito.

☑ Pruebe el yoga, la meditación y otras técnicas de relajación para reducir el estrés.

HECHOS Y CONSEJOS

- Pruebe un coctel herbario para mejorar la fertilidad: combine partes iguales de extracto de avena *(Avena sativa)*, hojas de frambuesa y ashwaganda. Esta última es un antiguo tónico de la India para la infertilidad. Los criadores de ganado han usado la avena y las hojas durante años para aumentar la fertilidad de sus animales. Se venden en tiendas naturistas. Tome 45 gotas de esta mezcla 2 veces al día.

ÚLTIMOS HALLAZGOS

- De acuerdo con un estudio reciente que se hizo a 30 hombres, la vitamina E aumenta la fertilidad masculina. El esperma de aquellos que tomaron 800 UI diarias durante 3 meses se adhirió mejor a los óvulos en un tubo de ensayo para iniciar la fertilización, que el de los hombres que recibieron un placebo.
- Use calzoncillos tipo bóxer o tanga. Según dos estudios recientes, cambiar el estilo de la ropa interior no aumenta la fertilidad, como se ha dicho. Las tangas aumentan la temperatura en torno a los testículos unos cuantos grados a lo sumo, pero no lo suficiente como para dañar la producción de esperma.

Sabía que...

La vitamina E se conocía como la vitamina antiesterilidad. Su nombre químico, tocoferol, proviene de los vocablos griegos *tokos*, que significa progenie, y *phero*, parir.

Colon Irritable ver pag. 86

inflamación intestinal

Esta afección crónica, que abarca varios trastornos afines, se distingue por una dolorosa y frecuente inflamación de los intestinos. Los síntomas pueden mitigarse con cambios en la dieta, complementos vitamínicos y hierbas sedantes.

SÍNTOMAS

- *Los primeros síntomas pueden incluir estreñimiento y un deseo frecuente de defecar, con expulsión de sólo poca sangre o mucosidad.*
- *Diarrea crónica con sangrado del recto, dolor abdominal, fiebre ligera, indisposición general, artritis, úlceras bucales, visión borrosa, dolor articular, falta de apetito, poca energía y pérdida de peso. Si no se cuidan estos síntomas crónicos y no se remedian, pueden terminar en cáncer colorrectal.*
- *Vómito, náuseas, deshidratación, sudoración profusa, pérdida de apetito, fiebre alta y palpitaciones cardíacas, cuando es un ataque grave.*

Consulte a su médico si...

- Sus heces son negras o con sangre, o tiene diarrea con dolor, impregnada de moco.
- Los síntomas se agravan.
- Tiene el abdomen inflamado o dolor intenso (sobre todo en la parte baja del costado derecho): puede ser señal de apendicitis.
- Hay dolor abdominal intenso con fiebre superior a 38.3°C.
- Recuerde: Si tiene algún padecimiento, consulte al médico antes de tomar complementos.

Qué es

La inflamación intestinal es el término genérico que abarca varios trastornos afines (incluyendo la colitis ulcerosa y la enfermedad de Crohn), que a menudo les da a personas de más de 20 años. Se caracteriza, comúnmente, por una inflamación crónica del tracto digestivo o de una parte de éste, y por la aparición de pequeñas úlceras o erosiones. A la inflamación la siguen períodos de remisión que duran semanas o años.

Qué la provoca

Los expertos no saben con certeza qué la provoca, aunque la herencia sí influye: más del 33% de los pacientes tienen un familiar aquejado por este trastorno. Puede ser causado por una bacteria o un virus, o una disfunción del sistema inmunitario. Factores como el estrés y la angustia, o la intolerancia a ciertos alimentos, pueden favorecer los ataques.

Cómo pueden ayudar los complementos

Es vital tomar a diario un multivitamínico potente, pues la inflamación intestinal suele disminuir la capacidad para absorber nutrientes. Hay complementos que, juntos, pueden ayudar, sobre todo en ataques agudos.

A mucha gente con este padecimiento le falta B_{12}, ácido fólico y otras vitaminas B. Tomar **complejo B** ayuda a reponer esas vitaminas y a regularizar la digestión. Otra vitamina B que vale la pena tomar es el **PABA** (ácido paraaminobenzoico); tiene un efecto antiinflamatorio similar al de la sulfasalazina (fármaco). El **regaliz (DGL)** también tiene propiedades curativas, igual que las **vitaminas E** y **A.** Una vez que cedan los síntomas, puede seguir tomando éstas mucho tiempo, junto con algún antio-

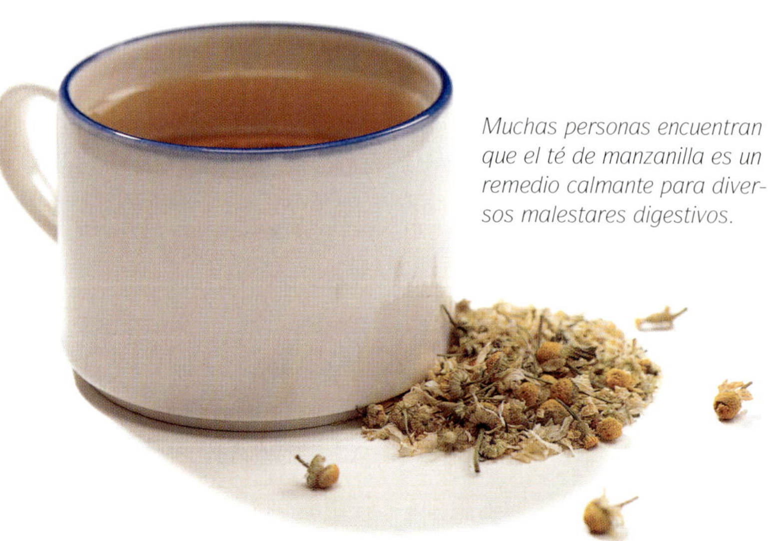

Muchas personas encuentran que el té de manzanilla es un remedio calmante para diversos malestares digestivos.

Complementos recomendados

Complejo B	**Dosis:** 1 pastilla, 2 veces al día cuando aparezca; luego reduzca a 1 cada mañana para fines preventivos; tómelo con alimentos. **Nota:** Busque un complejo B-100 con 100 mcg de B_{12} y biotina; 400 mcg de ácido fólico, y 100 mg de otras vitaminas B.
PABA	**Dosis:** 1,000 mg, 3 veces al día, cuando haya inflamación. **Nota:** Tome 1,000 mg, 2 veces al día, como prevención.
Regaliz (DGL)	**Dosis:** Mastique 2 pastillas (380 mg) 3 veces al día, entre alimentos. **Nota:** Para un ataque, use sólo el que es sin glicirricina (DGL).
Vitamina E	**Dosis:** 400 UI, 2 veces al día, cuando aparezca o como preventivo. **Nota:** Si está tomando anticoagulantes, consulte a su médico.
Vitamina A	**Dosis:** 50,000 UI al día, cuando aparezca; reduzca a 10,000 UI al día como preventivo. **Nota:** Tome sólo 5,000 UI al día, si está embarazada.
Ácidos grasos esenciales	**Dosis:** 1 cda. de aceite de linaza o 5,000 mg de aceites de pescado. **Nota:** Los aceites con capa entérica pueden usarse como prevención.
Acidófilos	**Dosis:** Tome 1 pastilla, 2 veces al día entre alimentos. **Nota:** 1-2 mil millones de organismos por pastilla (si es posible).
Cinc/Cobre	**Dosis:** 30 mg de cinc y 2 mg de cobre al día. **Nota:** Agregue cobre sólo si usa cinc por más de 1 mes.
Manzanilla	**Dosis:** 1 taza de té, máximo 3 veces al día. **Nota:** Use 2 ctas. de hierba seca por taza de agua caliente.

Nota: Use primero los azules; los que están en **negro** también pueden ser benéficos. Los complementos que ya esté tomando pueden aportar algunas dosis —vea pág. 39.

xidante muy potente, como el extracto de semillas de uva (100 mg, una o dos veces al día) o el aminoácido N-acetilcisteína o NAC (500 mg, dos veces al día). La vitamina C (1,000 mg dos veces al día) puede ser una opción eficaz y menos costosa que el extracto de uva y el NAC.

Los **ácidos grasos esenciales,** que se encuentran en el aceite de linaza y en los de pescado, reducen la inflamación y protegen y alivian el tracto digestivo. Los **acidófilos** ayudan a restituir el equilibrio de las bacterias sanas del tubo digestivo. El **cinc** es importante, ya que su deficiencia a menudo se debe a la inflamación intestinal; debe tomar una dosis extra de **cobre,** ya que el cinc inhibe la absorción de aquél. El té de **manzanilla** es un remedio que mitiga las dolencias digestivas.

Qué más puede hacer

- ☑ Determine qué alimentos desencadenan la inflamación, y elimínelos.
- ☑ Aplíquese una compresa caliente en el abdomen para evitar los cólicos.
- ☑ Reduzca el estrés con yoga, meditación y ejercicio constante.

HECHOS Y CONSEJOS

- La sulfasalazina, fármaco que suelen recetar para la inflamación intestinal, agota el ácido fólico. Si está tomándola, pregunte a su médico si puede usar un complemento de ácido fólico.
- Además de la manzanilla, los tés de semillas de lino (linaza), de *psyllium* o de malvavisco ayudan a la digestión y alivian los intestinos. Prepárelos con 1 o 2 cucharaditas de hierba por taza de agua caliente, deje reposar de 10 a 15 minutos, y luego cuele.

ÚLTIMOS HALLAZGOS

- Recientemente, investigadores italianos hallaron que los aceites de pescado reducen la inflamación en personas con la enfermedad de Crohn. De los pacientes en remisión, pero con tendencia a inflamarse, sólo recayeron 28% de los que tomaron cápsulas de aceites de pescado con capa entérica, contra 69% de los que recibieron un placebo.
- Según un estudio de la Clínica Mayo, los parches de nicotina pueden causar la remisión de la colitis ulcerosa. De 31 pacientes que usaron dosis altas de nicotina durante cuatro semanas, 12 tuvieron una mejoría evidente; sólo 3 de los 31 con placebos mejoraron un poco. Efectos secundarios como mareos, náuseas y erupciones cutáneas, fueron comunes. Hace falta más investigación.

Sabía que...

Casi 60% de la gente con la enfermedad de Crohn usa complementos o terapias alternativas para tratar su mal. Pero sólo un tercio de esos enfermos se lo ha comentado a su médico.

insomnio

Quizá sienta que usted es el único que no puede dormir bien durante la noche, pero lo cierto es que 1 de cada 3 personas padece insomnio. Por suerte, hay diversos "arrullos" naturales e inocuos que pueden inducir el sueño sin el riesgo de que haya efectos secundarios.

SÍNTOMAS

- *Dificultad para conciliar el sueño.*
- *Incapacidad para estar dormido toda la noche.*
- *Despertar muy temprano.*

Consulte a su médico si...

- El insomnio dura uno o varios meses sin motivo evidente.
- Las alteraciones ocurren después de un evento traumático, como el hecho de perder el trabajo o a un ser amado.
- Se siente cansado la mayor parte del tiempo y dormita frecuentemente en el día.
- Está tan cansado que no puede funcionar normalmente.
- Recuerde: Si tiene algún padecimiento físico o psicológico, consulte al médico antes de tomar complementos.

Qué es

Mucha gente cree que es sólo la incapacidad de conciliar el sueño, pero el insomnio también incluye no permanecer dormido o despertar continuamente antes de lo planeado. Las alteraciones que duran unas noches o pocas semanas, a menudo se relacionan con el estrés o la excitación. En algunos casos, puede volverse crónico y durar meses o incluso años.

Qué lo provoca

El insomnio se considera un síntoma de muchos padecimientos o situaciones subyacentes, y con frecuencia difíciles de detectar. El estilo de vida, la dieta, el dolor físico, una enfermedad grave, los fármacos y hasta un mal colchón, pueden desencadenarlo. Sin embargo, para casi toda la gente, la tensión, la angustia o la depresión son la raíz del insomnio. Descubrir la causa o causas básicas de sus alteraciones puede ser una labor detectivesca, pero a la larga es la mejor manera de lograr la cura.

Cómo pueden ayudar los complementos

Todos los complementos recomendados pueden dar un alivio inmediato al insomnio pero, a menos que haya otras indicaciones, la mayoría deben usarse uno a la vez, no juntos. Pruebe uno para ver si le funciona. Alterne los complementos cada dos semanas, y úselos sólo si los necesita; así no desarrollará demasiada tolerancia a ninguno.

Según numerosos estudios, la **valeriana,** uno de los complementos herbarios que más han sido estudiados, es un auxiliar eficaz del sueño.

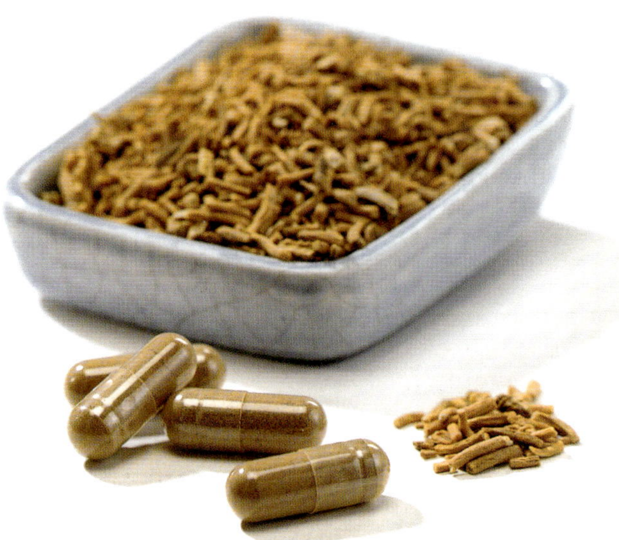

Los tés de raíz seca de valeriana, o las cápsulas que la contengan, son un remedio benigno e inocuo para ayudar a conciliar el sueño.

Complementos recomendados

Valeriana	**Dosis:** 250-500 mg de extracto estandarizado, antes de acostarse. **Nota:** Empiece con la dosis menor; aumente según necesite.
Melatonina	**Dosis:** 1-3 mg, antes de acostarse. **Nota:** Empiece con la dosis menor; aumente según necesite.
AGAB	**Dosis:** 500 mg, antes de acostarse. **Nota:** Alterne con melatonina, valeriana o 5-HTP.
5-HTP	**Dosis:** 100 mg de 5-hidroxitriptófano, antes de acostarse. **Nota:** Muy útil si se toma con vitamina B_6 o magnesio.
Calcio/ Magnesio	**Dosis:** 600 mg de calcio y 600 mg de magnesio, antes de acostarse. **Nota:** Con alimentos; pueden venir en un solo complemento.
Vitamina B_6/ Niacinamida	**Dosis:** 50 mg de B_6 y 500 mg de niacinamida, antes de acostarse. **Nota:** Estos complementos funcionan bien juntos.
Manzanilla	**Dosis:** 1 taza de té bastante ligero, al anochecer. **Nota:** Así, puede usarlo con otros complementos sedantes.
Kava kava	**Dosis:** 250 mg, antes de acostarse. **Nota:** Estandarizado con kavalactonas al 30%, mínimo.

Nota: Use primero los **azules**; los que están en **negro** también pueden ser benéficos. Los complementos que ya esté tomando pueden aportar algunas dosis —vea pág. 39.

Actúa mejor si se alterna con otras hierbas sedantes, como la **manzanilla,** la **kava kava** y la pasionaria. Estas hierbas, en pastillas, tés o tinturas, favorecen la relajación y reducen el estrés, ayudando a conciliar el sueño.

La **melatonina,** una versión sintética de la hormona para dormir del organismo, es otra opción. Puede ser muy útil si le cuesta trabajo dormir a causa de un dolor crónico. También puede alternar la valeriana y la melatonina con el neurotransmisor **AGAB** (ácido gama-aminobutírico), que inhibe los impulsos nerviosos e impide que los mensajes del estrés lleguen al cerebro, o con el **5-HTP** (una forma del aminoácido triptófano), que aumenta los niveles de la serotonina, inductora del sueño.

En algunos casos, la deficiencia de nutrientes, sobre todo la falta de **calcio, magnesio** o **vitamina B_6,** puede alterar el sueño; reponer estos nutrientes puede ayudar a normalizarlo. La **niacinamida** de la vitamina B, tomada con la B_6, también es útil, porque calma la angustia. Puede probar el magnesio o la vitamina B_6 junto con el 5-HTP.

Qué más puede hacer

- ☑ Apegarse a un horario habitual para dormir, incluso los fines de semana.
- ☑ Usar la cama sólo para dormir, no para leer ni ver televisión.
- ☑ Hacer ejercicio regularmente (no en la noche) ayuda a reducir el estrés.
- ☑ Evitar las bebidas alcohólicas, el tabaco y la cafeína.

HECHOS Y CONSEJOS

- Los complementos naturales pueden ser una opción para sustituir los medicamentos controlados, los cuales causan desorientación, "resaca" y dependencia.
- No tome auxiliares naturales del sueño con sedantes o fármacos que lo relajen; pueden provocarle somnolencia excesiva.
- Ciertas hierbas con efectos estimulantes pueden quitarle el sueño, entre ellas el ginseng, el guaraná, las semillas de cola y el jengibre.
- Algunas autoridades de la salud en Alemania y en otros países reconocen como fármacos a ciertas hierbas con efectos sedantes, como la manzanilla y la valeriana. Muchas veces, incluso los médicos las recetan.

ÚLTIMOS HALLAZGOS

- Según más de 200 estudios científicos, la valeriana es eficaz contra el insomnio. Hace poco, un grupo de investigadores suizos informó que las personas que tomaron esa hierba conciliaron más pronto el sueño y durmieron más tiempo que quienes recibieron un placebo.
- Un estudio de cuatro meses realizado a 43 adultos sanos (50 a 76 años) con insomnio leve, publicado en el *Journal of the American Medical Association,* concluyó que una caminata de hasta 40 minutos, cuatro veces por semana, los ayudó a dormir profundamente toda la noche.

Sabía que...

Una razón por la que mucha gente se siente cansada después de comer pavo es que esta carne es rica en triptófano, un aminoácido que es inductor natural del sueño.

insuficiencia cardíaca

Es la causa de hospitalización más frecuente en personas de más de 65 años y un grave mal que suele requerir un estricto tratamiento permanente. Junto con los fármacos y nuevos hábitos, los complementos pueden mitigar los síntomas.

SÍNTOMAS

- *Debilidad y fatiga extremas.*
- *Respiración entrecortada ante el mínimo esfuerzo o al recostarse.*
- *Tos muy fuerte con expectoración sanguinolenta.*
- *Inexplicable ritmo cardíaco irregular o muy rápido.*
- *Hinchazón (edema) en extremidades, sobre todo tobillos y pies.*

Consulte a su médico si...

- Generalmente se siente muy fatigado y sin aliento después de un mínimo esfuerzo.
- Le falta el aire, o siente un fuerte dolor en el pecho: puede ser un infarto. Llame de inmediato a una ambulancia.
- Tiene insuficiencia cardíaca congestiva y hay fiebre, si el ritmo cardíaco es rápido o irregular, o si empeoran los síntomas.
- Recuerde: Si tiene algún padecimiento, consulte al médico antes de tomar complementos.

Qué es

En la insuficiencia cardíaca congestiva (ICC), el corazón débil o "defectuoso" no bombea como debería hacerlo. Como resultado, no llega suficiente sangre rica en oxígeno a todo el organismo. En muchos casos, esta insuficiencia suele persistir y empeorar con el tiempo. Como la sangre que fluye del corazón va más lenta, vuelve con más fuerza y causa la "congestión" en los tejidos. Puede saturar de líquido los pulmones y hacer que la respiración sea entrecortada, o puede acumularse en los tobillos, y hacer que éstos se hinchen, o puede dar lugar a muchos otros síntomas.

Qué la provoca

La ICC puede ser provocada por un infarto, el cual deja cicatrices en el corazón y obstaculiza el bombeo. Otras causas incluyen la hipertensión arterial, la neumopatía crónica, el consumo prolongado de bebidas alcohólicas o fármacos, y las infecciones en el músculo o válvulas cardíacos.

Cómo pueden ayudar los complementos

Diversos fármacos pueden fortalecer el bombeo del corazón, dilatar los vasos sanguíneos, aumentar la circulación y eliminar el exceso de líquido del organismo. Estos complementos pueden tomarse por tiempo prolongado con los fármacos convencionales para retardar la ICC; consulte a su médico. Los beneficios pueden verse en tres o cuatro semanas.

Una buena estrategia inicial es añadir antioxidantes, como las **vitaminas C** y **E** y la **coenzima Q_{10}**, a su dieta diaria. Tomados con regularidad, influyen reduciendo el daño de las moléculas altamente reactivas, llamadas radicales libres, que pueden lesionar el corazón y otros órganos. La coenzima también tiene propiedades que aumentan la energía.

Otros complementos también pueden agregarse a la mezcla. El **espino blanco** es una hierba que puede ser muy eficaz en las primeras eta-

Los pacientes con ICC a menudo se benefician de los complementos de tiamina porque los diuréticos que les recetan vacían al organismo de esta vitamina B.

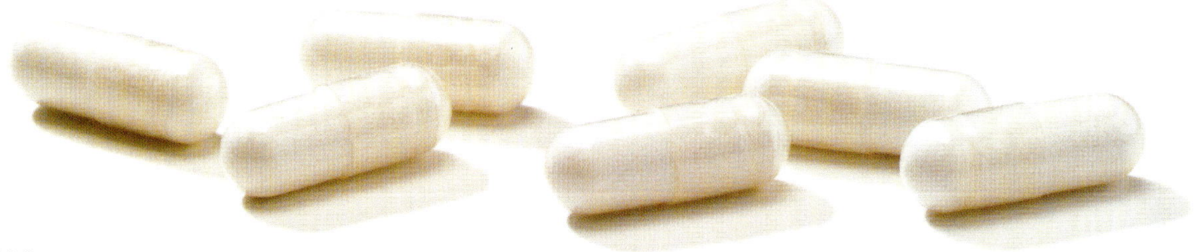

Complementos recomendados

Vitamina C/ Vitamina E	**Dosis:** 1,000 mg de la C, 3 veces al día; 400 UI de la E, a diario. **Nota:** Si está tomando anticoagulantes, consulte a su médico.
Coenzima Q_{10}	**Dosis:** 100 mg, 2 veces al día. **Nota:** Se absorbe mejor si la toma con alimentos.
Espino blanco	**Dosis:** 100-150 mg, 3 veces al día. **Nota:** Estandarizado para tener vitexina al 1.8%, mínimo.
Carnitina	**Dosis:** 1,000 mg de L-carnitina 2 veces al día, con el estómago vacío. **Nota:** Si la usa más de 1 mes, agregue un complejo de aminoácidos mixtos (siga las instrucciones del envase).
Taurina	**Dosis:** 500 mg de L-taurina, 2 veces al día, con el estómago vacío. **Nota:** Si la usa más de 1 mes, agregue un complejo de aminoácidos mixtos (siga las instrucciones del envase).
Magnesio	**Dosis:** 400 mg, 2 veces al día, con alimentos. **Nota:** No lo tome si tiene nefropatía.
Ginkgo biloba	**Dosis:** 40 mg, 3 veces al día. **Nota:** Estandarizado con glucósidos de flavona al 24%, mínimo.
Tiamina	**Dosis:** 200 mg al día. **Nota:** También se llama vitamina B_1.

Nota: Use primero los **azules**; los que están en **negro** también pueden ser benéficos. Los complementos que ya esté tomando pueden aportar algunas dosis —vea pág. 39.

pas de la ICC, ayuda a dilatar los vasos sanguíneos y aumenta la circulación. La **carnitina** (un seudoaminoácido) con la **taurina** (aminoácido) ayudan al corazón a latir con más fuerza y a reducir la presión arterial. Tomar **magnesio** puede ayudar abatiendo la presión y evitando las peligrosas arritmias (complicación común en las personas con ICC).

Por último, la gente con insuficiencia cardíaca puede beneficiarse de otros dos complementos. Uno es el **ginkgo biloba,** que mejora la circulación en todo el organismo, incluso en el corazón, y el otro es la **tiamina.** Un gran número de personas con ICC tienen niveles bajos de esta vitamina B porque toman Lasix (furosemida) para eliminar el exceso de líquidos del organismo. Pero el consumo prolongado de este diurético drena los niveles de tiamina, así que obtener una cantidad extra puede ayudar a aumentar la fuerza de bombeo del corazón.

Qué más puede hacer

- ☑ Descanse mucho y no emprenda actividades que demanden esfuerzo.
- ☑ Comer menos pero más seguido requiere menos energía para digerir.
- ☑ Reduzca el consumo de sal, y evite la cafeína, el alcohol y el tabaco.

HECHOS Y CONSEJOS

- Los complementos pueden disminuir la necesidad de los medicamentos para el corazón, pero nunca reduzca la dosis ni suspenda un fármaco sin consultar a su médico.
- La caminata y otro tipo de ejercicios aeróbicos moderados ayudan a muchos pacientes con ICC. Siempre consulte a su médico antes de empezar cualquier programa de ejercicio.

ÚLTIMOS HALLAZGOS

- Según un sondeo, a más de 2,500 italianos con ICC se les añadió la coenzima Q_{10} a su tratamiento farmacológico habitual, y la calidad de vida de más de la mitad de los pacientes aumentó considerablemente en sólo tres meses.
- Según el *Diario Internacional de Cardiología*, la vitamina E puede ayudar a pacientes con ICC. Las pruebas demostraron que, comparados con sujetos sanos, los que padecían ICC tenían niveles más altos de radicales libres (que dañan a las células) y menos antioxidantes (que protegen contra ese daño celular). Después de tomar vitamina E durante cuatro semanas, bajaron los niveles de radicales libres en los pacientes con ICC.
- Un estudio japonés que apareció en el *Diario del Colegio Norteamericano de Cardiología* sugiere que la vitamina C aumenta la eficacia de la nitroglicerina, un fármaco que suele recetarse para dilatar los vasos sanguíneos y mejorar la circulación en pacientes con ICC.

laringitis

La laringe, aparato de la fonación musculocartilaginoso situado en la parte anterior y superior del cuello, puede inflamarse y provocar tos, ronquera y afonía. Éstos son algunos síntomas de la laringitis, la cual puede prevenirse si fortalece y mantiene un sistema inmunitario sano.

Síntomas

- *Ronquera o incluso pérdida total de la voz.*
- *Tos seca y carraspera.*
- *Dificultad para respirar, sobre todo en niños.*
- *Cosquilleo en la garganta, o ruido cuando respira.*
- *Dolor de garganta al tragar.*
- *Fiebre, en ocasiones muy alta.*

Consulte a su médico si...

- Tiene dificultad para tragar saliva, o si la afonía se acompaña de dolor intenso.
- Al toser expulsa sangre.
- Hace ruidos en la garganta cuando respira.
- La ronquera o la pérdida de voz dura más de 15 días sin mejoría alguna: puede tratarse de un tumor.
- Se trata de un niño, y se le marcan las costillas, se le hunde el pecho y estira el cuello para aspirar más aire. Asegúrese de que reciba atención médica urgente.
- Recuerde: Si tiene algún padecimiento, consulte al médico antes de tomar complementos.

Qué es

La laringitis es una inflamación de la caja de la voz o laringe; es causada comúnmente por infecciones de origen viral bacteriano y algunas veces por hongos que provocan una inflamación local con hinchazón que se puede presentar a cualquier edad. La laringitis se caracteriza por tos seca, afonía, ronquera, respiración ruidosa —en ocasiones acompañada de un pitido cada vez que se aspira aire—, y a veces de fiebre alta. En algunos casos llega a provocar náusea y vómito. Generalmente, los síntomas empeoran por las noches.

Qué la provoca

En muchos casos, la laringitis simple (no infecciosa) en los adultos se debe al uso excesivo de la voz, a reacciones alérgicas, o a una irritación provocada por la inhalación de tabaco o de otros irritantes.

Esta afección puede ser ocasionada por diferentes virus, entre ellos los que producen el resfriado común, y entonces se convierte en una enfermedad infecciosa. La laringitis puede ser secundaria a ciertas enfermedades como la gripe, la bronquitis y la pulmonía, así como a diversas infecciones o inflamaciones de las vías respiratorias superiores

El crup, una inflamación aguda de la laringe, es una enfermedad. particularmente peligrosa en los niños pequeños y se relaciona con la presencia del bacilo diftérico.

Cómo pueden ayudar los complementos

La **equinácea** es una planta que estimula el sistema inmunitario y se utiliza para tratar diversas infecciones, como las de las vías respiratorias, debido a sus componentes antimicrobianos. Por otra parte, el **orozuz** favorece la expulsión de flemas, estimula la producción de interferón (necesario para prevenir y tratar enfermedades causadas por virus) y mejora las deficiencias en el sistema

Los flavonoides, derivados de los cítricos, refuerzan los procesos naturales de defensa, para combatir las infecciones.

Complementos recomendados

Equinácea	**Dosis:** 200 mg, 4 veces al día. **Nota:** Estandarizado con 3.5% de equinacósidos.
Orozuz	**Dosis:** 45 gotas de tintura, 3 veces al día. **Nota:** Para la tos, tómelo en agua o en infusión.
Vitamina C/ flavonoides	**Dosis:** 1,000 mg de vitamina C y 500 mg de flavonoides. **Nota:** Reduzca la vitamina C si se presenta diarrea.
Cebolla morada	**Dosis:** Medio vaso de cebolla picada sumergida en miel. **Nota:** Es el mejor remedio casero para mitigar el dolor de garganta; tómelo por 3 días.
Gordolobo, bugambilia y raíz de tejocote	**Dosis:** 1 cdta. de cada una de las plantas en 1 litro de agua hirviendo; tomar como agua de uso. **Nota:** Tomar un mínimo de 1 litro al día.
Eucalipto	**Dosis:** Vaporizaciones con 1 cda. de la hierba en 1/2 litro de agua. **Nota:** Hágalo por la noche, en un lugar sin corrientes de aire.

Nota: Use primero los **azules**; los que están en **negro** también pueden ser benéficos. Los complementos que ya esté tomando pueden aportar algunas dosis —vea pág. 39.

inmunitario. Es bien conocido el refuerzo que proporciona la **vitamina C** para prevenir y combatir las infecciones respiratorias. En combinación con los **flavonoides,** presentes en todos los vegetales y a los que la ciencia atribuye propiedades antivirales, antiinflamatorias y antialérgicas, aumenta la eficacia de la vitamina.

La **cebolla morada** mezclada con miel de abeja es un antiguo remedio casero muy eficaz para atenuar el dolor de garganta. El **gordolobo** suele usarse para todos los problemas respiratorios, en especial para aliviar la tos seca y la congestión del pecho, pues moviliza el exceso de moco, y la **bugambilia** y la **raíz de tejocote,** para combatir la tos y el dolor de las enfermedades pulmonares. Puede tomarlas juntas, en infusión. Únicamente mezcle 1 cucharadita de cada uno de estos ingredientes en 1 litro de agua hirviendo. Por último, las vaporizaciones de hojas de **eucalipto** aprovechan las acciones antimicrobianas y expectorantes de las hojas.

Qué más puede hacer

- ☑ Evite hablar, o hágalo en voz baja, así no forzará las cuerdas vocales.
- ☑ De ser posible, permanezca en cama unos días.
- ☑ Use un humidificador o un vaporizador: evita la tos seca. Si no cuenta con estos aparatos, ponga una toalla empapada cerca de la cama.
- ☑ Tome agua de limón para rehidratar el organismo, y consuma alimentos ricos en vitamina C, como naranja, guayaba, melón y piña.
- ☑ Para aliviar el dolor o el ardor de la garganta, chupe caramelos hechos con miel de abeja.

HECHOS Y CONSEJOS

- La tos es un "sistema de limpieza" que tiene el organismo para eliminar las secreciones (flema o moco) de las vías respiratorias. Cuando se trata de tos blanda o "floja", no es recomendable administrar medicamentos antitusivos.
- La responsable de la producción del sonido a través de las cuerdas vocales es la laringe. Cuando este órgano se inflama puede producir afonía, que es la incapacidad de emitir palabras. Este problema suele presentarse entre los profesionales que usan la voz (cantantes, locutores, oradores, etc.), pero le puede dar a cualquier persona. Se recomienda la valoración médica del caso.

Sabía que...

Contrariamente a lo que se cree, comer helados no es una contraindicación para la laringitis, pues el frío ayuda a bajar la inflamación y, por lo tanto, provoca alivio al malestar.

mal de parkinson

Aunque no hay cura para este trastorno cerebral de lenta evolución, hay ciertos avances para mejorar la calidad de vida de los afectados. El tratamiento temprano quizá modere los temblores, la rigidez y otros síntomas incapacitantes.

Síntomas

- *Agitación o estremecimiento en las extremidades; músculos rígidos.*
- *Lentitud y pesadez al caminar.*
- *Tener una postura encorvada.*
- *Babear, tener un rostro inexpresivo y parpadeo poco frecuente.*
- *Dificultad para deglutir o hablar.*
- *Incontinencia y estreñimiento.*
- *Angustia, depresión y, si es grave, confusión y pérdida de memoria.*

Consulte a su médico si...

- Tene alguno de los síntomas del mal de Parkinson.
- Le diagnosticaron Parkinson y nota nuevos síntomas; pueden ser efectos secundarios de fácil curación, causados por los fármacos recetados para este mal.
- Recuerde: Si tiene algún padecimiento, consulte al médico antes de tomar complementos.

Qué es

El mal de Parkinson, llamado así por el médico inglés que lo identificó hace casi 200 años, es el trastorno degenerativo más común del sistema nervioso. Suele atacar después de los 60 años. Más del 15% de las personas que rebasan los 65, muestran varios síntomas de la enfermedad. Es más común en los hombres que en las mujeres. Aunque por lo general los síntomas son muy leves al principio, suelen agravarse con el tiempo.

Qué lo provoca

Las células de los ganglios basales, una parte del cerebro, mueren en forma paulatina y dejan de producir dopamina, sustancia que transmite impulsos de un nervio a otro. La falta de dopamina produce la rigidez progresiva, la agitación y la pérdida de coordinación muscular, típicas del trastorno. Aunque las infecciones virales del cerebro, los antipsicóticos y la exposición a herbicidas u otros tóxicos originan un número pequeño de casos, casi nunca puede determinarse una causa subyacente.

Cómo pueden ayudar los complementos

Quien tenga este grave mal debe estar bajo atención médica. Estos complementos pueden moderar o retardar la evolución de los síntomas; sobre todo si se toman en los primeros años del trastorno. Pueden verse resultados en unas ocho semanas, pero los complementos en general deben continuarse por mucho tiempo. Pruébelos solos o combinados, pero siempre comente su uso con el médico. Algunos, como la vitamina B_6, pueden interactuar de manera adversa con fármacos para este mal.

Casi todos los complementos, hasta la **vitamina B_6,** aumentan la producción de dopamina; los niveles de esta vitamina en quien padece Parkinson, a menudo se agotan. La **coenzima Q_{10},** la **NADH** (nicotina-

La vitamina E es uno de varios antioxidantes que puede moderar la evolución del mal de Parkinson.

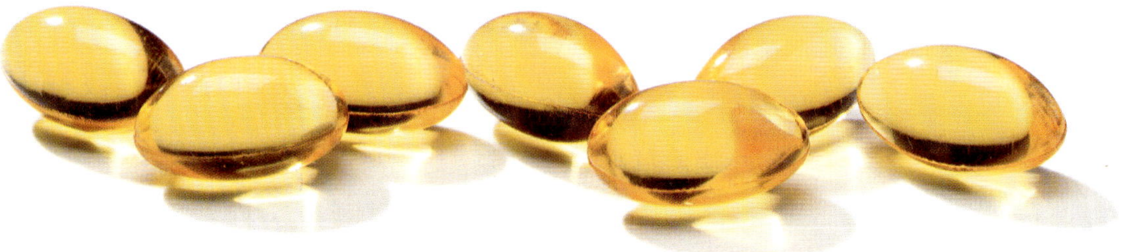

Complementos recomendados

Vitamina B_6	**Dosis:** 50 mg, 3 veces al día. **Nota:** Quienes tomen el fármaco habitual recetado levodopa (L-dopa) sin otro medicamento, carbidopa, no deben tomar B_6.
Coenzima Q_{10}	**Dosis:** 50 mg, 3 veces al día. **Nota:** Se absorbe mejor tomándola con alimentos.
NADH	**Dosis:** 5 mg al día **Nota:** De preferencia tómela en la mañana o entre comidas.
Vitamina E	**Dosis:** 400 UI al día. **Nota:** Vea con su médico si está tomando anticoagulantes.
Aminoácidos	**Dosis:** 1,000 mg de tirosina; 1,000 mg de metionina; 500 mg de acetil L-carnitina; 100 mg de fosfatildilserina; 2 veces al día s/alim. **Nota:** Suspenda a las 8 semanas si no ve beneficios. Pero si mejora, agregue un complejo mixto de aminoácidos.
Ginkgo biloba	**Dosis:** 80 mg, 3 veces al día. **Nota:** Estandarizado con glucósidos de flavona al 24%, mínimo
Vitamina C	**Dosis:** 1,000 mg, 2 veces al día. **Nota:** Reduzca la dosis si se presenta diarrea.
Aceite de linaza	**Dosis:** 1 cda. (14 gramos) al día. **Nota:** Puede tomarse con alimentos; hágalo en el desayuno.

Nota: Use primero los **azules**; los que están en **negro** también pueden ser benéficos. Los complementos que ya esté tomando pueden aportar algunas dosis —vea pág. 39.

mida adenina dinucleótido, relacionada con la niacina de la vitamina B), la **vitamina E** y la **vitamina C** son antioxidantes que protegen las células, incluso aquellas que producen dopamina en el cerebro. Las vitaminas C y E pueden ser muy eficaces en quienes aún no empiezan a tomar fármacos convencionales para esta enfermedad. Los diversos **aminoácidos** y el **aceite de linaza** tienen efectos nutritivos en los nervios, que pueden aumentar el nivel de dopamina; el **aminoácido fosfatildilserina** también puede mejorar la actividad mental y combatir la depresión. A este regimen puede añadir **ginkgo biloba**. Al aumentar la circulación hacia el cerebro, es más probable que la dopamina llegue a los sitios que pueden usarla.

Qué más puede hacer

- ☑ Camine diario y estírese, para mantener músculos tonificados y fuertes.
- ☑ Mantenga su mente estimulada con nuevos intereses y desafíos. Estudios recientes sugieren que el "ejercicio mental" reduce los síntomas.
- ☑ Tome fisioterapia y terapia del lenguaje. La psicoteria puede ayudarlo a controlar el estrés. Únase a un grupo de apoyo de su localidad.
- ☑ Pregunte a su médico sobre nuevos fármacos o, en caso grave, cirugía.

HECHOS Y CONSEJOS

- Las buenas fuentes alimentarias de vitamina B_6 que ayudan al cerebro a producir dopamina, incluyen aguacate, papas, plátano, pescados y pollo.
- La gente con Parkinson a menudo siente angustia, pero quizá no deba calmarla tomando kava kava. Según pocos informes, esta hierba sedante puede interferir con la producción de dopamina y agravar los síntomas. Es probable que la valeriana sea una mejor opción.

ÚLTIMOS HALLAZGOS

- Hace poco, investigadores de los Países Bajos estudiaron a más de 5,300 sujetos de 55-95 años. Encontraron que aquéllos con las cantidades más altas de vitamina E en su dieta, tenían menos probabilidad de padecer este mal. Así, aportaron más pruebas de la protección que ofrece esta viamina antioxidante.
- La NADH atenuó los síntomas de Parkinson en cerca del 80% de sujetos inscritos en un estudio austríaco. Entre más jóvenes y más pronto les diagnosticaron el mal, tuvieron más probabilidades de que la seudovitamina NADH fuera benéfica.
- Los cazadores de genes de los Institutos Nacionales de Salud hace poco identificaron un raro gen de este mal; esto quizá abra muchas puertas a nuevas posibles terapias.

Sabía que...

Es extraordinariamente bajo el índice de casos de Parkinson entre los fumadores. Tal vez, alguna sustancia en el tabaco aumenta los niveles de dopamina en el cerebro.

mareos

¿Se siente aturdido? ¿Pierde el equilibrio si va en automóvil, barco o avión? quizá sea cinetosis. Pero a veces el mareo, a menudo también llamado vértigo, se vuelve un problema prolongado o recurrente. No importa la causa: los remedios naturales pueden brindarle alivio.

SÍNTOMAS

- *Inestabilidad o desmayo.*
- *Sensación de que la habitación gira o que usted da vueltas en el espacio; acompañado a veces de zumbido de oídos.*
- *Náuseas.*

Consulte a su médico si...

- **Hay mareo con ritmo cardíaco acelerado, entumecimiento, desmayo, sensación de desvanecimiento, o visión borrosa; si afecta su capacidad para hablar.**
- **El mareo es repentino, sobre todo si va acompañado de náuseas o vómito.**
- **Los mareos se hacen más frecuentes o persisten.**
- **Recuerde: Si tiene algún padecimiento, consulte al médico antes de tomar complementos.**

Qué es

Los términos "mareo" y "vértigo" a menudo se usan indistintamente, pero no son sinónimos. El mareo es simplemente una sensación de inestabilidad, como que el piso se mueve; mientras que en el vértigo pareciera que todo da vueltas. (Si ha estado en un lugar alto y sintió como si fuera a caerse, usted ha experimentado vértigo.) Desafortunadamente, el mareo puede persistir en algunas personas e incapacitarlas.

Qué los provoca

La cinetosis común —el vahído ligero que se siente al viajar— es en gran medida la causa más común del mareo. El problema surge cuando los ojos, que tratan de enfocar un escenario en movimiento constante, y el oído interno, que ayuda al cuerpo a orientarse, envían señales contrarias al cerebro. El resultado es una sensación de confusión, de que todo da vueltas, acompañada con frecuencia de náuseas.

Un gran número de enfermedades pueden provocar mareos o vértigo: menor flujo sanguíneo al cerebro o al oído interno, infecciones óticas, una lesión en la cabeza, hipotensión o hipertensión, arritmias, trastornos nerviosos y alergias. Hay ciertos fármacos que pueden causar mareos: diuréticos, ansiolíticos, antidepresivos y antibióticos.

Cómo pueden ayudar los complementos

El **jengibre,** un antiguo remedio para estómagos delicados, puede actuar muy rápidamente, incluso en minutos, para combatir el mareo y las náuseas asociadas con la cinetosis o el vértigo leve. En algunas pruebas, las

El jengibre, fresco o cristalizado, es un antiguo remedio para el mareo causado por la cinetosis.

Complementos recomendados

Jengibre	**Dosis:** 100 mg de extracto estandarizado cada 4 horas, si necesita. **Nota:** O bien, pruébelo fresco (en rebanadas delgadas), en té (½ cta. de jengibre rallado por taza de agua caliente), o en polvo (1 g); todos se toman 3 veces al día. En refresco (226 ml, 3 veces al día) puede ser igual de eficaz si se hace con jengibre natural.
Ginkgo biloba	**Dosis:** 80 mg, 3 veces al día. **Nota:** Estandarizado con glucósidos de flavona al 24%, mínimo.
Vitamina B_6	**Dosis:** 50 mg, 3 veces al día. **Nota:** 200 mg diarios por tiempo prolongado pueden causar daño nervioso.

Los complementos que ya esté tomando pueden aportar algunas dosis —vea pág. 39.

hierbas han sido más eficaces, y de efecto más duradero, que los remedios de venta libre. Además, el jengibre tiene menos efectos secundarios que los fármacos (somnolencia o visión borrosa, por ejemplo).

Cuando el mareo o el vértigo son persistentes, exigen atención médica para descartar causas subyacentes graves. Su médico puede recetarle fármacos, aunque ciertos complementos, aparte del jengibre, también pueden ayudar. Según un estudio francés, el **ginkgo biloba,** que aumenta el flujo sanguíneo al cerebro, ayudó a casi la mitad de pacientes con vértigo crónico. Sus efectos pueden percibirse en 8 a 12 semanas. Además, la **vitamina B_6,** vital para las funciones del cerebro y el sistema nervioso, puede ser útil en algunos casos de mareo crónico.

Qué más puede hacer

En caso de cinetosis

☑ No lea ni fije la vista en una pantalla de computadora si siente que se empieza a marear al ir en un automóvil, tren o barco en movimiento. Mire al frente y concéntrese en un punto fijo, en un paisaje lejano o en el horizonte, a fin de mantener el cuerpo y los ojos orientados al mismo tiempo hacia el movimiento.

☑ En un automóvil, elija el asiento delantero; en un barco, en medio del buque, y en un avión, sobre el ala, donde hay menos movimiento.

En caso de vértigo

☑ Evite los juegos en los parques de diversiones o los juegos de realidad virtual: pueden hacer estragos en su sentido del equilibrio.

☑ Evite cambiar bruscamente de posición (particularmente si está acostado, no se ponga rápidamente de pie), y mover la cabeza de un lado a otro (en particular mirar a lo alto, girar o doblarse).

☑ Pruebe técnicas de desensibilización: mueva la cabeza de modo que induzca el mareo. Repita varias veces al día durante algunas semanas.

☑ Reduzca la nicotina, la cafeína y la sal, ya que pueden perjudicar el flujo sanguíneo al cerebro.

HECHOS Y CONSEJOS

- Es mejor combatir la cinetosis antes de que se presenten los síntomas. Si es propenso a este trastorno, tome jengibre cuando menos dos horas antes de salir, y cada cuatro horas a partir de esa primera toma.
- La angustia y el estrés pueden agravar los mareos. Considere la meditación y el yoga u otras prácticas o actividades (oír música, por ejemplo) para que lo ayuden a relajarse; esto puede aumentar la eficacia de los complementos y de otros cambios que haga en su forma de vida.

ÚLTIMOS HALLAZGOS

- Según un estudio, los pilotos que comían mucho antes de despegar, sobre todo alimentos salados, embutidos, papas, bastante carne rica en proteína y quesos, eran más propensos a padecer el mal del aire.

Sabía que...

El mareo es una de las principales causas por las que los estadounidenses de edad avanzada buscan ayuda médica profesional; representa más de 5 millones de consultas al año.

menopausia

Las mujeres ya tienen más opciones para lidiar con este padecimiento. La hormonoterapia restitutiva es la respuesta médica convencional; sin embargo, muchas han encontrado que las terapias naturales también pueden aliviarles los bochornos y las sudoraciones nocturnas.

Síntomas

- *Bochornos.*
- *Sudoraciones nocturnas.*
- *Irregularidades menstruales.*
- *Resequedad vaginal.*
- *Irritabilidad o depresión leve.*

Consulte a su médico si...

- Empieza a tener cambios en su ciclo menstrual; averigüe si los síntomas tienen que ver con la menopausia o con otra causa.
- Presenta un alto riesgo de padecer cardiopatías o bien, osteoporosis.
- La aquejan síntomas que los remedios naturales no alivian.
- Recuerde: Si tiene algún padecimiento, consulte al médico antes de tomar complementos.

Qué es

Los ovarios de la mujer suelen dejar de liberar óvulos al llegar a los 50 años, y el ciclo menstrual cesa. Si no hay menstruación en seis meses, se dice que se ha completado la menopausia. Aunque no es una enfermedad, puede tener algunos síntomas desagradables. De 5 a 10 años antes de su última regla, la mujer puede tener irregularidades menstruales, bochornos e irritabilidad. Después de la menopausia, puede haber resequedad vaginal, disminución de la masa ósea y mayor riesgo de cardiopatía.

Qué la provoca

Como los ovarios empiezan a dejar de producir estrógeno y progesterona, los síntomas menopáusicos y el riesgo de cardiopatía y osteoporosis aumentan. Algunas mujeres optan por la hormonoterapia restitutiva (HTR) para estos cambios. Pero la preocupación por el vínculo que existe entre la HTR prolongada y el cáncer de mama, o por la creencia de que la naturaleza debe seguir su curso, motiva a otras mujeres a probar remedios naturales. Estas terapias también son benéficas para quienes tienen síntomas menopáusicos y siguen menstruando (etapa llamada perimenopausia). Casi ningún médico recomienda la HTR en esta etapa.

Cómo pueden ayudar los complementos

Si usted no toma la HTR, puede probar las hierbas recomendadas para controlar los bochornos y otros síntomas. Hace más provecho tomarlas combinadas. Empiece con la **cimicifuga** y el **arándano.** Muy usadas en Europa, estas hierbas estabilizan los niveles hormonales, reducen los bochornos y disminuyen la depresión y resequedad vaginal. El **ginseng siberiano** es un buen tónico para la mujer y puede tener otros beneficios.

Si esta mezcla no la ayuda, añada dong quai o raíz de regaliz. Algunos estudios sugieren que, aunque no es útil para los síntomas menopáusicos si se usa solo, el **dong quai** puede reforzar el efecto de otras hierbas. El **regaliz** tiene compuestos vegetales (fitoestrógenos) con funciones similares a las del estrógeno producido por el cuerpo de la mujer.

Los complementos de isoflavonas de soya pueden reducir al mínimo los efectos secundarios de la menopausia, sobre todo en mujeres que casi no comen soya.

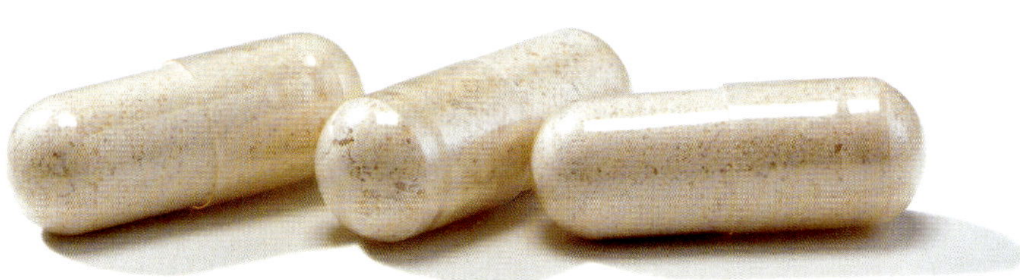

Complementos recomendados

Cimicifuga	**Dosis:** 40 mg, 2 veces al día. **Nota:** Estandarizado para contener triterpenos al 2.5%.
Sauzgatillo	**Dosis:** 225 mg de extracto estandarizado, 2 veces al día. **Nota:** También llamado vitex. Debe tener agnúsidos al 0.5%.
Ginseng siberiano	**Dosis:** 100-300 mg al día. **Nota:** Estandarizado con eleuterósidos al 0.8%, mínimo.
Calcio/ Vitamina D	**Dosis:** 600 mg de calcio y 200 UI de vitamina D al día. **Nota:** A veces los venden en un solo complemento.
Dong quai	**Dosis:** 200 mg, o 30 gotas de tintura, 3 veces al día. **Nota:** Estandarizado para tener ligustilide al 0.8%-1.1%.
Regaliz	**Dosis:** 200 mg de extracto estandarizado, 3 veces al día. **Nota:** Puede subir la presión; primero consulte a su médico.
Isoflavonas de soya	**Dosis:** 50 mg al día. **Nota:** Busque productos que tengan genisteína y daidzeína.
Vitamina E	**Dosis:** 400 UI, 2 veces al día. **Nota:** Si está tomando anticoagulantes, consulte a su médico.

Nota: Use primero los **azules**; los que están en **negro** también pueden ser benéficos. Los complementos que ya esté tomando pueden aportar algunas dosis —vea pág. 39.

Ciertos nutrientes pueden reducir el riesgo de cardiopatía y osteoporosis posmenopáusicas. Algunos estudios han confirmado que los productos de soya pueden proteger contra la cardiopatía. Es más, los bochornos y síntomas menopáusicos son raros en los países donde la soya es parte de la dieta. Si no le gusta su sabor, considere los complementos con **isoflavonas de soya**; se les adjudica en parte el efecto protector de la soya. Según estudios, la **vitamina E** ayuda a prevenir la cardiopatía, al evitar que el colesterol LDL ("malo") se fije a las paredes arteriales; a algunas mujeres las dosis altas de vitamina E también les calman los bochornos. Vital para huesos fuertes, el **calcio** ayuda a evitar la osteoporosis; combínelo con **vitamina D** para una buena absorción. (Puede consumir vitaminas E y D y calcio aunque esté tomando la HTR.)

Qué más puede hacer

☑ Evitar el alcohol, el chocolate, el café y los alimentos condimentados: pueden intensificar los bochornos.

☑ Hacer ejercicio a menudo reduce el número de bochornos y ayuda a prevenir la cardiopatía. Usar pesas ligeras puede proteger los huesos.

☑ Sumérjase en un baño templado 20 min por las mañanas; algunas mujeres encuentran que esta rutina les evita los bochornos durante el día.

HECHOS Y CONSEJOS

■ La vitamina C y los flavonoides reducen el sangrado menstrual profuso que a menudo se da en la perimenopausia. Fortalecen las paredes capilares que se debilitan antes y durante la menstruación. Los flavonoides también controlan los bochornos y los cambios de humor. Algunos expertos sugieren tomar 1,000 mg de vitamina C con 500 mg de flavonoides, 2 veces al día.

ÚLTIMOS HALLAZGOS

■ Según un estudio reciente sobre el efecto de la soya en los síntomas de la menopausia, las mujeres que a diario tomaron soya tuvieron bochornos y sudación nocturna menos intensos. Además, presentaron una disminución de 10% en el nivel total de colesterol, una de 12% en el colesterol "malo" y 6 puntos menos en la presión diastólica. Las participantes agregaron 2 cucharadas de proteína de soya en polvo a su dieta diaria durante seis semanas.

■ En cuanto a la densidad ósea y el consumo de HTR, al parecer no hay ninguna diferencia si una mujer la empieza a tomar en la menopausia o espera a estar cerca de los 60 años, de acuerdo con un estudio reciente. Éstas son buenas noticias si su salud en general es buena y desea probar las terapias naturales para controlar los síntomas de la menopausia. Si lo desea, puede probar la HTR a una edad avanzada, para reducir el riesgo de cardiopatía y osteoporosis.

menstruación

Aunque casi todas las mujeres experimentan ciertos malestares (como cólicos leves uno o dos días) durante su menstruación, algunas experimentan incómodas irregularidades que pueden causarles dolor intenso o fuertes molestias cada mes.

SÍNTOMAS

- *Cólicos menstruales o dolor agudo en la parte baja del abdomen y la espalda, y a veces en las piernas. Puede haber náuseas, diarrea y fatiga.*
- *Sangrado menstrual excesivo.*
- *Períodos irregulares o faltantes.*

Consulte a su médico si...

- **Si los cólicos son incapacitantes, duran más de tres días o aparecen entre períodos.**
- **Si necesita cambiar el tampón o toalla sanitaria cada hora.**
- **Si tiene fuertes cólicos por vez primera como adulta.**
- **Si hay fuertes cólicos mientras toma pastillas anticonceptivas.**
- **Si no ha tenido tres períodos o el intervalo entre éstos dura más de 45 días.**
- **Recuerde: Si tiene algún padecimiento, consulte al médico antes de tomar complementos.**

Qué es

Los tres trastornos menstruales más comunes son los cólicos (dismenorrea), el sangrado profuso o los períodos prolongados (menorragia) y los períodos irregulares o la falta de ellos (amenorrea). Estos trastornos generalmente aparecen en las etapas de cambio hormonal, como la adolescencia o los años previos a la menopausia, pero también pueden aparecer en cualquier momento de los años reproductivos.

Qué la provoca

Las prostaglandinas, sustancias seudohormonales que libera la pared uterina (endometrio) durante la menstruación, son las causantes de los cólicos. Se considera que las mujeres con sangrado profuso que cambian el tampón o la toalla más o menos cada hora, y aquellas con períodos de más de siete días, tienen menorragia. Aunque los desequilibrios hormonales o alimentarios son su causa más común, un crecimiento anómalo en el útero (fibroide) puede causar mucho sangrado. Los capilares del útero tienden a ser débiles y a romperse con facilidad. Los desequilibrios hormonales, el ejercicio extremo o la dieta pueden causar amenorrea.

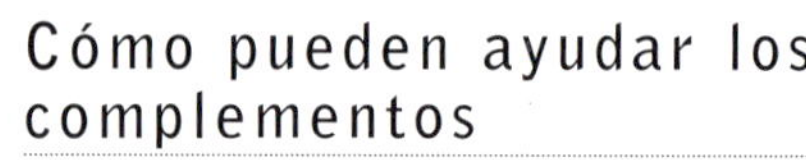

Cómo pueden ayudar los complementos

Los complementos que aparecen en el cuadro pueden combinarse con fármacos controlados o de venta libre, todo dependerá del tipo de trastorno que padezca.

Para los cólicos, los **ácidos grasos esenciales** de los aceites de onagra y de

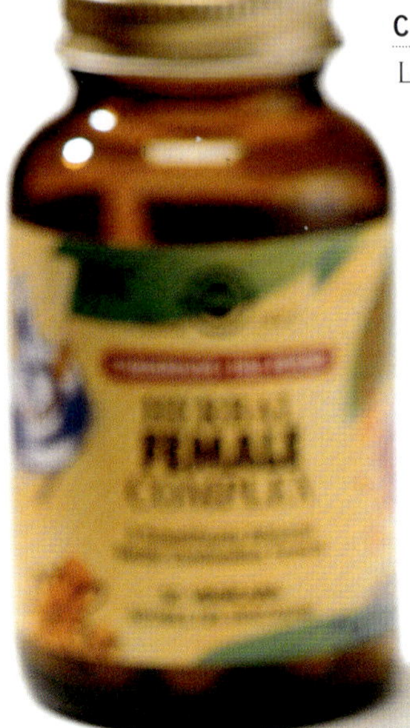

El sauzgatillo, el dong quai y otras hierbas como la cimicifuga, que mitigan los trastornos menstruales, a menudo se venden en una sola fórmula "femenina".

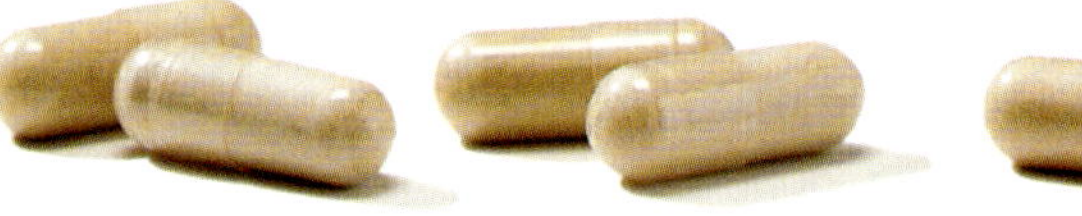

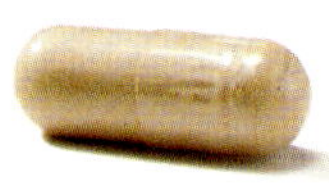

Complementos recomendados

Ácidos grasos esenciales	**Dosis:** 1,000 mg de aceite de onagra o 1,000 mg de aceite de borraja; 1 cucharada (14 g) de aceite de linaza al día. **Nota:** El de onagra, 3 veces al día; el de borraja, 1 vez al día.
Sauzgatillo	**Dosis:** 225 mg de extracto estandarizado, al día. **Nota:** También se llama vitex. Debe tener agnúsidos al 0.5%.
Dong quai	**Dosis:** 200 mg, o 30 gotas de tintura, 3 veces al día. **Nota:** Estandarizado para tener ligustilide al 0.8%-1.1%.
Bolsa de pastor	**Dosis:** 3 ml de tintura (unas 60 gotas), 3 veces al día. **Nota:** Bueno para flujos profusos y manchas entre períodos.
Hierro	**Dosis:** 100 mg al día, durante 6 semanas. **Nota:** Que su médico le mida el hierro en la sangre a las 6 semanas, para saber cuánto tiempo necesitará complementos de hierro.
Vitamina A	**Dosis:** 25,000 UI al día, por 3 semanas; luego 10,000 UI diarias. **Nota:** Las mujeres embarazadas, o que piensen embarazarse, no deben tomar más de 5,000 UI al día.
Vitamina C/ Flavonoides	**Dosis:** 1,000 mg de vit. C y 500 mg de flavonoides, 2 veces al día. **Nota:** A veces los venden en un solo complemento.

Nota: Use primero los **azules**; los que están en **negro** también pueden ser benéficos. Los complementos que ya esté tomando pueden aportar algunas dosis —vea pág. 39.

linaza ayudan a detener la producción de prostaglandinas. El **sauzgatillo** alivia el síndrome premenstrual, equilibra los niveles hormonales y es útil si hay sensibilidad en las mamas; añada **dong quai,** para intensificar el efecto. Estos tres complementos pueden sustituir a los analgésicos.

Para ayudar a remediar la amenorrea, primero asegúrese de que no está embarazada y luego pruebe el sauzgatillo y el dong quai para regularizar los períodos. Estas hierbas pueden corregir los desequilibrios hormonales y regular el ciclo menstrual. Pero tal vez sean necesarios seis meses de tratamiento antes de que vea un efecto benéfico.

Para la menorragia, tome la **bolsa de pastor** junto con los ácidos grasos esenciales, para reducir el sangrado. Algunas mujeres necesitan **hierro** adicional, pues al sangrar mucho agotan sus reservas de este mineral y, paradójicamente, los niveles bajos de hierro pueden favorecer el sangrado anormal. Siempre consulte a su médico antes de tomar hierro. Las mujeres con menorragia pueden tener poca **vitamina A**. Si es su caso, tome un complemento. La **vitamina C** y los **flavonoides** fortalecen los capilares (los vasos sanguíneos más diminutos) del útero; así es menos probable que se rompan y causen sangrado adicional.

Qué más puede hacer

- ☑ Las compresas calientes sobre el vientre ayudan a mitigar los cólicos.
- ☑ Hacer ejercicio libera endorfinas, los analgésicos naturales del cuerpo.

HECHOS Y CONSEJOS

- Diferentes tés herbarios calman los trastornos menstruales. Para los cólicos, tome té de manzanilla o viburno; para un sangrado profuso, ingiera un poco de té de bolsa de pastor o frambuesa roja; para la falta de menstruación, beba té de michela. Use 1 cucharadita de la hierba elegida por taza de agua caliente; deje reposar de 10 a 15 minutos, cuele y tómelo.

ÚLTIMOS HALLAZGOS

- En un estudio reciente sobre las vitaminas en relación con los defectos congénitos, se vio que las mujeres que tomaron un multivitamínico a diario tuvieron ciclos más regulares que quienes tomaron un placebo.
- Los complementos de aceites de pescado pueden reducir los cólicos. En un estudio de adolescentes propensas a fuertes cólicos por niveles altos de hormonas, aquellas que tomaron estos complementos necesitaron menos analgésicos que quienes no lo hicieron. Se requiere más investigación para confirmar estos resultados.

migraña

Un número cada vez mayor de investigaciones sugiere que ciertos complementos pueden ser tan eficaces, o incluso más, que los medicamentos convencionales que se prescriben para prevenir y combatir estos debilitantes e intensos dolores de cabeza.

SÍNTOMAS

- *Dolor intenso y punzante, primero cerca de un ojo o la sien; luego, en uno o ambos lados de la cabeza.*
- *Náuseas y vómito.*
- *Sensibilidad anormal a la luz.*
- *Pérdida del apetito.*
- *Las primeras señales incluyen alteraciones visuales (luces intermitentes o líneas onduladas), llamadas aura; sensación de hormigueo, mareo y zumbido de oídos; sudoración, escalofríos, fatiga; hinchazón en la cara e irritabilidad.*

Consulte a su médico si...

- De pronto empieza a tener fuertes dolores de cabeza; especialmente si antes de los 35 años no le habían dado.
- Los dolores de cabeza intensos ocurren después de un esfuerzo físico.
- El dolor incluye fiebre, cuello rígido, confusión, pérdida del habla o debilidad en un costado del cuerpo.
- Las migrañas se vuelven más intensas o más frecuentes.
- Recuerde: Si tiene algún padecimiento físico o psiquiátrico, consulte al médico antes de tomar complementos.

Qué es

La migraña es un dolor de cabeza fuerte y punzante que suele empezar en un lado de la cabeza (de ahí el nombre de "migraña", del griego *hemikrania*, o "mitad del cráneo"), pero luego puede afectarla toda. Las crisis pueden durar horas o días, y pueden ir precedidas de algunas señales.

Qué la provoca

La teoría que prevalece, pues se ignora la causa precisa, es que la migraña es inducida por espasmos en las arterias que irrigan sangre al cerebro. Algunos investigadores creen que la baja de serotonina (sustancia química del cerebro) evita que los vasos se contraigan y se dilaten de modo normal.

Diversos factores pueden provocar un episodio de migraña en las personas propensas; entre esos factores están ciertos alimentos, el estrés, la luz brillante, la falta de sueño, los cambios climáticos, fluctuaciones en la glucemia, problemas hepáticos, dolor de muelas, cambios hormonales que ocurren en el ciclo menstrual o al tomar anticonceptivos, sustancias químicas en el medio ambiente y exposición al tabaco. La migraña es hereditaria y las mujeres son más sensibles que los hombres.

Cómo pueden ayudar los complementos

Los complementos que aparecen en el cuadro son útiles para prevenir las migrañas y pueden usarse en vez de los fármacos. (Pero no los suspenda sin la autorización de su médico.) Probablemente usted necesite seguirlos tomando una vez que la migraña ya haya empezado.

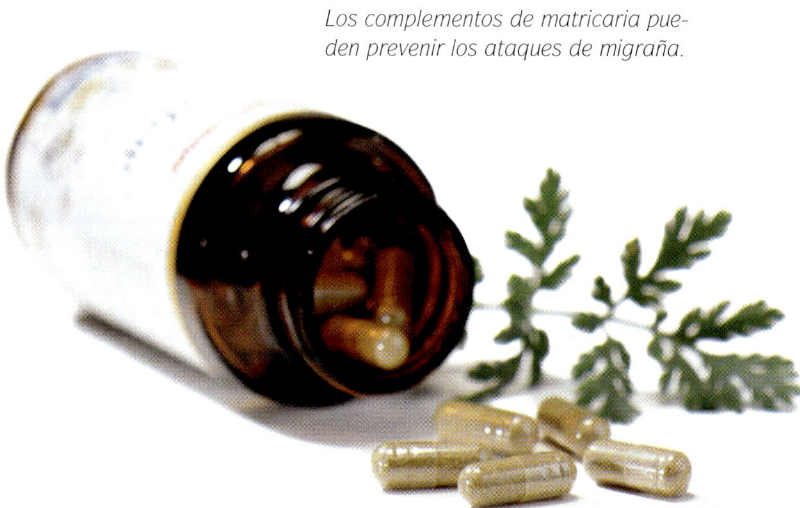

Los complementos de matricaria pueden prevenir los ataques de migraña.

Complementos recomendados

Magnesio/ Calcio	**Dosis:** 400 mg de magnesio y 100 mg de calcio, 2 veces al día. **Nota:** Con alimentos; pueden venir en un solo complemento.
Matricaria	**Dosis:** 250 mg cada mañana. **Nota:** Estandarizada con partenólida al 0.4%, mínimo.
5-HTP	**Dosis:** 100 mg, 3 veces al día. **Nota:** Si toma antidepresivos controlados, consulte a su médico.
Riboflavina	**Dosis:** 400 mg cada mañana (también se llama vitamina B_2). **Nota:** Se usa, sobre todo, para las migrañas crónicas.
Vitamina C	**Dosis:** 1,000 mg, 3 veces al día. **Nota:** Reduzca la dosis si se presenta diarrea.
Ácido pantoténico	**Dosis:** 400 mg, 2 veces al día. **Nota:** Tómelo con alimentos.

Nota: Use primero los azules; los que están en **negro** también pueden ser benéficos. Los complementos que ya esté tomando pueden aportar algunas dosis —vea pág. 39.

Una persona con migraña puede tomar **magnesio** y **calcio** por un tiempo. Estos minerales ayudan a mantener sanos los vasos sanguíneos; los bajos niveles de magnesio son comunes en quienes la padecen.

Además, dos remedios naturales son benéficos para prevenir algunas migrañas. La **matricaria** puede reducir su intensidad y frecuencia si se toma varios meses, o puede probar el **5-HTP** (5-hidroxitriptófano), una forma del aminoácido triptófano, elemento básico de la serotonina. Algunos estudios muestran que es tan eficaz como los fármacos para prevenir la migraña, con efectos secundarios leves, sobre todo náuseas. Estos efectos tienden a desaparecer en unas dos semanas. Pero pueden necesitarse varios meses de terapia para obtener el máximo beneficio.

Si sus migrañas son progresivas, la **riboflavina** del complejo B ayuda más a reducir su recurrencia que la matricaria o el 5-HTP. Al parecer, la rivoflavina en dosis altas aumenta las reservas de energía de las neuronas. Si ninguno funciona, considere añadir **vitamina C** y **ácido pantoténico.** Ambos aumentan la producción de hormonas que ayudan al organismo a combatir los efectos adversos del estrés; el ácido pantoténico también es importante para la producción de serotonina.

Qué más puede hacer

- ☑ Identifique y elimine los factores que le desencadenan las migrañas.
- ☑ Pruebe la biorregulación o la relajación; ayudan a enfrentar el estrés.
- ☑ Beba por lo menos 1.5 litros de agua diariamente y haga ejercicio con regularidad.

HECHOS Y CONSEJOS

- Ciertos alimentos y bebidas, sobre todo los que tienen las llamadas aminas, gozan del descrédito de causar migraña. Si la padece, trate de evitar: cebolla, quesos madurados, encurtidos, carnes curadas, vino tinto, cerveza, crema ácida, nueces, productos con levadura recién horneados, huevos, jitomates, cítricos y bebidas con cafeína. Aunque a menudo se culpa al chocolate, algunos estudios recientes indican que esta idea puede ser falsa.
- Comer pescados ricos en ácidos grasos omega-3, como salmón o atún, puede prevenir las migrañas. Parece que los ácidos omega-3 cambian la química de la sangre, reduciendo el riesgo de espasmos de los vasos sanguíneos relacionados con las migrañas.

ÚLTIMOS HALLAZGOS

- Según un estudio belga reciente, 400 mg de riboflavina al día reducen la frecuencia (mas no la intensidad ni la duración) de las crisis de migraña en casos crónicos, en cerca del 33%. El estudio sugiere que la gente con una media aproximada de cuatro migrañas al mes puede beneficiarse de la rivoflavina.

mordeduras y picaduras de insectos

Disfrutar un día de campo, una caminata al aire libre o el arreglo de su jardín, se paga con mordeduras y picaduras de insectos. Por suerte, la naturaleza ofrece varios antídotos para la comezón e hinchazón que aquéllas suelen causar.

SÍNTOMAS

- *Ardor, enrojecimiento, hinchazón y comezón del área afectada.*
- *Ronchas rojas y circulares: pueden salir varios días después de una mordedura de garrapata.*
- *Dolor intenso y rigidez, escalofríos, fiebre, náuseas o dolor abdominal pocas horas después de una mordedura de araña.*
- *Hinchazón de ojos, lengua, labios y garganta; náuseas, ritmo cardíaco irregular y dificultad para respirar: puede ser por una reacción alérgica a una picadura de insecto, o por una reacción no alérgica a múltiples picaduras.*

Consulte a su médico si...

- Tiene mordeduras múltiples de insectos: puede ser peligroso, aunque no sea alérgico.
- Le sale una roncha roja y voluminosa, o la región donde salió parece estar ulcerada o infectada.
- Tiene dificultad para respirar, fiebre, dolor intenso o rigidez.
- Lo mordió una garrapata: puede ser portadora de alguna enfermedad.
- Presenta una reacción alérgica a la mordedura de un insecto: busque ayuda de urgencia. (Si es alérgico, lleve un botiquín de primeros auxilios.)
- Recuerde: Si tiene algún padecimiento, consulte al médico antes de tomar complementos.

Qué son

Durante los meses de verano y en climas cálidos todo el año, la gente a menudo sufre de mordidas o picaduras de mosquitos, moscas, niguas, garrapatas, arañas, hormigas, abejas, avispas y avispones. Aunque en general no son graves, las mordeduras y picaduras de insectos pueden dar comezón, doler y, en algunos casos, requerir atención médica. Las mordeduras de araña, por ejemplo, deben vigilarse con atención. Una hinchazón fuerte o fiebre pueden requerir una visita médica de urgencia.

También debe ir al médico si lo muerde una garrapata (sobre todo si le sale una roncha circular roja), para que le hagan pruebas de la enfermedad de Lyme o de la fiebre moteada de las Montañas Rocosas; este insecto chupasangre es su portador. Además, aproximadamente 1 de cada 50 personas tiene una posible reacción mortal al veneno de abejas y de otros insectos urticantes; si lo pican, debe ir de inmediato a urgencias.

Qué las provoca

Las toxinas del veneno de los insectos causan hinchazón, ardor y otros síntomas desagradables. Aunque los mosquitos, niguas y garrapatas muerden para alimentarse con la sangre, las arañas y otros insectos atacan sólo si son amenazados o, en el caso de las abejas, si lo confunden con una flor. Usted tendrá más posibilidades de que lo piquen si se sienta en el tronco donde vive una araña o si agita los brazos cuando una avispa o una abeja zumban a su alrededor, si usa colores brillantes o perfume, o si come alimentos pegajosos y dulces cuando está al aire libre.

Cómo pueden ayudar los complementos

Antes de probar uno de los complementos que se mencionan en el cuadro, sáquese el aguijón, si lo hay, y lávese la zona con agua y jabón. Lue-

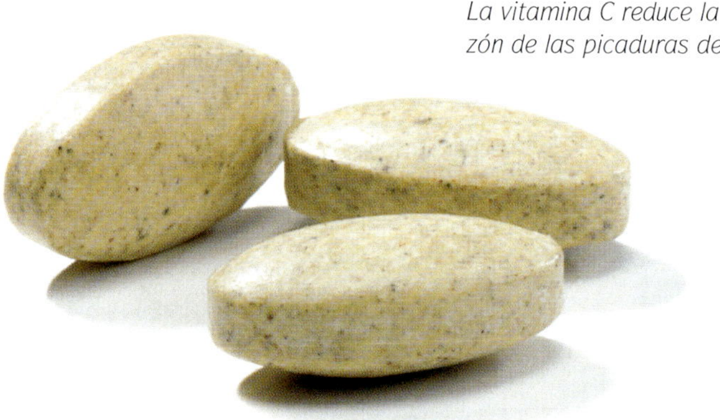

La vitamina C reduce la hinchazón de las picaduras de abeja.

Complementos recomendados

Bromelina	**Dosis:** 500 mg, 3 veces al día, 20 minutos antes de los alimentos. **Nota:** Debe aportar 6,000 UDG o 9,000 UCL al día.
Aceite de lavanda	**Dosis:** Aplique unas gotas varias veces al día, según necesite. **Nota:** Use 1 o 2 gotas cada 15 minutos, si es necesario.
Crema de caléndula	**Dosis:** Frótese un poquito varias veces al día, según necesite. **Nota:** Estandarizada para tener caléndula al 2%, mínimo.
Vitamina C	**Dosis:** 1,000 mg, 3 veces al día. **Nota:** Reduzca la dosis si se presenta diarrea.
Quercetina	**Dosis:** 500 mg, 3 veces al día, 20 minutos antes de las comidas. **Nota:** Es conveniente combinarla con la bromelina.
Aceite de melaleuca	**Dosis:** Aplique 1 gota varias veces al día, o según necesite. **Nota:** Suspéndala si le irrita la piel.

Nota: Use primero los azules; los que están en **negro** también pueden ser benéficos. Los complementos que ya esté tomando pueden aportar algunas dosis —vea pág. 39.

go tome **bromelina,** una enzima de la piña para digerir las proteínas, que puede ser eficaz para reducir la hinchazón; úsela hasta que cedan los síntomas. Los tratamientos tópicos pueden aliviar el dolor y la comezón, y también ayudar a curar. El **aceite de lavanda** calma la comezón. La **crema de caléndula,** hecha de una flor asterácea, mitiga la hinchazón y la comezón; tiene un efecto antiséptico que ayuda a evitar infecciones. Si lo desea, puede usar **aceite de melaleuca** en vez del de caléndula.

Si lo pica una abeja o un insecto similar, quizá necesite tomar otros complementos para controlar la hinchazón y aliviar el dolor. La **vitamina C** y la **quercetina,** un flavonoide, actúan como antihistamínicos; es decir, inhiben la liberación de histamina, un compuesto inflamatorio que produce el organismo como reacción al veneno de insectos. Tómelas en cuanto lo piquen y continúe hasta que los síntomas disminuyan.

Qué más puede hacer

- ☑ Use repelente de insectos antes de salir de casa. La crema de caléndula y el aceite de melaleuca son buenos repelentes naturales.
- ☑ Use ropa blanca o de color caqui al aire libre, pantalón y mangas largas; así no atrae a los insectos y se protege de las garrapatas. La ropa de color claro también hace que pueda ver las garrapatas más fácilmente.
- ☑ No use perfume, lociones para después de afeitar, fijador para el cabello ni cremas de olor dulce: el aroma atraería a los insectos.
- ☑ No aplaste a los insectos. Aléjese con calma o acuéstese y cúbrase la cabeza si algunos de ellos revolotean cerca.

HECHOS Y CONSEJOS

- Prepare un remedio natural contra las mordeduras y guárdelo en un recipiente de plástico con la tapa bien cerrada: mezcle bien 1 cucharada de aceite de lavanda con 1 de aceite vegetal. Cuando lo necesite, aplique un poco directamente sobre la mordedura. Manténgalo alejado de los ojos.
- Para el pronto alivio de una picadura o de una mordedura, aplique bromelina tópica en lugar del aceite de lavanda. Haga una pasta con el polvo de dos cápsulas y bastante agua. Extiéndala sobre el área afectada.

ÚLTIMOS HALLAZGOS

- Según un nuevo estudio, lo importante no es cómo extraerse un aguijón de abeja de la piel, sino la rapidez con que lo haga. La creencia popular sostiene que al apretar el aguijón con los dedos o unas pinzas, se libera más veneno en la herida. Por eso, muchos expertos recomiendan frotar la piel con suavidad para sacarlo. Pero según investigadores de la Universidad de California en Riverside, el método de extracción no influye en el tamaño de la roncha que se forme. Lo fundamental es simplemente sacar el aguijón tan pronto como sea posible.

náuseas y vómito

Las puede padecer cualquier persona, sin importar su condición. Se trata de reacciones naturales del organismo ante una enfermedad o un alimento en mal estado. No obstante, a veces ocurren sin que exista un riesgo para la salud.

SÍNTOMAS

- *Sudoración y escalofríos.*
- *Salivación excesiva.*
- *Mareos.*
- *Debilidad.*
- *Respiración entrecortada.*
- *Dolor abdominal.*
- *Falta de apetito.*

Consulte a su médico si...

- Vomita varias veces durante un período de 24 horas.
- El vómito tiene sangre, es oscuro o de aspecto granuloso.
- Tiene náuseas y fiebre.
- Sospecha que un fármaco le causa asco.
- Siente asco y vomita con frecuencia.
- No puede comer bien por las náuseas del embarazo.
- Recuerde: Si tiene algún padecimiento, consulte al médico antes de tomar complementos.

Qué son

Las náuseas, que a menudo se dice "vienen en oleadas", son un molesto aturdimiento general. Con frecuencia van acompañadas de sudoración, es-calofríos o mayor producción de saliva. Algunas veces desembocan en lo que los médicos denominan émesis (vómito). En este proceso, los músculos del estómago se relajan y las contracciones rítmicas normales que impulsan el bolo hacia el intestino delgado se invierten, regresando el contenido al estómago. Luego, éste se contrae y regurgita la comida por el esófago. Aunque molesto, el vómito en realidad es bueno porque permite que el organismo elimine materia tóxica, y la mayoría de las personas se siente mucho mejor después de expulsarla.

Qué los provoca

Los alimentos echados a perder (que pueden tener bacterias), enfermedades como la gripe, algunos fármacos (incluso los que sirven para otros males, como los antineoplásicos contra el cáncer) y el exceso de alcohol pueden inducir náuseas y vómito. Otras causas son comer en exceso o alimentos muy condimentados, olores fuertes (del tabaco, perfumes, alimentos), el estrés y la angustia o las naúseas matutinas del embarazo.

En otros casos, los nervios del estómago simplemente se confunden y envían un aviso al cerebro, aunque no haya una verdadera amenaza para la salud. Por ejemplo, la gran cantidad de hormonas liberadas durante el embarazo es benéfica, pero también se cree que puede causar las náuseas. Los niveles elevados de hormonas pueden ser la razón por la que las náuseas son un síntoma del síndrome premenstrual (SPM).

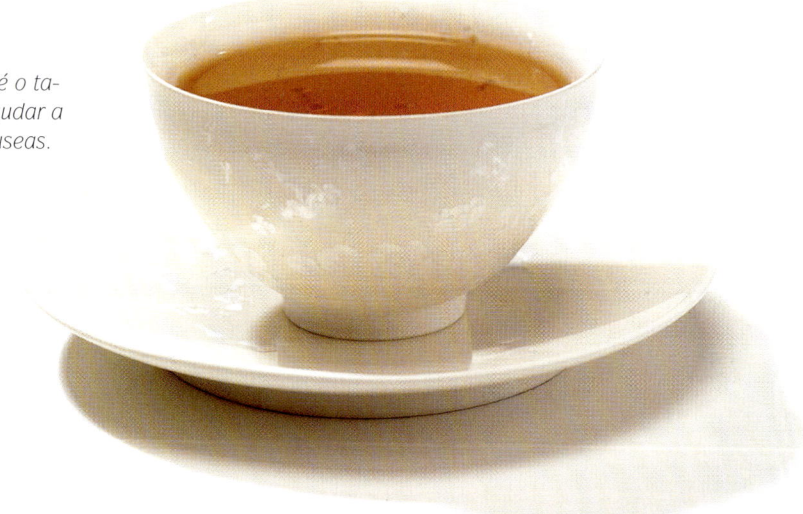

El hidrastis, en té o tabletas, puede ayudar a controlar las náuseas.

Complementos recomendados

Jengibre	**Dosis:** 200 mg, cada 4 horas, según sea necesario. **Nota:** Estandarizado para contener gingeroles.
Aceite de hierbabuena	**Dosis:** 1 cápsula con capa entérica, 3 veces al día. **Nota:** Cada cápsula con aceite de hierbabuena al 0.2 ml.
Hidrastis	**Dosis:** 125 mg de extracto estandarizado, c/4 horas, según necesite. **Nota:** Prohibida en el embarazo o con hipertensión arterial.

Nota: Use primero los **azules**; los que están en **negro** también pueden ser benéficos. Los complementos que ya esté tomando pueden aportar algunas dosis —vea pág. 39.

Cómo pueden ayudar los complementos

Cuando sentimos náuseas y ganas de vomitar, prácticamente no podemos hacer nada para evitarlo. Si usted comió algo echado a perder, es mejor no reprimir ese poderoso reflejo porque su organismo necesita evacuar los alimentos irritantes. Pero si la náusea persiste o es por embarazo, cinetosis, estrés, fármacos indispensables u olores fuertes, los remedios naturales pueden dar un alivio placentero.

Su primera opción debe ser el **jengibre,** en cápsulas o té. Sus aceites volátiles tienen poderes reconstituyentes que mejoran la digestión, alivian las membranas irritadas y tonifican los músculos del tubo digestivo. Además, estimulan al hígado para producir bilis, que ayuda a digerir las grasas; esto es muy útil si se come en exceso. Para combatir la cinetosis, tome su primera dosis de jengibre tres o cuatro horas antes de viajar. Si está embarazada, es probable que pueda usar el jengibre para las náuseas sin riesgo, siempre y cuando no tome mucho; consulte a su médico. Si está tratando de calmar las náuseas por quimioterapia, consulte a su médico; evite el jengibre si su conteo de plaquetas es bajo; en dosis altas puede interferir con la coagulación sanguínea.

Para ayudar a calmar los espasmos del tubo digestivo, quizá valga la pena el té o **aceite de hierbabuena** para las náuseas acompañadas de cólicos intestinales. Este aceite es muy fuerte si se ingiere, así que el té puede ser una mejor opción para las náuseas del embarazo. Si el jengibre o la hierbabuena no surten efecto (y sus náuseas no son por embarazo) pruebe la **hidrastis.** Esta hierba, en pastilla o té, aumenta las secreciones digestivas y da alivio al estómago y al hígado.

Qué más puede hacer

☑ Acuéstese con un lienzo frío sobre la frente para calmar las naúseas. Concéntrese en su respiración, así no pensará en su malestar.

☑ Evite los olores fuertes y desagradables que puedan darle náuseas, como el humo de tabaco, preparados químicos, productos de limpieza o perfume.

☑ No coma durante dos horas después de vomitar, pero tome mucho líquido para reponer el que perdió. (Agua, jugo y bebidas sin cafeína, en sorbitos, son lo mejor.) Si vomita de nuevo, chupe algunos cubitos de hielo.

HECHOS Y CONSEJOS

- Los tés herbarios que calman un estómago delicado pueden tener doble efecto, reponer los líquidos tan necesarios luego de vomitar. Pruebe un té de jengibre, hidrastis o hierbabuena; tome 3 o 4 tazas al día. Ponga ⅛ de cucharadita de nuez moscada y 1 cucharadita de comino molido en agua muy caliente, deje reposar 10 minutos, cuele y beba. Endulce con miel, si lo desea.
- La acupresión puede parar las náuseas en seco. Coloque el pulgar derecho en la parte interna de su antebrazo izquierdo, a unos dos dedos pulgares de ancho del pliegue de la muñeca. Presione el pulgar con firmeza cerca de un minuto. Sígalo haciendo otros dos minutos. Repita el procedimiento en el antebrazo derecho.

ÚLTIMOS HALLAZGOS

- Según unos estudios que evaluaron remedios naturales para las náuseas del embarazo, el jengibre y la vitamina B_6 son eficaces, pero advirtió que se sabe poco sobre sus efectos en el feto. En dosis de 25 a 50 mg al día, la vitamina B_6 es inocua y benéfica. El jengibre también es seguro, si no se le pasa la mano. Las embarazadas siempre deben consultar a su médico antes de usar complementos.

dolor de oídos

Ya sea una infección del oído medio o el oído de nadador, una otalgia lastima. Es más frecuente en los niños, pero también les da a los adultos. Aunque algunas afecciones desaparecen solas, los complementos pueden favorecen una pronta curación.

Síntomas

- *Dolor punzante o ininterrumpido en el oído; duele al jalar el lóbulo.*
- *Presión o comezón en el oído.*
- *Supuración del oído con sangre, verde, amarilla o transparente.*
- *Audición amortiguada, ruido seco.*
- *Fiebre.*
- *Mareos.*

Consulte a su médico si...

- El dolor incluye fiebre mayor a 38°C, cuello rígido, cefalea intensa, o filtración de pus o de otros fluidos; o si el oído o atrás de él está rojo o hinchado; es probable una infección que requiera antibióticos.
- Hay dolor o sordera parcial fuerte o se agrava pese al cuidado.
- Se aloja un objeto en el oído o tiene síntomas de rotura en el tímpano, como dolor repentino, sordera parcial o zumbidos.
- Recuerde: Si tiene algún padecimiento, consulte al médico antes de tomar complementos.

Qué es

Es una inflamación, infección o hinchazón del canal externo del oído o en el espacio contiguo al tímpano, la membrana delgada que separa al oído medio del externo. En condiciones normales, la trompa de Eustaquio, que se extiende del oído medio a la garganta, drena líquidos del oído, manteniéndolo despejado. Pero la inflamación o infección pueden irritar el canal auditivo o bloquear la trompa, provocando la acumulación de pus o de otros líquidos, y causar dolor y otros síntomas molestos.

Qué lo provoca

El dolor de oídos, para variar, se debe a bacterias nocivas, virus u hongos o humedad en el oído; suele ir precedido de un resfriado o alergia estacional. Otras causas abarcan el exceso de cerumen, cambios bruscos en la presión del aire, un tímpano perforado, o la exposición a irritantes químicos como los tintes para el cabello o el agua clorada.

Cómo pueden ayudar los complementos

Los complementos recomendados pueden ayudar a curar el dolor de oídos. Pueden usarse con antibióticos, analgésicos y otros remedios convencionales para el tratamiento breve de una molestia auditiva de leve a moderada. Pero cualquier dolor de oídos intenso, prolongado o recurrente requiere evaluación médica.

Empiece con gotas óticas naturales de **aceite de ajo** o **de flor de gordolobo,** o una combina-

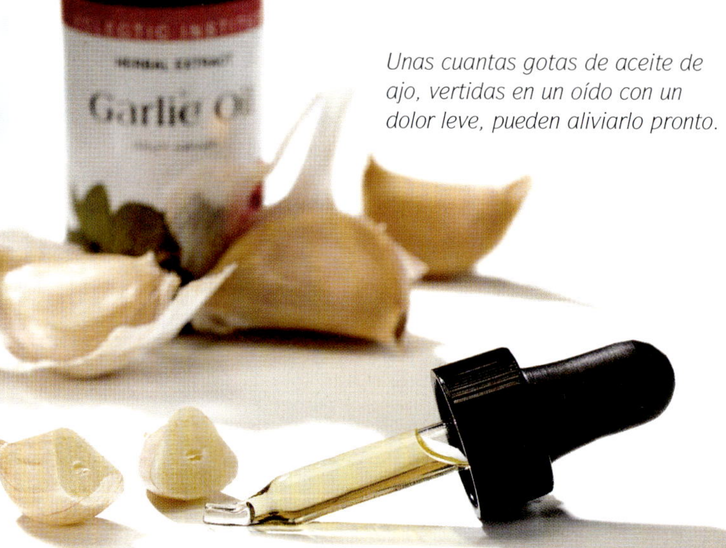

Unas cuantas gotas de aceite de ajo, vertidas en un oído con un dolor leve, pueden aliviarlo pronto.

Complementos recomendados

Aceite de ajo	**Dosis:** Unas cuantas gotas en el oído, dos veces al día. **Nota:** Puede usarse solo o con aceite de flor de gordolobo.
Aceite de flor de gordolobo	**Dosis:** Unas cuantas gotas en el oído, dos veces al día. **Nota:** Puede usarse solo o con aceite de ajo.
Aceite de lavanda	**Dosis:** Aplique unas gotas en el oído externo y frote con cuidado. **Nota:** Puede usarse a lo largo del día, según lo necesite.
Aceite de eucalipto	**Dosis:** Agregue unas gotas de aceite a un recipiente con agua. **Nota:** Al hervir, retírelo del fuego; colóquese una toalla sobre la cabeza, cubriendo el recipiente, e inhale el vapor por la nariz.
Vitamina A	**Dosis:** 50,000 UI 2 veces al día hasta que los síntomas cedan; luego de 7 días, reduzca a 25,000 UI diarias hasta que desaparezcan. **Nota:** Las mujeres embarazadas o que piensen embarazarse no deben tomar más de 5,000 UI al día.
Vitamina C/ Flavonoides	**Dosis:** 1,000 mg de vitamina C y 500 mg de flavonoides, 3 veces al día, hasta que se elimine la infección. **Nota:** Reduzca la vitamina C si se presenta diarrea.
Equinácea	**Dosis:** 200 mg, 3 veces al día, hasta que se elimine la infección. **Nota:** Estandarizada con equinacósidos al 3.5%, mínimo.

Los complementos que ya esté tomando pueden aportar algunas dosis —vea pág. 39.

ción de ambas. Pero no debe usarlas si el dolor de oídos es intenso o va acompañado de sordera parcial o drena un líquido, como pus; esos síntomas sugieren que el tímpano puede estar reventado. Los aceites de ajo y de flor de gordolobo atacan los microbios que causan la enfermedad, desinflaman y pueden calmar el dolor y la comezón. Si el oído externo parece irritado, frote con cuidado **aceite de lavanda**, que puede ser muy calmante. Además de aplicar aceites herbarios tópicos, prepare un baño de vapor con **aceite de eucalipto,** que ayudará a abrir la trompa de Eustaquio, moderando la presión y facilitando el drenado de fluidos infecciosos del oído. Repita varias veces al día hasta que el dolor ceda.

Los complementos también deben ingerirse. La **vitamina A** y la **vitamina C** son importantes como refuerzos inmunitarios que atacan las infecciones y previenen las recaídas. Tome vitamina C con **flavonoides,** que son antiinflamatorios vegetales que aumentan su eficacia. La **equinácea,** que fomenta la inmunidad, también puede ser valiosa; sobre todo si el dolor se debe a un resfriado o gripe.

Qué más puede hacer

☑ Ponga una compresa en la parte externa del oído; use un cojín térmico o un paño caliente. El calor da pronto alivio y favorece la curación.

☑ Nunca inserte un hisopo de algodón, pues puede perforar el tímpano. Ni limpie con peróxido de hidrógeno, que puede irritar el canal auditivo.

HECHOS Y CONSEJOS

- Las gotas óticas herbarias a menudo producen un rápido alivio, a los 10 minutos de administrarse. Para una aplicación más cómoda, entibie la botella dejándola en agua caliente antes de ponerse el líquido en los oídos.

ÚLTIMOS HALLAZGOS

- Según el último estudio sobre el vínculo entre el humo de fumadores y las infecciones óticas, esta exposición puede afectar los oídos. Los niños en cuyas casas mínimo hay dos fumadores tuvieron 85% más de probabilidades de infectarse el oído medio que los que vivían en casas donde no se fuma. Aunque según varios estudios no hay vínculo, siempre es mejor no fumar; evite los sitios llenos de humo, sobre todo si es propenso a los dolores de oídos.
- En un estudio finlandés reciente, los niños que mascaban chicle con xilitol, un azúcar natural (llamada azúcar de abedul) usada en muchas presentaciones comerciales, tenían casi la mitad de infecciones óticas que quienes mascaban otros tipos de goma. Los investigadores especulan que el xilitol tal vez evite que los microorganismos nocivos del fondo de la boca lleguen al oído, donde pueden causar infecciones.

zumbido de oídos

Todo puede estar en la cabeza, pero es real: un murmullo o silbido persistente, o un simple zumbido en los oídos, que aflige a muchos ancianos. No hay una cura cabal; el tratamiento lo puede encontrar a la mano en las vitaminas, los minerales y las hierbas.

Síntomas

- *Sonido, susurro o zumbido persistente en uno o ambos oídos.*
- *Posible pérdida auditiva.*
- *Alteraciones del sueño, estrés o angustia.*

Consulte a su médico si...

- **Oye un ruido raro e implacable en uno o ambos oídos, que persiste e interfiere con sus tareas diarias o el sueño.**
- **El zumbido incluye entumecimiento facial, mareos, náuseas o pérdida del equilibrio.**
- **El zumbido afecta sólo a un oído, prolongadamente.**
- **Recuerde: Si tiene algún padecimiento, consulte al médico antes de tomar complementos.**

Qué es

El término médico para el zumbido persistente en los oídos es *tinnitus*, del latín "zumbido". Miles de personas padecen alguna forma de este mal, y casi una tercera parte busca ayuda médica. En ciertas personas (en general quienes pasan de los 60 años), el zumbido puede ser tan intrusivo que interfiere con el sueño o causa depresión y angustia. Cerca del 80% también tiene cierto grado de pérdida de la audición.

Qué lo provoca

Casi siempre se debe a la exposición repetida a ruidos fuertes (música estridente, disparos, maquinaria industrial), los cuales pueden dañar los nervios y los vellos minúsculos del oído interno, que detectan el sonido. Otras causas, algunas de las cuales se remedian fácilmente, son exceso de cerumen, infecciones óticas, consumo elevado de alcohol, circulación arterial deficiente y efectos secundarios de ciertos fármacos, sobre todo antibióticos o aspirina. Según estudios recientes, el zumbido puede implicar algún tipo de disfunción nerviosa en el cerebro, y no sólo problemas en el oído.

Cómo pueden ayudar los complementos

Para todos los casos crónicos sin causa fácilmente curable, los complementos recomendados, usados en conjunto, pueden ser eficaces. No implican riesgo, aun por tiempo prolongado, y los beneficios se ven al mes.

La mala circulación sanguínea a ciertas partes del cerebro puede afectar el oído interno y causar zumbido; el **ginkgo biloba** puede aliviar algunos casos, aunque sus beneficios tardan semanas o meses en sentirse. Por esa misma razón, el **hexaniacinato de inositol** de la vitamina B puede ser de ayuda, puesto que dilata los vasos sanguíneos del cerebro.

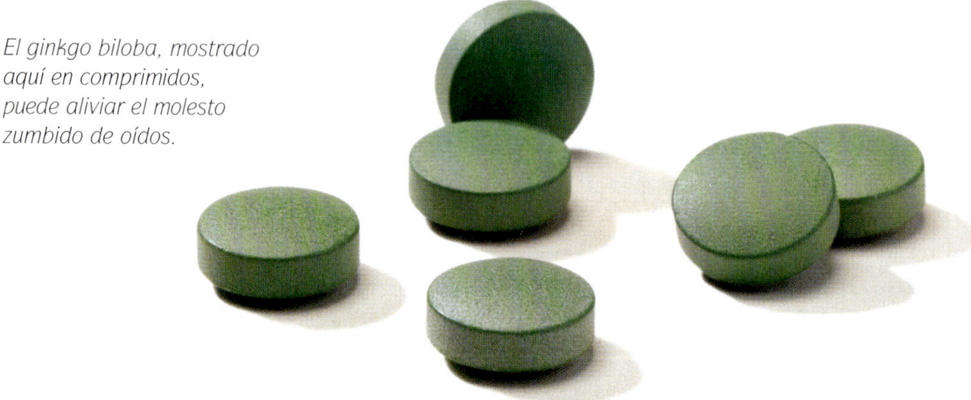

El ginkgo biloba, mostrado aquí en comprimidos, puede aliviar el molesto zumbido de oídos.

Complementos recomendados

Ginkgo biloba	**Dosis:** 40 mg, 3 veces al día. **Nota:** Estandarizado con glucósidos de flavona al 24%, mínimo.
Hexaniacinato de inositol	**Dosis:** 500 mg, 3 veces al día. **Nota:** Este tipo de niacina no causa enrojecimiento.
Vitamina B_6	**Dosis:** 50 mg, 3 veces al día. **Nota:** 200 mg diarios por tiempo prolongado causa daño nervioso.
Vitamina B_{12}/ Ácido fólico	**Dosis:** 1,000 mcg de vitamina B_{12} y 400 mcg de ácido fólico al día. **Nota:** Tome la presentación sublingual; se absorbe mejor.
Magnesio	**Dosis:** 400 mg, 2 veces al día. **Nota:** Con alimentos; reduzca la dosis si se presenta diarrea.
Cinc/Cobre	**Dosis:** 30 mg de cinc y 2 mg de cobre al día. **Nota:** Agregue cobre sólo si usa cinc por más de un mes.

Los complementos que ya esté tomando pueden aportar algunas dosis —vea pág. 39.

Otros complementos pueden ayudar a mejorar la salud de los nervios, incluso los que van al oído interno. La **vitamina B_6** tiene efectos benéficos en la función nerviosa, igual que la **vitamina B_{12},** que el organismo emplea para producir mielina, una sustancia grasa que cubre y protege los nervios y les permite funcionar con eficiencia. (La vitamina B_{12} debe tomarse con **ácido fólico,** para prevenir la carencia de estas vitaminas B.) Si los síntomas no mejoran luego de tres meses, suspenda las vitaminas B_6 y B_{12}, el ácido fólico y el hexaniacinato de inositol.

El **magnesio** también es vital para la audición y la función nerviosa. Los niveles bajos pueden ocasionar un efecto vasoconstrictor, al inhibir la circulación sanguínea en el cerebro. Como el oído interno tiene una concentración de **cinc** más alta que casi todo el resto del organismo, la falta de este mineral podría contribuir al zumbido. Hasta una deficiencia leve puede agravar la pérdida auditiva propia de la edad. Como el cinc interfiere con la absorción de **cobre,** tome un complemento de éste.

Qué más puede hacer

☑ Reduzca la cafeína, el alcohol, la nicotina y la aspirina; pueden agravar el zumbido en los oídos.

☑ Haga que le revisen su nivel de audición. Un audífono ajustado de manera correcta puede disminuir o incluso eliminar el zumbido.

☑ Pregunte a su médico sobre los aparatos auditivos que disimulan o encubren el zumbido. El ruido inofensivo de baja intensidad, como la estática del radio o del televisor, también puede ser de ayuda.

☑ Haga ejercicio; mejora la circulación y puede mitigar los síntomas.

☑ Considere la acupuntura como una opción para aliviar el zumbido.

HECHOS Y CONSEJOS

- La aspirina, especialmente si se consume en exceso, puede causar zumbido de oídos; también la corteza de sauce blanco, que es conocida como la aspirina natural. Evítelas si usted tiene este padecimiento.
- Como suele empezar con incidentes aislados y se vuelve crónico con la edad, el zumbido ha sido descrito como "escuchar que se acerca la vejez". Tomar complementos puede retardar un poco su aparición.
- Los ruidos fuertes pueden ser el principal factor que contribuye al zumbido. Para evitar mayor daño a los oídos, use tapones. Son muy útiles si a menudo está expuesto a maquinaria ruidosa, música o explosivos.

ÚLTIMOS HALLAZGOS

- Según un estudio japonés, el cinc es útil para tratar a algunas personas con zumbido de oídos. Los investigadores lo administraron a personas con bajos niveles del mineral en la sangre. Después de dos semanas, los niveles de cinc eran muy elevados y los síntomas habían cedido.
- Recientemente, investigadores de Buffalo, Nueva York, identificaron con precisión áreas del cerebro responsables del zumbido de oídos; esto puede ayudar a crear nuevas terapias en el futuro.

Sabía que...

Los complementos de vitamina B_{12} pueden ser muy importantes para tratar el zumbido en personas de edad avanzada, pues muchas de ellas tienen problemas para absorber esta vitamina.

infecciones de los
ojos

El acudir al uso de colirios de venta libre cuando sus ojos están irritados, llorosos, con comezón o inflamados puede, de hecho, empeorar las cosas. Será mejor que pruebe un remedio natural benigno: quizá sea solamente lo que el doctor ordenó.

Síntomas

- *Tono rosado o rojizo en la esclerótica del ojo.*
- *Escurre secreción del ojo, blanca o amarilla verdosa espesa.*
- *Lagrimeo excesivo.*
- *Lagañas secas en párpados o pestañas que se forman durante el sueño.*
- *Sensación de tierra o arena en el ojo al parpadear.*
- *Párpados hinchados.*
- *Un pequeño bulto, rojo y doloroso, en la base de las pestañas (orzuelo).*

Consulte a su médico si...

- El ojo está rojo o hinchado, con secreción espesa; tal vez necesite antibióticos para una infección bacteriana. Si usa lentes de contacto, quíteselos.
- El ojo le duele o es sensible a la luz del sol, o su visión es borrosa o deficiente.
- Las pupilas varían de tamaño o hay un objeto en un ojo.
- Los síntomas leves no empiezan a ceder en 4 días de cuidados.
- Recuerde: Si tiene algún padecimiento, consulte al médico antes de tomar complementos.

Qué son

Las infecciones oculares suelen relacionarse con la conjuntivitis (aguda), una inflamación de las membranas mucosas que revisten los párpados. Otras causas de enrojecimiento e irritación son la escamosidad persistente en el extremo de las pestañas (llamada blefaritis) y los dolorosos bultos inflamados en la base de éstas (orzuelos). Un médico especialista debe evaluar los ojos irritados y doloridos para determinar el tratamiento a seguir y des-cartar enfermedades más graves, como el glaucoma.

Qué las provocan

Los virus y las bacterias causan infecciones oculares. La inflamación y el enrojecimiento pueden ser por lesiones en el ojo, alergias o irritantes (como humo de tabaco, maquillaje o cloro de las albercas).

Cómo pueden ayudar los complementos

Una lesión o infección ocular grave requiere atención médica inmediata. Las infecciones leves pueden tratarse en casa con remedios naturales; vea a su médico si los síntomas no empiezan a desaparecer en 3-4 días.

Primero use un colirio herbario varias veces al día. La **eufrasia** tal vez reduzca el enrojecimiento, inflamación o irritación por conjuntivitis, blefaritis, orzuelos o lesiones oculares. Los colirios preparados con **manzanilla** o **hidrastis** ofrecen alivio similar y son buenas opciones para la eufrasia. Filtre finamente todos los colirios con manta de cielo.

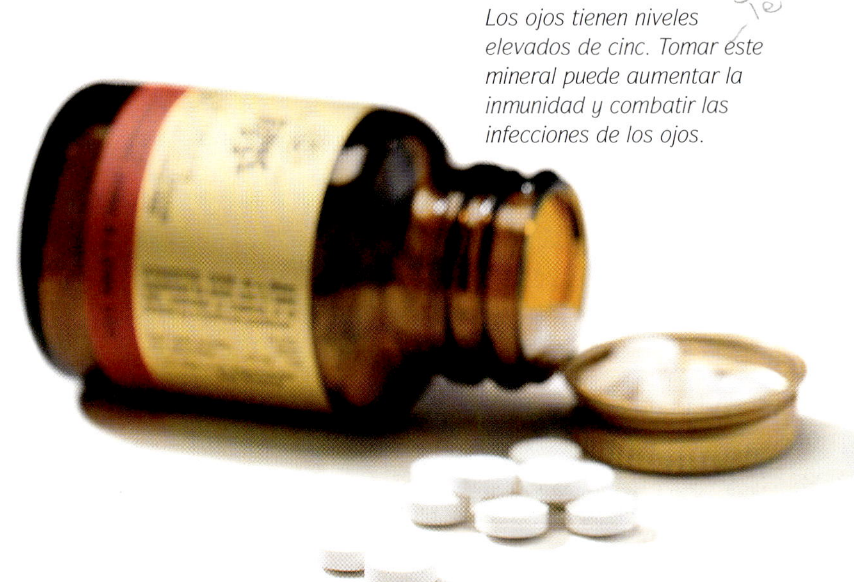

Los ojos tienen niveles elevados de cinc. Tomar éste mineral puede aumentar la inmunidad y combatir las infecciones de los ojos.

Complementos recomendados

Eufrasia	**Dosis:** 1 cdta. de hierba por ½ litros de agua caliente; enfríe y cuele. **Nota:** Guarde en un recipiente sellado. Prepárela a diario. Con un lavaojos, lave 3 veces al día el ojo afectado.
Vitamina A	**Dosis:** 50,000 UI 2 veces al día, durante 7 días; luego 25,000 UI a diario, durante 3 semanas. **Nota:** Las mujeres embarazadas o que piensen embarazarse no deben tomar más de 5,000 UI al día.
Vitamina C	**Dosis:** 1,000 mg, 3 veces al día, durante 1 mes. **Nota:** Reduzca la dosis si se presenta diarrea.
Cinc	**Dosis:** 30 mg al día, durante 1 mes. **Nota:** No más de 150 mg de cinc al día, de todas las fuentes.
Manzanilla	**Dosis:** 2 o 3 cdtas., seca, por taza de agua caliente; enfríe y cuele. **Nota:** Guarde en un recipiente sellado. Prepárela a diario. Con un lavaojos, lave3 veces al día el ojo afectado.
Hidrastis	**Dosis:** 1 cdta. de hierba por ½ litros de agua caliente; enfríe y cuele. **Nota:** Guarde en un recipiente sellado. Prepárela a diario. Con un lavaojos, lave 3 veces al día el ojo afectado.

Nota: Use primero los **azules**; los que están en **negro** también pueden ser benéficos. Los complementos que ya esté tomando pueden aportar algunas dosis —vea pág. 39.

Fomente ojos sanos, tomando vitaminas A y C, así como cinc, durante un mes. Todos estos nutrientes aumentan la inmunidad, ayudan a eliminar una infección y prevenir recaídas. Además la **vitamina A,** muy conocida por su función de conservar la vista, también es vital para la integridad de las membranas mucosas, hasta las que rodean los ojos. La **vitamina C** puede activar la curación y proteger el ojo contra mayor inflamación. Y el **cinc,** que se halla en una de sus concentracio-nes más altas en el ojo, puede aumentar la eficacia de la vitamina A.

Qué más puede hacer

☑ Lávese las manos a menudo con jabón antiséptico; y no se toque ni frote los ojos. Cambie fundas de almohadas y toallas con frecuencia; no las comparta. La mayoría de las infecciones oculares son contagiosas.

☑ No se maquille los ojos ni use lentes de contacto durante la infección.

☑ Limpie la secreción del ojo infectado con un pañuelo desechable suave, y tírelo de inmediato para evitar que la infección se propague.

☑ Orzuelos: aplíquese una compresa húmeda y caliente, 10 minutos, 3 o 4 veces al día hasta que el orzuelo llegue a su culminación y drene.

☑ Blefaritis: póngase una compresa húmeda y caliente, 15 minutos; afloja la escamosidad infectada en los párpados. Luego frótese suavemente el párpado con agua y bicarbonato de sosa, o champú para bebé diluido.

☑ Use una compresa separada o lavaojos para cada ojo, para evitar la propagación involuntaria de cualquier infección.

HECHOS Y CONSEJOS

- Asegúrese de que los tés herbarios sean esterilizados si los usa como colirios. De otra manera, podría infectarse más. Evite la contaminación, cuele los tés fríos, con una gasa esterilizada o manta de cielo y guárdelos en recipientes sellados. Prepare una nueva tanda de té a diario.
- Aparte de su uso como colirios, los tés herbarios de eufrasia, manzanilla o hinojo son buenos para beber y ayudarán a aliviar los síntomas. Tome 2 o 3 tazas al día.

ÚLTIMOS HALLAZGOS

- Según un estudio francés reciente, cuando se combinó cinc con antihistamínicos, 78% de pacientes con síntomas de conjuntivitis por alergias estacionales mostró una considerable mejoría.
- Se ha demostrado que los colirios de venta libre para ojos cansados e irritados causan algunos tipos de conjuntivitis, según un informe reciente de los *Archives of Ophthalmology.* Y el exceso de colirios que reducen el enrojecimiento estrechando los vasos sanguíneos puede ser muy problemático para algunas personas.

osteoporosis

Este mal, que ocasiona millones de fracturas cada año, se caracteriza por una pérdida de densidad ósea que puede prevenirse. Entre más joven empiece usted a atender este problema, tendrá mejores posibilidades de evitar más adelante las fracturas de huesos y el dolor.

Síntomas

- *El primer signo puede ser grave: un fuerte dolor de espalda o fractura (a menudo en la columna, cadera o muñeca).*
- *Otros síntomas clásicos son la pérdida gradual de estatura, acompañada por una postura inclinada imperceptible al principio (joroba de viuda).*
- *Las radiografías dentales detectan la osteoporosis precoz al mostrar pérdida ósea en la mandíbula.*

Consulte a su médico si...

- Se ha fracturado un hueso.
- Un fuerte y repentino dolor de espalda puede ser una fractura por compresión espinal.
- Tiene un intenso dolor óseo (en la columna, costillas o pies) después de una lesión.
- Recuerde: Si tiene algún padecimiento, consulte al médico antes de tomar complementos.

Qué es

La osteoporosis, término derivado del latín que significa "huesos porosos", es una enfermedad progresiva que disminuye la densidad (minerales) de los huesos y debilita su estructura, haciéndolos muy sensibles a las fracturas. Se calcula que la mitad de las mujeres menopáusicas, y hasta uno de cada ocho hombres maduros, sufre una fractura por la osteoporosis. Ninguna medida particular basta para prevenir este mal, pero una combinación de complementos y cambios en su estilo de vida pueden ser eficaces para limitar el daño.

Qué la provoca

La disminución de estrógeno posmenopáusico está directamente relacionado con el sorprendente aumento de osteoporosis en mujeres maduras. Esta hormona ayuda a absorber el calcio y a mantener los huesos fuertes. (A los hombres ancianos también les da, pero como tienen huesos más densos, la pérdida ósea es menos grave.) Otros riesgos son la falta de ejercicio constante en el que se sostiene peso, y una dieta carente de calcio y otros nutrientes necesarios para la óptima producción ósea. Las mujeres con huesos pequeños (tendencia en blancas y asiáticas), peso bajo o menopausia, tienen mayor riesgo. También influyen los antecedentes familiares o haber tomado esteroides o anticonvulsivos durante mucho tiempo.

Cómo pueden ayudar los complementos

Los complementos recomendados, tomados seis meses como mínimo, fortalecen los huesos. Es seguro consumirlos conjuntamente con fármacos recetados para la osteoporosis y la estrogenoterapia. Las combinaciones

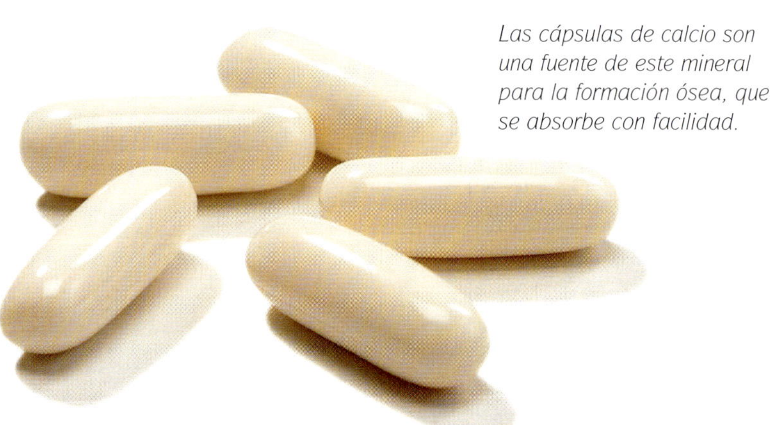

Las cápsulas de calcio son una fuente de este mineral para la formación ósea, que se absorbe con facilidad.

Complementos recomendados

Calcio	**Dosis:** 600 mg, 2 veces al día. **Nota:** Tómelo con alimentos.
Vitamina D	**Dosis:** 200 UI, 2 veces al día. **Nota:** Vital en invierno, pues la exposición al sol es limitada.
Magnesio	**Dosis:** 250 mg, 2 veces al día. **Nota:** Tómelo con alimentos.
Boro	**Dosis:** 3 mg al día (reduce la pédida de calcio). **Nota:** Puede aumentar el efecto del estrógeno.
Vitamina C	**Dosis:** 1,000 mg, 2 veces al día. **Nota:** Reduzca la dosis si se presenta diarrea.
Cinc/Cobre	**Dosis:** 30 mg de cinc y 2 mg de cobre al día. **Nota:** Agregue cobre sólo si usa cinc por más de un mes.
Manganeso	**Dosis:** 10 mg, 2 veces al día. **Nota:** Ayuda a metabolizar otros minerales.

Los complementos que ya esté tomando pueden aportar algunas dosis —vea pág. 39.

para conservar la densidad ósea pueden ser una forma práctica y menos cara de obtener muchos de estos complementos. Tenga cuidado si toma anticoagulantes, pues muchos tienen vitamina K; eso puede aumentar la capacidad de coagulación.

El **calcio** es vital para mantener el vigor óseo, la **vitamina D** asegura que el calcio se absorba bien, y los minerales **magnesio** y **boro** ayudan a convertir la vitamina D en una forma aprovechable. Investigaciones recientes han relacionado a la antioxidante **vitamina C** con una mayor densidad ósea y una mejor formación de colágeno, una proteína que fortalece los huesos y el tejido conjuntivo. El **cinc, el cobre** y **el manganeso** también son importantes para la absorción de minerales y la salud ósea. Añadir otras vitaminas y minerales esenciales como silicio, vitamina B_6 y ácido fólico proporciona mayor protección.

Qué más puede hacer

- ☑ Hacer ejercicio constante sosteniendo peso (como caminar con polainas o levantar pesas), en el que las piernas y otras partes del cuerpo ponen resistencia.
- ☑ Deje de fumar. No sólo ayuda a los huesos sino a la salud en general.
- ☑ Limite su ingesta de alcohol a no más de una o dos copas al día.
- ☑ Considere la hormonoterapia restitutiva si usted es menopáusica.
- ☑ Coma alimentos ricos en calcio como productos lácteos semidescremados, salmón enlatado (incluso los huesos suaves), hojas de berza, brócoli y almendras.

HECHOS Y CONSEJOS

- Sólo 15 minutos de exposición al sol aumentan la producción del organismo de vitamina D, vital para tener huesos fuertes. La débil luz invernal puede impedir este proceso, al igual que usar protector solar con un FPC superior a 6.
- Tomar más complementos no siempre es lo mejor. Duplicar la dosis de calcio, por ejemplo, puede interferir con las propiedades nutritivas para los huesos, del magnesio, manganeso y cinc, y el exceso de este último puede disminuir la inmunidad. Es difícil tener niveles tóxicos de un mineral mediante los alimentos; sólo asegúrese de no exagerar al usar complementos.

ÚLTIMOS HALLAZGOS

- Según estudios recientes, la leche enriquecida puede tener 20%-50% menos vitamina D de lo que anuncian. 15% de muestras de leche descremada "enriquecida" casi no tenían.
- Investigadores de la Universidad Tufts informan que 500 mg de calcio más 700 UI de vitamina D al día, pueden reducir a la mitad el riesgo de fracturas en los ancianos. Según un estudio francés previo, estos complementos redujeron el riesgo de fractura de cadera en 43% en ancianas, durante dos años.

Sabía que...

Sólo absorbemos cerca del 10% del calcio de los alimentos que comemos. Esto se sustenta en la evolución: los primeros hombres tenían una dieta mucho más alta en calcio que la nuestra, algo que el organismo compensó reduciendo los niveles de absorción.

parasitosis

Existen en el medio ambiente millones de parásitos, los cuales pueden penetrar en el cuerpo a través del aire que respiramos, el agua que bebemos o los alimentos que ingerimos. Por eso es muy importante tener una buena higiene.

SÍNTOMAS

- *Dolor de cabeza o de estómago.*
- *Falta de apetito.*
- *Náusea, mareos, palidez.*
- *Cansancio, debilidad.*
- *Comezón en la región anal.*
- *Diarrea o estreñimiento.*

Consulte a su médico si...

- **La diarrea es muy acentuada y se acompaña de moco, sangre y fiebre.**
- **Hay expulsión de gusanos por el ano, la boca o la nariz.**
- **Se trata de un niño que está bajando de peso.**
- **Recuerde: Si tiene algún padecimiento, consulte al médico antes de tomar complementos.**

Qué es

Una parasitosis, o infección parasitaria, es causada por diferentes organismos que se alojan en el intestino del ser humano, y viven a expensas de él. Puede tratarse de protozoarios (unicelulares), como la giardia, las amibas o las tricomonas, o de helmintos (pluricelulares), como los oxiuros, las lombrices y la uncinaria.

Qué la provoca

El medio ambiente está lleno de parásitos, los cuales buscan alojarse en el cuerpo humano para obtener alimento. Algunos son particularmente peligrosos, como la *Entamoeba histolytica*, que vive en las células intestinales, a las que destruye. Suelen entrar por la boca, a través de quistes o huevecillos que son arrojados en el excremento de personas o animales infectados, y que contaminan los alimentos debido a la falta de higiene en el manejo o preparación de éstos. También pueden entrar en el organismo a través del aire que respiramos. Una vez dentro, los parásitos existentes los albergan, al mismo tiempo que se reproducen y extienden la infección a nuevos huéspedes. Otras causas de parasitosis son beber agua que no ha sido hervida o purificada; comer frutas o verduras mal lavadas o no desinfectadas, alimentos infectados por el polvo o los insectos, carne mal cocida de algunos animales contaminados; no lavarse las manos antes de comer o después de ir al baño.

Una familia puede estar infectada por diversos parásitos y mantener el contagio entre los miembros de ésta si no se tiene cuidado de desparasitar a todos. Las personas infectadas de parásitos a veces no presentan síntomas, pero si hay sospechas, se pueden analizar las heces en un laboratorio para hacer el diagnóstico.

Cómo pueden ayudar los complementos

En la medicina herbaria, son tradicionales las infusiones que ayudan a expulsar diversos tipos de gusanos y lombrices

Las semillas del fruto de la calabaza, después de dejarlas secar al sol, pelarlas y molerlas, se utilizan con fines antihelmínticos.

Complementos recomendados

Epazote, hierbabuena y estafiate	**Dosis:** Compuesto herbal para infusión, preparado con 1 cdta. (5 g) de cada una de las plantas en 1 litro de agua. **Nota:** Tómelo antes de cada alimento.
Semillas de calabaza	**Dosis:** Una cápsula, 3 veces al día. **Nota:** Tómela antes de cada alimento. Casi siempre viene acompañada de cáscara sagrada y nogal negro.
Complejo B	**Dosis:** Asegúrese de que contenga 50 mcg de B_{12} y biotina, 400 mcg de ácido fólico y 50 mg de las vitaminas del complejo B. **Nota:** Un comprimido diario, de preferencia con alimentos.
Complejo de aminoácidos	**Dosis:** 250 mg de AGAB, 500 mg de NAC, 250 mg de L-GLUTATION, en una tableta, 3 veces al día. **Nota:** Tómela 30 minutos antes de cada alimento.

Nota: Use primero los **azules**; los que están en **negro** también pueden ser benéficos. Los complementos que ya esté tomando pueden aportar algunas dosis—vea pág. 39.

intestinales. Hay una muy potente, a partir de la mezcla de **epazote** (el *epazoetl* de los aztecas, que evita el desarrollo de los parásitos), **hierbabuena** (que además de ser antiespasmódica es antiparasitaria) y **estafiate** *(itztauhyatl,* otra hierba antiparasitaria de origen mexicano). Por su parte, las **semillas de calabaza** contienen prótidos, ricos en aminoácidos esenciales, y cucurbitacina, un principio activo que tiene propiedades vermífugas. Su acción se dirige principalmente a la cabeza de la tenia (solitaria), para hacer que se desprenda de la pared del intestino, y a otros tipos de áscaris (lombrices). Si además se toma **cáscara sagrada,** un laxante suave, y **nogal negro,** otro antiparasitario, los resultados son muy buenos.

El **complejo B** puede ser de ayuda para incrementar el ritmo del metabolismo y mejorar el sistema inmunitario, al producir bacterias intestinales benéficas en el organismo. El ácido fólico y la vitamina B_{12} son importantes para la formación de células y, por lo tanto, para el fortalecimiento general del cuerpo. Sin embargo, debido a que estas vitaminas son solubles y se eliminan a través de la orina, es necesario reponerlas diariamente. El **complejo de aminoácidos** sirve para que las vitaminas y los minerales sean absorbidos y asimilados correctamente por el organismo, y además se elaboren las proteínas. Se aconseja tomarlos antes de los alimentos, de manera que no compitan con los aminoácidos que se ingieren con éstos.

Qué más puede hacer

☑ Llevar una dieta saludable; no comer alimentos que se vendan al aire libre, donde las condiciones sanitarias son inadecuadas o inexistentes.

HECHOS Y CONSEJOS

- La disentería amebiana se produce por la *Entamoeba histolytica,* que se transmite a través del agua contaminada, las frutas y verduras no desinfectadas, etc. Los parásitos entran en el organismo como quistes; a través del estómago pasan a la parte inferior del intestino delgado, en donde se convierten en amibas que pueden atacar gravemente la mucosa del intestino grueso. En ocasiones pueden emigrar a otros órganos.
- Cuando se descubre que un miembro de la familia tiene parásitos, lo más probable es que los otros miembros también los tengan, por lo que es conveniente llevar a cabo una desparasitación a nivel familiar.

Sabía que...

Los parásitos no dañan sólo los intestinos. Al viajar por la sangre pueden lesionar otros órganos, como el hígado, los pulmones o el cerebro; incluso pueden causar la muerte.

pie de atleta

La infección micótica (por hongos) más común de la piel es el pie de atleta, la cual generalmente aparece entre los dedos de los pies; causa comezón, descamación y dolorosas grietas. Suele ser inofensiva, pero muy molesta, y puede aliviarse con remedios naturales.

Síntomas

- *Descamación y excoriación entre los dedos. En casos graves, puede haber grietas entre éstos.*
- *Enrojecimiento, comezón, descamación y diminutas vejigas a los lados y en la planta de los pies.*
- *Piel suave y dolorida.*
- *Uñas de los pies infectadas que pueden volverse más gruesas, quebradizas o cambiar de color.*

Consulte a su médico si...

- No hay mejoría en 7 o 10 días después de tratarse con complementos.
- El tratamiento doméstico no surte efecto alguno en 4 semanas.
- Se enrojece o se hincha una área: es señal de una infección bacteriana grave.
- Recuerde: Si tiene algún padecimiento, consulte al médico antes de tomar complementos.

Qué es

"Pie de atleta" es el término común para una infección micótica llamada *tiña pedis*. Los hongos que lo causan son células diminutas que se hallan en la piel de las personas. Pueden multiplicarse sin control en ciertas condiciones. El hongo prospera en sitios húmedos y apretados, como los zapatos y los calcetines. En algunas personas, sólo aparece entre los dedos, donde la piel se agrieta, excoria y descama. En otras, infecta las plantas y los costados de los pies, o afecta a las uñas.

Qué lo provoca

Los hongos que causan el pie de atleta se llaman *Trichophytons*. Aunque los zapatos mal ventilados y los calcetines de fibra sintética son terreno fértil para los hongos, el pie de atleta no es muy contagioso, así que caminar descalzo en unos vestidores realmente no aumenta el riesgo.

Cómo pueden ayudar los complementos

Muchos doctores recetan fármacos antimicóticos convencionales para los casos recurrentes: pueden ser muy eficaces, pero muy caros. En casos más leves, los complementos pueden ser una solución menos costosa para atacar la infección; los síntomas deben empezar a ceder en una semana.

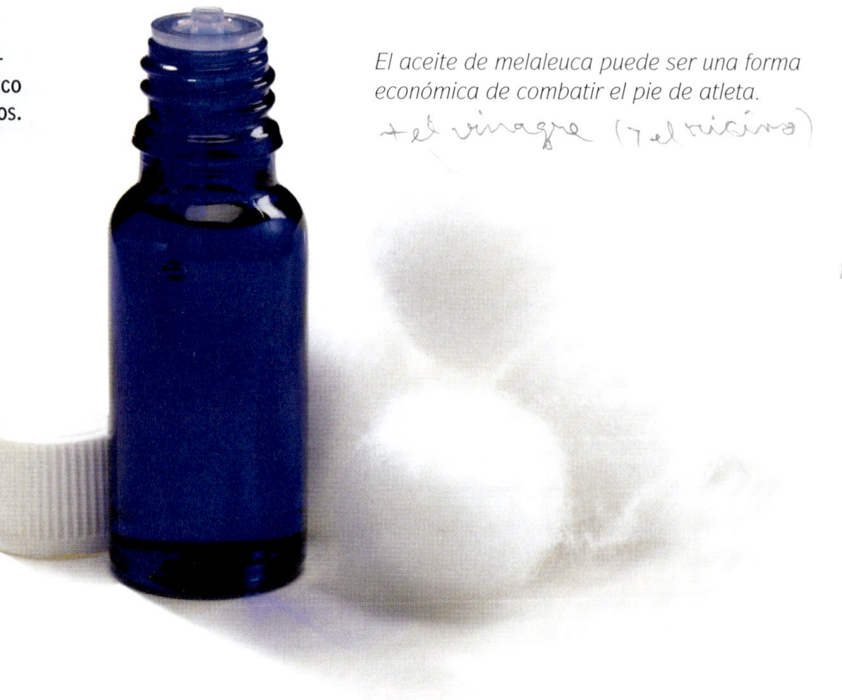

El aceite de melaleuca puede ser una forma económica de combatir el pie de atleta.

Complementos recomendados

Vitamina C	**Dosis:** 1,000 mg, 2 veces al día. **Nota:** El uso prolongado puede evitar recaídas; reduzca la dosis si se presenta diarrea.
Aceite de melaleuca	**Dosis:** Aplique en las áreas afectadas, 2 veces al día. **Nota:** Nunca ingiera aceite de melaleuca.
Aceite de ajo	**Dosis:** Aplique aceite en las áreas afectadas, 2 veces al día. **Nota:** Puede usarse en vez del aceite de melaleuca.
Caléndula	**Dosis:** Aplique crema o loción en el área afectada, 2 veces al día. **Nota:** Estandarizado para que contenga caléndula al 2%, mínimo. Úsela con precaución si es alérgico a las flores tipo margarita.

Nota: Use primero los **azules**; los que están en **negro** también pueden ser benéficos. Los complementos que ya esté tomando pueden aportar algunas dosis —vea pág. 39.

La **vitamina C,** un antioxidante, fomenta la inmunidad y ayuda al organismo a combatir las infecciones micóticas. Puede tomarse mientras se usa alguno de los complementos tópicos recomendados.

El **aceite de melaleuca** (poderoso agente antimicótico natural) cambia el ambiente químico de la piel, haciéndola inhóspita para el crecimiento del hongo. Los preparados tópicos eficaces abarcan cremas o lociones con aceite de melaleuca; busque productos que lo incluyan como uno de sus principales ingredientes, o prepárelo añadiendo dos partes de este aceite a tres partes de un aceite neutro, como el de almendra. Para un baño de pies antimicótico, vierta 20 gotas de este aceite en una pequeña vasija con agua tibia, meta los pies durante 15 minutos, dos o tres veces al día. Séquelos bien y frote unas gotitas de dicho aceite sin diluir en las áreas afectadas; si le irrita la piel, use uno de los preparados tópicos que se describen más adelante.

Frote **aceite de ajo** directamente en las áreas afectadas. El ajo contiene un antibiótico natural llamado alicina que puede ayudar a desaparecer el pie de atleta. También puede ponerse en los pies polvo de ajo. La **caléndula,** derivada de una flor dorada tipo margarita, es otra opción útil y fácil de conseguir en tiendas naturistas; esta hierba alivia la inflamación y da alivio a la piel, lo que favorece la curación.

Qué más puede hacer

☑ Mantenga los pies limpios y secos. Utilice una secadora de pelo en la temperatura baja. Si prefiere una toalla, lávela después de cada uso.

☑ Póngase calcetines limpios y secos. Ventile sus zapatos después de que se los haya puesto, y no use el mismo par todos los días.

☑ Ande descalzo o con zapatos ventilados para que "respiren" los pies.

☑ Pruebe lociones y polvos antimicóticos de venta libre; pero evite los que tengan maicena, ya que pueden estimular el crecimiento del hongo.

☑ Córtese las uñas en forma transversal para evitar la infección micótica.

HECHOS Y CONSEJOS

- Los complementos también pueden ser útiles para otras infecciones micóticas. La comezón del "jockey" (tiña de las ingles), por ejemplo, se debe al mismo tipo de hongo que causa el pie de atleta, y ambas afecciones a menudo se dan juntas. Los tratamientos tópicos pueden aplicarse dos veces al día.
- Pruebe los complementos junto con fármacos de venta libre o cremas y lociones antimicóticas prescritas. Las cremas son buenas para las plantas de los pies; pero entre los dedos es mejor la loción: se absorbe más rápido y no guarda humedad, lo que podría prolongar el problema.

ÚLTIMOS HALLAZGOS

- Para los casos difíciles y rebeldes de pie de atleta, sobre todo si afectan las uñas, los fármacos son muy buenos; pero pueden ser muy caros y tener peligrosos efectos secundarios. Por ejemplo, según estudios recientes, el nuevo fármaco oral itroconazol es eficaz contra las infecciones micóticas recurrentes. También puede causar daño hepático: si lo toma, será necesario hacerse periódicamente análisis de sangre con la finalidad de vigilar el correcto funcionamiento del hígado.

Sabía que...

El pie de atleta generalmente no le da a niños menores de 12 años. Si un pequeño muestra síntomas como los del pie de atleta, es posible que sea otra afección cutánea, y sería conveniente que lo revisara un pediatra.

presión arterial

La presión arterial de cualquier persona es el producto del gasto cardíaco por la resistencia vascular periférica. Dicha presión se refiere propiamente a la tensión ejercida por la sangre circulante sobre las paredes de las arterias.

Qué es

Definida como la fuerza que la sangre ejerce en las arterias y venas al circular por el cuerpo, la presión arterial es controlada por un complejo sistema que incluye los vasos sanguíneos, el corazón, el cerebro, los riñones y las glándulas suprarrenales. Es normal que fluctúe a menudo, incluso de un minuto a otro. La presión arterial alta se conoce como hipertensión y la presión baja, como hipotensión.

La presión arterial se registra con dos cifras. La presión sistólica (la cifra superior en una lectura) indica cuando el corazón se contrae e impulsa sangre con fuerza por las arterias; la diastólica (la cifra inferior) refleja si el corazón se relaja. La presión arterial normal es 120 (sistólica) sobre 80 (diastólica) o menos. Cuando la presión arterial alcanza un promedio de 140/90 en al menos dos chequeos, se considera hipertensión. Cuando baja a 90/60, se trata de hipotensión.

140/90/60

Qué la provoca

En 90% de casos con hipertensión arterial se desconoce la causa, pero los factores de riesgo son el tabaco, la obesidad, el género (2 hombres por 1 mujer), una dieta alta en sodio, y antecedentes familiares. La hipotensión (presión baja) puede deberse a una deshidratación ligera, un ayuno largo, exceso de ejercicio, insolación o falta de sal en la dieta.

Cómo pueden ayudar los complementos

Si tiene hipertensión (140 a 159 sistólica y 90 a 99 diastólica), empiece a cambiar su estilo de vida y tome calcio y magnesio. Si su presión arterial es más alta, consulte a su médico antes de usar complementos.

En algunos casos, el **calcio** ha demostrado bajar la presión arterial; también participa en la contracción muscular, por lo que es bueno para el corazón y los vasos sanguíneos. Como el **magnesio** relaja los múscu-

SÍNTOMAS

- *Algunas personas se quejan de dolor de cabeza y zumbidos en los oídos cuando les sube mucho la presión.*
- *Cuando se baja la presión hay mareos, palidez, sudoración y desmayos, y las extremidades están frías.*

Consulte a su médico si...

- Su presión arterial sigue alta (140/90) después de tratarse dos meses con complementos.
- Los mareos y los demás síntomas aumentan de frecuencia, intensidad y duración.

Se recomienda un estudio de rutina de hipertensión, según el siguiente programa:

- Cada dos años si en general es sano y su presión es normal.
- Cada año si tiene sobrepeso, es sedentario o tiene antecedentes familiares de hipertensión, o si su presión arterial sistólica es de 130 a 139, o la diastólica de 85 a 89.
- Recuerde: Si tiene algún padecimiento, consulte al médico antes de tomar complementos.

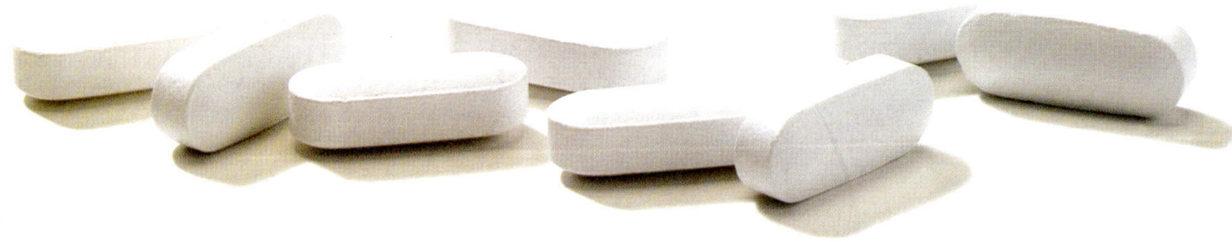

El calcio es un importante nutriente que ayuda a bajar la presión arterial.

Complementos recomendados

Calcio/ Magnesio	**Dosis:** 1,000 mg de calcio y 500 mg de magnesio al día. **Nota:** No use magnesio si tiene nefropatía.
Vitamina C	**Dosis:** 1,000 mg, 3 veces al día. **Nota:** Reduzca la dosis si se presenta diarrea.
Complejo B	**Dosis:** Tome de 50 mcg de B_{12} y biotina. **Nota:** Tome 1 pastilla al día, para la hipotensión.
Ácidos grasos esenciales	**Dosis:** 1 cucharada (14 g) de aceite de linaza al día; 1,000 mg de aceites de pescado 3 veces al día. **Nota:** Tome aceites o pescado, mínimo 2 veces por semana.
Espino blanco	**Dosis:** 100-150 mg, 3 veces al día. **Nota:** Estandarizado para tener vitexina al 1.8%, mínimo.
Taurina	**Dosis:** 500 mg de L-taurina, 2 veces al día, sin haber comido. **Nota:** Si la usa más de 1 mes, agregue aminoácidos mixtos.
Arginina	**Dosis:** 1,000 mg de L-arginina, 2 veces al día, sin haber comido. **Nota:** No la tome si tiene nefropatía o herpes genital, o si es propenso a tener aftas. Tómela con un complejo aminoácido mixto.

Nota: Use primero los azules; los que están en **negro** también pueden ser benéficos. Los complementos que ya esté tomando pueden aportar algunas dosis —vea pág. 39.

los que controlan los vasos sanguíneos, la sangre fluye mejor; además, equilibra el potasio y el sodio en la sangre. El potasio ayuda a bajar la presión arterial, pero los complementos de este mineral casi nunca hacen falta: con comer más frutas y verduras suele ser suficiente.

Si su presión arterial no baja después de un mes, deje de tomar calcio y magnesio (persevere con los cambios en su estilo de vida) y empiece con **vitamina C** y **espino blanco,** ya que ambos dilatan los vasos sanguíneos. Añada **ácidos grasos esenciales** en forma de aceite de linaza y aceites de pescado para estimular la buena circulación. Los aminoácidos también pueden servir: se cree que la **taurina** normaliza la actividad del sistema nervioso relacionada con la hipertensión, y que la **arginina** dilata los vasos sanguíneos. Úselos juntos con un complejo de aminoácidos mixtos para asegurarse de que recibe el balance adecuado. Tome **complejo B** para la hipotensión, ya que tonifica el corazón y el sistema nervioso.

Qué más puede hacer

- ☑ Adelgace. Hasta unos kilos de más pueden subir la presión arterial.
- ☑ Camine o haga algún otro tipo de ejercicio aeróbico con regularidad.
- ☑ Coma mucha fruta, verduras y productos lácteos semidescremados; reduzca grasas y sal (según sea el caso). De acuerdo con un nuevo estudio, este tipo de dieta puede ser una alternativa a los fármacos contra la hipertensión leve.

HECHOS Y CONSEJOS

- Si tiene hipertensión leve, podría empezar por hacer cambios en su estilo de vida y probar los complementos antes de recurrir a los fármacos, los cuales a menudo tienen molestos efectos secundarios. Haga la prueba dos o tres meses con complementos. Si su presión arterial baja, puede usarlos por tiempo indefinido. Si su presión se mantiene igual, quizá necesite fármacos antihipertensores. Si ya los está tomando, no los suspenda ni reduzca la dosis sin consultar a su médico.

ÚLTIMOS HALLAZGOS

- La vitamina C puede bajar la presión arterial al dilatar los vasos sanguíneos. En un estudio preliminar, 3,000 mg de vitamina C intravenosa relajaron los vasos sanguíneos de 17 personas hipertensas. Científicos especulan que parte de la contracción arterial puede ser por el daño celular que sana la vitamina C. Se necesita hacer más estudios para determinar si los complementos de la vitamina C dan los mismos resultados.
- Algunos expertos dicen que la deficiencia de vitamina D podría favorecer la hipertensión. Un científico de la Universidad de Alabama ha observado que la hipertensión es menos común en zonas con más luz (el sol activa la producción de vitamina D en el organismo), y piensa que esta vitamina puede afectar las hormonas que tienen que ver con la presión. Si esto se llega a confirmar, podría empezarse a recomendar complementos de vitamina D a algunas personas hipertensas.

próstata

Si usted es un hombre de más de 50 años, aumentan sus probabilidades de padecer de la próstata: crecimiento benigno de la glándula. Las terapias herbolarias y nutricionales pueden ayudarlo a calmar la molestia e incluso impedir o retardar la necesidad de fármacos convencionales o cirugía.

Síntomas

- *Necesidad urgente y constante de orinar, sobre todo por la noche.*
- *Dificultad o indecisión al orinar; incapacidad para vaciar la vejiga.*
- *Un chorro de orina débil o goteo.*
- *Ardor al orinar, fiebre, escalofríos, dolor detrás del escroto o eyaculación dolorosa.*

Consulte a su médico si...

- Tiene síntomas de una afección prostática; con la prueba APS (Antígeno prostático en sangre) se distingue un trastorno benigno del cáncer.
- Nota sangre en la orina o en el semen.
- Recuerde: Si tiene algún padecimiento, consulte al médico antes de tomar complementos.

Qué es

Una glándula del tamaño de una nuez que se ubica debajo de la vejiga y rodea la uretra (el tubo para vaciar la orina de la vejiga). Se presentan trastornos que suelen causar dolencias urinarias que afectan a la próstata. El problema más común es la hiperplasia protástica benigna (HPB o hipertrofia), un aumento de tamaño no canceroso que se presenta en más de la mitad de los hombres que pasan de los 50. Puede avanzar durante muchos años, con síntomas mínimos o nulos al principio; no es un factor de riesgo para el cáncer de próstata. Un médico debe evaluar el problema para descartar cáncer e inflamación de próstata (prostatitis), que son más graves.

Qué la provoca

Con los años, la próstata suele agrandarse. Nadie tiene la certeza de su origen, aunque las hormonas masculinas influyen. Según el tamaño, la próstata puede presionar la uretra e impedir el flujo de orina, causando los síntomas de HPB. Con menos frecuencia, los hombres padecen prostatitis; suele deberse a una infección bacteriana que empieza en otro punto de las vías urinarias, o al cáncer. En ambos, la hinchazón de la próstata o un tumor puede interrumpir el flujo de orina.

Cómo pueden ayudar los complementos

Los complementos recomendados son lo mejor para la HPB de leve a moderada; quizá tarden un mes o más en producir resultados. Pueden usarse mucho tiempo sin riesgo, junto con los fármacos habituales recetados. Consulte a su médico cada seis meses para ver si están surtiendo efecto. Los complementos pueden ayudar en casos leves de prostatitis, pero las infecciones de próstata y el cáncer requieren atención médica inmediata.

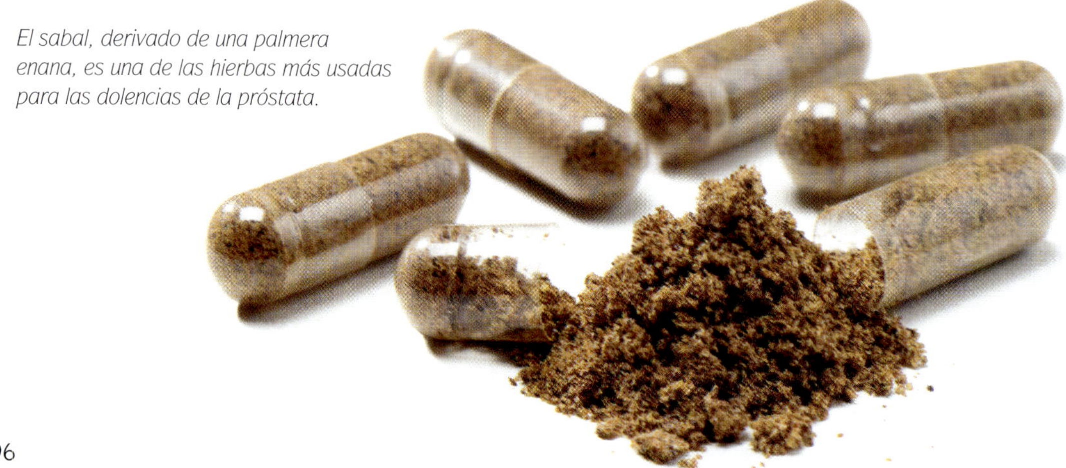

El sabal, derivado de una palmera enana, es una de las hierbas más usadas para las dolencias de la próstata.

Complementos recomendados

Cinc/Cobre	**Dosis:** 30 mg de cinc y 2 mg de cobre al día. **Nota:** Agregue cobre sólo si usa cinc por más de un mes.
Vitamina E	**Dosis:** 400 UI al día. **Nota:** Vea con su médico si está tomando anticoagulantes.
Sabal	**Dosis:** 160 mg, 2 veces al día, entre alimentos. **Nota:** Estandarizado, esteroles y ácidos grasos al 85%-95%
Ciruelo africano (Pygeum)	**Dosis:** 100 mg, 2 veces al día, entre alimentos. **Nota:** Estandarizado para contener esteroles al 13%.
Aceite de linaza	**Dosis:** 1 cucharada (14 g) al día. **Nota:** Puede tomarse con alimentos; hágalo en el desayuno.
Ortiga	**Dosis:** 250 mg, 2 veces al día. **Nota:** Estandarizado con sílice vegetal al 1%, mínimo.
Aminoácidos	**Dosis:** 500 mg de glicina, glutamina y alanina, cada uno a diario. **Nota:** Al mes, agregue un complejo mixto de aminoácidos .

Nota: Use primero los **azules**; los que están en **negro** también pueden ser benéficos. Los complementos que ya esté tomando pueden aportar algunas dosis —vea pág. 39.

El **cinc**, nutriente básico para una próstata sana, ha demostrado reducir su tamaño y aliviar los síntomas de la HPB. Como el cinc interfiere con la absorción de cobre, también es importante tomar **cobre**. La **vitamina E** adicional ayuda a preservar la salud: como antioxidante, barre los radicales libres que pueden dañar el ADN e inducir el cáncer.

Las hierbas también pueden aliviar los síntomas de la HPB y retardar el crecimiento de la próstata. El **sabal,** la más investigada y popular, puede ser muy eficaz; en parte, debido a que altera los niveles hormonales, y puede ser muy útil para frenar la inflamación e hinchazón en casos crónicos de prostatitis. Si el sabal solo no basta, añada **ciruelo africano;** puede ser benéfico para la HPB por sus propiedades antiinflamatorias. Combine cualquiera con **ortiga,** que puede aumentar su capacidad para aliviar los síntomas y retardar la evolución de la HPB.

Otros nutrientes recomendados son los ácidos grasos esenciales del **aceite de linaza,** que ayudan a prevenir la inflamación de la próstata en HPB y prostatitis. Además, los **aminoácidos** glicina, alanina y glutamina, tomados juntos en las mañanas en ayunas, pueden aliviar los síntomas, aunque no retardan el crecimiento de la próstata.

Qué más puede hacer

☑ No tome descongestionantes ni otros remedios de venta libre para el resfriado; pueden empeorar los síntomas.

☑ Ayude a reducir las dolencias urinarias evitando las bebidas alcohólicas y con cafeína; sobre todo la cerveza. Reduzca los líquidos al atardecer.

HECHOS Y CONSEJOS

- Lea de manera muy atenta las etiquetas de las "Fórmulas para la próstata" y otras mezclas comerciales. Muchas tienen sólo cantidades mínimas de hierbas, minerales y vitaminas específicas para la próstata y de otros complementos nutrimentales.
- Los alimentos ricos en soya pueden beneficiar a quien tenga problemas de próstata. El tofu, miso y otros productos de soya tienen isoflavonas, sustancias curativas que pueden proteger con la HPB y el cáncer.
- Las semillas de calabaza (ricas en cinc y aminoácidos) tomadas junto con sabal, han ayudado al tratamiento de la HPB.

ÚLTIMOS HALLAZGOS

- Un informe del boletín médicode *Urología* concluyó que el sabal puede calmar mucho los síntomas de la HPB. Disminuyeron en forma sorprendente en 21% de los hombres después de dos meses; en 30%, luego de cuatro; y en 46% al pasar seis.
- Según estudios recientes, los complementos pueden prevenir el cáncer de próstata. Un estudio con 30,000 fumadores finlandeses descubrió que quie-nes tomaban vitamina E a diario tenían casi 33% menos probabilidades de padecer este mal. Otro estudio confirmó reportes previos de que la ingesta alta de selenio puede reducir el riesgo.

Sabía que...

Según un estudio, el 33% de quienes tienen una enfermedad de la próstata, gastan al mes en terapias alternativas, aunque casi nadie se lo dice a su urólogo. Es vital comentar el uso de complementos con su médico.

psoriasis

No es mortal, pero puede ser muy dolorosa. Este persistente padecimiento cutáneo afecta a miles de personas, en ciclos recurrentes. No puede prevenirse ni hay cura. Sin embargo, los complementos alimenticios y herbarios pueden ayudar a controlarla.

SÍNTOMAS

- *Protuberancias de piel roja, inflamada, con escamas blancas.*
- *Comezón.*
- *Uñas de pies o manos decoloradas, flojas y con depresiones.*
- *Piel agrietada o con ampollas, con dolor en casos graves.*
- *Rigidez y dolor articular.*

Consulte a su médico si...

- Los tratamientos domésticos no controlan la erupción.
- Las ronchas se propagan o aparecen en nuevas áreas.
- Hay una erupción generalizada con o sin fatiga, fiebre o dolor articular; llame de inmediato al doctor.
- Recuerde: Si tiene algún padecimiento, consulte al médico antes de tomar complementos.

Qué es

Se distingue por ronchas rojas e inflamadas que suelen estar cubiertas de escamas blanquecinas; es una afección cutánea crónica, no contagiosa. En general surge entre los 10 y los 30 años, pero puede aparecer a cualquier edad. Casi siempre se limita al cuero cabelludo, los codos, las rodillas, la zona lumbar o las nalgas. Las uñas de pies o manos se tornan amarillas o con depresiones. Los brotes son desagradables, pero casi nunca da comezón ni es muy dolorosa. En el 15% de la gente, más o menos, la erupción generalizada es tan fuerte que provoca gran malestar y puede incapacitarla para sus actividades diarias. En alrededor del 5% de los casos, hay dolor articular e hinchazón como en la artritis reumatoide.

Qué la provoca

La erupción en sí ocurre porque las células cutáneas se reproducen mucho más rápido de lo normal. Éstas nacen en las capas profundas de la piel y suelen tardar 28 días en llegar hasta la superficie, donde se desprenden. Pero en las áreas afectadas por la psoriasis, este proceso sólo dura ocho días. Como las nuevas células se acumulan muy rápido, nunca tienen oportunidad de madurar y de morir. Por ende, la piel se enrojece e inflama y aparecen ronchas descamativas blancas sobrepuestas.

Nadie sabe por qué el crecimiento cutáneo se activa en las áreas con lesiones. Como uno de cada tres casos tiene antecedentes familiares del trastorno, algunos expertos creen que existe un factor genético. Ciertos es-tímulos: alcohol, estrés, quemaduras de sol, frío, aire seco, lesiones cu-táneas, infecciones de la garganta y algunos fármacos, también pueden desencadenar el brote de psoriasis o agravar las lesiones existentes.

Cómo pueden ayudar los complementos

Todos los complementos recomendados pueden ayudar a controlar los brotes y pueden tomarse combinados. Casi todas las personas notan mejoría en un mes. Presentes en los aceites de pescado y el aceite de

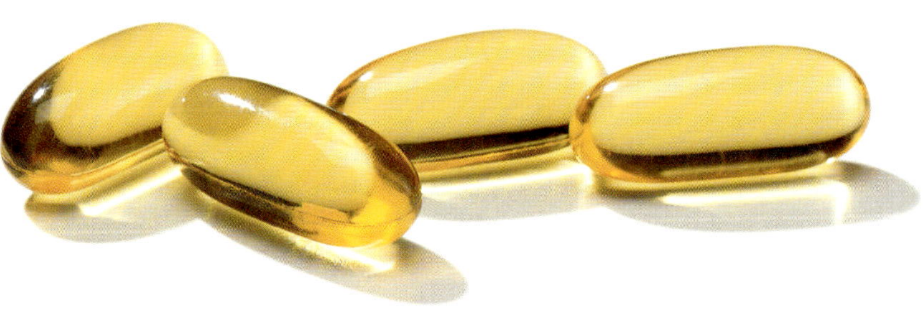

Los ácidos grasos esenciales de los aceites de pescado, de venta en cápsulas de gel blando, pueden ayudar a controlar los brotes de psoriasis, según algunos estudios.

Complementos recomendados

Ácidos grasos esenciales	**Dosis:** 1,000 mg de aceites de pescado, 3 veces al día; 1 cda. (14 gramos) de aceite de linaza cada mañana. **Nota:** Los diabéticos deben tomar 2,000 mg de aceites de pescado al día, máximo; el exceso complica el control de la glucemia.
Extracto de semillas de uva	**Dosis:** 100 mg, 2 veces al día. **Nota:** Estandarizado con proantocianidinas al 92%-95%.
Ácido alfa-lipoico	**Dosis:** 150 mg cada mañana. **Nota:** Puede tomarse con o sin alimentos.
Vitamina A	**Dosis:** 25,000 UI al día durante un mes; luego 10,000 UI diarias. **Nota:** Las mujeres embarazadas o que piensen embarazarse no deben tomar más de 5,000 UI al día.
Cinc/Cobre	**Dosis:** 30 mg de cinc y 2 mg de cobre al día. **Nota:** Agregue cobre sólo si usa cinc por más de un mes.
Cardo lechero	**Dosis:** 150 mg, 2 veces al día. **Nota:** Estandarizado para tener silimarina al 70%, mínimo.

Los complementos que ya esté tomando pueden aportar algunas dosis —vea pág. 39.

linaza, los **ácidos grasos esenciales** omega-3 detienen la acción del ácido araquidónico, una sustancia del organismo que causa inflamación. (Los niveles bajos de omega-3 son comunes en gente con psoriasis.) Los complementos nutrimentales **extracto de semillas de uva** y **ácido alfa-lipoico** son poderosos antioxidantes que pueden evitar el daño a las células cutáneas. Contienen flavonoides, que reducen la inflamación.

La **vitamina A** es necesaria para tener uñas y piel sanas; y el **cinc** estimula la curación. (El **cobre** adicional es importante porque el uso prolongado de cinc interfiere con la absorción de cobre.) El **cardo lechero,** una hierba con propiedades antiinflamatorias, puede controlar la erupción y retardar la proliferación anómala de células cutáneas. Para reducir el tamaño de los brotes y calmar el dolor y la comezón, aplique una crema de ácido fumárico (de venta en tiendas naturistas) en las lesiones, tres veces al día.

Qué más puede hacer

☑ Tome un poco de sol. Sólo 15-30 minutos al día pueden aliviar las lesiones de tres a seis semanas. Aplique un protector solar con FPS 15 o mayor en las áreas no afectadas, para protegerse contra la luz solar.

☑ Use un humidificador en invierno, pues el aire seco bajo techo puede causar lesiones.

☑ Aplíquese humectante en toda la piel, sobre todo en las lesiones; así evitará la resequedad y reducirá la comezón. El gel de zábila es buena opción.

☑ Coma pescado graso a menudo (como macarela, sardinas, atún, salmón o arenque), o tome cápsulas de aceite de pescado.

ÚLTIMOS HALLAZGOS

- Según un estudio reciente de la Universidad de Michigan, la dificultad para expresar la ira puede causar psoriasis. Los investigadores tomaron los perfiles psicológicos de 137 sujetos y hallaron que era más probable que quienes reprimían su ira padecieron psoriasis antes de los 40. La ira y el estrés también pueden tener relación con brotes en quien ya la padece.
- Los antioxidantes pueden ser útiles para prevenirla. En un estudio italiano con unas 600 personas (la mitad con psoriasis y los demás con otros problemas cutáneos), se halló un vínculo entre un alto consumo de zanahorias, tomates y fruta fresca, (todos excelentes fuentes de antioxidantes) y una menor posibilidad de tener psoriasis.

Sabía que...

La gente que fuma 20 o más cigarrillos al día (sobre todo mujeres) tiene el doble de probabilidades de sufrir psoriasis que los no fumadores. El 25% de todos los casos de psoriasis puede relacionarse con el tabaco.

quemaduras

Casi ninguna quemadura es grave y puede curarse en casa. En las leves pueden aplicarse ungüentos herbarios calmantes de zábila, caléndula y corteza de tepezcohuite. Hay vitaminas, minerales y otros complementos que favorecen la curación y previenen infecciones.

Síntomas

Quemaduras de primer grado

- *Dolor al tacto, enrojecimiento.*
- *Posible hinchazón.*

Quemaduras de segundo grado

- *Dolor, enrojecimiento, ampollas.*
- *Hinchazón de leve a moderada.*

Quemaduras de tercer grado

- *No duele ni sangra al instante, pues los nervios están dañados.*
- *Piel carbonizada, o negra, blanca o roja.*
- *Sin ampollas, pero con una inflamación considerable.*

Consulte a su médico si...

- Hay quemaduras de primer grado extensas o dolorosas.
- Tiene una quemadura de segundo grado en la cara o en las manos, o si ésta abarca 5 cm de piel o más.
- Es de tercer grado y fue causada por la electricidad o por químicos: vaya al hospital.
- Tiene fiebre, vómito, escalofríos o ganglios hinchados; si hay pus en las ampollas, o si de la quemadura emana un olor desagradable: puede haber una infección.
- Tiene dudas sobre la gravedad de una quemadura.
- Recuerde: Si tiene algún padecimiento, consulte al médico antes de tomar complementos.

Qué son

Una quemadura es el daño cutáneo causado por calor, sustancias químicas o electricidad. La mayoría ocurren en la casa y a veces requieren hospitalización. Se les clasifica, por tamaño y profundidad, como de primero, segundo y tercer grado. Casi todas son de primer grado porque sólo afectan la capa externa de la piel; las de segundo grado lesionan parte de la capa subyacente de la piel, y las de tercer grado afectan todas las capas, músculos, huesos, nervios y vasos sanguíneos. Éstas siempre son una urgencia médica y requieren un tratamiento oportuno, como injertos cutáneos, para ayudar a la recuperación con el mínimo de cicatrices.

Qué las provoca

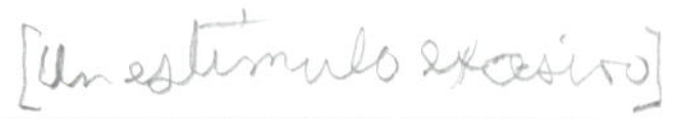

Es común que sean por agua hirviendo, aceite, grasa o comidas calientes, o exposición excesiva al sol. Las lesiones más graves pueden ser por fuego, vapor o sustancias químicas. Las causadas por electricidad, por tocar cables defectuosos o sin aislar, pueden ser engañosas: el daño cutáneo puede ser mínimo, pero las lesiones internas pueden ser grandes.

Cómo pueden ayudar los complementos

El cuidado personal es lo mejor para las quemaduras de primero y segundo grados (las más graves requieren atención médica). Sumerja la zona quemada en agua fresca unos 15 minutos (con cuidado, para no reventar ninguna ampolla) o aplique compresas frescas. Cuando la quemadura se enfríe, aplique **gel de zábila,** un vendaje mojado en té de **manzanilla** o

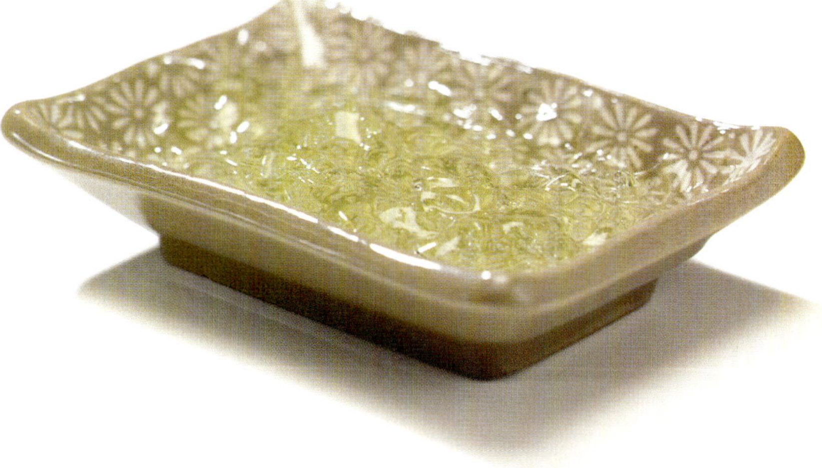

El calmante gel de la zábila es uno de los remedios naturales más eficaces para aliviar una quemadura.

Complementos recomendados

Gel de zábila	**Dosis:** Aplíquelo en las áreas afectadas, según se requiera. **Nota:** Use una hoja fresca, o aplíquesela en gel.
Crema de caléndula	**Dosis:** Aplique crema en las quemaduras. **Nota:** Estandarizada para tener caléndula al 2%, mínimo.
Gotu kola	**Dosis:** 200 mg de extracto o 400-500 mg de hierba, 2 veces al día. **Nota:** Extracto estandarizado con asiaticósidos al 10%.
Vitamina A	**Dosis:** 50,000 UI al día, por 10 días máximo. **Nota:** Las mujeres embarazadas o que piensen embarazarse no deben tomar más de 5,000 UI al día.
Vitamina C	**Dosis:** 1,000 mg, 3 veces al día hasta que sane. **Nota:** Reduzca la dosis si se presenta diarrea.
Vitamina E	**Dosis:** 400 UI al día hasta que sane. **Nota:** Se venden cremas con vitamina E, y pueden evitar las cicatrices si se aplican en forma externa.
Cinc	**Dosis:** 30 mg al día. **Nota:** No más de 150 mg de cinc al día, de cualquier fuente.
Manzanilla	**Dosis:** En infusión, 2 o 3 cdtas. de hierba seca por cada taza de agua caliente. Enfríe en el congelador o con cubos de hielo. **Nota:** Ponga 15 minutos un lienzo mojado con infusión .
Equinácea	**Dosis:** 200 mg, 3 veces al día. **Nota:** Estandarizada con equinacósidos al 3.5%, mínimo.

Nota: Use primero los **azules**; los que están en **negro** también pueden ser benéficos. Los complementos que ya esté tomando pueden aportar algunas dosis —vea pág. 39.

aceite de lavanda directamente en la zona lesionada, para mitigar la inflamación y dar alivio a la piel. Luego aplique **crema de caléndula** o de hidrastis para la infección, en la piel "viva", y cubra con un vendaje ligero.

Durante el proceso de curación, el oganismo necesita nutrientes adicionales. Éstos deben tomarse durante una o dos semanas, o hasta que la herida sane. El **gotu kola** (hierba que estimula el crecimiento de tejido conjuntivo) y la **equinácea,** combinados con las **vitaminas A, C** y **E** y el **cinc,** trabajarán juntos para aumentar la reacción inmunitaria, regenerar la piel y los tejidos, y evitar que queden cicatrices.

Qué más puede hacer

- ☑ Lave suavemente las heridas, a diario, con jabón neutro, evitando reventar las ampollas; enjuague bien. Vende con gasa esterilizada para mantener secas las quemaduras y protegerlas del polvo y las bacterias.
- ☑ Beba líquidos en abundancia mientras sana su piel.
- ☑ Evite exponer la piel quemada al sol o al agua caliente de la ducha.

HECHOS Y CONSEJOS

- Si no tiene zábila o manzanilla a la mano, entonces use una papa. Ponga varias rebanadas de papa cruda sobre la piel afectada; cámbielas varias veces, cada 2 o 3 minutos, antes de vendar. El almidón de la papa forma una capa protectora que puede ayudar a calmar el dolor de la quemadura.
- La leche también puede ser un remedio de primeros auxilios bastante eficaz para quemaduras leves. Moje una esponja o una franela de algodón en leche y úsela como compresa, unos 15 minutos. Repita el procedimiento cada 2 a 6 horas. Asegúrese de enjuagar la piel entre las aplicaciones; puede despedir un olor a leche agria.

ÚLTIMOS HALLAZGOS

- Un estudio a 27 personas con quemaduras fuertes probó que el gel de zábila acelera la curación de manera significativa. Los que usaron el gel sanaron en 12 días, y los que usaron un vendaje de gasa normal tardaron 18 días en sanar.

Sabía que...

La mantequilla es un antiguo remedio que tradicionalmente se aplica en las quemaduras, pero no lo use. Igual que los ungüentos grasosos o los aceites, la mantequilla guarda el calor, retrasa la curación y aumenta el riesgo de una infección posterior.

quemaduras de sol

Estar en la playa puede resultar placentero, pero aunque se protega del sol se le puede quemar la piel. Varios complementos pueden servir para aliviar el dolor y prevenir el daño cutáneo a largo plazo.

Síntomas

- *Leves* Piel rosada o rojiza, caliente al tacto.
- *Moderadas* Piel roja, con pequeñas vesículas llenas de líquido; pueden dar comezón o reventarse.
- *Intensas* Piel de color rojo oscuro a violáceo, con o sin ampollas, acompañadas de fiebre, dolor de cabeza, náuseas o mareo.

Consulte a su médico si...

- Tiene escalofríos, fiebre, dolor de cabeza, náuseas o mareo.
- Se forman ampollas grandes, que pueden infectarse.
- Siente comezón o dolor intensos poco comunes.
- Recuerde: Si tiene algún padecimiento, consulte al médico antes de tomar complementos.

Qué son

Son el enrojecimiento y la inflamación de las capas externas de la piel, que ocurren por la exposición excesiva al sol. Pueden ser leves, con cierto enrojecimiento; moderadas, con pequeñas vesículas, o intensas, con piel violácea, escalofríos y fiebre. Los síntomas aparecen poco a poco y a veces alcanzan su punto máximo 24 horas después de la exposición. Es bueno evitar las quemaduras, porque son dolorosas y porque aceleran el envejecimiento de la piel y aumentan el riesgo de contraer cáncer cutáneo.

Qué las provoca

La cantidad de exposición solar necesaria para causar una quemadura varía según la pigmentación cutánea de la persona, la estación, la hora del día y el clima. La melanina, pigmento de la piel que absorbe los rayos ultravioleta (UV) del sol, es la defensa natural del organismo contra las quemaduras. La gente rubia y de ojos claros tiene menos melanina que la de piel más oscura, y es más propensa a las quemaduras. Varios antibióticos y otros fármacos también pueden volver la piel más sensible al sol.

Cómo pueden ayudar los complementos

Los complementos no evitan las quemaduras pero, aplicados en la piel o ingeridos, pueden aminorar el malestar y el daño que éstas ocasionan.

Algunos tratamientos tópicos pueden dar un alivio inmediato. Para una quemadura leve, agregue 10 gotas de **aceite de manzanilla** y 10 de

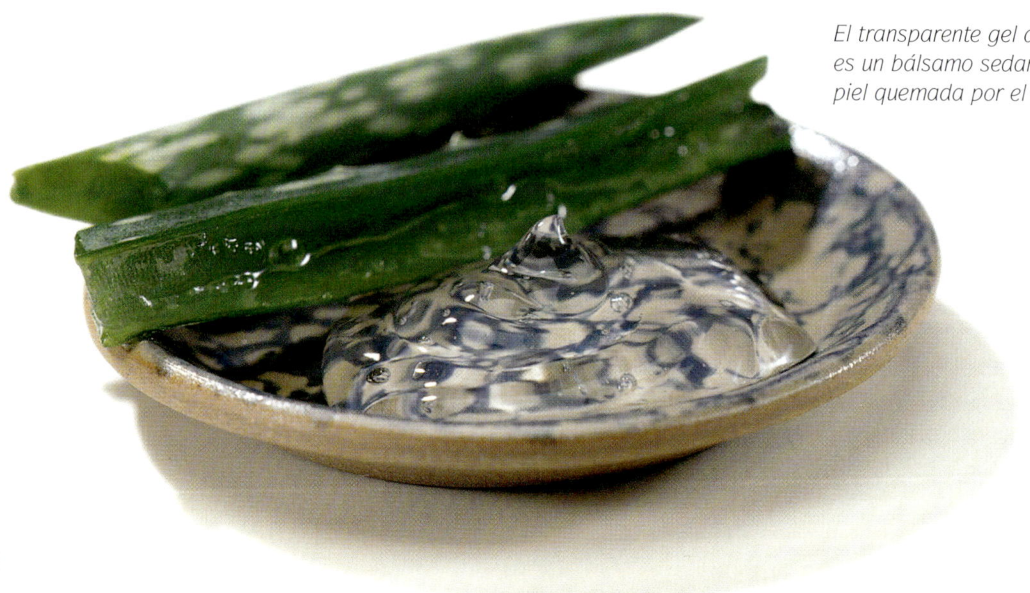

El transparente gel de la zábila es un bálsamo sedante para la piel quemada por el sol.

Complementos recomendados

Aceite de manzanilla	**Dosis:** Agregue al agua del baño o mezcle con 14 ml de aceite de almendra (u otro aceite neutro), y aplique en la piel 2 veces al día. **Nota:** Use con aceite de lavanda; el ungüento de manzanilla o caléndula aplicado varias veces al día favorece la curación.
Aceite de lavanda	**Dosis:** Agregue al agua del baño o mezcle con 14 ml de aceite de almendra (u otro aceite neutro), y aplique en la piel 2 veces al día. **Nota:** Use con aceite de manzanilla.
Gel de zábila	**Dosis:** Aplíquelo en la piel afectada, según necesite. **Nota:** Use hojas frescas de zábila o gel comercial.
Vitamina C	**Dosis:** 1,000 mg, 3 veces al día. **Nota:** Reduzca la dosis si se presenta diarrea.
Vitamina E	**Dosis:** 400 UI, 2 veces al día, o crema tópica, según necesite. **Nota:** No la ingiera si está tomando anticoagulantes.
Aceite de linaza	**Dosis:** 1 cucharada (14 g), 2 veces al día. **Nota:** Puede mezclarse con alimentos. Use hasta sanar bien.

Los complementos que ya esté tomando pueden aportar algunas dosis —vea pág. 39.

aceite de lavanda al agua fresca de la bañera, y sumérjase al menos 30 minutos para calmar el malestar y humectar la piel; o bien, agregue 1 taza de bicarbonato de sodio disuelto en el agua tibia de la bañera. Si la quemadura es más grave, prepare un remedio tópico con unas gotas de aceite de manzanilla o de lavanda, o de ambas, y 14 ml de un aceite neutro como el de almendras; aplíquelo con delicadeza en las áreas afectadas, dos veces al día. El **gel de zábila** y la crema de manzanilla o de caléndula (de venta en tiendas naturistas) calman y aceleran la curación.

Como la exposición al sol libera radicales libres nocivos para la piel, la **vitamina C** y la **vitamina E** (usadas por tiempo prolongado si es necesario) también pueden ser benéficas. Para quemaduras intensas, la crema de vitamina E es muy útil, y debe aplicarse para ayudar a curar la piel y evitar cicatrices. O pruebe el **aceite de linaza**; es rico en ácidos grasos que desinflaman y favorecen la curación de la piel.

Qué más puede hacer

☑ Use un bronceador con factor de protección solar (FPS) mínimo de 15. Evite el sol entre las 10 a.m. y las 3 p.m., que es cuando los rayos son más intensos, y cúbrase con ropa y use sombreros de ala ancha.

☑ Calme el dolor intenso mojando una toalla, lienzo de algodón o gasa en leche fría y colóquela con delicadeza en las áreas afectadas. O ponga bolsitas de té usadas y frías en las zonas lastimadas. Los taninos del té pueden ser eficaces para mitigar el dolor de las quemaduras.

☑ Agregue al agua del baño 1 taza de harina de avena molida (la venden en farmacias como harina coloidal). Calma el dolor y la comezón.

HECHOS Y CONSEJOS

- Para una rápida curación, haga su propia crema de vitamina E; vierta el aceite de una cápsula en más o menos 1 cucharada de crema humectante. Mezcle bien y aplique en la piel quemada por el sol, según necesite.
- La zábila es un antiguo y probado remedio para las quemaduras. Cultive una en el antepecho de una ventana; puede ser una fuente económica de gel curativo. Muchos productos para las quemaduras de sol también contienen zábila como un ingrediente importante. Busque preparados con zábila al 20%, mínimo; así recibirá los beneficios de esta planta curativa.

ÚLTIMOS HALLAZGOS

- Científicos en Munich, Alemania, han descubierto que tomar vitaminas C y E juntas reduce la reacción del organismo al daño por quemaduras de sol. También creen que puede atenuar el riesgo de lesiones en la piel a largo plazo, como las arrugas y el cáncer cutáneo.
- Aunque algunos recomiendan complementos de betacaroteno contra las quemaduras de sol, médicos de la Universidad Tufts, en Boston, han descubierto que no brindan ninguna protección contra éstas.

Sabía que...

La luz solar reflejada en el agua, en la arena o en la nieve, o incluso la de un día nublado, puede ser tan dañina para la piel como la luz solar directa.

resfriados y gripe

Tarde o temprano, casi todo el mundo cae enfermo de gripe o de un resfriado atroz, y al parecer algunas personas se infectan una y otra vez. La vitamina C es probablemente el remedio natural más conocido para estos virus, aunque no es el único.

Síntomas

- *Congestión en pecho y cabeza.*
- *Estornudos y tos.*
- *Garganta irritada.*
- *Secreción nasal líquida.*
- *Dolores musculares.*
- *Fiebre y escalofríos.*
- *Dolor de cabeza.*
- *Fatiga.*

Consulte a su médico si...

- La temperatura corporal sube a más de 38°C durante tres días, o llega a 39.4°C o más.
- Tiene garganta irritada con fiebre superior a los 38.3°C durante 24 horas: puede indicar que hay estreptococos y requerir antibióticos.
- El moco es verde, amarillo oscuro o café: puede haber una infección bacteriana en los senos paranasales o en los pulmones.
- Tiene dolor de pecho, respiración entrecortada y dificultad para respirar: puede ser neumonía, sobre todo si además tiene fiebre alta.
- Recuerde: Si tiene algún padecimiento, consulte al médico antes de tomar complementos.

Qué son

Como el resfriado y la gripe son infecciones respiratorias, resulta difícil determinar cuál padece. En general, un resfriado avanza de manera paulatina y la gripe ataca de pronto: puede sentirse bien en la mañana y fatal por la tarde. Los síntomas clásicos del resfriado —congestión, garganta irritada y estornudos— suelen ser menos fuertes que los de la gripe, que a menudo incluyen fiebre, fatiga extrema, dolores musculares y cefaleas.

El tiempo necesario para recuperarse también varía. En general, un resfriado dura cerca de una semana, pero los síntomas pueden incomodarlo sólo tres o cuatro días si su sistema inmunológico está en buenas condiciones. La gripe puede durar unos 10 días, y la fatiga hasta dos o tres semanas más. Un resfriado rara vez produce complicaciones graves, pero la gripe puede causar bronquitis o neumonía.

Qué los provoca

Los resfriados y la gripe son causados por virus que se adhieren a la pared interna de la nariz o de la garganta y luego se propagan por las vías respiratorias superiores, y a veces también a los pulmones. El sistema inmunitario reacciona saturando el área de leucocitos que combaten la infección. Los síntomas del resfriado o de la gripe no son causados por los virus, sino que son la reacción del organismo al tratar de controlar la infección. Los resfriados y la gripe son más comunes en invierno, cuando la calefacción reduce la humedad del aire; esta falta de aire húmedo reseca las fosas nasales y crea el ambiente perfecto para los virus.

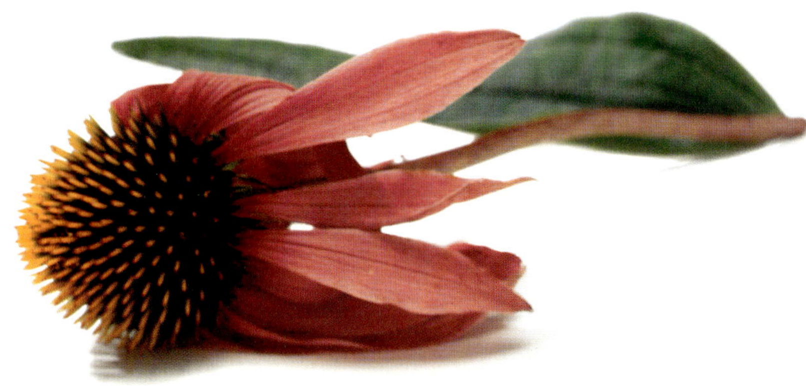

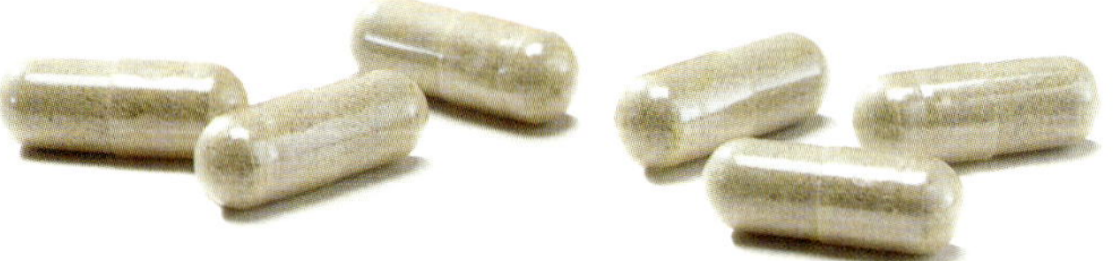

La equinácea ayuda a prevenir y curar los resfriados y la gripe.

Complementos recomendados

Vitamina A	**Dosis:** 50,000 UI, 2 veces al día, hasta que cedan los síntomas; si se necesitan más de 7 días, reduzca la dosis a 25,000 UI diarias. **Nota:** Las mujeres embarazadas o que piensen embarazarse no deben tomar más de 5,000 UI al día.
Vitamina C	**Dosis:** 2,000 mg, 3 veces al día, hasta que cedan los síntomas; si se necesitan más de 5 días, reduzca la dosis a 1,000 mg 3 veces al día. **Nota:** Reduzca la dosis si se presenta diarrea.
Equinácea	**Dosis:** 200 mg, 5 veces al día. **Nota:** Como prevención, tome 200 mg al día alternando cada 3 semanas con la hierba tragacanto (400 mg diariamente).
Tabletas de cinc	**Dosis:** 1 tableta cada 3 o 4 horas, según se necesite. **Nota:** No más de 150 mg de cinc al día, de cualquier fuente.
Ajo	**Dosis:** 400-600 mg, 4 veces al día, con alimentos. **Nota:** Cada pastilla debe aportar 4,000 mcg de alicina.
Hidrastis	**Dosis:** 125 mg de extracto estandarizado, 5 veces al día por 5 días. **Nota:** Prohibido en el embarazo o con hipertensión arterial.

Los complementos que ya esté tomando pueden aportar algunas dosis —vea pág. 39.

Cómo pueden ayudar los complementos

Los complementos atacan los virus del resfriado y la gripe, más que reprimir los síntomas. Por eso quizá no se sienta mejor en cuanto los tome, aunque es probable que se recupere más rápidamente. En algunos casos, inducir el tratamiento puede evitar que un resfriado o una gripe evolucionen. Empiece a tomarlos cuando se inicien los síntomas y, a menos que se indique lo contrario, continúe hasta que pase la enfermedad.

La **vitamina A,** en dosis altas, es un potente antiviral, pero tómela sólo durante siete días en estas cantidades. Contrario a la creencia popular, la **vitamina C** no previene el resfriado, pero así puede acortar su du-ración o atenuar los síntomas al mínimo. La **equinácea** estimula al sistema inmunitario para atacar los virus. Las **tabletas de cinc** también pueden detener un resfriado, probablemente destruyendo el virus.

Si tiene una infección bacteriana muy seguido (como la sinusitis o la bronquitis) por resfriado o gripe, agregue **ajo** cuando note los primeros síntomas, pues tiene compuestos que pueden impedir que las bacterias invadan los tejidos. Para aumentar su inmunidad, combine **hidrastis** con equinácea para el tratamiento (no prevención) de resfriados y gripe.

Qué más puede hacer

☑ Lávese las manos seguido: reduce las posibilidades de una infección.

☑ Un humidificador o vaporizador en invierno mantienen el aire húmedo.

☑ Piense en una inyección para la gripe. Tarda 6-8 semanas en aumentar la inmunidad. Vacúnese al acabar el otoño, antes de que llegue el frío. Cada año surgen nuevas cepas de la gripe: necesitará un refuerzo anual.

HECHOS Y CONSEJOS

- Lea con atención la lista de ingredientes de las tabletas de cinc. Sólo el glicinato, el ascorbato y el gluconato de cinc actúan contra los resfriados. No gaste su dinero en productos con sorbitol, manitol o ácido cítrico. Cuando se combinan con la saliva, éstos nulifican el cinc.

ÚLTIMOS HALLAZGOS

- Si quiere evitar resfriados, según la Universidad Carnegie-Mellon, tenga amigos. Un estudio a 276 personas mostró que quienes tenían un amplio círculo social tuvieron menos síntomas, incluso luego de que los investigadores les pusieron un virus del resfriado en la nariz.
- Los fumadores tienen el doble de probabilidades de tener resfriado que quienes no fuman, según la Unidad del Resfriado del Consejo de Investigación Médica en Salisbury, Inglaterra.
- En un estudio se vio una rápida recuperación de personas con gripe que tomaron bayas de saúco. En dos días, los síntomas cedieron en 93% en quienes usaron la hierba, mientras que pasaron seis días antes de que ocurriera lo mismo en el grupo que había tomado un placebo.

rubéola

Esta enfermedad, moderadamente contagiosa, se presenta por lo general en los niños que están en edad escolar y en los adultos jóvenes. Aunque sus síntomas son leves y es de corta duración, en el embarazo puede ser muy peligrosa y causar defectos congénitos.

Síntomas

- *Garganta irritada; escurrimiento nasal; tos.*
- *Dolor en las articulaciones, dolor de cabeza; ojos enrojecidos.*
- *Erupción en la nuca, la cara, el pecho y en el cuerpo en general, que dura de 5 a 6 días.*
- *Puede haber fiebre y malestar general, más acentuado en los adultos.*
- *Crecimiento de los ganglios en cuello, axilas e ingles.*

Consulte a su médico si...

- **La fiebre se eleva.**
- **Hay un fuerte decaimiento.**
- **Hay tos acentuada o problemas para respirar, o la respiración se torna agitada.**
- **Hay dolor de oídos.**
- **Recuerde: Si tiene algún padecimiento, consulte al médico antes de tomar complementos.**

Qué es

Se trata de una enfermedad viral eruptiva, que se transmite a través de las vías respiratorias y requiere una incubación de dos a tres semanas después de la exposición al virus. Es menos contagiosa que el sarampión y, luego de ser padecida, produce inmunidad permanente en la mayoría de las personas. Se caracteriza por unas manchas rojas e irregulares que suelen desaparecer en el mismo orden en que aparecen.

Qué la provoca

La rubéola es causada por un virus filtrable que se transmite por las vías respiratorias y se propaga a través de secreciones de la nariz y la garganta. Al igual que el sarampión, puede ser transportado por el aire a distancias cortas. La gravedad de la afección la determina en gran parte la edad (suele ser menos intensa en los niños). Cuando una mujer contrae rubéola en los cuatro primeros meses del embarazo, el virus puede infectar al feto y causar malformaciones. También puede desencadenar complicaciones graves en los adultos. Por lo general, 90% de las personas no inmunizadas desarrollan la rubéola si aparece la enfermedad en su casa. La vacuna contra la rubéola inmuniza contra la enfermedad.

Cómo pueden ayudar los complementos

La **vitamina A** aumenta la resistencia del organismo ante las infecciones, por lo que es conveniente tomarla, pero tenga siempre cuidado de no sobrepasar la dosis aconsejada, puesto que se acumula en el cuerpo y se elimina muy lentamente. La **vitamina E** se utiliza para cualquier padecimiento de la piel, y tiene efectos benéficos antioxidantes que son de gran ayuda para evitar la destrucción de la vitamina A, pero sobre todo para proteger los glóbulos rojos y blancos, presentes en el sistema inmunitario.

El gel de zábila o el jugo de la penca puede usarse para aliviar lesiones o irritaciones de la piel.

Complementos recomendados

Vitamina A	**Dosis:** 25,000 UI diarias, por tres semanas. **Nota:** Las embarazadas no deben tomar más de 5,000 UI diarias.
Vitamina E	**Dosis:** 400 UI, 2 veces al día. **Nota:** La aplicación directa de la vitamina en la piel, es benéfica.
Zábila	**Dosis:** Aplicación tópica. (Si se usa la planta, cortar una penca, abrirla por la mitad y aplicar el jugo sobre la piel.) **Nota:** Puede usar la planta o un gel comercial.
Cinc	**Dosis:** 30 mg diarios, por 1 mes. **Nota:** Agregue cobre sólo si usa cinc por más de 1 mes.
Equinácea	**Dosis:** 200 mg, 4 veces al día. **Nota:** Úsela principalmente durante la fase aguda.
Complejo B	**Dosis:** Tome una pastilla diaria con alimentos. **Nota:** Busque un complejo B con 50 mcg de B_{12} y biotina; 400 mcg de ácido fólico, y 50 mg de otras vitaminas del complejo.

Nota: Use primero los **azules**; los que están en **negro** también pueden ser benéficos. Los complementos que ya esté tomando pueden aportar algunas dosis —vea pág. 39.

A la **zábila** se le atribuyen numerosas propiedades curativas. El gel o el jugo proveniente de las pencas se utiliza para estimular las defensas del organismo; además, ayuda a la curación de las lesiones dérmicas, ya que mitiga el dolor, la comezón y acelera la cicatrización. Ingerir **cinc** también es muy útil para promover el aumento de defensas del organismo; entre sus funciones principales se hallan mantener los niveles adecuados de vitamina E, asistir a la enzima que produce la vitamina A en el cuerpo, y aumentar la absorción de ésta en la sangre.

La **equinácea** está considerada como la hierba por excelencia para desintoxicar la sangre y estimular el sistema inmunitario. Se emplea sobre todo para combatir las erupciones de la piel, y también como antibiótico, pues destruye o inhibe el crecimiento de microorganismos nocivos. Y el **complejo B** es una combinación de diferentes vitaminas que trabajan en conjunto para incrementar el metabolismo, mejorar el funcionamiento de los sistemas inmunológico y nervioso, mantener la salud de la piel y estimular el crecimiento de los glóbulos rojos.

Qué más puede hacer

☑ Beba muchos líquidos: agua, jugo de frutas, té y limonada. Éstos pueden ayudar al organismo a reponer el agua que se pierde a través de la transpiración durante los episodios febriles; también ayudan a reducir el riesgo de contraer infecciones pulmonares (neumonía).

☑ Para bajar la tos y limpiar los conductos respiratorios, coloque un vaporizador en la habitación.

☑ Si hay sensibilidad a la luz, debe evitar leer o ver la televisión.

HECHOS Y CONSEJOS

- No se requiere cuarentena para la rubéola. El aislamiento no dura más de una semana, y el enfermo ya no transmite la enfermedad cuando desaparece la fiebre y se disipa la erupción.
- Aunque la rubéola es una afección leve, el virus que la produce es teratogénico; es decir, puede alterar el desarrollo fetal y causar serias malformaciones congénitas. Esta enfermedad puede prevenirse con una vacuna que se aplica a partir de los 15 meses de edad, y debe ser obligatoria para las adolescentes que no han tenido la infección.

Sabía que...

Los antibióiticos no atacan el virus, por lo que sólo se debe cuidar que el enfermo no desarrolle complicaciones, como infecciones en el oído y los pulmones. Por lo general, la rubéola desaparece al cabo de siete días.

sida

Nuevos fármacos han renovado la esperanza de luchar contra estos males, aunque las opiniones sobre las terapias alternativas para el VIH y el sida siguen siendo controversiales. Según estudios, hay varios complementos que pueden ayudar a los tratamientos convencionales.

Síntomas

- *Fatiga persistente, fiebre prolongada o recurrente; a veces con escalofrío o sudoración nocturna; dolor muscular o articular.*
- *Frecuente irritación de garganta, ganglios inflamados, tos, resfriados, fuegos, candidiasis o infecciones de otro tipo.*
- *Pérdida de peso y del apetito; diarrea frecuente.*
- *Erupciones inusuales o cambio de color en la piel, sobre todo manchas violáceas (sarcoma de Kaposi).*
- *A veces no los hay.*

Consulte a su médico si...

- Tiene alguno de los síntomas mencionados.
- Sospecha que ha estado expuesto al VIH, el virus que causa el sida.
- Le han diagnosticado VIH, y los síntomas de pronto se agravan.
- Recuerde: Si tiene algún padecimiento, consulte al médico antes de tomar complementos.

Qué es

El virus de inmunodeficiencia humana (VIH) es la causa subyacente del síndrome de inmunodeficiencia adquirida (sida). Tras la infección inicial del virus, pueden pasar años para que ésta afecte al sistema inmunitario al grado de que aparezcan los males relacionados con el sida. Éstos se presentan cuando el organismo ya no puede combatir afecciones como la neumonía, las parasitosis o las micosis, y ciertos tipos de cáncer. A la fecha, no existe una cura o vacuna contra el VIH o el sida.

Qué lo provoca

El VIH viaja por los fluidos del organismo (como la sangre, las secreciones vaginales, el semen y la leche materna) de las personas infectadas. Se propaga si otros tienen contacto (sobre todo sexual) con estos fluidos, o están expuestos a sangre contaminada (como los consumidores de drogas que comparten jeringas). Pero es difícil transmitir el virus porque muere muy pronto fuera del organismo que lo aloja. Por eso el virus no se propaga por el aire o el agua, ni pasa fácilmente de una persona a otra (al toser o compartir vasos, por ejemplo), como sucede con otros virus.

Cómo pueden ayudar los complementos

Los complementos recomendados (que deben tomarse juntos) suben las defensas. Pueden combinarse con los medicamentos para el sida, durante un tiempo prolongado. Los efectos suelen sentirse en un mes.

La terapia antioxidante, sobre todo la de fuertes dosis de **vitamina C**, es prometedora para retardar la enfermedad y fortalecer el sistema inmunitario. Al parecer, la vitamina C ataca el virus y las micosis, y tiene propiedades antiinflamatorias. La **coenzima Q_{10}** desempeña una función vital en la producción de energía y puede aumentar el vigor de la gente con sida. Además, tiene un efecto antioxidante. Otros antioxidantes útiles son la **vitamina E** y el ácido alfa-lipoico.

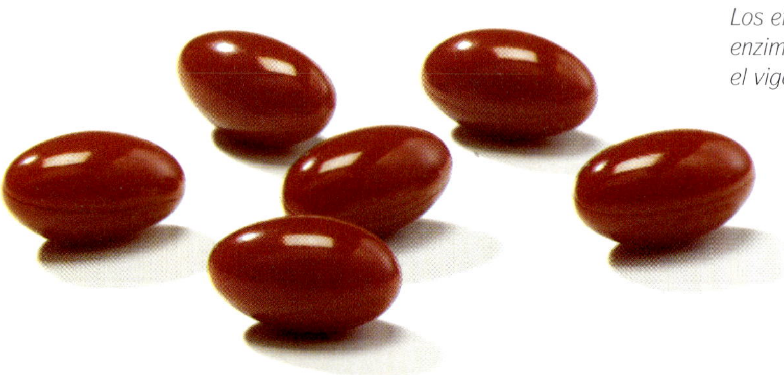

Los efectos reconstituyentes de la coenzima Q_{10} pueden ayudar a aumentar el vigor de la gente con sida.

Complementos recomendados

Vitamina C/ Vitamina E	**Dosis:** 2,000 mg de vit. C, 3 veces al día; 400 UI diarias de vit. E. **Nota:** La vitamina C aumenta los efectos de la vitamina E.
Coenzima Q_{10}	**Dosis:** 100 mg, 2 veces al día. **Nota:** Se absorbe mejor tomándola con alimentos.
Cinc/Cobre	**Dosis:** 30 mg de cinc y 2 mg de cobre al día. **Nota:** Ingiera cobre sólo si usa cinc por más de 1 mes.
Complejo de aminoácidos/NAC	**Dosis:** 500 mg de NAC, 3 veces al día. El complejo: lea la etiqueta. **Nota:** Deben tomarse en ayunas, pero a diferente hora.
Cúrcuma/ Bromelina	**Dosis:** 400 mg de cúrcuma y 500 mg de bromelina, 3 veces al día. **Nota:** Bromelina que aporte 6,000 UDG o 9,000 UCL al día.
Ácidos grasos esenciales	**Dosis:** 1,000 mg de aceite de onagra o 1,000 mg de aceite de borraja; 1 cda. (14 g) de aceite de linaza al día. **Nota:** El de onagra, 3 veces al día; el de borraja, 1 vez al día.
DHEA	**Dosis:** 100 mg cada mañana. **Nota:** Tómela sólo bajo supervisión médica. No la use si tiene riesgo de cáncer relacionado con hormonas (mama, próstata, etc.).
Hongos reishi/maitake	**Dosis:** 500 mg de reishi y 200 mg de maitake, 3 veces al día. **Nota:** Evite los hongos reishi si está tomando anticoagulantes.

Los complementos que ya esté tomando pueden aportar algunas dosis —vea pág. 39.

El **cinc** es básico para el buen funcionamiento del sistema inmunitario, y ayuda a mantener el peso corporal. Puede ser muy benéfico en las etapas avanzadas del sida, contra la neumonía y las micosis. Pero no tome más de lo recomendado, porque el exceso puede bajar las defensas. Como este mineral utiliza las reservas de **cobre,** debe tomar ambos.

El aminoácido **NAC** (N-acetilcisteína), combinado con un **complejo de aminoácidos** mixtos, actúa como antioxidante, estimula el sistema inmunitario, ayuda a regenerar los tejidos del organismo y evita la pérdida de peso. Lo más importante es que este aminoácido parece interferir con la reproducción de todos los virus, incluyendo el VIH. La **cúrcuma** (tomada con **bromelina** se absorbe mejor) también puede detener la reproducción del VIH. Los **ácidos grasos esenciales** aumentan las defensas, y la **DHEA,** una hormona, actúa reduciendo el desgaste muscular relacionado con el sida. Algunos estudios sugieren que los extractos de los **hongos reishi** y **maitake**, así como otras variedades japonesas, pueden estimular la inmunidad y mejorar los índices de supervivencia de la gente con cáncer relacionado con el sida.

Qué más puede hacer

- ☑ Haga ejercicio regularmente y deje de fumar: disminuye el estrés.
- ☑ La meditación, el yoga o acudir a un grupo de apoyo pueden ayudar.

HECHOS Y CONSEJOS

- Los médicos no están de acuerdo en que ciertas hierbas como la equinácea, el tragacanto, el pau d'arco o la uña de gato (que aumentan las defensas) sean efectivas en el tratamiento del VIH y el sida. Casi todos los que las recetan sugieren tomar una hierba de una a tres semanas, y luego sustituirla. La rotación es importante porque el organismo desarrolla tolerancia a cada hierba que estimula la inmunidad si se toma mucho tiempo.
- La comida saludable intensifica la utilidad de los complementos, de los fármacos contra el sida y de otros cambios en el estilo de vida. Considere llevar una dieta vegetariana. Evite la comida chatarra, el azúcar, el alcohol y la cafeína. Comer diversos alimentos en porciones pequeñas en el día puede ayudarlo a conservar la energía.

ÚLTIMOS HALLAZGOS

Investigaciones preliminares indican que ciertos complementos algún día podrán incorporarse a las sustancias que se usan para aumentar las expectativas de las personas con VIH:

- Se ha encontrado que los niveles bajos de vitamina B_{12} preceden a la evolución del mal. Se necesitan más estudios para saber si los complementos de B_{12} pueden retardar esa evolución.
- Estudios en tubos de ensayo sugieren que el selenio puede ayudar a detener la reproducción del virus del sida.
- Un equipo de investigadores de Harvard encontró que las dosis diarias de multivitamínicos simples administradas a embarazadas con VIH aumentaron su inmunidad general y redujeron las muertes fetales.

síndrome del túnel carpiano

Si el dolor en la muñeca lo despierta por la noche o siente hormigueo en las manos al conducir, puede tener este trastorno. Aunque se le considera una afección de la época moderna, este síndrome se conoce realmente desde 1880.

SÍNTOMAS

- *Entumecimiento u hormigueo en el pulgar y los primeros tres dedos.*
- *Dolores punzantes en la muñeca y en el antebrazo, los cuales pueden extenderse al hombro y cuello.*
- *Debilidad en la mano, dificultad para recoger y sostener objetos.*
- *Sensación de hinchazón en los dedos, cuando no la hay.*

Consulte a su médico si...

- **Siente los dedos rígidos y doloridos: puede estar padeciendo artritis.**
- **El dolor en la muñeca afecta su actividad diaria.**
- **El entumecimiento y dolor siguen a pesar del cuidado y los complementos; sus manos y muñecas quizá necesiten inmovilizarse por un tiempo breve.**
- **Recuerde: Si tiene algún padecimiento, consulte al médico antes de tomar complementos.**

Qué es

Los huesos y los ligamentos de la muñeca forman un sendero llamado el túnel carpiano (conocido médicamente como carpo, del griego *karpos*). Aquí el nervio mediano, que controla el movimiento y la sensibilidad en casi toda la mano, y los tendones que conectan el brazo y los músculos de la mano pasan del antebrazo a ésta. El túnel puede estrecharse con la hinchazón de los ligamentos o tendones, la dislocación de un hueso, los espolones calcáneos o la retención de líquido. Al hacerlo puede comprimir el nervio mediano, causando dolor, entumecimiento y debilidad, síntomas característicos del síndrome del túnel carpiano.

Los síntomas pueden aparecer de repente o de manera gradual, y tienden a doler más por la noche (95% de los pacientes informa que el dolor los despierta). Los síntomas pueden durar unos días y desaparecer sin tratamiento, o durar meses y requerir atención médica.

Qué lo provoca

Este síndrome es una lesión provocada generalmente por movimientos repetidos y prolongados de las manos o los dedos. El uso excesivo de las manos al trabajar (escribir en computadora) o en actividades recreativas (tejer, tocar instrumentos musicales) pueden inflamar los tendones o ligamentos, y hacer que se hinchen y compriman el nervio mediano.

Los cambios hormonales en el embarazo, al tomar anticonceptivos, o en la menopausia también pueden provocar o empeorar los síntomas del síndrome del túnel carpiano. Las enfermedades subyacentes (diabetes, hipotiroidismo, enfermedad de Raynaud, artritis reumatoide) o los traumatismos en la muñeca también dan pie al síndrome. El síndrome ocurre tres veces más en mujeres que en hombres, y es muy común en mujeres de 30 a 60 años con sobrepeso y que han estado embarazadas.

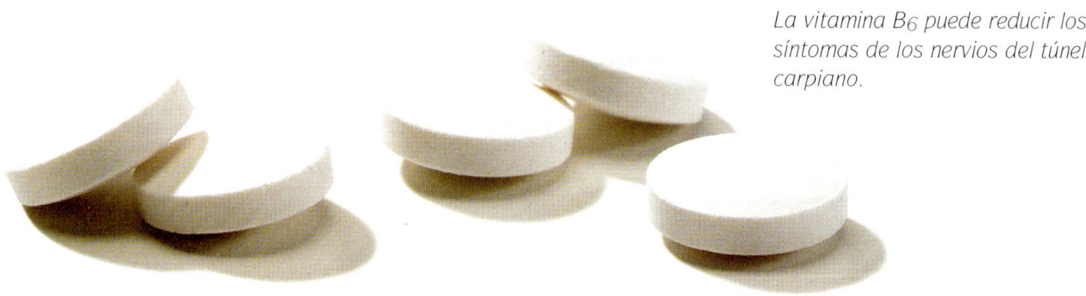

La vitamina B_6 puede reducir los síntomas de los nervios del túnel carpiano.

Complementos recomendados

Vitamina B_6	**Dosis:** 50 mg, 3 veces al día, hasta que disminuyan los síntomas. **Nota:** 200 mg diarios durante tiempo prolongado pueden causar daño nervioso.
Bromelina	**Dosis:** 1,000 mg, 2 veces al día en la fase aguda. Baje a 500 mg 2 veces al día, si los síntomas disminuyen. Tómela entre comidas. **Nota:** Aporta 8,000 UDG o 12,000 UCL en la fase aguda.
Cúrcuma	**Dosis:** 400 mg, 3 veces al día. **Nota:** Estandarizada para contener curcumina al 95%. Debe tomarse con bromelina.

Los complementos que ya esté tomando pueden aportar algunas dosis —vea pág. 39

Cómo pueden ayudar los complementos

Estudios indican que la deficiencia de **vitamina B_6** puede hacerlo vulnerable al entumecimiento y al dolor del síndrome del tunel carpiano. Esta vitamina es importante para mantener el tejido nervioso sano, mitigar la inflamación y mejorar la circulación. También aumenta la producción química de la sustancia de los nervios AGAB (ácido gammaaminobutírico), que ayuda a controlar el dolor. Si no observa mejoría tras la ingesta de vitamina B_6 durante tres semanas, cambie a fosfato de piridoxal-5 (F-P-5), una forma de la vitamina que a la larga produce el organismo al degradar la vitamina B_6; a algunas personas ésta les produce mejores efectos.

Además de la B_6, la **bromelina,** una potente enzima antiinflamatoria de la piña, es muy eficaz para tratar la inflamación y el consiguiente dolor. La combinación de bromelina y vitamina B_6 funciona mejor que los complemenos por separado. La **cúrcuma,** de la familia del jengibre, es otra hierba que puede servir. Si toma cúrcuma con bromelina aumentan entre sí sus propiedades antiinflamatorias y juntas pueden calmar el dolor del síndrome del túnel carpiano. Aunque la cúrcuma es inocua para usarla por tiempo prolongado, disminuya la dosis a la mitad, una vez que cedan los síntomas (esta hierba puede ser cara).

Qué más puede hacer

☑ Haga pausas frecuentes al realizar una actividad manual repetitiva, como escribir en computadora, tejer o tocar un instrumento. Pare al menos cada hora para flexionar los dedos y sacudir las manos.

☑ Aplique hielo en las muñecas cuando tenga el dolor. Use una bolsa de hielo flexible, o incluso una bolsa con chícharos congelados, y póngasela 10 minutos cada hora para calmar el dolor y reducir la inflamación.

☑ Eleve las muñecas con una almohada cuando esté acostado.

HECHOS Y CONSEJOS

- El síndrome del túnel carpiano es más que una mera molestia. Por ejemplo, en 1995, 62% de los casos relacionados con el trabajo, causó en Estados Unidos por lo menos 21 días de ausentismo laboral.
- La sal hace que retenga agua, lo cual puede contribuir a la hinchazón y agravar los síntomas del síndrome. Reduzca la sal en su dieta y vea qué sucede.

ÚLTIMOS HALLAZGOS

- Tomar complementos de vitamina C puede hacerlo susceptible al túnel carpiano, a menos que también reciba suficiente vitamina B_6. Según un estudio con 441 participantes, los que carecían de B_6 y que tomaron vitamina C diariamente tuvieron más probabilidades de padecerlo que quienes carecían de B_6 pero no tomaron vitamina C.

síndrome premenstrual

Muchas mujeres conocen bien los síntomas del SPM: afecta el cuerpo y las emociones. Sólo se sabe que empieza aproximadamente una semana antes del período menstrual y luego desaparece.

Síntomas

Una o dos semanas antes del período menstrual se presentan:

- *Irritabilidad, cambios de humor, angustia y depresión.*
- *Inflamación abdominal, hinchazón de manos y dedos.*
- *Dolor y sensibilidad en las mamas.*
- *Fatiga, falta de energía, insomnio.*
- *Cefalea, dolor de espalda, dolores musculares y articulares.*
- *Estreñimiento, diarrea, diversos trastornos urinarios.*
- *Deseos específicos de comer algo, sobre todo carbohidratos.*

Consulte a su médico si...

- **El SPM es intenso e incluye depresión profunda o dolor excesivo en las mamas.**
- **Los síntomas duran todo el mes. La depresión clínica o baja secreción tiroidea pueden imitar los síntomas del SPM.**
- **Recuerde: Si tiene algún padecimiento físico o psiquiátrico, consulte al médico antes de tomar complementos.**

Qué es

Antes de sus períodos, muchas mujeres sufren accesos de llanto, antojos de dulces y explosiones de ira. Éstos, así como otros 200 síntomas más, incluyendo fatiga, depresión, inflamación, cefaleas y dolor pectoral, caracterizan la afección conocida como síndrome premenstrual (SPM). Estos síntomas mensuales varían en número e intensidad. Casi todas las mujeres experimentan algunos de ellos o les causan molestias leves. Sin embargo, en el 5% al 10% de los casos, puede ser tan fuerte que interfiere con su capacidad para llevar una vida plena.

Qué lo provoca

Se desconoce por qué sólo algunas mujeres lo padecen y otras no. Algunos expertos creen que el SPM proviene de un desequilibrio de las hormonas estrógeno y progesterona durante la segunda mitad del ciclo menstrual, después de la ovulación. El exceso de estrógeno con muy poca progesterona limita la producción de las sustancias químicas del cerebro que controlan los cambios de humor y el deseo de consumir carbohidratos. El desequilibrio también genera mayores niveles de la hormona prolactina, lo que da lugar a la sensibilidad de las mamas e impide que el hígado funcione tan bien como debería hacerlo, depurando el exceso de estrógeno del organismo.

Según otra teoría, los síntomas del SPM se deben a los bajos niveles de serotonina, una sustancia química del cerebro (neurotransmisor) que envía señales de una a otra neurona. Aunque los resultados de estudios sobre la conexión entre la serotonina y el SPM son contradictorios, muchas mujeres informan que sus síntomas cedieron al someterse a un tratamiento para normalizar sus niveles de serotonina. Aumentar la producción y uso de serotonina es muy útil para combatir la depresión.

El sauzgatillo puede ayudar a corregir los desequilibrios hormonales que se cree contribuyen al SPM.

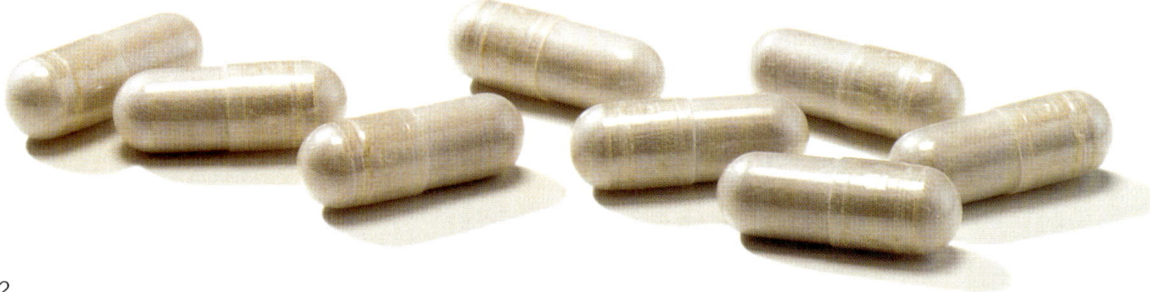

Complementos recomendados

Sauzgatillo	**Dosis:** 225 mg al día. **Nota:** También llamado vitex. Escoja un producto estandarizado con agnúsidos al 0.5%. Tómelo cuando no esté menstruando.
Vitamina B_6	**Dosis:** 50 mg, 2 veces al día. **Nota:** 200 mg diarios por mucho tiempo causa daño nervioso
Aceite de onagra	**Dosis:** 1,000 mg, 3 veces al día. **Nota:** O bien, 1,000 mg de aceite de borraja una vez al día.
Magnesio	**Dosis:** 250 mg, 2 veces al día. **Nota:** Tómelo con alimentos.
Hipericón	**Dosis:** 300 mg, 3 veces al día. **Nota:** Estandarizado para contener hipericina al 0.3%.

Los complementos que ya esté tomando pueden aportar algunas dosis —vea pág. 39.

Cómo pueden ayudar los complementos

Una combinación de nutrientes, tomados en parte o durante todo el ciclo menstrual, alivian los síntomas. Si usa fármacos convencionales para este problema, consulte a su médico antes de añadir estos complementos.

El **sauzgatillo** es un importante remedio para el SPM en Europa. Actúa sobre la pituitaria (glándula que controla la producción de estrógeno y progesterona en el organismo) en el cerebro, y puede ser útil al normalizar los desequilibrios hormonales. La hierba dong quai (200 mg, tres veces al día) puede aumentar la eficacia del sauzgatillo; suelen venderse combinaciones con otras hierbas, como la cimicifuga.

En vez del sauzgatillo, pruebe la **vitamina B_6**. Ayuda al hígado a procesar el estrógeno, aumenta el nivel de progesterona y permite que el cerebro produzca serotonina. (Algunos médicos recomiendan combinar sauzgatillo y vitamina B_6.) El **aceite de onagra,** con sus ácidos grasos esenciales, puede mitigar la sensibilidad de las mamas y controlar el antojo de carbohidratos. Se ha descubierto que a muchas mujeres con SPM les falta **magnesio** y pueden beneficiarse de éste con un complemento.

Empiece tomando sauzgatillo o vitamina B_6 combinada con aceite de onagra durante la ovulación y continúe hasta que empiece su período; tome magnesio a diario. Si su principal síntoma es la depresión, o si los otros complementos no surten efecto, añada **hipericón** a su programa.

Qué más puede hacer

☑ Hacer ejercicio varias veces a la semana anima y ayuda al organismo a liberar fluidos que causan hinchazón y sensibilidad en las mamas.

☑ Reducir la cafeína, el alcohol y la sal, ya que pueden contribuir al SPM.

☑ Llevar un registro de los síntomas puede darle la sensación de control y una mejor comprensión de sus sensaciones y sentimientos; ayuda a un diagnóstico adecuado y a determinar qué tratamiento le funciona.

HECHOS Y CONSEJOS

- El SPM puede tener ciertos efectos positivos. Algunos investigadores dicen que las mujeres que lo padecen están muy en sintonía con su ambiente y tienen buena memoria no sólo los días o semanas previas a su período, sino todo el mes.

ÚLTIMOS HALLAZGOS

- Según un estudio alemán reciente, el sauzgatillo puede ser más eficaz para el SPM que la vitamina B_6. Las mujeres que lo tomaron redujeron más sus síntomas típicos del SPM: sensibilidad de las mamas, hinchazón, nerviosismo, cefalea y depresión, que las que consumieron B_6. En conjunto, 36% del grupo del sauzgatillo no presentaron síntomas, comparadas con el 21% de participantes en el grupo de la vitamina B_6.
- Según un estudio de la Universidad de Columbia, 500 mujeres que tomaron a diario 1,200 mg de calcio, redujeron en más del 50% los síntomas del SPM. Tuvieron mejoría en los cambios de humor, antojos, dolor menstrual e inflamación, comparadas con las que recibieron un placebo. Ahora, los investigadores creen que los bajos niveles de calcio pueden favorecer el desequilibrio hormonal que se cree es un factor del SPM.

Sabía que...

En Estados Unidos se han tardado en probar curas herbarias para el SPM. En Europa se utilizan mucho el aceite de onagra, el sauzgatillo y el hipericón, y han resistido la prueba del tiempo.

sinusitis

Un número considerable de personas tienen problemas de sinusitis. Las cavidades de los senos producen mucosidad, la cual ayuda al sistema respiratorio a eliminar desechos. Si los senos se inflaman o se tapan, la mucosidad no fluye y pueden presentarse varios síntomas dolorosos.

Síntomas

- *Tensión arriba de los ojos o dolor de cabeza.*
- *Constipación nasal.*
- *Dolor que empeora al inclinar la cabeza hacia delante.*
- *Sensibilidad arriba de los senos nasales.*
- *Dificultad para inhalar por la nariz.*
- *Escurrimiento retronasal.*
- *Secreción nasal verde amarillenta.*
- *Fiebre, escalofrío, dolor de muelas.*

Consulte a su médico si...

- **Los síntomas no desaparecen en una semana o están acompañados de secreciones con sangre.**
- **La sinusitis se repite más de tres veces al año.**
- **Hay enrojecimiento, dolor, dilatación o parálisis ocular: quizá sea celulitis orbital, una afección que puede afectar el ojo y los nervios faciales. Consiga ayuda médica inmediata.**
- **Recuerde: Si tiene algún padecimiento, consulte al médico antes de tomar complementos.**

Qué es

Los senos son cuatro pares de cavidades en los huesos del cráneo que rodean la nariz, situados arriba de los ojos, atrás del puente nasal y de los pómulos. Están revestidos de una membrana delgada que segrega mucosidad, la cual pasa a la nariz a través de pequeñas aberturas en los senos. La mucosidad atrapa lo que se inhala, como polvo, polen y gérmenes, y lo vacía atrás de la garganta, donde es deglutido. (Casi todos los gérmenes peligrosos son destruidos por los ácidos gástricos.)

En condiciones normales, el trabajo de los senos es tan sutil que ni se nota. Pero la membrana puede irritarse o inflamarse, producir más mucosidad (o más espesa) y tapar las diminutas aberturas sinusales. Si esto ocurre, los senos no pueden vaciarse adecuadamente, y esto causa cefalea, sensación de opresión en la frente y excesivo escurrimiento retronasal. La mucosidad acumulada es un terreno fértil para las bacterias.

Qué la provoca

Puede deberse a una infección de las vías respiratorias superiores, como gripe o resfriado, que se complica. El revestimiento de los senos también puede irritarse por el tabaco, la contaminación del aire o las alergias. Son propensos aquellos que tienen el tabique desviado o pólipos nasales.

Cómo pueden ayudar los complementos

Algunos casos de sinusitis, como una infección bacteriana, requieren tratarse con antibióticos. Pero hasta la medicina ortodoxa está empezando a dudar de la aplicación universal de estos fármacos, sobre todo en gente con afecciones sinusales crónicas que quizá no sean bacterianas. Los antibióticos tampoco ayudan al organismo a prevenir futuras infecciones sinusales. Aunque usted esté tomando antibióticos, puede usar complementos para eliminar una infección sinusal aguda. Las vitaminas y las

La vitamina C refuerza el sistema inmunitario y ataca la inflamación; ambas propiedades valiosas al curar la sinusitis.

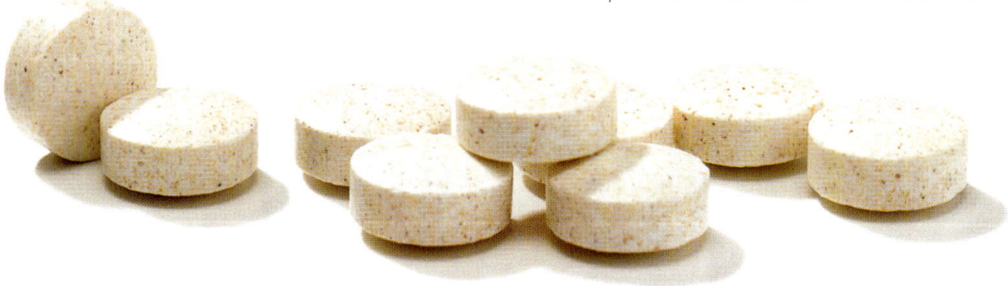

Complementos recomendados

Equinácea	**Dosis:** 200 mg, 4 veces al día. **Nota:** Estandarizada con equinacósidos al 3.5%, mínimo.
Tragacanto	**Dosis:** 200 mg, 2 veces al día, entre alimentos. **Nota:** Con glucósidos al 0.5% y polisacáridos al 70%.
Uña de gato	**Dosis:** 250 mg de extracto estandarizado, 2 veces al día. **Nota:** Tómela entre comidas. No la use si está embarazada.
Hongos reishi/maitake	**Dosis:** 500 mg de reishi o 200 mg de maitake, 3 veces al día. **Nota:** Evite los reishi si está tomando anticoagulantes.
Vitamina C/ Flavonoides	**Dosis:** 1,000 mg de C y 500 mg de flavonoides, 3 veces al día. **Nota:** Reduzca la dosis de vitamina C si se presenta diarrea.
Efedra	**Dosis:** 130 mg de extracto estandarizado, 3 veces al día. **Nota:** Puede provocar insomnio. No la use si tiene hipertensión arterial, cardiopatías o angustia, o si toma un inhibidor MAO.

Nota: Use primero los **azules**; los que están en **negro** también pueden ser benéficos. Los complementos que ya esté tomando pueden aportar algunas dosis —vea pág. 39.

hierbas recomendadas son muy útiles para gente con problemas sinusales recurrentes. Ninguna tiene los efectos secundarios (como boca seca) de los descongestionantes ni de otros fármacos convencionales.

Una excelente forma de prevenir y curar la sinusitis es reforzar las defensas del organismo contra los gérmenes. Empiece por elegir uno de estos remedios: **equinácea, tragacanto, uña de gato, hongos reishi** o **maitake.** Para ataques agudos, tome sólo una hierba hasta que la infección desaparezca. Para una sinusitis crónica, pruebe alternando cada una en ciclos de una a dos semanas para crear y mantener inmunidad.

La **vitamina C** y los **flavonoides** ofrecen un beneficio adicional a la gente cuyos ataques de alergia se convierten en sinusitis. Reducen al mínimo el efecto de la histamina, una sustancia inflamatoria producida por las células como una reacción al polen y otros alergenos.

La **efedra** *(Ma huang)*, un descongestionante natural, dilata los vasos sanguíneos de las vías respiratorias, aliviando la congestión y la hin-chazón. Pero debe usarse sólo para ataques agudos refractarios que no respondan a otros tratamientos, porque sus efectos secundarios pue-den incluir nerviosismo, estremecimiento, insomnio o arritmia.

Qué más puede hacer

- ☑ Evite el humo de cigarro y el polvo excesivo.
- ☑ Beba muchos líquidos para adelgazar la mucosidad.
- ☑ Use humidificador o vaporizador un poco frío para humectar el aire.
- ☑ Póngase compresas calientes en la cara; ayuda a despejar los senos.
- ☑ Piense en usar un irrigador sinusal (lo venden en tiendas naturistas y farmacias) que use agua salada, para drenar la mucosidad.

HECHOS Y CONSEJOS

- Inhalar vaporizaciones de eucalipto reduce la congestión. Agregue unas gotas de aceite de eucalipto a un recipiente con agua; cuando hierva, retírelo del fuego. Con una toalla sobre su cabeza, cubra el recipiente y aspire por ambas fosas. Sople por la nariz con frecuencia.
- Aunque no hay estudios científicos importantes que respalden esta teoría, algunos expertos creen que los alimentos condimentados, como el rábano picante, el wasabe japonés, el ajo o la pimienta de Cayena, pueden descongestionar los senos.

ÚLTIMOS HALLAZGOS

- Generalmente se ha culpado a la leche de producir más mucosidad, y hay quien dice que debe evitarse durante un episodio de sinusitis. Pero un estudio reciente con individuos sanos que tomaron 280 ml de leche todos los días, mostró que no hubo un aumento importante en los síntomas, como congestión o una mucosidad más espesa.

Sabía que...

En la terminología médica, el sufijo -itis (como en sinusitis) significa inflamación.

sobrepeso

Adelgazar es difícil. Las dietas de moda que prometen éxito rápido sin esfuerzo no sirven. Ni una hierba, vitamina o un alimento eliminará esos kilos de más por arte de magia, pero puede mejorar con ciertos complementos alimenticios, un programa de ejercicio y una dieta saludable.

Síntomas

- *Si el peso corporal excede en 20% o más el ideal recomendado.*
- *Si el exceso de peso afecta el nivel de energía y la capacidad para realizar una rutina diaria.*
- *Fatiga o respiración entrecortada durante la actividad normal.*

Consulte a su médico si...

- Engorda de súbito.
- El aumento de peso es por tomar fármacos.
- Necesita ayuda para cambiar su alimentación y rutina de ejercicio.
- No adelgaza a pesar del ejercicio y de reducir calorías.
- Recuerde: Si tiene algún padecimiento, consulte al médico antes de tomar complementos.

Qué es

Tener sobrepeso es una preocupación médica si usted pesa más del 20% del ideal para su estatura. En algunos países, como Estados Unidos, la obesidad suele ser frecuente debido a la dieta diaria. La obesidad no es una enfermedad, pero es un factor de riesgo para afecciones médicas graves como diabetes, cardiopatía, hipertensión arterial y ciertos tipos de cáncer. El peso corporal excesivo pone gran tensión en las articulaciones y aumenta la posibilidad de padecer artritis.

Qué lo provoca

El metabolismo (la velocidad a la que el organismo quema calorías) de cada persona es distinto, y en él influyen muchos factores, incluyendo la genética. Comer a menudo incluso unas cuantas calorías de más, puede hacerlo subir de peso. Por ejemplo, con 100 calorías adicionales al día, aumentará medio kilo en aproximadamente un mes (medio kilo de grasa corporal equivale a 3,500 calorías). Algunos expertos creen que la vida sedentaria influye más que la ingestión de muchas calorías. El ejercicio quema calorías y forma músculos; entre más masa muscular tenga usted, más calorías quemará su organismo al estar en reposo.

Cómo pueden ayudar los complementos

Aunque los complementos no son "panaceas", pueden ser eficaces para dominar el apetito o moderar la pérdida de peso. No exceda las dosis recomendadas; las cantidades mayores no producirán resultados más rápidos, y en cambio pueden causar molestos efectos secundarios.

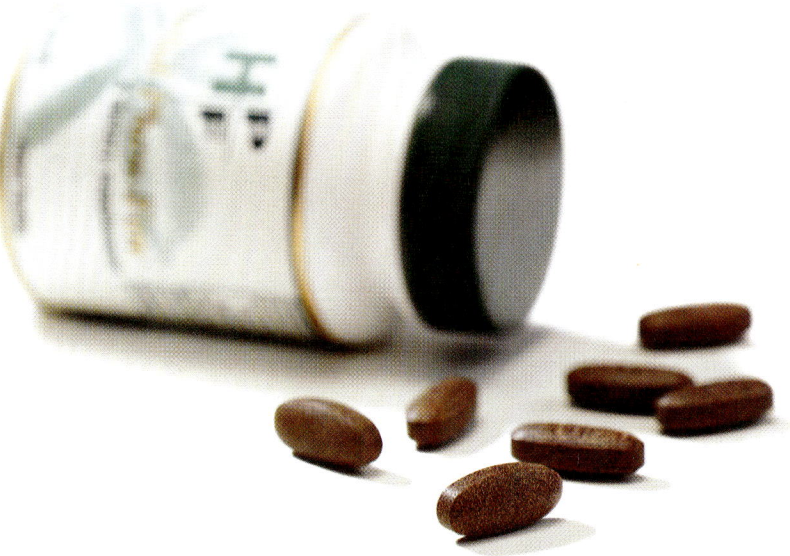

El hiperición debe usarse junto con la efedra para ayudarle a adelgazar sólo si otras medidas, como dieta y ejercicio, no han dado resultado.

Complementos recomendados

Cromo	**Dosis:** 200 mcg, 2 veces al día. **Nota:** Tómelo con comida o un vaso de agua completo.
Psyllium	**Dosis:** 1-3 cdtas. de polvo disuelto en agua o jugo, 3 veces al día. **Nota:** Media hora antes de cada comida; beba mucha agua.
Garcinia	**Dosis:** 500 mg, 3 veces al día. **Nota:** El ácido hidroxicítrico, HCA, es el ingrediente activo.
Hipericón/ Efedra	**Dosis:** 300 mg de hipericón y 130 mg de efedra, 2 veces al día. **Nota:** No lo use si padece glaucoma, hipertensión arterial, cardiopatía, angustia o insomnio; o si toma antidepresivos o el complemento 5-HTP.
Ácidos grasos esenciales	**Dosis:** 1,000 mg de aceite de onagra o 1,000 mg de aceite de borraja; 1,000 mg (1 cápsula) de aceite de linaza , 2 veces al día. **Nota:** El de onagra, 3 veces al día; el de borraja, 1 vez.
Chitosán	**Dosis:** 1,000 mg, 3 veces al día. **Nota:** Con alimentos; evítelo si es alérgico a los mariscos.
5-HTP	**Dosis:** 100 mg, 3 veces al día. **Nota:** Tómelo media hora antes de cada comida. Después de 2 semanas, aumente la dosis a 200 mg, 3 veces al día.

Nota: Use primero los **azules**; los que están en **negro** también pueden ser benéficos. Los complementos que ya esté tomando pueden aportar algunas dosis —vea pág. 39.

El **cromo** ayuda a utilizar grasa para tener energía, y forma músculo. No perderá peso asombrosamente, pero puede ser útil. Los **ácidos grasos esenciales** pueden detener la acumulación excesiva de grasa. Úselos con ***psyllium,*** un tipo de fibra que lo hace sentir "lleno", o **chitosán,** una sustancia que reduce la absorción de grasa en el intestino.

Si necesita controlar su apetito, alterne los siguientes complementos en ciclos de un mes; así, su organismo no se acostumbrará a ninguno en particular. La **garcinia,** extracto de una fruta que crece en la India, puede reprimir el hambre excesiva. Como los bajos niveles de serotonina, sustancia química del cerebro, pueden estar relacionados con comer en exceso, pruebe el **hipericón** o el **5-HTP** (5-hidroxitriptófano), una forma del aminoácido triptófano. Ambos aumentan la producción de serotonina y también tienen efectos antidepresivos (algunos expertos creen que el sobrepeso y la depresión pueden estar relacionados). Sólo las personas muy obesas deben considerar usar la **efedra** con hipericón.

Qué más puede hacer

- ☑ Lleve una dieta rica en fruta, verduras, cereales integrales y legumbres.
- ☑ Coma despacio. Si lo hace muy rápido, el cerebro no recibe el mensaje de que está satisfecho hasta que usted ha comido demasiado.
- ☑ Haga ejercicio con regularidad.

HECHOS Y CONSEJOS

- Propóngase bajar 1/2 o 1 kg a la semana; si baja más, es probable que esté perdiendo agua y músculos, no grasa. Cuando se pierden kilos en forma paulatina y constante, hay más probabilidades de que la pérdida de peso sea permanente.
- No se deje engañar por los tés herbarios "quema grasa". Muchos de ellos contienen hierbas con efectos laxantes o diuréticos; adelgazan eliminando líquidos, no grasa corporal, y si los usa en exceso pueden causar cólicos abdominales, diarrea, vómito o deshidratación.
- Muchas mujeres que tratan de adelgazar aumentan el riesgo de osteoporosis al reducir los productos lácteos, una buena fuente de calcio para los huesos. Tome lácteos descremados o semidescremados o un complemento de calcio, para que su ingesta mínima diaria sea de 1,000 mg de calcio (1,200 mg si pasa de los 50 años).

ÚLTIMOS HALLAZGOS

- Aunque no es una solución milagrosa para adelgazar, tomar cromo parece favorecer la pérdida de grasa corporal. En un estudio reciente, la gente que tomó 400 mcg de picolinato de cromo al día bajó cerca de tres kilos en tres meses, comparado con una pérdida de 1.5 kg en gente que recibió un placebo. Lo mejor es que todo el peso que perdieron quienes tomaron cromo fue grasa, no músculo.

Sabía que...

Se ha relacionado en forma estrecha el inicio de la obesidad con mirar la televisión. A más tiempo frente al televisor, mayor grado de sobrepeso.

tabaquismo

Nunca es tarde para dejar de fumar; pero, por desgracia, es uno de los hábitos más difíciles de romper. Varios complementos naturales pueden aumentar las posibilidades de éxito, ayudando a superar el deseo y a reducir la ansiedad que suele presentarse al dejar el tabaco.

SÍNTOMAS

Al fumar

- *Tos persistente o ataques recurrentes de bronquitis o neumonía.*
- *Carraspera, garganta irritada, mal aliento, dientes amarillos.*
- *Encanecimiento prematuro, calvicie, arrugamiento de la piel.*
- *Impotencia y muchos otros padecimientos.*

Al dejar de fumar

- *Angustia, depresión, deseos de fumar, apetito compulsivo, nerviosismo, irritabilidad.*
- *Somnolencia, fatiga, dolores de cabeza, tos con esputo, estreñimiento.*

Consulte a su médico si...

- Tiene dolores en el pecho o en la parte alta de la espalda; sibilancias o tos crónica; mucosidad rosa o con sangre; úlceras o parches blancos en boca, lengua o garganta: puede tratarse de una enfermedad subyacente.
- No puede dejar de fumar.
- Recuerde: Si tiene algún padecimiento, consulte al médico antes de tomar complementos.

Qué es

Aunque no se considera una enfermedad en sí mismo, el tabaquismo es un hábito con graves consecuencias para la salud. A los pocos minutos de encender un cigarrillo o un puro se elevan la presión arterial y el pulso, y los niveles de oxígeno en el organismo bajan. Después de varios meses de fumar se pueden presentar tos, congestión sinusal, fatiga y respiración entrecortada. A la larga, se pueden desarrollar cáncer, trastornos pulmonares crónicos (enfisema), cardiopatías o derrame cerebral.

Qué lo provoca

¿Por qué tanta gente sigue fumando a pesar de estos riesgos? Porque el tabaquismo es una adicción muy fuerte. La nicotina, droga adictiva del tabaco, no sólo causa efectos físicos en todo el organismo, sino que casi va directamente al cerebro, donde de forma temporal levanta el ánimo y calma la angustia. Los rituales sociales de encender un cigarrillo también disminuyen la ansiedad. Al dejar de fumar, bajan los niveles de nicotina y se presenta agitación, acompañada de una gama de dolencias físicas.

Cómo pueden ayudar los complementos

Diversos complementos pueden aliviar los nervios alterados y la fuerte ansiedad que afecta a quienes tratan de dejar el hábito. Si se toman por varias semanas o meses, ayudan en esta difícil etapa. Todos pueden emplearse con auxiliares contra el tabaquismo, como los parches o goma de mascar con nicotina; y bajo supervisión médica, con antidepresivos.

Empiece aumentando su ingestión de vitaminas B y C, que disminuyen en los fumadores. El **complejo B** ayuda a los nervios y puede reducir la angustia; si usted continúa con mucha ansiedad, también tome **niacinamida,** una forma de niacina de la vitamina B_3. La **vitamina C** ataca el exceso de radicales libres generados por el humo de cigarro y puede calmar la ansiedad y otros síntomas de abstinencia.

Varios otros nutrientes, solos o en conjunto, también disminuyen la ansiedad. El **bicarbonato de sosa** (bicarbonato de sodio) puede dar ali-

El ácido pantoténico de la vitamina B_5 puede ayudarlo a sobrellevar el estrés cuando deja de fumar.

Complementos recomendados

Complejo B	**Dosis:** 1 pastilla, 2 veces al día, con alimentos. **Nota:** Busque un complejo B-50 con 50 mcg de B_{12} y biotina; 400 mcg de ácido fólico, y 50 mg de otras vitaminas B.
Vitamina C	**Dosis:** 2,000 mg, 3 veces al día. **Nota:** Esta dosis puede aflojar las heces. La forma en polvo con pH regulado reduce la irritación estomacal y es fácil de tomar.
Bicarbonato	**Dosis:** 1 cdta. en un vaso de agua, 2 veces al día. **Nota:** No lo tome si debe limitar el sodio o tiene una úlcera.
Extracto de avena	**Dosis:** Media cdta. de tintura, 4 veces al día **Nota:** Tiene base de alcohol; también se llama *Avena sativa.*
Kava kava	**Dosis:** 250 mg, 3 veces al día. **Nota:** Estandarizada con kavalactonas al 30%, mínimo.
Niacinamida B-3	**Dosis:** 500 mg, 2 veces al día, entre alimentos. **Nota:** Tomarla mucho tiempo causa daño hepático y otros efectos secundarios graves; tómela sólo bajo supervisión médica.
Ácido pantoténico	**Dosis:** 500 mg, 2 veces al día. **Nota:** Use pantotenato de calcio, la presentación económica.

Nota: Use primero los **azules**; los que están en **negro** también pueden ser benéficos. Los complementos que ya esté tomando pueden aportar algunas dosis —vea pág. 39.

vio temporal. Según estudios, reduce el deseo de fumar al aumentar el pH de la orina, retardando así la eliminación de cualquier cantidad de nicotina almacenada en el organismo. El **extracto de avena,** que los curanderos de la India han empleado durante siglos para tratar la adicción al opio, es otra opción. Un estudio muestra que redujo considerablemente el deseo de fumar, incluso dos meses después de que la gente dejó el tabaco. Es posible que afecte los niveles de sustancias químicas en el cerebro, causantes de la adicción.

La **kava kava,** hierba ansiolítica, también puede calmar los nervios que provoca la abstinencia de la nicotina, y que suelen disiparse en un mes. Y todos aquellos que quieran librarse de este hábito pueden beneficiarse del **ácido pantoténico,** vitamina B_5 que aumenta la producción de hormonas antiestrés en la glándula suprarrenal.

Qué más puede hacer

☑ Tenga en cuenta los parches o la goma de mascar con nicotina, el antidepresivo bupropión, la acupuntura o la hipnosis. Todos ellos reducen la ansiedad.

☑ Haga ejercicio para reducir el estrés. Una caminata a paso veloz puede ayudar a calmar el deseo intenso de fumar, el cual suele durar tan sólo unos minutos.

HECHOS Y CONSEJOS

- La sensación "estimulante" que produce el tabaco se debe a la nicotina y otros compuestos que imitan los efectos de la acetilcolina, sustancia química del cerebro vital para la memoria y la agudeza mental. Llevar una dieta equilibrada y tomar a diario un potente multivitamínico puede aumentar la producción natural de acetilcolina y reducir la necesidad de fumar.
- Mucha gente no se decide a dejar de fumar por temor a engordar. Para controlar el peso (y alejarse del cigarrillo), ejercítese a menudo y mantenga las manos ocupadas. Pruebe la saludable "comida de conejo": zanahorias, apio, pepinos, etc. También puede hacer trabajos de carpintería, pintar o tejer.

ÚLTIMOS HALLAZGOS

- Los investigadores han sabido durante mucho tiempo que los bebedores fuman más que los abstemios; la bebida a menudo es la entrada social al tabaco. Según un estudio de la Universidad Purdue, el alcohol aumenta el deseo de fumar.
- Según el *Journal of the National Cancer Institute,* quienes dejan de fumar por más de tres meses tienen menos probabilidades de recaer que quienes lo hacen menos tiempo; ésta es otra razón para tomar complementos que ayuden a superar el período crítico.

Sabía que...

A los tres meses de dejar de fumar, aumenta la capacidad pulmonar. Después de unos 15 años, la mayoría de los riesgos de salud por el tabaco desaparecen.

disfunción de la tiroides

Un gran número de personas sufre de trastornos de la glándula tiroides, y con todo, es alarmante que miles de casos no se diagnostiquen. Por suerte, una vez que se identifica, una disfunción de la glándula tiroides se puede tratar con facilidad.

Síntomas

Hipertiroidismo

- *Cambios de humor; desazón; angustia; dificultad para dormir.*
- *Se adelgaza a pesar de tener un mayor apetito; diarrea; ritmo cardíaco rápido; mayor sudoración e intolerancia al calor.*
- *Bocio (abultamiento en la parte anterior del cuello); hinchazón; ojos irritados, debilidad muscular; menstruación ligera o nula.*

Hipotiroidismo

- *Fatiga, letargo o movimientos lentos; depresión; problemas de memoria.*
- *Aumento de peso; estreñimiento; intolerancia al frío.*
- *Cabello y piel resecos; bocio; hinchazón alrededor de los ojos; menstruaciones más abundantes.*

Consulte a su médico si...

- Tiene uno de los síntomas citados; un análisis de sangre confirmará el diagnóstico.
- Recuerde: Si tiene algún padecimiento, consulte al médico antes de tomar complementos.

Qué es

La glándula tiroides consta de dos grandes lóbulos en la base de la garganta; produce hormonas vitales para el adecuado mantenimiento y funcionamiento de todas las células del organismo. Si se libera demasiada hormona tiroidea —hipertiroidismo—, el organismo trabaja muy rápido, como un motor muy caliente. A la inversa, si hay una secreción insuficiente —hipotiroidismo—, el metabolismo puede volverse lento. Ambos tipos de síntomas pueden aparecer muy rápidamente, o evolucionar poco a poco, a menudo como si se tratara de una leve depresión crónica.

Qué la provoca

Casi todos los casos de disfunción tiroidea se deben a un trastorno autoinmune, en el que el propio sistema inmunitario ataca a la tiroides. Otras posibles causas son factores genéticos, trastornos hormonales en otras partes del cuerpo, cirugía, radiación o fármacos. Cantidades insuficientes de yodo en la dieta también pueden causar hipotiroidismo.

Cómo pueden ayudar los complementos

Los complementos recomendados pueden ser benéficos para la gente con trastornos tiroideos, aun si toman fármacos convencionales. Siempre consulte primero a su médico, pues algunos de estos nutrientes pueden modificar la dosis del fármaco. Se ven resultados en un mes.

La **vitamina C** y las **vitaminas del complejo B** son importantes para el tratamiento del hipertiroidismo y el hipotiroidismo. Ayudan a mejorar la función general del sistema inmunitario y la glándula tiroides.

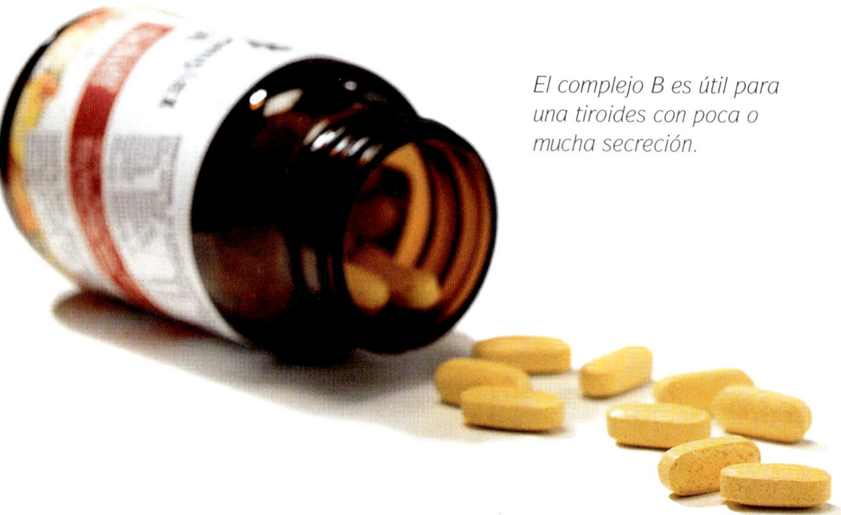

El complejo B es útil para una tiroides con poca o mucha secreción.

Complementos recomendados

Vitamina C	**Dosis:** 1,000 mg al día. **Nota:** Útil para el hipertiroidismo y el hipotiroidismo.
Complejo B	**Dosis:** 1 pastilla cada mañana, para hipertiroidismo o hipotiroidismo. **Nota:** Busque un complejo B-100 con 100 mcg de B_{12} y biotina; 400 mcg de ácido fólico, y 100 mg de otras vitaminas B.
Kelp	**Dosis:** 650 mg de kelp en polvo, al día. **Nota:** Debe aportar 300 mcg de yodo.
Tirosina	**Dosis:** 1,000 mg de L-tirosina al día. **Nota:** Al mes, agregue un complejo de aminoácidos mixtos.
Cinc/Cobre	**Dosis:** 30 mg de cinc y 2 mg de cobre al día. **Nota:** Agregue cobre sólo si usa cinc por más de un mes.
Forskolin	**Dosis:** 50 mg, 2 veces al día. **Nota:** No lo use con fármacos recetados para la hipertensión arterial; puede bajarla. Estandarizado con forskolin al 18%.

Nota: Use primero los **azules**; los que están en **negro** también pueden ser benéficos. Los complementos que ya esté tomando pueden aportar algunas dosis —vea pág. 39.

Quienes tienen una tiroides lenta pueden necesitar otros complementos, pero sólo bajo supervisión médica. Si la afección se debe a una carencia de yodo, puede emplearse el **kelp** (contiene una buena cantidad de yodo) como complemento para el tratamiento convencional. El médico quizá también recomiende **tirosina** que, como el yodo, es otro componente esencial de la hormona tiroidea. Tal vez sea necesario ingerir **cinc** adicional (junto con **cobre** si lo usa durante mucho tiempo, porque el cinc inhibe la absorción de cobre), para estimular la función tiroidea. Si usted tiene hipotiroidismo puede beneficiarse del uso prolongado del **forskolin,** un extracto de *Coleus forskohlii,* hierba usada en la medicina tradicional de la India, que estimula la liberación de hormona tiroidea.

Qué más puede hacer

☑ Revise con regularidad el área del cuello debajo de la manzana de Adán, a fin de buscar cualquier protuberancia que pudiera indicar trastornos de la tiroides.

☑ Si tiene una tiroides muy activa, coma muchas verduras crucíferas, como brócoli, coliflor, colecitas de Bruselas, berza, col y hojas de berza, que tienen un bloqueador tiroideo natural. Evite la sal yodada y los alimentos que contengan yodo, incluso los pescados y mariscos.

☑ Si su tiroides tiene poca secreción, evite las verduras crucíferas y consuma alimentos ricos en yodo.

HECHOS Y CONSEJOS

- Si tiene hipotiroidismo, pregunte a su médico sobre la hormona tiroidea natural. La mayoría receta una hormona tiroidea sintética porque las dosis están bien estandarizadas; consta de una sola hormona conocida como T4, que el organismo convierte en su forma activa, llamada T3. Pero no todos tenemos cantidades adecuadas de una enzima necesaria para convertirla. La natural (extraída de las vacas) puede ser superior para algunas personas porque contiene T4 y T3. Aunque la potencia de la dosificación puede variar de un lote a otro, muchos pacientes, sobre todo los más viejos, mejoran considerablemente al cambiar de la forma sintética a la natural.
- A algunos médicos les preocupa la inocuidad de la hormona tiroidea natural, porque creen que puede contaminarse con virus nocivos. A pesar de que no hay pruebas clínicas de que la hormona tiroidea natural sea la causa de la enfermedad, una hormona sintética llamada Novotiral, que tiene T4 y T3, puede ser una alternativa aceptable.

ÚLTIMOS HALLAZGOS

- Cuidado, fumadores: Según un equipo de investigadores suizos, el tabaco aumenta la gravedad del hipotiroidismo.

Sabía que...

El hipotiroidismo es al menos cuatro veces más frecuente entre las mujeres que entre los hombres; y particularmente las mayores de 50 años son las que corren más riesgo.

tos

Es una de las afecciones más comunes, y cada año millones de personas tienen que ir al médico para que los ayude a combatirla. Sin embargo, en muchos casos, el uso de uno o dos tratamientos naturales puede ser todo lo que usted necesite para aliviar esa molesta tos.

Síntomas

- *La tos en realidad es un síntoma; generalmente indica que hay una infección respiratoria o una irritación en garganta, pulmones, bronquios o bronquiolos.*
- *La tos puede ser seca (improductiva) o húmeda (productiva).*

Consulte a su médico si...

- **La tos persiste día y noche, lo agota o va acompañada de respiración sibilante, entrecortada, o dolor en el pecho, pérdida de peso, o un fuerte dolor de cabeza.**
- **Hay fiebre de 38.3°C, o más.**
- **Siente dolor al respirar.**
- **Produce mucosidad café, rosada, verde, amarilla o con sangre.**
- **Dura más de una semana.**
- **Recuerde: Si tiene algún padecimiento, consulte al médico antes de tomar complementos.**

Qué es

A pesar de que su sonido es como de enfermedad, la tos en realidad es una función vital del organismo. Aunque tal vez no se percate, es probable que tosa una o dos veces cada hora para limpiar de desechos la garganta y las demás vías respiratorias. Es un problema sólo si una sustancia en el ambiente o una enfermedad provoca una tos seca e incontrolable. La tos puede ser seca e improductiva: sin líquido ni esputo (flema); o húmeda y productiva: con expulsión de mucosidad con gérmenes o irritantes.

Qué la provoca

Si un irritante entra en el sistema respiratorio, diminutos receptores en la garganta, los pulmones, los bronquios y los bronquiolos empiezan a producir más mucosidad. Esto estimula las terminaciones nerviosas y activa una secuencia que culmina con una fuerte expulsión de aire y material extraño por la boca: la tos. Diversos factores pueden desencadenarla. Bacterias o virus, como los del resfriado o la gripe, producen mucosidad excesiva que inicia un reflejo tusígeno (sobre todo en la noche: escurren los senos e inducen una tos picante). El asma, la bronquitis, la fiebre del heno y los contaminantes ambientales: humo del tabaco, sustancias químicas o perfumes, son otros causantes.

La acidez también puede desencadenar un acceso de tos (cuando hay reflujo de jugos gástricos por el esófago, y éste quema e irrita la garganta). La tos es un efecto secundario de ciertos fármacos, sobre todo los que se administran para la hipertensión. Es menos común que la tos persistente sea por un tumor en pulmones, garganta, laringe, o por un líquido en los pulmones a causa de una insuficiencia cardíaca congestiva.

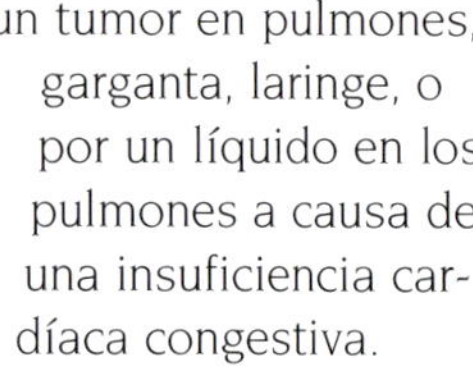

Una tintura de raíz de regaliz ayuda a que la tos sea más productiva.

Complementos recomendados

Gordolobo	**Dosis:** En té, 1 taza al día, según sea necesario. **Nota:** Use 1 cucharada de hierba seca por taza de agua caliente.
Malvavisco	**Dosis:** En té, 1 taza máximo 3 veces al día, según sea necesario. **Nota:** Use 2 cucharadas de hierba seca por taza de agua caliente; puede mezclarlo con gordolobo.
Regaliz	**Dosis:** 45 gotas de tintura o 1 taza de té, 3 veces al día. **Nota:** Añada tintura al agua o a los tés herbarios para la tos, o 1 cda. de hierba seca en agua caliente con olmo o malvavisco.
Marrubio	**Dosis:** En té, 1 taza, máximo 3 veces al día, según necesite. **Nota:** Use 1 o 2 cdtas. de hierba seca por taza de agua ca-liente. Puede tomarse solo o con otra de las hierbas recomendadas.

Los complementos que ya esté tomando pueden aportar algunas dosis —vea pág. 39.

Cómo pueden ayudar los complementos

Pueden usarse remedios naturales en vez de los típicos fármacos antitusígenos. Hay dos objetivos básicos al tratar la tos: el primero es inhibir el reflejo tusígeno, sobre todo si la tos causa dolor o interrumpe el sueño; el segundo es adelgazar la mucosidad, al facilitar la expectoración para que los irritantes puedan expulsarse del organismo.

Un té de **gordolobo** aliviará la garganta y suprimirá la tos seca. No estaría de más que añadiera **malvavisco** a esta mezcla. Al hacer una infusión, esta hierba libera mucílago, una sustancia vegetal viscosa que cubre la garganta y la laringe y calma los receptores tusígenos. Si prefiere, use flores de gordolobo: también tienen mucílago. Agregar al té algo de **regaliz**, uno de los expectorantes más eficaces, aflojará la flema y mitigará los broncoespasmos. (Usar regaliz más de tres semanas puede aumentar la presión arterial.) El té de **marrubio** causa el mismo efecto que el regaliz, pero no aumenta la presión. Se venden combinaciones de estas hierbas en bolsitas de té. Si el té no le gusta, puede probar estas hierbas en tintura; siga las instrucciones del empaque o añada la tintura que use a un vaso pequeño de agua tibia y tómela tres veces al día.

Inhalar vapor de agua caliente aromatizada con unas gotas de aceite de eucalipto o de hierbabuena puede abrir los senos obstruidos, despejar las vías repiratorias y reducir al mínimo los broncoespasmos. Las pastillas para la tos o los dulces con eucalipto, hierbabuena, anís o hinojo aumentan la secreción de saliva, pues tiene usted que estarla pasando, lo cual también inhibe el reflejo tusígeno.

Qué más puede hacer

- ☑ Beba mucha agua, caldo caliente, té y jugo de verduras o de frutas al tiempo para ayudar a adelgazar la mucosidad.
- ☑ Use un vaporizador o humidificador a nivel medio, para humectar el aire.
- ☑ No fume y evite el contacto con gases o vapores irritantes.

HECHOS Y CONSEJOS

■ El llantén *(Plantago lanceolata)* es un remedio antitusígeno eficaz. Pero la FDA advierte que muchos productos que dicen tenerlo, lo que tienen es digitalis, una sustancia que puede causar trastornos cardíacos. Evite los que digan "llantén" en la etiqueta, a menos que den el nombre botánico. Tampoco confunda algún tipo de llantén con el fruto tipo plátano, *Musa paradisiaca.*

C·a·s·o C·l·í·n·i·c·o

EL TÉ HERBARIO ANTITUSÍGENO DE VICKIE

Parecía que Vickie P. cada mes pescaba un resfriado de alguno de sus hijos. Su remedio: un fármaco antitusígeno. Luego de leer que los médicos herbolarios suelen recomendar tés para los resfriados, Vickie decidió hacer su lista de hierbas curativas para la tos. La revisó con su médico y se aseguró de que eran inocuas.

Empezó a experimentar para hallar un té que aliviara los síntomas de su resfriado. Después de muchos tanteos, se le ocurrió una receta en la que ahora tiene fe absoluta. Si está resfriada, cada mañana hace una jarra de té, luego toma tres tazas al día.

Su receta: 1 cucharada de gordolobo; 2 cucharaditas de malvavisco y 1 de hisopo; 45 gotas de tintura de equinácea y 45 de tintura de regaliz por cada jarra de té. Pone las hierbas secas en una tetera, añade agua a punto de ebullición, deja reposar durante 20 minutos y cuela. Añade las tinturas y la miel para darle sabor exactamente antes de tomarlo.

úlceras

De cada 10 personas, 1 tiene alguna úlcera en la vida. Estas dolorosas y a veces mortales erosiones de la pared interna del estómago o del intestino, a menudo pueden tratarse con prontitud y eficacia con fármacos convencionales y un gran número de remedios naturales.

SÍNTOMAS

Síntomas típicos

- *Retortijón o dolor continuo en el estómago, antes o varias horas después de una comida. El dolor se siente como acidez gástrica o puede incluir indigestión, náuseas, vómito o pérdida de peso. La molestia se alivia con antiácidos, comida sin irritantes, o leche y galletas durante la noche.*

Síntomas urgentes

- *Expulsar heces negras o con sangre, o vomitar sangre o partículas que parecen café molido: puede indicar sangrado interno. El dolor abdominal repentino e intenso podría ser una pared intestinal perforada. Son urgencias mortales.*

Consulte a su médico si...

- Tiene síntomas de úlcera.
- Tiene algún signo de sangrado interno o perforación (vómito con sangre, heces negras, como brea, o fuerte dolor en el abdomen): requieren atención médica urgente.
- Recuerde: Si tiene algún padecimiento, consulte al médico antes de tomar complementos.

Qué son

Son algo parecido a la erosión de un cráter en el revestimiento protector del estómago o el duodeno (una parte del intestino delgado). Las glándulas del estómago normalmente segregan sustancias que ayudan a la digestión, incluyendo ácidos y pepsina. A la vez, el estómago y el duodeno segregan una mucosidad que protege las paredes internas de esos jugos digestivos. Una úlcera se forma cuando se rompe ese equilibrio, y los jugos empiezan a digerir la pared interna del estómago o el intestino.

Qué las provoca

Hasta hace poco, la sabiduría convencional sostenía que un estilo de vida lleno de tensiones y una dieta rica en grasas y alimentos condimentado conducían a las úlceras. Hoy día, los investigadores han descubierto que éstas casi siempre son causadas por una bacteria llamada *Helicobacter pylori*. Una vez que se infecta el tubo digestivo, la membrana mucosa se debilita e incluso cantidades pequeñas de jugos digestivos pueden corroer la pared intestinal. El estrés, la dieta, el alcohol, la cafeína o el tabaco pueden agravarlo. Otros factores son la herencia —suele haber familias con úlcera— y el uso prolongado de aspirina, ibuprofeno u otros antiinflamatorios no esteroideos (AINE).

Cómo pueden ayudar los complementos

Si usted tiene una úlcera, el médico quizá le haga un análisis de sangre para ver si hay *H. pylori*, y le recete antibióticos y otros fármacos si el resultado es positivo. Ya sea que haya o no bacterias, tomar los diversos remedios natu-

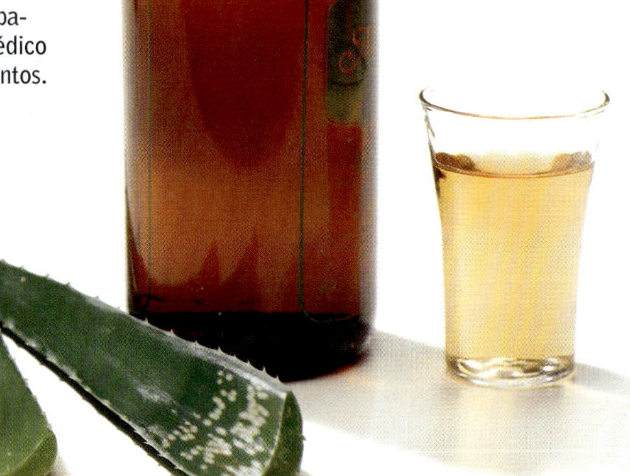

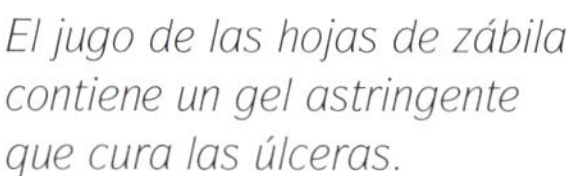

El jugo de las hojas de zábila contiene un gel astringente que cura las úlceras.

Complementos recomendados

Vitamina A	**Dosis:** 100,000 UI diarias durante 7 días; luego 10,000 UI diarias. **Nota:** Las mujeres embarazadas o que piensen embarazarse no deben tomar más de 5,000 UI al día.
Vitamina C	**Dosis:** 1,000 mg, 2 veces al día. **Nota:** Si es con pH regulado, reduce la irritación gástrica.
Cinc/Cobre	**Dosis:** 30 mg de cinc y 2 mg de cobre al día. **Nota:** Agregue cobre sólo si usa cinc por más de 1 mes.
Regaliz (DGL)	**Dosis:** Mastique 1 o 2 obleas de regaliz sin glicirricina (DGL), de 380 mg cada una, 3 veces al día. **Nota:** Tómelo 30 minutos antes de las comidas.
Glutamina	**Dosis:** 500 mg de L-glutamina, 3 veces al dia, durante 1 mes. **Nota:** Tómela en ayunas.
Gamma-orizanol	**Dosis:** 150 mg, 3 veces al día, durante 1 mes. **Nota:** Llamado aceite de salvado de arroz. Tómelo en ayunas.
Jugo de zábila	**Dosis:** ½ taza de jugo, 3 veces al día, durante 1 mes. **Nota:** Con zábila al 98%, sin aloína ni áloe-emodina.

Los complementos que ya esté tomando pueden aportar algunas dosis —vea pág. 39.

rales recomendados (son seguros, ya sea que se usen juntos o con fármacos convencionales) acelera la curación. El dolor suele ceder en una semana, aunque la úlcera puede tardar hasta ocho semanas en sanar.

La **vitamina A** protege las paredes del estómago e intestino delgado, permitiendo que sanen las úlceras. La **vitamina C** puede inhibir directamente el crecimiento de la bacteria *H. pylori*. Otras sustancias que fomentan la curación son el **cinc** (tómelo con **cobre** porque el cinc inhibe la absorción de éste) y obleas de **regaliz (DGL)** sin glicirricina. Éstas no aumentan la presión arterial como el regaliz normal; deben usarse tres meses para aprovechar la curación. La **glutamina** favorece la curación, nutriendo las células que cubren el tubo digestivo; el **gamma-orizanol,** extracto de aceite de salvado de arroz, parece ser benéfico.

Otras investigaciones confirman que el jugo de **zábila** puede reducir las secreciones ácidas del estómago y aliviar los síntomas de la úlcera en algunas personas. Esta planta también tiene compuestos astringentes que previenen el sangrado interno. Los tés de malvavisco, olmo resbaloso, ulmaria y caléndula alivian la membrana mucosa irritada.

Qué más puede hacer

☑ Lleve una dieta rica en fibra; evite alimentos que causen molestia.

☑ Absténgase del alcohol, el café, los refrescos con cafeína y los jugos de fruta ácidos que pueden irritar el revestimiento del tubo digestivo.

☑ No fume; podría retardar la curación de la úlcera.

HECHOS Y CONSEJOS

- Los antibióticos son probablemente lo mejor para eliminar la *H. pylori,* la bacteria que causa la mayoría de las úlceras. Los complementos naturales son más seguros que casi todos los otros fármacos convencionales para las úlceras. Los recomendados alivian y activan la curación. Y la mayoría de ellos tiene pocos o ningún efecto nocivo conocido.

ÚLTIMOS HALLAZGOS

- Varios estudios han demostrado que el regaliz sin glicirricina (DGL) es más eficaz que los antiácidos para prevenir y curar las úlceras; y el regaliz suele ser mucho más barato que la mayoría de los fármacos recetados o antiácidos OTC.
- Según estudios con animales y en tubos de ensayo, la vitamina C puede inhibir directamente la bacteria que causa las úlceras *H. pylori*; esta vitamina tiene una función importante para prevenir y tratar las úlceras.
- En un estudio médico a personas de entre 40 y 75 años, se encontró que los que recibieron casi toda la vitamina A —de la dieta, de los complementos y de las multivitaminas— tuvieron menos probabilidades de tener úlceras duodenales. También era poco probable que las padecieran los que llevaban dietas ricas en fibra.

Sabía que...

Durante mucho tiempo, los curanderos tradicionales han recomendado el jugo de col a la gente con úlceras. Es un buen consejo; la col es rica en glutamina, un aminoácido curativo.

problemas de las uñas

Las uñas protegen las yemas y los dedos de las manos y los pies, son consideradas un signo de belleza. Incluso, las uñas proporcionan pistas sobre la salud en general y alguna enfermedad subyacente. La buena nutrición es la clave de su vitalidad.

SÍNTOMAS

- *Uñas secas, que se parten y crecen muy despacio; podría ser por carencias alimenticias.*
- *Las uñas gruesas o amarillas (a menudo de los pies) pueden tener un hongo. Los desechos acumulados debajo de ellas pueden desprenderlas del lecho ungueal.*
- *Los cambios en el color, tamaño o textura de las uñas pueden indicar una enfermedad subyacente.*

Consulte a su médico si...

- **Nota algunas anormalidades en las uñas, ya que pueden indicar algún trastorno médico más grave. Las uñas con vetas blancas pueden ser indicio de cardiopatías, y un matiz azulado debajo de las uñas (en vez de rosa) podría ser señal de asma o enfisema.**
- **Recuerde: Si tiene algún padecimiento, consulte al médico antes de tomar complementos.**

Qué son

Las uñas, compuestas principalmente por una proteína fibrosa llamada queratina, son uno de los tejidos más fuertes del organismo. Pero pueden crecer más despacio de lo normal, debilitarse o quebrarse por varias razones. Uno de los problemas más comunes es la micosis: una de cada 25 personas tiene este trastorno pertinaz y de aspecto desagradable.

Qué los provoca

La nutrición es decisiva para el crecimiento y aspecto de las uñas. La ingesta insuficiente de vitaminas B, por ejemplo, puede producir surcos en las uñas; y la falta de calcio, resequedad y fragilidad. Muy poca vitamina C o ácido fólico pueden ser responsables, en parte, de los padrastros. Además, pueden cambiar de color si la sangre no tiene suficiente oxígeno a causa de una enfermedad (como el asma), y la exposición a la sustancias químicas puede resecarlas, volviéndolas débiles y quebradizas.

El hongo del pie de atleta también puede infectar las uñas. Se multiplica en zapatos y calcetines sudados y entra en cualquier grieta minúscula causada en aquéllas por actividades físicas vigorosas como trotar.

Cómo pueden ayudar los complementos

Puede usar diversos complementos para fortalecer las uñas en general. Quizá necesite unas ocho semanas para ver resultados. La **biotina** y otras **vitaminas B,** tomadas junto con un **complejo de aminoácidos** y **vitaminas C** y **E,** tienen un efecto sinérgico que ayuda a producir queratina y otras proteínas necesarias para unas uñas fuertes. Un complejo de aminoácidos mixtos también tiene azufre, necesario para su crecimiento.

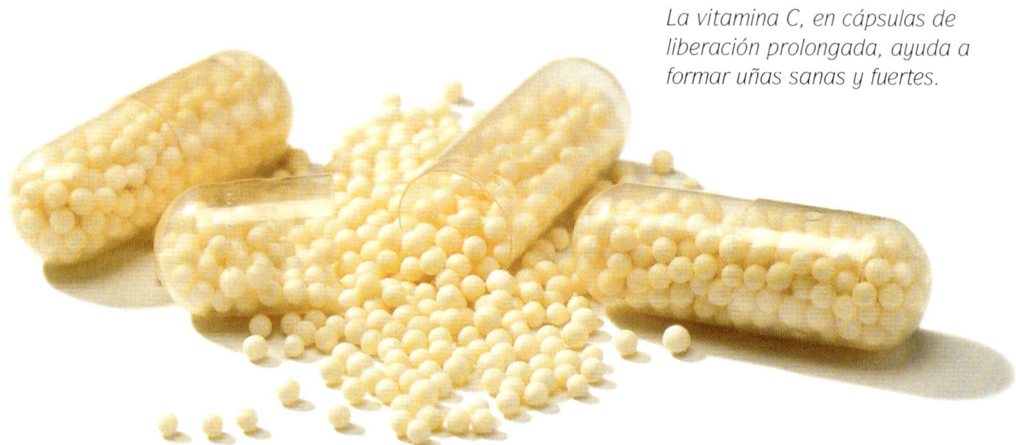

La vitamina C, en cápsulas de liberación prolongada, ayuda a formar uñas sanas y fuertes.

Complementos recomendados

Biotina	**Dosis:** 600 mcg, 2 veces al día durante 8 semanas. **Nota:** Tómelo con alimentos.
Complejo B	**Dosis:** 1 pastilla diaria, en el desayuno. **Nota:** Busque un complejo B-50 con 50 mcg de B_{12} y biotina; 400 mcg de ácido fólico; y 50 mg de otras las vitaminas B.
Complejo de aminoácidos	**Dosis:** 1 pastilla, 2 veces al día. **Nota:** Se absorben mejor tomándolos en ayunas.
Vitamina C/ Vitamina E	**Dosis:** 1,000 mg de C, 3 veces al día; 400 UI de vitamina E al día. **Nota:** La vitamina C aumenta los efectos de la vitamina E.
Fórmula para densidad ósea	**Dosis:** Siga las instrucciones del empaque. **Nota:** El complemento debe aportar mínimo 600 mg de calcio, 250 mg de magnesio y 200 UI de vitamina D al día.
Aceite de linaza	**Dosis:** 1 cda. (14 g) al día. **Nota:** Puede tomarse con alimentos; hágalo en el desayuno.
Aceite de onagra	**Dosis:** 1,000 mg, 3 veces al día. **Nota:** O bien, 1,000 mg de aceite de borraja una vez al día.
Aceite de melaleuca	**Dosis:** Para micosis, frote en las uñas afectadas 2 veces al día. **Nota:** Use aceite de melaleuca puro. Nunca debe ingerirse.

Nota: Use primero los **azules**; los que están en **negro** también pueden ser benéficos. Los complementos que ya esté tomando pueden aportar algunas dosis —vea pág. 39.

Además de fortalecer el esqueleto, una **fórmula para densidad ósea** proporciona calcio y otros minerales benéficos para las uñas. El **aceite de linaza** y el **aceite de onagra,** son ricos en dos tipos distintos de ácidos grasos esenciales que nutren las uñas y evitan que se agrieten.

Por desgracia, las uñas con hongos son difíciles de curar. La vitamina C, de ingestión oral, tomada junto con vitamina E, es una buena opción; aumenta la inmunidad y puede ayudar a combatir la infección. Además, frote **aceite de melaleuca,** aceite de ajo o ungüento de caléndula en las uñas afectadas, dos veces al día durante varios meses.

Qué más puede hacer

☑ No corte la cutícula. Protegen a las uñas contra hongos y bacterias.

☑ Use guantes de hule para las tareas domésticas o al manipular sustancias químicas. Aplíquese petrolato en las uñas después de haber tenido las manos en contacto con el agua.

☑ Mantenga las uñas cortas; las largas se quiebran con facilidad. Remoje las uñas antes de cortarlas, para evitar que se partan o desprendan.

HECHOS Y CONSEJOS

- Una taza diaria de té de tallos de avena, equiseto u ortiga puede mejorar la salud de las uñas. Estas hierbas son ricas en sílice y otros minerales necesarios para el crecimiento de las uñas.
- El aceite de melaleuca es barato y con menos efectos secundarios que los antimicóticos recetados, pero no siempre surte efecto. Pregunte a su médico qué otras alternativas tiene. Algunos homeópatas preparan fórmulas económicas que pueden ser muy eficaces.
- A pesar de afirmarse lo contrario, la gelatina no fortalece ni ayuda a las uñas a crecer. La proteína de ésta no tiene la mezcla adecuada de aminoácidos para la formación de uñas.

ÚLTIMOS HALLAZGOS

- En un estudio comparativo, el aceite de melaleuca y un popular fármaco antimicótico (clotrimazol) tuvieron el mismo efecto en uñas con hongos. A los seis meses de tratamiento, 60% en cada grupo tuvo una respuesta total o parcial.
- Investigadores suizos descubrieron que la gente con uñas delgadas, débiles y partidas que tomó 2,500 mcg de biotina diariamente, engrosó sus uñas un 25%.

Sabía que...

Durante mucho tiempo, los veterinarios fortalecieron las pezuñas equinas (compuestas de queratina) con biotina. Más tarde, los investigadores médicos descubrieron que también vigoriza las uñas humanas.

várices

Los vasos sanguíneos azulados y protuberantes que aparecen en las piernas suelen doler y tener un aspecto desagradable. Es posible evitar la cirugía con una dieta adecuada, unos cambios en el estilo de vida, un buen consumo de vitaminas y el uso de algunas hierbas útiles.

SÍNTOMAS

- *Venas violáceas, serpenteantes e hinchadas en la pantorrilla, en las corvas o en la parte interna de los muslos.*
- *Dolor en las piernas, sobre todo al estar mucho tiempo de pie.*
- *En casos graves, se hinchan los tobillos.*

Consulte a su médico si...

- El área en torno a las venas varicosas se pone roja: podría ser un signo de inflamación venosa, que puede ser grave.
- El dolor dificulta caminar.
- La piel alrededor de la vena cambia de color o se escama.
- Hay una llaga persistente y pequeña sobre una vena.
- Los tobillos se hinchan: quizá esté reteniendo líquidos.
- Recuerde: Si tiene algún padecimiento, consulte al médico antes de tomar complementos.

Qué son

Las venas normales —los vasos que transportan sangre al corazón— tienen válvulas que se cierran y abren para que la sangre fluya en una sola dirección. Si estas válvulas se debilitan y no cierran bien, la sangre regresa y se acumula, provocando venas protuberantes. Comúnmente se les denomina várices, y casi siempre aparecen en las piernas (aunque las hemorroides son, de hecho, várices en el ano).

En la mayoría de la gente, las várices son sólo una molestia leve. Pero en casos graves, la sangre y otros fluidos escapan de las venas hacia el tejido circundante, causando comezón, piel escamosa o tobillos hinchados debido al líquido que se acumula en las piernas. A veces, éstas se sienten doloridas o pesadas, sobre todo después de estar de pie por períodos prolongados. Sin tratamiento, las venas pueden empeorar.

Qué las provoca

Los factores hormonales y genéticos influyen en la aparición de las várices. La afección tiende a ser hereditaria y la incidencia es de cuatro mujeres por un hombre.

Otras posibles causas incluyen obesidad, embarazo o levantar peso con frecuencia; todo esto puede ejercer una presión excesiva en las venas. El embarazo produce cambios hormonales que se cree debilitan las venas de las piernas. Las várices tienden a afectar a las personas que permanecen mucho tiempo de pie, que suelen cruzar las piernas o que hacen poco ejercicio. También son susceptibles las que tiene insuficiencia cardíaca congestiva (una incapacidad del corazón para bombear la sangre de manera adecuada) o afecciones hepáticas.

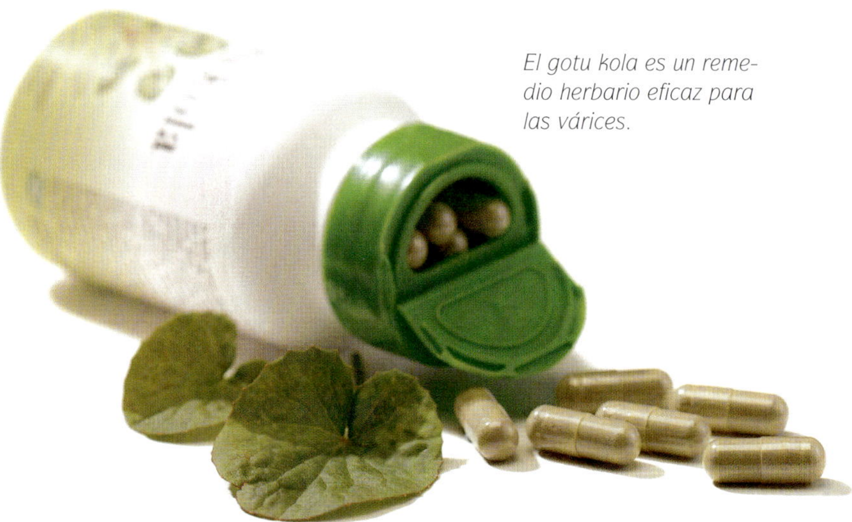

El gotu kola es un remedio herbario eficaz para las várices.

Complementos recomendados

Vitamina C/ Flavonoides	**Dosis:** 1,000 mg de vit. C y 500 mg de flavonoides, 3 veces al día. **Nota:** Reduzca la dosis de vitamina C si se presenta diarrea.
Vitamina E	**Dosis:** 400 UI, 2 veces al día. **Nota:** Si está tomando anticoagulantes, consulte a su médico.
Gotu kola	**Dosis:** 200 mg de extracto o 400-500 mg crudo, 3 veces al día. **Nota:** Extracto estandarizado con asiaticósidos al 10%.
Arándano	**Dosis:** 80 mg, 3 veces al día. **Nota:** Estandarizado para contener antocianósidos al 25%.
Castaña de Indias	**Dosis:** 500 mg cada mañana. **Nota:** Estandarizado para contener escina al 16%-21%.
Rusco	**Dosis:** 150 mg, 3 veces al día. **Nota:** Estandarizado con ruscogenina al 9%-11%.

Nota: Use primero los **azules**; los que están en **negro** también pueden ser benéficos. Los complementos que ya esté tomando pueden aportar algunas dosis —vea pág. 39.

Cómo pueden ayudar los complementos

Si usted tiene várices, tomar **vitamina C** con **flavonoides** (que ayudan al organismo a aprovechar la vitamina C) y **vitamina E** puede aumentar la circulación sanguínea y fortalecer las paredes de las venas y los capilares. También puede añadir **gotu kola** a estas vitaminas; probablemente se trate de la hierba más útil para esta afección. El gotu kola aumenta el flujo sanguíneo, tonifica el tejido conjuntivo alrededor de las venas y las mantiene flexibles. El **arándano** complementa al gotu kola; a menudo los venden juntos en un solo complemento. Puede usar **castaña de Indias** en lugar del gotu kola y el arándano. Al parecer, esta hierba controla la inflamación e hinchazón y reduce los líquidos acumulados. Si no consigue el extracto estandarizado de castaña de Indias, puede usar **rusco.** Quizá tarde unos tres meses en ver resultados. Tome las vitaminas y hierbas que le den mejores resultados, en forma indefinida.

Qué más puede hacer

- ☑ Haga ejercicio, pero evite las actividades de alto impacto. Camine, ande en bicicleta o nade, en vez de trotar. Si levanta pesas, que sean ligeras.
- ☑ Eleve las piernas siempre que pueda. Esto ayuda a prevenir la acumulación de sangre en las venas.
- ☑ Evite estar sentado o parado por mucho tiempo; no cruce las piernas.
- ☑ No use ropa ajustada, incluyendo zapatos, cinturones o medias. Estas prendas pueden apretar las venas de las piernas y las que están alrededor de éstas, y dificultar que la sangre ascienda como debe hacerlo.

ÚLTIMOS HALLAZGOS

- Según un estudio italiano reciente a 87 personas, el gotu kola fortalece las venas. Comparado con los que recibieron un placebo, quienes tomaron gotu kola mostraron una mejoría notoria en las venas luego de tomarlo por dos meses. No se reportaron efectos secundarios nocivos.
- Las medias de compresión suelen recomendarse para las venas varicosas. Mitigan los síntomas, pero son incómodas y caras. Un estudio alemán reciente encontró que la castaña de Indias produce los mismos beneficios que las medias de compresión en personas con riesgo de desarrollar venas varicosas.

Caso Clínico

PIERNAS SIEMPRE BELLAS

Más que la mayoría de sus amigas, Carol S. temía rebasar los 40. A esa edad empezarían las várices, problema que asolaba a las mujeres de su familia. Veía sus delgadas venas azules y luego, nerviosa, las enormes y abultadas venas de su madre y tías; varias de ellas también tenían piernas hinchadas, cambios de color intenso y llagas abiertas.

Un día, Carol decidió que su prioridad sería "prevenir las várices". Empezó a hacer ejercicio con regularidad y a usar medias de compresión; cambió su dieta, evitó estar de pie mucho tiempo y cruzar las piernas; y tomó religiosamente gotu kola y otros complementos que había leído eran para una "salud venosa óptima".

A los 45, las várices de Carol prácticamente han desaparecido. Al verse al espejo no puede dar crédito a sus ojos. "No hay duda. Cambios sencillos les dieron nueva vida a mis piernas", dice.

verrugas

Es el problema cutáneo más común. Tarde o temprano, 1 de cada 10 personas tiene al menos una. Aunque muchas verrugas desaparecen solas, algunos tratamientos naturales activan la curación para millones de personas con estas tumoraciones de aspecto desagradable.

SÍNTOMAS

Pueden crecer solas o en grupo; algunas pueden dar comezón o sangrar, pero casi todas son indoloras.

- ***Verruga común:*** *Excrecencia plana o saliente, por lo general en manos o dedos; suele ser apenas un poco más oscura que la piel.*
- ***Verruga plantar:*** *Protuberancia plana o un poco elevada en la planta de los pies; parece un callo.*
- ***Verruga genital:*** *Excrecencia entre rosa y rojiza, con una pequeña cabeza floreada, que aparece en el área anal o genital.*

Consulte a su médico si...

- Tiene una excrecencia cutánea inusual o molesta.
- Le sale alguna después de los 45 años.
- Una verruga es más grande que la goma de un lápiz; si sangra, duele, molesta o está en el área genital.
- Una verruga no responde al tratamiento a las 12 semanas.
- Recuerde: Si tiene algún padecimiento, consulte al médico antes de tomar complementos.

Qué son

Aunque pueden parecen graves, estas pequeñas excrecencias cutáneas casi siempre son inofensivas. Las hay de muchos tipos, como las comunes, que suelen salir en los dedos o las manos, y las plantares, que aparecen en los pies. Las genitales se consideran las más graves porque, a diferencia de las demás, son muy contagiosas y algunas de ellas pueden aumentar el riesgo de contraer cáncer de pene, cervicouterino o cutáneo.

Qué las provoca

Aparecen cuando un virus de papiloma humano (hay muchos tipos diferentes) invade la capa superior de la piel, generalmente a través de una pequeña cortada o escoriación. Al ocurrir una infección, pueden pasar de uno a ocho meses, o a veces hasta años, para que aparezca una verruga. La baja inmunidad activa el virus de las verrugas y hace que éstas salgan.

Cómo pueden ayudar los complementos

La aparición de verrugas a menudo se relaciona con la salud y la fuerza del sistema inmunitario; por ende, los complementos que fortalecen la inmunidad, como la **vitamina A** y la **vitamina C,** ayudar a eliminar las excrecencias y, tomados durante mucho tiempo, a prevenir las recurrencias.

Además, pruebe alguno de los siguientes tratamientos tópicos: **vitamina E, aceite de ajo** y **aceite de melaleuca;** tinturas de **hidrastis** y de **pau d'arco,** o **gel de zábila.** También puede usar en forma externa vitamina C en polvo, mezclada con agua. Todos necesitan aplicarse en una compresa, como un trozo de franela o gasa de algodón. Se cree que ca-

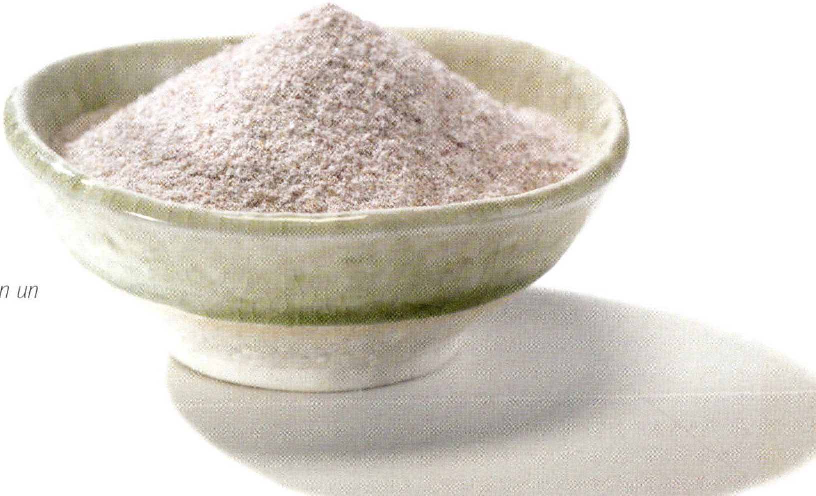

La vitamina C en polvo, con un poco de agua y aplicada como compresa, ayuda a desaparecer las verrugas.

Complementos recomendados

Vitamina A	**Dosis:** 50,000 UI, 2 veces diarias, durante 10 días. **Nota:** Las mujeres embarazadas o que piensen embarazarse no deben tomar más de 5,000 UI al día.
Vitamina C	**Dosis:** 1,000 mg, 3 veces al día. **Nota:** La vitamina C en polvo (½ cdta.) puede mezclarse con un poco de agua y aplicarse como compresa 2 veces diarias.
Vitamina E	**Dosis:** Rompa una cápsula y agregue el contenido a una compresa. **Nota:** Aplique al acostarse y retire en la mañana, hasta curar.
Aceite de ajo	**Dosis:** Empape una compresa en aceite de ajo. **Nota:** Aplique al acostarse y retire en la mañana, hasta que sane.
Aceite de melaleuca	**Dosis:** Ponga varias gotas en una compresa. **Nota:** Aplique al acostarse y retire en la mañana, hasta que sane.
Hidrastis	**Dosis:** Empape una compresa en tintura. **Nota:** Aplique al acostarse y retire en la mañana, hasta que sane.
Pau d'arco	**Dosis:** Empape una compresa en tintura. **Nota:** Aplique al acostarse y retire en la mañana, hasta que sane.
Gel de zábila	**Dosis:** Ponga un poquito de gel en una compresa. **Nota:** Use hojas de zábila o gel comercial.

Nota: Use primero los **azules**; los que están en **negro** también pueden ser benéficos. Los complementos que ya esté tomando pueden aportar algunas dosis —vea pág. 39.

da uno contiene ingredientes contra los virus que pueden favorecer la curación. Si parece que uno no surte efecto, experimente con otro. Diluya el preparado en un poco de agua o aceite vegetal si se presenta irritación en la piel, y frote un poco de petrolato en el área circundante. Siempre diluya los preparados si los aplica en los genitales, que pueden ser zonas muy sensibles. Cambie la compresa a diario. Los beneficios deben notarse en unos tres o cuatro días. Continúe con el tratamiento tópico hasta que desaparezcan las verrugas.

Otros complementos que pueden aplicarse como compresas son el aceite de castor (mezclado con un poco de bicarbonato de sosa) y el aceite de clavo. Puede probar estos remedios en casi todo tipo de verrugas, incluso en las genitales. Pero consulte a su médico, sobre todo en el caso de estas últimas, que requieren atención médica precisa.

Qué más puede hacer

☑ Use sandalias en el gimnasio o en la alberca. Algunos virus de las verrugas plantares se propagan en el piso de los vestidores.

☑ Las verrugas persistentes pueden requerir fármacos recetados para eliminarlas, o tratamiento láser, de congelación o calcinación, en el consultorio de un dermatólogo.

HECHOS Y CONSEJOS

- Para verrugas reacias, remoje el área afectada con agua muy caliente unos 20 minutos antes de aplicar un tratamiento tópico. Esto puede ayudar a que el remedio penetre en la piel.
- Los remedios de venta libre a veces son eficaces, pero tenga cuidado: las sustancias químicas tienen mas probabilidades de irritar la piel que los complementos naturales.
- Si tiene verrugas en la cara, en las piernas o en otras partes que afeite, evite las navajas rectas; pueden propagar las verrugas. Use una rasuradora o depiladora eléctrica. Cortar o rascar una verruga también puede causar sangrado, infección o cicatrices.

ÚLTIMOS HALLAZGOS

- Según estudios del Centro de Investigación del Cáncer Fred Hutchinson, en Seattle, es posible que el alcohol propicie las verrugas genitales. Los investigadores hallaron que después de ajustar la dieta, el comportamiento sexual y otros posibles factores, quienes tomaban de dos a cuatro bebidas alcohólicas a la semana duplicaron el riesgo de tener verrugas genitales. Cinco o más copas a la semana aumentan los riesgos.
- Otro estudio reciente señala el tabaco como un posible factor de riesgo para las verrugas genitales. Las fumadoras quintuplican las probabilidades de tenerlas, contra aquellas que no fuman.

infecciones de las vías urinarias

La ciencia ha probado lo que los curanderos ya habían afirmado: estas molestas y potencialmente graves infecciones, que son uno de los problemas de salud más comunes de las mujeres, muchas veces se curan con remedios naturales.

Síntomas

- *Necesidad imperiosa y frecuente de orinar.*
- *Orinar poco, a pesar del deseo frecuente e imperioso de hacerlo.*
- *Ardor o dolor agudo al orinar.*
- *Orina extraordinariamente oscura o turbia, o de olor fuerte.*
- *Cólicos o pesadez en la parte baja del abdomen.*

Consulte a su médico si...

- Durante más de 24 horas persisten síntomas como el ardor o el dolor.
- El ardor va acompañado de flujo vaginal o secreción del pene.
- Hay fiebre, escalofríos o dolor de espalda.
- Hay sangre en la orina.
- Recuerde: Si tiene algún padecimiento, consulte al médico antes de tomar complementos.

Qué es

Conocida como cistitis o infección vesical, la infección de las vías urinarias (IVU) provoca la inflamación de la vejiga o de la uretra (el tubo que drena la orina desde la vejiga al exterior). Afecta con mayor frecuencia a las mujeres; 1 de cada 5 sufre una infección de este tipo al menos una vez al año. Es mejor atenderlas pronto —a veces con antibióticos—, porque las infecciones recurrentes pueden dar lugar a infecciones renales graves.

Qué las provoca

En esencia, todas estas infecciones se deben a una infección bacteriana. Normalmente, la orina es estéril (sin gérmenes) al ser expulsada de los riñones y almacenada en la vejiga; al salir por la uretra, limpia las pequeñas cantidades de bacterias en ésta. A veces, las bacterias de las vías urinarias afectan las defensas del organismo y se multiplican, causando una infección. No orinar cuando se siente la necesidad puede aumentar la probabilidad de infecciones. Pueden influir una mala higiene y el embarazo (el feto puede oprimir la vejiga e impedir que se vacíe del todo).

Cómo pueden ayudar los complementos

Tome los complementos recomendados en cuanto sienta ardor al orinar. Empiece con **vitamina C** y **arándano agrio.** La vitamina C acidifica la orina, haciendo que la vejiga sea un lugar menos propicio para que proliferen las bacterias nocivas, y además fortalece las defensas inmunitarias del organismo. El arándano agrio también acidifica la orina; pero lo más importante es que impide que las bacterias infecciosas se adhieran a la pared de las vías urinarias. Se sabe poco sobre cómo actúa el **uva ursi,** aunque para algunas personas es una opción muy eficaz, en vez de la vi-

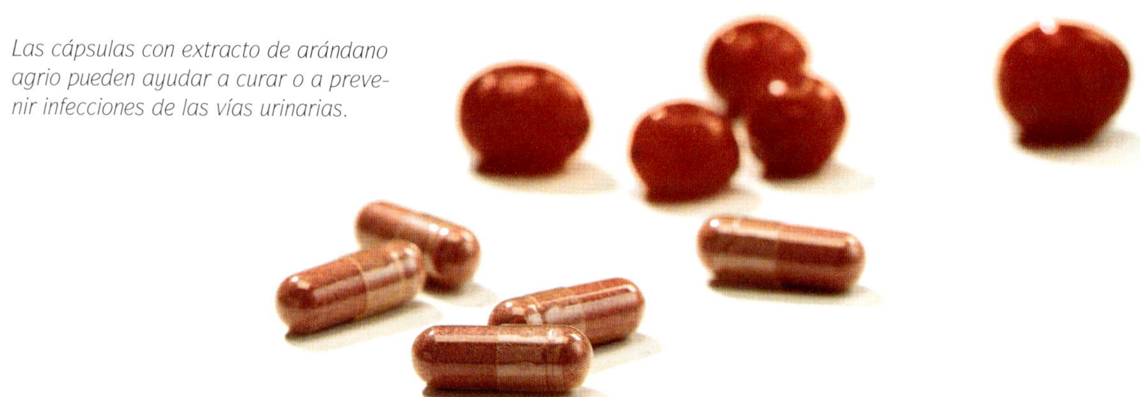

Las cápsulas con extracto de arándano agrio pueden ayudar a curar o a prevenir infecciones de las vías urinarias.

Complementos recomendados

Vitamina C	**Dosis:** 500 mg cada 3 horas, según lo tolere. **Nota:** Suspenda si las heces se vuelven flojas.
Arándano agrio	**Dosis:** 400 mg, 2 veces al día. **Nota:** O beba 480 ml de jugo puro, sin azúcar, al día.
Hidrastis	**Dosis:** 1 taza de té de hidrastris, varias veces al día. **Nota:** Evítelo si está embarazada. El hidrastis también puede mezclarse con té de equinácea o de ortiga.
Acidófilos	**Dosis:** 1 pastilla (1-2 millardos de organismos), 2 veces al día. **Nota:** Tómelos si también le han recetado antibióticos.
Uva ursi	**Dosis:** 500 mg o ½ cdta. de tintura, 4 veces al día, 1 semana. **Nota:** Compre extracto estandarizado con arbutina al 20%. No lo tome con vitamina C o arándano agrio; ni si está embarazada.
Equinácea	**Dosis:** 1 taza de té de equinácea, varias veces al día. **Nota:** Puede mezclar esta hierba con hidrastis u ortiga.
Ortiga	**Dosis:** 1 taza de té de ortiga, varias veces al día. **Nota:** Puede mezclar esta hierba con equinácea o hidrastis.

Nota: Use primero los **azules**; los que están en **negro** también pueden ser benéficos. Los complementos que ya esté tomando pueden aportar algunas dosis —vea pág. 39.

tamina y el arándano (no debe tomarse con esas sustancias acidificantes por más de una semana). Cualquiera de estos complementos puede tomarse junto con diversos tés antiinflamatorios e inmunizadores como **hidrastis, equinácea** y **ortiga**; tomar muchos líquidos también ayuda a expulsar las bacterias.

Como algunas infecciones de las vías urinarias pueden convertirse en infecciones renales graves, es importante que estas terapias naturales se prueben sólo durante 24 a 36 horas antes de buscar atención profesional. Si se confirma una infección, quizá el médico recete antibióticos. Por desgracia, éstos eliminan las bacterias nocivas y las "benignas", que normalmente protegen las vías urinarias y el tracto digestivo. Los **acidófilos** (pueden combinarse con otra fuente de bacterias benignas, los bífidus) son útiles, sobre todo si se toman antibióticos, pues reponen las benignas. Los otros complementos pueden tomarse junto con los antibióticos.

Qué más puede hacer

☑ Beba al menos 240 ml de agua cada hora. Tomar muchos líquidos aumenta el flujo de orina, y la probabilidad de que las sustancias nocivas sean expulsadas del organismo. Si tiene que orinar, no "se aguante".

☑ Mantenga limpias y secas las áreas anales y genitales. Lávese antes y después del coito. Al defecar, límpiese de adelante hacia atrás; use ropa interior de algodón, y al terminar de nadar o de hacer ejercicio póngase pronto la ropa seca.

HECHOS Y CONSEJOS

- Para un té contra las infecciones de la vejiga, ponga 2 cucharaditas de ortiga, hidrastis o equinácea (o una combinación de todas) en una taza de agua muy caliente. Deje reposar 15 minutos y cuele. Endulce con miel.
- Además de tomarse en té, como limpiadores, el hidrastis y la equinácea previenen recaídas en mujeres propensas a las infecciones vesicales. Prepare una taza de té con una de las hierbas (o una mezcla); déjelo reposar. Ya frío, límpiese el área genital con un aplicador de algodón.
- Si está pensando en el uva ursi, necesita que su orina sea alcalina. Para lograrlo, beba muchos jugos de cítricos, como naranja o toronja, y leche. También puede agregar un poco de bicarbonato de sosa a su comida (unas 2 cucharaditas al día). Pero evítelo si debe limitar su ingesta de sal.
- Evite los lavados vaginales perfumados y los atomizadores para la higiene femenina. Pueden irritar las vías urinarias.

ÚLTIMOS HALLAZGOS

- Investigadores de Harvard hallaron que entre las mujeres de edad avanzada con altos niveles de bacterias en la orina, aquellas que bebían 300 ml de jugo de arándano agrio al día redujeron mucho el riesgo de adquirir una infección en las vías urinarias durante seis meses.

Sabía que...

Un estuche para pruebas caseras, a la venta en farmacias, le ayuda a determinar si tiene una IVU. Pero siempre consulte a su médico si los síntomas persisten más de 24 a 36 horas.

CAPÍTULO II

complementos

En este capítulo hallará la descripción detallada, en orden alfabético, de más de 80 complementos populares. Cada uno tiene un código de color según su tipo (vea una explicación general de estos complementos básicos en la página 15):

- Vitaminas
- Minerales
- Hierbas
- Complementos alimenticios

Las reseñas describen el complemento, sus presentaciones y cómo actúa para favorecer la salud y prevenir o aliviar afecciones específicas. Explican con claridad cuánto se necesita, las dosis adecuadas y otras recomendaciones para el complemento, junto con los posibles efectos secundarios. También indica las principales fuentes alimenticias de las vitaminas y minerales.

Si usted tiene una enfermedad grave, o que no haya sido diagnosticada correctamente, antes de usar un complemento asegúrese de leer las advertencias que están a la izquierda de cada entrada. Para tener más información sobre un trastorno específico, vea el capítulo I, "Padecimientos". Siempre consulte a su médico.

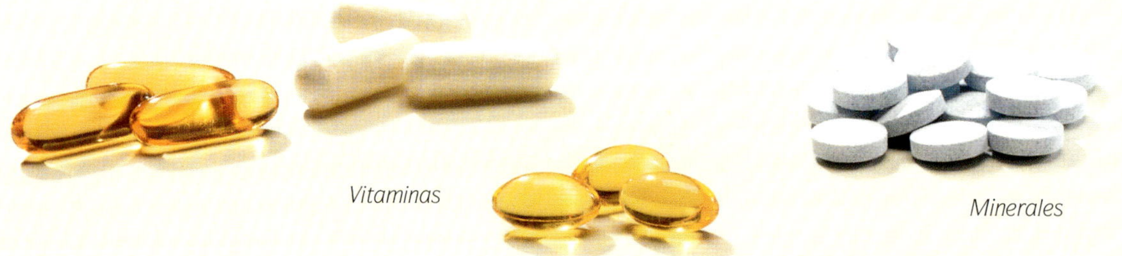

Vitaminas

Minerales

Respecto a las recomendaciones

Las dosis que se sugieren aparecen en las descripciones de los complementos. Las cifras representan la cantidad total diaria que se necesita de un complemento para tratar un trastorno específico. En términos prácticos, esto significa que tal vez usted tenga que ajustar esta cifra de acuerdo con la cantidad que ya está ingiriendo en sus complementos multivitamínicos o individuales por otros motivos de salud.

Por ejemplo, sugerimos tomar 400 UI de vitamina E diariamente para prevenir el cáncer. Si su multivitamínico diario incluye 400 UI, no necesita más vitamina E. Si usted padece angina de pecho (que requiere 800 UI de vitamina E) solamente tendrá que tomar otras 400 UI para cubrir la cantidad recomendada.

Las dosis indicadas en el libro son informativas, pero cada persona es distinta. Si usted tiene un padecimiento grave, consulte al médico sobre su caso particular y sobre la dosis que debe tomar. Siempre lea la etiqueta y nunca exceda la dosis recomendada, aunque esté en tratamiento para varias afecciones.

Nota: Aunque hicimos todo lo posible por incluir dosis fáciles de conseguir, las concentraciones en los productos complementarios varían mucho. Las personas calificadas, como farmacéuticos, empleados de tiendas naturistas y profesionales de la salud, pueden ayudarlo a determinar una dosis equivalente.

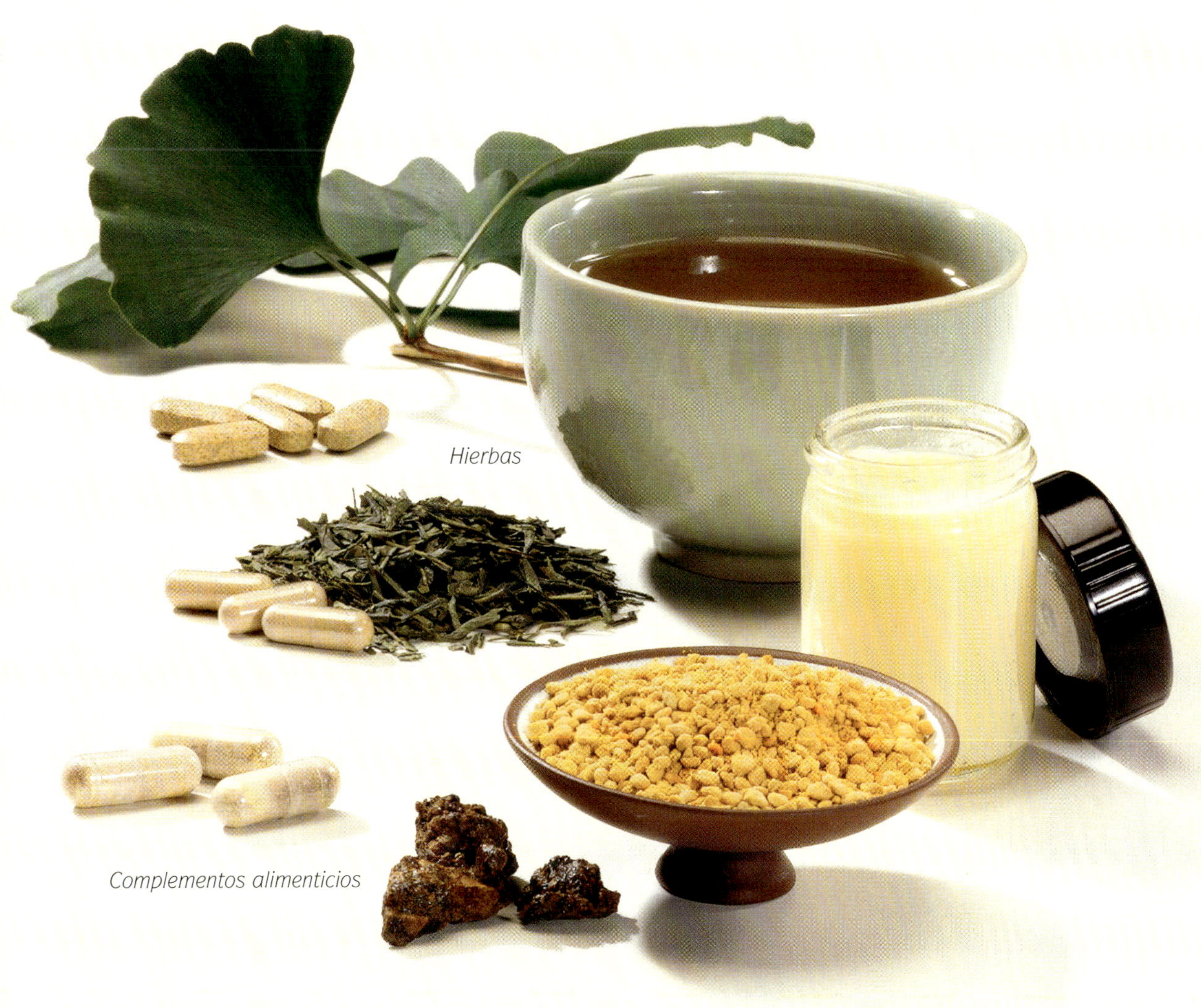

Hierbas

Complementos alimenticios

aceite de linaza

Linum usitatissimum

La semilla de lino, rica fuente de aceite curativo, se ha cultivado por más de 7,000 años. Entre los usos más importantes de su aceite están la prevención y tratamiento de cáncer, cardiopatías, diversos trastornos inflamatorios y problemas hormonales.

Usos

- *Protege del cáncer, cardiopatías, cataratas y cálculos biliares.*
- *Reduce la inflamación típica de la gota y el lupus.*
- *Favorece piel, cabello y uñas sanas; ayuda a curar el acné, el eccema, la psoriasis, la rosácea y las quemaduras de sol.*
- *Es útil para la infertilidad, la impotencia, los cólicos menstruales y la endometriosis.*
- *Cura trastornos nerviosos.*
- *Ayuda para problemas de estreñimiento, cálculos biliares y trastornos diverticulares.*

Presentaciones

- Cápsulas
- Cápsulas de gel blando
- Aceite
- Polvo

¡ADVERTENCIA!

- Algunas personas son alérgicas a este aceite. Si tiene dificultad para respirar después de tomar el complemento, busque inmediatamente atención médica.
- Siempre tome mucha agua con las semillas de lino molidas (un vaso grande por cucharada); así evitará hincharse u obstruir la garganta o el tracto digestivo.
- Recuerde: Si tiene algún padecimiento, consulte al médico antes de tomar complementos.

Qué es

Empezó como una fibra para hilar, y sigue siendo la base de las telas de lino natural. Pero las propiedades medicinales de las semillas pronto se volvieron legendarias. El lino es una planta anual delgada que alcanza hasta 90 cm de altura, con flores azules de febrero a septiembre; primero se cultivó en Europa y más tarde fue llevada a América del Norte, donde continúa floreciendo. El aceite de las semillas (conocidas como linaza) y las mismas semillas se usan con fines terapéuticos.

Cómo actúa

Las semillas son una gran fuente de ácidos grasos esenciales (AGE), grasas y aceites vitales para la salud que el organismo no puede producir. El alfa-linolénico (un AGE) se conoce como ácido graso omega-3. Presente en peces y semillas de lino, se ha vuelto popular en años recientes por proteger contra cardiopatías y aliviar muchos otros males. Las semillas también contienen ácidos grasos omega-6 (como el ácido linoleico), las mismas grasas saludables de muchos aceites vegetales. Además tienen lignanos, sustancias que parecen ser benéficas en varias hormonas y que pueden combatir cáncer, bacterias, virus y hongos. Las semillas poseen hasta 800 veces más lignanos que la mayoría de los alimentos.

Principales beneficios. Los AGE actúan en todo el organismo para proteger las membranas celulares (cubiertas externas que forman una barrera), al admitir nutrientes saludables y cerrar el paso a sustancias nocivas. Esto explica por qué el aceite tiene efectos de largo alcance.

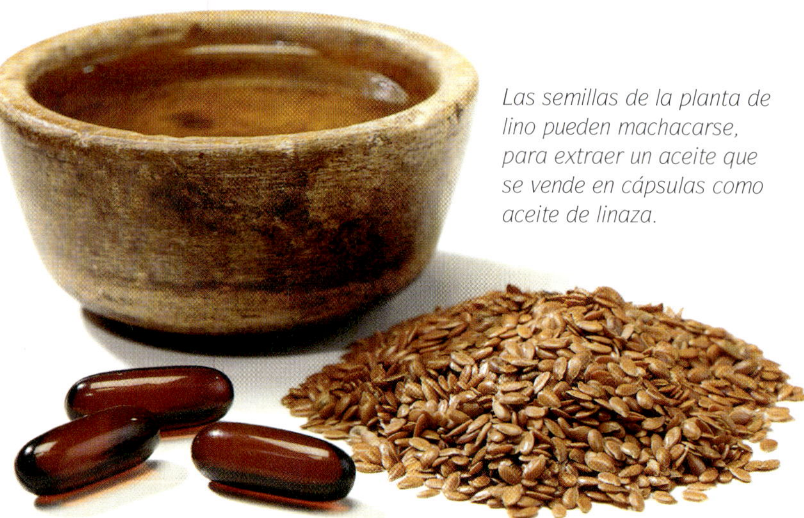

Las semillas de la planta de lino pueden machacarse, para extraer un aceite que se vende en cápsulas como aceite de linaza.

Como el aceite de linaza disminuye el nivel de colesterol, protege contra las cardiopatías, al aportar beneficios contra la angina de pecho y la hipertensión arterial. Un estudio reciente con duración de cinco años, hecho por el Simmons College de Boston, señala que puede ser útil para prevenir un segundo infarto. Su poder antiinflamatorio mejora el tratamiento de enfermedades como lupus y gota. A nivel digestivo, ayuda a prevenir o incluso disolver cálculos biliares. Favorece la salud del cabello y de las uñas y activa la curación de lesiones cutáneas; por eso es eficaz para todo, desde el acné hasta las quemaduras de sol. Además, puede facilitar la transmisión de estímulos nerviosos, al hacerlo potencialmente útil para el entumecimiento y el hormigueo, así como para enfermedades nerviosas o cerebrales crónicas como el mal de Parkinson y el de Alzheimer, o el daño nervioso causado por la diabetes. Incluso puede combatir la fatiga.

Las semillas trituradas son una fuente inestimable de fibra natural. Añaden volumen a las heces y su aceite las lubrica; esto ayuda a aliviar el estreñimiento y las enfermedades diverticulares.

Otros beneficios. Al parecer, el aceite de linaza tiene propiedades anticancerígenas, aunque se necesitan más estudios. Puede reducir el riesgo de contraer cáncer de mama, de colon, de próstata y probablemente de piel; y, según estudios de la Universidad de Toronto, también ayuda al tratamiento del cáncer de mama prematuro y avanzado.

Debido a que las semillas contienen estrógenos vegetales (fitoestrógenos) que actúan de manera similar al estrógeno femenino, el aceite puede ser benéfico para el ciclo menstrual al equilibrar la proporción estrógeno-progesterona. Ayuda a mejorar la actividad uterina y, por ende, puede curar problemas de infertilidad. Su propiedad antiinflamatoria reduce los cólicos menstruales y el dolor de mamas fibroquísticas.

Este aceite también puede favorecer el bienestar masculino. Es prometedor para tratar la infertilidad masculina y los problemas de próstata. En algunos estudios también se halló que las semillas tienen propiedades antibacterianas, antimicóticas y antivirales; esto quizá explique en parte por qué es eficaz contra padecimientos como el herpes zoster y los fuegos.

Cómo tomarlo

Dosis. El aceite líquido es la forma más fácil de obtener una cantidad terapéutica, que va de 1 cucharadita a 1 cucharada, una o dos veces al día. Una cucharada de aceite equivale a 14 cápsulas, cada una con 1,000 mg de aceite. Para fibra, mezcle 1 o 2 cucharadas de semillas molidas en un vaso de agua y tómelo máximo tres veces al día; el tratamiento puede tardar un día, más o menos, en surtir efecto.

Recomendaciones. Tome el aceite de linaza junto con los alimentos, para mejorar la absorción. Puede mezclarlo con jugo, yogur, queso cottage u otros alimentos o bebidas.

Posibles efectos secundarios

El aceite de linaza parece ser muy seguro. Las semillas molidas pueden causar cierta flatulencia al principio, pero desaparece pronto.

HECHOS Y CONSEJOS

- El aceite de linaza tiene un sabor a mantequilla y nuez que mucha gente disfruta. Agréguelo a aderezos o rocíelo en la comida; 1 cucharada apenas rebasa las 100 calorías. Pero no cocine con él, porque el calor degrada sus nutrientes. Puede añadirlo a alimentos ya cocinados.
- Las cápsulas son una forma cara de tomar el aceite: se necesitan más de 12 para igualar la cantidad de aceite de 1 cucharada. Pero pueden ser cómodas cuando viaja o cuando es difícil servirlo en cuchara o refrigerarlo.

AL COMPRAR

- El aceite de linaza se echa a perder pronto, así que siempre revise la fecha de caducidad en la etiqueta. Asegure su frescura refrigerándolo. No use aceite que tenga un olor fuerte o acre.
- Cómprelo en un envase de plástico opaco; éste impide que pase la luz que lo echa a perder. No desperdicie su dinero en aceite "prensado en frío"; no es más puro ni más saludable que el procesado de otro modo, pero suele ser mucho más caro.
- Se llama aceite de linaza o de semillas de lino; nunca ingiera las variedades industriales que venden en ferreterías. No son para consumo humano y pueden tener aditivos tóxicos.

Sabía que...

Una cucharadita de aceite de linaza contiene cerca de 2.5 g de ácidos grasos omega-3, más que cualquier otro alimento.

aceite de melaleuca

Durante siglos, los aborígenes australianos han usado las hojas del árbol del té para curar infecciones. Hoy día el mundo lo conoce por ser un antiséptico potente, y los científicos han confirmado sus propiedades contra la micosis y las infecciones bacterianas.

Melaleuca alternifolia

Usos

- *Desinfecta y estimula la curación de cortadas y raspones.*
- *Ayuda en la cicatrización.*
- *Activa la recuperación por mordeduras o picaduras de arañas e insectos.*
- *Combate el pie de atleta, la micosis en uñas y la candidiasis.*

Presentaciones

- Aceite
- Gel
- Crema
- Supositorio vaginal

¡ADVERTENCIA!

- El aceite es de uso externo; no lo ingiera, puede ser tóxico. Manténgalo alejado de los ojos.
- Para heridas abiertas y profundas, consulte a su médico.
- Recuerde: Si tiene algún padecimiento, consulte al médico antes de tomar complementos.

Qué es

Un campeón contra las infecciones, el aceite de melaleuca tiene además un agradable aroma a nuez moscada. Proviene de las hojas del *Melaleuca alternifolia* o árbol del té, una especie que sólo crece en Australia (es muy distinto de la especie *Camellia* usada para el té verde, el negro y el oolong). Al ser extraído mediante un proceso de vapor-destilación, el aceite de melaleuca de buena calidad contiene al menos 40% de terpinen-4-ol al (el ingrediente activo responsable de sus efectos curativos) y menos de 5% de cineol (una sustancia que se cree neutraliza las propiedades medicinales del aceite). Al aparecer los antibióticos después de la Segunda Guerra Mundial, este aceite dejó de usarse, pero hace poco volvió a despertar interés, y ahora se producen más de 700 toneladas al año.

Cómo actúa

Este aceite de uso tópico cura varias infecciones comunes. Aplicado en la piel, impide que sobrevivan muchos hongos causantes de enfermedades. Según varios estudios, también combate bacterias, incluso algunas resistentes a los antibióticos fuertes. Los expertos creen que una de las razones de su eficacia es que se mezcla fácilmente con otros aceites cutáneos, permitiendo atacar pronto y en forma activa a los agentes infecciosos.

Principales beneficios. Las propiedades antisépticas del aceite de melaleuca son muy útiles para curar cortadas y raspones, así como mordeduras y piquetes de insectos. Además, favorece la curación de heridas menores, ayuda a prevenir infecciones y reduce el tiempo de cicatrización.

Como antimicótico, ataca el hongo *Trichophyton*, causante del pie de atleta y varias infecciones ungueales, y puede ser eficaz contra dos organismos que causan infecciones vaginales: *Candida albicans* y *Trichomonas vaginalis*. Algunas micosis pueden ser refractarias al tratamiento; en estos casos, el médico quizá deba recetar antimicóticos más potentes.

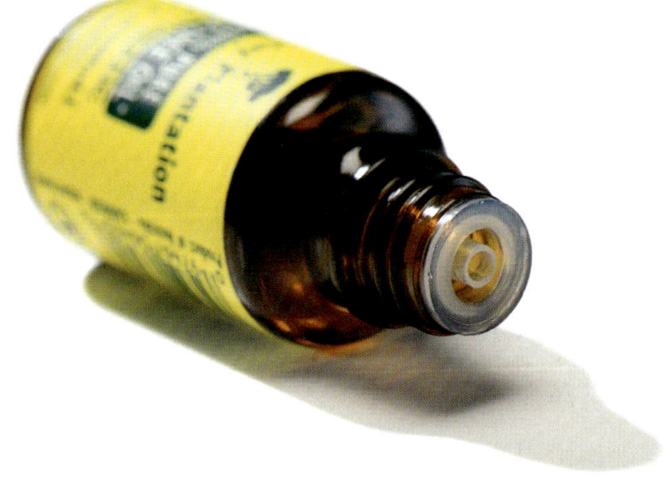

Otros beneficios. Puede ayudar a curar el acné. Un estudio demostró que un gel con 5% de aceite de melaleuca es igual de eficaz contra el acné que una loción con 5% de peróxido de benzoilo, el ingrediente activo de casi todos los fármacos de venta libre para el acné. Sin embargo, el aceite tuvo menos efectos secundarios: causó menos descamación, resequedad y comezón que la fórmula de peróxido de benzoilo. Otro estudio halló que una solución con aceite de melaleuca al 0.5% protege contra un hongo común que causa la caspa, el *Pityrosporum ovale*. A veces se sugiere usar aceite de melaleuca como tratamiento para las verrugas, que son causadas por virus, aunque las investigaciones no han confirmado este uso.

Cómo utilizarlo

Dosis. *Para el pie de atleta, heridas cutáneas o infecciones ungueales:* Aplique 1 o 2 gotas de aceite de melaleuca puro, sin diluir, en la piel o uñas afectadas, 2 o 3 veces al día. También puede usar cremas y lociones de aceite de melaleuca. *Para infecciones vaginales:* Inserte un supositorio vaginal de este aceite cada 12 horas, máximo durante cinco días.

Recomendaciones. Este aceite es sólo de uso tópico; jamás lo beba. Si usted o un niño lo ingiere accidentalmente, llame al médico o a un centro toxicológico de inmediato. Es muy raro que el aceite cause alergias cutáneas. No obstante, antes de usarlo por primera vez, aplique un poco con un algodón en la parte interna del brazo; si usted es alérgico, esta parte se inflamará y enrojecerá. Si ocurre esta reacción, diluya el aceite añadiendo unas gotas a una cucharada de aceite vegetal o de almendras, y aplíquelo otra vez en el brazo. En caso de no haber reacción cutánea, podrá aplicar el aceite diluido en otra parte.

Posibles efectos secundarios

Exceptuando una leve irritación cutánea, el aceite de melaleuca parece ser inocuo para uso tópico. No obstante, al igual que muchos aceites herbarios puros, puede irritar los ojos y las mucosas si no se diluye.

Algunos productos para el cuidado de la piel, como el jabón y los cosméticos, con frecuencia contienen aceite de melaleuca debido a sus propiedades germicidas.

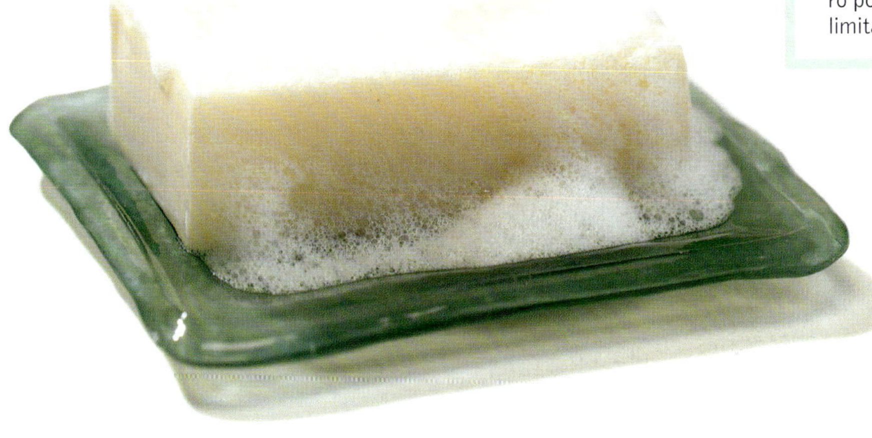

AL COMPRAR

- Varios champús, jabones y otros productos para el cuidado de la piel contienen aceite de melaleuca, pero muchos tienen tan poco que su efecto germicida es mínimo o nulo. Pregunte al fabricante si se han hecho estudios sobre la eficacia del producto.
- Hay varios tipos de árbol del té, así que cuando compre aceite de melaleuca, asegúrese de que sea de *Melaleuca alternifolia*. El aceite de otras especies tiende a ser rico en cineol y no tiene las mismas propiedades medicinales.

ÚLTIMOS HALLAZGOS

- Según un estudio reciente en tubos de ensayo, el aceite de melaleuca (como el de hierbabuena, el de hoja de canela y el de nuez moscada) contiene sustancias tóxicas para los piojos de la cabeza. Se deben hacer más estudios en personas antes de recomendarlo, sobre todo a los niños, quienes pueden ser muy sensibles al aceite.
- Investigadores suizos hallaron que un preparado médico especial de aceite de melaleuca protege contra las bacterias que causan caries. Nunca use el aceite puro en la boca; puede ser irritante y es peligroso ingerirlo. Los dentífricos de árbol de té quizá sean inocuos, porque tienen muy poco aceite, pero por lo mismo pueden tener limitados beneficios germicidas.

aceite de onagra

Oenothera biennis

Antiguamente la onagra era valorada por sus poderes curativos. Hoy en día, las investigaciones se centran en el efecto terapéutico del aceite de sus semillas, las cuales contienen una grasa especial llamada ácido gama-linolénico (AGL).

Usos

- *Mitiga el dolor causado por la artritis reumatoide.*
- *Puede reducir al mínimo síntomas de daño nervioso diabético.*
- *Alivia síntomas de eccema.*
- *Ayuda en el SPM, la endometriosis y los cólicos menstruales.*
- *Reduce la inflamación por acné, rosácea y distensión muscular.*

Presentaciones

- Cápsulas
- Cápsulas de gel blando
- Aceite

¡ADVERTENCIA!

- Recuerde: Si tiene algún padecimiento, consulte al médico antes de tomar complementos.

Qué es

Llamada prímula vespertina, pues sus flores color amarillo claro se abren al oscurecer, esta flor silvestre crece en América del Norte y Europa. La planta y su raíz se han usado por mucho tiempo para curar moretones, hemorroides, garganta irritada y dolor de estómago. El uso del aceite de sus semillas, que tiene ácido gama-linolénico (AGL), es relativamente reciente; consiste en un ácido graso esencial que el organismo convierte en prostaglandinas, compuestos seudohormonales que regulan varias funciones.

Aunque el cuerpo puede elaborar AGL a partir de diversas grasas que consume, no existe un alimento con cantidades notables de AGL. El aceite de onagra tiene una fuente concentrada: del 7% al 10% de sus ácidos grasos son en forma de AGL. Sin embargo, hay otras fuentes de AGL. Los aceites de semillas de borraja y de semillas de casis tienen cantidades mayores de AGL —20% a 26% el primero; 14% a 19% el segundo— que el de onagra; pero también tienen un mayor porcentaje de otros ácidos grasos que pueden interferir con la absorción de AGL. Casi todos los estudios que investigan los efectos del AGL han usado aceite de onagra, y por esa razón es la fuente preferida de AGL. Con todo, el aceite de borraja puede ser un buen sustituto: es menos caro que el de onagra y se requiere una dosis menor para producir un efecto terapéutico.

Cómo actúa

El organismo produce diversos tipos de prostaglandinas: algunas provocan inflamación, otras la controlan. El AGL del aceite de onagra se convierte directamente en importantes prostaglandinas antiinflamatorias; eso explica casi todos los efectos terapéuticos del complemento. Y el AGL es un importante elemento de las membranas celulares.

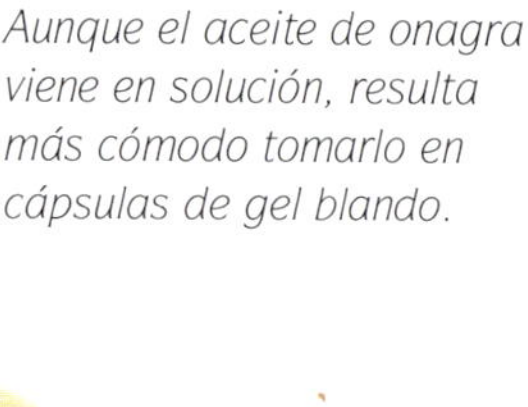

Aunque el aceite de onagra viene en solución, resulta más cómodo tomarlo en cápsulas de gel blando.

PREVENCIÓN. Se ha demostrado que el aceite gama-linolénico (AGL) del aceite de onagra ayuda a prevenir el daño nervioso (neuropatía) en los diabéticos, una complicación común de esta enfermedad. En un estudio a personas con neuropatía diabética leve, un año de tratamiento con aceite de onagra les redujo el entumecimiento y el hormigueo, la pérdida de sensibilidad y otros síntomas del trastorno mejor de lo que lo hizo un placebo. Esto indica que el aceite de onagra puede ser útil para curar las neuropatías.

OTROS BENEFICIOS. Uno de los principales usos de este aceite es curar el eccema, una afección cutánea alérgica que puede presentarse si el organismo tiene dificultad para convertir las grasas de los alimentos en AGL. Según estudios de casos de eccema, tomar este aceite de tres a cuatro meses puede ayudar a aliviar la comezón y a reducir la necesidad de cremas esteroides tópicas y fármacos con molestos efectos secundarios.

Debido a su AGL, el aceite de onagra es eficaz para trastornos menstruales como el SPM, los cólicos y la endometriosis. En particular, el aceite bloquea las prostaglandinas inflamatorias que causan los cólicos. Al parecer, también modera la sensibilidad en las mamas —que algunas mujeres padecen justo antes de sus períodos— y puede ayudar a curar la infertilidad en ciertos casos.

La artritis reumatoide se caracteriza por hinchazón y dolor articular; algunos estudios han descubierto que esos síntomas ceden al tomar complementos de aceite de onagra u otra fuente de AGL. Para las afecciones que presentan inflamación, como la rosácea, el acné o la distensión muscular, también el aceite de onagra puede servir.

Cómo tomarlo

DOSIS. La dosis terapéutica recomendada para el aceite de onagra es generalmente de 1,000 mg, 3 veces al día (aporta 240 mg diarios de AGL). Para obtener una cantidad equivalente de AGL de otras fuentes, habría que tomar 1,000 mg diarios de aceite de borraja o 1,500 mg de aceite de casis. Los aceites de onagra o de borraja pueden aplicarse en forma externa en los dedos, para aliviar los síntomas de la enfermedad de Raynaud.

RECOMENDACIONES. Tome aceite de onagra u otras fuentes de AGL junto con alimentos, para mejorar su absorción.

Posibles efectos secundarios

Según algunos estudios, cerca del 2% de los participantes que tomaron aceite de onagra tuvieron inflamación o malestar abdominal. Si se toma junto con los alimentos, puede disminuir este efecto.

AL COMPRAR

- Muchos expertos recomiendan comprar aceite de onagra que tenga una pequeña cantidad de vitamina E. Los ácidos grasos del aceite de onagra se degradan pronto, y la vitamina E retarda ese proceso.

ÚLTIMOS HALLAZGOS

- En un estudio de 60 casos de eccema, el aceite gama-linolénico (AGL) —el aceite graso esencial del aceite de onagra que aporta beneficios terapéuticos— resultó superior a un placebo, pues redujo la comezón y supuración de la enfermedad. Los del grupo AGL tomaron 274 mg, dos veces al día (cantidad aproximada presente en cápsulas de 1,000 mg de aceite de onagra), durante 12 semanas. Exámenes dermatológicos mensuales confirmaron una mejoría gradual de los síntomas reportados por esos pacientes.
- Un estudio del Centro Médico de la Universidad de Massachusetts demostró que las dosis muy altas de AGL del aceite de borraja (2.4 g de AGL al día) reducían el daño a tejido articular en casos de artritis reumatoide. Por ende, hubo menos hinchazón y dolor articular.

aceites de pescado

Pese a su dieta alta en grasa, hay muy poca incidencia de cardiopatías entre los esquimales de Groenlandia, y es por comer pescado rico en ácidos grasos omega-3. Varios estudios han confirmado el efecto cardioprotector de los aceites de pescado.

Usos

- *Ayudan a prevenir enfermedades cardiovasculares; curan otras afecciones circulatorias.*
- *Detienen las reacciones inflamatorias causadas por enfermedad.*
- *Reducen la presión arterial.*

Presentaciones

- Cápsulas
- Cápsulas de gel blando

¡ADVERTENCIA!

- Los ácidos omega-3 inhiben la coagulación. Hable con su médico antes de usar complementos de aceites de pescado si usted tiene un trastorno sanguíneo o toma anticoagulantes.
- No tome estos aceites dos días antes o después de una cirugía.
- Recuerde: Si tiene algún padecimiento, consulte al médico antes de tomar complementos.

Qué son

La grasa del pescado tiene un tipo de ácidos grasos poliinsaturados llamados omega-3. Difieren de los ácidos grasos poliinsaturados de los aceites vegetales —llamados omega-6— y tienen distintos efectos en el cuerpo. (Los peces no producen esas grasas y las obtienen del plancton que comen; entre más fría sea el agua, mayor cantidad de omega-3 hay en el plancton.) Los dos tipos más potentes de omega-3, el ácido eicosapentaenoico (AEP) y el ácido docosahexanoico (ADH), abundan en los peces de agua fría como el salmón, la trucha, la caballa o el atún (aun el enlatado). Las fuentes de un tercer tipo de omega-3, el ácido alfa-linolénico (ALA), son ciertos aceites vegetales (como linaza) y hojas verdes (como verdolaga). Pero el ALA no afecta al organismo como el AEP y el ADH.

Cómo actúan

Los omega-3 tienen gran influencia en diversos procesos vitales del organismo, desde la presión arterial y la coagulación hasta la inflamación y la inmunidad. Pueden prevenir o curar muchos males y trastornos.

Prevención. Los aceites de pescado parecen reducir las cardiopatías. Lo hacen de distintos modos. Los omega-3 reducen la probabilidad de que las plaquetas en la sangre se aglomeren y formen los coágulos que causan infartos; también reducen el nivel de triglicéridos (lípidos de la sangre relacionados con el colesterol) y la presión arterial. Y según investigaciones recientes, al fortalecer el sistema eléctrico del corazón, previenen anomalías del ritmo cardíaco. La prueba más contundente de los beneficios cardiovasculares de los aceites se vio en estudios en que la gente comió pescado en vez de tomar complementos de aceites de pescado.

Dentro de las paredes arteriales, los omega-3 inhiben la inflamación, que contribuye a la acumulación de placa. Estos aceites, en dosis terapéuticas, son una de las pocas formas exitosas de evitar que las arterias se tapen otra vez, lo cual puede ocurrir después de una angioplastia (insertar por la arteria un pequeño balón, que luego se infla para comprimir la placa, dilatar el vaso y aumentar el flujo sanguíneo al corazón). Los aceites también sirven para la enfermedad de Raynaud.

Otros beneficios. Los omega-3 son, en general, antiinflamatorios eficaces en problemas articulares, de lupus y psoriasis. Algunos estudios indican que la gente con artritis reumatoide sufre menos hinchazón y rigidez articular, e incluso puede tomar dosis menores de antiinflamatorios si usa complementos de aceites de pescado. En un estudio de un año de duración sobre la enfermedad de Crohn (un tipo de inflamación intestinal dolorosa), 69% de las personas que tomaron complementos con capa entérica (cerca de 3 g de aceites de pescado al día) no tuvieron síntomas, comparadas con sólo 28% de quienes recibieron un placebo. Los aceites de pescado también calman los cólicos menstruales. Además, los omega-3 parecen influir en la salud mental. Algunos expertos creen que la incidencia de depresión está relacionada con un bajo consumo de pescado. Un estudio preliminar reveló que los omega-3 pueden reducir la gravedad de la esquizofrenia en cerca de 25%.

Cómo tomarlos

Dosis. *Para cardiopatías, enfermedad de Raynaud, lupus y psoriasis:* Tome 3,000 mg de aceite de pescado al día. *Para artritis reumatoide:* Tome 6,000 mg al día. *Para inflamación intestinal:* Tome 5,000 mg al día.

Recomendaciones. No necesita complementos de aceites de pescado para prevenir o curar cardiopatías si usted come pescado al menos 2 veces por semana. Sin embargo, se recomiendan para la artritis reumatoide y otras enfermedades inflamatorias. Tome las cápsulas junto con alimentos. Los complementos pueden tolerarse mejor si se divide la dosis; por ejemplo, tome 1,000 mg tres veces al día, en vez de 3,000 mg una sola vez.

Posibles efectos secundarios

En cápsulas pueden causar eructos, flatulencia, inflamación abdominal, náuseas y diarrea. Las dosis altas pueden causar un leve olor a pescado en el cuerpo. Preocupa que estas dosis puedan causar hemorragia interna, pero un estudio de cardiópatas que tomaron 8,000 mg de complementos y aspirina (anticoagulante) no descubrió mayor incidencia de hemorragia.

Según algunos estudios, las dosis altas de aceites empeoran el control de la glucemia en diabéticos; otros no han mostrado efecto. Para no correr riesgo, los diabéticos no deben tomar más de 2,000 mg de complementos de aceites de pescado al día sin consultar al médico.

Las personas cuyos triglicéridos se elevan con facilidad deben ser cautelosas si además tienen un alto nivel de colesterol "malo" (LDL), ya que las dosis terapéuticas de estos aceites pueden aumentarlo. Algunos estudios muestran que los complementos de ajo evitan que los aceites suban el LDL. Para artritis reumatoide y otras enfermedades inflamatorias se recomienda tomar complementos, además de comer pescado.

AL COMPRAR

- Si usted no tolera una marca de complementos de aceite de pescado, pruebe otra. Los efectos secundarios varían.
- No trate de ahorrar comprando complementos de aceite de pescado a granel; se hacen rancios pronto. Guarde siempre las pastillas en el refrigerador.
- No compre aceite de hígado de bacalao para los ácidos omega-3; contiene grandes cantidades de vitaminas A y D. Ambas pueden ser tóxicas en grandes dosis.

ÚLTIMOS HALLAZGOS

- Según un estudio preliminar de la Universidad de Los Ángeles, California, los ácidos omega-3 pueden combatir el cáncer de mama y mantener sano el tejido mamario. Estudios en animales indican menor incidencia de tumores si los aceites de pescado son parte de una dieta saludable.
- Pueden prevenir el cáncer de colon. En un estudio reciente, quienes tomaron 4,400 mg de aceites al día produjeron mucha menos cantidad de un potente carcinógeno típico del cáncer de colon, que quienes tomaron un placebo.

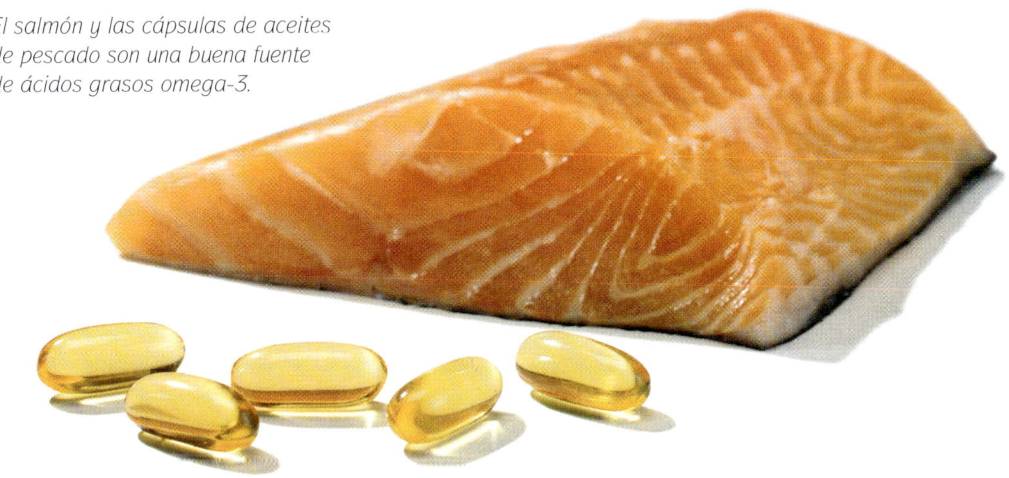

El salmón y las cápsulas de aceites de pescado son una buena fuente de ácidos grasos omega-3.

ácido alfa-lipoico

Recientemente agregado al mundo de los complementos, este ácido ha demostrado ser muy prometedor para curar el daño nervioso en los diabéticos. También protege neuronas y hepatocitos, previene cataratas y actúa como un poderoso antioxidante general.

Usos

- *Ayuda a tratar el entumecimiento, el hormigueo y otros síntomas de daño nervioso en personas con diabetes u otros padecimientos.*
- *Protege al hígado en caso de hepatitis, alcoholismo o exposición a venenos o tóxicos.*
- *Ayuda a prevenir las cataratas.*
- *Puede ayudar a conservar la memoria en el mal de Alzheimer.*
- *Sirve como un antioxidante sumamente potente y como posible refuerzo inmunitario contra trastornos como psoriasis, fibromialgia y sida.*

Presentaciones

- Comprimidos
- Cápsulas

¡ADVERTENCIA!

- En los diabéticos, el uso del ácido alfa-lipoico puede requerir un cambio en la insulina o en otros fármacos.
- Recuerde: Si tiene algún padecimiento, consulte al médico antes de tomar complementos.

Qué es

En la década de 1950, los científicos descubrieron que el versátil ácido alfa-lipoico (también llamado ácido tióctico o lipoico) actuaba en el organismo a través de enzimas, activando procesos que participan en la producción de energía. A finales de la década de 1980, los investigadores hallaron que también puede ser un poderoso antioxidante al neutralizar los radicales libres, moléculas altamente reactivas presentes en todas las células, que pueden dañarlas. Si bien el organismo produce cantidades mínimas, el ácido está presente en alimentos como espinacas, carnes (en el hígado, sobre todo) y levadura de cerveza. Como es difícil obtenerlo de la dieta en cantidades terapéuticas, muchos expertos recomiendan los complementos para obtener todos los beneficios del ácido alfa-lipoico.

Cómo actúa

El ácido alfa-lipoico afecta a casi todas las células del organismo. Ayuda a todas las vitaminas del complejo B (incluyendo la tiamina, la riboflavina, el ácido pantoténico y la niacina) a convertir los carbohidratos, proteínas y grasas presentes en los alimentos en energía que el organismo puede almacenar y usar después. Su poder antioxidante protege las células y ayuda a reciclar otros antioxidantes como las vitaminas C y E, aumentando su potencia. Gracias a sus singulares propiedades químicas, la mayoría de los tejidos lo absorbe con facilidad, incluyendo el cerebro, los nervios y el hígado, lo cual lo hace útil para curar un gran número de males.

Principales beneficios. Uno de los usos básicos de este ácido es para tratar el daño nervioso, incluyendo la neuropatía diabética, una peligrosa complicación de la diabetes que causa dolor y falta de sensibilidad en las extremidades. El daño nervioso puede deberse en parte al daño neuronal de los radicales libres, causado por abrumadores niveles de azúcar (glucosa) en la sangre. Los efectos antioxidantes del ácido pueden ayudar a combatir el daño nervioso. También ayuda a los diabéticos a responder a la insulina, la hormona que regula la glucosa. Setenta y cuatro personas con diabetes tipo 2, que en un estudio recibieron 600

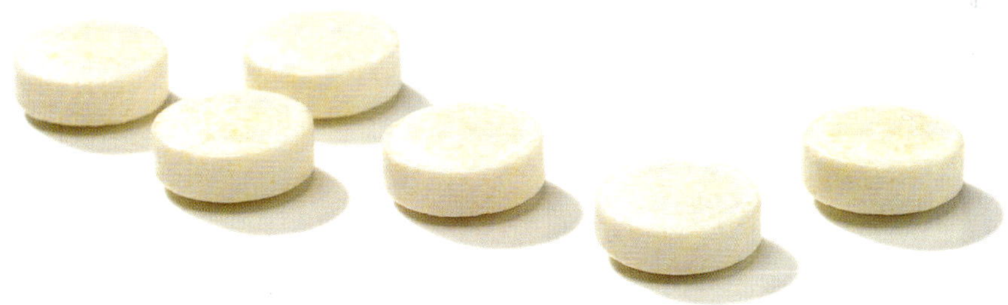

mg o más de ácido alfa-lipoico diariamente, mostraron una reducción en los niveles de glucosa. Estudios con animales señalan que el ácido aumenta el flujo sanguíneo hacia los nervios y mejora la conducción de los estímulos nerviosos. Gracias a estos efectos puede ser adecuado para tratar el entumecimiento, el hormigueo y otros síntomas de daño nervioso de otro origen, no sólo el diabético.

El ácido alfa-lipoico protege al hígado del daño de los radicales libres y lo ayuda a depurar toxinas del organismo. Por esta razón, a veces se usa para curar hepatitis, cirrosis y otras afecciones hepáticas, así como para casos de intoxicación por plomo, otros metales pesados, o químicos industriales peligrosos como el tetracloruro de carbono.

Otros beneficios. Es posible que el ácido alfa-lipoico tenga otros usos, pero se necesitan más investigaciones. Algunos estudios contundentes con animales muestran que puede evitar la formación de cataratas. Según otros experimentos con animales, quizá mejora la memoria (haciéndolo potencialmente benéfico contra el mal de Alzheimer, por ejemplo) y protege a las neuronas del daño por falta de irrigación sanguínea al cerebro (como en los casos de cirugía o derrame).

Algunas pruebas más indican que, debido a sus efectos antioxidantes, es capaz de detener la reproducción viral. En un estudio, se demostró que los complementos de ácido alfa-lipoico aumentan la inmunidad y la función hepática en la mayoría de los pacientes con sida. También puede ayudar en la lucha contra el cáncer, sobre todo en los tipos que se cree están relacionados con el daño por radicales libres. Por último, como parte de una fórmula antioxidante hiperpotente, el ácido puede ser eficaz contra trastornos que van desde la fibromialgia hasta la psoriasis, y que se agravan, en parte, por el daño de los radicales libres.

Cómo tomarlo

Dosis. *Trastornos específicos:* El ácido alfa-lipoico suele tomarse en dosis de 100 a 200 mg, tres veces al día. *Apoyo antioxidante general:* Pueden usarse dosis menores, de 50 a 150 mg, al día.

Recomendaciones. El ácido alfa-lipoico puede tomarse con o sin alimentos. No se han reportado efectos nocivos importantes.

Posibles efectos secundarios

El ácido alfa-lipoico parece ser muy seguro y no ha habido reportes de efectos secundarios graves en personas que lo hayan tomado. Algunas veces puede producir malestar gastrointestinal leve y, en casos raros, erupciones cutáneas alérgicas. Si aparecen efectos secundarios, reduzca la dosis o suspenda el uso del complemento.

AL COMPRAR

- El ácido alfa-lipoico puede adquirirse en complementos individuales o como parte de un antioxidante general, junto con vitaminas C, E y otros antioxidantes. Búsquelo en la lista de ingredientes; también puede llamarse ácido tióctico.

ÚLTIMOS HALLAZGOS

- En una prueba realizada en múltiples centros médicos, 328 personas con daño nervioso diabético tomaron 100 mg, 600 mg, o 1,200 mg de ácido alfa-lipoico diariamente, durante tres semanas. Los que recibieron 600 mg tuvieron la reducción más importante en dolor y entumecimiento.
- El ácido alfa-lipoico puede beneficiar al 25% de diabéticos con riesgo de muerte repentina por daño cardíaco nervioso. Después de tomar 800 mg de ácido alfa-lipoico al día, cuatro meses, estos pacientes tuvieron una mejoría notable en las pruebas de actividad cardíaca.
- Un estudio con ratones viejos indicó que el ácido alfa-lipoico mejora la memoria "de largo plazo", tal vez evitando el daño neuronal de los radicales libres.

Sabía que...

Los médicos usan una presentación inyectable para salvar la vida de gente que por error come hongos venenosos amanita, recolectados en el campo.

ácido fólico

Ingerir suficiente cantidad de esta vitamina podría evitar 50,000 muertes por enfermedades cardiovasculares al año, reducir casi a la mitad el número de infantes que nacen con defectos congénitos comunes, y probablemente prevenir muchos tipos de cáncer.

Usos

- *Evita defectos congénitos.*
- *Reduce el riesgo de cardiopatías y derrame cerebral.*
- *Reduce el riesgo de varios tipos de cáncer.*

Presentaciones

- Comprimidos
- Cápsulas
- Polvo
- Líquido

¡ADVERTENCIA!

- Los complementos de ácido fólico, incluso en dosis normales, pueden ocultar un tipo de anemia por falta de vitamina B_{12}. Si no se atiende, esta anemia puede causar daño nervioso irreversible y demencia. Si lo obtiene de complementos, asegúrese de tomar vitamina B_{12} adicional.
- Recuerde: Si tiene algún padecimiento, consulte al médico antes de tomar complementos.

Qué es

Esta vitamina B hidrosoluble, llamada folacina o folato, se identificó en la década de 1940, cuando se extrajo de la espinaca. Como el cuerpo no la almacena por mucho tiempo, debe reponerse a diario. Cocinar o almacenar largamente los alimentos puede destruir hasta la mitad del ácido fólico que contienen; por eso, los complementos son ideales para suplirlo.

Cómo actúa

El ácido fólico se usa miles de veces al día para producir células sanguíneas, curar heridas y formar músculos; es básico para cualquier función que implique división celular. Además, es indispensable para la formación de ADN y ARN, y asegura que las células se dupliquen en forma normal. Es muy importante para el desarrollo fetal y ayuda a producir sustancias químicas vitales para el cerebro y el sistema nervioso.

Prevención. En cantidades adecuadas durante la concepción y los primeros tres meses de embarazo, reduce el riesgo de defectos congénitos graves, como la espina bífida. Parece que también regula la producción y el uso de la homocisteína, un seudoaminoácido que en niveles altos puede dañar las paredes de los vasos sanguíneos, al exponerlos más a la acumulación de placa. Esto hace que el ácido fólico sea un arma vital contra las cardiopatías. Y puede ser útil para evitar ciertos tipos de cáncer como el pulmonar, el cervicouterino, el rectal y el de colon.

Otros beneficios. El ácido fólico ayuda en casos de depresión. Como los niveles altos de homocisteína pueden contribuir a este mal, algunos expertos creen que el ácido fólico (que a menudo es insuficiente en las personas deprimidas) puede ser útil, ya que baja los niveles de homocisteína. Algunos estudios han comprobado que tomar ácido fólico

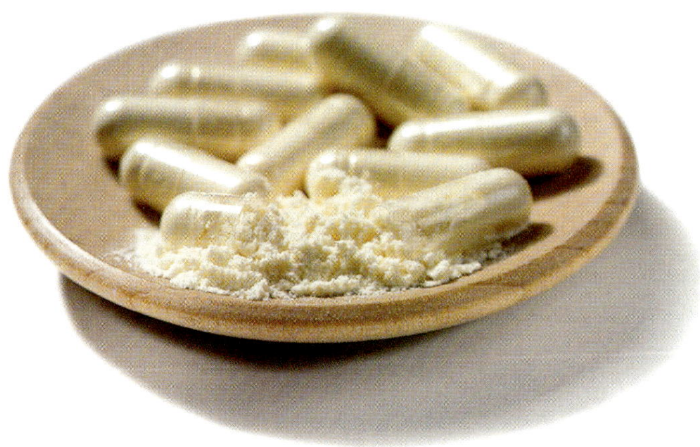

mejora la eficacia de los antidepresivos en gente que tiene niveles bajos de ácido. En complementos, es auxiliar para tratar la gota y la colitis. Como los niveles altos de homocisteína son un factor de la osteoporosis, el ácido fólico incluso puede ayudar a mantener fuertes los huesos.

Cuánto necesita

El ADR diario para un adulto es de 400 mcg. Los complementos son buenos para los ancianos, quienes quizá no reciban suficiente en la comida.

SI TOMA MUY POCO. Aunque es bastante rara, una fuerte deficiencia de ácido fólico puede causar un tipo de anemia llamada megaloblástica, lengua roja e irritada, diarrea crónica o crecimiento deficiente en los niños. Los alcohólicos y quienes toman ciertos medicamentos (para el cáncer o la epilepsia) o tienen enfermedades de hipoabsorción (Crohn o celiaquía) están expuestos a una fuerte deficiencia. Es mucho más común un nivel bajo de ácido fólico que no causa síntomas, pero que aumenta el riesgo de sufrir cardiopatías o defectos congénitos.

SI TOMA DEMASIADO. Las dosis altas (de 5,000 a 10,000 mcg) no ayudan y pueden ser peligrosas en casos del cáncer relacionado con las hormonas, como el de mama o próstata. Las dosis altas pueden causar convulsiones en epilépticos. La *National Academy of Sciences* (EE. UU.) indica un límite diario de 1,000 mcg de ácido fólico para los adultos.

Cómo tomarlo

DOSIS. *Para una buena salud general y para prevenir cardiopatías:* Tome una dosis de 400 a 800 mcg de ácido fólico al día. *Para mujeres que piensan embarazarse:* Tome un total de 800 mcg al día. (Tener reservas adecuadas de ácido fólico es importante, porque influye en el desarrollo del feto desde la concepción.) *Para gente con depresión:* Tome 400 mcg al día, como parte de un complemento del complejo B.

RECOMENDACIONES. El ácido fólico puede tomarse a cualquier hora del día, con o sin alimentos. Si por alguna razón lo toma en forma de complemento individual, combínelo con otros 1,000 mcg de vitamina B_{12} para prevenir una deficiencia de ésta.

Otras fuentes

Entre las mejores fuentes de ácido fólico están las verduras verdes, las legumbres, los cereales integrales y el jugo de naranja. Algunos productos de cereales refinados también están enriquecidos con ácido fólico.

AL COMPRAR

- Elija un complemento de ácido fólico que tenga vitamina B_{12} (el exceso de uno puede ocultar la carencia del otro). Un complemento combinado puede ser más económico que comprar cada vitamina por separado.

ÚLTIMOS HALLAZGOS

- Para prevenir enfermedades, hay que tomar complementos de ácido fólico. En un estudio, la gente que ingirió 400 mcg al día, a través de alimentos enriquecidos o de pastillas, aumentó su nivel de ácido fólico. Esto no sucedió con quienes sólo comieron alimentos ricos en este ácido. Los científicos creen que el ácido presente en forma natural en los alimentos no se absorbe suficientemente bien para tener un efecto terapéutico.
- Un estudio preliminar de la Universidad de Oxford sugiere que el ácido fólico puede prevenir el Alzheimer. Estos pacientes son más propensos a tener niveles bajos de ácido fólico y vitamina B_{12} en la sangre, que la gente sana de la misma edad.

Sabía que...

Necesitaría comer 24 espárragos diariamente para obtener los 400 mcg de ácido fólico que se recomiendan para una buena salud.

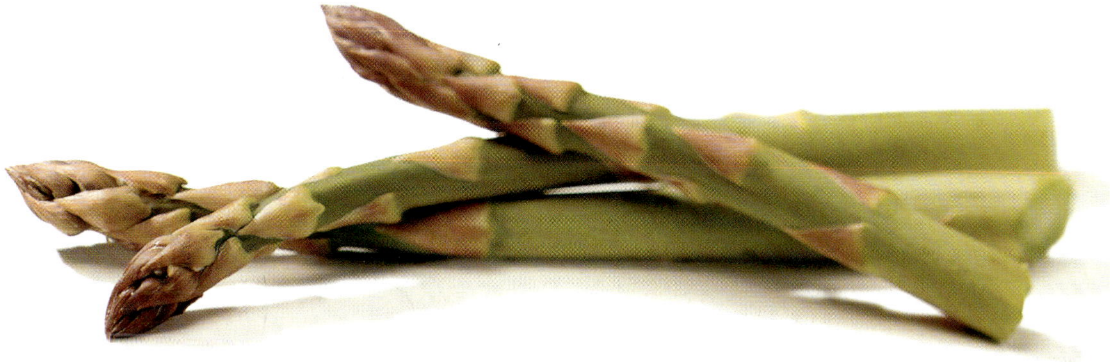

ácido pantoténico y biotina

Es sorprendente que no se preste más atención a estas dos vitaminas del complejo B. Actúan juntas para producir enzimas que activan muchas funciones corporales, y pueden ser de ayuda en el tratamiento de diversas enfermedades.

Usos

Biotina

- *Favorece la salud de uñas y cabello.*
- *Ayuda al organismo a usar carbohidratos, grasas y proteínas.*
- *Puede mejorar el control de la glucemia en gente con diabetes.*

Ácido pantoténico

- *Favorece un sistema nervioso central sano.*
- *Ayuda al organismo a usar carbohidratos, grasas y proteínas.*
- *Puede aminorar el síndrome de fatiga crónica, las migrañas, la acidez gástrica y las alergias.*

Presentaciones

- Cápsulas
- Comprimidos
- Cápsulas de gel blando
- Suspensión

¡ADVERTENCIA!

- Recuerde: Si tiene algún padecimiento, consulte al médico antes de tomar complementos.

La biotina (izquierda) y el ácido pantoténico (derecha) son vitaminas importantes del complejo B.

Qué son

Los nombres de estas vitaminas sugieren su extensa presencia en el organismo. Ambas tienen raíces griegas: *pantoténico,* de *pantos,* significa "en todas partes; y *biotina,* de *bios*, "vida". Como están presentes en muchos alimentos, su deficiencia es prácticamente inexistente. La biotina también es producida por bacterias intestinales, pero es difícil que el organismo use este tipo. El complejo B y los multivitamínicos suelen incluir biotina y ácido pantoténico (también llamado vitamina B_5), y se venden en complementos individuales. La principal forma de biotina es la d-biotina. El ácido pantoténico tiene dos presentaciones: pantetina y pantotenato de calcio; el segundo sirve para más propósitos y es menos caro que la pantetina.

Cómo actúan

Ambas participan en la degradación de carbohidratos, grasas y proteínas de los alimentos, y en la producción de diversas enzimas. La biotina tiene una función especial: ayuda al organismo a usar la glucosa, su combustible básico, y también fomenta la salud de uñas y cabello. El organismo necesita ácido pantoténico para la comunicación adecuada entre el sistema nervioso y el cerebro, y para producir ciertas hormonas del estrés.

Principales beneficios. La biotina fortalece las uñas débiles y quebradizas de las manos y puede retardar la caída de cabello, si ésta es por deficiencia de biotina. Según investigaciones, la sobreproducción de hormonas del estrés durante largos períodos de tensión emocional, angustia o depresión, aumenta la necesidad de ácido pantoténico, empleado para producir dichas hormonas. Como el estrés influye en dejar de fumar, las migrañas y la fatiga crónica, el ácido pantoténico puede ser útil. Combinado con colina y tiamina, es un remedio eficaz contra la acidez estomacal; también reduce la congestión nasal causada por alergias.

Otros beneficios. La biotina en grandes dosis puede ayudar a los diabéticos a aumentar su reacción a la insulina, para que permanezcan bajos los niveles de glucemia (glucosa). Además, protege contra el daño nervioso (neuropatía diabética) que a veces se presenta en la diabetes.

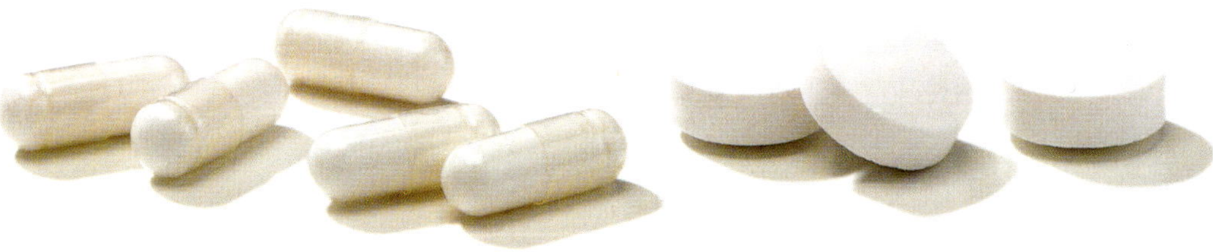

Cuánto necesita

No hay un ADR para la biotina ni el ácido pantoténico, pero los expertos recomiendan consumir de 30 a 100 mcg de biotina y de 4 a 7 mg de ácido pantoténico al día. Parece que estas cantidades bastan para mantener el funcionamiento normal del organismo, pero pueden necesitarse dosis más altas para tratar enfermedades o trastornos específicos.

⊖ **SI TOMA MUY POCO.** La deficiencia de estas vitaminas es prácticamente desconocida en adultos, pero el uso prolongado de antibióticos o anticonvulsivos puede inducir niveles de biotina inferiores a lo óptimo.

⊕ **SI TOMA DEMASIADO.** No se conocen efectos nocivos graves por dosis altas de biotina o ácido pantoténico. Se han reportado algunos casos de diarrea al tomar dosis diarias de 10 gramos, o más, de ácido pantoténico.

Cómo tomarlos

DOSIS. *Para uñas o cabello:* Tome de 1,000 a 1,200 mcg de biotina al día. *Para dejar de fumar:* Tome 500 mg de ácido pantoténico, 2 veces al día. *En periodos de estrés:* Tome 100 mg de pantoténico al día en complejo B. *Para migrañas:* Tome 400 mg de pantoténico, 2 veces al día. *Para el síndrome de fatiga crónica:* Tome 500 mg de ácido pantoténico, 2 veces al día. *Para acidez estomacal crónica:* Tome 1,000 mg de pantoténico 2 veces al día con 500 mg de tiamina en cuanto se levante, y 500 mg de colina 3 veces al día. *Para alergias:* Tome 500 mg de pantoténico, 3 veces al día. *Para diabetes:* Hable con su médico sobre la ingestión de dosis muy altas de biotina para ayudar o incluso prevenir la neuropatía diabética.

RECOMENDACIONES. Casi todas las personas obtienen suficiente biotina y ácido pantoténico de un multivitamínico o de un complejo B. Los complementos individuales sólo se necesitan para tratar un trastorno específico. Procure tomar los complementos individuales con los alimentos.

Otras fuentes

La biotina se halla en hígado, productos de soya, nueces, harina de avena, arroz, cebada, leguminosas, coliflor y trigo entero, y el ácido pantoténico en vísceras, pescado, aves, cereales integrales, yogur y leguminosas.

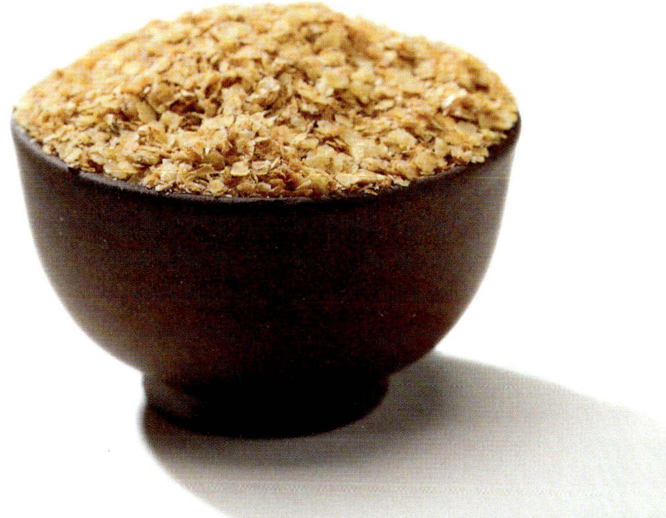

HECHOS Y CONSEJOS

- Si usted come muchos alimentos procesados, debe tomar un complemento con ácido pantoténico, porque éste se destruye muy fácil en el proceso. El cereal y el pan, por ejemplo, tienen la mitad del ácido presente en los cereales integrales. Se pierde más ácido pantoténico incluso al congelar y descongelar aves y peces (70%), o al enlatar leguminosas (80%).
- La biotina ayuda a tener un cabello sano, pero, excepto en casos raros de falta de biotina, no previene la calvicie como afirman algunos. El ácido pantoténico tampoco previene el encanecimiento propio de la edad.

ÚLTIMOS HALLAZGOS

- La biotina puede engrosar las uñas en un 25%, según un estudio suizo. Seis meses de complementos de biotina mejoraron las uñas quebradizas en dos terceras partes de los que participaron en la investigación.

Sabía que...

Comer 2 1/2 tazas de germen de trigo aporta 7 mg de ácido pantoténico.

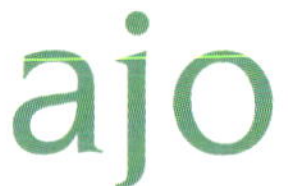

Allium sativum

En una época, quienes deseaban conservar a sus amigos no comían alimentos sazonados con ajo ni tenían el consecuente mal aliento. Pero hoy, la gente madura está imitando a los antiguos egipcios, quienes adoraban este picante y eficaz bulbo por sus propiedades culinarias y medicinales.

Usos

- *Puede bajar niveles de colesterol.*
- *Reduce la coagulación.*
- *Combate infecciones y micosis.*
- *Aumenta la inmunidad.*
- *Puede prevenir ciertos tipos de cáncer.*
- *Puede causar una leve disminución en la presión arterial.*

Presentaciones

- Comprimidos
- Cápsulas
- Capsulas de gel blando
- Líquido
- Aceite
- Polvo
- Crudo

¡ADVERTENCIA!

- Consulte al médico si toma fármacos para prevenir coágulos (anticoagulantes o aspirina) o bajar la hipertensión arterial (antihipertensores). El ajo puede intensificar los efectos de estos fármacos.
- Recuerde: Si tiene algún padecimiento, consulte al médico antes de tomar complementos.

Qué es

Durante miles de años, el ajo ha sido apreciado por su potencial terapéutico. Los constructores de las pirámides egipcias lo tomaban para tener fuerza y resistencia; Luis Pasteur investigó sus propiedades antibacterianas, y los médicos lo usaron para curar heridas en las dos guerras mundiales. Está emparentado con la cebolla, la escalonia y otras plantas del género *Allium*. Toda la planta es olorosa, pero el aroma más fuerte se concentra en el bulbo, donde se encuentran el sabor y las propiedades curativas del ajo.

Contiene más de 100 compuestos azufrosos, de los que se derivan casi todos sus beneficios. Si el bulbo se tritura o se mastica, la aliína, uno de esos compuestos azufrosos, se transforma en alicina, la sustancia química responsable de su olor y de los beneficios que tiene para la salud. A su vez, parte de la alicina se degrada rápidamente en otros compuestos como el ajoeno, que también puede tener propiedades medicinales. Al cocinar el ajo se inhibe la formación de alicina y se eliminan algunas otras sustancias químicas terapéuticas.

Cómo actúa

El ajo ha sido un remedio tradicional para curar todo, desde lepra y parasitosis hasta hemorroides. En la actualidad, los investigadores se concentran en su potencial para reducir el riesgo de cardiopatías y cáncer.

Prevención. Su consumo generoso en Italia y España quizá explique en parte por qué en esos países hay un índice tan bajo de endurecimiento de las arterias (aterosclerosis). Según varios estudios, el ajo puede prevenir las cardiopatías de diversos modos. Por ejemplo, hace menos probable que las plaquetas (células que intervienen en la coagulación de la sangre) se aglomeren y se peguen a las paredes arteriales, reduciendo así el riesgo de infarto. Existen pruebas de que disuelve las proteínas que forman coágulos, algo que puede contribuir a la formación de placa. Disminuye un poco la presión arterial y ayuda a que la sangre circule mejor.

Los complementos de ajo vienen en muchas presentaciones, como cápsulas (izquierda) y cápsulas de gel blando con capa entérica (derecha).

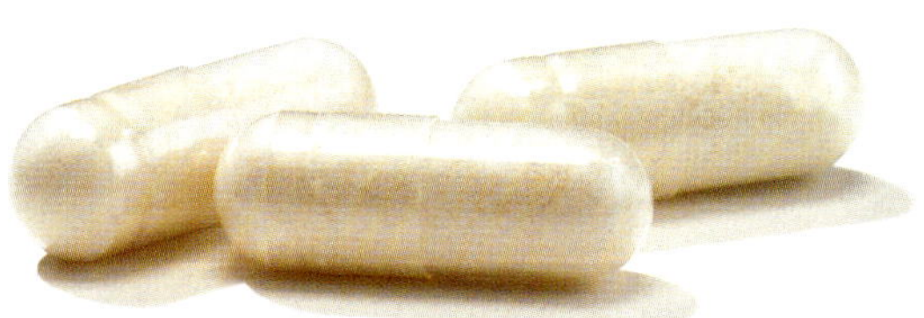

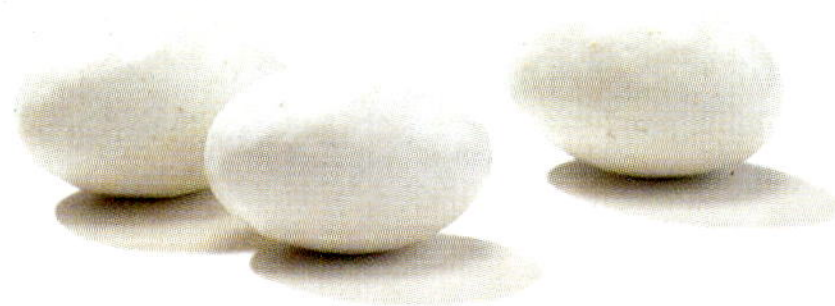

Estudios recientes analizaron su efecto en los niveles de colesterol. Aunque no hubo resultados contundentes, la mayoría de los nutriólogos creen que vale la pena probarlo, quizá con otros complementos para disminuir el colesterol. El ajo interfiere en el metabolismo del colesterol en el hígado y, por tanto, se libera menos colesterol en la sangre.

Otros beneficios. Puede tener propiedades anticancerígenas. Se ha descubierto que es muy eficaz para prevenir ciertos tipos de cáncer relacionados con la digestión, e incluso el de mama y próstata. Los investigadores no están seguros de cómo produce esos beneficios, pero pueden intervenir varios mecanismos. Es capaz de aumentar las enzimas que depuran las sustancias que provocan cáncer, evita la formación de nitritos relacionados con el cáncer gástrico, y es excelente para estimular el sistema inmunitario. Sus propiedades antioxidantes también son importantes.

En muchos casos es eficaz contra organismos infecciosos, hongos, virus o bacterias, ya que la alicina puede bloquear las enzimas que les permiten invadir y dañar tejidos. Se ha demostrado que el ajo también inhibe el hongo que causa el pie de atleta, y el del oído.

Cómo tomarlo

Dosis. Busque complementos que aporten 4,000 mcg de alicina por pastilla; es más o menos la misma cantidad presente en un diente de ajo crudo. *Para salud general o disminuir el colesterol:* Tome diariamente de 400 a 600 mg de un complemento. *Para resfriados o gripe:* Tome de 400 a 600 mg de un complemento, cuatro veces al día. *Para aplicación tópica:* Aplique aceite de ajo 2 o 3 veces al día. Algunas afecciones cutáneas, como verrugas o mordeduras de insectos, pueden reaccionar al aceite o a un ajo crudo machacado y aplicado en el área afectada.

Recomendaciones. El ajo puede tomarse por tiempo indefinido. Pero si usted lo usa para problemas del colesterol, hágase una revisión a los tres meses para verificar si ha habido cambios; si no hay beneficios, hable con su médico sobre otros remedios.

Posibles efectos secundarios

Algunas personas presentan acidez, gases intestinales o diarrea al tomar ajo en grandes cantidades. Usar complementos con capa entérica puede reducir estos efectos. También se han reportado erupciones cutáneas.

AL COMPRAR

- Casi todos los expertos creen que los complementos de ajo en polvo son los más eficaces.
- La capa entérica evita el aliento a ajo y permite que el complemento pase sin digerir por el estómago, lo que garantiza la formación de alicina.
- Al parecer, los preparados de ajo desodorizados tienen los mismos efectos que los complementos habituales.

ÚLTIMOS HALLAZGOS

- En un reciente estudio de laboratorio, se halló que el extracto de ajo es lo suficientemente poderoso para neutralizar la bacteria que provoca las úlceras: *Helicobacter pylori*. El siguiente paso es ver si el ajo actúa igual en el organismo.
- El ajo puede prevenir el endurecimiento de la aorta (la arteria que lleva la sangre del corazón a todo el cuerpo), algo que ocurre en forma natural con la edad. En un estudio, unas 200 personas tomaron complementos de ajo o un placebo diario durante dos años. Al final de éstos, la aorta de las personas de 70 años que tomaron el complemento era tan elástica como la de los de 55 años que no lo tomaron. Una aorta flexible puede reducir el daño al corazón propio de la edad.

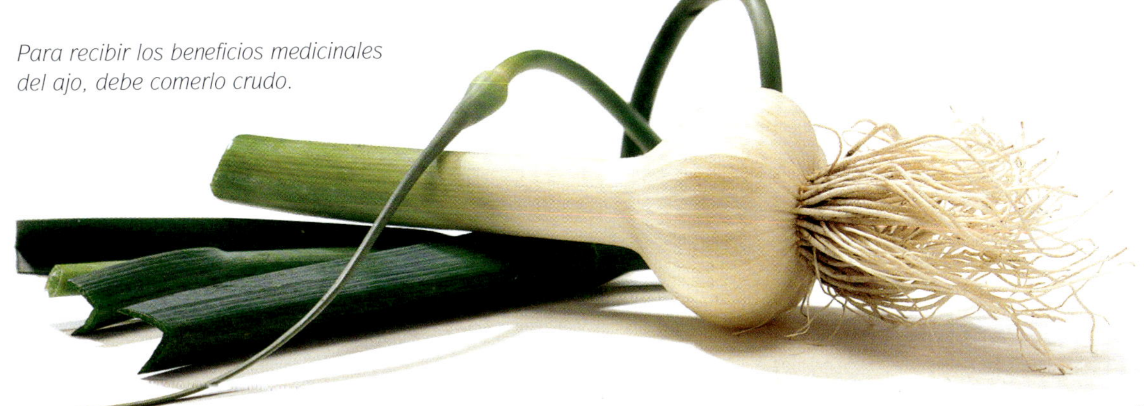

Para recibir los beneficios medicinales del ajo, debe comerlo crudo.

aminoácidos

La proteína presente en los alimentos y en el organismo es una combinación de unidades químicas llamadas aminoácidos. La falta de uno en la dieta puede perjudicar la salud. Los complementos ayudan a curar enfermedades y a que el organismo trabaje con más eficacia.

Usos

- *Ayudan a curar las cardiopatías.*
- *Disminuyen la presión arterial.*
- *Aumentan la inmunidad.*
- *Mejoran trastornos nerviosos.*

Presentaciones

- Cápsulas
- Comprimidos
- Líquido
- Polvo

¡ADVERTENCIA!

- Las embarazadas o personas con hepatopatía o nefropatía deben consultar al médico sobre el uso de los aminoácidos.
- Recuerde: Si tiene algún padecimiento, consulte al médico antes de tomar complementos.

Qué son

Cada célula del cuerpo necesita y usa aminoácidos. El organismo descompone la proteína de los alimentos en aminoácidos individuales, que luego se vuelven a combinar para crear las proteínas específicas necesarias. (Cada célula está programada para producir exactamente la combinación adecuada para sus necesidades.) Existen dos tipos de aminoácidos: esenciales y no esenciales. Nuestro cuerpo puede elaborar los segundos, pero debe obtener los primeros de los alimentos que ingiere. Entre los no esenciales están la alanina, la arginina, la asparagina, el ácido aspártico, la cisteína, el ácido glutámico, la glutamina, la glicina, la prolina, la serina, la taurina y la tirosina. Los esenciales incluyen la histidina, la isoleucina, la leucina, la lisina, la metionina, la fenilalanina, la treonina, el triptófano y la valina.

Cómo actúan

Se necesitan aminoácidos para mantener y regenerar músculos, tendones, piel, ligamentos, órganos, glándulas, uñas y cabello. También ayudan a la producción de hormonas (como la insulina), neurotransmisores (sustancias químicas del cerebro portadoras de mensajes), diversos fluidos orgánicos, y de enzimas que activan funciones corporales. Incluso la falta de un aminoácido esencial puede provocar problemas de salud a largo plazo.

Aunque la causa principal de la falta de un aminoácido suele ser una dieta deficiente (con poca proteína), estas unidades químicas también pueden ser afectadas por una infección, un traumatismo, estrés, fármacos, edad o desequilibrios químicos orgánicos. Algunos médicos a menudo prescriben análisis de sangre para saber si hay alguna carencia. Los complementos de aminoácidos pueden compensar las deficiencias y tomarse con fines terapéuticos (aun sin carencia) para varios problemas de salud.

Principales beneficios. Diferentes aminoácidos (y sus derivados) son muy eficaces para tratar las cardiopatías. Altamente concentrada en las células del músculo cardíaco, la carnitina —sustancia similar a un

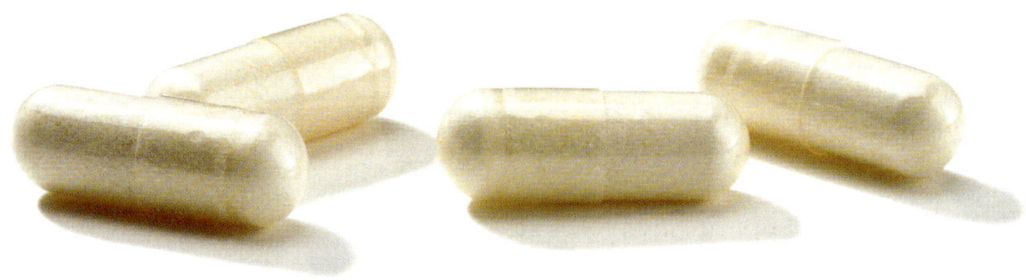

aminoácido que el organismo produce a partir de la lisina—, fortalece el corazón, ayuda en casos de insuficiencia cardíaca congestiva y puede aumentar las posibilidades de sobrevivir a un infarto. Como también interviene en el metabolismo de grasas, puede reducir los niveles altos de triglicéridos (lípidos de la sangre relacionados con el colesterol). La arginina disminuye el riesgo de ataque cardíaco y derrame cerebral, dilatando los vasos sanguíneos y reduciendo la presión arterial; también mitiga los síntomas y dolores de la angina de pecho. La taurina cura la insuficiencia cardíaca congestiva y disminuye la hipertensión arterial, equilibrando la proporción entre sodio y potasio en la sangre y regulando la actividad excesiva del sistema nervioso central.

La N-acetilcisteína (NAC), un derivado del aminoácido cisteína que se absorbe mejor que ésta, activa la producción de antioxidantes orgánicos y puede ser un antioxidante en sí. Como tal, cura el daño celular y estimula el sistema inmunitario. La NAC también adelgaza el moco en la bronquitis crónica, y se ha usado para proteger al hígado de dosis excesivas de acetaminofén; puede ser útil para trastornos que impliquen daño al cerebro o a las neuronas, como la esclerosis múltiple.

Otros beneficios. La glutamina, que está concentrada en las células del tracto digestivo, puede curar úlceras y calmar el colon irritable y la diverticulosis. Al aumentar la producción de ciertas sustancias químicas del cerebro, la taurina puede ser una bendición para los epilépticos. Es importante para la bilis y puede prevenir cálculos biliares. Los diabéticos pueden beneficiarse de la taurina pues ayuda al cuerpo a usar la insulina.

La carnitina alimenta los músculos, haciendo posible que quemen grasa para obtener energía. La lisina es un tratamiento muy eficaz para las aftas y también es útil para el herpes zoster y las úlceras bucales. La arginina puede provocar brotes de herpes genital o aftas.

Cómo tomarlos

Dosis. Para la dosis recomendada de aminoácidos individuales, vea la entrada del padecimiento específico. Si usa un aminoácido individual por más de un mes, tómelo junto con un complejo de aminoácidos mixtos para asegurarse de recibir cantidades equilibradas y adecuadas de todos los aminoácidos.

Recomendaciones. Los complementos de aminoácidos son más eficaces cuando no tienen que competir con los aminoácidos de alimentos ricos en proteínas. Por eso, tome los complementos al menos hora y media antes de las comidas (quizá lo mejor sea al levantarse o acostarse).

No deben usarse complementos de aminoácidos individuales por más de tres meses, a menos que sean supervisados por un médico que esté familiarizado con su uso. Tome los complementos de aminoácidos mixtos en ayunas y no a la misma hora en la que tome el complemento individual.

Posibles efectos secundarios

Los complementos de aminoácidos no tienen efectos secundarios si se toman en la cantidad recomendada; sin embargo, las dosis altas de ciertos aminoácidos pueden ser tóxicas y causar náuseas, vómito o diarrea.

AL COMPRAR

- En las etiquetas, los aminoácidos a menudo van precedidos de una L (como L-carnitina) o una D. Compre los L, pues son los que más se parecen a los del organismo. (Una excepción: la D-L fenilalanina puede usarse para el dolor crónico.)

ÚLTIMOS HALLAZGOS

- En un estudio hecho en Italia, el 73% de las personas que tomaron una forma especializada de carnitina notaron una reducción en los síntomas de claudicación intermitente (dolor en las piernas por obstrucción de arterias importantes). Con dosis mayores a 2,000 mg de L-carnitina al día, los participantes pudieron caminar un trecho más largo sin sentir dolor.
- Investigadores de la Universidad Stanford hallaron que los complementos de arginina pueden reducir la tendencia de las plaquetas a pegarse entre sí y a las paredes de las arterias, evitando los coágulos que causan infartos y derrames. La gente con colesterol elevado, que tiene plaquetas más pegajosas que aquella con colesterol normal, es la más beneficiada.

arándano

Vaccinium myrtillus

En la Segunda Guerra Mundial, unos pilotos británicos notaron que su visión nocturna mejoraba después de comer arándanos en conserva. Sus informes anecdóticos motivaron la investigación científica; hoy día, esta hierba se usa para tratar múltiples trastornos visuales y otros males.

Usos

- *Mantiene sana la visión, mejora la visión nocturna y la adaptación visual deficiente a la luz brillante.*
- *Ayuda a tratar una amplia gama de alteraciones de la visión, como la retinopatía diabética, las cataratas y la degeneración macular.*
- *Disminuye las várices y hemorroides, sobre todo durante el embarazo.*

Presentaciones

- Comprimidos
- Cápsulas
- Cápsulas de gel blando
- Tintura
- Hierba seca/Té

¡ADVERTENCIA!

- Recuerde: Si tiene algún padecimiento, consulte al médico antes de tomar complementos.

Qué es

Aunque el fruto de este arbusto se ha disfrutado desde tiempos prehistóricos, su uso medicinal se registró por vez primera en el siglo XVI. El uso de hojas o bayas secas de arándano se recomendaba para diversas afecciones, incluyendo el escorbuto (afección causada por una carencia de vitamina C), las infecciones de las vías urinarias y los cálculos renales.

El arándano, pariente de la variedad americana llamada *blueberry*, es una planta perenne que crece en los bosques y praderas arboladas del norte de Europa. Los arbustos de estas bayas dulces de color negro azulado también se encuentran en Asia Occidental y en las Montañas Rocosas de Estados Unidos. Los agentes médicos activos del fruto maduro contienen, sobre todo, unos compuestos flavonoides: los antocianósidos. Por consiguiente, su presentación medicinal moderna es un extracto con una cantidad muy concentrada de estos ingredientes.

Cómo actúa

Muchas de las cualidades medicinales del arándano proceden de sus principales componentes, los antocianósidos, que son unos poderosos antioxidantes. Los antocianósidos ayudan a neutralizar el daño celular causado por las moléculas inestables de oxígeno, los radicales libres.

Principales beneficios. El extracto de arándano es el principal remedio herbario para conservar una vista sana y controlar diversas alteraciones de la visión. Ayuda sobre todo a la retina —la parte del ojo sensible a la luz— a adaptarse a la claridad y a la oscuridad. Se ha usado para tratar la ceguera nocturna y la visión deficiente por la luz intensa del día.

Los arándanos, de venta en cápsulas, hoy día son un popular remedio herbario para curar alteraciones de la vista.

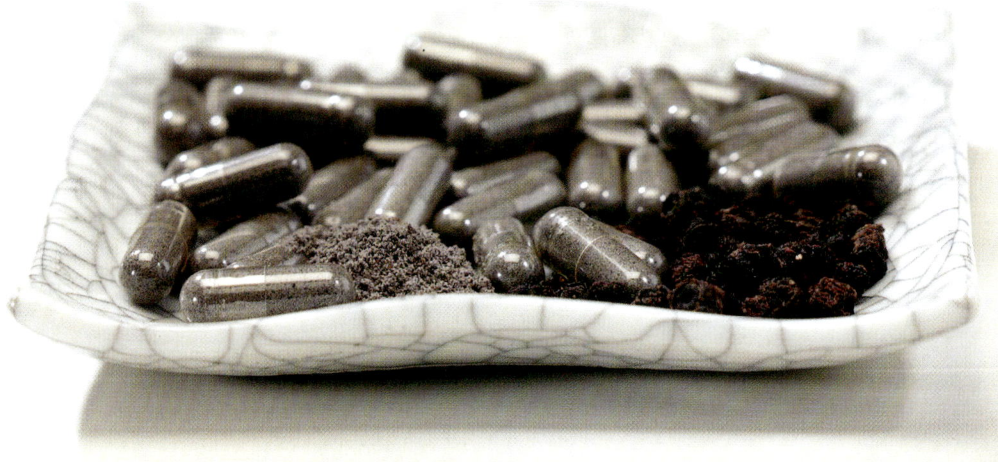

El arándano tiene la capacidad de fortalecer los capilares y facilitar el flujo de sangre oxigenada a los ojos, y también puede ayudar a prevenir y curar enfermedades degenerativas de la retina (retinopatías). En un estudio, 31 pacientes tomaron extracto de arándano diariamente, durante cuatro semanas. El extracto fortificó los capilares y redujo las hemorragias oculares, sobre todo en casos de retinopatía provocada por diabetes.

Además, el arándano previene la degeneración macular (un trastorno progresivo que afecta la parte central de la retina) y las cataratas (pérdida de transparencia del cristalino del ojo), dos causas importantes de la pérdida de visión en los ancianos. En un estudio realizado a 50 pacientes con cataratas propias de la edad, se encontró que el extracto de arándano combinado con complementos de vitamina E inhibió la formación de cataratas en casi todos los participantes. Como puede fortalecer al colágeno, la proteína abundante que forma la "columna vertebral" del tejido conjuntivo sano, el arándano también previene y ayuda a tratar el glaucoma, causado por presión excesiva dentro del ojo.

OTROS BENEFICIOS. Los antocianósidos aumentan el flujo sanguíneo a los capilares y vasos sanguíneos más grandes, así que las personas con circulación deficiente en las extremidades pueden probar el extracto estandarizado. Es útil para tratar las várices y el dolor y ardor de las hemorroides, sobre todo durante el embarazo, cuando ambas afecciones llegan a ser muy molestas. Si a usted le salen moretones con facilidad, sus capilares pueden beneficiarse del efecto curativo del arándano.

Aunque falta investigar más, los datos obtenidos hasta ahora indican que el arándano puede tener otros usos. Según un estudio, personas que tenían una visión de corto alcance mejoraron con el uso prolongado del extracto, pero se desconoce cómo lo logra. Resultados preliminares en mujeres muestran que mitiga los cólicos menstruales porque los antocianósidos relajan los músculos lisos, incluyendo el útero. Y según estudios con animales, los antocianósidos pueden combatir las úlceras gástricas.

Cómo tomarlo

DOSIS. Las dosis normales fluctúan entre 40 y 160 mg de extracto de arándano, 2 o 3 veces al día. En general, se recomienda la dosis menor para uso prolongado, incluso para prevenir la degeneración macular. Los diabéticos pueden necesitar dosis más altas (320 mg al día como máximo).

RECOMENDACIONES. El arándano puede tomarse con o sin alimentos. No se han reportdo efectos nocivos en mujeres embarazadas o en período de lactancia que lo estén usando. Además, no se conocen interacciones nocivas con fármacos recetados o de venta libre.

Posibles efectos secundarios

El arándano parece ser muy seguro en dosis terapéuticas y no tiene efectos secundarios conocidos, aun cuando se tome por mucho tiempo.

HECHOS Y CONSEJOS

- En Europa, el arándano es muy recomendado como parte de tratamientos convencionales, sobre todo para alteraciones de la visión. Los médicos alemanes también lo recetan en té para la diarrea. Prepárelo con una taza de agua muy caliente y una o dos cucharadas de bayas enteras secas (o bien, dos o tres cucharadas de bayas quebradas); deje reposar 10 minutos y cuele. Puede tomar máximo 3 tazas de té al día. Tambien puede hacer gárgaras con té frío para curar la inflamación de la garganta y la boca.

AL COMPRAR

- Al comprar arándano, elija un extracto estandarizado con antocianósidos al 25%, los ingredientes activos de la hierba. (Esta porción estandarizada la determina un tipo particular de antocianósidos, llamada antocianidina.) Los extractos estandarizados ayudan a que usted reciba la misma cantidad de compuestos activos en cada dosis.

Sabía que...

Los extractos de arándano contienen entre 100 y 250 veces la cantidad de ingredientes activos (antocianósidos) presentes en las bayas naturales.

árnica

Esta planta se descubrió hace cientos de años, la cual se ha empleado tradicionalmente para curar ciertas lesiones externas y a su vez, aliviar las inflamaciones y los dolores musculares ocasionados por golpes, caídas, esguinces, etcétera.

Usos

- Ayuda a alivia dolores e inflamación causadas por golpes, magulladuras y esguinces.

Presentaciones

- Glóbulos homeopáticos
- Tintura
- Pomada o ungüento
- Hierba seca

¡ADVERTENCIA!

- El uso prolongado del árnica sobre los músculos doloridos, puede producir severas irritaciones e inflamaciones en las personas con piel sensible.
- Recuerde: Si tiene algún padecimiento, consulte al médico antes de tomar complementos.

Qué es

Una de las variedades más comunes de esta planta es el árnica de montaña (*Arnica montana)*, hierba perenne que crece especialmente en Europa, Siberia y la parte nororiental de América del Norte. Florece en una vara que alcanza hasta 50 cm en la parte central de la planta, y tiene flores de color amarillo-naranja, las cuales contienen numerosas sustancias antiinflamatorias y analgésicas. Las partes de la planta que se emplean son precisamente las flores y el rizoma; las primeras se recogen completas y el segundo, de color castaño oscuro, forma cilíndrica y usualmente curva, se cosecha una vez que se han secado las hojas.

Se dice que el árnica fue introducida a la medicina popular europea por los pastores de las regiones montañosas. Ellos se dieron cuenta de que cuando los animales caían y se golpeaban, masticaban las hojas de esta planta que crece en las faldas rocosas de las montañas, en donde las personas y los animales tienen mayor posibilidad de caer y lastimarse.

En el siglo XVII, los médicos alópatas acogieron el árnica y le dieron un uso extenso para curar lesiones externas. También se llegó a emplear en casos de catarro común, bronquitis y dolor de garganta. No obstante, aunque posee propiedades que la hacen útil para estas afecciones, su uso interno reveló que podía provocar arritmia cardíaca y una fuerte irritación en el tracto digestivo, provocando vómito, debilidad y alteraciones nerviosas. Ahora se sabe que estos efectos secundarios pueden evitarse al tomar dosis adecuadas.

Cómo actúa

Principales beneficios. El principal ingrediente activo de la planta es la arnicina, una sustancia amarga y cristalina de color amarillo, pero también es importante el tanino, un aceite esencial volátil. Generalmente, las flores contienen más arnicina que el rizoma, pero carecen de tanino. Otros principios activos son el timol, los flavonoides, la inulina y los carotenoides. Todos ellos sirven para reducir la inflamación y disminuir el dolor.

El árnica provoca un aumento de flujo sanguíneo en el área en que se aplica. Por eso, si se utiliza de inmediato tras un golpe o contusión, ayuda a evitar la aparición de moretones. Tradicionalmente, se ha usado con éxito al aplicarla sobre la piel para aliviar el dolor. También estimula la actividad del sistema inmunitario, ayudando a "asimilar" la sangre acumulada y a dispersar los fluidos atrapados en los tejidos, las articulaciones y los músculos golpeados y magullados.

Otros beneficios. El uso tópico de la planta es útil para tratar artritis, quemaduras, úlceras, eccema y acné. Tiene cualidades antibacterianas y antiinflamatorias que pueden reducir el dolor y la hinchazón, acelerando la curación de las heridas. Sin embargo, nunca debe aplicarse directamente sobre una herida abierta.

Cómo tomarla

Dosis. Se debe usar bajo supervisión médica, ya sea tomándola en una infusión o tisana, o como medicina homeopática. También se emplea en tinturas, pomadas o ungüentos que ayudan a reducir el dolor reumático, la inflamación causada por flebitis y otras condiciones similares. Se recomienda usarla cuando hay dolor o inflamación en la piel, pero no en los desgarres. El árnica es un estimulante del sistema inmunitario; algunos de sus componentes tienen actividad antiinflamatoria, y sus efectos biológicos parecen producirse mediante procesos inmunológicos. La henelanina, otro componente de la planta, es uno de los ingredientes más activos que se utilizan para calmar dolores e inflamaciones.

Recomendaciones. El árnica sólo debe usarse en soluciones muy diluidas. La mayoría de los herbolarios insiste en que se utilice sólo bajo supervisión médica, ya que contiene algunas sustancias que afectan el corazón y el sistema vascular.

Posibles efectos secundarios

Si se toma por vía oral puede producir gastroenteritis tóxica violenta, alteraciones nerviosas, cambios en el pulso, debilidad muscular intensa o colapso. Todo esto se debe a que su principal ingrediente activo, la arnicina, es parecida a la peligrosa estricnina, por lo que hay que tener mucho cuidado en su uso.

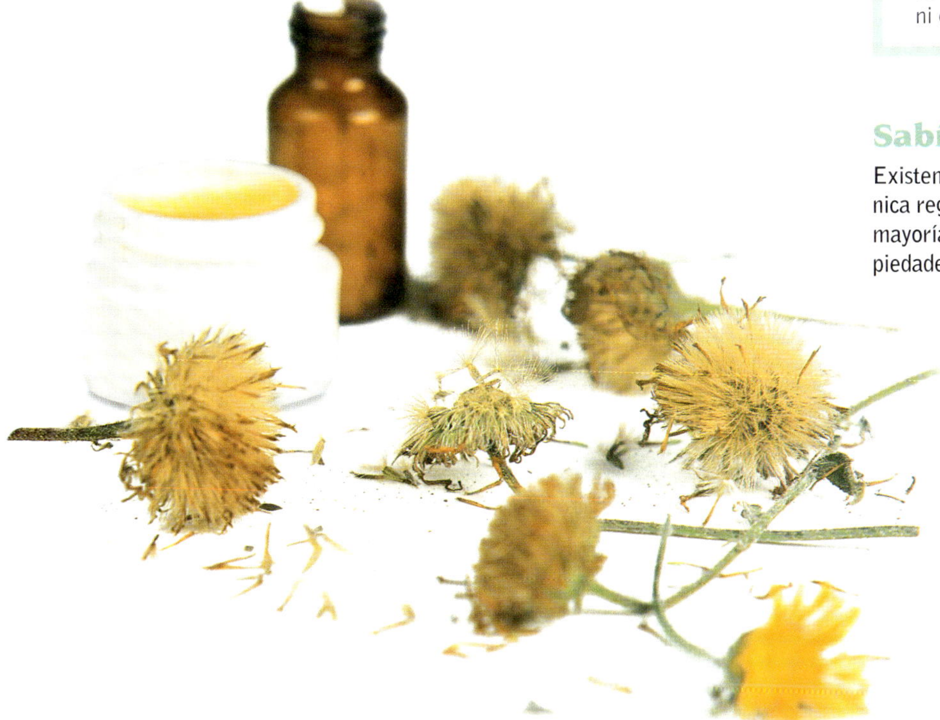

Hechos y consejos

- La utilización del árnica ha sido motivo de fuerte controversia. La realidad quizá se encuentre en un punto intermedio, y el árnica puede resultar benéfica si se consume bajo estricta supervisión médica.

Últimos hallazgos

- En México existe un tipo de árnica que no produce los efectos tóxicos ni secundarios del árnica europea *(Arnica montana)*. Se trata del árnica *Heterotheca inuloides,* una hierba autóctona que crece en bosques de pinos y encinos. Es común encontrarla en carreteras, caminos y terrenos baldíos, sobre todo en el centro de la República Mexicana. Alcanza hasta 1.50 m de altura y produce flores amarillas que se recolectan por la mañana, cuando acaban de abrir. Con ellas se preparan infusiones para uso interno y externo, tinturas, pomadas, cataplasmas y jarabes. Esta planta no irrita el tracto digestivo ni eleva la presión arterial.

Sabía que...

Existen cerca de 25 variedades de árnica registradas en la herbolaria, la mayoría de ellas con las mismas propiedades curativas.

betacaroteno

Alguna vez considerado sólo una fuente eficaz de vitamina A, el betacaroteno ha adquirido importancia como sustancia curativa. Ahora, los expertos piensan que, junto con nutrientes afines llamados carotenoides, puede proteger contra las cardiopatías y el cáncer.

Usos

- *Actúa como preventivo contra el cáncer y las cardiopatías.*
- *Puede anular algunas afecciones precancerosas.*
- *Puede ayudar en el tratamiento de diversas enfermedades, desde el mal de Alzheimer hasta la infertilidad masculina.*

Presentaciones

- Cápsulas
- Comprimidos
- Cápsulas de gel blando
- Líquido

¡ADVERTENCIA!

- Consulte a su médico antes de usar betacaroteno si tiene una tiroides lenta (hipotiroidismo), nefropatía o hepatopatía, o un trastorno de la alimentación.
- Muchos expertos recomiendan que los fumadores, particularmente los que consumen alcohol en grandes cantidades, eviten los complementos de betacaroteno.
- Recuerde: Si tiene algún padecimiento, consulte al médico antes de tomar complementos.

Qué es

Forma parte de un grupo de nutrientes más grande conocido como carotenoides, los pigmentos amarillo-naranja presentes en frutas y verduras (vea la pág. 264). En ocasiones se le llama provitamina A, porque el organismo lo transforma en vitamina A; sin embargo, proporciona otros muchos beneficios además de suministrar esta vitamina al organismo.

Cómo actúa

El betacaroteno, un refuerzo inmunitario y poderoso antioxidante, neutraliza los radicales libres que pueden dañar las células y favorecer la aparición de enfermedades. Al actuar directamente sobre las células, combate e incluso puede anular algunos trastornos. Parece ser más eficaz combinado con otros carotenoides.

Prevención. Es un famoso soldado en la guerra contra las cardiopatías. Un sondeo hecho a más de 300 doctores inscritos en el Estudio Sanitario de Médicos de la Universidad Harvard reveló que tomar 50 mg (85,000 UI) de betacaroteno al día reduce en un 50% el riesgo de infarto, derrame cerebral y muertes cardiovasculares. Otros estudios han comprobado que puede evitar que el colesterol LDL ("malo") dañe el corazón y los vasos coronarios. Los niveles altos de betacaroteno también pueden proteger del cáncer de pulmón, tracto digestivo, vejiga, mamas y próstata.

Principales beneficios. Al actuar como antioxidante, el betacaroteno puede anular algunas afecciones precancerosas, sobre todo las que afectan la piel, las membranas mucosas, los pulmones, la boca, la garganta, el estómago, el colon, la próstata, el cérvix y el útero. Además, se ha comprobado que inhibe el crecimiento de células anómalas, fortalece el sistema inmunitario y las membranas plasmáticas, y aumenta la comunicación intracelular.

No obstante, existe una discordancia sobre sus efectos anticancerígenos. A principios de 1990, estudios hechos en Estados Unidos y Finlandia hallaron que los fumadores varones que toman complementos de betacaroteno tienen mayor riesgo de sufrir cáncer pulmonar. A pesar de que hay

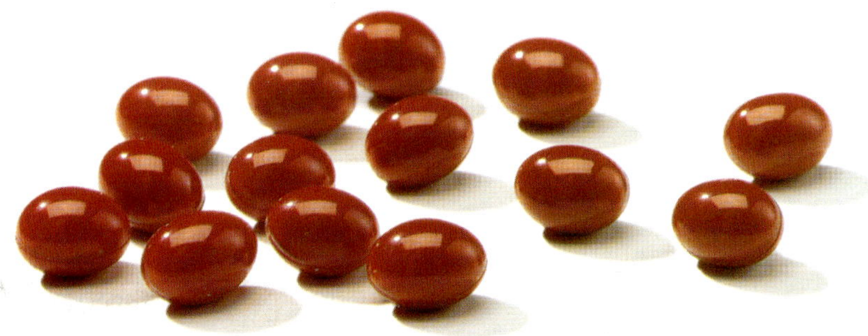

duda sobre los resultados, varios médicos recomiendan a los fumadores mantener niveles adecuados del betacaroteno de los alimentos naturales.

Otros beneficios. Como antioxidante, el betacaroteno puede ser útil para tratar una amplia gama de padecimientos, como el mal de Alzheimer, el síndrome de fatiga crónica, la infertilidad masculina, la fibromialgia, la psoriasis y varias alteraciones de la visión.

Cuánto necesita

No hay un ADR para el betacaroterno, pero unas 10,000 UI cumplen con el ADR para la vitamina A. Sin embargo, se necesitan dosis más altas para proporcionar los efectos antioxidantes e inmunizadores totales.

Si toma muy poco. Los signos de carencia de betacaroteno son similares a los de la vitamina A: visión nocturna deficiente, piel seca, mayor riesgo de contraer infecciones, y formación de células precancerosas. Una deficiencia también puede aumentar el riesgo de cáncer y cardiopatías. Las deficiencias de vitamina A son raras: aunque usted no coma frutas o verduras, ni tome complementos, puede satisfacer sus necesidades de vitamina A con huevos, leche enriquecida u otros alimentos que la contengan.

Si toma demasiado. Es casi imposible obtener demasiado betacaroteno, pues el organismo elimina lo que no procesa. Si usted ingiere niveles altos, más de 100,000 UI al día, las palmas de las manos y las plantas de los pies pueden adquirir un leve tono naranja que desaparece al reducir la dosis.

Cómo tomarlo

Dosis. El betacaroteno puede ser muy eficaz combinado con otros carotenoides en una fórmula mixta. Casi todas las personas se benefician con 25,000 UI (15 mg) de carotenoides mixtos al día. Quienes tienen alto riesgo de cáncer pueden tomar máximo 50,000 UI (30 mg), 2 veces al día.

Recomendaciones. Tome los complementos junto con la comida. No se han notado efectos nocivos en mujeres embarazadas ni en período de lactancia que tomen 50,000 UI al día como máximo.

Otras fuentes

Las zanahorias son una rica fuente de betacaroteno, al igual que otras frutas y verduras amarillas, anaranjadas o rojas (desde el camote hasta el melón). Las verduras como el brócoli, las espinacas o la lechuga también son benéficas; entre más oscuras sean, más betacaroteno tienen.

AL COMPRAR

- Compre betacaroteno combinado con otros carotenoides como licopeno, alfacaroteno, criptoxantina y luteína. Estas fórmulas son un método eficaz y económico para aumentar los niveles de antioxidantes.

ÚLTIMOS HALLAZGOS

- El betacaroteno puede proteger contra muchos tipos de cáncer, pero también aumentar el riesgo de cáncer pulmonar entre los fumadores. Según estudios recientes, este sorprendente efecto parece ser más marcado en hombres que fuman unos 20 cigarrillos al día, y más aún si su consumo de alcohol es elevado. (Curiosamente, no parece que los ex fumadores corran mayor riesgo.) Según una teoría, los fumadores en general tienen niveles bajos de vitamina C, y esto hace que el betacaroteno agudice la formación de radicales libres, en vez de disminuirla.

Sabía que...

Debe comer más de 500 g de melón fresco para recibir el betacaroteno que tiene una cápsula de 25,000 UI.

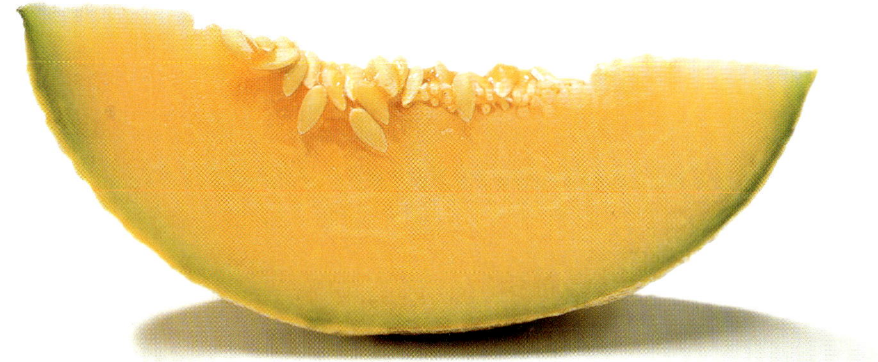

calcio

Conocido por prevenir los devastadores efectos de la osteoporosis, o por lo menos reducirlos, hoy en día se cree que el calcio también baja la presión arterial y previene el cáncer de colon. Por desgracia, la dieta moderna en muchos casos tiene una grave deficiencia de este importante mineral.

Usos

- *Conserva huesos y dientes sanos.*
- *Ayuda a prevenir la pérdida ósea progresiva y la osteoporosis.*
- *Ayuda en contracciones musculares y cardíacas, estímulos nerviosos y coagulación.*
- *Puede bajar la presión arterial en gente con hipertensión.*
- *Calma la acidez gástrica.*

Presentaciones

- Comprimidos
- Cápsulas
- Cápsulas de gel blando
- Polvo
- Líquido

¡ADVERTENCIA!

- La gente con disfunción tiroidea o nefropatía debe consultar con su médico antes de tomar calcio. Éste puede interactuar con varios fármacos, sobre todo con antibióticos con tetraciclina.
- Recuerde: Si tiene algún padecimiento, consulte al médico antes de tomar complementos.

Qué es

Es el mineral más abundante en el organismo, pero casi todos los adultos sólo reciben la mitad del calcio diario que necesitan. Quizá sea difícil comer suficientes alimentos ricos en calcio, pero se puede evitar la deficiencia con complementos, de los cuales existe una amplia variedad en el mercado. Los más comunes son el carbonato, el malato de citrato, el gluconato, el fosfato y el lactato de calcio. El calcio elemental (o puro) de un complemento depende del compuesto que lo acompaña. El carbonato de calcio (útil en antiácidos para la acidez) aporta 40% de calcio puro, mientras que el gluconato de calcio, un 9%. A menor contenido de calcio, son necesarias más pastillas para cubrir la dosis recomendada.

Cómo actúa

Casi todo el calcio del organismo se almacena en huesos y dientes, a los cuales proporciona fuerza y estructura. La pequeña cantidad que circula en el torrente sanguíneo influye en la producción de hormonas y enzimas que regulan la digestión y el metabolismo, y ayuda a transportar los nutrientes por las membranas plasmáticas. También se necesita calcio para curar heridas, la comunicación intraneuronal, la coagulación y la contracción muscular. Con el fin de que esté disponible en la sangre para realizar funciones vitales, el organismo lo toma de los huesos. Al pasar el tiempo, esto puede volverlos porosos y frágiles. Una ingesta diaria adecuada de calcio mantiene niveles saludables de éste en la sangre y aporta una ración adicional suficiente para que los huesos la absorban como reserva.

Prevención. Tomar suficiente calcio toda la vida es vital para prevenir la osteoporosis, el adelgazamiento óseo que propicia un mayor riesgo de fracturas en vértebras y cadera, deformidades espinales y pérdida de estatura. El organismo está mejor preparado para absorberlo y acumular masa ósea hasta antes de los 35 años, pero nunca es tarde para aumentar la ingesta. Según varios estudios, incluso después de los 65, tomar complementos de calcio y alimentos ricos en este mineral ayuda a mantener la densidad ósea y a reducir el riesgo de fracturas.

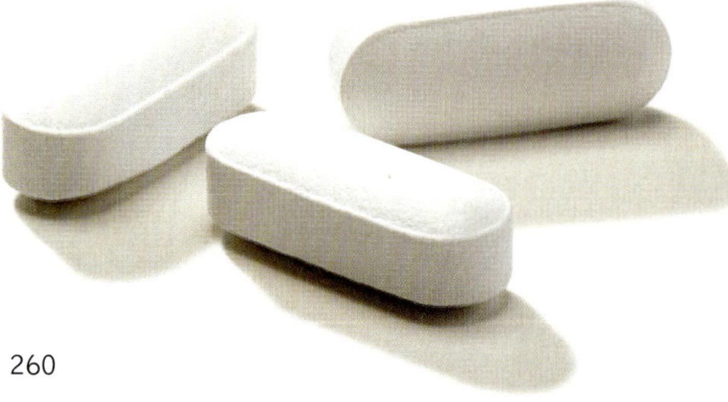

Otros beneficios. Al limitar los irritantes efectos de los ácidos biliares en el colon, el calcio puede reducir la incidencia de cáncer en este órgano. Otra investigación indica que las dietas ricas en calcio, así como en frutas y verduras, ayudan a disminuir la presión arterial tanto como lo hacen algunos fármacos.

Cuánto necesita

En Estados Unidos, la *National Academy of Sciences*, que determina el aporte dietético recomendado (ADR), hace poco recomendó aumentar la ingesta diaria de calcio a 1,000 mg para los hombres y las mujeres de 19 a 50 años; y a 1,200 mg para aquellos que tengan entre 50 y 70 años.

Si toma muy poco. Una deficiencia prolongada de calcio puede causar anomalías óseas como la osteoporosis. Los espasmos musculares (calambres) pueden deberse a los bajos niveles de calcio en la sangre.

Si toma demasiado. Una ingesta diaria de calcio de hasta 2,500 mg, de una combinación de alimentos y complementos, parece ser segura. Sin embargo, tomar complementos de calcio puede obstruir la absorción de cinc, hierro y magnesio; y las dosis muy altas de calcio (de complementos) pueden causar cálculos renales. El carbonato de calcio puede provocar gases o estreñimiento; de ser así, cambie a citrato de calcio.

Cómo tomarlo

Dosis. Asegúrese de recibir la dosis diaria recomendada de 1,000 a 1,200 mg de calcio puro de la dieta, complementos, o ambos. A menudo es conveniente añadir magnesio al tomar calcio.

Recomendaciones. Para aumentar la absorción, divida la dosis del complemento de manera que no tome más de 600 mg de calcio cada vez, y asegúrese de tomar los complementos junto con la comida.

Otras fuentes

Las fuentes más conocidas y abundantes de calcio son los productos lácteos como leche, yogur o queso. Elija los semidescremados o descremados: son mejores y también contienen un poco más de calcio. El jugo de naranja enriquecido con malato de calcio, el salmón y las sardinas enlatadas (junto con sus huesos blandos), las hojas de berza, la arúgula, el brócoli y las almendras, son buenas fuentes no lácteas.

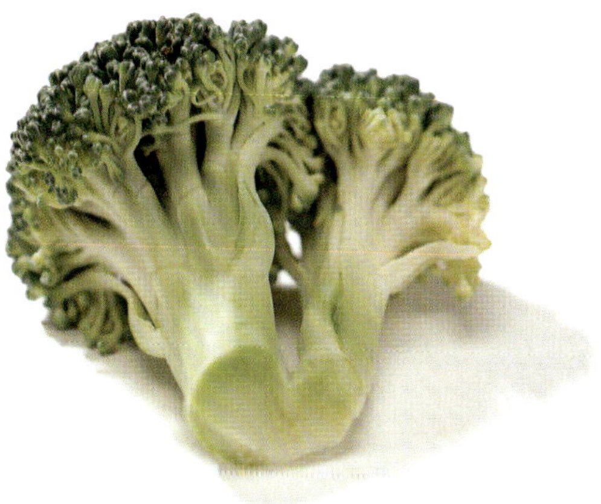

Hechos y consejos

- Evite los complementos de calcio hechos de dolomita, conchas de ostras o harina de huesos, ya que pueden contener niveles inadecuados de plomo.
- El calcio no se absorbe sin la vitamina D, que produce la piel como reacción ante la luz solar. Debido a que la capacidad del organismo para elaborar la vitamina D disminuye con la edad, es mejor recibir de 200 a 400 UI de vitamina D diariamente en la dieta (la leche enriquecida es la mejor fuente) o en complemento. También puede usar complementos de calcio con vitamina D.
- La espinaca no es una buena fuente de calcio, pues contiene niveles altos de oxalatos, sustancias que encierran el calcio y limitan la cantidad existente en el organismo. Sin embargo, los oxalatos no interfieren con la absorción de calcio de otros alimentos que se ingieren al mismo tiempo.

Al comprar

- Si usted tiene más de 65 años, compre citrato de calcio, pues puede ocurrir que carezca de suficientes jugos gástricos para absorber el carbonato de calcio.

Sabía que...

Tendría que comer cerca de 80 ramitos de brócoli para obtener los 1,200 mg del calcio diario recomendado.

cardo lechero

El uso medicinal del cardo lechero se remonta a miles de años atrás, hacia la época de los griegos y los romanos. Los investigadores ya han completado más de 300 estudios científicos que certifican sus beneficios, sobre todo para curar enfermedades hepáticas.

Silybum marianum

Usos

- *Protege al hígado de las toxinas, incluyendo fármacos, venenos o sustancias químicas.*
- *Ayuda en el tratamiento de trastornos hepáticos como la cirrosis y la hepatitis.*
- *Disminuye el daño hepático causado por el alcoholismo.*
- *Auxilia en el tratamiento y prevención de cálculos biliares.*
- *Ayuda a eliminar la psoriasis.*

Presentaciones

- Comprimidos
- Cápsulas
- Cápsulas de gel blando
- Tintura

¡ADVERTENCIA!

- Cualquier enfermedad hepática requiere cuidadosa evaluación y supervisión médicas.
- Recuerde: Si tiene algún padecimiento, consulte al médico antes de tomar complementos.

Qué es

Conocido por su nombre botánico, *Silybum marianum*, así como por su principal agente activo, la silimarina, el cardo lechero forma parte de la familia de los girasoles. Sus flores violáceas y sus hojas con venas blancas como la leche, que los primeros colonizadores llevaron de Europa a Norteamérica, comúnmente se ven a lo largo de la Costa Este y en California; la planta también crece en estado silvestre en otros países de América y el mundo. Florece de junio a agosto, y las brillantes semillas negras usadas con fines medicinales se recolectan al acabar el verano.

Cómo actúa

Es una de las hierbas que se ha estudiado y documentado de manera más exhaustiva. La investigación científica sigue validando sus poderes curativos, sobre todo para trastornos hepáticos. Casi toda su eficacia se debe a un complejo de tres compuestos que protegen al hígado, llamado silimarina, que constituye del 4% al 6% de las semillas maduras.

Principales beneficios. Entre los principales beneficios del cardo lechero está su capacidad para fortalecer el hígado, uno de los órganos vitales del cuerpo, segundo en tamaño después de la piel. El hígado procesa nutrientes, incluyendo las grasas; además, neutraliza o destoxifica el alcohol, y diversos fármacos y contaminantes químicos. El cardo lechero ayuda a mejorar y fortalecer este órgano, al evitar que se agote el glutatión, un compuesto seudoaminoácido vital para el proceso de desintoxicación. Algunos estudios demuestran que puede aumentar la concentración de glutatión hasta en un 35%. También es un guardián eficaz que limita el número de toxinas que el hígado procesa en un tiempo determinado.

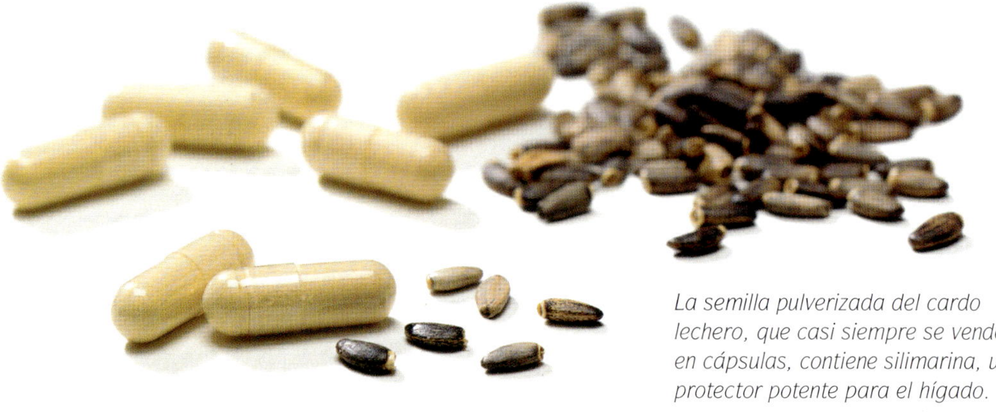

La semilla pulverizada del cardo lechero, que casi siempre se vende en cápsulas, contiene silimarina, un protector potente para el hígado.

El cardo lechero es también un antioxidante aún más potente que las vitaminas C y E; ayuda a prevenir el daño de los radicales libres, moléculas sumamente reactivas. Más aún, favorece la regeneración de nuevas células hepáticas sanas, las cuales sustituyen a las viejas o dañadas. El cardo lechero alivia una gama de enfermedades hepáticas graves, como infecciones virales (hepatitis) y cirrosis. La hierba es tan potente que a veces se administra por vía intramuscular en las salas de urgencias para combatir los efectos mortales de los hongos venenosos en el hígado. Además, como el exceso de alcohol acaba con las reservas de glutatión, el cardo lechero puede ayudar a proteger el hígado de los alcohólicos o de la gente que se está recuperando del alcoholismo.

Otros beneficios. En pacientes con cáncer, el cardo lechero limita el posible daño hepático causado por fármacos después de tratamientos de quimioterapia, y activa la recuperación, depurando las sustancias tóxicas que pueden acumularse en el organismo. La hierba también reduce la inflamación y puede retardar la proliferación de células cutáneas propias de la psoriasis. Es útil para la endometriosis (la causa más común de infertilidad femenina), pues ayuda al hígado a procesar el estrógeno, que en niveles altos puede agravar el dolor y otros síntomas. Por último, puede ser benéfico para prevenir o curar cálculos biliares al mejorar el flujo biliar, el jugo digestivo repleto de colesterol que viaja del hígado por la vesícula biliar hacia el intestino, donde ayuda a digerir las grasas.

Cómo tomarlo

Dosis. La dosis recomendada es de máximo 250 mg de extracto estandarizado (con similarina del 70% al 80%), 3 veces al día. A menudo se combina con otras hierbas y nutrientes, como diente de león, colina, metionina e inositol. Esta combinación puede ser llamada "complejo hepático" o "factores lipotrópicos" ("lipotrópico" se refiere a sus propiedades para metabolizar las grasas y evitar su acumulación en el hígado). Para la dosis adecuada, siga las instrucciones del empaque.

Recomendaciones. El cardo lechero parece ser muy eficaz tomado entre comidas. Sus beneficios pueden apreciarse en una o dos semanas, pero a menudo se necesita un tratamiento prolongado para enfermedades crónicas. La hierba parece ser inocua, incluso en mujeres embarazadas o que estén lactando. No se sabe de interacciones con otros fármacos.

Posibles efectos secundarios

Prácticamente no se le ha atribuido ningún efecto secundario al cardo lechero, el cual es considerado como una de las hierbas más seguras del mercado. En algunas personas puede tener un ligero efecto laxante durante uno o dos días.

AL COMPRAR

- Asegúrese de recibir la dosis adecuada. Compre productos hechos de extractos estandarizados que contengan de un 70% a un 80% de silimarina, el agente activo del cardo lechero. No estaría de más probar preparados con cardo lechero aglutinado con fosfatidilcolina, un importante elemento de la lecitina, compuesto natural graso. Según estudios, esta combinación quizá se absorba mejor que el cardo lechero solo.
- Tenga cuidado con las tinturas en base de alcohol. Algunas fórmulas contienen dosis altas de alcohol que pueden afectar al hígado si se consumen en grandes dosis.

ÚLTIMOS HALLAZGOS

- Quizá algún día el cardo lechero sea un arma en la batalla contra el cáncer cutáneo. Según investigadores de la *Case Western University* en Cleveland, al aplicar el agente activo, la silimarina, en la piel de unos ratones, hubo 75% menos tumores cutáneos por exposición a la radiación ultravioleta. Es necesario hacer más estudios sobre su efecto en los humanos.

Sabía que...

El cardo lechero no es muy soluble en agua. El té preparado con las semillas generalmente tiene pocos ingredientes para la protección hepática.

carotenoides

Los pigmentos que dan a algunas frutas su intenso color rojo, naranja o amarillo se llaman carotenoides. Estos compuestos naturales también son potentes agentes curativos. Si su dieta no los incluye en suficiente cantidad, los complementos son una opción práctica.

Usos

- *Pueden reducir el riesgo de ciertos tipos de cáncer, como el de próstata y de pulmón.*
- *Ayudan a proteger contra las cardiopatías.*
- *Retardan el avance de la degeneración macular.*
- *Aumentan la inmunidad.*

Presentaciones

- Cápsulas
- Comprimidos
- Cápsulas de gel blando

¡ADVERTENCIA!

- Recuerde: Si tiene algún padecimiento, consulte al médico antes de tomar complementos.

Qué son

Aunque se han identificado más de 600 pigmentos carotenoides en los alimentos, parece ser que la sangre y los tejidos del organismo sólo usan seis de ellos en forma considerable. Aparte del betacaroteno (vea la pág. 258), que tal vez sea el carotenoide mejor conocido, éstos incluyen licopeno, alfacaroteno, luteína, zeaxantina y criptoxantina.

Los carotenoides se encuentran en diversas frutas y verduras, pero los alimentos que representan las fuentes más concentradas quizá no sean parte de su dieta diaria. El alfacaroteno se halla en zanahorias y calabazas; el licopeno abunda en frutas rojas como la sandía, la toronja roja, la guayaba y, sobre todo, el jitomate enlatado; la luteína y la zeaxantina se encuentran en las verduras verde oscuro, calabaza y pimientos, y la criptoxantina se encuentra en mangos, naranjas y duraznos. Para prevenir ciertas enfermedades, es mejor tomar complementos que aporten una mezcla de los seis carotenoides esenciales.

Cómo actúan

El principal beneficio de los carotenoides es su poder antioxidante. Los antioxidantes son compuestos que protegen a las células contra el daño causado por unas moléculas inestables de oxígeno llamadas radicales libres. Los carotenoides actúan de manera similar, pero cada uno sobre un tipo de tejido. El organismo puede convertir la criptoxantina y el alfacaroteno en vitamina A, aunque no en el mismo grado que el betacaroteno.

PREVENCIÓN. Los carotenoides pueden proteger contra ciertos tipos de cáncer, aparentemente limitando el crecimiento celular anómalo. El licopeno parece inhibir la formación de cáncer de próstata. Investigadores de Harvard hallaron que los hombres que comieron mínimo 10 raciones de alimentos a base de jitomate —la fuente más rica en licopeno— redujeron el riesgo de cáncer de próstata casi en 45%. El licopeno también es eficaz contra el cáncer gástrico y del tracto digestivo. Según estudios, la ingesta alta de alfacaroteno, luteína y zeaxantina disminuye el riesgo de cáncer pulmonar; y la criptoxantina y el alfacaroteno, el riesgo de cáncer cervicouterino.

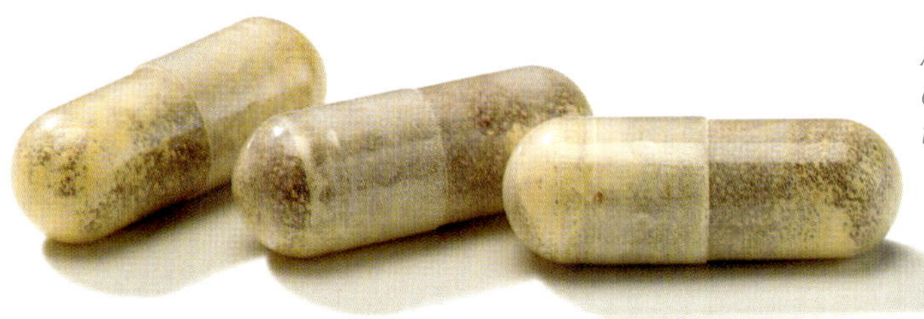

Aunque se venden cápsulas de carotenoides individuales como el licopeno (izquierda), es mejor tomar un complemento mixto de carotenoides.

Los carotenoides también pueden combatir las cardiopatías. En un estudio realizado a 1,300 ancianos, aquellos que comieron la mayor cantidad de alimentos ricos en carotenoides disminuyeron el riesgo a la mitad, y un 75% redujo la posibilidad de infarto, comparados con quienes los tomaron en mínima cantidad. Esto se confirmó aun cuando los investigadores consideraron otros factores de riesgo de cardiopatías, como tabaco y niveles altos de colesterol. Los científicos creen que todos los carotenoides, sobre todo el alfacaroteno y el licopeno, evitan la formación de colesterol "malo", que puede provocar infartos y otros problemas cardiovasculares.

OTROS BENEFICIOS. La luteína y la zeaxantina favorecen la visión clara, ya que absorben los nocivos rayos ultravioleta del sol y neutralizan los radicales libres en la retina (la parte del ojo sensible a la luz). Esto ayuda a reducir el riesgo de degeneración macular, un trastorno de la visión propio de la edad que es la principal causa de ceguera en los ancianos. Otros carotenoides pueden prevenir el daño al cristalino del ojo y, de ese modo, reducir el riesgo de cataratas.

Según estudios preliminares, existe una relación entre los niveles bajos de carotenoides y los trastornos menstruales. Y según otros, aun iniciado un cáncer, una dieta rica en carotenoides puede mejorar el pronóstico.

Cómo tomarlos

DOSIS. Si usted no come una variedad de alimentos ricos en carotenoides, tome un complemento con carotenoides mixtos: alfacaroteno, betacaroteno, licopeno, luteína, zeaxantina y criptoxantina, que aporte un mínimo de 25,000 UI de vitamina A al día. Pueden recomendarse dosis más altas de carotenoides mixtos para prevenir trastornos específicos.

RECOMENDACIONES. Tome complementos de carotenoides con alimentos que contengan un poco de grasa; esto ayuda al organismo a absorberlos de manera más eficaz. Algunos expertos también creen que el organismo absorbe mejor estos nutrientes si usted divide la cantidad diaria total de carotenoides que piensa tomar y lo hace a dos horas diferentes del día.

Posibles efectos secundarios

Las dosis altas de carotenoides (de la dieta o de complementos) pueden dar un tono anaranjado a la piel, sobre todo en palmas de las manos y plantas de los pies. Este efecto inofensivo desaparece poco a poco, al reducir la ingesta. No hay otros efectos secundarios conocidos relacionados con cantidades grandes de carotenoides mixtos; pero tomar dosis altas de carotenoides individuales puede interferir con el efecto de los otros carotenoides.

HECHOS Y CONSEJOS

- Las mujeres que toman anticonceptivos orales y las posmenopáusicas en hormonoterapia restitutiva a base de estrógenos tienen niveles bajos de carotenoides en la sangre. Las mujeres que se encuentren en cualquiera de los dos casos pueden tomar un complemento mixto de carotenoides.
- Los jitomates cocidos contienen menos cantidad de agua y, por ende, más licopeno cuando están crudos. Algunos expertos creen que el aceite usado en la salsa de jitomate promueve la absorción del licopeno.

ÚLTIMOS HALLAZGOS

- Un importante estudio europeo comprobó que el licopeno ayuda a prevenir los infartos. Hombres que lo consumieron en grandes cantidades sólo tuvieron la mitad del riesgo de infarto que los que tomaron poco. El efecto protector del licopeno fue muy benéfico en los no fumadores.

Sabía que...

Las verduras de color verde oscuro contienen carotenoides. La clorofila verde oculta los pigmentos amarillo-naranja que contienen.

cartílago de tiburón

Los tiburones al fin son apreciados, gracias a un material correoso y elástico de su esqueleto. Aunque se dicen muchas cosas del cartílago de tiburón —entre ellas que cura el cáncer—, su verdadero efecto sobre las enfermedades aún es incierto.

Usos

- *Puede ayudar a combatir el cáncer.*
- *Puede aliviar el dolor articular de la artritis, mitigar lesiones de psoriasis y ayudar a sanar aftas.*

Presentaciones

- Comprimidos
- Cápsulas
- Polvo

¡ADVERTENCIA!

- Como el cartílago puede interferir con el crecimiento de nuevos vasos sanguíneos, no deben usarlo las mujeres embarazadas o lactando, las personas que hayan sufrido un infarto o derrame, o quienes se hayan sometido recientemente a una cirugía.
- Recuerde: Si tiene algún padecimiento, consulte a su médico antes de tomar complementos.

Qué es

Así como los huesos forman el armazón del cuerpo humano, el cartílago lo hace en los tiburones. Esta sustancia elástica, más blanda que el hueso pero correosa y fibrosa, también está presente en la nariz y alrededor de las articulaciones. En años recientes, los productos de cartílago se han popularizado en todo el mundo como un remedio muy publicitado para diversos males. Se extrae de la cabeza y de las aletas del tiburón; primero se lava y se seca, y luego se muele para obtener un fino polvo blanco.

Sin embargo, se ha discutido mucho sobre la eficacia de este complemento. No hay pruebas sólidas de sus beneficios para la salud, únicamente entusiastas testimonios. De hecho, la preocupación ecológica ha aumentado, pues al parecer la población de tiburones está disminuyendo con rapidez a causa de la pesca excesiva.

Cómo actúa

La mayoría de los investigadores acepta con escepticismo lo que se afirma sobre el cartílago: que puede curar desde cáncer y sida hasta artritis y herpes. Algunos creen que los ácidos gástricos digieren el cartílago, volviendo ineficaces a los complementos orales; otros afirman que aunque el organismo absorba el cartílago, no existen beneficios terapéuticos demostrables. En caso de que el cartílago en verdad contenga ingredientes curativos, éstos están presentes sólo en cantidades mínimas. A pesar de que se han realizado algunos estudios prometedores, se necesita más investigación para confirmar o refutar la eficacia de este polémico complemento.

Principales beneficios. Una investigación realizada en la década de 1980 suscitó interés en la principal afirmación del cartílago: su supuesto poder para combatir el cáncer. Al observar que los tiburones rara vez tienen cáncer, los investigadores empezaron a estudiar diversas sustancias de estos animales y notaron que el cartílago evita el crecimiento de nue-

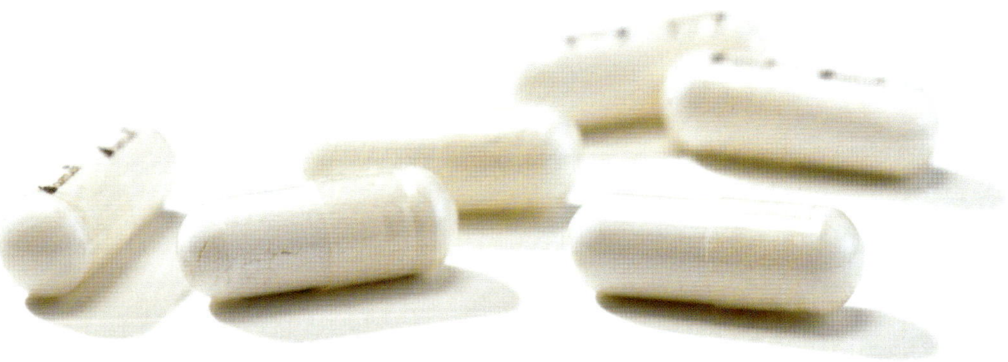

vos vasos sanguíneos. Como este crecimiento es vital para los tumores, ya que les proporciona sangre rica en oxígeno y nutrientes para sobrevivir y crecer, los investigadores especulan acerca de las propiedades del cartílago y dicen que podría combatir el cáncer. (Las terapias oncológicas que inhiben el crecimiento de los vasos sanguíneos recientemente fueron noticia de primera plana, cuando se logró aislar en el laboratorio dos fármacos que reducen tumores: angiostatín y endostatín.)

Se han promovido otras teorías acerca de los supuestos efectos anticancerígenos del cartílago; algunos estudios en tubo de ensayo y en animales indican que puede ser benéfico contra el cáncer. Pero lo que funciona en tubos de ensayo o en animales con frecuencia dista mucho de surtir efecto en los seres humanos. Los estudios, en general, no han logrado demostrar beneficios importantes en pacientes con cáncer, incluso tras haberles administrado dosis muy grandes de cartílago. Un importante productor del complemento admitió hace poco que "es probable que no sea eficaz" contra el cáncer.

Otros beneficios. El cartílago de tiburón puede tener propiedades antiinflamatorias que lo hacen útil para tratar enfermedades como la artritis reumatoide y el padecimiento cutáneo llamado psoriasis. En un estudio, los animales que recibieron extracto de cartílago tuvieron menos dolor e inflamación causados por las sustancias que irritan la piel.

Este complemento también puede mitigar los síntomas de la artrosis, al facilitar el suministro de nutrientes a los cartílagos de las articulaciones, estimulando así la regeneración de cartílago al tiempo que aminora la desintegración (sin embargo, casi todos los médicos creen que hay remedios más eficaces para esto, como la glucosamina). Debido a sus posibles efectos para reforzar la inmunidad, se ha propuesto al cartílago de tiburón como tratamiento para aftas y otras infecciones de herpes.

Cómo tomarlo

Dosis. *Para trastornos como la artritis:* Suelen recomendarse dosis de alrededor de 2,000 mg de cartílago de tiburón, 3 veces al día. *Para cáncer:* Los médicos a veces recomiendan dosis altas, de 1,000 mg por cada kilogramo de peso corporal; esto sería equivalente a 68,000 mg para 68 kg de peso, lo que representa un gasto sustancial para un complemento que no tiene un valor comprobado.

Recomendaciones. Algunos investigadores sugieren que se tome el complemento en ayunas, para reducir al mínimo los ácidos gástricos que podrían destruir cualquier ingrediente activo. Debido a las grandes cantidades recomendadas para curar el cáncer (en algunos casos el equivalente a más de 100 cápsulas al día), el polvo puede ser más cómodo y barato. A quienes les desagrada el sabor a pescado de muchos productos, quizá encuentren que los comprimidos o cápsulas son mejores opciones.

Posibles efectos secundarios

Aun ingerido en grandes cantidades, el cartílago de tiburón parece no producir reacciones tóxicas.

AL COMPRAR

- Muchos productos de cartílago de tiburón tienen pocos ingredientes activos, pues éstos se diluyen mucho con aglutinantes y excipientes. Lea la etiqueta atentamente para ver lo que compra.

ÚLTIMOS HALLAZGOS

- Según un estudio canadiense reciente, el cartílago de tiburón ayuda a curar la psoriasis, que se caracteriza por la inflamación excesiva y el crecimiento de nuevos vasos sanguíneos en la piel. Los investigadores aplicaron un irritante químico en los brazos de nueve voluntarios sanos, para recrear la enfermedad. El extracto de cartílago de tiburón fue eficaz para reducir la inflamación al untarlo en la piel, antes de aplicar el irritante. En un estudio complementario, también mitigó erupciones de psoriasis.
- Aunque el cartílago de tiburón se ha dado a conocer por sus propiedades anticancerígenas, al parecer no tuvo efecto en un estudio de *Cancer Treatment Research Foundation*. Unos 60 pacientes con cáncer avanzado de mama, colon, pulmón, próstata y de otros tipos tomaron varias cucharadas de cartílago de tiburón tres veces al día. A los 10 meses, el complemento no tuvo un efecto visible en los tumores.

Sabía que...

En todo Japón, la sopa de aleta de tiburón se considera un impulsor de la longevidad.

cayena

Capsicum

Se dice que esta fuerte especia, hecha de chiles secos, es originaria de Cayena, en la Guyana Francesa. Desde que un médico que viajaba con Colón describiera por vez primera los picosos chiles, la popularidad de la Cayena como analgésico, auxiliar digestivo y sazonador, ha crecido.

Usos

Crema y ungüento tópicos

- *Mitiga el dolor de la artritis.*
- *Reduce el dolor nervioso del zoster (neuralgia postherpética), diabetes, cirugías o neuralgia del trigémino (tic doloroso).*

Comprimidos, cápsulas y tintura

- *Calma la indigestión.*

Presentaciones

- Crema/Ungüento
- Comprimidos
- Cápsulas
- Cápsulas de gel blando
- Tintura/Líquido
- Hierba seca o fresca

¡ADVERTENCIA!

- Nunca aplique crema de Cayena en carne viva ni en heridas. Tenga cuidado con los ojos y con los lentes de contacto: el ardor puede ser intenso.
- Recuerde: Si tiene algún padecimiento, consulte al médico antes de tomar complementos.

Qué es

Derivada de algunas variedades de la especie *Capsicum*, la Cayena es un picante famoso por el fuerte sabor que da a algunas cocinas internacionales como la cajún, la mexicana, la india o la asiática. Es prima de los pimientos dulces usados en ensaladas y del chile de árbol que produce el chile piquín y las salsas picantes; no tiene relación con la pimienta negra de uso común. El principal agente activo de la Cayena, que da picor a los chiles, es la capsaicina, una sustancia química irritante y aceitosa que también es el principal ingrediente de los atomizadores para defensa personal.

Cómo actúa

Aplicada en la piel, la capsaicina es un analgésico eficaz. Ayuda a aminorar un componente de las neuronas llamado sustancia P, que transmite señales de dolor al cerebro. Ingerida en complemento o en la comida, se cree que también ayuda a la digestión.

Principales beneficios. La aplicación constante de una crema o ungüento con capsaicina en la piel puede ser muy eficaz para aliviar el dolor de la artritis. Además, ayuda a mitigar la neuralgia postherpética persistente, así como el doloroso daño nervioso que causan la diabetes o algunas cirugías (por ejemplo, una mastectomía o una amputación).

Estudios preliminares indican que la crema de Cayena puede tener otros usos benéficos, como calmar la comezón de la psoriasis (esta sensación sigue las mismas rutas nerviosas que el dolor). También ha demostrado ser prometedora para aliviar el dolor de la fibromialgia y el frío en las extremidades, causado por la enfermedad de Raynaud.

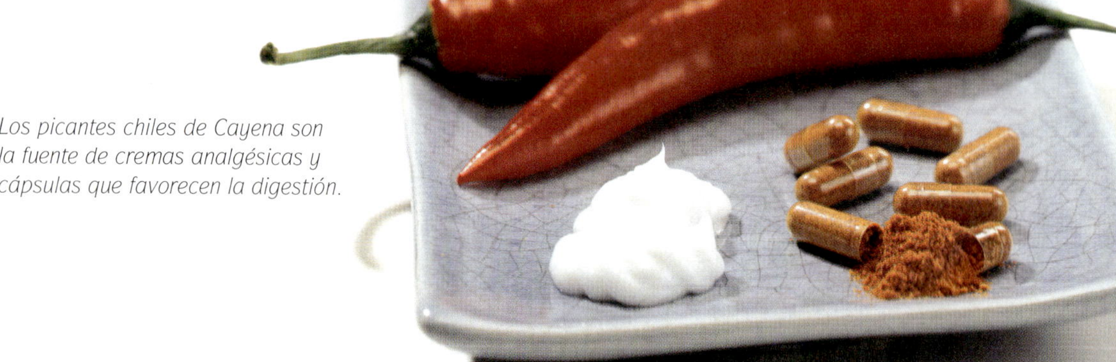

Los picantes chiles de Cayena son la fuente de cremas analgésicas y cápsulas que favorecen la digestión.

Otros beneficios. Se dice que los pimientos crudos, tinturas, comprimidos, tés y cápsulas estimulan la digestión y aligeran gases y úlceras, al aumentar la circulación sanguínea al estómago e intestinos y favorecer la secreción de jugos digestivos. Puede usar las presentaciones líquidas con agua, como gárgaras para aliviar la garganta irritada. Se ha descubierto que algunos preparados nasales pueden descongestionar, combatir resfriados y calmar el dolor punzante de la cefalea histamínica (pruébelos sólo bajo supervisión médica). Es temerario afirmar que la Cayena puede reducir el riesgo de cardiopatías (al disminuir colesterolemia y triglicéridos) o prevenir el cáncer (ya que aporta vitamina C y otros antioxidantes).

Cómo tomarla

Dosis. *Para uso externo:* La crema o el ungüento de Cayena con capsaicina del 0.025% al 0.075% es muy eficaz si se usa a diario, metódicamente; aplique una capa ligera en las áreas afectadas mínimo 3 o 4 veces al día para el dolor; frótela bien. Pueden pasar varias semanas antes de que ceda el dolor. *Para ingerirla:* Siga las instrucciones del empaque.

Recomendaciones. *Para uso externo:* Debido a que la sensibilidad a la Cayena varía, pruébela primero en un área pequeña muy adolorida. Si surte efecto —quizá tarde una semana o más— y no hay malestar persistente, amplíe el área. Para evitar el contacto de la Cayena con los ojos, después de aplicarla lávese las manos con agua tibia y jabonosa, o al hacerlo use guantes desechables; también puede cubrir el área con un vendaje holgado. (Si usa capsaicina para aliviar el dolor en dedos o manos, espere 30 minutos para lavarse, así permitirá que la crema penetre en la piel. Mientras, evite tocar lentes de contacto y áreas sensibles como ojos o nariz.) Guarde la crema de Cayena alejada de la luz, en un lugar sin calor ni frío extremos, y fuera del alcance de los niños.

Para ingerirla: La Cayena puede tomarse con o sin alimentos. No se han reportado efectos nocivos en mujeres embarazadas, o que están amamantando, que la ingieran o usen en forma externa, pero suspéndala si el bebé que está lactando se torna irritable.

Posibles efectos secundarios

Durante los primeros días de aplicación tópica, la crema o el ungüento de Cayena a menudo provocan una sensación de calor o un leve ardor que dura cerca de media hora. No obstante, este efecto suele desaparecer luego de varios días de usarlo.

La Cayena también puede causar dolor intenso y ardor —aunque no daño permanente— si entra en contacto con los ojos (o con otras membranas mucosas húmedas). De ser así, lave el área afectada con agua o leche. Para quitar la Cayena de la piel, lave ésta con agua tibia jabonosa. El vinagre también puede servir, pero no lo use en los ojos ni cerca de éstos.

Ingerida, la Cayena puede causar dolor estomacal o diarrea. La capsaicina que se expulsa por las heces puede provocar ardor al defecar. A veces causa tos, estornudos, lagrimeo o irritación de garganta, y esto puede deberse al uso excesivo de crema o a la inhalación del polvo.

Hechos y consejos

- Puede usar la Cayena sin riesgo junto con los medicamentos antiinflamatorios no esteroideos (AINE) y otros para la artritis. Esta combinación puede permitirle reducir la dosis de medicamento, al disminuir la probabilidad de tener efectos secundarios. Consulte a su médico antes de cambiar la dosis.
- El picante se mide en unidades Scoville (US). Los pimientos o chiles de Cayena tienen de 30,000 a 50,000 US, los jalapeños sólo de 2,500 a 5,000, y los chiles de Nuevo México de 500 a 1,000 unidades Scoville.

Al comprar

- Los médicos recetan frecuentemente cremas con Cayena (capsaicina). Pero en farmacias y tiendas naturistas venden muchas cremas sin receta con las mismas potencias (0.025% a 0.075%). Una crema de venta libre puede ahorrarle dinero.
- Con el fin de mantener los pies tibios, se hacen algunos productos con Cayena para talquear los calcetines. Aunque puede ser un remedio moderadamente eficaz, tenga cuidado al usar estos productos con niños pequeños, ya que el polvo podría caerles en los ojos al cambiarse los calcetines.

Sabía que...

Los chiles de Cayena, frescos o secos, tienen cerca de 1.5% de capsaicina, el ingrediente analgésico que les da su legendario sabor picante.

cimicifuga

Cimicifuga racemosa

Aunque las nuevas generaciones afirman que es la hierba de moda, sus poderes curativos se conocieron en forma rotunda hace más de un siglo, cuando las pioneras y nativas de Estados Unidos eligieron la raíz de esta planta como una de las medicinas naturales más útiles.

Usos

- *Reduce síntomas menopáusicos, sobre todo los bochornos.*
- *Mitiga el dolor menstrual y otros malestares, como el SPM.*
- *Actúa como antiinflamatorio; alivia el dolor muscular.*
- *Ayuda a limpiar las mucosas y calma la tos.*

Presentaciones

- Cápsulas
- Comprimidos
- Tintura
- Hierba seca/Té

¡ADVERTENCIA!

- Nunca use la cimicifuga si está embarazada o amamantando.
- Esta hierba puede interferir con tratamientos hormonales (anticonceptivos o estrógeno); verifíquelo con su médico.
- Tenga cuidado si toma fármacos para la hipertensión; la cimicifuga puede intensificar el efecto hipotensor de éstos.
- Recuerde: Si tiene algún padecimiento, consulte al médico antes de tomar complementos.

Qué es

La cimicifuga (del latín *cimicis* y *fugio*, que significa "insectos en fuga": se creía que su aroma repelía a los insectos) se ha usado durante mucho tiempo para tratar "problemas femeninos". Crece hasta 2.50 m de altura y se distingue por sus largos racimos de flores blancas con múltiples estambres. Esta ranunculácea también se conoce como cohosh negro, orobanca, hierba tora o *Cimicifuga racemosa,* su término botánico. Su nombre más común, serpentaria negra, describe su raíz deforme: la parte de la planta que se usa con fines medicinales. Contiene una compleja red de sustancias químicas naturales, algunas tan potentes como los fármacos más modernos.

Cómo actúa

Por tradición, durante mucho tiempo se ha recetado la cimicifuga para problemas menstruales, entuertos, trastornos nerviosos y dolor articular. En la actualidad se recomienda sobre todo para aliviar los bochornos que tienen algunas mujeres durante la menopausia.

Principales beneficios. En Europa y cada vez más en Estados Unidos, es un remedio popular para los bochornos, la sequedad vaginal y otros síntomas menopáusicos. Estudios científicos han demostrado que puede reducir los niveles de la hormona luteinizante (HL), la que produce la glándula pituitaria del cerebro. Se cree que el aumento de HL que ocurre durante la menopausia es una causa de los bochornos.

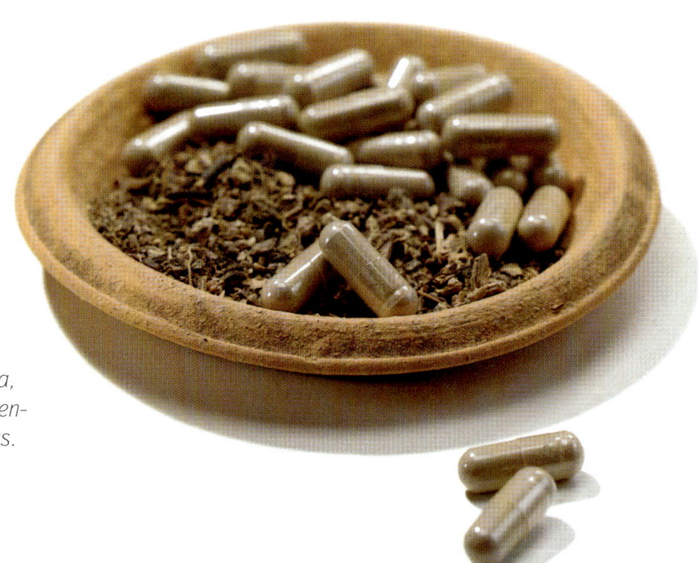

La raíz de cimicifuga se deshidrata, se muele hasta pulverizarla y se vende como complemento en cápsulas.

Además, la cimicifuga contiene fitoestrógenos, compuestos vegetales que tienen un efecto similar al estrógeno producido por el organismo. Los fitoestrógenos se fijan a receptores hormonales en las mamas, el útero y otras partes del cuerpo, mitigando síntomas menopáusicos sin aumentar el riesgo de cáncer de mama, un posible efecto secundario de la hormonoterapia restitutiva. De hecho, algunos expertos creen que los fitoestrógenos pueden incluso prevenir el cáncer de mama, al evitar que el estrógeno orgánico se fije en las células de las mamas.

Otros beneficios. Gracias a sus propiedades antiespasmódicas, mitiga los cólicos menstruales al aumentar el flujo sanguíneo al útero y reducir la intensidad de las contracciones uterinas. Esto también la hace útil durante el parto y después del alumbramiento. Debido a que compensa los niveles hormonales, puede ayudar a las mujeres con síndrome premenstrual (SPM), pero quizá el sauzgatillo sea mejor para este mal.

A pesar de que estos efectos se notan con menos frecuencia, la cimicifuga ha probado tener algunas propiedades antiinflamatorias y un poco sedantes, que pueden ser muy útiles para curar dolores musculares, así como el dolor causado por nervios como la ciática, o la neuralgia. La cimicifuga se recomienda para la tos, pues ayuda a eliminar la mucosidad del cuerpo. Se ha demostrado que es eficaz en el tratamiento del zumbido en los oídos (tinnitus).

Cómo tomarla

Dosis. Busque cápsulas o comprimidos con extractos estandarizados que contengan triterpenos al 2.5%, el agente activo de la cimicifuga. *Para síntomas menopáusicos o del síndrome premenstrual:* Tome 40 mg de cimicifuga, 2 veces al día. Para el SPM empiece el tratamiento de 7 a 10 días antes de su período. *Para cólicos menstruales:* Tome 40 mg, 3 o 4 veces al día, según necesite.

Recomendaciones. Puede tomarse a cualquier hora del día, pero para reducir el posible malestar estomacal, es mejor con alimentos. Espere de 4 a 8 semanas para ver sus beneficios. Muchos expertos recomiendan tomarla por un lapso máximo de 6 meses; aunque algunos estudios recientes prueban que usarla más tiempo parece que no causa daño y no tiene efectos secundarios importantes.

Posibles efectos secundarios

Aunque la cimicifuga prácticamente no tiene efectos secundarios, puede causar malestar estomacal en ciertas personas. Un estudio sugirió que puede provocar un ligero aumento de peso y mareos en algunas mujeres. También puede disminuir la presión arterial. Una dosis muy fuerte puede causar vómito, náuseas, pulso reducido, transpiración abundante y dolor de cabeza.

HECHOS Y CONSEJOS

- Pueden usarse compresas humedecidas en té de cimicifuga para aliviar músculos y articulaciones doloridas. Hierva la raíz en agua, de 20 a 30 minutos. Deje enfriar un poco el líquido (aún debe estar caliente, pero sin quemar). Luego aplique las compresas calientes en el área afectada durante 20 minutos.
- Aunque algunos expertos piensan que la cimicifuga es tan eficaz como la hormonoterapia restitutiva (HTR) para reducir los bochornos y la sequedad vaginal, no hay pruebas de que esta hierba proteja contra las cardiopatías o la osteoporosis, como se cree que lo hace la HTR.

Sabía que...

La cimicifuga fue el principal ingrediente de una de las medicinas tradicionales más populares de todos los tiempos: el Compuesto Vegetal Lydia Pinkham. Este "tónico femenino", famoso a principios de 1900, se vende hasta la fecha en Estados Unidos. Irónicamente, la fórmula actual ya no contiene esta útil hierba.

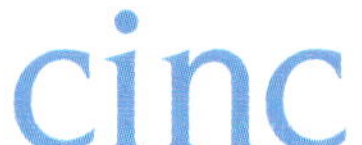

cinc

Este mineral, que todo mundo necesita, surte de combustible a todas las enzimas: desde las que producen ADN hasta las que curan heridas. Es un elemento fundamental para un sistema inmunitario sano, y además combate el resfriado. Sin embargo, mucha gente no obtiene lo suficiente de este nutriente vital.

Usos

- *Ayuda a combatir la gripe, el resfriado y las infecciones.*
- *Ayuda a curar muchos males crónicos, desde artritis reumatoide y baja secreción tiroidea, hasta fibromialgia y osteoporosis.*
- *Ayuda en padecimientos cutáneos y en problemas digestivos.*
- *Puede ayudar a la fertilidad, favorecer el cabello sano y reducir el zumbido de oídos.*

Presentaciones

- Comprimidos
- Cápsulas
- Tabletas
- Líquido

¡ADVERTENCIA!

- No tome demasiado cinc. A la larga, más de 100 mg diarios pueden dañar la inmunidad e inhibir la absorción de cobre, lo que causa anemia.
- Recuerde: Si tiene algún padecimiento, consulte al médico antes de tomar complementos.

Qué es

El cinc, un mineral indispensable, necesario para todas las células del organismo, se concentra en los músculos, huesos, piel, riñones, hígado, páncreas, ojos y, en los hombres, en la próstata. Abunda en los cereales integrales y en algunos alimentos, como la carne. Debido a que el organismo no lo produce, depende de las fuentes externas para su suministro.

Cómo actúa

El cinc tiene una función decisiva en cientos de procesos orgánicos, desde el crecimiento celular hasta la maduración sexual y la inmunidad; incluso influye en los sentidos del gusto y el olfato. Por ello, si usted toma un complemento mineral y multivitamínico diario, debe cerciorarse de que contenga cinc. Se venden complementos individuales para dolencias específicas.

Principales beneficios. Necesario para el buen funcionamiento del sistema inmunitario, el cinc ayuda a prevenir resfriados, gripe, conjuntivitis y otras infecciones. En un estudio a 100 sujetos que estaban en la etapa inicial del resfriado, aquellos que chuparon pastillas de cinc cada dos horas se recuperaron de la enfermedad unos tres días antes de los que chuparon un placebo. Las pastillas también pueden curar más pronto úlceras bucales y garganta irritada. Tomado en píldoras, puede ayuar a curar males más graves como artritis reumatoide, lupus, fibromialgia, probablemente esclerosis múltiple, y otras enfermedades como el sida, que se relacionan con un sistema inmunitario que funciona de manera inadecuada.

Otros beneficios. El cinc tiene efectos benéficos en diversas hormonas, como las tiroideas y las sexuales. Puede ayudar a aumentar la fertilidad en hombres y mujeres, y también puede contrarrestar el crecimiento de la próstata. Tal vez ayude en casos de baja secreción tiroidea y, debido a que aumenta los niveles de insulina, puede favorecer a la gente que padece diabetes.

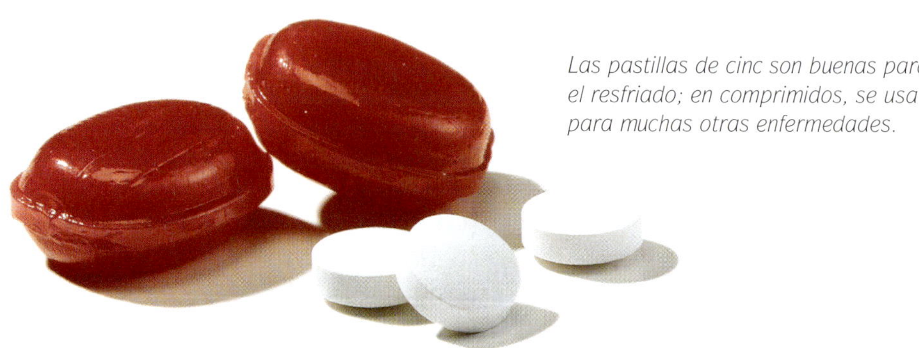

Las pastillas de cinc son buenas para el resfriado; en comprimidos, se usa para muchas otras enfermedades.

El cinc está involucrado en muchos sistemas del organismo, y por eso tiene tantos usos. Entre ellos, estimula la curación de heridas e irritaciones cutáneas —es útil para acné, quemaduras, eccema, psoriasis y rosácea— y favorece el cuero cabelludo y el cabello sanos. Ha demostrado retardar la pérdida de visión en casos de degeneración macular, una causa común de ceguera al pasar de los 50 años. Y en un reciente estudio japonés, el zumbido de oídos (tinnitus) disminuyó al tomar complementos de cinc. También puede servir para la osteoporosis, las hemorroides, la inflamación intestinal y las úlceras.

Cuánto necesita

El ADR de cinc es de 12 mg diarios para mujeres y de 15 mg para hombres. Las dosis mayores suelen reservarse para enfermedades específicas.

Si toma muy poco. La deficiencia grave es poco común, pero aún una carencia leve puede retardar la curación de heridas, causar más resfriados y gripe, menor sentido del gusto o el olfato, y problemas cutáneos como acné, eccema y psoriasis. Puede provocar menos tolerancia a la glucosa (y un mayor riesgo de diabetes) y un conteo bajo de espermas.

Si toma demasiado. Se ha reportado que el uso prolongado de más de 100 mg al día afecta la inmunidad y reduce el nivel de colesterol "bueno". Un estudio halló una relación entre el exceso de cinc y el mal de Alzheimer, aunque las pruebas son insuficientes. En dosis elevadas (más de 200 mg al día) puede causar náuseas, vómito o diarrea.

Cómo tomarlo

Dosis. La dosis habitual es de 30 mg una vez al día. Tomarlo más de un mes puede interferir con la absorción de cobre; por eso, agregue 2 mg de cobre por cada 30 mg de cinc. Para males breves (gripe o resfriado) tome pastillas cada 2 o 4 horas (no más de 150 mg al día), una semana.

Recomendaciones. Tómelo una hora antes de comer o dos horas después; si le causa malestar estomacal, hágalo con alimentos que contengan poca fibra. Si además usa complementos de hierro, no los tome al mismo tiempo que el cinc. Tómelo mínimo 2 horas después de tomar antibióticos.

Otras fuentes

Al buscar cinc, piense en proteínas: abunda en carne de res, cerdo, hígado, aves (sobre todo carne oscura), huevos, pescados y mariscos (en especial ostiones). El queso, leguminosas, nueces y germen de trigo también contienen cinc, pero éste no se absorbe tan fácilmente como el de la carne.

AL COMPRAR

- Los complementos de cinc vienen en muchas presentaciones. Pastillas, líquido, picolinato, citrato, acetato, glicerato o monometionina, todos ellos son excelentes opciones; se absorben bien y no irritan el estómago. Si compra pastillas para el resfriado o la gripe, las preparadas con glicinato, ascorbato o gluconato de cinc, son la mejor elección.

ÚLTIMOS HALLAZGOS

- Según un estudio realizado a 118 internos relativamente sanos en un asilo en Roma, resultó que el cinc puede ser muy benéfico para los ancianos, quienes a menudo carecen de este mineral. Los que tomaron 25 mg diarios de cinc durante tres meses, mejoraron su sistema inmunitario. Los expertos creen que el cinc puede revitalizar el timo, glándula que produce inmunocitos.
- Según estudios, quienes hacen ejercicio pierden cinc (transpiración y orina). Aunque el ejercicio moderado aumenta la inmunidad, las sesiones prolongadas de ejercicio intenso se relacionan con una menor inmunidad.

Sabía que...

Las almendras son perfectas para los vegetarianos, quienes pueden tener deficiencia de cinc. 100 g aportan unos 6 mg del mineral: la mitad del ADR para las mujeres.

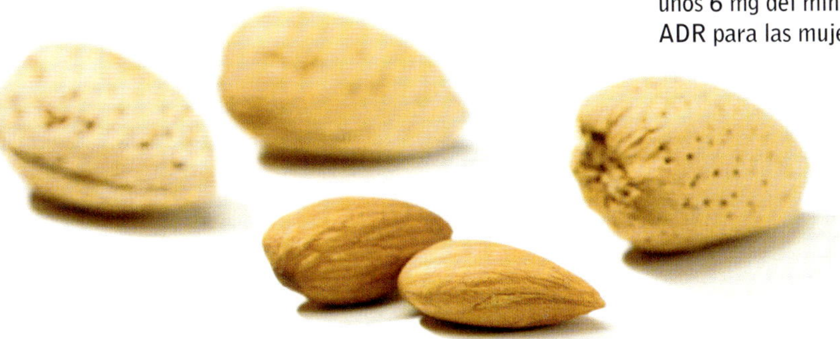

5-hidroxitriptófano

Los tratamientos para la depresión, insomnio, migrañas y obesidad están probando un nuevo complemento: el 5-HTP. Al parecer, es más eficaz y más seguro que el aminoácido triptófano, retirado del mercado por cuestiones de seguridad.

Usos

- *Ayuda a aliviar la depresión y las migrañas.*
- *Ayuda a reducir el insomnio.*
- *Es auxiliar en el control del peso.*
- *Puede calmar el dolor causado por la fibromialgia.*

Presentaciones

- Cápsulas
- Comprimidos

¡ADVERTENCIA!

- Consulte a su médico si toma antidepresivos. La combinación de 5-HTP con esos fármacos puede causar angustia, confusión, frecuencia cardíaca acelerada, sudoración, diarrea y otras reacciones adversas.
- No maneje ni realice actividades riesgosas hasta saber qué efecto le hace el 5-HTP: a algunas personas les provoca somnolencia.
- Recuerde: Si tiene algún padecimiento físico o psiquiátrico, consulte al médico antes de tomar complementos.

Qué es

El nutriente 5-HTP, abreviatura de 5-hidroxitriptófano, es un derivado del aminoácido triptófano, presente en alimentos ricos en proteínas como la carne de res, el pollo, los pescados y los productos lácteos. El organismo produce 5-HTP a partir del triptófano que recibe de la alimentación. También está en las semillas de una planta africana llamada *Griffonia simplicifolia,* fuente de los complementos 5-HTP que se venden en tiendas naturistas.

El interés reciente por este nutriente se debe a que actúa en el cerebro al mejorar el estado de ánimo, ayudar a conciliar el sueño, bajar de peso y reducir las migrañas, entre otras cosas. A diferencia de otros complementos (y fármacos) cuyas sustancias tienen moléculas demasiado grandes para pasar del torrente sanguíneo al cerebro, el 5-HTP penetra fácilmente en él. Ahí se convierte en una sustancia química vital para el sistema nervioso, llamada serotonina. Aunque tiene efecto en muchas partes del cuerpo, las principales actividades de ésta ocurren en el cerebro e influyen en todo: desde el humor hasta el apetito y el sueño.

Debido a su cercana relación con el triptófano (aminoácido), el 5-HTP sigue siendo polémico. En 1989, la *Food and Drug Administration* (FDA) prohibió los complementos de triptófano —que se vendían como L-triptófano y se usaban para muchos de los mismos fines que el 5-HTP—, tras informes de una enfermedad mortal entre sus consumidores (síndrome de eosinofilia-mialgia). Más tarde se descubrió que ésta se debía a la contaminación del complemento durante el proceso de manufacturación. En 1994, el 5-HTP empezó a ofrecerse en Estados Unidos como una opción de venta libre al triptófano (el 5-HTP evita los problemas de contaminación). Aunque se ha externado preocupación sobre su inocuidad, los expertos creen que el complemento no ofrece riesgos.

Cómo actúa

En años recientes se ha estudiado el 5-HTP como un tratamiento para trastornos emocionales (depresión, angustia y ataques de ansiedad, en-

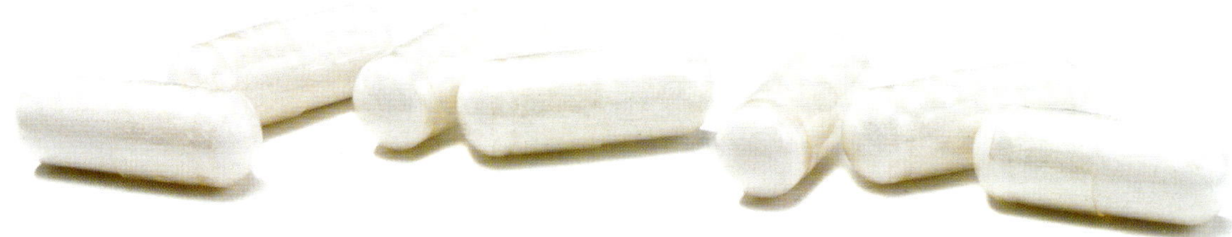

tre otros), pues aumenta los niveles de serotonina en el cerebro. Los científicos también están estudiando si puede servir para otros padecimientos relacionados con un nivel bajo de serotonina, como migrañas, obesidad, SPM, fibromialgia, trastornos de la alimentación e incluso conducta violenta. Debe investigarse más para determinar su eficacia contra muchos de estos trastornos, pero estudios preliminares indican que puede ser benéfico para algunos de ellos.

PRINCIPALES BENEFICIOS. Los médicos europeos han recetado 5-HTP para la depresión y el insomnio durante décadas. En algunos casos puede ser más eficaz, reducir más pronto la depresión y producir menos efectos secundarios que los antidepresivos comunes. Un estudio indicó que más del 50% de los pacientes con depresión perenne y resistencia a otros antidepresivos se sintió mejor después de tomar 5-HTP. También se ha demostrado que favorece el sueño y mejora su calidad, ya que aumenta el tiempo de dos de sus fases decisivas: el sueño profundo y la etapa de soñar. Quienes tomaron 5-HTP despertaron sintiéndose más descansados y reanimados.

OTROS BENEFICIOS. Quienes quieran adelgazar o padezcan migrañas, pueden beneficiarse del 5-HTP. En un estudio a mujeres con sobrepeso, las que tomaron el complemento ingirieron menos calorías, adelgazaron más y se sintieron más satisfechas al estar a dieta, que aquellas que recibieron un placebo. También puede ser útil para dolores fuertes de cabeza, incluyendo migrañas, pues reduce su frecuencia, intensidad y duración.

Además, el suplemento aumenta la tolerancia al dolor en los casos de fibromialgia, al aliviar en parte la depresión que ésta provoca. Recientemente, en un estudio italiano de 200 casos de fibromialgia, quienes tomaron 5-HTP junto con antidepresivos convencionales tuvieron menos dolor que los que tomaron fármacos o 5-HTP solos. Si usted toma antidepresivos, no tome 5-HTP sin consultar primero a su médico; puede haber reacciones adversas.

Cómo tomarlo

DOSIS. Para la depresión y casi todos los demás padecimientos: 50 a 100 mg, 3 veces al día. *Para migrañas:* Máximo 100 mg, 3 veces al día, si es necesario. *Para insomnio:* Una sola dosis de 100 mg, 30 minutos antes de acostarse. Si usa 5-HTP, es conveniente iniciar con una dosis baja (unos 50 mg); aumente poco a poco si es necesario.

RECOMENDACIONES. El 5-HTP se absorbe pronto, tomándolo en ayunas. Para el control de peso, tome el complemento 30 minutos antes de cada comida. No lo use más de tres meses sin consultar al médico. Algunos doctores lo combinan con hipericón, una hierba que favorece el estado de ánimo. Sin embargo, no debe tomarlo junto con hierbas como la mezcla hipericón/efedra recomendada para el control de peso, o con antidepresivos convencionales, sin antes consultar a su médico.

Posibles efectos secundarios

En general son leves e incluyen náuseas, estreñimiento, gases, somnolencia y una disminución del deseo sexual. Las náuseas disminuyen generalmente en pocos días.

AL COMPRAR

- Aunque un producto se anuncie como 5-HTP, puede incluir hierbas o nutrientes que usted no necesita. Revise los ingredientes indicados en la etiqueta para saber qué está comprando.
- Como el 5-HTP suele venderse en potencias de 50 y 100 mg, empiece con la menor para ir aumentando la dosificación de manera gradual; así reducirá al mínimo el riesgo de padecer efectos secundarios.

ÚLTIMOS HALLAZGOS

- Se reportaron reacciones adversas en un pequeño número de personas que tomaron 5-HTP, y esto ha hecho pensar en su inocuidad, pero se necesitan más estudios para saber si las reacciones se relacionan con posibles contaminantes en el complemento. Varios expertos han hallado que el 5-HTP es seguro y eficaz en muchas personas.
- En un estudio reciente, 20 individuos obesos tomaron 5-HTP o un placebo durante 12 semanas. En las primeras seis semanas comieron ilimitadamente. En las otras seis, redujeron su dieta diaria a 1,200 calorías. Los del grupo de 5-HTP perdieron 6 kilos; los que tomaron el placebo, sólo 1 kilo.

cobre

Vital para prevenir afecciones cardiovasculares, mantener el color del cabello y la piel sana, y favorecer la fertilidad, es el oligomineral del que menos se habla, pero el más abundante en el cuerpo. Aun así, algunos expertos creen que mucha gente puede tener una leve deficiencia de este nutriente.

Usos

- *Fortalece los vasos sanguíneos, huesos, tendones y nervios.*
- *Ayuda a mantener la fertilidad.*
- *Asegura una pigmentación saludable en cabello y piel.*
- *Favorece la coagulación.*

Presentaciones

- Comprimidos
- Cápsulas

¡ADVERTENCIA!

- Recuerde: Si tiene algún padecimiento, consulte al médico antes de tomar complementos.

Qué es

El cobre, un metal café rojizo y maleable que suele usarse en plomería y en los utensilios de cocina, también está presente al menos en 15 proteínas del cuerpo humano. Se vende en complementos alimenticios como aspartato de cobre, citrato de cobre o picolinato de cobre. A pesar de que puede obtenerse de una amplia gama de alimentos, la dieta típica de la mayoría de las personas contiene poco cobre, pues no consumen suficientes alimentos ricos en ese metal, como los ostiones y el hígado.

Cómo actúa

El cobre es vital para elaborar colágeno, una proteína esencial de los huesos, la piel y el tejido conjuntivo. También puede ayudar al organismo a emplear el hierro almacenado y a conservar la inmunidad y la fertilidad. Participa en la formación de melanina (un color natural oscuro presente en el cabello, la piel y los ojos) y favorece la pigmentación uniforme.

Prevención. Según pruebas, el cobre puede ayudar a prevenir la hipertensión arterial y las alteraciones de la frecuencia cardíaca (arritmias). Y algunos expertos creen que protege a los tejidos contra los radicales libres, ayudando a prevenir cáncer, cardiopatías y otros males. Consumir suficiente cobre también puede mantener bajo el nivel de colesterol.

Otros beneficios. El cobre es necesario para producir muchas enzimas, sobre todo la llamada superóxido dismutasa (SOD), que al parecer es uno de los antioxidantes más poderosos del organismo. Además, ayuda a evitar la pérdida ósea causada por la osteoporosis.

Cuánto necesita

No hay un ADR diario para el cobre, pero se aconseja a los adultos tomar de 1.5 a 3 mg diarios, a fin de mantener la función normal del organismo.

Si toma muy poco. Una verdadera deficiencia de cobre es poco común. Suele presentarse sólo en personas con males como la enfermedad

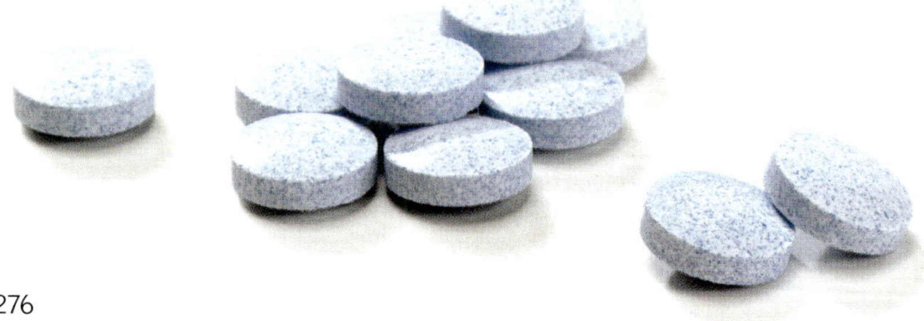

de Crohn o la celíaca, o en casos de afecciones hereditarias que inhiben la absorción de cobre, como el albinismo. Los síntomas de la deficiencia son fatiga, alteraciones de la frecuencia cardíaca, cambio de color y textura del cabello, hipertensión arterial, defectos óseos e infertilidad.

Incluso una deficiencia leve puede tener algunos efectos nocivos en la salud. Por ejemplo, en un estudio preliminar a 24 hombres, una dieta con poco cobre causó un aumento importante de colesterol "malo" (LDL) y una reducción del "bueno" (HDL) en la sangre. Estos cambios aumentaron, en estas personas, el riesgo de cardiopatías.

Si toma demasiado. Con sólo tomar 10 mg de cobre a la vez puede tener náuseas, dolor muscular o de estómago. A la fecha no se han advertido reacciones adversas fuertes como resultado de su ingesta en complementos. Sin embargo, algunas personas que trabajan con plaguicidas que contienen cobre han sufrido daño hepático, han entrado en coma o incluso han fallecido.

Cómo tomarlo

Dosis. Aunque no es necesario consumir grandes dosis, es preferible obtener cantidades superiores a la ingesta recomendada de 3 mg al día, a través de la dieta y de complementos. Si toma complementos de cinc por más de un mes, agregue 2 mg de cobre a su régimen alimentario. También pueden necesitar cobre adicional las personas que toman antiácidos con regularidad.

Recomendaciones. Es aconsejable tomar un complemento diariamente a la misma hora, de preferencia en una comida, para disminuir la posible irritación estomacal.

Otras fuentes

Los mariscos (ostiones, langosta, cangrejo) y las vísceras (hígado) son excelentes fuentes de cobre. Pero si le preocupa el aumento de colesterol, también hay muchas comidas vegetarianas ricas en cobre. Por ejemplo, legumbres; cereales integrales como centeno y trigo, y productos elaborados con éstos (pan, cereales, pastas); frutos secos y semillas; chícharos, alcachofas, aguacates, rábanos, ajo, champiñones y papas; frutas como tomate, plátano, ciruelas pasas, y productos de soya.

AL COMPRAR

- Quizá no consiga complementos individuales de cobre en farmacias o tiendas naturistas; es común que lo vendan en una combinación con cinc. Si usa cinc por más de un mes, es importante que tome cobre adicional, pues aquél interfiere con la capacidad del organismo para absorber el cobre.
- Ignore las etiquetas que anuncian que un tipo especial de cobre es mejor que otro. No hay pruebas de que un tipo de cobre (aspartato de cobre, citrato de cobre o picolinato de cobre) se absorba mejor que otros o que el organismo lo aproveche de otra manera.

ÚLTIMOS HALLAZGOS

- El cobre ayuda a prevenir la osteoporosis. En un estudio reciente a mujeres sanas de 45 a 56 años, las que tomaron 3 mg de cobre todos los días no tuvieron pérdida en la densidad ósea mineral; en contraste, las que tomaron un placebo tuvieron una pérdida importante.

Sabía que...

Tendría que comer unos seis aguacates medianos para obtener los 3 mg de cobre que se necesitan a diario.

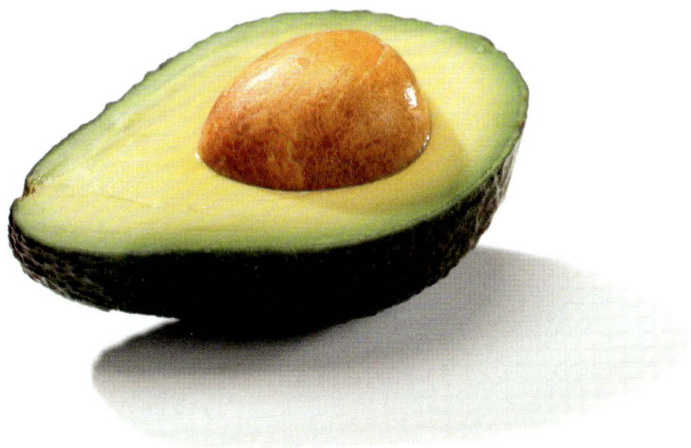

(171)

coenzima Q_{10}

Se dice que la coenzima Q_{10} aumenta la fuerza, ayuda a adelgazar, combate el cáncer y el sida, e incluso retarda la vejez. Todo esto puede resultar exagerado, pero lo cierto es que es un nutriente prometedor para las cardiopatías, las encías débiles y otros males.

Usos

- *Mejora el corazón y la circulación en casos de insuficiencia cardíaca congestiva, músculo cardíaco debilitado (cardiomiopatía), hipertensión arterial, alteraciones de la frecuencia cardíaca, angina de pecho y la enfermedad de Raynaud.*
- *Cura la gingivitis y mantiene encías y dientes sanos.*
- *Protege los nervios y ayuda a retardar las enfermedades de Alzheimer y de Parkinson.*
- *Puede ayudar a prevenir el cáncer y las cardiopatías, y retardar los cambios degenerativos propios de la edad.*
- *Puede retardar la evolución del sida y el cáncer.*

Presentaciones

- Cápsulas
- Cápsulas de gel blando
- Comprimidos
- Líquido

¡ADVERTENCIA!

- Las embarazadas o en período de lactancia deben estar atentas y consultar a su médico antes de usar la coenzima Q_{10}; este nutriente no se ha estudiado bien en este grupo.
- Recuerde: Si tiene algún padecimiento, consulte al médico antes de tomar complementos.

Qué es

La coenzima Q_{10}, una sustancia natural producida por el organismo, pertenece a las quinonas, una familia de compuestos. Cuando en 1957 se aisló por vez primera, los científicos la llamaron ubiquinona, debido a su ubicuidad natural. De hecho, está presente en todas las criaturas vivas y también se concentra en muchos alimentos, como frutos secos y aceites. En la década de 1990, la coenzima Q_{10} se volvió uno de los complementos alimenticios más populares del mundo. Sus defensores dicen que ayuda a mantener una buena salud general y a curar cardiopatías y otras afecciones graves. Algunos médicos creen que es tan importante para el funcionamiento normal del organismo que debería llamarse "vitamina Q".

Cómo actúa

La principal función de la coenzima Q_{10} es la de ser catalizadora del metabolismo: la compleja cadena de reacciones químicas durante las cuales la comida se degrada en paquetes de energía que el organismo puede usar. Al actuar junto con las enzimas (por eso se llama "coenzima"), el compuesto activa el proceso metabólico vital, ya que aporta la energía que necesitan las células para digerir alimentos, curar heridas, mantener músculos sanos y realizar incontables funciones orgánicas. Debido a su importante papel en la producción de energía, no es de sorprender que se halle en cada célula del cuerpo. Abunda sobre todo en las células del corazón, al cual ayudan a dar más de 100,000 latidos diarios. Además, la coenzima es un antioxidante —similar a las vitaminas C y E— que neutraliza los radicales libres, las moléculas que dañan a las células.

Prevención. La coenzima Q_{10} puede ser de ayuda para prevenir el cáncer, los infartos y otros males relacionados con el daño de los radicales libres. También se usa como refuerzo energético general y como com-

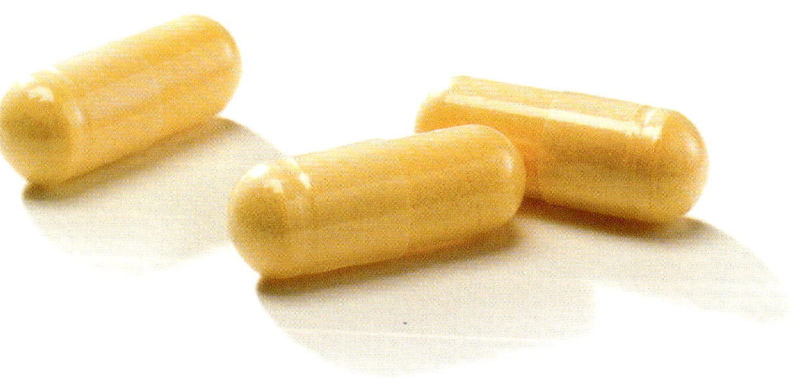

plemento "antiedad". Como sus niveles disminuyen con la edad (y con ciertas enfermedades), algunos médicos recomiendan tomar complementos de la coenzima diariamente, a partir de los 40 años.

PRINCIPALES BENEFICIOS. La coenzima Q_{10} ha generado mucho revuelo como posible cardioterapia, sobre todo para la insuficiencia cardíaca congestiva o un corazón debilitado. En algunos estudios se ha hallado que los pacientes con actividad cardíaca deficiente mejoran mucho al agregar el complemento a sus fármacos y terapias convencionales. Según otros, la gente con trastornos cardiovasculares tiene bajos niveles de esta sustancia en el corazón. Mayores investigaciones indican que la coenzima Q_{10} puede proteger contra los coágulos, reducir la hipertensión arterial, curar el prolapso de la válvula mitral, aminorar síntomas de la enfermedad de Raynaud (circulación deficiente en las extremidades) y aliviar la angina de pecho. Si usted tiene alguna cardiopatía, consulte con su doctor si puede tomarla. Recuerde que el propósito de la coenzima es completar, no sustituir, los tratamientos médicos convencionales. No use este nutriente en vez de fármacos para el corazón o de otros medicamentos recetados.

OTROS BENEFICIOS. Unos cuantos estudios sugieren que la coenzima Q_{10} puede prolongar la vida en casos de cáncer de mama o de próstata, aunque los resultados aún no son concluyentes. Parece que también ayuda a curar y a reducir el dolor y el sangrado en gente con gingivitis, y que activa la recuperación luego de una cirugía bucal. Es prometedora en cierta medida contra el Parkinson, el Alzheimer y la fibromialgia, y puede aumentar el vigor de la gente con sida. Ciertos médicos creen que ayuda a estabilizar los niveles de glucemia en los diabéticos. Se dicen muchas otras cosas sobre este complemento: que retarda el envejecimiento, ayuda a adelgazar, aumenta el rendimiento físico y la inmunidad, combate el síndrome de fatiga crónica y alivia alergias múltiples. Pero se necesitan más investigaciones, a fin de determinar la eficacia de la coenzima Q_{10} para estas y otras afecciones.

Cómo tomarla

DOSIS. La dosificación general es de 50 mg, 2 veces al día. Las dosis mayores de 100 mg, 2 veces al día, pueden ser útiles para trastornos cardíacos o circulatorios, para el Alzheimer y otros males específicos.

RECOMENDACIONES. Tome un complemento en la mañana y en la tarde; lo ideal es con alimentos, para aumentar la absorción. La coenzima Q_{10} debe tomarse por tiempo prolongado; en 8 semanas se ven resultados.

Posibles efectos secundarios

La mayoría de los estudios sugieren que el complemento es inocuo, aun en dosis grandes. En casos excepcionales puede causar malestar estomacal, diarrea, náuseas o inapetencia. Pero lo mejor es consultar al médico antes de usarla, sobre todo si usted está embarazada o amamantando.

AL COMPRAR

- Aunque la coenzima Q_{10} abunda en la naturaleza, no es barata. Compare precios para conseguir el que le convenga.
- Busque cápsulas o comprimidos de coenzima Q_{10} en una base aceitosa (aceite de soya o de otro tipo). Como es un nutriente liposoluble, se absorbe mejor con los alimentos.

ÚLTIMOS HALLAZGOS

- En un importante estudio italiano a más de 2,500 pacientes con insuficiencia cardíaca congestiva, el 80% mostró mejoría cuando se agregó a su tratamiento una dosis diaria de 100 mg de coenzima Q_{10}. Tuvieron mejor color, tobillos menos hinchados (edema), menor respiración entrecortada, y durmieron bien después de tomar el complemento por 90 días.

Sabía que...

En Japón, Suecia, Italia, Canadá y otros países, los médicos recetan con frecuencia coenzima Q_{10} para tratar las cardiopatías. Muchos de los preparados para complementos se hacen en Japón, un país donde al menos 1 de cada 10 adultos toma la coenzima con regularidad.

cola de caballo

Este helecho de hojas estrechas y finas, semejante a los espárragos, crece en zonas húmedas por medio de la propagación espontánea de esporas. Se ha utilizado desde tiempos inmemoriales en la medicina popular, sobre todo debido a su acción remineralizante.

Usos

- *Es un remineralizante.*
- *Tiene un efecto diurético.*
- *Ayuda a la cicatrización.*
- *Es hemostática.*

Presentaciones

- Tallos
- Ramas verdes
- Hierba seca/ Té

¡ADVERTENCIA!

- Existen variedades dañinas y helechos más altos y gruesos, como el *Equisetum heleocharis,* que posee un alcaloide venenoso. Por esta razón se debe tener cuidado al comprar cola de caballo.
- Debe usarse por periodos cortos, ya que su uso prolongado puede producir dolores de cabeza y falta de apetito.
- Recuerde: Si tiene algún padecimiento, consulte al médico antes de tomar complementos.

Qué es

Se trata de una planta de la familia de los equisetos, de la cual existen más de 20 variedades. Entre éstas destaca el equiseto menor *(Equisetum arvense)*, la más empleada en la medicina popular, aunque otros miembros de la familia han demostrado tener propiedades curativas semejantes.

La cola de caballo debe su nombre a la semejanza que tiene la disposición de sus ramas con la cola de ciertos animales, como el caballo y la rata. Sus tallos son redondos, ásperos y acanalados; están formados por segmentos que disminuyen de tamaño al avanzar de la raíz hacia la cabeza. De la planta se usan sólo los tallos, las hojas y los rizomas.

Su composición es asombrosa; se ha descubierto que contiene una importante cantidad de sílice y calcio, sulfato de magnesio, cloruro de potasio y otros minerales importantes. El sílice es precisamente el ingrediente activo en el que radican las principales virtudes curativas de la cola de caballo.

Cómo actúa

La acción remineralizante de la cola de caballo se debe a su alto contenido de minerales, especialmente al sílice, que ayuda a la recalcificación

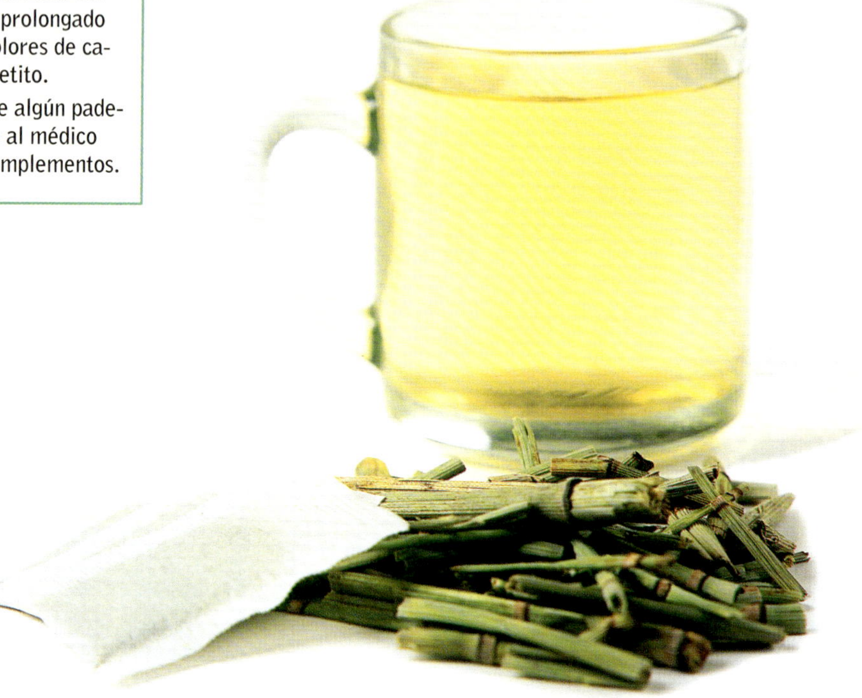

en caso de afecciones óseas. Asiste al organismo para almacenar y usar el calcio, acelerando así la curación de los huesos en casos de fracturas. Además, promueve la elasticidad y firmeza de los ligamentos, fortalece el tejido conjuntivo y alivia las afecciones reumáticas. Se dice que también puede favorecer las reacciones inmunitarias del organismo.

PRINCIPALES BENEFICIOS. Una de las propiedades de la planta consiste en acelerar la cicatrización; por eso se usa para curar heridas y quemaduras de diversos grados, ya que reconstruye y regenera los tejidos enfermos. Por otra parte, su efecto hemostático ayuda a controlar las menstruaciones excesivas, y las vaporizaciones o la aplicación de una gasa empapada en el agua en que se cocieron las hojas, ayuda a detener las hemorragias nasales profusas. Empleada en baños de asiento, reduce las molestias de las hemorroides.

OTROS BENEFICIOS. La cola de caballo también ha sido considerada como un diurético eficaz, pues disminuye la retención de líquidos y desintoxica y purifica la sangre al aumentar la eliminación de toxinas. Actúa como un reductor de tejidos inflamado, entre ellos la próstata y la vejiga, y se dice que ayuda a deshacer cálculos en el sistema urinario.

Una infusión preparada con la planta, usando la dosis indicada, favorece el buen funcionamiento del hígado. Dentro de la cosmética, suele ser el ingrediente principal de varias cremas antiarrugas, ya que fortalece las células de la piel, protegiéndolas de la acción dañina de los rayos solares.

El alto contenido de sílice de la planta, al ser absorbido por el organismo, promueve la salud del pelo y el endurecimiento de las uñas, y fortalece el esmalte de los dientes.

Cómo tomarla

Dosis. Generalmente se utiliza en una infusión –que puede tener distintas concentraciones–, que se obtiene a partir de la cocción de la planta. Se toma en pequeñas cantidades (por taza) durante el día, con la frecuencia que indique el médico. Esta infusión también sirve para lavar y desinfectar heridas; para tomar baños de asiento en caso de hemorroides; para detener una hemorragia nasal mediante un poco de algodón humedecido en ella, o bien a través de compresas en el caso de heridas o úlceras.

RECOMENDACIONES. Las hojas de la planta, machacadas y mezcladas con un poco de aceite vegetal, sirven para preparar una loción que es excelente como protector solar.

AL COMPRAR

- Esta hierba puede adquirirse en mercados populares o en tiendas de productos naturistas. Si se desea la planta fresca, habrá que encargarla a un herbolario. La cola de caballo se encuentra con facilidad de manera silvestre, ya sea en los bordes de los caminos o junto a los estanques.

ÚLTIMOS HALLAZGOS

- Algunos expertos han sugerido que la cola de caballo podría ser benéfica para la prevención de la osteoporosis, debido a la gran cantidad de silicio que contiene. Este elemento es vital para la formación de hueso y cartílago.

Sabía que...

El alto contenido de sílice de la cola de caballo llevó a emplear algunas de sus variedades, la *Equisetum giganteum* y la *Equisetum bogatense*, para pulir objetos de metal.

corteza de sauce blanco

Salix alba

Usada durante miles de años para la fiebre y el dolor de cabeza, la corteza de sauce blanco contiene una sustancia química precursora del analgésico más popular: la aspirina, pero la corteza casi no tiene ningún efecto secundario.

Usos

- *Ayuda a aliviar dolores agudos y crónicos en cuello, espalda, cabeza y músculos.*
- *Reduce la inflamación por artritis.*
- *Puede bajar la fiebre.*

Presentaciones

- Cápsulas
- Comprimidos
- Tintura
- Polvo
- Hierba seca/Té

¡ADVERTENCIA!

- Si le han dicho que evite la aspirina, también debe abstenerse de usar la corteza de sauce blanco. Esto aplica para gente alérgica a la aspirina, con úlceras u otros trastornos gastrointestinales, y para los adolescentes o niños con fiebre.
- Las mujeres embarazadas o lactando deben consultar al médico antes de tomar corteza de sauce blanco, pues no se ha establecido su inocuidad en estos casos.
- Recuerde: Si tiene algún padecimiento, consulte al médico antes de tomar complementos.

Qué es

La corteza proviene del majestuoso sauce blanco, el cual puede alcanzar 23 m de altura. En China se han apreciado sus propiedades medicinales por siglos, pero no fue hasta el siglo XVIII cuando en Occidente se reconoció como un analgésico y antipirético. Los colonizadores europeos la llevaron a Norteamérica, y ahí descubrieron que los nativos usaban una especie autóctona de sauce para combatir el dolor y la fiebre.

En 1828, el agente activo de la planta fue aislado por científicos alemanes y franceses, y diez años después químicos europeos elaboraron, a partir de éste, el ácido salicílico —un químico primo de la aspirina— . La aspirina o ácido acetilsalicílico se creó más tarde a partir de una hierba distinta que contiene salicina, llamada ulmaria. A finales del siglo XIX, la compañía Bayer empezó a producir aspirina, que comercializó como un analgésico nuevo y más seguro que el aceite de gaulterina y abedul negro, hierbas que en ese tiempo solían usarse para reducir el dolor.

Todo el sauce blanco contiene salicina, pero las concentraciones más altas están en la corteza, la cual se recolecta al inicio de la primavera de árboles que tienen de dos a cinco años. El *Salix alba* o sauce blanco es la especie más popular para uso medicinal, pero también otros tipos de sauce son ricos en salicina, como el *Salix fragilis* (mimbrera), el *Salix purpurea* (sarga) y el *Salix daphnoides* (sauce violeta). Estas especies a menudo se venden sólo como corteza de sauce en tiendas naturistas.

Cómo actúa

El organismo metaboliza la salicina para elaborar ácido salicílico, el cual reduce el dolor, la fiebre y la inflamación. La hierba tarda más en actuar que la aspirina, pero sus efectos benéficos duran más y causa menos

La corteza de sauce blanco, deshidratada, concentrada y en pastillas, es la fuente de un potente analgésico natural.

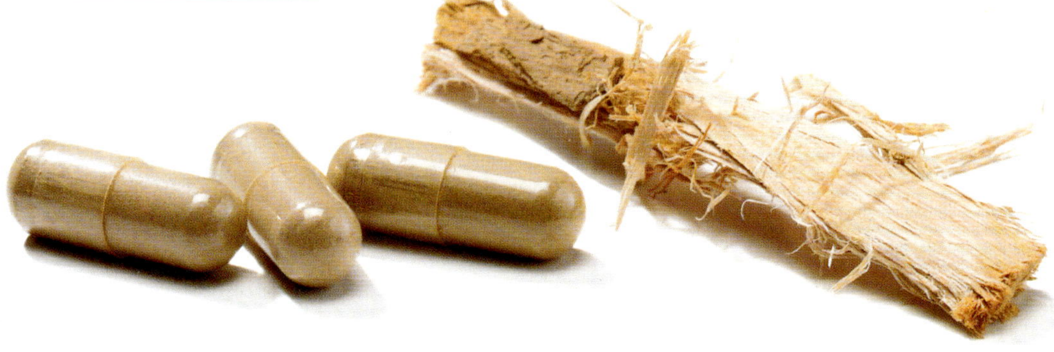

reacciones adversas. Es digno de tomar en consideración que no provoca sangrado gástrico, uno de los efectos secundarios potencialmente más graves de la aspirina.

Principales beneficios. La corteza de sauce blanco puede ser muy eficaz para aliviar dolores de cabeza, así como dolores musculares agudos. También puede aliviar todo tipo de dolor crónico, incluso el de espalda o el de cuello. En pacientes artríticos —sobre todo si hay molestia en espalda, rodillas o caderas— puede reducir la hinchazón e inflamación y aumentar la movilidad articular. Además, puede ayudar a aliviar los cólicos menstruales, pues la salicina interfiere con la acción de unas sustancias químicas parecidas a las hormonas llamadas prostaglandinas, las cuales pueden contribuir a la inflamación y causar dolor.

Otros beneficios. La corteza de sauce blanco, al igual que la aspirina, puede ayudar a bajar la fiebre.

Cómo tomarla

Dosis. Tome 1 o 2 pastillas 3 veces al día, o según necesite para aliviar el dolor, bajar la fiebre o desinflamar (siga las instrucciones del envase). Busque preparados estandarizados con salicina al 15%; esta dosificación aporta entre 60 y 120 mg de salicina al día. Los extractos estandarizados también pueden tomarse en tintura o polvo. Es probable que los tés de corteza de sauce blanco sean menos eficaces que los extractos estandarizados, ya que éstos sólo aportan una cantidad mínima de salicina analgésica.

Recomendaciones. El uso de la corteza de sauce blanco no conlleva riesgos, aún si se toma durante mucho tiempo. Como tiene un sabor astringente y amargo, quizá lo más conveniente sea tomarla en pastilla. No consuma corteza de sauce blanco junto con aspirina, ya que puede aumentar los efectos secundarios de este fármaco.

No administre la hierba a niños o adolescentes menores de 16 años que tengan resfriado, gripe o varicela. Tomar aspirina pone a estos jovencitos en riesgo de adquirir una enfermedad del cerebro y el hígado potencialmente mortal llamada síndrome de Reye. Es poco probable que la salicina, el agente terapéutico de la corteza de sauce blanco, cause este problema, pues se metaboliza de modo distinto a la aspirina, pero sus similitudes con el analgésico justifican estas medidas preventivas. El acetaminofén es una mejor opción que la corteza de sauce blanco o la aspirina para los niños y adolescentes.

Posibles efectos secundarios

Esta hierba rara vez causa efectos secundarios en las dosis recomendadas. Sin embargo, las dosis mayores pueden causar malestar estomacal, náuseas o zumbido de oídos (tinnitus). Si se presentan alguno de estos síntomas, reduzca la dosis o suspéndala. Consulte a su médico si persisten los efectos secundarios.

AL COMPRAR

- Compre extracto estandarizado de corteza de sauce blanco con salicina al 15%, que es su ingrediente aspirinoide activo.
- Aunque a veces se recomienda el té de corteza de sauce blanco como analgésico, sólo debe tomar extractos estandarizados en pastilla, polvo o tintura. Como la corteza contiene 1% o menos de salicina es probable que deba tomar varios litros de té para obtener una dosis eficaz.
- Si la corteza de sauce blanco no lo ayuda a calmar el dolor, puede probar otras hierbas analgésicas como ulmaria, matricaria, jengibre, uña de gato, pau d'arco o cúrcuma.

ÚLTIMOS HALLAZGOS

- Un estudio reciente confirma reportes previos de que la corteza de sauce blanco parece ser muy segura. De 41 pacientes con una artritis de años que fueron trataron dos meses con corteza de sauce blanco (así como con otras hierbas), sólo tres sujetos que tomaron las hierbas tuvieron reacciones adversas leves, como dolor de cabeza y malestar estomacal, todo lo cual también ocurrió en aquellos a quienes se les administró un placebo.

Sabía que...

Los indígenas americanos y los colonizadores creían que mascar ramitas de sauce "hasta que zumbaran los oídos" calmaba la jaqueca. Hoy se sabe que el zumbido de oídos indica que se ha tomado mucha hierba o su contraparte farmacéutica, la aspirina.

cromo

El cromo, segundo complemento mineral más vendido después del calcio, se anuncia como "quemagrasa", anabólico, tratamiento para la diabetes y arma contra las cardiopatías. Aunque es vital para el crecimiento y la salud, los mensajes publicitarios exagerados siguen causando polémica.

Usos

- *Indispensable para degradar proteínas, grasas y carbohidratos.*
- *Ayuda a mantener niveles normales de glucemia (glucosa).*
- *Puede reducir los niveles totales de colesterol "malo" (LDL) y de triglicéridos en la sangre.*
- *Puede ayudar a bajar de peso.*

Presentaciones

- Cápsulas
- Comprimidos
- Cápsulas de gel blando
- Líquido

¡ADVERTENCIA!

- Los diabéticos deben consultar a su médico antes de tomar cromo. Este mineral puede modificar la dosis de insulina u otros fármacos para la diabetes.
- Recuerde: Si tiene algún padecimiento, consulte al médico antes de tomar complementos.

Qué es

Es un oligoelemento que viene en varias presentaciones químicas. Los complementos suelen tener picolinato de cromo o polinicotinato de cromo. Otro tipo de cromo es el del complejo ácido dinicotínico-glutatión, presente en la levadura de cerveza. Tomar complementos de cromo puede ser de utilidad, pues mucha gente no recibe el suficiente en la dieta diaria.

Cómo actúa

El cromo ayuda a usar la insulina, una hormona que lleva la glucosa a las células, donde ésta se quema como combustible. Si hay suficiente cromo, el organismo emplea la insulina con eficiencia y mantiene niveles normales de glucemia. También ayuda a degradar proteínas y grasas.

Prevención. Recibir suficiente cromo puede prevenir la diabetes en personas con resistencia a la insulina. Este trastorno vuelve al organismo menos sensible a los efectos de la insulina, por lo que el páncreas debe producir más cantidad para mantener controlados los niveles de glucosa. Cuando el páncreas ya no puede suplir la demanda adicional de insulina, surge la diabetes tipo 2. El cromo puede evitar esta evolución, ayudando a usar la insulina con más eficacia. Como el cromo ayuda a degradar grasas, puede reducir los niveles en la sangre de colesterol "malo" (LDL) y aumentar el "bueno" (HDL), y aminorar así el riesgo de cardiopatías.

Otros beneficios. El cromo puede mitigar dolores de cabeza, irritabilidad y otros síntomas de un bajo nivel de glucosa (hipoglucemia), ya que evita que los niveles de ésta caigan por debajo de lo normal. En casos de diabetes, puede controlar los niveles de glucemia. La afirmación más polémica lo relaciona con la pérdida de peso y la formación de músculos. Aunque algunos estudios indican que el picolinato de cromo en grandes dosis ayuda a adelgazar o aumentar la masa muscular, otros no han hallado beneficios. A lo más, el cromo podría contribuir a adelgazar si se combina con una dieta razonable y ejercicio constante. Sin embargo, se necesita más investigación para determinar cómo influye en ese sentido.

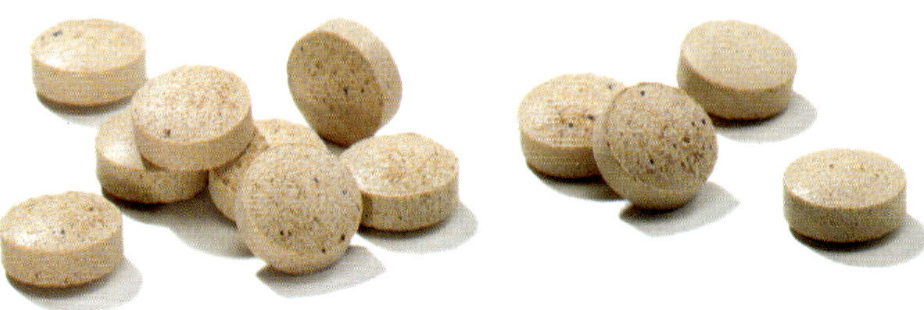

Cuánto necesita

No se ha fijado ningún ADR para el cromo, pero los científicos creen que de 50 a 200 mcg al día pueden evitar su deficiencia. (Incluso con una dieta saludable y variada, sería difícil obtener el máximo recomendado.)

Si toma muy poco. La carencia de cromo puede provocar un uso deficiente de glucosa. Una falta de cromo quizá no sea una causa de diabetes, pero puede ayudar a desencadenar la enfermedad en quienes sean propensos a ésta. Además, pueden presentarse angustia, un metabolismo deficiente de aminoácidos, o niveles altos de colesterol y triglicéridos en la sangre, en personas que no reciban suficiente cromo.

Si toma demasiado. Al parecer, el cromo no tiene ningún efecto adverso, incluso en dosis altas, aunque hay cierta preocupación de que una dosis excesiva pueda inhibir la absorción de hierro y cinc. Esto se corrige tomando hierro o cinc adicional con la dieta o con complementos.

Cómo tomarlo

Dosis. Los complementos de cromo suelen venderse en dosis de 200 mcg. ***Para una buena salud general:*** Tome 200 mcg diarios. ***Como auxiliar en un programa para adelgazar:*** Tome 200 mcg, dos veces al día. ***Para mejorar la eficacia de la insulina:*** Use 200 mcg, tres veces al día.

Recomendaciones. Tome 200 mcg de cromo con alimentos o con un vaso lleno de agua, para atenuar la irritación estomacal. El cromo se absorbe mejor si se combina con alimentos ricos en vitamina C (o si se toma junto con un complemento que la contenga). Los complementos de carbonato de calcio o los antiácidos pueden reducir la absorción de cromo.

No deje que lo confundan las etiquetas que indican que un tipo de cromo, picolinato o polinicotinato se absorbe mejor que otro. Ninguna investigación confiable respalda tales afirmaciones.

Posibles efectos secundarios

El cromo está presente en pan, semillas y cereales integrales, papas, ciruelas pasas, crema de cacahuate, pescados, mariscos y levadura de cerveza. Las dietas con poca grasa suelen tener más cromo que aquellas ricas en grasa.

Caso Clínico

Cromo al rescate

A los 10 años de que le diagnosticaron la diabetes, Sarah P. recibía inyecciones de insulina porque las pastillas no surtían efecto para regular la glucemia. "Sabía que necesitaba la insulina –recuerda–, pero cuando leí acerca del cromo pensé: '¿Por qué no probarlo primero?'." Su médico estaba preocupado y un poco escéptico, pero aceptó que ella hiciera la prueba.

Los resultados no fueron inmediatos. "Como deseaba tanto que surtiera efecto, también empecé a prestar mucha atención a mi dieta, y me obligaba a hacer dos caminatas a paso veloz todos los días."

¿Fue el cromo lo que logró reducir su glucemia a niveles más sanos? Nadie lo sabe con certeza. Su médico, que leía la información sobre el cromo que Sarah solía dejarle en su escritorio, reconoce que él quizá lo rechazó muy pronto, y ahora le gustaría saber más de lo que se ha investigado al respecto.

La misma Sarah está convencida de los beneficios del cromo. "Claro, adelgacé un poco, pero soy la misma. Mi glucemia no ha estado fuera de control durante meses. Y esto se debe al cromo."

Sabía que...

El pan integral es una buena fuente de cromo. Los cereales refinados, presentes en el pan blanco, contienen muy poco de este mineral esencial.

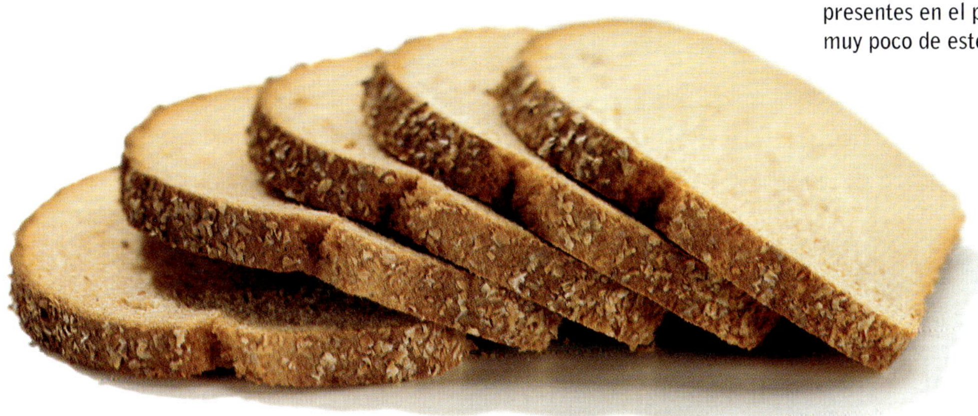

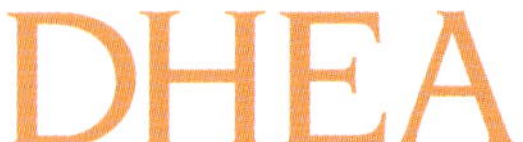

DHEA

Algunos de sus defensores la llaman la fuente de la juventud. Aunque puede sonar rimbombante, esta hormona ha mostrado ser prometedora contra ciertas enfermedades propias de la edad. Pero se necesita más estudio para identificar sus efectos exactos y a quiénes podría beneficiar más.

Usos

- *Puede reducir el riesgo de cardiopatías.*
- *Ayuda a controlar la glucosa en algunos casos de diabetes.*
- *Aumenta la inmunidad.*
- *Mitiga algunos síntomas del lupus.*
- *Puede ayudar a gente con VIH/sida.*

Presentaciones

- Comprimido
- Cápsula
- Crema

¡ADVERTENCIA!

- La DHEA es una hormona; como tal puede relacionarse con la evolución de varios tipos de cáncer, como de próstata o de mama. Si los padece o corre el riesgo, no debe usar DHEA.
- Recuerde: Si tiene algún padecimiento, consulte al médico antes de tomar complementos.

Qué es

Conocida como la "madre de las hormonas", la DHEA (dehidroepiandrosterona) es requerida por el organismo para producir muchos tipos de hormonas, como el estrógeno y la testosterona. La segregan las glándulas suprarrenales, situadas en la parte superior de los riñones, y la piel, los ovarios, los testículos y el cerebro. Aunque las mujeres producen menos DHEA que los hombres, su producción disminuye en ambos de manera sorprendente con la edad; los niveles son inferiores en 80% a los 70 que a los 30 años, pero no se ha determinado la importancia de ese descenso.

Cómo actúa

Ha habido una publicidad excesiva en torno a la DHEA, por lo que resulta difícil separar las ilusiones de las pruebas científicas sólidas. Aunque se ha dicho que estimula la pérdida de peso, aumenta la libido, mejora la memoria y previene la osteoporosis, estas afirmaciones carecen de respaldo. Pero los estudios sí indican que la DHEA puede mejorar el bienestar general de los ancianos (aunque no queda muy claro cómo), reducir el riesgo de cardiopatías, mitigar los síntomas del lupus, ayudar a controlar el estrés y aumentar las defensas.

Principales beneficios. Tener niveles sanguíneos de DHEA en el punto alto de lo normal puede reducir el riesgo de cardiopatías en ancianos. En un estudio, hombres con niveles altos tenían menos grasa corporal y mayores niveles de colesterol HDL ("bueno") que hombres con niveles bajos de DHEA. Los primeros también salieron mejor en las pruebas de esfuerzo, las cuales miden el estado del corazón al hacer ejercicio físico. En las mujeres fue distinto. De hecho, parecía que las que tomaban DHEA tenían un riesgo ligeramente mayor de cardiopatías. Según otra investigación, la DHEA puede "adelgazar" la sangre y así reducir la probable formación de coágulos sanguíneos y de infartos.

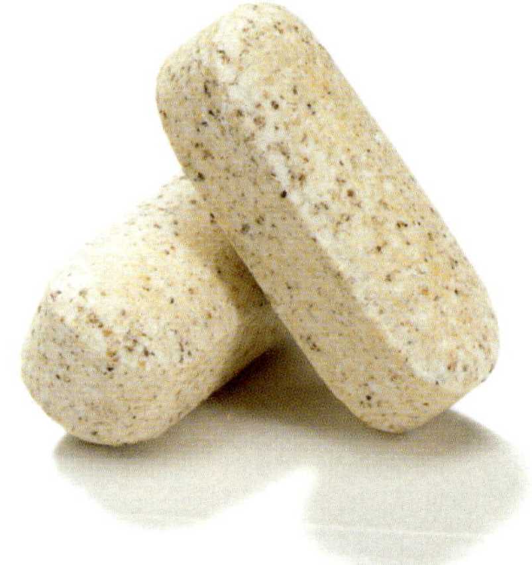

Se pudo notar el efecto de la DHEA en reforzar la inmunidad en un estudio de personas mayores que habían recibido inyecciones para la gripe. Su reacción inmune al virus debilitado de la inyección aumentó en forma considerable después de ingerir DHEA. Los investigadores tienen la esperanza de que la DHEA pueda mejorar reacciones inmunitarias en personas infectadas con VIH, el virus que causa el sida.

Otros beneficios. Según un pequeño estudio de mujeres posmenopáusicas, quienes tomaban DHEA tenían niveles más bajos de triglicéridos (un lípido de la sangre relacionado con el colesterol) y también pudieron usar insulina con más eficacia que las que no recibieron la DHEA. Este hallazgo indica una posible función del complemento para curar la diabetes.

También se ha reportado que la DHEA tiene efectos benéficos en pacientes con lupus, una enfermedad autoinmunitaria. Mitigó algunos síntomas y redujo la cantidad del medicamento que se necesitaba.

Cómo tomarla

Dosis. Sólo deben tomarse complementos de DHEA para normalizar los niveles hormonales, sin exceder los límites. Empiece con una dosis baja (5 mg para mujeres; 10 mg para hombres) y aumente poco a poco para lograr el efecto deseado. La dosis máxima no debe rebasar los 25 mg al día, a menos que la esté usando para un trastorno específico como lupus o VIH. Es mejor tomar la DHEA por la mañana. La gente sana que aún no cumple 50 años no necesita el complemento en lo absoluto.

Recomendaciones. La DHEA se consigue sin dificultad en tiendas naturistas y almacenes donde venden vitaminas, y es más potente que muchas otras hierbas o nutrientes. Los efectos a largo plazo de este complemento no se conocen. Casi todos los expertos creen que la DHEA sólo debe tomarse bajo supervisión médica, así que busque un doctor familiarizado con el uso de este complemento (vea la pág. 31).

Antes de tomar DHEA, asegúrese de que su médico le haga una revisión para ver si tiene cáncer de próstata (hombres) o de mama (mujeres), porque los niveles hormonales influyen en ambos tipos de cáncer. Después, hágase análisis de sangre para determinar sus niveles actuales de DHEA y use el complemento sólo si sus niveles sanguíneos de esta hormona son bajos. Después de tres semanas, hágase otro análisis de sangre para evaluar si necesita ajustar la dosis. Una vez alcanzado un nivel sanguíneo satisfactorio, generalmente podrá mantenerse con un mínimo de 5 a 10 mg de DHEA a la semana.

Posibles efectos secundarios

Cuando se usan los complementos de DHEA en exceso, éstos pueden causar acné, piel muy grasosa, crecimiento de vello en las mujeres, voz más grave y alteraciones en el estado de ánimo. Además, un estudio con animales demostró una relación entre el cáncer hepático y las dosis excesivamente altas de DHEA.

AL COMPRAR

- Las etiquetas de productos de ñame silvestre a veces afirman que la hierba contiene sustancias que se convierten en DHEA o en otras hormonas, una vez que se han ingerido. Esta conversión sólo se logra en un laboratorio; el organismo es incapaz de hacerla.

ÚLTIMOS HALLAZGOS

- Aunque no hay pruebas de que la DHEA prolongue la vida, puede mejorar su calidad. En un estudio reciente, algunos ancianos que la tomaron mejoraron su sueño, tuvieron mayor sensación de bienestar, más energía y capacidad para manejar el estrés. Más del 80% de las mujeres y 67% de los hombres reaccionaron en forma positiva a la DHEA, comparado con menos del 10% de las personas que tomaron un placebo.

diente de león

Taraxacum officinale

En México se conoce sobre todo como una hierba silvestre, que se cultiva con fines comerciales. Sin embargo, sus hojas y raíz son una rica fuente de vitaminas y minerales, y sus agentes activos son muy útiles para curar problemas hepáticos y digestivos.

Usos

- *Refuerza el hígado; es útil en casos de hepatitis (inflamación del hígado) e ictericia.*
- *Favorece la digestión estimulando la liberación de bilis del hígado y de la vesícula biliar; previene cálculos biliares.*
- *Ayuda a curar la endometriosis.*

Presentaciones

- Cápsulas
- Comprimidos
- Tintura
- Solución/Jugo
- Hierba seca o fresca/Té

¡ADVERTENCIA!

- El diente de león no debe usarse en ataques agudos de cálculos biliares. Busque ayuda médica profesional.
- Recuerde: Si tiene algún padecimiento, consulte al médico antes de tomar complementos.

Qué es

El diente de león crece en forma silvestre en todos lados, y se cultiva en varios lugares de Europa con fines medicinales. Esta hierba perenne, pariente de la achicoria, crece hasta 30 cm; sus hojas, que semejan espátulas, son brillantes, lisas y dentadas. La solitaria flor amarilla abunda en la temporada de cultivo, se abre al salir el sol y se cierra al oscurecer o con el clima húmedo (algunas culturas la han usado como señal de que las lluvias se acercan). Una vez que madura la flor, la planta forma una borla de semillas que dispersa el viento (o los niños al jugar). Los complementos suelen usar la raíz (afilada y dulzona) o las hojas, aunque la planta entera y las flores son apreciadas por sus propiedades curativas.

Cómo actúa

Los curanderos tradicionales la han recetado durante mucho tiempo para problemas digestivos y hepáticos. Como sus diversos agentes activos mejoran la capacidad del hígado, es útil para una amplia gama de trastornos.

Principales beneficios. Estudios de los efectos benéficos del diente de león en el hígado han demostrado que aumenta la producción y flujo de bilis (un auxiliar de la digestión) en el hígado y la vesícula biliar, al ayudar a curar afecciones como cálculos biliares, ictericia y hepatitis. Se cree que el efecto positivo de la planta en diversas funciones hepáticas quizá tenga que ver con su alto contenido de colina, del complejo B.

El diente de león a veces se mezcla con otros complementos que refuerzan la función hepática, como cardo lechero, rábano negro, celidonia, hoja de remolacha, fresno florido, inositol, metionina, colina y otros. Estas combinaciones por lo general se venden en tiendas naturistas en fórmulas hepáticas o lipotrópicas ("metabolizantes de lípidos").

Debido a que el diente de león mejora la función hepática (combinado con otros nutrientes que fortalecen el hígado), puede ser eficaz para calmar el dolor y otros síntomas de la endometriosis, ya que aumenta la capacidad del hígado para depurar el exceso de estrógeno del organismo, y restituir de ese modo un equilibrio hormonal saludable en las mujeres aquejadas de dichos trastornos.

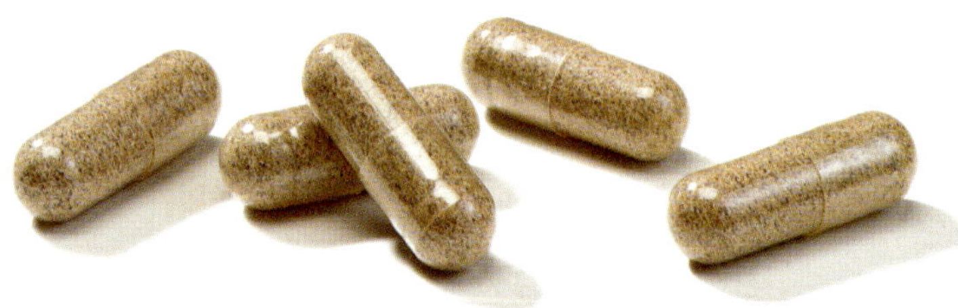

Otros beneficios. La raíz es un laxante ligero, así que en té puede ser benéfica para el estreñimiento. La hierba aumenta la capacidad del organismo para absorber hierro de la comida o de los complementos; esto puede ayudar a combatir algunos casos de anemia. Varios estudios indican que la planta también puede ser útil para curar el cáncer. Los japoneses han patentado un extracto liofilizado de raíz de diente de león para curar tumores; y los chinos usan extractos de la planta para combatir el cáncer de mama (un tratamiento respaldado por efectos positivos en estudios con animales). Pero se necesitan más estudios con seres humanos para determinar su verdadera eficacia contra tipos específicos de cáncer.

En cuanto a otros usos, se ha descubierto que la planta reduce los niveles de glucemia en animales, lo cual indica que puede ser de ayuda en el tratamiento de la diabetes. Como además tiene efectos diuréticos, a veces se recomienda para la inflamación abdominal y la retención de líquidos.

Cómo tomarlo

Dosis. *Para fortalecer la función del hígado en hepatitis, cálculos biliares y endometriosis:* Tome 500 mg de extracto de raíz sólida pulverizada, 2 veces al día. Esta cantidad también puede hallarse en algunas combinaciones lipotrópicas (hígado). O bien, 1 o 2 cucharaditas de extracto líquido, 3 veces al día. *Para estreñimiento:* 1 taza de té de raíz de diente de león, 3 veces al día. *Para anemia:* 1 cucharadita diaria de jugo recién hecho o de tintura, por la mañana y por la tarde, en medio vaso de agua.

Recomendaciones. Tome jugo recién hecho o extracto de hierba diluido en agua; las pastillas de extracto de raíz pueden tomarse con o sin alimentos. No se han reportado efectos adversos en mujeres embarazadas o amamantando, pero como los preparados de diente de león pueden tener efectos diuréticos, es conveniente que eviten la hierba.

Posibles efectos secundarios

No tiene efectos secundarios graves. En dosis elevadas puede causar una erupción cutánea, malestar estomacal o diarrea. Suspéndala si ocurre esto y comente la reacción con su médico.

Hechos y consejos

- Para un té de diente de león, use la raíz seca y picada o las hojas de la planta. Vierta una taza de agua muy caliente en 1 o 2 cucharaditas de la hierba; deje reposar unos 15 minutos. El té puede mezclarse con otras hierbas como el regaliz, y endulzarse con miel.
- El diente de león es saludable y nutritivo, ya sea en forma de alimento o de bebida. Las hojas de la planta son muy sabrosas cocidas al vapor, como las espinacas, y las agradables hojas amargas les dan un toque fuerte a las ensaladas. Puede extraerse jugo de las hojas, y la raíz puede asarse y usarse en té, a fin de evitar los efectos estimulantes del café.

Sabía que...

El diente de león fue introducido en el Nuevo Mundo por los primeros colonizadores ingleses, que lo cultivaban en jardineras y huertos. La Hudson's Bay Company, fundada en 1670, exportaba raíz de diente de león a los puestos de avanzada canadienses para ayudar a la dieta de carne de sus empleados.

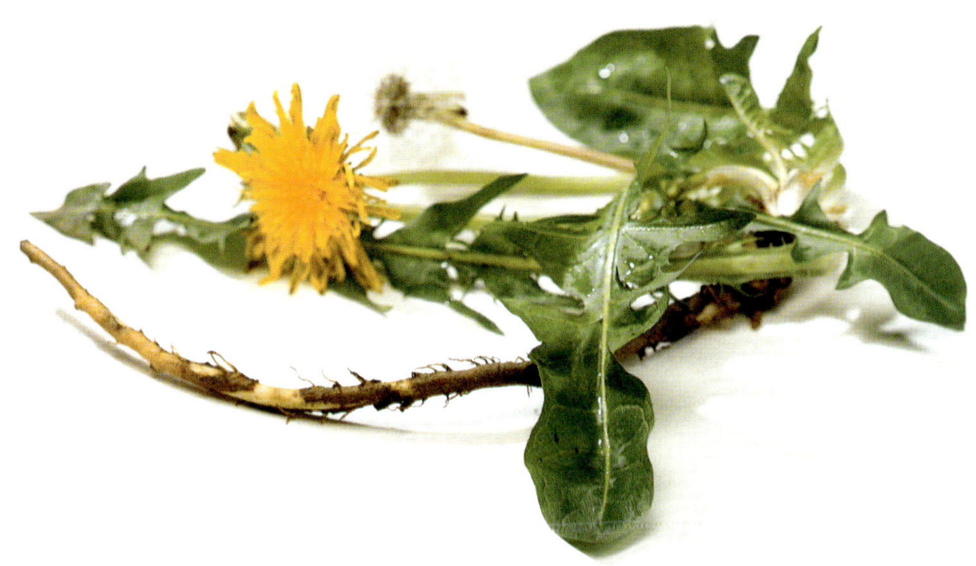

dong quai

Angelica sinensis
A. acutiloba

Muchos "complementos femeninos" herbarios tienen dong quai o angélica, un tónico tradicional usado en Asia para el aparato reproductor femenino. Aunque en China y Japón sólo el ginseng lo supera en popularidad, los expertos occidentales siguen estudiando su eficacia.

Usos

- *Puede ayudar a calmar los cólicos menstruales.*
- *Puede reducir los bochornos propios de la menopausia.*

Presentaciones

- Cápsulas
- Comprimidos
- Cápsulas de gel blando
- Tintura
- Líquido
- Hierba seca/Té

¡ADVERTENCIA!

- Si está embarazada o lactando no debe usar dong quai.
- Si está tomando anticoagulantes no debe tomar dong quai sin consultar a su médico.
- El dong quai puede aumentar la sensibilidad de la piel al sol.
- Recuerde: Si tiene algún padecimiento, consulte al médico antes de tomar complementos.

Qué es

Aunque el dong quai crece silvestre en Asia, también se cultiva mucho para fines medicinales en China (la variedad *Angelica sinensis*) y en Japón (*A. acutiloba*), donde muchas mujeres lo toman a diario para mantener una buena salud general. La presentación terapéutica que más se vende se deriva de la raíz de *A. sinensis*, una planta con tallos huecos que alcanza hasta 2.5 m de altura y tiene racimos de flores blancas. Cuando está floreciendo, la angélica parece dauco, un pariente botánico. Otros nombres del dong quai son dang gui, tang kuie y angélica china.

Cómo actúa

En general se cree que el dong quai mantiene sano el útero y regula el ciclo menstrual. También dilata los vasos sanguíneos y aumenta el flujo de sangre a varios órganos. Pero hasta entre los expertos en hierbas persiste la duda acerca de sus beneficios. Una de las razones por las que es difícil evaluarlo es que a menudo se toma combinado con otras hierbas.

Principales beneficios. El dong quai tradicionalmente se ha usado para problemas menstruales y menopáusicos. Entre los beneficios que se le adjudican están el de regular el ciclo menstrual, corregir patrones de sangrado anómalo, aliviar síntomas del síndrome premenstrual (SPM), mitigar cólicos menstruales, reducir bochornos menopáusicos y atenuar la resequedad vaginal propia de la menopausia.

Hay dos teorías sobre cómo el dong quai alivia esos problemas. Algunos herbolarios creen que tiene estrógenos vegetales (fitoestrógenos), los cuales son más débiles que los estrógenos del cuerpo, pero aun así se fijan químicamente con receptores del estrógeno en células humanas. Por eso, los fitoestrógenos pueden reducir al mínimo los posibles efectos negativos del propio estrógeno de una mujer, como un mayor riesgo de cáncer de mama; también pueden prevenir los bochornos al compensar la disminución de estrógeno luego de la menopausia.

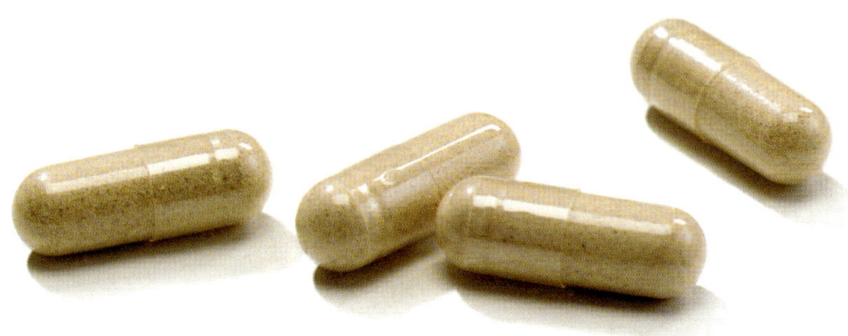

Otros expertos atribuyen la eficacia del dong quai a sus abundantes cumarinas. Estas sustancias químicas naturales dilatan los vasos sanguíneos, aumentan el flujo sanguíneo al útero y otros órganos, y ayudan al sistema nervioso central. Y parece que las cumarinas reducen la inflamación y los espasmos musculares, lo que puede explicar el poder de la hierba para reducir la intensidad de los cólicos menstruales.

Otros beneficios. Aunque el dong quai no suele usarse para bajar la presión arterial, sí tiene ese efecto porque dilata los vasos sanguíneos, al facilitarle al corazón el bombeo de sangre al organismo. Como la hierba es rica en vitamina B_{12} puede ser útil para formar glóbulos rojos.

Cómo tomarlo

Dosis. *Para SPM, irregularidades y cólicos menstruales, y bochornos:* Asegúrese de tomar 600 mg de dong quai a diario. (O bien, 30 gotas de tintura (1.5 ml) 3 veces al día.) Ya sea en pastillas o líquido, los extractos deben ser estandarizados con ligustílide del 0.8% al 1.1%. También puede usar un preparado único en que el dong quai se combine con hierbas para normalizar la menstruación como sauzgatillo, regaliz o ginseng siberiano.

Recomendaciones. Para los síntomas del SPM, use dong quai los días que no esté menstruando. Y si tiene cólicos, siga usándolo hasta que termine de menstruar. Para cólicos sin SPM, empiece a tomar dong quai un día antes de iniciar su período. Úselo a diario para evitar los bochornos. Siga con la hierba durante dos meses antes de decidir si funciona.

Posibles efectos secundarios

Puede tener un leve efecto laxante y estimular una menstruación profusa. Protéjase del sol usando dong quai, porque su raíz contiene compuestos llamados psoralenos que pueden volver más sensibles a la luz solar a ciertas personas y causarles una fuerte quemadura de sol.

AL COMPRAR

- Si quiere probar el dong quai para cólicos menstruales o síntomas menopáusicos, asegúrese de comprar la angélica china o japonesa *(Angelica sinensis* o *A. acutiloba)*. Por tradición, las angélicas americana y europea *(A. archangelica* o *A. atropurpurea)* se han usado con mucha frecuencia para afecciones respiratorias y malestares estomacales, pero no han mostrado verdaderos efectos en problemas ginecológicos.

ÚLTIMOS HALLAZGOS

- Un estudio reciente descubrió que esta hierba no era mejor que un placebo para los bochornos y otros problemas menopáusicos, como la resequedad vaginal. El dong quai y el placebo redujeron la frecuencia de bochornos de 25% a 30%. Pero este estudio examinó el efecto del dong quai solo. Tradicionalmente, en Asia se usa combinado con otras hierbas.

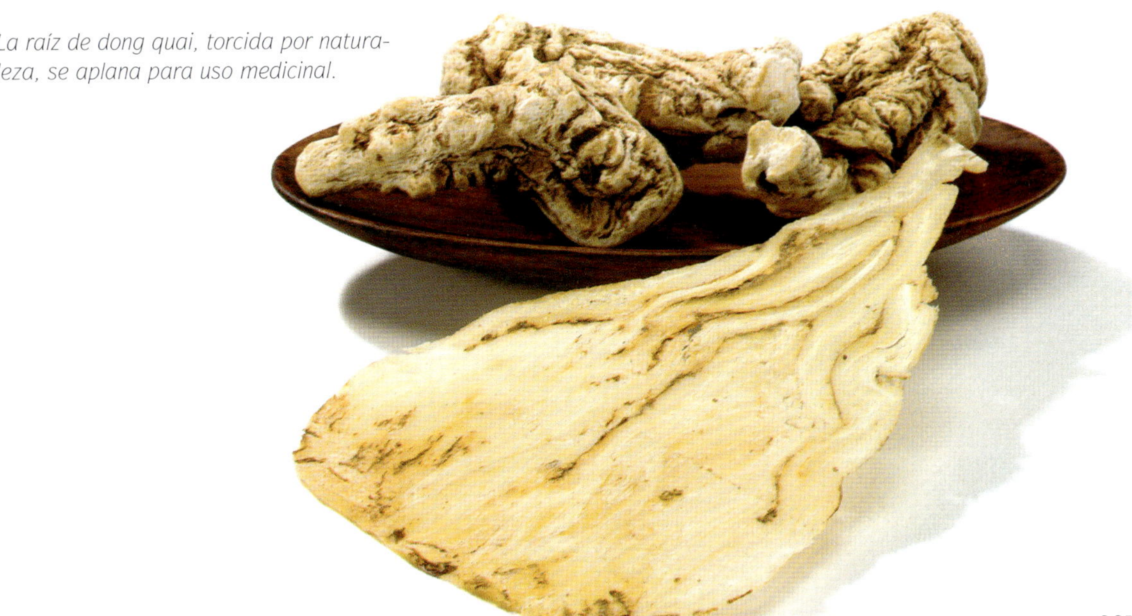

La raíz de dong quai, torcida por naturaleza, se aplana para uso medicinal.

efedra

A veces llamada la medicina más antigua del mundo, esta hierba ha sido usada en China para curar resfriados y asma desde el año 3000 a.C. Aún se considera un remedio eficaz para trastornos bronquiales, pero la preocupación sobre su inocuidad la ha vuelto polémica en los últimos años.

Ephedra sinica
E. intermedia
E. equisetina

Usos

- *Alivia la congestión y la dificultad al respirar causadas por alergias o asma.*
- *Aligera la presión y congestión en infecciones sinusales (sinusitis) .*
- *Puede ayudar a adelgazar.*

Presentaciones

- Cápsulas
- Comprimidos
- Tintura
- Hierba seca/Té

¡ADVERTENCIA!

- La efedra puede disparar la hipertensión arterial. Consulte a su médico si tiene hipertensión arterial, cardiopatías o alteraciones de la frecuencia cardíaca, o si toma inhibidores MAO.
- La efedra puede elevar la glucemia. Los diabéticos deben ser cautelosos al usarla.
- Hable con su médico si tiene disfunción tiroidea, dificultad para orinar por problemas de próstata, o si está embarazada o amamantando.
- Recuerde: Si tiene algún padecimiento, consulte al médico antes de tomar complementos.

Qué es

También conocida por su nombre chino, *Ma huang,* la efedra se hace de los tallos secos de la *Ephedra sinica,* un arbusto autóctono de regiones desérticas de Asia. Pero los preparados con especies como *E. intermedia* o *E. equisetina* también pueden ser eficaces. Una versión sintética de los agentes activos de la efedra es muy usada en fármacos controlados y de venta libre para combatir el resfriado, las alergias, el asma, para dar energía y para bajar de peso. Por desgracia, en los últimos años se ha abusado de su uso después de que varias personas empezaron a tomarla en dosis altas como estupefacientes; esto causó infartos, derrames y al menos 28 muertes en EE. UU. Por ello, la *Food and Drug Administration* consideró prohibir el complemento en ese país en 1996. No se prohibió, pero desde entonces las autoridades propusieron etiquetar los preparados de efedra con una advertencia.

Cómo actúa

Los principales ingredientes activos, las sustancias químicas seudoefedrina y efedrina, tienen dos efectos básicos: estimulan el sistema nervioso central y pueden abrir las vías respiratorias. El efecto estimulante de la efedra es más fuerte que el de la cafeína, pero menos potente que el de las anfetaminas o de la hormona suprarrenal epinefrina (adrenalina), que prepara al organismo para situaciones tensas (reacción "pelear o huir").

La efedra hace latir más rápido al corazón, aumenta la presión arterial, activa el metabolismo y actúa como diurético. Pero en su larga historia, su uso principal ha sido como broncodilatador para curar la congestión nasal y bronquial del asma, alergias, resfriados e infecciones sinusales. En la década de 1920, laboratorios estadounidenses empezaron a extraer los agentes activos de la hierba y a usarla en fármacos para gripe y asma, una práctica que hoy siguen muchas compañías.

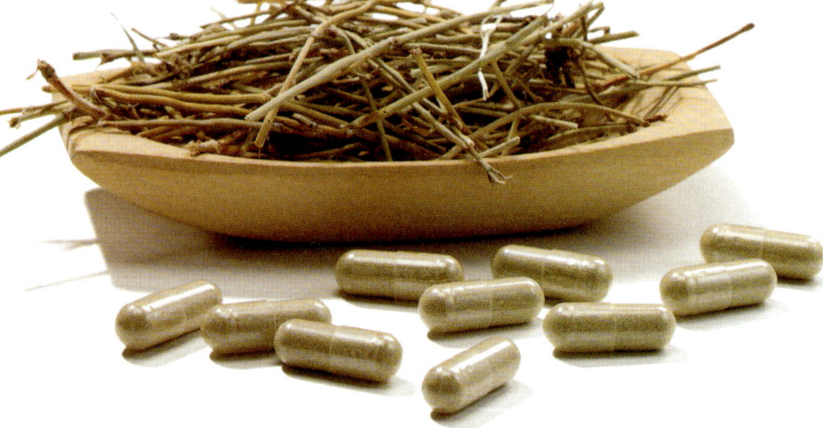

Los tallos secos de efedra, convertidos en cápsulas, tienen muchos beneficios terapéuticos.

PRINCIPALES BENEFICIOS. Dilata las vías respiratorias pequeñas de los pulmones (bronquiolos), lo que ayuda a aliviar la congestión y la tos causadas por alergias estacionales o asma leve. También alivia los síntomas respiratorios causados por resfriados, gripe e infecciones sinusales.

OTROS BENEFICIOS. Algunos complementos para adelgazar dicen que la efedra, generalmente combinada con hipericón, es una "fenfen herbaria", una opción natural a los fármacos recetados para la obesidad, fenfluramina (ya prohibida porque es probable que sea causa de cardiopatías) y fentermina. Aunque la efedra puede hacer que el organismo queme calorías con rapidez y puede inhibir el apetito, estudios de esta hierba como un auxiliar para adelgazar han sido contradictorios. Para los que por otra parte están sanos, puede ser inocua y eficaz en las dosis recomendadas.

Es más polémico afirmar que la efedra aumenta el rendimiento físico al incrementar la energía. No sólo no hay bases científicas para esa teoría, sino que ha tenido trágicas consecuencias; varios atletas han enfermado gravemente y algunos han muerto luego de tomar gran-des dosis de productos con efedra. La hierba está actualmente inscrita como sustancia prohibida por el comité olímpico estadounidense.

Cómo tomarla

DOSIS. Lea en la etiqueta cuánta efedrina contiene cada dosis de efedra. Casi todos los extractos estandarizados aportan cerca de 5.5% a 6.5% de efedrina (también conocida como "alcaloides de efedra"). Empiece con una dosis baja, unos 100 mg de efedra (cerca de 6 mg de efedrina) al día. Si los efectos secundarios no causan molestias, aumente la dosis, pero no exceda 130 mg de efedra (como 8 mg de efedrina) 3 veces al día.

Para té, vierta 1 taza de agua muy caliente en 1 cucharadita de efedra seca (con otras hierbas si lo desea) y deje reposar de 10 a 15 minutos; beba 1 o 2 tazas al día. O tome de ¼ a 1 cucharadita de tintura de efedra (máximo 8 mg de efedrina) en 1 vaso de agua, hasta 3 veces al día.

RECOMENDACIONES. Consulte a su médico antes de usar efedra, sobre todo si tiene cardiopatías, diabetes u otro problema médico, o si sus síntomas no ceden. Nunca exceda la dosis recomendada. Esta hierba puede tomarse mucho tiempo para ciertas enfermedades, como el asma crónica, pero trate de usarla sólo en la medida en que la necesite, máximo siete días, para reducir al mínimo los posibles efectos secundarios. La efedra puede combinarse sin riesgo con muchas otras hierbas, como el hipericón. Evite tomarla con cafeína, porque puede causar estimulación excesiva. Si se le va el sueño, omita la dosis vespertina.

Posibles efectos secundarios

Cuanto más alta sea la dosis de efedra y la tome más tiempo, mayor será la frecuencia de los efectos secundarios comunes, tales como el nerviosismo, el insomnio, las palpitaciones cardíacas y la palidez. Mareos, hormigueo, náuseas y vómito, falta de apetito, calambres musculares, dolores de cabeza y dificultad o dolor al orinar pueden presentarse, pero no manera frecuente. Los efectos secundarios muy graves comprenden hipertensión arterial, derrame, convulsiones y, en dosis muy altas, alucinaciones y psicosis.

HECHOS Y CONSEJOS

- Cuando tome efedra, vigile la frecuencia cardíaca (pulso) y la presión arterial. Si la frecuencia en reposo parece más rápida que de costumbre o la presión supera lo normal, deje de usarla.
- No tome efedra con antigripales de venta libre ni con otras fórmulas que tengan efedrina o seudoefedrina. Esto duplicará la dosis, y aumentará los posibles efectos secundarios.

AL COMPRAR

- Asegúrese de comprar preparados con una especie eficaz de efedra como la *E. sinica*. Muchas especies estadounidenses, como la *E. nevadensis* (llamada té mormón, porque los primeros mormones en llegar a las áridas tierras de Utah usaban esta planta autóctona en un tónico con sabor a pino), tienen pocos agentes activos.
- Los preparados de efedra tienen cantidades variables de agentes activos llamados "alcaloides de efedra", que constan sobre todo de efedrina. Pruebe los preparados con alcaloides del 5.5% al 6.5%. Una dosis de 130 mg de efedra con alca-loides al 6% aportaría cerca de 8 mg de efedrina.

Sabía que...

Según la leyenda, los centinelas de Gengis Kan, amenazados con la decapitación si se dormían al estar de guardia, bebían té de efedra para permanecer despiertos. Una taza de té proporciona cerca de 10 mg de efedrina, su ingrediente activo.

equinácea

Echinacea angustifolia
E. purpurea
E. pallida

Se usó por mucho tiempo por los nativos estadounidenses, los colonizadores del Oeste Medio y los primeros médicos, pero cayó en desuso a causa de los antibióticos. Está recuperando popularidad como un poderoso e inocuo refuerzo inmunitario para resfriados y otras infecciones.

Usos

- *Reduce la propensión del organismo a resfriados y gripes.*
- *Limita la duración y gravedad de las infecciones.*
- *Combate infecciones recurrentes respiratorias, del oído medio, urinarias y vaginales por hongos (candidiasis).*
- *Activa la curación de inflamaciones y heridas cutáneas.*

Presentaciones

- Cápsulas
- Comprimidos
- Cápsulas de gel blando
- Tabletas
- Tintura
- Disolución
- Hierba seca/Té

¡ADVERTENCIA!

- Si está tomando antibióticos u otros fármacos para una infección, use la equinácea como un complemento adicional, no para sustituirlos.
- Puede sobreestimular el sistema inmunitario y agravar los síntomas de lupus, esclerosis múltiple, artritis reumatoide u otros trastornos autoinmunitarios; y puede ser contraproducente en infecciones progresivas como la tuberculosis.
- Recuerde: Si tiene algún padecimiento, consulte al médico antes de tomar complementos.

Qué es

Conocida como flor cónica púrpura o de la pradera, la equinácea es una flor silvestre con capullos morados como la margarita autóctona de las praderas del centro de Estados Unidos. Durante siglos, las tribus la usaron para curar heridas y neutralizar el veneno de mordeduras de serpiente. También se volvió popular entre los pioneros de origen europeo y sus médicos, quienes la consideraban un antibiótico de usos múltiples.

De las nueve especies de equinácea, tres se usan con fines médicos (*Echinacea angustifolia, E. pallida* y *E. purpurea*). Literalmente aparecen en cientos de preparados comerciales que utilizan diferentes partes de la planta (flores, hojas, tallos y raíces) y viene en diversas presentaciones. La equinácea contiene muchos agentes activos que se cree fortalecen el sistema inmunitario y, en años recientes, se ha vuelto uno de los remedios herbarios más populares del mundo.

Cómo actúa

La equinácea, un antibiótico natural y agente antiinfeccioso, extermina virus, bacterias, hongos y otros microbios que causan enfermedades. Estimula diversas células del sistema inmunitario que son armas vitales contra las infecciones. Además, fomenta la producción en estas células de una sustancia antiviral natural llamada interferón. Pero como son efectos de duración relativamente corta, la hierba se administra, sobre todo, a intervalos comunes; cada dos horas durante infecciones agudas.

Prevención. La equinácea puede prevenir las dos enfermedades vi-rales más comunes: resfriados y gripe. Es muy eficaz si se toma al primer indicio de enfermedad. En un estudio con individuos propensos a los res-friados, los que usaron la hierba ocho semanas tuvieron 35% menos de probabilidades de resfriarse que los que recibieron un placebo. Además, se resfriaban con menos frecuencia, pasaban 40 días entre infecciones, comparado con 25 días del grupo del placebo. Estudios confirman que también es útil si ya tiene dolores, congestión o fiebre por resfriado o gripe. En conjunto, los síntomas son menos fuertes y ceden más pronto.

Otros beneficios. Puede ser útil para males recurrentes como infecciones vaginales por hongos, urinarias o del oído medio. A veces también se usa para curar la amigdalitis estreptocócica, infecciones estafilocócicas, infecciones por herpes (incluso herpes genital y zoster, y aftas), bronquitis e infecciones sinusales. Además, la hierba está estudiándose como un posible tratamiento para el síndrome de fatiga crónica y sida. Y puede ser eficaz contra ciertos tipos de cáncer, sobre todo en pacientes con sistemas inmunitarios menguados por radiación o quimioterapia.

La equinácea también puede aplicarse en la piel. Su jugo favorece la curación de todo tipo de heridas, diviesos o furúnculos, abscesos, eccema, quemaduras, fuegos, aftas y úlceras por decúbito. Para curar la garganta irritada o amigdalitis, puede diluirse la tintura y hacer gárgaras.

Cómo tomarla

Dosis. Como viene en varias presentaciones, revise en la etiqueta la dosis adecuada. *Para resfriados y gripe:* Se necesita una dosis alta, máximo 200 mg, 5 veces al día. En un importante estudio, pacientes agripados que tomaron 900 mg de equinácea al día reaccionaron mejor que los que recibieron una dosis menor de 450 mg o un placebo. *Para otras infecciones:* La dosis recomendada es 200 mg, 3 o 4 veces al día. *Para uso prolongado como refuerzo inmunitario general:* Para el máximo beneficio, sobre todo para los propensos a infecciones crónicas, alterne equinácea cada 3 semanas con otra hierba que aumente la inmunidad, como hidrastis, tragacanto, pau d'arco u hongos medicinales. También se venden tés de equinácea, a menudo mezclados con otras hierbas.

Recomendaciones. No debe usarla más de ocho semanas, seguida de una de descanso antes de volver a tomarla. Algunos estudios indican que el uso continuo disminuye los efectos que aumentan la inmunidad. Empezar y suspender la equinácea, o alternarla con otras hierbas, puede acrecentar al máximo su eficacia. Puede tomarla con o sin alimentos.

Posibles efectos secundarios

No se conocen efectos secundarios de la equinácea tomada en las dosis recomendadas; ni reportes de reacciones adversas en mujeres embarazadas o lactando. Pero la gente alérgica a las flores de la familia de las margaritas también puede ser alérgica a esta hierba. Si tiene una erupción cutánea o problemas para respirar, llame a su médico de inmediato.

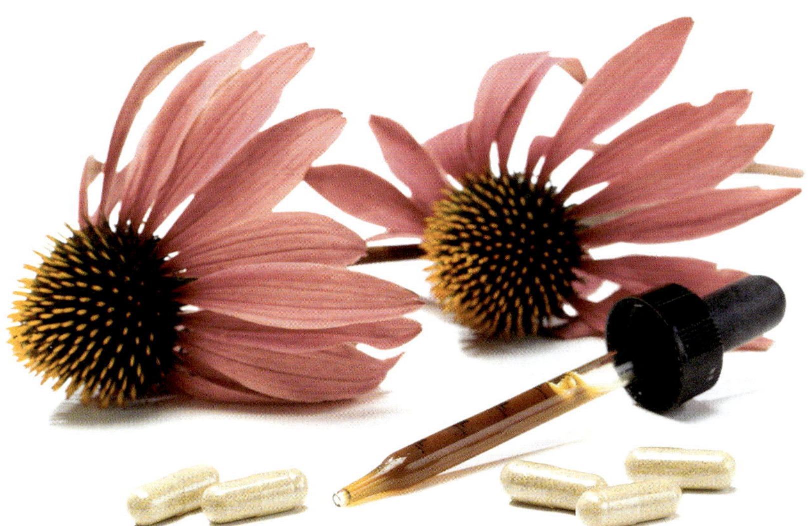

AL COMPRAR

- Puede tener dudas al comprar la equinácea, ya que la encuentra en diversas presentaciones. Los expertos suelen recomendarla líquida, ya sea en jugo recién hecho (estandarizado para tener beta-1, 2-fructofura-nósidos al 2.4%) o en una tintura de base alcohólica (con una concentración de 5:1). Los que no toleren el sabor amargo del líquido pueden tomar extractos estandarizados en pastillas. Busque las que tengan equinacósidos al 3.5%, mínimo.
- Algunos preparados comerciales combinan equinácea con otra hierba que aumenta la inmunidad llamada hidrastis, pero pueden ser muy caros. Para muchas afecciones basta con la equinácea sola, así que puede evitarse la mezcla más cara.

ÚLTIMOS HALLAZGOS

- Científicos investigan si la equinácea puede ser útil contra el cáncer. En un estudio reciente en Alemania, un pequeño grupo con cáncer de colon avanzado la tomó con la quimioterapia habitual. Parece que la hierba prolongó la vida de esos pacientes, presuntamente al aumentar la capacidad del sistema inmunitario para combatir las células cancerosas. Se necesita investigar más para definir el posible papel que tiene esta hierba en el cáncer de colon y de otros tipos.

Sabía que...

La equinácea provoca una sensación de hormigueo en los labios y la lengua si se toma líquida. Si usa un preparado líquido, busque ese efecto; a menudo es una buena señal de que ha comprado un producto de calidad.

espino blanco

Crataegus oxyacantha

Si usted padece alguna cardiopatía, le conviene saber todo sobre el espino blanco. Usado a lo largo de la historia como diurético y tratamiento para cálculos renales y litiasis vesical, actualmente es uno de los remedios más recetados en Europa para el corazón.

Usos

- *Ayuda a calmar el dolor provocado por la angina de pecho.*
- *Baja la hipertensión arterial.*
- *Ayuda al corazón a bombear más eficazmente, en caso de insuficiencia cardíaca congestiva.*
- *Ayuda a normalizar el ritmo cardíaco irregular (conocido como arritmia cardíaca).*

Presentaciones

- Comprimidos
- Cápsulas
- Tintura
- Polvo
- Hierba seca/Té

¡ADVERTENCIA!

- En las personas sin cardiopatías, las dosis elevadas de espino blanco pueden reducir sustancialmente la presión arterial y a su vez, causar mareos y desmayos.
- Recuerde: Si tiene algún padecimiento, consulte al médico antes de tomar complementos.

Qué es

Durante siglos, el espino blanco —un arbusto que crece hasta 9 m— ha sido podado como seto y plantado a la orilla de campos o para definir límites de propiedad. Como divisor, tiene un aspecto atractivo y ahuyenta intrusos. Produce hermosas flores blancas y brillantes bayas rojas, pero también ostenta filosas espinas, y las flores de algunas variedades huelen a carne en descomposición. Durante mucho tiempo se le ha relacionado con la mala suerte y la muerte, porque se cree que la corona de espinas que Cristo llevó en la crucifixión era de ramitas de espino.

Dada su reputación, resulta sorprendente que alguien se haya acercado tanto a él como para descubrir sus beneficios cardioprotectores. Pero, evidentemente, gente de diferentes épocas y lugares, desde los antiguos griegos hasta los nativos americanos, lo han considerado un potente tónico cardíaco. Su uso moderno nació en el siglo XIX, cuando un médico irlandés curó cardiopatías con bastante éxito. Como guardó celosamente la fórmula, no fue sino hasta su muerte, en la década de 1890, cuando se supo que su remedio secretoera la tintura de baya del espino blanco.

Cómo actúa

El espino blanco ayuda de modo directo en las funciones del corazón. Es vasodilatador; aumenta el suministro de energía al corazón y su capacidad de bombeo. Probablemente el origen de estos poderosos efectos se encuentran en sus abundantes compuestos vegetales llamados flavonoi-

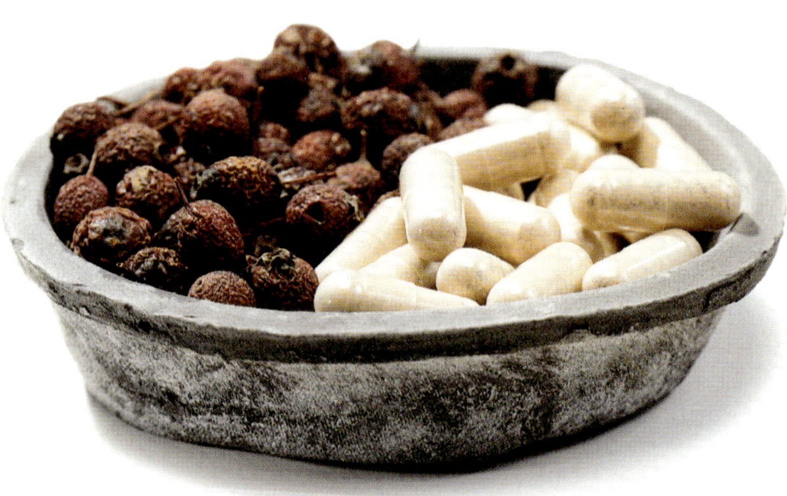

Los complementos se elaboran a partir de las hojas y flores de la planta, de sus bayas rojas (derecha) o de una combinación de los tres.

des, sobre todo en los complejos procianidólicos oligoméricos (PCO), los cuales funcionan como potentes antioxidantes.

PRINCIPALES BENEFICIOS. Al parecer, es un fármaco de utilidad general para el corazón. Dilata las arterias al interferir con una enzima llamada ECA (enzima conversiva de la angiotensina), que contrae los vasos sanguíneos. Esto mejora el flujo sanguíneo en las arterias, haciendo que sea un buen remedio para la angina de pecho. Las arterias crónicamente estrechas pueden provocar hipertensión arterial (pues el corazón debe esforzarse más para bombear la sangre por arterias rígidas); el espino blanco puede reducir la presión arterial en casos de hipertensión leve.

Parece que también bloquea las enzimas que debilitan el músculo cardíaco, fortaleciendo así su capacidad de bombeo. Esta propiedad es muy útil para quienes tienen insuficiencia cardíaca congestiva leve y no requieren fármacos fuertes para el corazón, como los digitálicos. Además, sus propiedades antioxidantes ayudan a proteger del daño asociado con la acumulación de placa en las arterias coronarias.

OTROS BENEFICIOS. Tiene una larga historia como tratamiento para otras enfermedades. Al parecer, tiene un efecto sedante y actúa como auxiliar del sueño en algunos casos de insomnio. Varios investigadores también han observado que conserva el colágeno —la proteína que forma el tejido conjuntivo—, el cual se deteriora con algunas enfermedades como la artritis.

Cómo tomarlo

DOSIS. La dosis recomendada de extracto de espino blanco varía de 300 a 450 mg al día en pastillas; y de 1 cucharadita a 1 cucharada (5 a 15 ml) de tintura, según la enfermedad cardíaca de la que se trate. La gente con riesgo de contraer cardiopatías tal vez deba tomar de 100 a 150 mg del complemento, o 1 cucharadita de tintura a diario, como preventivo.

RECOMENDACIONES. En caso de usar dosis elevadas, el espino blanco actúa mejor si la cantidad diaria se divide y se toma a tres distintas horas durante el día. El espino blanco puede tardar un par de meses en asimilarse en el organismo y producir resultados evidentes.

Posibles efectos secundarios

Muchos lo consideran uno de los preparados herbarios más seguros. Aunque ha habido reportes de náuseas, sudoración, fatiga y erupción cutánea, estos efectos secundarios son poco comunes. Parece que es seguro usar el espino blanco junto con fármacos recetados para las cardiopatías. Tal vez usted necesite usar menor cantidad de algunos medicamentos mientras toma espino blanco. De cualquier modo, hable con su médico antes de probar el espino, y nunca suspenda un fármaco que le hayan recetado (ni reduzca la dosis) sin autorización.

AL COMPRAR

- Cuando compre espino blanco, busque extractos estandarizados que contengan vitexina (a veces llamada vitexina-2"-ramnósido) al 1.8%, mínimo. Ésta es la principal sustancia cardioprotectora de la hierba.

ÚLTIMOS HALLAZGOS

- En un estudio alemán de ocho semanas a 136 personas con insuficiencia cardíaca congestiva de leve a moderada, aquellos que tomaron extracto de espino blanco tuvieron menos dificultad para respirar, menos hinchados los tobillos , y mejor rendimiento físico que quienes tomaron un placebo. Exámenes físicos y pruebas de laboratorio confirmaron que la condición de los primeros mejoró.

Sabía que...

Crecen variedades en Europa, Asia Oriental, África del Norte y Estados Unidos. También se conoce como espino albar y flor de mayo; el barco de los colonizadores estadounidenses se llamó *Mayflower* (Flor de mayo), por el espino.

espirulina y kelp

Los fanáticos de la salud acuden a lagos y mares en busca de algas con proteínas vegetales. La espirulina y el kelp, que han suscitado esperanza y mucha publicidad, son sustancias vegetales acuáticas que contienen diversas sustancias benéficas.

Usos

Espirulina

- *Evita el mal aliento.*
- *Añade proteínas, vitaminas y minerales a la dieta.*

Kelp

- *Mejora la baja secreción tiroidea.*
- *Aporta nutrientes indispensables.*

Presentaciones

- Cápsulas
- Comprimidos
- Polvo
- Tintura
- Líquido

¡ADVERTENCIA!

- **El kelp puede agravar el estado de quienes tomen fármacos para la baja secreción tiroidea.**
- **Recuerde: Si tiene algún padecimiento, consulte al médico antes de tomar complementos.**

Qué son

La espirulina y el kelp son dos algas acuáticas muy distintas. La menor de ellas, la espirulina (también conocida como alga azul verde), es un organismo unicelular similar a una bacteria. Debido a que sus filamentos espirales son ricos en clorofila, un pigmento vegetal, esta alga da un color azul verde a los lagos y estanques del agua dulce donde crece. El kelp, otro protector benéfico, proviene del mar y se deriva de diversas especies de algas cafés conocidas como *Fucus* o *Laminaria*; tiene largos tallos y es una excelente fuente de yodo, elemento vital para prevenir problemas tiroideos.

Cómo actúan

La espirulina y el kelp se han usado con fines medicinales en China durante miles de años. Los partidarios de estas algas afirman, entre otras cosas, que su ingesta aumenta la libido y disminuye la caída del cabello, pero la mayoría de estas afirmaciones aún son especulativas. De cualquier modo, se ha confirmado que estas algas tienen otras propiedades.

PRINCIPALES BENEFICIOS. Como la espirulina es una excelente fuente de clorofila, es ideal para combatir un problema muy molesto: el mal aliento; puede ser un remedio muy eficaz, siempre que éste no sea ocasionado por gingivitis o sinusitis crónica. Muchos enjuagues bucales comerciales con clorofila contienen espirulina como uno de sus ingredientes principales.

El alto contenido de yodo del kelp lo hace útil para el hipotiroidismo, causado por una carencia de yodo, pero este remedio rara vez es necesario, pues la sal yodada aporta mucho de este mineral. El kelp también se vende como auxiliar para adelgazar, pero es probable que surta efecto sólo en casos excepcionales en los que el aumento de peso sea un efecto secundario de un hipotiroidismo por carencia de yodo. Tómelo sólo bajo estricta supervisión médica para curar trastornos tiroideos.

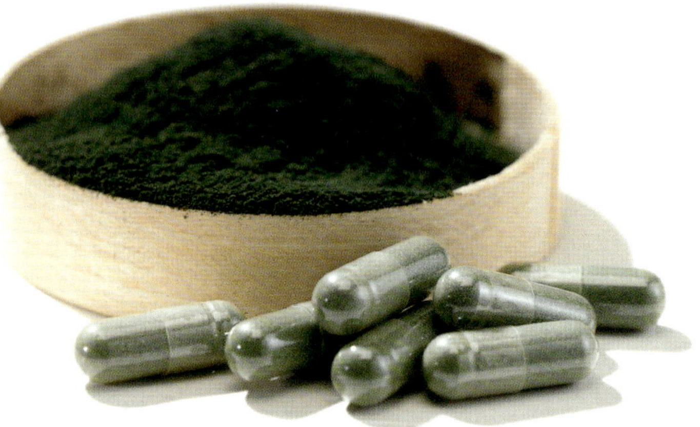

La espirulina es el complemento más popular de las algas azul verdosas.

OTROS BENEFICIOS. Las dietas macrobióticas y vegetarianas a veces incluyen espirulina y kelp. La primera contiene proteínas, vitaminas (incluso B_{12} y ácido fólico), carotenoides y otros nutrientes. Además del yodo, el kelp aporta carotenoides, ácidos grasos, potasio, magnesio, calcio, hierro y otros nutrientes. Sin embargo, al parecer, las concentraciones de todas esas sustancias son muy bajas. Existen fuentes de vitaminas y minerales menos caras y con mejor sabor que la espirulina y el kelp, incluyendo un amplio surtido de hortalizas.

Otros beneficios que se atribuyen a la espirulina y al kelp son aumentar la energía, aliviar la artritis, mejorar la función hepática, prevenir cardiopatías y ciertos tipos de cáncer, fomentar la inmunidad, inhibir el VIH y el sida, y proteger a las células de los rayos X o metales pesados como el plomo. No obstante, la mayoría de estos estudios han sido en tubos de ensayo o con animales; se necesita investigar más.

Cómo tomarlos

DOSIS. *Espirulina para refrescar el aliento:* Use un enjuague comercial rico en clorofila (la etiqueta a menudo indica si la clorofila es derivada en parte de la espirulina) o mezcle una cucharadita de espirulina en polvo con medio vaso de agua. Enjuáguese la boca y después ingiera el líquido, o bien, mastique perfectamente un comprimido, y después tráguelo. Repita 3 o 4 veces al día, o según lo necesite.

Kelp para tiroides con baja secreción: Úselo sólo si lo receta el médico; si necesita yodo, él puede recetarle una dosis adecuada. En polvo se disuelve fácilmente en agua, pero a algunas personas no les gusta el sabor. Los comprimidos, cápsulas y tinturas son igualmente eficaces.

RECOMENDACIONES. Con alimentos, el posible malestar digestivo es mínimo. Las mujeres embarazadas o lactando quizá deberían evitar el kelp, ya que contiene mucho yodo; aunque la espirulina parece ser inocua.

Posibles efectos secundarios

Quienes toman espirulina o kelp a veces tienen náuseas o diarrea; si se presentan estos efectos, reduzca o suspenda la dosis. Pocas personas son sensibles al yodo y pueden tener reacciones adversas debido a la ingestión prolongada de kelp, incluyendo un crecimiento doloroso de la tiroides que desaparece al suspender el kelp. Esto es muy común en Japón, donde las algas marinas son un ingrediente básico de la dieta diaria.

HECHOS Y CONSEJOS

- No recoja espirulina ni kelp silvestres. Las colonias de algas acuáticas o costeras pueden estar contaminadas con desechos industriales o aguas negras y tener niveles concentrados de plomo, mercurio, cadmio u otras toxinas peligrosas.

AL COMPRAR

- Busque enjuagues bucales comerciales que tengan espirulina como uno de sus ingredientes principales. Su contenido rico en clorofila es una forma segura y eficaz de refrescar el aliento.
- Siempre revise la fecha de expiración en los paquetes de kelp, pues el contenido de yodo puede caducar. En una prueba, no se detectó yodo en los comprimidos de kelp que permanecieron en un anaquel durante 18 meses.

Sabía que...

El kelp cultivado para complementos en Estados Unidos a menudo se llama "fuco". Tiene un color de verde olivo a café y suele crecer de 90 a 1.80 m. Es mucho menor que el "kelp" más común, que se ve frecuentemente a lo largo de las costas estadounidenses.

A la gente que no le gusta el sabor del kelp, puede tomarlo en pastillas.

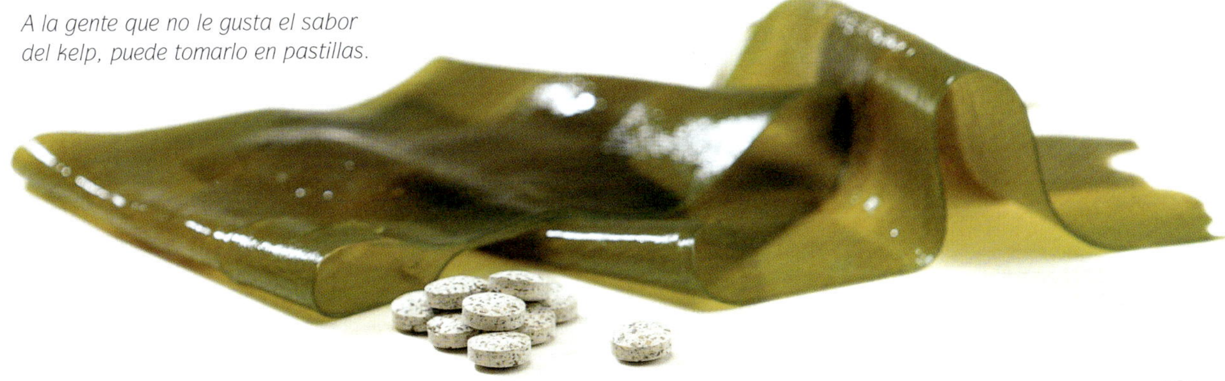

flavonoides

¿Qué tienen en común los cítricos, el vino tinto, las cebollas y el extracto de corteza de pino? Todos son ricos en flavonoides, pigmentos vegetales que combaten diversos trastornos, desde cataratas y cáncer hasta fiebre y bochornos de la menopausia.

Usos

- *Reducen las cardiopatías.*
- *Pueden prevenir cáncer de mama, próstata y de otros tipos.*
- *Reducen problemas de la visión propios de la edad, como cataratas o degeneración macular.*
- *Disminuyen al mínimo síntomas de fiebre del heno y asma.*
- *Combaten infecciones virales.*

Presentaciones

- Cápsulas
- Comprimidos
- Polvo
- Líquido

¡ADVERTENCIA!

- Recuerde: Si tiene algún padecimiento, consulte al médico antes de tomar complementos.

Qué son

Se han identificado más de 4,000 flavonoides (o bioflavonoides, como viene en las etiquetas de algunos complementos), y los científicos creen que quizá haya aún más por descubrir en la naturaleza. Les dan color a frutas, verduras y hierbas, y también se encuentran en legumbres, cereales, semillas y frutos secos. Además son antioxidantes potentes, algunos incluso mejores que las vitaminas C o E para prevenir el daño celular causado por las moléculas de oxígeno inestables (radicales libres). A la fecha sólo se ha investigado el potencial curativo de algunos cuantos.

Uno de ellos, la quercetina (presente en cebollas y manzanas) es un elemento básico de otros flavonoides. La rutina y la hesperidina son los más activos de los llamados flavonoides cítricos que, como lo indica su nombre, están en naranjas, toronjas, mandarinas y demás frutos cítricos.

Hay flavonoides que tienen CPO (complejos procianidólicos oligoméricos o proantocianidinas), antocianósidos, polifenoles y genisteína. Los CPO abundan en los extractos de corteza de pino y de semillas de uva, y en el vino tinto. Los antocianósidos se hallan en el arándano. El té verde es la principal fuente de polifenoles, sobre todo de EGCG (epigallocatequina-galato); los expertos creen que tal vez éste sea el anticancerígeno más eficaz descubierto hasta ahora. La genisteína de los productos de soya es antioxidante y puede tener los mismos efectos del estrógeno. (Para más datos vea las entradas individuales de estos complementos.)

Cómo actúan

Su potencial curativo se debe a que son capaces de reducir la inflamación, evitar la liberación de histamina (que causa síntomas de alergia, como la congestión), combatir los radicales libres, reforzar la inmunidad, fortalecer los vasos sanguíneos y aumentar el flujo sanguíneo, entre otras cosas.

Prevención. La quercetina y los CPO protegen contra cardiopatías y otros trastornos circulatorios, pues inhiben cambios corporales que pueden obstruir las arterias; también fortalecen los vasos sanguíneos de di-

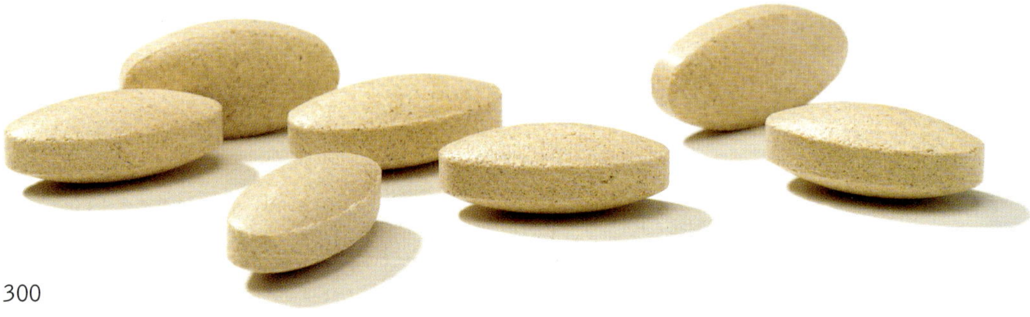

versos modos. Según investigaciones en Finlandia y los Países Bajos, la gente que toma flavonoides, sobre todo quercetina, corre menos riesgo de sufrir cardiopatías y derrames cerebrales. Una dieta rica en flavonoides redujo 23% en los hombres y 50% en las mujeres la probabilidad de morir de cardiopatías. Otro estudio reportó que los hombres que tuvieron el consumo más alto de flavonoides mostraron 75% menos riesgo de sufrir derrame cerebral, comparado con quienes tuvieron el consumo más bajo.

Los polifenoles y la quercetina son prometedores anticancerígenos. Investigaciones indican que hubo índices más bajos de cáncer gástrico, pancreático, pulmonar y quizá de mama en personas con una alta ingesta de ellos. La genisteína de la soya puede combatir el cáncer de mama y reducir al mínimo los bochornos, interactuando con otros receptores de estrógenos. Y la quercetina ayuda a usar el azúcar en la sangre y, por ende, puede prevenir la diabetes. Además, inhibe la acumulación de sorbitol (un tipo de azúcar) en el cristalino del ojo, causa de cataratas.

Otros beneficios. La quercetina alivia la fiebre del heno, la sinusitis y el asma, porque detiene las reacciones alérgicas al polen y reduce la inflamación de las vías respiratorias y los pulmones. Esta acción antiinflamatoria la hace útil para picaduras de insectos, eccema y enfermedades cutáneas afines, y para trastornos inflamatorios de los músculos y articulaciones, como artritis reumatoide, gota y fibromialgia. Al fortalecer los vasos sanguíneos, los CPO y los flavonoides cítricos curan venas varicosas y hemorroides. La rutina y la hesperidina previenen moretones.

Cómo tomarlos

Dosis. *Para beneficios generales de salud:* Compre una mezcla con diferentes flavonoides (como quercetina, rutina y hesperidina) y tome las dosis que indica la etiqueta. *Para alergias, asma, gota y mordeduras de insectos:* Tome 500 mg de quercetina, 2 o 3 veces al día.

Recomendaciones. El extracto de semillas de uva y el té verde son excelentes fuentes de flavonoides y tienen efectos antioxidantes. En general es mejor combinar flavonoides con vitamina C, a fin de aumentar sus propiedades protectoras. La quercetina debe tomarse 20 minutos antes de los alimentos; otros flavonoides pueden tomarse a cualquier hora.

Posibles efectos secundarios

No hay envenenamientos, reacciones adversas u otros efectos secundarios conocidos, causados por flavonoides.

AL COMPRAR

- Los preparados mixtos de flavonoides de cítricos son los que más abundan en el mercado y los menos caros de este tipo. Pero también son los menos activos; a menudo aportan un contenido de flavonoides de sólo 50%. Recibirá más por su dinero si elige preparados que contengan rutina pura, herperidina pura o posiblemente ambos.
- A veces se mezclan flavonoides con vitamina C, y la combinación se vende como complejo de vitamina C. Pero en general es menos costoso comprar la vitamina C y los flavonoides por separado; esto le permitirá variar la dosis según lo necesite.

Sabía que...

Comer una manzana al día se ha relacionado siempre con la buena salud; y un estudio reciente sugiere que el ingrediente mágico puede ser la quercetina. El riesgo de contraer cáncer pulmonar se redujo en 58% en las personas que comieron más manzanas (una fuente importante de quercetina), comparadas con quienes comieron menos.

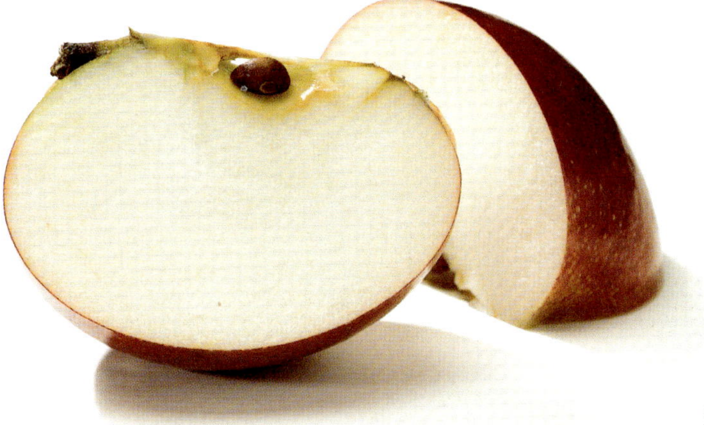

fósforo

Si se hiciera una lista de los nutrientes sin los cuales no puede vivir el organismo, uno de los primeros sería el fósforo. Aunque su principal función es formar huesos y dientes sanos, este mineral es necesario prácticamente para cada célula. Por suerte, la posibilidad de deficiencia es mínima.

Usos

- *Forma huesos fuertes y mantiene la integridad ósea.*
- *Ayuda a formar el esmalte dental y fortalece los dientes.*

Presentaciones

- Cápsulas
- Comprimidos
- Polvo
- Líquido

¡ADVERTENCIA!

- El mayor riesgo del fósforo puede ser obtener demasiado, lo cual puede causar deficiencia de calcio, según advierten algunos expertos. Nunca lo tome en complementos sin consultar primero al médico.
- Hay casos raros de deficiencia de fósforo a causa de nefropatías, enfermedades digestivas o quemaduras fuertes; se deben tomar los complementos bajo supervisión médica.
- Recuerde: Si tiene algún padecimiento, consulte al médico antes de tomar complementos.

Qué es

El fósforo es el segundo mineral más abundante en el organismo (después del calcio) y se pueden encontrar alrededor de 750 g en el cuerpo de una persona normal. Aunque 85% del fósforo se concentra en los huesos y en los dientes, el resto se distribuye en la sangre y en distintos órganos, como el corazón, los riñones, el cerebro y los músculos. Este mineral interactúa con una variedad de otros nutrientes, pero su compañero más constante es el calcio. En los huesos, la relación calcio-fósforo es aproximadamente de 2 a 1; en otros tejidos, sin embargo, la proporción de fósforo es mucho mayor.

Cómo actúa

Prácticamente no existe un proceso celular o biológico en el que no intervenga el fósforo de forma directa o indirecta. En algunos casos actúa para proteger las células, fortaleciendo las membranas que las rodean. En otros, es una especie de escolta biológica que ayuda a una variedad de nutrientes, hormonas y sustancias químicas a realizar su trabajo. También hay pruebas de que el fósforo ayuda a activar el complejo B, permitiendo a este grupo de vitaminas proporcionar todos sus beneficios.

Principales beneficios. Una de las funciones más importantes del fósforo es asociarse con el calcio para formar huesos y ayudar a mantener un esqueleto sano y fuerte. La alianza calcio-fósforo también es decisiva para fortalecer los dientes y conservarlos fuertes. Además, el fósforo se une con las grasas en la sangre para formar los compuestos llamados fosfolípidos que, a su vez, tienen una función metabólica y estructural en las membranas plasmáticas de todo el cuerpo. Sin fósforo, el organismo no podría convertir en energía las proteínas, carbohidratos y grasas de los alimentos. Este mineral es necesario para crear la molécula llamada adenosina trifosfato, o ATP, que actúa como un diminuto cargador de batería que suministra energía vital a todas las células del cuerpo.

Otros beneficios. El fósforo actúa como un mensajero entre una y otra célula. Esta característica le permite contribuir a la coordinación de

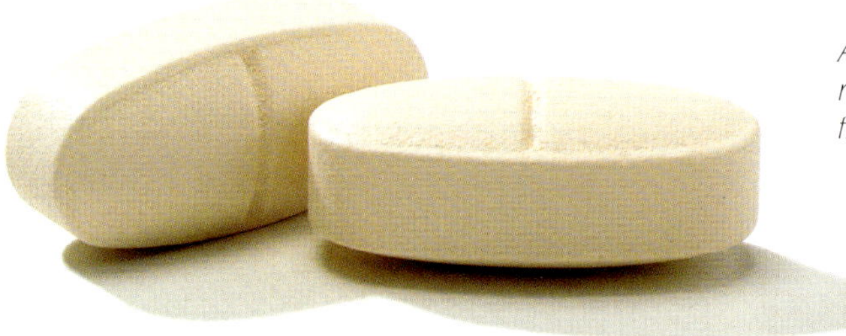

Algunos multivitamínicos contienen fósforo, pero la mayoría de la gente recibe suficiente mineral de la dieta diaria.

procesos orgánicos como la contracción muscular, la transmisión de estímulos nerviosos del cerebro al organismo y la secreción de hormonas. Por ende, una provisión adecuada de fósforo puede aumentar el rendimiento físico y combatir la fatiga. Además, es necesario para mantener el pH (el equilibrio ácido básico) de la sangre y para producir ADN y ARN, los elementos esenciales de nuestros caracteres genéticos.

Cuánto necesita

Como el fósforo está presente en muchos alimentos, la necesidad de complementos es prácticamente nula. El ADR es igual para los hombres y las mujeres: 700 mg diarios. Muchos nutriólogos recomendaban tomar el fósforo y el calcio en una proporción de 1 a 1, pero recientemente los expertos informaron que esta relación tiene poco beneficio práctico. Hoy, casi todos consumimos más fósforo que calcio en nuestra dieta.

Si toma muy poco. Aunque es poco común, una deficiencia de fósforo puede ocasionar huesos y dientes frágiles, fatiga, debilidad, inapetencia, dolor, rigidez articular y una mayor propensión a infecciones. Una deficiencia leve puede causar una merma de energía.

Si toma demasiado. No existen efectos nocivos inmediatos por recibir demasiado fósforo. Sin embargo, algunos expertos advierten que, a la larga, ingerir fósforo en exceso puede inhibir la absorción de calcio; pero no hay seguridad de que esto puede dar lugar a una deficiencia de calcio que ponga en peligro la salud ósea.

Cómo tomarlo

Dosis. La mayoría de las personas reciben todo el fósforo que necesitan de la dieta diaria. Los complementos minerales y multivitamínicos diarios pueden incluir una pequeña cantidad de éste. Si usted padece una enfermedad que agote las reservas de este mineral, como un padecimiento intestinal o renal, el médico le recetará la dosis adecuada.

Recomendaciones. Nunca tome complementos individuales de fósforo sin la supervisión de un médico.

Otras fuentes

Los alimentos ricos en proteínas, como la carne, los pescados, las aves y los productos lácteos, contienen mucho fósforo. También se usa como conservador en muchos alimentos industrializados. Los refrescos, sobre todo los de cola, a menudo contienen grandes cantidades. Los productos elaborados con cereales también contienen fósforo, aunque los panes y cereales integrales pueden incluir ingredientes que reduzcan potencialmente su absorción.

HECHOS Y CONSEJOS

- El aluminio de algunos antiácidos puede disminuir el nivel de fósforo en el organismo. Si acostumbra tomar antiácidos, consulte al médico sobre la necesidad de tomar complementos de fósforo.

ÚLTIMOS HALLAZGOS

- Según un estudio, las adolescentes que toman muchas bebidas de cola, ricas en fósforo, corren mayor riesgo de sufrir fracturas óseas que quienes no beben refrescos. Los expertos no están seguros de que éste sea un efecto del fósforo. Ellos señalan que es mucho menos probable que quienes toman refrescos beban leche y, por ende, no reciben suficiente calcio.
- Investigadores suizos reportaron que los complementos de fósforo pueden ser benéficos para las víctimas de quemaduras, quienes mostraron tener niveles bajos del mineral a la semana de sufrir una quemadura fuerte. Quizá por esto el fósforo es necesario para devolver la salud a los pacientes que sufren quemaduras graves.

Sabía que...

La dieta estadounidense promedio aporta entre 1,000 y 1,500 mg de fósforo al día, cantidad muy superior al ADR de este mineral.

ginkgo biloba

Gingko biloba

Este popular medicamento herbario proviene de una de las especies arbóreas más antiguas que existen. Se emplea mucho como un refuerzo para la pérdida de memoria propia de la edad, pero falta investigar si es una "panacea" para todo el mundo, como se dice.

Usos

- *Retarda el avance de los síntomas del Alzheimer; agudiza la memoria y la concentración, sobre todo en ancianos.*
- *Disminuye la depresión y angustia en algunos ancianos.*
- *Calma el frío en las extremidades (enfermedad de Raynaud) y calambres dolorosos en las piernas (claudicación intermitente).*
- *Calma dolores de cabeza, zumbido de oídos (tinnitus) y mareos.*
- *Ayuda a que los hombres con impotencia tengan erecciones.*

Presentaciones

- Comprimidos
- Cápsulas
- Cápsulas de gel blando
- Tintura
- Polvo
- Líquido

¡ADVERTENCIA!

- Por ningún motivo use hojas de ginkgo sin procesar, ni en té. Tienen químicos potentes (alergenos) que pueden desencadenar reacciones alérgicas. Use sólo los extractos estandarizados (EGB), que eliminan los alergenos.
- Recuerde: Si tiene algún padecimiento, consulte al médico antes de tomar complementos.

Qué es

Este medicamento herbario se extrae de las hojas en forma de abanico del antiguo árbol llamado ginkgo biloba, una especie que ha sobrevivido en China por más de 200 millones de años. Sus hojas son bilobuladas (dobles), de ahí el nombre "biloba". Se usa una presentación concentrada de la hierba, el extracto de ginkgo biloba (EGB), para elaborar el complemento. Comúnmente llamado ginkgo, el EGB se obtiene al secar, moler y luego extraer los agentes activos en una mezcla de acetona y agua.

Cómo actúa

El ginkgo puede ser benéfico para los sistemas circulatorio y nervioso central. Aumenta el flujo sanguíneo al cerebro y a las extremidades, controlando la tonicidad y elasticidad de los vasos sanguíneos, desde las arterias más grandes hasta los capilares más diminutos. Al igual que la aspirina, ayuda a reducir la "viscosidad" de la sangre, atenuando así el riesgo de coagulación. Parece ser que también tiene propiedades antioxidantes; absorbe los compuestos nocivos conocidos como radicales libres y es útil para mantener sanas las células sanguíneas. Algunos investigadores han informado que mejora el sistema nervioso al fomentar un suministro adicional de oxígeno y glucosa a las células nerviosas.

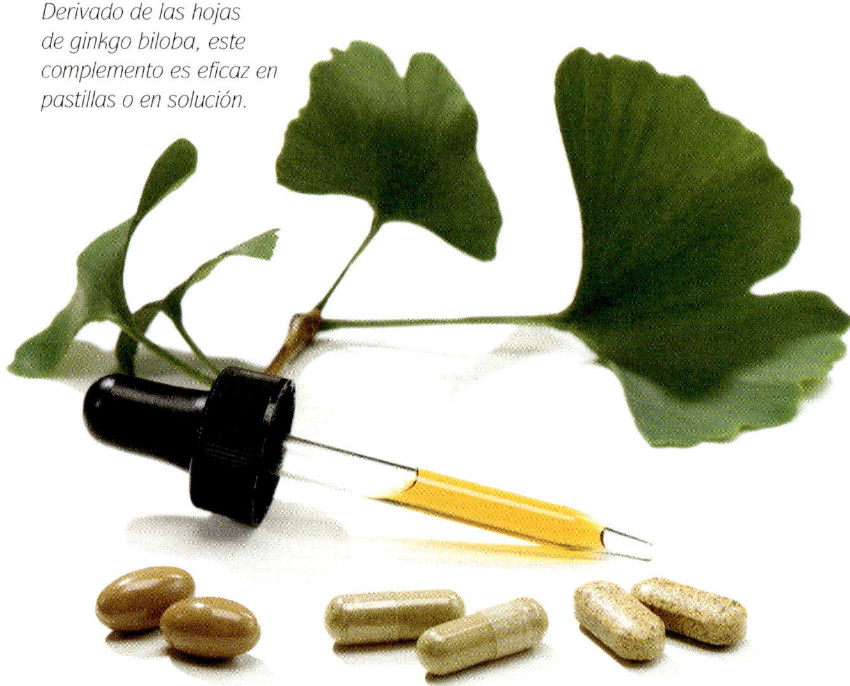

Derivado de las hojas de ginkgo biloba, este complemento es eficaz en pastillas o en solución.

PREVENCIÓN. El interés actual se centra en su posible función preventiva para la pérdida de memoria propia de la edad. Por desgracia, hay pocas pruebas científicas de que su uso ayude a toda la gente a recordar o a concentrarse mejor. A la fecha, sólo quienes padecen un escaso flujo sanguíneo al cerebro se han beneficiado más al tomar el complemento. Hoy, las investigaciones intentan determinar si la capacidad del ginkgo para prevenir la coagulación puede combatir infartos o derrames.

PRINCIPALES BENEFICIOS. Al incrementar el flujo de sangre al cerebro, y así aumentar el oxígeno, el ginkgo tiene una importancia vital para los ancianos, cuyas arterias pueden haberse estrechado por el colesterol acumulado u otros males. Un flujo sanguíneo débil puede causar Alzheimer y pérdida de memoria, angustia, dolores de cabeza, depresión, confusión, zumbido de oídos y mareos. El ginkgo puede ayudar en estos casos.

OTROS BENEFICIOS. Como también activa el flujo sanguíneo a las extremidades, este complemento reduce dolores, calambres y debilidad causados por las arterias estrechas en las piernas, un trastorno llamado claudicación intermitente. Hay indicios de que puede mejorar la circulación a las extremidades en la enfermedad de Raynaud o ayudar a las víctimas de esclerodermia, un trastorno autoinmunitario poco común.

Algunos estudios indican que, debido a que aumenta el flujo sanguíneo a las fibras nerviosas de ojos y oídos, es útil para curar la degeneración macular o la enfermedad ocular propia de la diabetes (ambas, importantes causas de ceguera), así como algunos tipos de sordera parcial. Investigaciones en curso evalúan su posible eficacia para activar la recuperación de ciertos derrames y lesiones cerebrales, así como para otras enfermedades relacionadas con el deterioro del sistema nervioso, como la impotencia, la esclerosis múltiple y el daño nervioso ocasionado por la diabetes. Los curanderos chinos han usado durante mucho tiempo el ginkgo biloba para el asma, pues parece calmar las sibilancias y otras afecciones respiratorias.

Cómo tomarlo

DOSIS. Use complementos que tengan extracto de ginkgo biloba (o EGB), la presentación concentrada de la hierba. *Como refuerzo general para la memoria y para circulación deficiente:* Tome 120 mg de EGB a diario, dividido en 2 o 3 dosis. *Para Alzheimer, depresión, zumbido de oídos, mareos, impotencia y otras enfermedades causadas por irrigación sanguínea deficiente al cerebro:* Tome máximo 240 mg al día.

RECOMENDACIONES. Suele tardar de 4 a 6 semanas, y en algu-nos casos hasta 12, en surtir efecto. En general, su uso prolongado en las dosis recomendadas se considera inocuo. Puede tomarlo con o sin alimentos. No se han reportado reacciones adversas en mujeres que tomen la hierba durante el embarazo o la lactancia.

Posibles efectos secundarios

Excepcionalmente el ginkgo puede causar irritabilidad, inquietud, diarrea, náuseas o vómito; estos efectos suelen ser leves y pasajeros. También puede presentarse dolor de cabeza durante el primero o el segundo día. Si los efectos secundarios son molestos, suspenda o reduzca la dosis.

AL COMPRAR

- Asegúrese de que los preparados con extracto de ginkgo biloba que compre tengan una cantidad estandarizada de agentes activos. Los complementos de EGB deben contener glucósidos de flavona (sustancias orgánicas responsables del efecto antioxidante y anticoagulante) al 24% mínimo, y lactonas de terpeno (sobre todo las llamadas ginkgólidos y bilobálidos, que mejoran el flujo sanguíneo y al parecer protegen los nervios) al 6%.

ÚLTIMOS HALLAZGOS

- Un estudio de un año, publicado en el *Journal of the American Medical Association,* evaluó a 202 pacientes con demencia, y en su mayoría también con Alzheimer. Quienes tomaron 120 mg de extracto de ginkgo biloba al día tuvieron más probabilidades de estabilizar o mejorar sus actividades mentales y sociales, a diferencia de los que recibieron un placebo. Los efectos fueron de duración limitada.

Sabía que...

Los árboles de ginkgo tienen sexo masculino y sexo femenino. En China y Japón, las nueces del árbol hembra han sido consideradas durante mucho tiempo una exquisitez culinaria con propiedades curativas.

ginseng panax

Panax ginseng

En Europa y en Estados Unidos es muy popular y se añade a todo, desde jugos hasta complementos vitamínicos. Aunque la mayoría de éstos contienen poco ginseng, el que es de calidad realmente protege al organismo de diversas enfermedades.

Usos

- *Combate los efectos físicos del estrés.*
- *Puede curar la impotencia y la infertilidad masculina.*
- *Incrementa la energía.*

Presentaciones

- Comprimidos
- Cápsulas
- Cápsulas de gel blando
- Polvo
- Tintura
- Hierba seca/Té

¡ADVERTENCIA!

- No tome ginseng panax si tiene hipertensión arterial no controlada o una irregularidad de la frecuencia cardíaca.
- No use ginseng panax si está embarazada.
- No use ginseng panax si toma inhibidores MAO.
- Recuerde: Si tiene algún padecimiento, consulte al médico antes de tomar complementos.

Qué es

Esta variedad (llamada ginseng asiático, chino o coreano) se ha empleado durante miles de años en la medicina china para aumentar la longevidad y la calidad de vida. El *Panax ginseng* es el más vendido y el que se ha estudiado de manera más exhaustiva. El *Panax quinquefolius* o ginseng americano se cultiva sobre todo en Estados Unidos y se exporta a China.

La raíz, de lento crecimiento, es la parte medicinal de la planta, y se cosecha luego de cuatro a seis años, cuando el contenido de ginsenósidos, el agente activo, llega a su punto máximo. En todas las variedades hay 13 tipos de ginsenósidos. El ginseng panax también contiene panaxanos, sustancias que pueden disminuir la glucosa, y polisacáridos (carbohidratos complejos), que aumentan la inmunidad. El ginseng "blanco" es la raíz deshidratada; el ginseng "rojo" se ha cocido al vapor y secado.

Cómo actúa

Los principales beneficios del ginseng panax se deben a sus propiedades antioxidantes e inmunoestimulantes, así como a su capacidad para proteger el organismo contra los efectos adversos del estrés.

Prevención. Puede ayudar al organismo a combatir diversas enfermedades. Estimula la producción de unas células especializadas del sistema inmunitario (linfocitos T), que destruyen los virus y bacterias nocivos.

Los estudios también indican que la hierba puede inhibir el crecimiento de ciertas células cancerosas. Según una importante investigación coreana, el riesgo de contraer cáncer en las personas que tomaron ginseng fue 50% menor, comparado con quienes no lo usaron. Aunque se demostró que en polvo y tintura previene el cáncer, comer la raíz cruda o beberlo en jugo o té no redujo el riesgo de esta enfermedad.

Otros beneficios. Puede combatir la fatiga y el estrés excesivo, y ayudar a los convalecientes a recuperarse de enfermedades prolongadas. Ha demostrado regular la liberación de hormonas del estrés y apoyar a

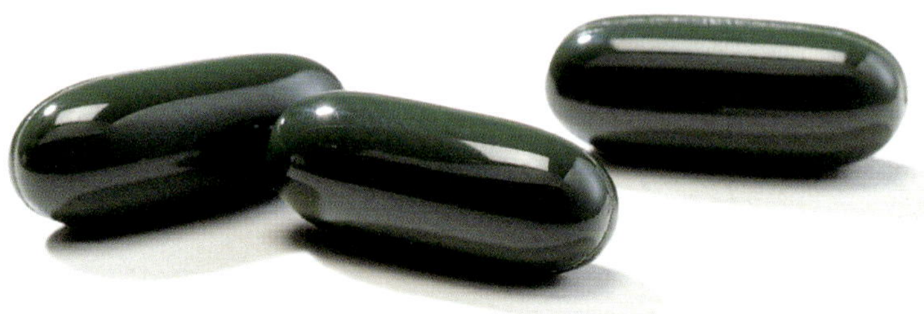

los órganos que las producen: la glándula pituitaria y el hipotálamo, y las glándulas suprarrenales, situadas en la parte superior de los riñones. El ginseng también aumenta la producción de endorfinas, sustancias producidas por el cerebro que nos "hacen sentir bien".

Muchos corredores profesionales y fisicoculturistas lo toman para aumentar la resistencia física. Los herbolarios creen que retarda la fatiga, al permitir que los músculos usen la energía con más eficiencia al ejercitarse. No obstante, hay investigaciones que contradicen esta hipótesis.

Aunque no queda claro cómo actúa, el ginseng puede ser útil para la impotencia. Al parecer, varios de sus agentes activos afectan el tejido muscular liso y mejoran la función eréctil. Los hombres con problemas de infertilidad también pueden beneficiarse; según estudios con animales, aumenta los niveles de testosterona y la producción de esperma.

Cómo tomarlo

Dosis. Seleccione un producto estandarizado con ginsenósidos al 7%, mínimo. *Para la salud en general y combatir la fatiga:* De 100 a 250 mg de ginseng panax, 1 o 2 veces al día. *Para épocas de estrés o mientras se recupera de una enfermedad:* De 100 a 250 mg, 2 veces al día. *Para impotencia e infertilidad masculina:* De 100 a 250 mg, 2 veces al día.

Recomendaciones. Empiece con la dosis menor y auméntela poco a poco. Algunos expertos recomiendan suspenderlo durante siete días cada dos o tres semanas, y después reanudar la dosis habitual. En algunos casos se puede alternar el ginseng con otras hierbas inmunoestimulantes, como el tragacanto o el ginseng siberiano.

Posibles efectos secundarios

En las dosis aquí recomendadas, es poco probable que cause efectos secundarios. Se ha reportado que las dosis mayores causan nerviosismo, insomnio, dolor de cabeza o malestar estomacal; si usted tiene alguno de estos problemas, reduzca la dosis. Como al combinarse con cafeína puede intensificar tales reacciones, reduzca o evite ésta. Algunas mujeres reportaron mayor sangrado menstrual y sensibilidad en las mamas, con dosis altas de ginseng. Si esto ocurre, reduzca la dosis o suspéndalo.

AL COMPRAR

- Lea las etiquetas con atención para asegurarse de que compra *Panax ginseng*. Otros, como el ginseng americano *(Panax quinquefolius)* y el siberiano *(Eleutherococcus senticosus)*, provocan diferentes efectos.
- Las bebidas de ginseng que venden muchas tiendas se han vuelto un popular tónico de energía, sobre todo entre niños y adolescentes. Con frecuencia contienen poco ginseng (si lo incluyen), y pueden tener mucho alcohol.

ÚLTIMOS HALLAZGOS

- Las personas con diabetes tipo 2 pueden beneficiarse del ginseng. En un estudio, quienes tomaron 100 o 200 mg al día tuvieron niveles de glucemia más bajos que los que recibieron un placebo.

Sabía que...

El nombre "ginseng" proviene del antiguo término chino *jen shen* (que significa "raíz de hombre"), porque la raíz (abajo) a menudo asemeja la forma del cuerpo humano.

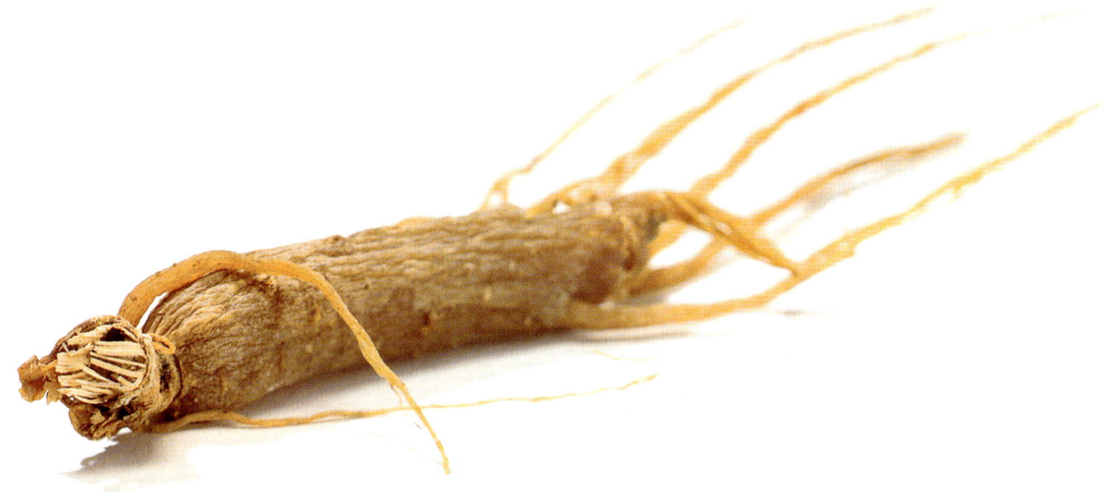

ginseng siberiano

Eleutherococcus senticosus

Este antiguo tónico chino, redescubierto por los rusos después de la Segunda Guerra Mundial, ayuda a tolerar el estrés. Parece ser bueno para avivar el rendimiento físico y mental y devolver la vitalidad en períodos de mucho trabajo o enfermedad.

Usos

- *Combate enfermedades producidas por estrés.*
- *Ayuda a evitar la fatiga; devuelve la energía.*
- *Incrementa la inmunidad y ayuda al síndrome de fatiga crónica y la fibromialgia.*
- *Apoya la función sexual; puede mejorar la fertilidad.*
- *Mitiga síntomas menopáusicos.*
- *Puede fomentar la agudeza mental en pacientes con Alzheimer.*

Presentaciones

- Comprimidos
- Cápsulas
- Cápsulas de gel blando
- Tintura
- Polvo
- Hierba seca/Té

¡ADVERTENCIA!

- Esta hierba puede interferir con medicamentos para el corazón. En un hombre de 74 años que la tomó con digoxina, hizo que el fármaco se acumulara en el cuerpo y alcanzara niveles peligrosos.
- Recuerde: Si tiene algún padecimiento, consulte al médico antes de tomar complementos.

Qué es

También llamado eleutero, el ginseng siberiano es un primo lejano del ginseng panax, que es más conocido. Aunque no es tan popular (ni tan caro) como el panax, el ginseng siberiano se ha usado en China durante miles de años para aumentar la energía vital del organismo *(qi)*, recuperar la memoria y prevenir resfriados y gripe. Se deriva del *Eleutherococcus senticosus*, una planta originaria de Rusia Oriental, China, Corea y Japón; los complementos suelen elaborarse con las raíces deshidratadas.

La hierba adquirió prominencia entre los médicos occidentales en la década de 1950, después de que un investigador ruso, I. I. Brekhman, hiciera experimentos sobre sus efectos en miles de hombres y mujeres. Estos estudios demostraron que el ginseng siberiano podría ayudar a la gente sana a soportar el esfuerzo físico, reforzar su sistema inmunitario y aumentar su rendimiento físico y mental. Investigaciones posteriores revelaron el potencial de la hierba para curar enfermedades específicas.

Cómo actúa

El ginseng siberiano contiene sustancias benéficas para las glándulas suprarrenales (que se encuentran en la parte alta de los riñones y secretan hormonas antiestrés), y aumenta los niveles de energía e inmunidad. Algunos estudios han demostrado que es eficaz para proteger contra todo tipo de manifestaciones físicas: calor, frío e incluso radiaciones. Agudiza la atención y permite a la mente concentrarse en situaciones adversas. Al reducir los efectos del estrés y reforzar el sistema inmunitario, también puede ser útil para disminuir el riesgo de muchas enfermedades crónicas.

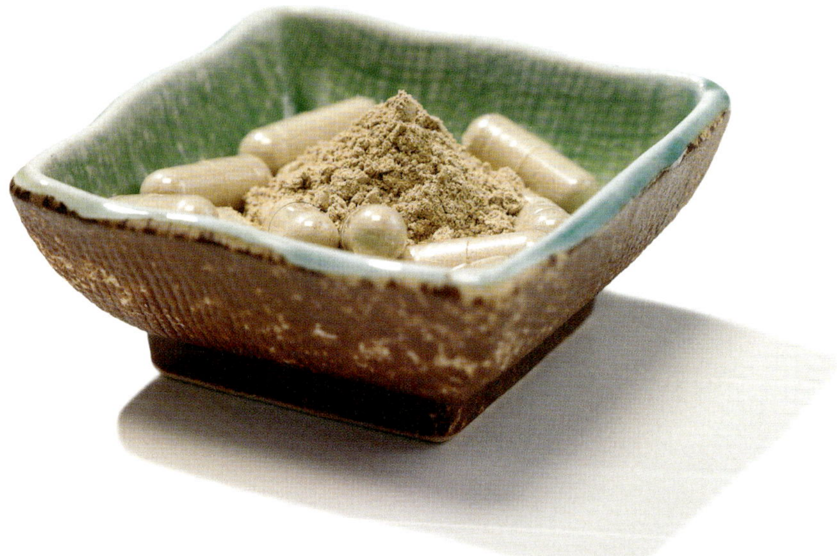

PRINCIPALES BENEFICIOS. A menudo se le recomienda como un reconstituyente para la gente con fatiga (incluso la convaleciente o la que ha trabajado en exceso). También se sugiere a las personas cuya capacidad para trabajar está menoscabada o las que tienen poca concentración. Unos estudios rusos con 2,100 hombres y mujeres sanos de 19 a 72 años que tomaron extractos de la hierba, hallaron que el ginseng mejoró el rendimiento laboral físico, la exactitud al revisar pruebas, la velocidad y precisión de los radiotelegrafistas en ambientes ruidosos, la capacidad de los humanos para adaptarse a altas temperaturas, así como a una atmósfera con poco oxígeno a gran altitud, y para tolerar la cinetosis.

Como también aumenta la inmunidad, a menudo se le incluye en programas nutricionales de apoyo para personas con síndrome de fatiga crónica o fibromialgia. Además, puede beneficiar a la gente en las primeras etapas del mal de Alzheimer, al aumentar su agudeza mental.

OTROS BENEFICIOS. Al modificar los niveles hormonales y tonificar el útero, puede ser de ayuda para curar irregularidades menstruales y síntomas de la menopausia. Tomado entre menstruaciones, también puede prevenir la infertilidad femenina. En los hombres, la hierba es un adecuado auxiliar de la fertilidad, y si se alterna con ginseng panax puede ser útil en algunos casos de impotencia.

Los chinos lo han usado tradicionalmente para combatir resfriados y gripe; la eficacia de la hierba puede deberse, en parte, a que fortalece el sistema inmunitario. Algunos estudios rusos respaldan este uso. En uno de ellos, más de 13,000 obreros de la industria automotriz que lo tomaron durante un período invernal tuvieron 40% menos infecciones respiratorias que en inviernos previos. También se ha empleado para curar cardiopatías y reducir la glucemia; estudios en tubo de ensayo indican que puede proteger contra ciertos tipos de cáncer o aumentar los efectos de los fármacos convencionales para la quimioterapia. Se necesitan más estudios para verificar estos y otros posibles beneficios.

Cómo tomarlo

DOSIS. *Para estrés, fatiga y otras dolencias:* Tome de 100 a 300 mg de un extracto estandarizado de ginseng siberiano, 2 o 3 veces al día. *Para trastornos menstruales:* Mezcle ginseng siberiano con hierbas como sauzgatillo, dong quai y regaliz; se venden combinaciones comerciales.

RECOMENDACIONES. El ginseng siberiano puede tomarse por tiempo prolongado, pero algunos expertos sugieren usarlo tres meses y luego suspenderlo una o dos semanas. Las autoridades sanitarias alemanas no lo recomiendan para gente con hipertensión arterial, aunque hay pocos estudios que indiquen alguna reacción adversa en este grupo. Como el ginseng siberiano puede interactuar con los fármacos recetados, incluyendo algunos para el corazón, consulte a su médico antes de tomarlo.

Posibles efectos secundarios

Al parecer, la hierba es muy segura en las dosis recomendadas. En casos excepcionales, puede causar diarrea leve. Algunas personas dicen sentirse inquietas luego de tomar ginseng siberiano, por lo que no es recomendable tomarlo cerca de la hora de dormir.

AL COMPRAR

- Compre extractos estandarizados de ginseng siberiano (eleutero) de una empresa acreditada, para asegurarse de obtener productos de calidad. Estos complementos contienen cantidades específicas de "eleuterósidos", los ingredientes activos. Busque extractos con eleuterósidos al 0.8%, mínimo.
- El ginseng siberiano se añade frecuentemente a fórmulas para las "Glándulas suprarrenales", que son antiestrés. Busque la hierba combinada con regaliz, ácido pantoténico y otros ingredientes.
- Evite las dosis muy altas de ginseng siberiano si éstas exceden las dosis diarias recomendadas. Las dosis altas (más de 900 mg al día) causan insomnio, irritabilidad, nerviosismo y angustia.

ÚLTIMOS HALLAZGOS

- Las autoridades médicas alemanas han autorizado el ginseng siberiano como un tónico para combatir la fatiga, la debilidad, la incapacidad para trabajar, la falta de concentración y la convalecencia. Sin embargo, puede no ser efectivo para que un deportista bien alimentado y en forma corra más rápido o más tiempo. Veinte corredores de fondo que tomaron ginseng siberiano no tuvieron mejor resultado en las pruebas de esfuerzo que quienes tomaron placebos.

Sabía que...

Tras el accidente nuclear en Chernobyl, a muchos rusos se les ofreció ginseng siberiano para reducir al mínimo los efectos de la radiación.

glucosamina

Este prometedor antiartrítico ayuda a formar cartílago, que amortigua los extremos de los huesos, protege y fortalece las articulaciones, al tiempo que calma el dolor y suaviza la rigidez. Aunque el organismo produce algo de glucosamina, un complemento es más efectivo.

Usos

- *Mitiga dolor, rigidez e hinchazón de rodillas, dedos y otras articulaciones, causados por artrosis o artritis reumatoide.*
- *Ayuda a reducir dolor en cuello y espalda, causado por artritis.*
- *Puede acelerar la curación de esguinces y fortalecer articulaciones, previniendo así futuras lesiones.*

Presentaciones

- Cápsulas
- Comprimidos

¡ADVERTENCIA!

- Recuerde: Si tiene algún padecimiento, consulte al médico antes de tomar complementos.

Qué es

Los científicos han sabido durante mucho tiempo que el organismo produce pequeñas cantidades de glucosamina, una molécula bastante simple que contiene glucosa. Está presente en concentraciones relativamente altas en las articulaciones y el tejido conjuntivo, de donde lo toma el organismo para formar moléculas más grandes, necesarias para regenerar y mantener los cartílagos. Hace poco que se empezó a vender como complemento alimenticio. Hay varias presentaciones, como el sulfato de glucosamina y la N-acetilglucosamina (NAG). Para la artritis se prefiere el sulfato de glucosamina, ya que el organismo lo usa con facilidad (del 90% al 98% se absorbe por el intestino) y parece ser eficaz para esta condición.

Cómo actúa

Aunque algunos expertos opinan que es una cura para la artritis, ningún complemento puede adjudicarse tal facultad. No obstante, proporciona alivio considerable a cerca de la mitad de la gente que padece dolor e inflamación, sobre todo los que son causados por la artritis propia de la edad, llamada artrosis. Además, ayuda en casos de artritis reumatoide y lesiones articulares de distinto tipo.

Principales beneficios. Autorizada para el tratamiento de la artritis en unos 70 países, la glucosamina puede mitigar el dolor y la inflamación, aumentar el movimiento y ayudar a regenerar las articulaciones dañadas y envejecidas de rodillas, caderas, columna y manos. Estudios recientes confirman que incluso puede ser más eficaz contra el dolor y la inflamación que los antiinflamatorios no esteroideos (AINE), como la aspirina y el ibuprofeno, usados generalmente por quienes padecen artritis. Es más, si bien los AINE mitigan el dolor de la artritis, hacen poco contra su evolución, e incluso pueden agravarla al afectar la capacidad del organismo para formar cartílago. En cambio, la glucosamina forma cartílago y ayuda a regenerar las articulaciones. No es muy útil en caso de artritis avanzada, cuando el cartílago se ha desgastado del todo, pero puede beneficiar a millones de personas con síntomas de leve a moderadamente graves.

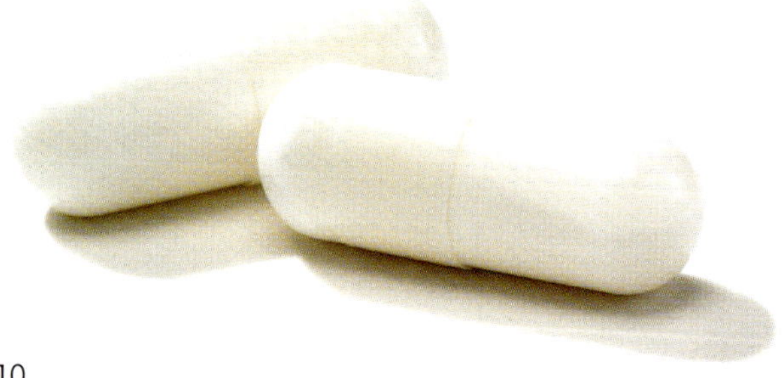

OTROS BENEFICIOS. Debido a que fortalece las articulaciones en general, puede ser útil para prevenir la artritis y todo tipo de enfermedades articulares propias de la edad. También ayuda a acelerar la curación de lesiones articulares agudas, como los esguinces en dedos o tobillos.

Además de ser un auxiliar en los tejidos conjuntivos y articulaciones, la glucosamina favorece un recubrimiento sano del tracto digestivo y puede ser benéfica para tratar enfermedades como el colon irritable. Se incluye en diversos preparados para la "salud intestinal" de venta en tiendas naturistas, en general en la presentación N-acetilglucosamina (NAG), que tiende a actuar específicamente en las paredes intestinales.

Cómo tomarla

DOSIS. La dosis habitual para artritis y otras enfermedades es de 500 mg de sulfato de glucosamina, 3 veces al día; o de 1,500 mg diarios. Se ha confirmado que esta cantidad es inocua en todas las personas y eficaz para la mayoría. Quienes pesan más de 100 kg o toman diuréticos necesitan dosis diarias mayores (unos 900 mg por cada 50 kg de peso corporal). Pregunte a su médico sobre la dosis adecuada.

RECOMENDACIONES. La glucosamina suele tomarse por tiempo prolongado, y parece ser muy segura. Quizá no alivia tan pronto como los analgésicos o antiinflamatorios (suele surtir efecto en un lapso de dos a ocho semanas), pero sus beneficios son mucho mayores y más duraderos si se usa durante un tiempo. Tómela junto con alimentos para reducir al mínimo las posibilidades de malestares digestivos.

Los efectos antiartríticos de la glucosamina pueden aumentar si ésta se usa con otro complemento, como el sulfato de condroitina (un compuesto afín que forma cartílago), la niacinamida (un tipo de niacina, de la vitamina B) o la S-adenosilmetionina (SAM), una forma del aminoácido metionina. Otros complementos que a veces se toman junto con la glucosamina para aliviar la artritis son la boswellia, un extracto arbóreo de la India; el cohombro de mar, un antiguo remedio chino, y el analgésico tópico llamado crema de Cayena. No se han reportado reacciones adversas al usarla con otros complementos o fármacos controlados o de venta libre.

Posibles efectos secundarios

Como es una sustancia natural producida por el organismo, la glucosamina prácticamente no tiene efectos secundarios, aunque no se han hecho estudios a largo plazo. Rara vez ha habido efectos gastrointestinales —como acidez estomacal o náuseas— en las personas que toman complementos de glucosamina.

HECHOS Y CONSEJOS

- Los complementos son la mejor manera de tomar glucosamina adicional, pues las fuentes alimentarias que la contienen son muy vagas. Las relativamente ricas en glucosamina incluyen camarones, cangrejos y ostiones.

ÚLTIMOS HALLAZGOS

- Un estudio del Beijing Union Medical College Hospital que se realizó en 178 pacientes con artrosis en la rodilla demostró que tomar diariamente 1,500 mg de sulfato de glucosamina era igual de eficaz para reducir los síntomas de la enfermedad que 1,200 mg de ibuprofeno; y los pacientes lo toleraron mucho mejor.
- Científicos de San Diego creen que la administración oral de glucosamina varios días después de una cirugía puede acelerar la curación. También puede reducir la cicatrización y sus complicaciones, lo cual sugiere otro posible uso de este complemento.

Sabía que...

Los perros viejos que tienen dificultad para movilizarse pueden verse beneficiados con el sulfato de glucosamina. Se ha demostrado que es igualmente inocuo y eficaz para los canes que para sus dueños.

gotu kola

Centella asiatica

Es el alimento preferido de los elefantes, animales que viven muchos años. Debido a esto, mucha gente relaciona el gotu kola con la longevidad. Las investigaciones no han demostrado que prolongue la vida, pero han descubierto que tiene otros importantes beneficios para la salud.

Usos

- *Sana quemaduras y heridas.*
- *Forma tejido conjuntivo.*
- *Fortalece las venas.*
- *Mejora la memoria.*

Presentaciones

- Cápsulas
- Comprimidos
- Tintura
- Polvo
- Hierba seca/Té

¡ADVERTENCIA!

- Las mujeres embarazadas o que estén intentando concebir no deben usar gotu kola.
- Recuerde: Si tiene algún padecimiento, consulte al médico antes de tomar complementos.

Qué es

El uso medicinal del gotu kola surgió en la India, donde la hierba aún sigue siendo parte de la antigua tradición curativa llamada ayurveda. La noticia de sus beneficios terapéuticos para trastornos cutáneos se propagó poco a poco por toda Europa y Asia. En Francia se receta desde la década de 1880 para aliviar quemaduras y otras heridas.

El gotu kola, planta de flores rojas propia de zonas tropicales y pantanosas, crece en la India, Sri Lanka, Madagascar, sur y centro de África, Australia, China y sur de Estados Unidos. El aspecto de esta esbelta trepadora varía si crece en agua (amplias hojas en forma de abanico) o en tierra seca (hojas pequeñas y delgadas). Las partes de la planta que más se usan con fines medicinales son las hojas.

Cómo actúa

Ya sea ingerido o aplicado en forma externa como compresa, el gotu kola tiene muchos efectos benéficos. El motor de la planta son unas sustancias químicas llamadas triterpenos (sobre todo los asiaticósidos), que parecen aumentar la formación de colágeno en huesos, cartílago y tejido conjuntivo. Además, favorecen vasos sanguíneos sanos y ayudan a producir neurotransmisores, los mensajeros químicos del cerebro.

Principales beneficios. Su singular efecto en el tejido conjuntivo, al favorecer un desarrollo sano e inhibir la formación de áreas endurecidas, lo hace particularmente útil para muchas enfermedades cutáneas. Puede ayudar en quemaduras, cicatrices queloides (tejido cicatricial excesivo) y heridas (como incisiones quirúrgicas y úlceras cutáneas). Al parecer, también fortalece las células de las paredes de los vasos sanguíneos, mejorando el flujo sanguíneo y los síntomas de las várices. Los resultados de la investigación son notables. En más de 12 estudios sobre su efecto en las venas (que están rodeadas por vainas protectoras de tejido conjuntivo), cerca del 80% de los pacientes con várices y problemas similares tuvieron una mejoría considerable. Según otras investigaciones, su uso tópico ayuda a sanar las lesiones de la psoriaris.

Otros beneficios. Durante miles de años se ha usado para mejorar la agudeza mental. Investigaciones recientes respaldan que ayuda a aumentar la memoria, mejora las capacidades de aprendizaje y probablemente anula parte de la pérdida de memoria relacionada con el mal de Alzheimer. En un estudio se halló que 30 niños incapacitados por problemas congénitos tuvieron mucha mejor concentración y atención que las que tenían al principio del estudio, después de tomarlo durante 12 semanas. Hallazgos preliminares revelan que los animales que tomaron gotu kola por dos semanas, aprendieron y retuvieron nuevas conductas mucho mejor que otros que no lo tomaron.

Cómo tomarlo

Dosis. *Para várices:* Tome 200 mg del extracto estandarizado, 3 veces al día. *Para quemaduras:* Use 200 mg, 2 veces al día, hasta que sanen. *Para mejorar la memoria o quizá retrasar la evolución del Alzheimer:* Tome 200 mg, 3 veces al día. Puede tomar una dosis de 200 mg de extracto estandarizado, en vez de una dosis de 400 a 500 mg de la hierba cruda.

Recomendaciones. En casi todos los casos, el gotu kola se ingiere como comprimido o cápsula, con o sin alimentos. Pero el té o tintura también pueden aplicarse en forma externa en la piel para la psoriasis y las quemaduras, heridas, incisiones o cicatrices. Puede usar ambos preparados, orales y tópicos, durante el mismo período.

Para uso externo, humecte una compresa en té o tintura y aplíquela directamente en la zona afectada. Empiece con una solución relativamente baja, y aumente la potencia según necesite. Para el té, deje reposar 1 o 2 cucharaditas de hierba seca en 1 taza de agua muy caliente, durante 10 a 15 minutos. También puede preparar una pasta para aplicarla en las zonas de la piel afectadas por la psoriasis: rompa las cápsulas y mezcle 2 cucharaditas de polvo de gotu kola en un poco de agua.

Posibles efectos secundarios

En general, la ingestión o el uso de un preparado tópico no causan problemas. Erupciones cutáneas (dermatitis), sensibilidad a la luz solar y dolores de cabeza son efectos secundarios excepcionales. Si usted presenta estos síntomas, reduzca la dosis o suspenda el uso.

HECHOS Y CONSEJOS

- El gotu kola se conoce también como *Centella asiatica,* talepetrako, ombligo de Venus de la India, sombrerillo de agua de la India e hidrocotilo. Una planta de Europa, la soldanela acuática *(Hydrocotyle vulgaris),* es una especie afín, pero no se le conocen propiedades terapéuticas.
- Aunque los nombres son similares, no hay relación entre el gotu kola y la nuez de kola (o cola) que se usa en las bebidas de cola. La nuez de kola es un estimulante que contiene cafeína; el gotu kola es un sedante muy ligero y sin cafeína.

AL COMPRAR

- Cuando vaya a comprar complementos de gotu kola busque productos estandarizados con asiaticósidos al 10%, un agente activo de la hierba. Si no encuentra extracto estandarizado, puede sustituir una dosis de 200 mg del extracto estandarizado con una dosis de 400 a 500 mg de la hierba cruda.

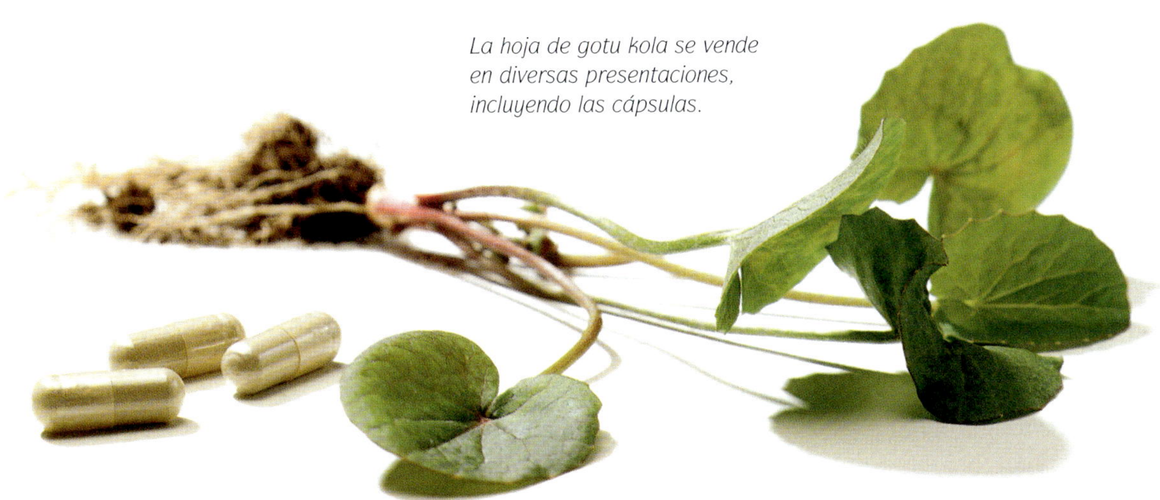

La hoja de gotu kola se vende en diversas presentaciones, incluyendo las cápsulas.

gugulón

Commiphora mukul

Usos

- *Ayuda a bajar los niveles altos de colesterol (colesterolemia) y triglicéridos altos en la sangre.*
- *Reduce el riesgo de cardiopatías.*
- *Cura la inflamación de la artritis.*
- *Puede ayudar a adelgazar.*

Presentaciones

- Cápsulas
- Comprimidos

¡ADVERTENCIA!

- **Nunca use la goma de gugulón cruda, o guggulu: puede causar brotes, diarrea, dolor de estómago e inapetencia. Elija el gugulón estandarizado con gugulípidos.**
- **Las mujeres embarazadas no deben consumir gugulón.**
- **Recuerde: Si tiene algún padecimiento, consulte al médico antes de tomar complementos.**

Desde la antigüedad, la oleorresina del árbol de mirra mukul se ha usado en la India para la obesidad y la artritis. Se ha descubierto que un moderno extracto purificado llamado gugulón es tan eficaz como algunos fármacos para bajar los niveles de colesterol y triglicéridos en la sangre.

Qué es

El gugulón proviene de la oleorresina del pequeño y espinoso árbol de mirra mukul de la India. Su resina está muy relacionada con la exquisitamente perfumada mirra bíblica, que por tradición se usa para purificar.

Llamada goma de guggul ("guggulu"), durante miles de años la misma resina ha sido parte del Ayurveda, la medicina tradicional de la India. No obstante, el guggulu tiene compuestos tóxicos. Por fortuna, los farmacólogos modernos de la India han ideado una forma de extraer los ingredientes activos de la resina y eliminar las sustancias tóxicas. El resultado es un extracto estandarizado llamado gugulón.

Cómo actúa

Al parecer, los ingredientes activos del gugulón, conocidos como guggulsteronas, afectan la forma en que el organismo metaboliza las grasas y el colesterol. También tienen propiedades antioxidantes y antiinflamatorias.

PREVENCIÓN. Quienes tienen niveles altos de colesterol en la sangre corren mayor riesgo de sufrir una cardiopatía coronaria. Algunos estudios indican que el gugulón puede disminuir esos niveles; parece que sus guggulsteronas estimulan al hígado para que degrade el colesterol "malo". Además, el gugulón a veces eleva los niveles del colesterol "bueno". Un estudio a 205 personas en la India halló que el gugulón, combinado con una dieta de pocas calorías, redujo el colesterol total en un promedio de 24% en más del 75% de los pacientes. En otro estudio en que se comparó la eficacia del gugulón contra la del clofibrato —un fármaco para bajar el colesterol— el colesterol total se redujo un 11% en el grupo que tomó gugulón, y 10% en el grupo del clofibrato. Además, casi dos

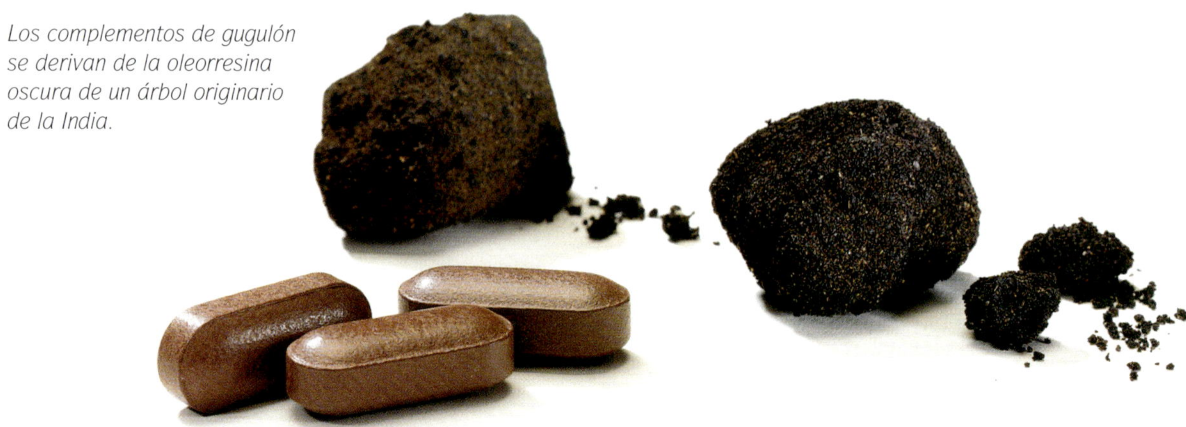

Los complementos de gugulón se derivan de la oleorresina oscura de un árbol originario de la India.

terceras partes de quienes tomaron gugulón tuvieron un aumento en el nivel de colesterol "bueno" (HDL). No se observó ningún cambio en el colesterol "bueno" de los que usaron clofibrato.

En estudios con animales, el gugulón ha demostrado impedir la formación de placa que obstruye las arterias, e incluso eliminar la placa existente. Además, evita que las plaquetas se adhieran entre sí, y previenen así los coágulos que con frecuencia causan infartos.

OTROS BENEFICIOS. La investigación respalda dos de los usos tradicionales del guggul: contra la artritis y la obesidad. Según resultados de estudios con animales, el efecto antiinflamatorio de las guggulsteronas puede ser tan poderoso como el de los fármacos de venta libre, como el ibuprofeno, lo que lo hace útil para curar la artritis. Esto indica que el gugulón también puede ser eficaz contra el acné. De hecho, un estudio confirmó que tenía un efecto benéfico en este padecimiento.

Hay pruebas de que el gugulón estimula la producción de hormonas tiroideas, aumentando el ritmo del organismo para quemar calorías. En un pequeño estudio, investigadores de la India reportaron que en pacientes con kilos de más, los complementos llevaron a una pérdida de peso considerable. Hubo gran reducción de grasa alrededor del abdomen, que se relaciona con un mayor riesgo de contraer cardiopatías y diabetes. Desde luego, cualquier programa prolongado y eficaz para el control de peso debe empezar con una dieta rica en fibra y baja en grasas, y una rutina metódica de ejercicios.

Cómo tomarlo

DOSIS. Para disminuir el nivel de colesterol, tome un complemento que aporte 25 mg de guggulsteronas por dosis, 3 veces al día.

RECOMENDACIONES. Tome gugulón con o sin alimentos. Las mujeres embarazadas deben evitarlo; quienes tengan hepatopatía, inflamación intestinal o diarrea deben usarlo con cautela.

Posibles efectos secundarios

Rara vez puede causar problemas gastrointestinales leves, como náuseas ligeras, gases o hipo. En algunos casos también se han reportado dolores de cabeza.

ÚLTIMOS HALLAZGOS

- El gugulón puede actuar como un antioxidante con propiedades cardioprotectoras. Como el colesterol LDL es muy nocivo si lo alteran los radicales libres, proteger al LDL de la oxidación puede prevenir cardiopatías. En un estudio a 61 pacientes con altos niveles de colesterol, 31 recibieron gugulón (100 mg de guggulsteronas al día) y 30 personas, un placebo. Después de 24 semanas, aquellos que tomaron gugulón tuvieron descensos del 13% en el colesterol LDL, y del 12% de los triglicéridos, mientras que los del grupo del placebo no mostraron cambios. Y los investigadores hallaron que la sensibilidad del colesterol LDL al daño de los radicales libres disminuyó en una tercera parte en el grupo que tomó gugulón, en comparación con el grupo del placebo.

Sabía que...

En el año 600 a.C. los médicos ayurvedas de la India describieron una enfermedad caracterizada por la ingesta excesiva de alimentos grasos, la falta de ejercicio, el metabolismo deficiente, y el "recubrimiento y obstrucción de conductos". La llamaban "medoroga" (aterosclerosis), y la curaban con guggul, un precursor del gugulón.

hidrastis

Hydrastis canadensis

Los cheroquis y otras tribus de Estados Unidos lo usaban como un remedio para todo, desde mordeduras de insectos e inflamación abdominal hasta infecciones oculares y dolor de estómago. Hoy, 11 países lo reconocen oficialmente como un medicamento.

Usos

- *Favorece la curación de úlceras bucales y aftas.*
- *Ayuda a destruir los virus que causan verrugas.*
- *Refuerza el sistema inmunitario.*
- *Alivia las náuseas.*
- *Ayuda en infecciones urinarias.*
- *Ayuda en el tratamiento de las infecciones oculares.*

Presentaciones

- Cápsulas
- Cápsulas de gel blando
- Tintura
- Líquido
- Hierba seca/Té
- Ungüento/Crema

¡ADVERTENCIA!

- No deben usar hidrastis las mujeres embarazadas ni la gente con cardiopatías, hipertensión arterial, diabetes o glaucoma.
- Recuerde: Si tiene algún padecimiento, consulte al médico antes de tomar complementos.

Qué es

La raíz deshidratada de esta planta perenne se ha usado durante mucho tiempo para mucosas infectadas o inflamadas. Actualmente es valorada por su capacidad para combatir infecciones. Desde el siglo XIX se le llama sello de oro, debido al brillante color amarillo de la raíz y a sus pequeñas marcas copoides. Estas marcas se forman en los años previos al crecimiento de la raíz y asemejan los sellos de lacre que solían usarse para cerrar sobres (por eso el nombre de "sello de oro"). El hidrastis, pariente del ranúnculo y originario de América del Norte, crecía silvestre desde el estado de Vermont hasta el de Arkansas. Al aumentar el interés en sus propiedades medicinales, se empezó a cosechar la planta. Hoy en día, casi toda la que se vende se cultiva en Oregon y Washington.

Los compuestos medicinales dominantes del hidrastis son los alcaloides berberina e hidrastina. La berberina también es la responsable del vivo color amarillo del rizoma, el cual es tan brillante que los nativos de Estados Unidos y los primeros colonizadores lo usaban como tinte y como medicamento. Como los alcaloides tienen sabor amargo, el té de hidrastis por lo general incluye otras hierbas o se mezcla con un edulcorante como la miel.

Cómo actúa

El principal beneficio del hidrastis es el efecto integral que tiene en la inmunidad. Aumenta la producción de compuestos antimicrobianos, y también ataca virus y bacterias en forma directa.

Prevención. Tomar hidrastis cuando se presenta el primer indicio de gripe o resfriado puede evitar que éstos evolucionen por completo, o al

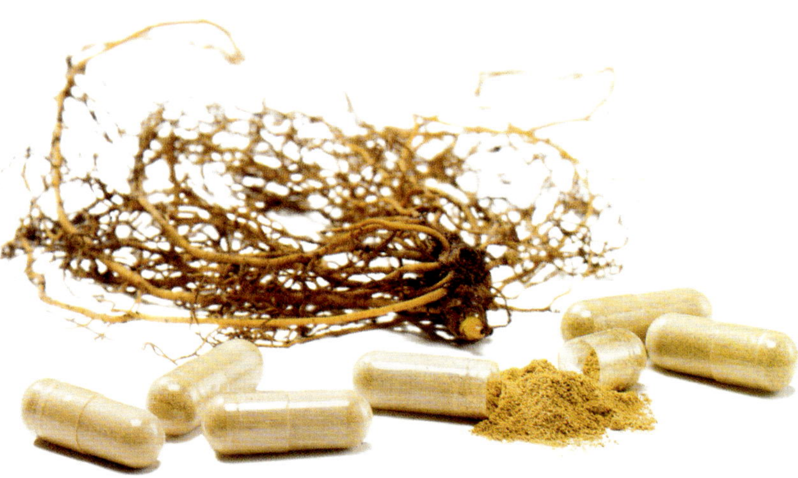

La raíz de hidrastis se seca y luego se pulveriza, para usarse en complementos.

menos reducir mucho sus síntomas en gran medida, ya que aumentan la actividad antiviral de los glóbulos blancos.

Otros beneficios. Debido a que ataca a las bacterias, el hidrastis es útil para infecciones urinarias leves (si se empieza a tomarlo a los primeros síntomas) y para las infecciones sinusales. Es probable que también calme las náuseas y el vómito, al estimular las secreciones digestivas y destruir las bacterias que pueden causar los síntomas.

Al igual que otras hierbas inmunoestimulantes —como la equinácea, el pau d'arco y el tragacanto—, el hidrastis puede ayudar a curar los síntomas del síndrome de fatiga crónica, un trastorno incapacitante que en parte se debe a un sistema inmunitario debilitado. También es útil para aliviar los fuegos y el herpes zoster (ambos causados por el virus del herpes). Úselo no más de una o dos semanas seguidas.

En tintura, aplicado en forma externa, puede ser benéfico para úlceras bucales y verrugas. La tintura favorece la curación de llagas y combate en forma directa el virus del papiloma humano que produce verrugas. El té de hidrastis, frío y colado, puede servir como colirio para aliviar infecciones oculares, entre ellas la conjuntivitis. Prepare una ración diariamente y guárdela en un recipiente esterilizado; así el té no se contaminará.

Cómo tomarlo

Dosis. *Para gripe, resfriados y otras infecciones respiratorias:* En cuanto empiece a sentirse mal, tome 125 mg (combinados con 200 mg de equinácea), 5 veces diarias durante 5 días. *Para infecciones urinarias:* Tome varias tazas de té al día. *Para náuseas y vómito:* Tome 125 mg, cada 4 horas según sea necesario. *Para el síndrome de fatiga crónica:* Use 125 mg, 2 veces al día, alternando con otras hierbas inmunoestimulantes. *Para aftas:* Tome 125 mg de hidrastis con 200 mg de equinácea, 4 veces al día. *Para herpes zoster:* Tome 125 mg de hidrastis con 200 mg de equinácea, 4 veces al día. *Para úlceras bucales y verrugas:* Aplique en tintura directamente en las lesiones, 3 veces al día. *Para infecciones oculares:* Use 1 cucharadita de hierba seca por ½ litro de agua caliente. Deje reposar, cuele bien, enfríe y use como colirio 3 veces al día; prepare una nueva solución diariamente.

Recomendaciones. Tome los complementos de hidrastis con alimentos. A diferencia de la equinácea y de otras hierbas que estimulan el sistema inmunitario, el hidrastis sólo debe usarse cuando uno empieza a sentirse mal a causa de un resfriado, una gripe o alguna otra enfermedad, y sólo mientras ésta dura. La única excepción es cuando se alterna el hidrastis con otras hierbas para fortalecer el sistema inmunitario.

Posibles efectos secundarios

Si se toma en las dosis recomendadas y durante el tiempo sugerido, el hidrastis es inocuo y tiene pocos efectos secundarios. Las dosis muy altas pueden irritar las mucosas de la boca y provocar diarrea, náuseas y problemas respiratorios.

AL COMPRAR

- Si va a comprar hidrastis, busque extractos estandarizados que contengan alcaloides del 8% al 10%, o hidrastina al 5%.

Caso Clínico

Busque el oro

A Alexa K. nunca le sentaban bien los antibióticos. Aunque sabía que eran necesarios para sus infecciones sinusales, los efectos secundarios, mareos, náuseas y diarrea, a menudo resultaban peores que la enfermedad.

Cuando un herbolario le dijo que probara el extracto de hidrastis, su médico se mostró escéptico: "Bueno, pruébelo, pero tenga mi receta a la mano. Si no se siente mejor, puede surtirla en cualquier momento", le dijo.

Alexa tomó hidrastis y, en unos días, su infección sinusal desapareció sin un solo efecto secundario. Ahora la hierba es parte de su botiquín para estos problemas. Al primer indicio de una infección, empieza a tomarla junto con la equinácea, que favorece la inmunidad.

Aunque los antibióticos a veces son necesarios, en los últimos años Alexa ha podido evitarlos. "Esos molestos efectos secundarios pasaron a la historia", afirma felizmente.

hierbabuena

Mentha piperita

Durante siglos, esta aromática hierba ha brindado alivio en las indigestiones, resfriados y dolores de cabeza. Hoy, la hierbabuena medicinal es muy apreciada por su poder para aliviar molestias del aparato digestivo, como el colon irritable y otras enfermedades leves.

Usos

- *Mitiga la acidez gástrica, las náuseas y la indigestión.*
- *Alivia síntomas leves de colon irritable y diverticulosis.*
- *Ayuda a disolver cálculos biliares.*
- *Refresca el aliento.*
- *Alivia dolores musculares.*
- *Calma la tos y la congestión nasal causadas por alergias o resfriados.*

Presentaciones

- Cápsulas
- Aceite
- Ungüento/Crema
- Tintura
- Hierba seca o fresca/Té

¡ADVERTENCIA!

- Como el aceite de hierbabuena relaja los músculos gastrointestinales, puede agravar los síntomas de la hernia hiatal.
- No debe aplicarse aceite de hierbabuena en las fosas nasales ni en el pecho de lactantes o de menores de 5 años; puede causar sensación de asfixia.
- Recuerde: Si tiene algún padecimiento, consulte al médico antes de tomar complementos.

Qué es

Se cultiva en todo el mundo para utilizarla como un agente saborizante y en la fitoterapia. Es un híbrido natural de la menta verde y la menta de agua; tiene tallos cuadrados y ovales, hojas pecioladas violáceas o verde oscuro y flores de color lila. Los tallos y hojas de la planta se recolectan con fines medicinales, justamente antes de que florezca en el verano. El principal agente activo de la hierbabuena es su aceite volátil, integrado por más de 40 compuestos diferentes. El efecto terapéutico del aceite se debe sobre todo al mentol (del 35% al 55% del aceite), la mentona (del 15% al 30%) y el acetato de mentilo (del 3% al 10%). El aceite medicinal se obtiene al destilar al vapor las partes de la planta que crecen por encima del suelo.

Cómo actúa

La hierbabuena es muy eficaz en el tratamiento de varios trastornos digestivos; mitiga los cólicos y relaja los músculos intestinales. Refresca el aliento y también puede reducir la congestión nasal.

Principales beneficios. El aceite de hierbabuena relaja los músculos del tracto digestivo, ayudando así a mitigar los cólicos intestinales y gases. Su efecto antiespasmódico también lo hace útil para calmar los síntomas del colon irritable, un trastorno común caracterizado por dolor abdominal, cuadros alternos de diarrea y estreñimiento, e indigestión. El mentol favorece la digestión porque estimula el flujo de los jugos digestivos naturales y de la bilis. Esta acción explica por qué los antiácidos de

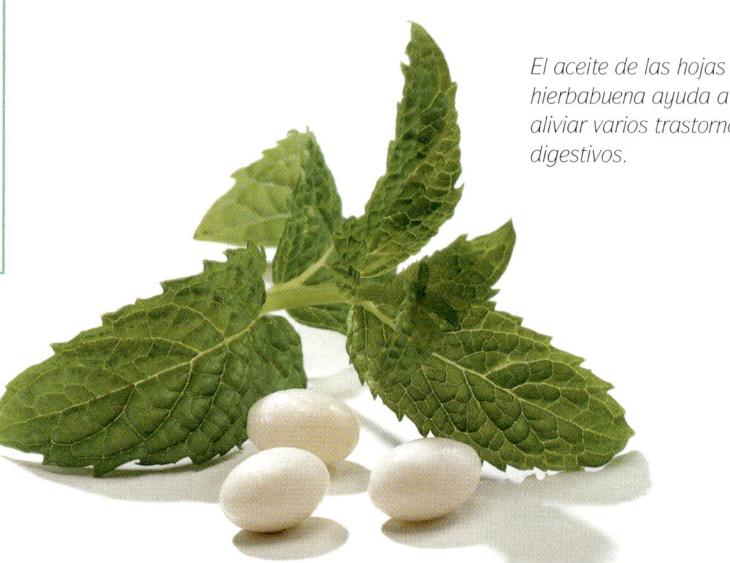

El aceite de las hojas de hierbabuena ayuda a aliviar varios trastornos digestivos.

venta libre suelen tener aceite de hierbabuena. Varios estudios indican que el mentol del aceite también ayuda a disolver cálculos biliares, por lo que pudiera ser una posible alternativa a la cirugía. Consulte al médico antes de usarla con este fin. También se puede poner un poco de aceite directamente en la lengua como remedio contra el mal aliento.

En té o aceite, es un anestésico leve para la mucosa del estómago; ayuda a reducir las náuseas y la cinetosis. El té también puede mitigar los síntomas de la diverticulosis, como gases, y de la inflamación abdominal.

Otros beneficios. Frotado en la piel, el aceite de hierbabuena alivia el dolor al estimular los nervios que perciben el frío, al tiempo que calma los que captan el dolor. Esto lo hace un buen remedio para el dolor muscular.

Los hallazgos respecto de su uso a lo largo de la historia para curar resfriados y tos, son contradictorios. Según algunas pruebas, la planta aromática no tiene ningún efecto, pero de acuerdo con la Comisión E, una asociación alemana de salud reconocida como autoridad en la investigación científica de las hierbas, la hierbabuena es un descongestivo eficaz que reduce la inflamación de los conductos nasales. Además, mucha gente con resfriado reporta que al inhalar el mentol de la hierbabuena puede respirar mejor. Beber té de hierbabuena también puede ofrecer alivio en casos de inflamación bronquial causada por el asma.

Cómo tomarla

Dosis. *Para el tratamiento de colitis, náuseas o cálculos biliares:* Pruebe las cápsulas de aceite de hierbabuena con capa entérica, pues liberan el aceite donde más se necesita: en el intestino grueso y el delgado, en vez de hacerlo en el estómago. Tome 1 o 2 cápsulas (0.2 ml de aceite por cápsula), 2 o 3 veces al día, entre alimentos. *Para refrescar el aliento:* Ponga unas gotas de aceite de hierbabuena en la lengua. *Para mitigar gases y calmar el estómago:* Haga un té; deje reposar 1 o 2 cucharaditas de hojas secas en una taza de agua caliente, entre 5 y 10 minutos; asegúrese de tapar la taza para evitar que escape el aceite volátil. *Para congestión:* Beba máximo 4 tazas de té de hierbabuena al día. *Para mitigar el dolor:* Agregue unas gotas de aceite de hierbabuena a 14 ml de un aceite neutro; aplíquelo en las zonas afectadas, máximo 4 veces al día.

Recomendaciones. Tome cápsulas con capa entérica entre alimentos. Si prefiere el té, beba una taza, 3 o 4 veces al día, después de comer o entre los alimentos. Aplique aceite o ungüentos que contengan mentol, no más de 3 o 4 veces al día. Para tomar la tintura de hierbabuena, ponga de 10 a 20 gotas en un vaso de agua. Evite las dosis elevadas durante el embarazo.

Posibles efectos secundarios

Incluso durante períodos prolongados, las hojas de hierbabuena en las dosis recomendadas no tienen efectos secundarios. En ocasiones excepcionales, las cápsulas de aceite con capa entérica pueden causar erupción cutánea y acidez. El aceite de hierbabuena de uso tópico puede producir ronchas alérgicas en la piel, sobre todo si también se aplica calor. Si aparece cualquier efecto secundario, suspenda el uso de la hierba.

HECHOS Y CONSEJOS

- El aceite de hierbabuena aparece en más productos que cualquier otra hierba. Se incluye en antiácidos, por sus efectos terapéuticos, y comúnmente se añade a pastas de dientes y enjuagues bucales por su fresco sabor.
- Mucha gente la confunde con la también popular menta verde. Pero ésta, a diferencia de la hierbabuena, no contiene el mentol auxiliar de la digestión; se usa más como saborizante.

ÚLTIMOS HALLAZGOS

- En un estudio realizado en el *Taichung Veterans General Hospital,* en Taiwán, casi todos los pacientes con colon irritable que tomaron cápsulas de aceite de hierbabuena con capa entérica unos 15 o 30 minutos antes de cada comida, sintieron alivio considerable en los síntomas de la enfermedad. El dolor abdominal disminuyó o desapareció por completo, hubo menos inflamación abdominal, heces menos frecuentes y menor ruido estomacal y flatulencia.
- Investigadores de la Universidad de Kiel estudiaron el efecto del aceite de hierbabuena en los dolores de cabeza. Hallaron que aplicar una mezcla de aceites de hierbabuena y eucalipto con etanol en la frente y en las sienes alivió mucho el dolor.

Sabía que...

El poder que tiene la hierbabuena para asentar el estómago la hace un ingrediente popular de las pastillas para después de comer, aunque pocas contienen la suficiente cantidad de aceite de hierbabuena.

hierro

Muchas personas consumen muy poco hierro, y pocos saben que la falta de este mineral puede volverlos débiles, incapaces de concentrarse, y más expuestos a infecciones. Pero el hierro en exceso puede ser peligroso. En un análisis de sangre podrá ver si necesita un complemento de este mineral.

Usos

- *Ayuda a curar la anemia ferropénica.*
- *A menudo es necesario durante el embarazo, en mujeres con menstruaciones profusas o en otros casos que determine el médico.*

Presentaciones

- Comprimidos
- Cápsulas
- Cápsulas de gel blando
- Líquido

¡ADVERTENCIA!

- Nunca tome un complemento de hierro si no se lo receta el médico. Aunque poco frecuente, la hemocromatosis es una enfermedad hereditaria que hace absorber mucho hierro, y la mayoría de los que la padecen, ni siquiera lo saben. (Los síntomas iniciales incluyen fatiga y articulaciones dolorosas.)
- Tomar hierro por su cuenta podría ocultar una causa de anemia, como la úlcera péptica, y evitar que el médico haga un diagnóstico que salve su vida.
- Recuerde: Si tiene algún padecimiento, consulte al médico antes de tomar complementos.

Qué es

Necesario en todo el organismo, el hierro es parte esencial de la hemoglobina, una proteína de los glóbulos rojos transportadora de oxígeno. También está presente en la mioglobina, que lleva oxígeno a los músculos y es parte de muchas enzimas y compuestos del sistema inmunitario. El organismo, que obtiene casi todo el hierro que necesita de los alimentos, vigila con cuidado su nivel, absorbiendo más si la demanda es alta (como en el embarazo o la infancia) y menos si se tienen reservas adecuadas. Como se pierde hierro al sangrar, las mujeres que están menstruando a menudo tienen niveles bajos. Quienes hacen dieta, los vegetarianos y los deportistas profesionales también pueden tener un déficit de hierro.

Cómo actúa

Al ayudar a la sangre y a los músculos a repartir oxígeno, el hierro lleva energía a todas las células. Es sorprendente que la deficiencia de hierro sea tan común. Según estadísticas, la mortalidad infantil por enfermedades carenciales ocupa el séptimo lugar en algunos países. Aunque es muy difícil sufrir una carencia de hierro por una nutrición deficiente (muchos alimentos contienen hierro), las mujeres con menstruaciones profusas y la gente con ciertas afecciones pueden necesitar complementos para evitar o corregir una grave enfermedad conocida como anemia ferropénica.

Principales beneficios. Una buena reserva de hierro proporciona energía, ayuda al sistema inmunitario a rendir al máximo y vigoriza la mente. Según estudios, incluso una deficiencia leve —que muchas veces se relaciona con la anemia— puede hacer que los adultos tengan un lapso de atención corta y los adolescentes un rendimiento escolar deficiente.

Cuánto necesita

El ADR para hombres de cualquier edad y mujeres que pasen de los 50 años es de 10 mg diarios; para las más jóvenes, 15 mg diarios (en embarazo, 30 mg al día). Para combatir la anemia, generalmente se requiere hierro extra, en alimentos o complementos, durante semanas o meses.

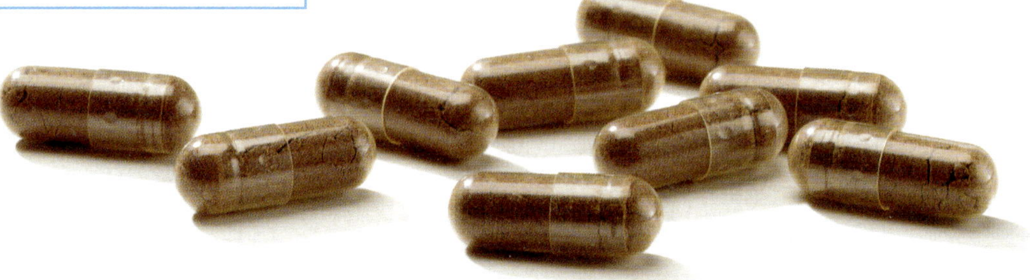

SI TOMA MUY POCO. Si su alimentación tiene muy poco hierro o usted pierde mucho en menstruaciones profusas, sangrado gástrico (en general causado por fármacos para la artritis) o cáncer, el organismo recurre a su reserva. Al principio no hay síntomas, pero si el hierro disminuye, el organismo también reduce su capacidad para producir glóbulos rojos sanos. El resultado es la anemia ferropénica, caracterizada por debilidad, fatiga, palidez, dificultad respiratoria, palpitaciones y vulnerabilidad a las infecciones.

SI TOMA DEMASIADO. Algunos estudios vinculan el exceso de hierro con un mayor riesgo de enfermedades crónicas, como cardiopatías y cáncer de colon. En exceso, puede ser muy peligroso en adultos con tendencia genética a absorber mucho (hemocromatosis), y en niños muy sensibles a las sobredosis de hierro.

Cómo tomarlo

DOSIS. En complementos, debe tomarse sólo bajo supervisión médica; autorrecetarse puede ser peligroso. La anemia requiere un diagnóstico y tratamiento cuidadosos para corregir el origen. Recomendado por un doctor, el hierro suele tomarse en una presentación llamada sales ferrosas (sulfato ferroso, fumarato ferroso o gluconato ferroso). La dosis que se receta normalmente suministra unos 30 mg de hierro (1 a 3 veces al día). Casi ningún hombre o mujer menopáusica lo necesita en complementos y hay que asegurarse de que sus multivitamínicos diarios no incluyan hierro.

RECOMENDACIONES. El hierro se absorbe mejor si se toma en ayunas. Pero si le causa malestar estomacal, tómelo con alimentos, de preferencia con una pequeña cantidad de carne y un alimento o bebida rico en vitamina C, como brócoli o jugo de naranja. Así ayudará a aumentar la cantidad de hierro que el organismo absorbe. Nunca lo tome por más de 6 meses sin que el médico revise de nuevo sus niveles de hierro en la sangre.

Otras fuentes

Los alimentos ricos en hierro incluyen hígado, carne de res y de cordero. También lo contienen las almejas, ostiones y mejillones. Los vegetarianos pueden obtenerlo en abundancia de leguminosas, hojas verdes, frutas deshidratadas (albaricoque, pasas), semillas (de calabaza, chayote, girasol) y cereales enriquecidos. La levadura de cerveza, el kelp y la melaza residual también son fuentes muy buenas. Cocinar los tomates y otros alimentos ácidos en un olla de hierro añade más de este mineral a los alimentos, ya que el recipiente lo suelta en una cantidad saludable.

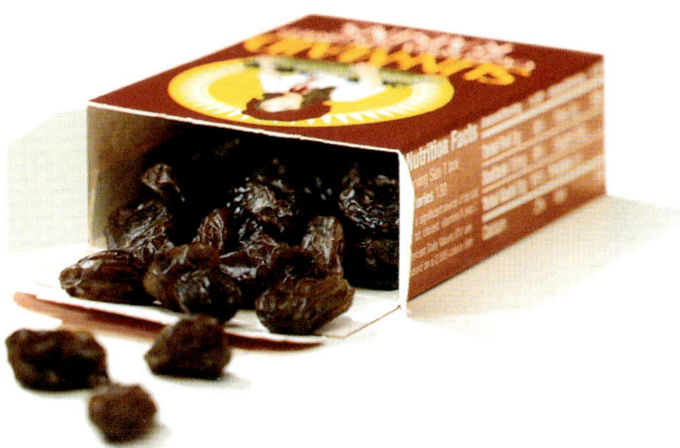

HECHOS Y CONSEJOS

- Mantenga los complementos de hierro fuera del alcance de los niños. Tan sólo 5 pastillas con una cantidad elevada de hierro podrían matar a un menor.
- Estos complementos pueden interferir con los antibióticos y otros fármacos. Asegúrese de avisarle al médico sobre cualquier complemento que tome, aparte de su medicina habitual.
- Las mujeres con una carencia de hierro, incluso leve, sienten frío más rápidamente que las que tienen niveles adecuados de hierro en la sangre. Para ellas, tomar complementos es verdaderamente reconfortante.

AL COMPRAR

- El sulfato ferroso, uno de los complementos de hierro más comunes, es barato pero puede causar estreñimiento y malestar estomacal. Otras presentaciones, como el fumarato o gluconato ferrosos, pueden tolerarse mejor. Los tónicos herbales ricos en hierro (se venden en tiendas naturistas) pueden ser aún más benignos.
- Revise la etiqueta de los complementos minerales y multivitamínicos que toma, para ver si recibe hierro extra. Si usted no corre riesgo de tener anemia, es probable que no lo necesite, y podría ser peligroso.

Sabía que...

Las mujeres jóvenes tendrían que comer cerca de 15 cajas pequeñas de pasas para recibir los 15 mg de hierro recomendado.

hipericón

Hypericum perforatum

Los antiguos griegos y romanos creían que esta hierba podía ahuyentar a los malos espíritus. Hoy, el hipericón goza de una nueva y gran popularidad como antidepresivo natural; es una alternativa más benigna que los fármacos convencionales, y tiene menos efectos secundarios.

Usos

- *Ayuda en la depresión.*
- *Ayuda a combatir infecciones virales y bacterianas.*
- *Puede ayudar a curar el síndrome premenstrual y la fibromialgia.*
- *Ayuda a mitigar el dolor crónico.*
- *Calma las hemorroides.*
- *Puede ayudar a adelgazar.*

Presentaciones

- Comprimidos
- Cápsulas
- Cápsulas de gel blando
- Tintura
- Crema/Ungüento

¡ADVERTENCIA!

- Si usted toma antidepresivos convencionales, consulte a su médico antes de añadir o cambiar al hipericón.
- Si se presenta erupción o dificultad para respirar (muy pocas veces hay reacciones alérgicas), busque ayuda médica de inmediato.
- Recuerde: Si tiene algún padecimiento físico o psiquiátrico, consulte al médico antes de tomar complementos.

Qué es

El hipericón, un arbusto perenne de brillantes flores amarillas, se cultiva en todo el mundo. Durante siglos, esta hierba se ha utilizado para calmar los nervios y curar heridas, quemaduras y mordeduras de serpientes. Los complementos se preparan con las flores secas, que contienen varias sustancias terapéuticas, incluyendo un pigmento curativo llamado hipericina.

Cómo actúa

Se utiliza mucho para tratar la depresión leve. Los científicos no están seguros de cómo actúa, pero creen que aumenta el nivel de serotonina en el cerebro. Esta sustancia es vital para el estado de ánimo y las emociones.

Principales beneficios. Un reciente análisis minucioso de 23 distintos estudios del hipericón llegó a la conclusión de que es igual de eficaz que los antidepresivos —y aún más efectivo que un placebo— para curar la depresión leve o moderada. (Pocos estudios han investigado su utilidad para las depresiones más graves, aunque también para estos casos puede resultar benéfico.) El hipericón también puede ser útil para muchas afecciones relacionadas con la depresión, como la angustia, el síndrome premenstrual (SPM), el estrés, la fibromialgia o el dolor crónico; incluso puede tener varios efectos analgésicos directos. Favorece un sueño tranquilo y puede ser muy valioso si la depresión está acompañada de fatiga, somnolencia y bajos niveles de energía. Además, el hipericón puede ayudar a curar la "melancolía invernal" (trastorno afectivo estacional), un tipo de depresión que aparece durante el otoño y el invierno y se disipa con la brillante luz solar de la primavera y el verano.

Algunas personas tienen desconfianza de los antidepresivos convencionales, debido a los efectos secundarios no deseados que pueden provocar, especialmente una menor actividad sexual (baja de la libido). El hipericón tiene menos efectos secundarios molestos que esos fármacos,

Ya sea que tome cápsulas de gel blando, comprimidos o cápsulas, el hipericón puede ser un remedio natural eficaz contra la depresión.

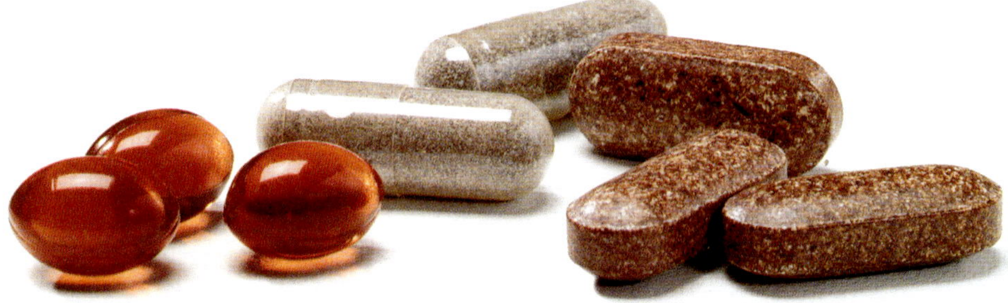

y aunque puede interactuar con otros antidepresivos, no parece hacerlo con la mayoría de los medicamentos convencionales, lo cual lo hace útil para los ancianos que toman múltiples medicinas. La hierba parece ser tan prometedora que los Institutos Nacionales de Salud de Estados Unidos ya están realizando un importante estudio sobre su eficacia.

Otros beneficios. También combate bacterias y virus. Las investigaciones indican que puede ayudar a combatir el herpes simple, la gripe y el virus Epstein-Barr (causante de la mononucleosis), y algunos estudios de laboratorio preliminares revelan una posible función de la hierba en la lucha contra el sida. Aplicar un ungüento de hipericón en las hemorroides mitiga el ardor y la comezón, y al tomarlo junto con efedra puede ser útil como un auxiliar para bajar de peso.

Cómo tomarlo

Dosis. La dosis recomendada es de 300 mg de un extracto estandarizado con hipericina al 0.3%, 3 veces al día. También se venden complementos que contienen 450 mg, y pueden tomarse 2 veces al día.

Recomendaciones. Tome el hipericón un poco antes de comer, para reducir la irritación estomacal. En el pasado se aconsejaba a quienes usaban la hierba no comer ciertos alimentos, como queso madurado y vino tinto, que son los mismos productos que deben evitar las personas que toman inhibidores MAO (un tipo de antidepresivo). Sin embargo, estudios recientes sugieren que estos alimentos no representan un problema para quienes consumen hipericón.

Al igual que los antidepresivos recetados, la hierba debe acumularse en la sangre antes de actuar, así que espere a que pasen cuatro semanas mínimo, para determinar si a usted le hace efecto. Puede usarlo por tiempo prolongado, según lo necesite. A menos que usted esté bajo la supervisión de un médico familiarizado con los antidepresivos y el hipericón, los fármacos y la hierba no deben tomarse juntos, debido a las posibles reacciones adversas. Algunos médicos también recomiendan combinar el hipericón con el complemento alimenticio 5-HTP.

A pesar de que no se han reportado efectos adversos en mujeres embarazadas o en período de lactancia que estén usando la hierba, existen pocos estudios de este grupo de pacientes, así que se aconseja tomarlo con cautela.

Posibles efectos secundarios

Los efectos secundarios, poco comunes, pueden incluir estreñimiento, malestar estomacal, fatiga, boca seca y mareos. Se aconseja a la gente de piel blanca evitar la exposición prolongada al sol mientras toma hipericón, aunque en las dosis recomendadas no parece presentarse una mayor sensibilidad al sol.

HECHOS Y CONSEJOS

- Elija preparados estandarizados con hipericina al 0.3%, ingrediente terapéutico presente en la hierba.
- En Alemania, donde los médicos suelen recetar remedios herbarios, el hipericón es el antidepresivo más común, y mucho más popular que los fármacos convencionales como el Prozac o el Zoloft.

ÚLTIMOS HALLAZGOS

- En un estudio reciente a 50 personas con depresión, a unas se les dio hipericón y a otras un placebo. A las ocho semanas, 70% de las que tomaron hipericón mostró evidente mejoría, frente al 45% del grupo que recibió el placebo. No se observaron reacciones adversas de la hierba.
- Aunque se usa contra la depresión leve y moderada, quizá algún día el hipericón pruebe ser eficaz para casos más graves. Según un estudio a 209 personas con depresión aguda, la hierba es tan eficaz como los antidepresivos convencionales; pero debe investigarse más antes de poder recomendar el complemento con ese propósito.

hongos

Lentinus edodes (shiitake)
Grifola frondosa (maitake)
Ganoderma lucidum (reishi)
Coriolus versicolor (PSK)

Usos

- *Crean inmunidad.*
- *Ayudan a prevenir el cáncer.*
- *Mejoran tratamientos anticáncer.*
- *Alivian bronquitis y sinusitis.*
- *Ayudan en el tratamiento del síndrome de fatiga crónica.*
- *Ayudan a prevenir cardiopatías.*

Presentaciones

- Cápsulas
- Comprimidos
- Líquido
- Polvo
- Té
- Hongos deshidratados
- Hongos frescos

¡ADVERTENCIA!

- **Quienes toman anticoagulantes deben evitar los complementos de reishi, pues este hongo tiene compuestos que también "adelgazan" la sangre.**
- **Recuerde: Si tiene algún padecimiento, consulte al médico antes de tomar complementos.**

Shiitake y maitake no son sólo palabras exóticas de un menú japonés. De hecho, forman parte de un grupo especial de hongos medicinales que durante años los asiáticos han conocido como tónicos para la longevidad y como refuerzos del sistema inmunitario.

Qué son

Durante miles de años, la medicina tradicional asiática ha apreciado ciertos hongos: los maitake, reishi y shiitake, debido a que favorecen la salud. A últimas fechas, se ha descubierto que un extracto del hongo *Coriolus versicolor*, llamado PSK, es un potente anticancerígeno. Aunque otras variedades, como los *auricularia polytricha* y los *pleurotos ostreatus*, también pueden aportar algunos beneficios al organismo, casi toda la atención e investigación se ha centrado en las cuatro mencionadas.

Estos hongos se venden en polvo (suelto para preparar té, cápsulas o comprimidos) o como extractos líquidos, que condensan su potencia. Los hongos reishi deshidratados y los shiitake y maitake frescos pueden conseguirse en tiendas japonesas o chinas y de productos gourmet. Para fines terapéuticos son preferibles los complementos. Los maitake, reishi y shiitake pulverizados a veces se combinan en una sola cápsula.

Cómo actúan

Los hongos medicinales tienen diversos efectos: reforzar el sistema inmunitario, disminuir los niveles de colesterol, actuar como anticoagulante e influir en la cura del cáncer, entre otros.

Principales beneficios. En Japón comúnmente se usan los maitake y *Coriolus versicolor* para fortalecer el sistema inmunitario de los enfermos de cáncer que reciben quimioterapia. Según estudios, los extractos de maitake aumentan la eficacia de las dosis menores de quimioterapia, y protegen las células del daño que ésta pueda causar. Durante años, los japoneses han usado el extracto PSK del *Coriolus versicolor* como un auxiliar para la quimioterapia. (En Estados Unidos se vende un producto similar como extracto de *Coriolus versicolor*.) Varios estudios indican que el PSK aumenta la supervivencia en casos de cáncer gástrico, de colon o pulmonar.

Al parecer, los hongos medicinales refuerzan el sistema inmunitario, ayudando a combatir organismos que causan enfermedades. Según investigaciones, pueden ser muy eficaces en casos de VIH y sida (que provocan sistemas inmunitarios débiles). Por ejemplo, los shiitake tienen un compuesto de carbohidratos llamado lentinan, el cual estimula

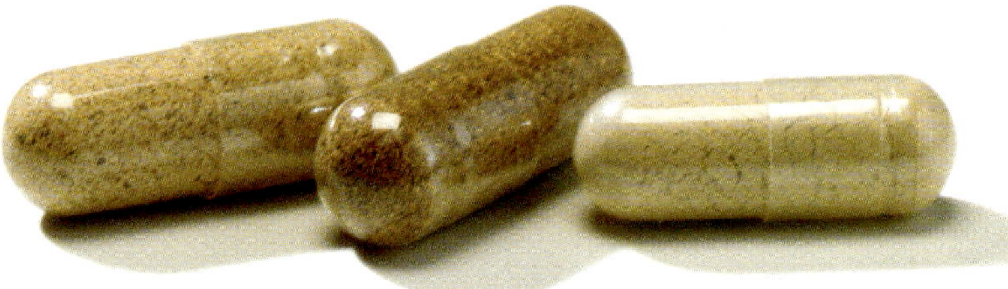

Los complementos elaborados con hongos shiitake, reishi y maitake (de izquierda a derecha), se venden en cápsulas.

la producción de linfocitos T, y de otros elementos inmunitarios. Estudios de laboratorio demuestran que el *Coriolus versicolor* podría vencer al VIH en tubos de ensayo; se necesitan más estudios para saber si puede hacer lo mismo en el organismo. Otras personas con sistemas inmunitarios debilitados, como quienes padecen el síndrome de fatiga crónica, también pueden beneficiarse con estos hongos medicinales.

Otros beneficios. Los reishi (conocidos en China como "plantas del espíritu") suelen usarse para la relajación; son adecuados para reducir el estrés y la fatiga. Además, tienen compuestos antiinflamatorios que ayudan en el tratamiento de la bronquitis y probablemente en otras enfermedades respiratorias. En un estudio chino con 2,000 sujetos con bronquitis, del 60% al 90% que tomó comprimidos de reishi mejoró en dos semanas. Los shiitake, maitake y reishi también pueden combatir cardiopatías, al reducir la tendencia de la sangre a coagularse, disminuir la presión arterial y, tal vez, reducir los niveles de colesterol en la sangre.

Cómo tomarlos

Dosis. *Como apoyo del sistema inmunitario en caso de cáncer:* Tome 500 mg de reishi, 400 mg de shiitake y 200 mg de maitake, 3 veces al día; y 3,000 mg de *Coriolus versicolor* o ambos, dividido en dos dosis al día. *Para cardiopatías o VIH/sida:* Tome 1,500 mg de reishi y 600 mg de maitake, diariamente. *Para bronquitis o sinusitis:* Tome 1,500 mg de reishi y 600 mg de maitake todos los días, o ambos, durante el curso de la enfermedad.

Recomendaciones. Los hongos medicinales no tienen efectos drásticos; quizá tarde varios meses en notarlos. Para mejores resultados, divida los complementos en 2 o 3 dosis diarias; tómelos con o sin alimentos.

Posibles efectos secundarios

Los shiitake, maitake, reishi y el *Coriolus versicolor* son seguros si se usan en las dosis adecuadas. En los estudios de pacientes con cáncer, el *Coriolus versicolor* se distinguió por carecer de efectos secundarios.

En casos excepcionales, el consumo prolongado de reishi —de tres a seis meses de uso diario— puede causar sequedad en la boca, erupción cutánea y comezón, malestar estomacal, sangrado nasal o heces con sangre. Suspenda el reishi si aparece alguno de estos síntomas. Las mujeres embarazadas o que estén lactando deben consultar al médico antes de probar cualquier hongo con fines medicinales.

HECHOS Y CONSEJOS

- No busque hongos silvestres como medicina o para comer. Es fácil confundir los hongos comestibles con los venenosos.
- Los hongos deshidratados o en polvo se agregan a las sopas o sirven para preparar un té de sabor terroso. Los deshidratados se cuecen a fuego lento en líquido, de 40 a 60 minutos, para liberar su sabor y propiedades curativas.

Sabía que...

En japonés, maitake quiere decir "hongo del baile", porque quien lo encuentra baila de alegría.

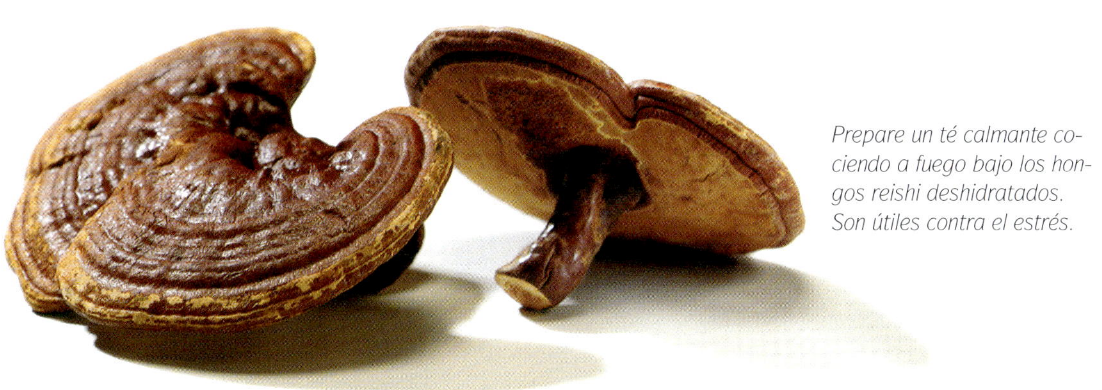

Prepare un té calmante cociendo a fuego bajo los hongos reishi deshidratados. Son útiles contra el estrés.

isoflavonas de soya

La soya ha demostrado que puede ayudar a disminuir los molestos bochornos de la menopausia. Según nuevas investigaciones, también puede proteger contra ciertas enfermedades como la osteoporosis, las cardiopatías y algunos tipos de cáncer.

Usos

- *Reducen la frecuencia e intensidad de los bochornos y otros síntomas menopáusicos.*
- *Pueden proteger contra cardiopatía coronaria.*
- *Pueden evitar ciertos tipos de cáncer.*
- *Pueden evitar la osteoporosis.*

Presentaciones

- Cápsulas
- Comprimidos
- Proteína de soya en polvo

¡ADVERTENCIA!

- Consulte a su médico antes de tomar complementos de soya para el tratamiento del cáncer.
- Las mujeres embarazadas o que estén lactando no deben tomar estos complementos.
- Recuerde: Si tiene algún padecimiento, consulte al médico antes de tomar complementos.

Qué son

Presentes en productos como el tofu y la leche de soya, y en complementos, las isoflavonas son unos compuestos eficaces conocidos como fitoestrógenos. Estas sustancias vegetales son químicamente similares al estrógeno del organismo, pero mucho más débiles. Los fitoestrógenos pueden fijarse a los receptores de estrógeno de las células y beneficiar la salud. Casi toda la investigación sobre las isoflavonas se ha hecho con gente que suele comer productos de soya, así que aunque casi todos los complementos contengan genisteína y dadizeína —las principales isoflavonas—, no se sabe si son los únicos compuestos benéficos de la soya.

Cómo actúan

Como fitoestrógenos, las isoflavonas tienen dos efectos valiosos. Si los niveles de estrógeno son altos, pueden bloquear los tipos de estrógeno más potentes producidos por el organismo, y ayudar a evitar enfermedades causadas por las alteraciones de las hormonas, como el cáncer de mama. Y si los niveles son bajos (como después de la menopausia), los fitoestrógenos pueden sustituir al estrógeno propio del organismo, y probablemente reducir los bochornos y conservar en buen estado los huesos. Las isoflavonas también pueden tener efectos antioxidantes y anticoagulantes.

Prevención. Según estudios, los productos de soya protegen de las cardiopatías al reducir el colesterol "malo" (LDL) y aumentar sustancialmente el "bueno" (HDL). Al parecer, la soya es muy eficaz para bajar los niveles altos de colesterol, pero es menos eficaz en casos de colesterol casi normal, y se necesita mayor cantidad para lograr los mismos efectos. Los productos de soya también inhiben la oxidación del colesterol LDL, el primer paso para acumular la placa que tapa las arterias. Algunos estudios muestran que la genisteína evita la formación de coágulos sanguíneos.

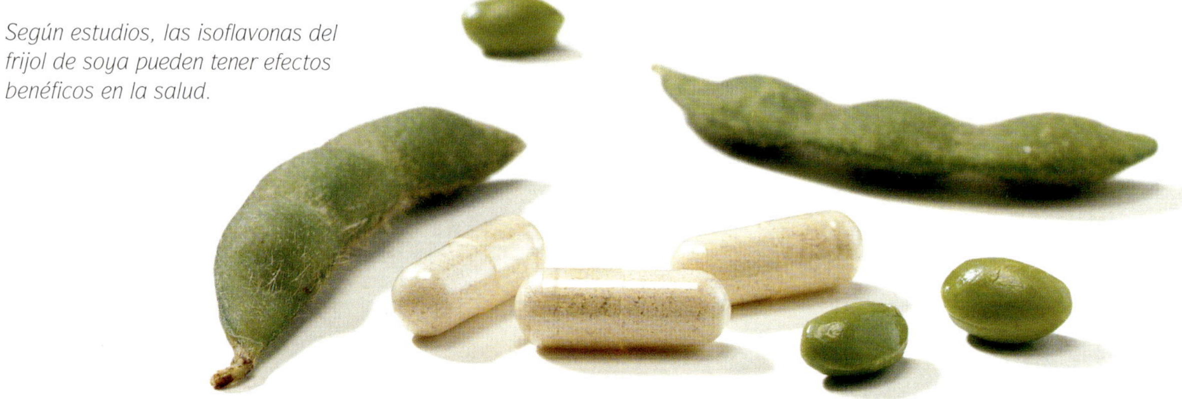

Según estudios, las isoflavonas del frijol de soya pueden tener efectos benéficos en la salud.

En países asiáticos donde la soya es parte de la dieta diaria, los índices de ciertos tipos de cáncer son mucho menores que en otras naciones. Estudios preliminares indican que el consumo habitual de alimentos o complementos de soya puede proteger contra el cáncer de mama, el de próstata y el de endometrio. En estudios con animales, incorporar proteína de soya a la dieta disminuyó considerablemente la formación de tumores y la probabilidad de que el cáncer se extendiera; es muy probable que los fitoestrógenos de la soya sean los responsables de este efecto. Los investigadores especulan que la genisteína de las isoflavonas puede bloquear una proteína llamada tirosinasa, que favorece el crecimiento y proliferación de células neoplásicas. La genisteína también tiene propiedades antioxidantes eficaces y, por eso, quizá algún día demuestre ser útil contra el cáncer, aunque por ahora es necesario investigar más.

Otros beneficios. Según investigaciones, los bochornos y otros síntomas de la menopausia son raros en Asia, pues ahí se comen muchos productos de soya. En un estudio occidental, las mujeres que agregaron 45 g de harina de soya a la dieta diaria, redujeron los bochornos en un 40%.

Las isoflavonas también pueden ayudar a conservar la densidad ósea. En un estudio de mujeres menopáusicas, consumir 40 g de proteína de soya al día produjo un aumento importante en la densidad mineral ósea de la columna, una zona a menudo debilitada por la osteoporosis.

Cómo tomarlas

Dosis. Los expertos desconocen la cantidad necesaria de isoflavonas para producir un efecto terapéutico. En los países asiáticos, el consumo de isoflavonas fluctúa de 25 a 200 mg diarios. Algunos investigadores creen que ingerir de 50 a 120 mg diarios podría ser la cantidad mínima necesaria. Los complementos en el mercado varían según el tipo de isoflavonas y la cantidad total que contengan por pastilla. Elija un producto que aporte una mezcla de isoflavonas (debe incluir genisteína y daidzeína); tome pastillas que suministren de 50 a 100 mg de isoflavonas por día.

Recomendaciones. Casi todos los expertos recomiendan tratar de obtener las isoflavonas de los alimentos de soya. Además de su contenido de isoflavonas, son buenas fuentes de proteína, así que pueden consumirse en vez de carnes rojas y otros alimentos ricos en grasas saturadas.

La cantidad de isoflavonas del frijol de soya, y de cualquier producto elaborado con éste, varía. En general, quizá baste con una o dos raciones de productos de soya al día (una ración equivale a unos 100 g de tofu o miso, 1 taza de leche de soya, o ½ taza de harina de soya, frijoles cocidos o proteína vegetal texturizada como carne de soya). Si a usted no le gusta la soya, puede obtener las isoflavonas de una combinación de comida y complementos. Otra opción es la soya en polvo, que contiene proteínas e isoflavonas; mézclela en jugos, leche o licuados. Tome los complementos con un vaso de agua tibia, antes del desayuno o la cena.

Posibles efectos secundarios

No se ha sabido que los productos de soya causen efectos secundarios, incluso en grandes cantidades. Pero las pocas personas alérgicas al frijol de soya deben evitar los complementos y alimentos que lo contengan.

HECHOS Y CONSEJOS

- Una dieta rica en fibra puede interferir en la absorción de isoflavonas. Si usted come mucha fibra, asegúrese de aumentar su consumo de complementos o alimentos de soya.
- Aunque el aceite y la salsa de soya provienen del frijol de soya, no contienen isoflavonas.

ÚLTIMOS HALLAZGOS

- En un estudio reciente, gente con colesterol moderadamente alto tomó un "licuado" diario que contenía 25 g de proteína de soya, ya fuera con isoflavonas o sin ellas. A las nueve semanas, quienes tomaron el licuado tuvieron, en promedio, una reducción del 5% en el colesterol "malo" (LDL). Los sujetos con los niveles más altos de LDL tuvieron una reducción del 11%. (Por cada disminución del 10% al 15% en niveles de LDL, el riesgo de infarto disminuye del 20% al 25%.)
- Según un estudio, las mujeres que comieron gran cantidad de productos de soya y otros alimentos ricos en fitoestrógenos redujeron el riesgo de cáncer endometrial en un 54%. Los productos de soya pueden ser vitales para las mujeres que nunca se han embarazado. En este grupo, comer menos de 7.08 g de productos de soya, en promedio, se relacionó con un riesgo cuádruple de sufrir cáncer endometrial.

jengibre

Zingiber officinale

Antiguamente era conocido como una medicina y un condimento culinario. Los europeos medievales creían que había surgido en el Jardín del Edén, y por mucho tiempo ha sido apreciado por los curanderos. En los hospitales y hogares modernos se usa para las náuseas y muchos otros fines.

Usos

- *Calma náuseas y mareos.*
- *Puede mitigar el dolor y la inflamación de la artritis.*
- *Modera dolores musculares.*
- *Puede aliviar las alergias.*
- *Reduce la flatulencia.*

Presentaciones

- Cápsulas
- Comprimidos
- Cápsulas de gel blando
- Aceite
- Tintura
- Líquido
- Raíz seca o fresca/Té
- Rizoma cristalizado, azucarado

¡ADVERTENCIA!

- El jengibre puede aligerar el malestar gravídico en los dos primeros meses de gestación (máximo 250 mg, 4 veces al día). Si se usa más tiempo o en mayores dosis, debe ser bajo supervisión médica.
- Quienes reciben quimioterapia no deben tomar jengibre en ayunas porque puede irritar las paredes del estómago.
- Recuerde: Si tiene algún padecimiento, consulte al médico antes de tomar complementos.

Qué es

Conocido por sus propiedades para asentar el estómago, el jengibre crece en algunas partes de la India y China, así como en Jamaica y otras zonas tropicales. Esta planta perenne de clima cálido está emparentada con la cúrcuma y la mejorana; sus raíces se usan con fines terapéuticos y culinarios. Es un condimento que añade un sabor picante y ácido a alimentos tan variados como el cerdo asado y las galletas. A nivel medicinal, sigue teniendo una función importante en la curación tradicional.

Cómo actúa

Durante miles de años, esta especie acre ha sido un popular tratamiento para problemas digestivos, desde la indigestión leve y la flatulencia hasta las náuseas y el vómito. También ha sido útil para aliviar resfriados y artritis. Investigaciones recientes acerca de sus agentes activos han confirmado la eficacia de muchos de esos antiguos remedios.

Principales beneficios. Los mareos a bordo de un barco pueden disminuir si se ingiere jengibre. En un estudio danés, 40 cadetes navales que tomaron 1 g de polvo del rizoma al día fueron menos propensos a tener accesos de sudor frío y vómito (clásicos del mareo) que los otros 39 a los que se les dio un placebo.

Debido a que el jengibre actúa mayormente en el tracto digestivo, aumentando los fluidos digestivos y neutralizando los ácidos, quizá sea una buena opción médica para los antieméticos, que pueden afectar el sistema nervioso central y causar aturdimiento. Estudios de mujeres que se sometieron a cirugía exploratoria (laparoscopia), o a cirugía ginecológica mayor, demuestran que tomar 1 g antes de una operación puede reducir en forma considerable las náuseas y el vómito posteriores a ésta, un efecto secundario común de los fármacos y la anestesia. Al parecer, también combate las náuseas de la quimioterapia; es mejor tomarlo junto con alimentos para evitar irritación estomacal.

Los efectos antieméticos del jengibre lo hacen útil para reducir el mareo, común en algunos ancianos, y para el malestar gravídico matutino. Durante años ha formado parte de la medicina popular, sobre todo para aliviar el malestar estomacal. Los complementos (o la pulpa cruda con jugo de limón) también son excelentes para la flatulencia.

Otros beneficios. Sus propiedades antiinflamatorias y analgésicas pueden aliviar los dolores musculares, aun el crónico, típicos de la artritis y de otros males. En un estudio a siete mujeres con artritis reumatoide (una enfermedad autoinmunitaria caracterizada por fuerte inflamación), el dolor e inflamación articulares disminuyeron al tomar sólo entre 5 y 50 g de jengibre crudo, o bien cápsulas con un contenido máximo de 1 g de jengibre en polvo. Las propiedades antiinflamatorias del jengibre pueden mitigar la congestión bronquial causada por alergias o resfriados.

Cómo tomarlo

Dosis. *Para prevenir cinetosis, mareos y náuseas; reducir flatulencia y aliviar el dolor crónico o artritis reumatoide:* Tome jengibre máximo 3 veces al día, o cada 4 horas, según necesite. La dosis habitual es de 100 a 200 mg de extracto estandarizado en pastillas; 1 o 2 g de jengibre crudo pulverizado; o aproximadamente 1 cm de raíz cruda de jengibre, rebanada. Otros preparados, incluyendo el té (en bolsita o ½ cucharadita de raíz rallada por cada taza de agua caliente) y el refresco de jengibre (con verdadero jengibre), pueden usarse varias veces al día para fines similares, artritis y alivio del dolor. Si viaja, pruebe los caramelos de jengibre: una pieza de 2.5 cm y 1.2 cm de grueso contiene cerca de 500 mg del rizoma. *Para músculos adoloridos:* Frote varias gotas de aceite de jengibre, mezclado con 15 ml de aceite de almendras o algún otro aceite neutro, en el área afectada. *Para mitigar alergias:* Beba máximo 4 tazas de té de jengibre al día, según necesite para reducir los síntomas.

Recomendaciones. Tome las cápsulas con agua o líquidos. Para evitar la cinetosis, úselo 3 o 4 horas antes de partir; y luego cada 4 horas, según necesite, máximo 4 veces al día. Para náuseas postoperatorias, tómelo el día anterior a la cirugía, bajo supervisión médica.

Posibles efectos secundarios

Es muy seguro para un gran número de enfermedades, ya sea tomado en cápsulas concentradas, comido crudo o bebido en té o refresco. Al parecer, el único efecto secundario que se le conoce es la acidez ocasional.

El jengibre, comido fresco o tomado en cápsulas, es un remedio eficaz para las náuseas y el mareo.

HECHOS Y CONSEJOS

- El primer pan de jengibre nació cuando los antiguos griegos lo mezclaron con harina, debido a su gran valor digestivo.
- Los colonizadores de Estados Unidos preparaban un té sedante para el estómago, precursor del actual refresco de jengibre *(ginger ale)*.
- Para resfriados o gripe, muchos curanderos recomiendan masticarlo crudo, beberlo en té o exprimir la raíz en 1 cucharada de miel. Estos remedios mitigan el dolor y la congestión en el pecho propios de estas afecciones.

AL COMPRAR

- Elija complementos estandarizados que contengan "compuestos acres". Éstos son los gingeroles y shogaoles, agentes activos que le dan al jengibre sus propiedades curativas.
- Busque refrescos de jengibre con verdadero jengibre: un vaso de 240 ml contiene cerca de 1 g de rizoma. Los refrescos comerciales de mayor venta sólo tienen cantidades mínimas de jengibre o de saborizante, sin beneficios terapéuticos.

Sabía que...

Una taza de té tiene un equivalente aproximado a 250 mg del rizoma pulverizado. Un platillo chino o de la India muy condimentado con jengibre tiene cerca del doble de esa cantidad.

kava kava

Piper methysticum

Cuando el capitán James Cook, explorador inglés, navegó por el Pacífico Sur en el siglo XVII, la kava kava que su tripulación tomó en el camino fue tal vez lo que relajó la tensión del viaje. Durante siglos se ha apreciado a esta hierba por sus efectos sedantes.

Usos

- *Ayuda a combatir la angustia.*
- *Modera las crisis de ansiedad.*
- *Ayuda a inducir el sueño.*
- *Alivia el dolor.*

Presentaciones

- Cápsulas
- Comprimidos
- Cápsulas de gel blando
- Líquido
- Tintura
- Hierba seca/Té

¡ADVERTENCIA!

- Las mujeres embarazadas o lactando no deben usar kava kava.
- No tome kava kava si usted tiene el mal de Parkinson. Puede agravar los síntomas.
- Recuerde: Si tiene algún padecimiento físico o psiquiátrico, consulte al médico antes de tomar complementos.

Qué es

Miembro de la familia de los pimientos, la kava kava es un arbusto que florece en muchas islas del Pacífico Sur. El nombre "kava kava" se refiere no sólo a la hierba sino a la bebida tradicional de la raíz hecha pulpa, mezclada con agua o agua de coco, y servida en cocos. Durante miles de años ha tenido un papel importante en actividades sociales y rituales religiosos entre los isleños del Pacífico. De hecho, las ceremonias insulares, ya sea para dar la bienvenida a la realeza o simplemente para presidir una reunión vecinal, estarían incompletas sin la kava kava, que tiene un propósito similar al del alcohol en otras sociedades: propiciar una sensación de bienestar y favorecer las relaciones sociales.

La planta, con hojas en forma de corazón, tiene flores estériles que solamente pueden propagarse al dividir las raíces, que son gruesas y deformes. Éstas pueden pesar hasta 11 kg. Hoy en día se cultiva mucho en muchas partes del Pacífico Sur, debido a las propiedades medicinales de su raíz, y se exporta a tiendas herbolarias de todo el mundo.

Cómo actúa

La raíz tiene varios compuestos (los más importantes son las llamadas kavalactonas), con una amplia gama de efectos terapéuticos. En muchos países europeos, los médicos la recetan para curar la angustia, el estrés, la inquietud y el insomnio. Los científicos no están seguros de cómo actúa, pero creen que la kava kava se centra en el sistema límbico, una parte primitiva del cerebro que, entre otras cosas, regula las emociones.

Principales beneficios. Se le conoce sobre todo por sus beneficios para calmar la angustia. Puede ser útil para reducir el estrés en general y el nerviosismo, y para evitar los ataques o crisis de ansiedad. También

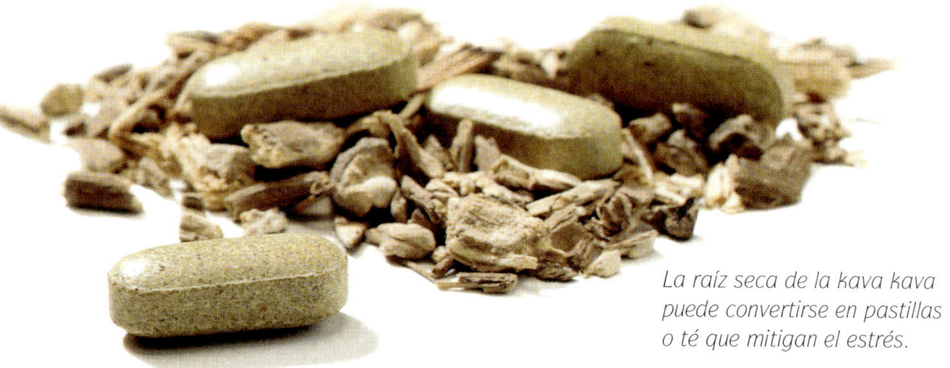

La raíz seca de la kava kava puede convertirse en pastillas o té que mitigan el estrés.

puede tener un efecto sedante en quienes intentan dejar de fumar o de beber alcohol. Sus propiedades relajantes ayudan a los insomnes a conciliar el sueño. Las personas que tengan depresión de leve a moderada, o que a menudo sientan angustia, pueden beneficiarse de la kava kava. A diferencia de los ansiolíticos convencionales, parece no embotar la mente. Algunos estudios incluso han demostrado que mejora el tiempo de reacción mental, y quienes la toman, rara vez crean tolerancia. En general, no parece causar adicción.

Otros beneficios. Debido a sus cualidades analgésicas, es útil para dolores musculares y dolor crónico en cualquier parte del cuerpo. Como relaja los músculos, es benéfica para los espasmos musculares. En algunos epilépticos parece prevenir las convulsiones con tanta eficacia como algunos anticonvulsivos recetados. Sus efectos pueden estar relacionados con su poder para disminuir el estrés y la angustia, los cuales provocan los ataques epilépticos. Estudios preliminares indican que la hierba puede ayudar a los pacientes que han sufrido derrame cerebral, pues reduce al mínimo el riesgo de un daño permanente que pudiera ocurrir.

Cómo tomarla

Dosis. La dosis recomendada es de 250 mg de un extracto estandarizado, 2 o 3 veces al día. Consulte a su médico si ha tomado kava kava durante más de 3 meses, pues el uso prolongado aumenta la probabilidad de efectos secundarios (vea abajo).

Recomendaciones. No exceda la dosis recomendada. Las dosis mayores pueden causar intoxicación o desorientación. (Un hombre en Utah fue declarado culpable de manejar bajo los efectos del alcohol, luego de tomar 16 tazas de té de kava kava por la tarde; esto lo hizo hacer eses, arrastrar las palabras y manejar como si estuviera ebrio.)

Además, a menos que lo recomiende el médico, evite la hierba si toma con regularidad otros fármacos que afecten al sistema nervioso, como antidepresivos, sedantes o ansiolíticos. También es conveniente evitar las bebidas alcohólicas cuando se toma kava kava. Sin embargo, ésta a veces se combina con complementos herbales que afectan el cerebro, como el hipericón antidepresivo. La kava kava en general surte efecto en minutos, aunque para la gente que tiene una fuerte angustia, quizá no sean evidentes todos sus beneficios sino hasta ocho semanas después de consumirla.

Posibles efectos secundarios

El malestar estomacal es el más común. En ocasiones, la gente que toma dosis muy altas por períodos prolongados (mínimo tres meses, aunque en general por mucho más tiempo) pueden notar que su piel se torna amarillenta (primero la cara, luego el resto del cuerpo), se seca y descama. Otros efectos secundarios por dosis muy altas incluyen pérdida del apetito, dificultad para respirar, visión borrosa, ojos inyectados de sangre, dificultad para caminar e intoxicación; si ocurren, suspenda la hierba. También ha habido reportes de erupciones cutáneas alérgicas, pero éstas son poco comunes.

AL COMPRAR

- Busque extractos estandarizados que contengan al menos 30% de los agentes activos de la hierba, llamados kavalactonas.
- Compre kava kava extraída de la raíz de la planta y no un producto que sólo contenga kavalactonas purificadas. Al parecer, los extractos de la raíz contienen una mezcla de sustancias benéficas, además de las kavalactonas.

ÚLTIMOS HALLAZGOS

- En un estudio hecho en varios centros médicos europeos, 101 pacientes con angustia tomaron 100 mg de extracto de kava kava 3 veces al día, o un placebo. Luego de 24 semanas, el 76% del grupo de kava kava dijo sentirse "mucho" o "muchísimo" mejor, comparado con el 51% de los que tomaron el placebo. El estudio descubrió que la kava kava surtió un efecto importante hasta pasadas ocho semanas (estudios preliminares habían indicado beneficios luego de 4 semanas o menos), quizá por la fuerte y prolongada angustia de los participantes. El único efecto secundario fue un malestar estomacal ocasional.

Sabía que...

Durante las ceremonias de bienvenida que se llevaron a cabo en el Pacífico Sur, Lyndon y Lady Bird Johnson, Hillary Rodham Clinton, la reina Isabel y el papa Juan Pablo II todos tomaron kava kava.

lecitina y colina

Estos nutrientes con nombres científicos son vitales para cada una de las células del organismo. Son importantes en particular para el hígado y los nervios. No es sorprendente que tantos nutriólogos insistan en que la gente los consuma más.

Usos

- *Previenen cálculos biliares.*
- *Como fortalecen el hígado, son útiles en el tratamiento de la hepatitis y la cirrosis.*
- *Ayudan a que el hígado elimine toxinas en pacientes sometidos a quimioterapia por cáncer.*
- *Reduce los síntomas de acidez.*
- *Puede aumentar la memoria y mejorar la función cerebral.*

Presentaciones

- Cápsulas
- Comprimidos
- Cápsulas de gel blando
- Polvo
- Líquido

¡ADVERTENCIA!

- Recuerde: Si tiene algún padecimiento, consulte al médico antes de tomar complementos.

Qué son

La lecitina es una sustancia grasosa presente en muchos alimentos de origen vegetal o animal, como hígado, huevos, frijol de soya, cacahuates y germen de trigo. También suele añadirse a productos industrializados, incluyendo helados, chocolate, margarina y aderezos para ensalada, para mezclar o emulsionar grasas con agua. El cuerpo también la produce.

Se considera que la lecitina es una excelente fuente de colina —parte del complejo B—, sobre todo en la forma de fosfatidilcolina. Una vez en el organismo, la fosfatidilcolina se degrada en colina, de modo que al tomar lecitina o absorberla de los alimentos, el organismo recibe colina. Pero sólo del 10% al 20% de la lecitina presente en plantas y otras fuentes naturales está compuesta de fosfatidilcolina. Es posible comprar compuestos de lecitina con concentraciones mayores de fosfatidilcolina, pero pueden ser muy caros. En casi todos los casos, tomar colina simple, en vez de la costosa fosfatidilcolina, funciona muy bien.

Aunque la lecitina alimentaria es una fuente importante de colina, la colina también está presente en hígado, frijol de soya, yema de huevo, jugo de uva, cacahuates, col, colifor y otros alimentos. También se pueden comprar complementos de colina, y a menudo se incluye como un ingrediente en el complejo B o en otras fórmulas combinadas.

Cómo actúan

Ambas son necesarias para diversas funciones corporales. Forman membranas celulares y facilitan el movimiento de grasas y nutrientes dentro y fuera de las células. Favorecen la reproducción, el desarrollo fetal y de los lactantes; son vitales para la salud del hígado y la vesícula biliar, y pueden ayudar al corazón. La colina es un compuesto esencial de la acetilcolina, sustancia cerebral que influye mucho en la memoria y el control muscular. Debido a estos vastos efectos, se les ha promocionado casi para todo, desde curar cáncer y sida hasta bajar el nivel de colesterol.

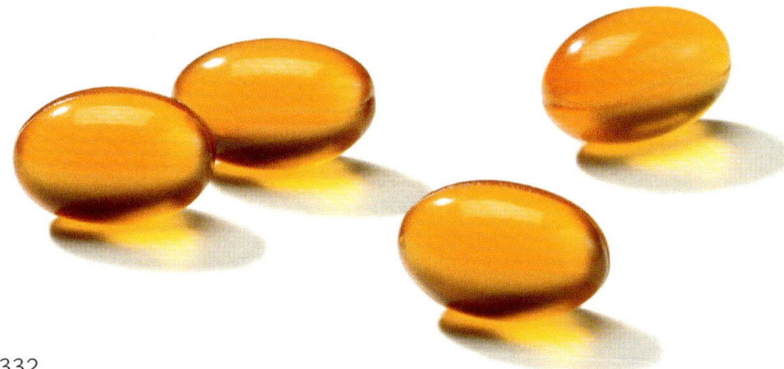

La leticina es buena para el cerebro y el hígado, y ayuda a digerir las grasas. Las cápsulas de gel blando son una presentación popular de este complemento.

A pesar de las pruebas de algunas de estas afirmaciones son vagas, estos nutrientes no deben descartarse del todo.

Principales beneficios. Ambas son muy útiles en el tratamiento de enfermedades hepáticas y de la vesícula biliar. La lecitina es un elemento esencial de la bilis, sustancia que sirve para digerir grasas; se sabe que un bajo nivel de ella se relaciona con cálculos biliares. Tomar complementos con lecitina o su extracto purificado, la fosfatidilcolina, puede ayudar a curar o prevenir el trastorno. La lecitina también es benéfica para el hígado. Los resultados de un estudio de 10 años con mandriles confirmaron que previene el daño en el hígado y la cirrosis causados por alcoholismo; otros estudios indican que ayuda en problemas de hepatitis.

La colina suele incluirse en fórmulas hepáticas complejas junto con otros complementos hepaticovigorizantes, como el aminoácido metionina, el inositol de la vitamina B, y las hierbas cardo lechero y diente de león. Estos preparados, a menudo llamados combinaciones o factores lipotrópicos, pueden prevenir la acumulación de grasas en el hígado, mejorar el tránsito de grasas y colesterol en éste y en la vesícula biliar, y ayudarlo a librar al organismo de toxinas peligrosas. Son muy útiles para afecciones hepáticas o de la vesícula biliar, así como para otras que se beneficien de una actividad hepática adecuada, como la endometriosis (la principal causa de infertilidad femenina) o para los efectos secundarios de la quimioterapia. La colina, junto con el complejo B, el ácido pantoténico y la tiamina, también pueden aliviar la acidez gástrica.

Otros beneficios. Estos dos nutrientes, que forman nervios, pueden ser útiles para mejorar la memoria en casos de Alzheimer, evitar anomalías congénitas del tubo neural (espina bífida), aumentar el rendimiento en deportes de resistencia, y ayudar a curar contracturas y tics (discinesia tardía) causados por antipsicóticos. También se han propuesto para reducir el nivel alto de colesterol e incluso para tratar el cáncer. Pero se necesitan más estudios para definir su función en estas y otras enfermedades.

Cómo tomarlas

Dosis. La lecitina suele administrarse en una dosificación de 2 cápsulas de 1,200 mg, 2 veces al día. Puede tomarse en granulado; 1 cucharadita contiene 1,200 mg de lecitina. La colina puede obtenerse de la lecitina, aunque la fosfatidilcolina (500 mg, 3 veces al día) o la colina simple (500 mg, tres veces al día) pueden ser una mejor fuente. La colina también puede tomarse como parte de una combinación lipotrópica. La lecitina y la colina no tienen ADR, aunque hace poco el grupo científico que fija las normas alimentarias estableció una ingesta adecuada de colina: 550 mg para hombres y 425 mg para mujeres.

Recomendaciones. La lecitina y la colina deben tomarse con alimentos, para aumentar la absorción. La lecitina en granulado tiene un sabor a nuez y puede espolvorearse en los alimentos o mezclarse en las bebidas.

Posibles efectos secundarios

En dosis altas, pueden causar sudoración, náuseas, vómito, inflamación abdominal y diarrea. La colina (10 g al día), en dosis altas puede hacer que el cuerpo huela a pescado o causar un trastorno de la frecuencia cardíaca.

HECHOS Y CONSEJOS

- Los complementos de lecitina varían mucho en la cantidad de su ingrediente activo, la fosfatidilcolina: pueden fluctuar desde 10% hasta 98%. En casi ningún caso es necesaria una mayor concentración de fosfatidilcolina (ni su costo adicional).
- Como la colina es vital para el desarrollo de los lactantes, todas las fórmulas autorizadas por la Secretaría de Salud deben contenerla.

ÚLTIMOS HALLAZGOS

- La falta de colina se manifiesta muy pronto. Los hombres adultos que estuvieron en una dieta estricta de 30 días sin colina, mostraron un nivel elevado de enzimas del hígado, indicador de problemas hepáticos. Al darles complementos de lecitina normalizaron la actividad hepática.
- Según un nuevo estudio, la colina mejora la memoria, al menos en los animales. Las crías de ratas alimentadas con más colina que las de ratas con una dieta normal, tuvieron mucho mejor memoria y capacidad de aprendizaje. Por el contrario, las crías de ratas privadas de colina obtuvieron malos resultados en las pruebas de memoria.

Sabía que...

No hay ADR de lecitina y colina, pero las deficiencias son raras. En general, en los países desarrollados, la gente recibe la cantidad suficiente a partir de la dieta diaria.

magnesio

A pesar de su poca publicidad, el magnesio es quizá uno de los minerales más importantes para la salud. Estudios indican que además de mejorar unos 300 procesos propios de las enzimas en el organismo, puede ayudar a prevenir o combatir muchas enfermedades crónicas.

Usos

- *Ayuda a proteger contra cardiopatías y alteraciones en la frecuencia cardíaca (arritmia).*
- *Mitiga los síntomas de la fibromialgia.*
- *Baja la hipertensión arterial.*
- *Puede reducir la intensidad de los ataques de asma.*
- *Disminuye los síntomas del síndrome premenstrual (SPM).*
- *Ayuda a evitar las complicaciones de la diabetes.*

Presentaciones

- Cápsulas
- Comprimidos
- Polvo

¡ADVERTENCIA!

- La gente con nefropatía debe consultar al médico antes de tomar magnesio.
- El magnesio puede reducir la eficacia de las tetraciclinas. Consulte a su médico.
- Recuerde: Si tiene algún padecimiento, consulte al médico antes de tomar complementos.

Qué es

El organismo de una persona común apenas tiene 28 g de magnesio, pero esta pequeña cantidad es vital para varias funciones orgánicas. Mucha gente no tiene reservas adecuadas, a menudo porque depende demasiado de los alimentos industrializados que contienen muy poco de este mineral. Además, los niveles de magnesio se agotan con facilidad debido al estrés, a ciertas enfermedades o fármacos, y a la actividad física intensa. Por este motivo, puede ser necesario tomar complementos alimenticios para tener una salud óptima. Se venden en diversas presentaciones, como aspartato, carbonato, gluconato, óxido o sulfato de magnesio.

Cómo actúa

Es uno de los minerales más versátiles; interviene en la función nerviosa, en la producción de energía, en la relajación muscular y en la formación de huesos y dientes. Junto con el calcio y el potasio, regula el ritmo cardíaco y la coagulación de la sangre; también ayuda en la producción y uso de la insulina.

Prevención. Investigaciones recientes indican que es benéfico para prevenir y curar cardiopatías. Según estudios, el riesgo de morir de un infarto es menor en las zonas donde hay agua "dura", la cual contiene altos niveles de magnesio. Algunos investigadores especulan que si toda la gente bebiera esta agua, el número de decesos por infarto descendería en 19%. Al parecer, el magnesio disminuye la presión arterial, y también se ha descubierto que ayuda a la recuperación luego de un infarto, al inhibir los coágulos sanguíneos, dilatar las arterias y normalizar arritmias peligrosas.

Estudios preliminares señalan que una ingesta adecuada de magnesio puede prevenir la diabetes tipo 2 (no dependiente de la insulina). Investigadores de la Universidad Johns Hopkins midieron el magnesio en más de 12,000 personas que no tenían diabetes y los observaron durante seis años para ver si contraían la enfermedad. Quienes registraron los niveles más bajos tuvieron un 94% más de posibilidades de enfermar que los sujetos con los niveles más altos. (Estos resultados sólo aplican

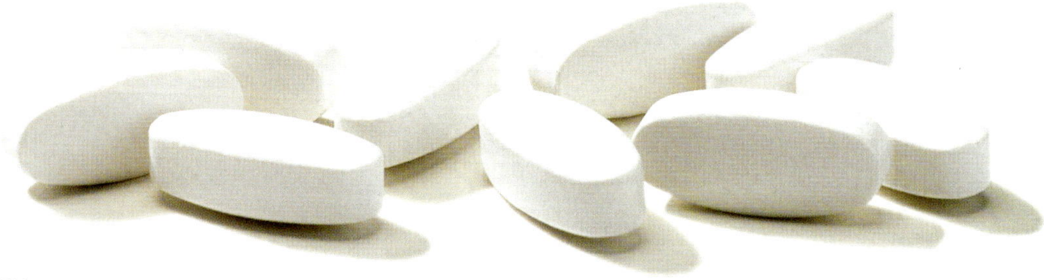

a la raza caucásica; parece que los niveles de magnesio no afectan la diabetes en afroamericanos.) Se necesitan más estudios para averiguar si los complementos de magnesio pueden prevenir la enfermedad.

Otros beneficios. El magnesio relaja los músculos, así que es útil para lesiones provocadas por el deporte y fibromialgia. Parece que también mitiga el SPM y los cólicos menstruales, y puede aumentar la densidad ósea en mujeres posmenopáusicas (detiene la aparición de la osteoporosis). Como el magnesio dilata las vías respiratorias, sirve para el tratamiento del asma y la bronquitis. Los estudios no son concluyentes respecto de su función para prevenir o curar migrañas, pero uno de ellos indica que puede aumentar el efecto del sumatriptan, un fármaco para las migrañas.

Cuánto necesita

El ADR de magnesio es de 350 mg diarios para los hombres y 280 mg para las mujeres. Se requieren dosis más altas para prevenir o curar una enfermedad, así como para las mujeres que toman anticonceptivos orales.

Si toma muy poco. Incluso las carencias moderadas pueden aumentar el riesgo de cardiopatías y diabetes; las fuertes pueden causar fatiga, arritmias, espasmos musculares, irritabilidad, nerviosismo o confusión.

Si toma demasiado. El magnesio puede provocar diarrea y náuseas. Si el organismo no es capaz de procesar las dosis altas de manera adecuada, pueden presentarse efectos secundarios más graves, como letargo, debilidad muscular, confusión o dificultad para respirar. Las sobredosis son poco frecuentes, pues los riñones generalmente eliminan el exceso.

Cómo tomarlo

Dosis. *Para prevenir cardiopatías:* 400 mg al día. *Para insuficiencia cardíaca congestiva, arritmias y asma:* 400 mg, 2 veces al día. *Para fibromialgia:* 150 mg de magnesio con 600 mg de ácido málico, 2 veces al día. *Para hipertensión arterial:* 500 mg al día. *Para diabetes:* 500 mg diarios.

Recomendaciones. El magnesio se absorbe mejor si se toma en cada comida. Si los complementos causan diarrea, reduzca la dosis o use sulfato o gluconato de magnesio; son más suaves para el tracto digestivo.

Otras fuentes

Los cereales integrales, las nueces, las leguminosas, las verduras de hojas verde oscuro y los mariscos, son buenas fuentes de magnesio.

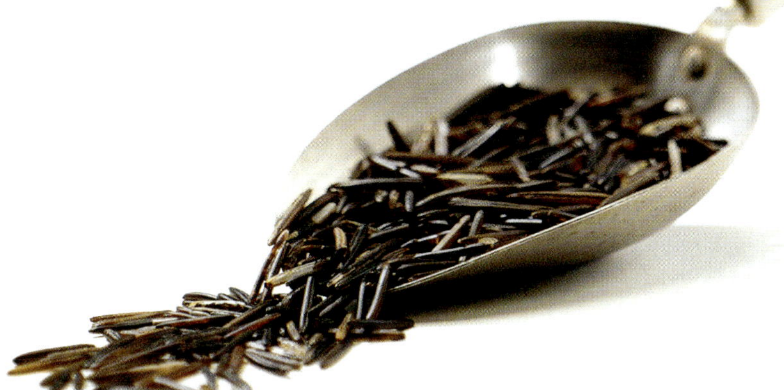

HECHOS Y CONSEJOS

- Si toma complementos de magnesio, tome complementos de calcio. El desequilibrio entre ambos minerales puede reducir al mínimo sus efectos benéficos.
- Según investigaciones, el citrato de magnesio es el que más fácilmente absorbe el organismo. El óxido de magnesio quizá sea el más barato, pero también es el que menos se aprovecha.

ÚLTIMOS HALLAZGOS

- La falta de magnesio limita la actividad física. En un estudio a mujeres deportistas de más de 50 años, se notó que requirieron más oxígeno y su ritmo cardíaco fue mayor, que cuando el nivel de magnesio era bajo.
- En un estudio a 60 hombres y mujeres hipertensos, tomar magnesio les bajó la presión arterial. La sistólica (el número más alto) bajó unos 2.7 puntos; y la diastólica (el número menor), 1.5 puntos. Los descensos de hasta unos cuantos puntos pueden reducir el riesgo de infartos y derrame cerebral.

Sabía que...

Un hombre tendría que comer 3 tazas de arroz silvestre para cubrir el ADR de 350 mg de magnesio.

manzanilla

Matricaria recutita

Para algunos la planta más sedante del mundo, la manzanilla tradicionalmente se ha tomado en infusión para relajar los nervios y aliviar problemas digestivos. En forma concentrada, cada vez se vende más en pastillas y tinturas, y en fórmulas tópicas para llagas y erupciones.

Usos

- *Favorece la relajación general y calma la ansiedad.*
- *Alivia el insomnio.*
- *Cura úlceras bucales y sana la gingivitis.*
- *Aminora erupciones cutáneas y quemaduras, incluso las de sol.*
- *Alivia ojos rojos e irritados.*
- *Mitiga los cólicos menstruales.*
- *Cura la inflamación intestinal, el malestar digestivo y la acidez.*

Presentaciones

- Cápsulas
- Hierba seca/Té
- Tintura
- Aceite
- Crema/Ungüento

¡ADVERTENCIA!

- Recuerde: Si tiene algún padecimiento, consulte al médico antes de tomar complementos.

Qué es

De hecho, son dos hierbas: la manzanilla alemana y la romana. La más popular (y la que se estudia en este libro) es la alemana, también llamada manzanilla húngara. Proviene de las flores secas —parecidas a las margaritas— de la planta *Matricaria recutita* (sus nombres botánicos más antiguos son *Matricaria chamomilla* y *Chamomilla recutita)*. La otra manzanilla, llamada romana o inglesa *(Chamaemelum nobile* o *Anthemis nobilis)*, tiene propiedades similares a la alemana y se vende sobre todo en Europa.

Se ha usado durante mucho tiempo para preparar una infusión sedante. Debido a su grato aroma y sabor, parecidos a los de la manzana (el término "camomila" proviene del griego *kamai melon*, que significa "manzana de tierra"), mucha gente encuentra en el ritual de preparar y tomar traguitos de té una experiencia relajante. También se añade extracto de manzanilla concentrada a cremas y lociones, o se vende en forma de pastillas o tinturas. Sus efectos curativos se relacionan en parte con su aceite volátil, que contiene un compuesto llamado apigenina, así como otras sustancias terapéuticas.

Cómo actúa

Es un maravilloso sedante. Sus efectos antiinflamatorios, antiespasmódicos y antiinfecciosos pueden beneficiar a todo el organismo, interna y externamente. Ingerida, calma malestares digestivos, alivia cólicos y relaja los nervios. También actúa en forma externa en la piel y en las mucosas de la boca y los ojos; mitiga erupciones, llagas e inflamaciones.

Principales beneficios. Estudios con animales han probado que la manzanilla contiene unas sustancias que actúan en las mismas partes del cerebro y el sistema nervioso que los ansiolíticos, favoreciendo la relajación y reduciendo el estrés.

Al parecer, la manzanilla tiene un leve efecto sedante, pero también calma el organismo, por lo que se indica para conciliar el sueño de forma natural. Además, debido a su efecto antiinflamatorio y relajante en los músculos suaves que recubren el tracto digestivo, ayuda a mitigar múltiples afecciones gastrointestinales como la acidez, los trastornos diverticulares y la inflamación intestinal. Al ser un relajante muscular, puede ayudar a quienes sufren de cólicos menstruales.

Otros beneficios. Usada externamente, alivia la inflamación cutánea. Tiene compuestos antibacterianos que también pueden acelerar la curación de infecciones. Un vendaje remojado en té de manzanilla puede ayudar si se aplica en quemaduras leves. Para quemaduras de sol, añada aceite de manzanilla al agua fresca de la bañera o mézclelo con aceite de almendras dulces y frótelo en las áreas quemadas. Las cremas de manzanilla preparadas, a la venta en tiendas naturistas, pueden aliviar quemaduras de sol y erupciones como el eccema. Esta hierba también puede curar inflamaciones o infecciones en ojos y boca. Los colirios de té fresco pueden aliviar el enrojecimiento o la irritación de la conjuntivitis y otras inflamaciones oculares; prepare té todos los días y guárdelo en un recipiente esterilizado. Las gárgaras o el enjuague bucal hechos diariamente ayudan a curar úlceras bucales y a prevenir la gingivitis.

Cómo tomarla

Dosis. *Para un té de manzanilla sedante:* Vierta una taza de agua muy caliente (no hirviendo) en 2 cucharaditas de flores secas. Deje reposar 5 minutos y cuele. Tome máximo 3 tazas al día o 1 al acostarse. El té debe estar frío y mantenerse esterilizado si lo usa en la piel o en los ojos. *Para la piel:* Agregue unas gotas de aceite de manzanilla a 40 ml de aceite de almendras (u otro aceite neutro) o compre una crema preparada. También venden pastillas y tinturas; siga las instrucciones. Una pastilla o una cucharadita de tintura tienen los efectos terapéuticos de una taza de té.

Recomendaciones. La manzanilla es benigna y puede usarse mucho tiempo, aun combinándola con fármacos controlados y de venta libre, así como con otras hierbas y complementos alimenticios. En las dosis recomendadas, es inocua para niños y mujeres embarazadas o lactando.

Posibles efectos secundarios

Ya sea ingerida o aplicada en forma externa, los efectos secundarios son muy poco frecuentes. Quienes toman dosis superiores a las recomendadas han reportado algunos casos de náuseas y vómito. No obstante que se han dado avisos de alarma sobre posibles reacciones alérgicas que causan espasmo bronquial o erupciones cutáneas, al parecer son tan excepcionales que la gente no debe preocuparse por ellas.

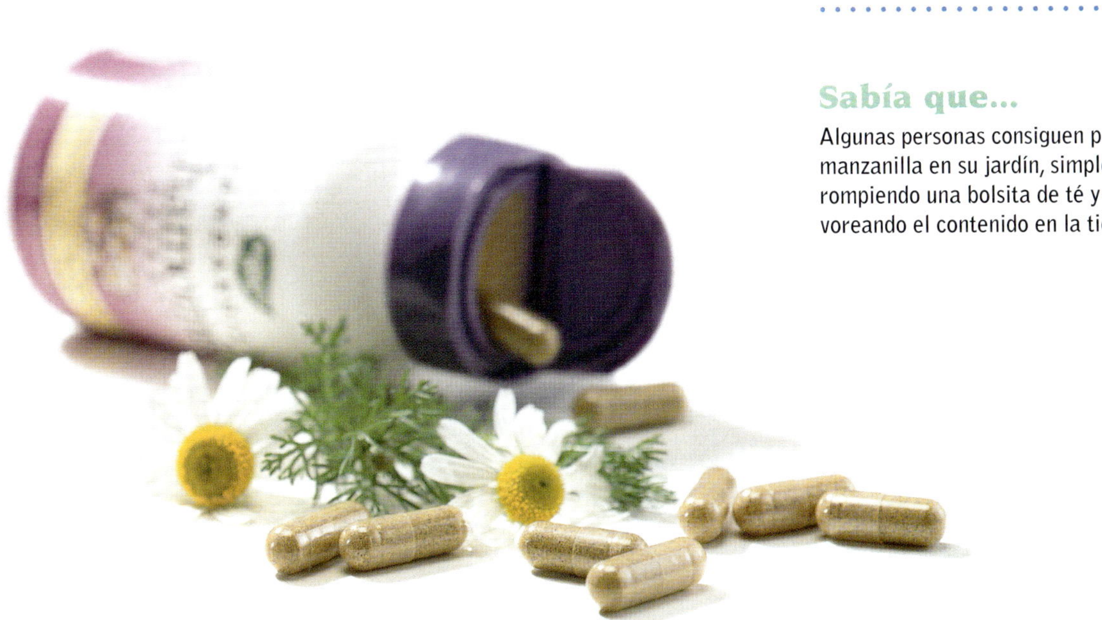

Hechos y consejos

- Un baño de manzanilla puede ser relajante y humectar la piel seca, irritada o quemada por el sol. Agregue 10 gotas de aceite de manzanilla o varias tazas de té al agua de la bañera; sumérjase mínimo 30 minutos.
- Cure quemaduras de preferencia con cremas o té de manzanilla, en vez de hacerlo con ungüentos grasosos. Éstos contienen aceites que retienen el calor, retardan la curación y aumentan el riesgo de infección. Las cremas contienen una base no aceitosa.

Al comprar

- Las pastillas y tinturas se hacen con extractos concentrados de manzanilla. Compre extractos estandarizados con apigenina al 1%, mínimo; es uno de los ingredientes curativos de la hierba.
- Revise bien la etiqueta de productos tópicos con manzanilla. Algunos la contienen, pero en cantidades mínimas. Compre cremas o ungüentos con manzanilla al 3%, mínimo.

Sabía que...

Algunas personas consiguen plantar manzanilla en su jardín, simplemente rompiendo una bolsita de té y espolvoreando el contenido en la tierra.

matricaria

Tanacetum parthenium

Durante siglos la matricaria se ha utilizado para los problemas estomacales, las irregularidades menstruales y los dolores de cabeza. Prácticamente cayó en desuso hasta que a finales de la década de 1970 se encontró que la planta tenía propiedades para curar la migraña.

Usos

- *Ayuda a prevenir o reducir la intensidad de las migrañas.*
- *Alivia síntomas menstruales.*

Presentaciones

- Cápsulas
- Comprimidos
- Tintura
- Hierba seca/Té

¡ADVERTENCIA!

- Las embarazadas deben evitar la matricaria, ya que puede causar contracciones del útero. Las mujeres que estén lactando tampoco deben usarla.
- La matricaria puede inhibir la coagulación; antes de usarla consulte a su médico si usted está tomando anticoagulantes.
- Recuerde: Si tiene algún padecimiento, consulte al médico antes de tomar complementos.

Qué es

La matricaria (también llamada botón de plata o febrífuga), que se ha vuelto célebre debido a su efecto antimigrañoso, es miembro de la familia de las margaritas y los girasoles. Sus brillantes flores blancas y amarillas, y sus livianas hojas amarillo verdosas, le dan un parecido a la manzanilla (a menudo se confunde con ésta). Las hojas se emplean en medicina, y las flores, que no hacen ningún provecho a la salud, emiten un fuerte aroma. En la Edad Media se creía que purificaba el aire y prevenía el paludismo y otras afecciones mortales. Quizá no extermine gérmenes en la atmósfera, pero su olor es repulsivo para las abejas y los insectos, por lo que en el jardín puede actuar como repelente natural.

Cómo actúa

El compuesto activo de la matricaria (una sustancia química llamada partenolida) parece bloquear en el organismo las sustancias vasodilatadoras y vasoconstrictoras que causan inflamación.

Prevención. Aunque se ignora la causa exacta de las migrañas, algunos expertos creen que ocurren cuando los vasos sanguíneos de la cabeza se estrechan y luego se dilatan con rapidez. Este cambio puede liberar sustancias químicas almacenadas en las plaquetas (pequeñas células sanguíneas de la coagulación), causando dolor e inflamación. Los investigadores piensan que la hierba evita la dilatación repentina de los vasos sanguíneos e inhibe la liberación de dichas sustancias. Sin embargo, la matricaria no alivia la migraña una vez que ésta ha empezado.

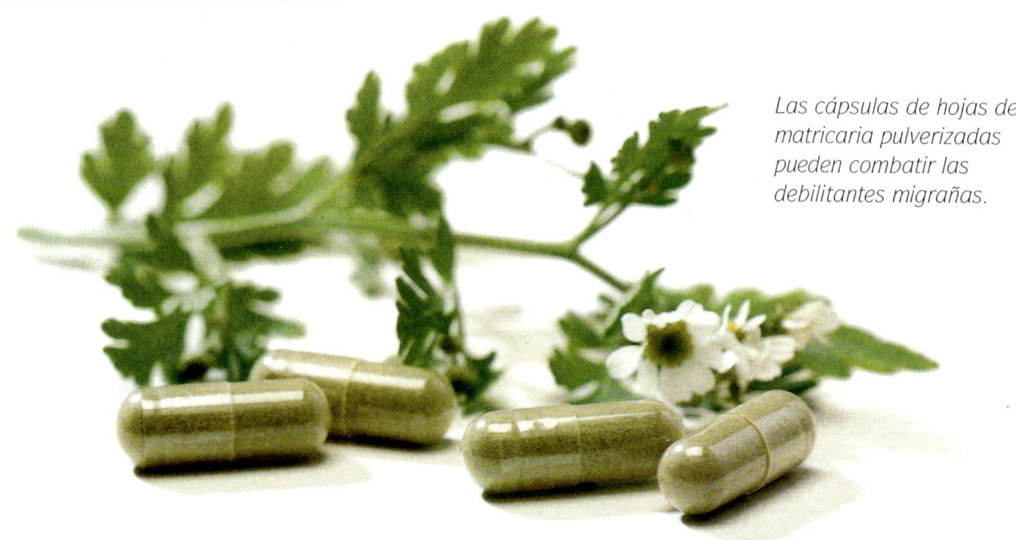

Las cápsulas de hojas de matricaria pulverizadas pueden combatir las debilitantes migrañas.

A principios de la década de 1970, cuando se corrió la voz entre las personas que padecían migrañas crónicas, se impulsó el uso generalizado de la matricaria. Para determinar la eficacia de la hierba, unos investigadores británicos reclutaron a gente con migraña que había usado la matricaria con regularidad. La dividieron en dos grupos: uno siguió tomándola y el otro recibió un placebo. Quienes tomaron el placebo presentaron dolores de cabeza más frecuentes e intensos, mientras que en los que usaron la matricaria no se incrementaron las recurrencias. Otro estudio confirmó que la hierba redujo el número de migrañas en 24%; incluso cuando los dolores se presentaron, fueron menos intensos. Los resultados de estos y otros estudios han inducido a las autoridades de Canadá y de otros países a autorizar su uso como antimigrañoso.

Otros beneficios. Durante mucho tiempo se ha usado para dolencias menstruales. Inhibe la producción de prostaglandinas, sustancias seudohormonales que pueden causar dolor e inflamación. Como los cólicos menstruales se deben al exceso de prostaglandinas producidas por la pared uterina, la matricaria es adecuada para este problema.

El efecto antiinflamatorio de la hierba también hace que se emplee para el tratamiento de articulaciones doloridas e inflamadas por la artritis reumatoide. No obstante, un estudio de pacientes con este tipo de artritis demostró que tomar matricaria junto con los fármacos que suelen recetarse para esta afección no aporta beneficios adicionales. Aún no se han hecho estudios sobre cómo podría actuar la hierba sola o junto con otros tratamientos herbarios para la artritis reumatoide.

Cómo tomarla

Dosis. Para migrañas, 250 mg al día de un producto de matricaria estandarizado con un mínimo de 0.4% de partenolida.

Recomendaciones. La experiencia de los participantes en el estudio británico antes citado subraya la importancia de tomar matricaria diariamente durante un tiempo prolongado, ya que suspenderla puede provocar que vuelvan los dolores de cabeza.

Posibles efectos secundarios

Se han observado pocos efectos secundarios, a pesar del uso prolongado de la hierba. Ha habido informes de llagas e inflamación en las mucosas de la boca, pero esta reacción parece limitarse a las personas que mastican las hojas frescas (una práctica común antes de que salieran a la venta los complementos de matricaria). Algunas personas sufren malestar estomacal a causa de las hojas frescas o de los complementos. El contacto de la piel con la planta puede causar una erupción; si esto le sucede al tocar la planta, no debe ingerirla.

AL COMPRAR

- Un estudio en Gran Bretaña encontró que la mitad de los preparados de matricaria que fueron analizados, prácticamente no tenían partenolida, el ingrediente activo. Busque comprimidos y cápsulas con la hierba *Tanacetum parthenium,* estandarizados con partenolida al 0.4%, mínimo.

Caso Clínico

Un antimigrañoso

Por un tiempo, Nick L. creyó que los nuevos agentes antimigrañosos eran una auténtica maravilla, debido a su asombrosa capacidad para suprimir el aturdidor dolor de cabeza. Sin embargo, lo que él quería era algo que evitara la migraña. Su médico le recetó otros medicamentos, pero todos tenían molestos efectos secundarios. "Los agentes betabloqueadores eliminaron las migrañas, pero también mi vida sexual", recuerda Nick. Él probó varios tipos, pero siempre obtuvo el mismo resultado.

En un viaje a Londres vio un anuncio en una tienda: "¿Padece migraña? Tenemos matricaria." Aunque era escéptico a las fitoterapias, compró un paquete, el cual se quedó sin abrir durante seis meses en su botiquín.

Después leyó un artículo que afirmaba que la matricaria era una hierba inocua y eficaz. Decidió tomar 2 cápsulas junto con su vitamina diaria. "A partir de entonces, pasé ese año sin migrañas; el primero desde que era niño", señala Nick.

melatonina

Conocida como la hormona antiedad, a la melatonina se le han atribuido efectos milagrosos para una amplia gama de enfermedades, incluyendo el cáncer. Quizá sea más eficaz como un auxiliar natural para el insomnio y para superar el desfase horario (*jet lag*) de los viajeros.

Usos

- *Alivia el insomnio.*
- *Favorece un sueño tranquilo, aun si hay dolor o trastornos del sueño causados por el estrés.*
- *Disminuye los efectos del desfase horario y acorta su duración.*

Presentaciones

- Cápsulas
- Comprimidos
- Tabletas
- Cápsulas de gel blando
- Líquido

¡ADVERTENCIA!

- Informe al médico si usted toma melatonina. Se han reportado reacciones farmacológicas adversas en gente que toma antidepresivos comunes (como inhibidores MAO o Prozac), esteroides o sedantes.
- Recuerde: Si tiene algún padecimiento físico o psiquiátrico, consulte al médico antes de tomar complementos.

Qué es

Identificada por vez primera en 1958, esta hormona natural es producida por la glándula pineal, órgano del tamaño de un chícharo que está en el cerebro. Los humanos y casi todos los animales segregan melatonina a lo largo de su vida, registrando los niveles más altos en la infancia. A medida que envejecemos desciende su producción, lo que ha llevado a algunos investigadores a especular que en complementos puede ayudar a los ancianos. Curiosamente, los niveles de melatonina natural varían mucho: cerca del 1% de la población tiene niveles muy bajos y otro 1% tiene niveles 500 veces superiores a lo normal. Pero no existe una relación entre estas cantidades y problemas específicos de la salud o de los patrones del sueño.

Cómo actúa

Una de sus principales funciones es regular el sueño y la vigilia. Lo hace al ajustar el reloj interno del cerebro, creando lo que se conoce como ritmos circadianos, biorritmos diarios del organismo que rigen todo, desde el sueño y la vigilia hasta las funciones digestivas y la liberación de diversas hormonas relacionadas con la reproducción y otros procesos orgánicos. El organismo produce melatonina al reaccionar ante las señales de luz; segrega más cuando el exterior es oscuro (todos los días, al anochecer, empieza la producción y alcanza su punto máximo entre las 2 a.m. y 4 a.m.), y menos durante el día. Esta secreción cíclica diaria de melatonina es la que indica al organismo cuándo dormir y cuándo despertar.

Principales beneficios. Puede ser muy eficaz como auxiliar del sueño. Diversos estudios con jóvenes y ancianos indican que en algunos casos la melatonina acorta el tiempo necesario para conciliar el sueño y mejora su calidad, al disminuir el número de veces que quien lo toma, despierte durante la noche. Es benéfica si el dolor crónico o el estrés causan alteraciones del sueño. La melatonina también puede ayudar a restablecer los patrones normales del sueño en gente que trabaja de no-

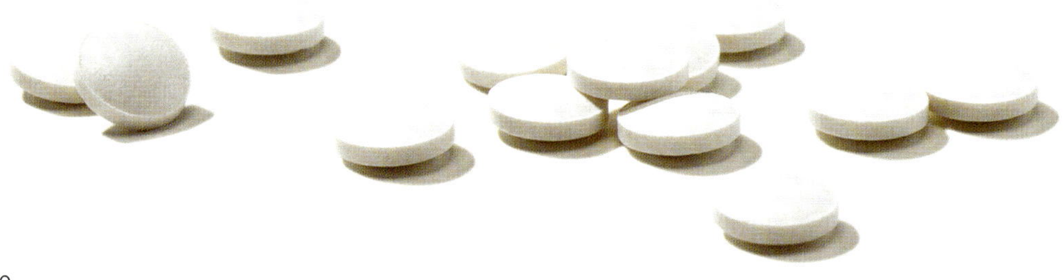

che o que tiene desfases por cruzar husos horarios (como los sobrecargos y pilotos). Además, actúa sin producir los efectos adictivos de los fármacos convencionales para dormir.

Otros beneficios. Se han hecho muchas otras afirmaciones sobre la melatonina. Un estudio suscitó el interés en ella como una fórmula antienvejecimiento, pues la administración por las noches del complemento prolongó la vida a unos ratones viejos en un 25%. Pero no hay estudios que demuestren que los complementos de melatonina retarden el envejecimiento humano. Algunos investigadores sugieren que puede reforzar el sistema inmunitario. Quizá hasta sea un antioxidante más potente que las vitaminas C o E o el betacaroteno, para encontrar y destruir los radicales libres, compuestos que dañan las células y causan cardiopatías, cataratas y otros cambios degenerativos propios de la edad. Se necesita investigar más para saber si ayuda a prevenir estas y otras enfermedades.

Algunos estudios indican que, combinada con ciertos fármacos para el cáncer, puede ayudar a destruir células malignas. Otro estudio realizado en Holanda en 1995, descubrió que tomada junto con anticonceptivos, la melatonina tiene un efecto neutralizador de estrógenos, lo que puede prevenir ciertos tipos de cáncer de mama. Además, también se ha reportado que la melatonina reduce parte del daño nervioso causado por el Alzheimer y el mal de Parkinson. Un estudio italiano de 1997 reveló que también puede ser benéfica para los vasos sanguíneos y disminuir el riesgo de derrames e infartos. Se necesita investigar más con el fin de determinar la eficacia y seguridad a largo plazo de la melatonina, para estos y otros usos.

Cómo tomarla

Dosis. *Para el insomnio:* Tome de 1 a 3 mg, antes de acostarse. *Para el desfase de horario:* Una dosis de 3 mg el día que viaja, seguida de 3 mg antes de acostarse, las primeras 3 o 4 noches al llegar a su destino. *Para el trabajo nocturno:* Tome una dosis de 3 mg a la hora que desee acostarse (8 a.m., por ejemplo), después de trabajar un turno nocturno.

Recomendaciones. Para combatir el insomnio, apéguese a un horario exacto, tomando este complemento a la misma hora todas las noches. Empiece con la dosis más baja y aumente según necesite.

Posibles efectos secundarios

No se han reportado riesgos graves relacionados con la melatonina. En un estudio, pacientes que tomaron dosis muy altas durante un mes (6,000 mg por noche) no presentaron efectos secundarios importantes. Pero se carece de estudios sobre su uso prolongado durante seis meses o más.

Casi todas las personas experimentan somnolencia 30 minutos después de tomarla. Como ésta puede durar varias horas, no conduzca ni manipule maquinaria pesada en ese tiempo. Otros efectos secundarios pueden incluir dolor de cabeza, malestar estomacal, letargo o desorientación. Algunas personas han reportado que les causa pensamientos confusos al despertar, o sueños vívidos y a veces desagradables, e incluso agrava el insomnio. Otros hallan que su efécto se disipa pronto, con el uso continuo.

AL COMPRAR

- Casi todos los complementos de melatonina (incluso los llamados "naturales") son sintéticos y seguros. Son idénticos a la melatonina natural humana. Cuídese de los productos de melatonina de glándulas de animales: pueden contener impurezas peligrosas.

ÚLTIMOS HALLAZGOS

- Un estudio a 52 empleados de aviación mostró la eficacia de la melatonina contra el desfase horario, reduciendo el período normal de ajuste de una semana. Otros estudios a más de 400 personas determinaron que la hormona reduce los síntomas del desfase alrededor del 50%, en promedio, en vuelos a ambos lados del Atlántico.
- Según estudios preliminares de la *Health Sciences University* de Portland, Oregon, dosis minúsculas de melatonina pueden ser eficaces contra la melancolía invernal. Pacientes depresivos que recibieron varias dosis de 0.1 mg de melatonina por la tarde, mostraron una mejoría importante en el ánimo. Los científicos especulan que las pequeñas dosis vespertinas pueden imitar mejor la forma en que el organismo libera la melatonina en forma natural, pero se advierte que no se deben sacar conclusiones hasta que se completen más estudios.

Sabía que...

En Canadá, Gran Bretaña, Francia y otros países, la melatonina se clasifica como un fármaco y se vende únicamente con receta.

niacina

Esta vitamina del complejo B ha acaparado la atención como un poderoso agente reductor del colesterol, que rivaliza en eficacia con varios fármacos. Pero la niacina en sus diversas presentaciones también es prometedora para prevenir y reducir la depresión, la artritis y múltiples enfermedades.

Usos

- *Baja el nivel de colesterol.*
- *Puede mejorar la circulación.*
- *Puede aliviar síntomas de artritis.*
- *Ayuda a reducir la depresión.*
- *Puede evitar la evolución de la diabetes tipo 1.*

Presentaciones

- Cápsulas
- Comprimidos

¡ADVERTENCIA!

- Consulte a su médico antes de usar cualquier tipo de niacina si usted tiene diabetes, hipotensión, problemas de sangrado, glaucoma, gota, hepatopatía o úlceras. La niacina puede agravarlos.
- Si usted toma a diario una dosis mínima de 1,000 mg de cualquier tipo de niacina, el médico debe medir cada 3 meses el nivel de enzimas hepáticas.
- Recuerde: Si tiene algún padecimiento físico o psiquiátrico, consulte al médico antes de tomar complementos.

Qué es

La niacina o vitamina B_3 viene en tres tipos de complemento: ácido nicotínico (o nicotinato), niacinamida y hexaniacinato de inositol (niacina fijada a inositol, un miembro de la familia de la vitamina B). El organismo también elabora niacina al convertir el aminoácido triptófano, presente en huevos, leches y aves, en la vitamina. Cerca de la mitad de la niacina de la dieta promedio procede del triptófano procesado por el organismo.

Los complementos de ácido nicotínico y niacinamida pueden satisfacer las necesidades nutrimentales de esta vitamina B, pero cada una tiene una función específica diferente para curar las enfermedades.

Cómo actúa

La niacina es necesaria para liberar energía de los carbohidratos. También mantiene sana la piel e interviene en el control de la glucemia y en el buen funcionamiento del sistema nervioso y del aparato digestivo.

Prevención. Las dosis altas de niacina aumentan el colesterol "bueno" (HDL), al tiempo que reducen el "malo" (LDL) y los triglicéridos. Según estudios, la niacina puede ser más eficaz que los fármacos recetados para bajar el nivel de colesterol en la sangre y disminuir el riesgo de cardiopatías, sobre todo por ser uno de los pocos agentes conocidos para aumentar el HDL. El ácido nicotínico y el hexaniacinato de inositol bajan el nivel de colesterol. El hexaniacinato de inositol es más seguro, pues no enrojece la piel, y es menos probable que dañe el hígado, pero ambos son eficaces.

Otros beneficios. Debido a que la niacina relaja los vasos sanguíneos, es útil para problemas circulatorios como la claudicación intermitente (un doloroso calambre en la pantorrilla por circulación deficiente, que aparece después de caminar) y la enfermedad de Raynaud (caracterizada por entumecimiento y a menudo dolor en manos o pies cuando están expuestos al frío). Se prefiere el hexaniacianato de inositol para esos padecimientos.

La niacina también ayuda al cerebro y a las neuronas y, según varias pruebas, la niacinamida puede aliviar la depresión, la angustia y el insomnio. Al parecer, la niacinamida tiene un efecto antiinflamatorio que benefi-

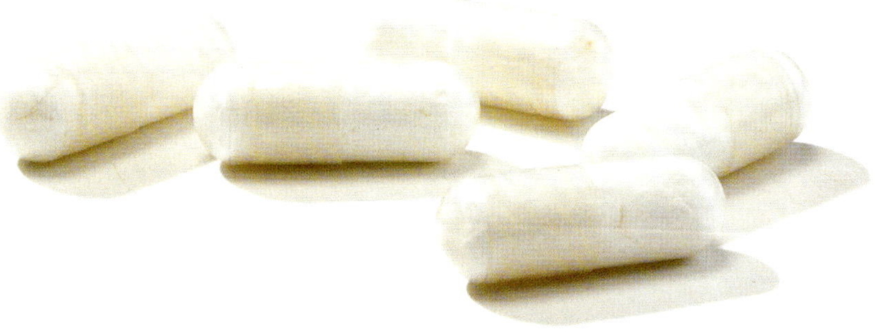

cia a quienes padecen artritis reumatoide, y puede ayudar a curar el cartílago dañado. Si se administran a tiempo (debe probarse sólo bajo supervisión médica), las dosis altas de niacina pueden anular la evolución de la diabetes tipo 1, que suele aparecer antes de los 30 años.

Cuánta necesita

El ADR diario de niacina es de 14 mg para las mujeres y de 16 mg para los hombres. Pero se necesitan dosis mucho más altas para bajar el nivel de colesterol en la sangre y curar otros trastornos.

SI TOMA MUY POCO. Una carencia leve de niacina puede causar piel irritada, inapetencia, indigestión o debilidad. Las deficiencias fuertes (casi inexistentes en los países industrializados) provocan pelagra, una enfermedad debilitante. Los síntomas incluyen prurito en áreas expuestas a la luz solar, vómito, lengua color rojo brillante, fatiga y pérdida de memoria.

SI TOMA DEMASIADO. Las dosis terapéuticas de ácido nicotínico pueden causar malestar estomacal, enrojecimiento y comezón en la piel, daño hepático (en dosis altas, la niacinamida también puede dañar el hígado). Evite estos efectos secundarios con hexaniacinato de inositol: elimina el enrojecimiento cutáneo y reduce considerablemente el riesgo de daño hepático. Si toma cualquier niacina por mucho tiempo, pídale al médico que le haga análisis de sangre periódicos para vigilar el hígado. Más de 2,000 mg de hexaniacinato de inositol al día pueden adelgazar la sangre.

Cómo tomarla

DOSIS. *Para bajar el colesterol o ayudar a curar la enfermedad de Raynaud o la claudicación intermitente:* Tome 500 mg de hexaniacinato de inositol, 3 veces al día. Si trata de reducir el colesterol, use la vitamina 2 meses; si los niveles de colesterol no cambian, suspenda el complemento. *Para angustia y depresión:* Tome 50 mg de niacina al día, dosificación que suele formar parte de un complejo B. *Para el insomnio:* Tome 500 mg de niacinamida 1 hora antes de acostarse. *Para la artritis:* Use 1,000 mg de niacinamida 3 veces al día, pero sólo bajo supervisión médica.

RECOMENDACIONES. Tomar cualquier niacina con alimentos o leche disminuye el posible malestar estomacal. No tome dosis terapéuticas de alguna niacina si también toma fármacos recetados para bajar el colesterol.

Otras fuentes

Los alimentos ricos en proteína, como pollo, carne de res, pescado y frutos secos, contienen niacina. También hay panes, pasta y cereales enriquecidos con niacina. La leche y otros productos lácteos, así como los huevos, son buenas fuentes de la vitamina, pues son ricos en triptófano.

HECHOS Y CONSEJOS

- No use niacina de liberación prolongada. Ciertamente está indicada para detener el enrojecimiento de la piel que puede causar el ácido nicotínico excesivo; pero, según estudios, puede dañar el hígado.

ÚLTIMOS HALLAZGOS

- En un estudio del efecto de la niacina en el nivel alto de colesterol, los participantes que la tomaron en complementos tuvieron un descenso de 17% del colesterol "malo", un aumento de 16% del "bueno" y una reducción de triglicéridos.
- En un estudio sobre el efecto de la niacinamida en la artrosis, se halló que quienes tomaron el complemento durante 12 semanas tuvieron más flexibilidad articular, menos inflamación y necesitaron menos antiinflamatorios que los otros.

Sabía que...

Las pastas a menudo se enriquecen con niacina, pero usted tendría que comer unas siete tazas de pasta cocida (abajo) para cubrir el ADR de esta vitamina.

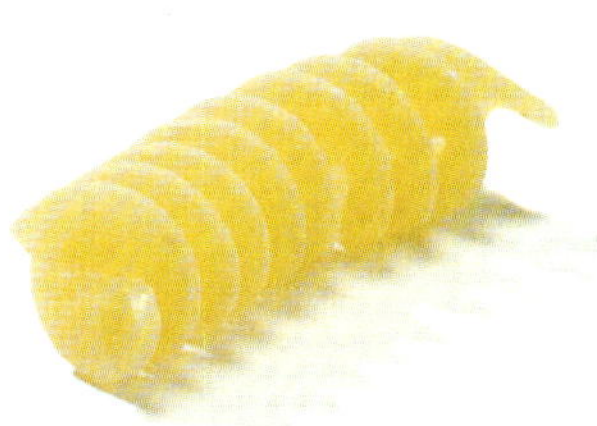

nopal

Entre las numerosas plantas cultivadas en América, figuran el maguey y el nopal. Sus pencas, las cuales están llenas de espinas y están disponibles durante todo el año, han sido una aportación alimenticia muy importante desde la época prehispánica.

Usos

- *Ayuda en el tratamiento de la diabetes.*
- *Reduce triglicéridos y colesterol.*
- *Como fibra alimenticia.*

Presentaciones

- Crudo o cocido
- Cápsulas
- Tabletas

¡ADVERTENCIA!

- El nopal es excelente como un auxiliar para adelgazar: su gran contenido de fibra arrastra los residuos alimenticios y al parecer hace lo mismo con la grasa, evitando su acumulación en el cuerpo. Sin embargo, no debemos olvidar que el aumento de peso está relacionado con nuestra alimentación. Para no subir de peso es necesario seguir un régimen.
- Recuerde: Si tiene algún padecimiento, consulte al médico antes de tomar complementos.

Qué es

Se trata de una planta perteneciente a la familia de las cactáceas, formada por una inmensa cantidad de variedades carnosas, suculentas, con el tallo segmentado en pencas que se superponen, cada una llena de numerosas espinas. Cuando florece, el extremo superior de sus pencas se cubre de hermosas flores que luego dan paso al fruto, la tuna, que al igual que la planta, es comestible.

De origen americano, se le conoció entre los antiguos aztecas como *nochtli* o *nopalli*, y debido a la facilidad con que se reproduce en cualquier latitud y casi en cualquier clima, se llevó a casi toda América, a la Península Ibérica y a varias partes de Europa y África.

Sus usos son variados, ya que no sólo sirve como alimento para el ser humano, sino que también se utiliza como forraje para el ganado. A nivel ecológico se ha utilizado para detener la degradación del suelo deforestado, pues conserva la humedad. Además, los campesinos lo utilizan para formar cercos vivos, con el fin de proteger los cultivos de los animales y del viento. Entre las poblaciones prehispánicas, esta razón fue suficiente para que consideraran al nopal una planta sagrada.

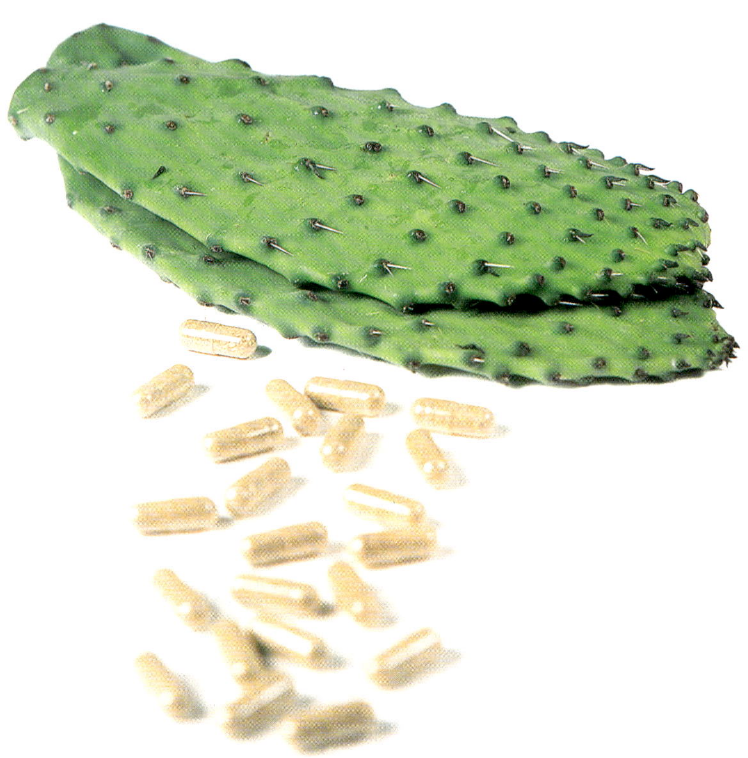

Cómo actúa

Prevención. El nopal es una cactácea rica en fibra, vitaminas A y B, clorofila, proteínas, minerales, bioflavonoides y alrededor de 17 aminoácidos esenciales; se dice que también posee una gran cantidad de fitoquímicos. Los estudios sobre los beneficios de las moléculas activas del nopal apenas están en desarrollo, y la utilización de la planta en la medicina sigue siendo ampliamente empírica, no obstante que se han encontrado en él numerosas propiedades. Al parecer, las moléculas activas que lo componen ayudan a controlar la arteriosclerosis, el nivel de colesterol en la sangre, la diabetes y la obesidad.

Entre sus principales propiedades se hallan actuar como ansiolítico o tranquilizante natural; como antidiarreico, purgando y regularizando el tránsito intestinal; como antiespasmódico, devolviendo el equilibrio al sistema nervioso; y como hipoglucémico, reduciendo el nivel de azúcar en la sangre. También ayuda a controlar los niveles de colesterol en la sangre, y ejerce una acción sedante en dolores de cabeza y estómago.

Otros beneficios. Desde las culturas prehispánicas hasta nuestros días, el uso popular del nopal ha sido extenso: el jugo baja la fiebre; el fruto, la tuna, se usa para reducir el exceso de bilis; las pencas asadas se utilizan como cataplasmas para mitigar el dolor en golpes, raspaduras o heridas leves, y para curar inflamaciones; la pulpa de la tuna se utiliza para controlar la diarrea; y el mucílago o baba sirve para ayudar a curar las manos y los labios partidos. Además, se ha encontrado que favorece la producción de leche durante la lactancia.

Cómo tomarlo

Dosis. En sus presentaciones como cápsulas o tabletas, que contienen nopal seco y pulverizado, es conveniente seguir las indicaciones del fabricante que, por lo general, recomiendan tomar 1 o 2 de ellas con los alimentos.

Recomendaciones. Su consumo como verdura no tiene dosis recomendada, aunque no es aconsejable abusar de él, debido a la enorme cantidad de fibra que contiene. El nopal puede tomarse cocido o crudo, según las recetas de cocina que se elijan. En estos casos es importante utilizar de preferencia las pencas más tiernas, que son más suaves y contienen menos mucílago. La forma tradicional de eliminar la baba es hirviendo las pencas con un poco de bicarbonato, cáscaras de tomate verde o una moneda de cobre.

Posibles efectos secundarios

No se conocen efectos secundarios.

AL COMPRAR

- Elija las pencas más tiernas, pues las grandes han perdido gran parte de su jugo y, por consiguiente, han aumentado su cantidad de fibra, lo cual las hace difíciles de digerir. Por lo general, las pequeñas son las más adecuadas para cualquier uso culinario.

ÚLTIMOS HALLAZGOS

- Las cantidades de fitoquímicos halladas en casi todas las especies de nopal lo convierten en un auxiliar extraordinario. Las investigaciones han probado que los fitoquímicos inhiben el desarrollo del cáncer y pueden llegar a detenerlo. El nopal contiene estas sustancias en mayor cantidad que muchas otras plantas.

Sabía que...

Las pencas de nopal son cataplasmas muy efectivas para contusiones, golpes y algunos tipos de quemaduras. El mucílago o baba que contienen suaviza la piel, disminuye la tensión de la herida y reduce el dolor.

ñame silvestre

Dioscorea villosa

Ideas falsas sobre los agentes activos de esta hierba le han generado una fama exagerada. Se ha dicho que es una alternativa natural a la hormonoterapia restitutiva para la menopausia. No ha probado su eficacia para ese fin, pero el ñame silvestre tiene otros beneficios.

Usos

- *Alivia cólicos menstruales.*
- *Puede mitigar el dolor de la endometriosis.*
- *Reduce la inflamación.*

Presentaciones

- Cápsulas
- Comprimidos
- Cápsulas de gel blando
- Tintura
- Hierba seca/Té

¡ADVERTENCIA!

- **Las mujeres embarazadas no deben usar ñame silvestre.**
- **Recuerde: Si tiene algún padecimiento, consulte al médico antes de tomar complementos.**

Qué es

El ñame silvestre, una planta autóctona de América Central y América del Norte, fue usada por vez primera con fines medicinales por los aztecas y por los mayas por sus cualidades analgésicas. Más tarde, los colonizadores europeos aprovecharon sus propiedades terapéuticas y la usaron para curar los cólicos y el dolor articular. La raíz, que es la parte de la planta que tiene valor medicinal, se vende como hierba seca para usarla en té y también se vende en cápsulas, comprimidos, cápsulas de gel blando y tintura.

Cómo actúa

En años recientes, el ñame silvestre ha sido ensalzado por su capacidad para imitar ciertas hormonas —especialmente la progesterona—, y se dice que alivia síntomas menopáusicos o del síndrome premenstrual (SPM). Sin embargo, la mayoría de esas aseveraciones no han sido probadas científicamente. Es cierto que contiene una sustancia llamada diosgenina, que puede convertirse en progesterona en el laboratorio, pero el organismo es incapaz de hacer tal conversión.

Sin embargo, algunos médicos holísticos han informado que las pacientes con SPM y síntomas menopáusicos tuvieron buenos resultados cuando usaron la crema de ñame silvestre, la cual se aplica en áreas

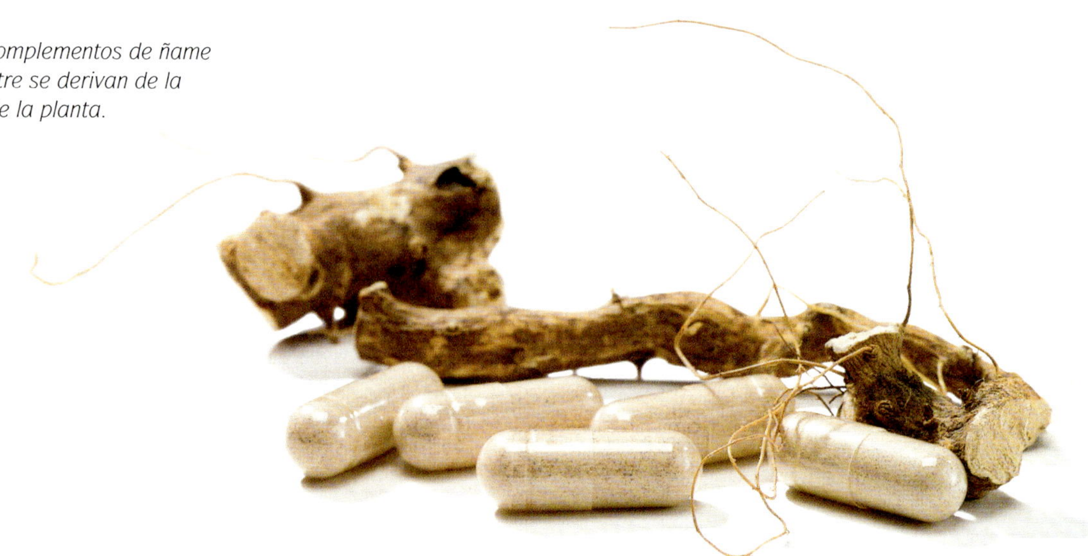

Los complementos de ñame silvestre se derivan de la raíz de la planta.

blandas del cuerpo (vientre y muslos). No se tiene una idea muy clara de cómo actúa. A veces, los fabricantes de cremas les añaden progesterona sintetizada en laboratorio (que no siempre se indica en la etiqueta), y esto bien podría justificar varios de los efectos terapéuticos. A la fecha, a pesar de los reportes positivos de las pacientes, el valor de las cremas de ñame silvestre puro aún no se ha probado científicamente.

Pero cuando se toma en cápsulas, tintura o té, el ñame silvestre tiene otros efectos medicinales. Algunos herbarios creen que ciertas formas crudas de la hierba pueden ayudar a corregir los desequilibrios hormonales propios del SPM y de la menopausia, pues contienen seudoestrógenos. Además, actúa como relajante muscular, antiespasmódico y antiinflamatorio; esto explica por qué mitiga las dolencias menstruales en algunas mujeres.

PRINCIPALES BENEFICIOS. El ñame silvestre contiene unas sustancias llamadas alcaloides: relajantes musculares que se dirigen en particular a los músculos del abdomen y la pelvis. Esta acción indica que puede ser muy útil para trastornos digestivos como la diverticulitis, la enfermedad de Crohn y el colon irritables. También puede aminorar los cólicos menstruales y el dolor característicos de la endometriosis. Algunas mujeres encuentran que combinado con otras hierbas, como el sauzgatillo, produce un efecto sedante ligero que puede aliviar ciertos síntomas del SPM.

OTROS BENEFICIOS. Otros agentes activos del ñame silvestre, conocidos como saponinas esteroideas, favorecen el alivio de las distensiones musculares, el dolor muscular crónico y la artritis.

Cómo tomarlo

DOSIS. Si desea recibir los beneficios terapéuticos del ñame silvestre, tome ½ cucharadita de tintura 3 o 4 veces al día, o 500 mg de ñame silvestre en cápsulas, 2 veces al día. Si lo prefiere, beba una taza de té de ñame silvestre 3 veces al día.

RECOMENDACIONES. El malestar estomacal es mínimo si se toman los complementos o la tintura de ñame silvestre con alimentos. Para el té, vierta una taza de agua muy caliente sobre 1 o 2 cucharaditas de hierba seca y déjelo reposar 15 minutos. Si toma el té para trastornos digestivos, puede agregarle otras hierbas sedantes, como valeriana o hierbabuena.

Posibles efectos secundarios

En cantidades muy grandes, los complementos y tinturas de ñame silvestre pueden causar náuseas y diarrea.

AL COMPRAR

- No se deje engañar por las cremas de progesterona natural con ñame silvestre. Las moléculas de los compuestos seudohormonales del ñame silvestre son muy grandes para que las absorba la piel y, de cualquier modo, el organismo no puede convertirlas en progesterona. En caso de que estas cremas tengan un posible efecto hormonal, quizá se deba a que contienen progesterona sintetizada en laboratorio (de ñame silvestre o frijol de soya). Si usted compra una crema de progesterona natural, olvídese de las etiquetas que indiquen la presencia de ñame silvestre y busque un producto certificado con 400 mg de progesterona natural por cada 28 gramos.

Sabía que...

La primera píldora anticonceptiva se derivó de la diosgenina, un compuesto seudohormonal que está presente en el ñame silvestre.

oligoelementos

El viejo adagio que dice: "De lo bueno, poco" sin duda se aplica a los oligoelementos. Algunos de estos diminutos puntales alimenticios son poco entendidos. Se sabe que algunos de ellos son indispensables para todo, desde huesos fuertes hasta un corazón sano.

Usos

Boro, silicio y fluoruro

- *Ayudan a formar uñas, dientes y huesos fuertes.*

Manganeso

- *Ayuda para arritmias cardíacas, osteoporosis, ataques epilépticos, esguinces y dolor de espalda.*

Vanadio

- *Puede ayudar a los diabéticos.*

Molibdeno

- *Ayuda al cuerpo a aprovechar el hierro.*

Presentaciones

- Comprimidos
- Cápsulas
- Polvo
- Líquido

¡ADVERTENCIA!

- El molibdeno puede agravar los síntomas de la gota.
- El boro puede afectar los niveles hormonales. Si usted tiene riesgo de cáncer de mama o de próstata, úselo con cuidado.
- El manganeso puede ser tóxico en casos de hepatopatía o afecciones de la vesícula biliar.
- Recuerde: Si tiene algún padecimiento, consulte al médico antes de tomar complementos.

Qué son

El organismo sólo necesita cantidades mínimas de oligoelementos. Por ejemplo, aunque una persona normal tiene aproximadamente 1.5 kg de calcio, el manganeso pesa sólo 1/2,500 de onza (28.35 g). Se han estudiado en forma exhaustiva varios oligoelementos, como el cobre, el hierro, el magnesio, el selenio y el cinc, que se incluyen en otra parte de este libro. Otros, estudiados en este capítulo, incluyen el **boro,** el **fluoruro,** el **manganeso,** el **molibdeno,** el **silicio** y el **vanadio.**

Cómo actúan

La gran mayoría de los oligoelementos actúan como coenzimas, que —al asociarse a las proteínas conocidas como enzimas— facilitan las reacciones químicas del organismo. Ayudan a formar huesos y otros tejidos, durante el crecimiento y el desarrollo; son componentes del material genético del ADN, y ayudan al organismo a quemar grasas y carbohidratos.

Prevención. Pruebas preliminares indican que varios oligoelementos (al igual que el calcio) son buenos para los huesos y pueden ayudar contra la osteoporosis. El manganeso junto con el silicio forman huesos y tejido conjuntivo (la sustancia duradera que mantiene unida gran parte del cuerpo). El boro puede mejorar la salud ósea al evitar la pérdida de calcio y activar el estrógeno (una hormona que conserva los huesos), mientras que el vanadio parece estimular las enzimas que forman los huesos. Y aunque el fluoruro es reconocido sobre todo por su poder para prevenir la caries, ciertos estudios indican que también puede evitar fracturas óseas.

Otros beneficios. Además de fortalecer los huesos, el manganeso es parte de la enzima superóxido dismutasa, un potente antioxidante que ayuda a proteger a las células del organismo. Hay pruebas que indican que el silicio puede beneficiar a la gente con epilepsia, reduciendo la frecuencia de las convulsiones. Los investigadores están estudiando la posibilidad de que también sea útil contra las cardiopatías. Debido a que las paredes de los vasos sanguíneos concentran este mineral, las perso-

Los oligoelementos a menudo forman parte de complementos minerales y multivitamínicos diarios.

nas que reciben más silicio en la dieta pueden tener un menor riesgo de estos padecimientos. Otra de sus funciones es fortalecer el tejido conjuntivo, y a veces se usa para nutrir el cabello, la piel y las uñas. El molibdeno ayuda al organismo a usar sus reservas de hierro y a quemar grasa para obtener energía. Y el vanadio puede ser benéfico para los diabéticos, debido a su capacidad para aumentar o imitar los efectos de la insulina, que regula los niveles de glucosa.

Cuántos necesita

No hay un ADR para muchos oligoelementos, pues existen pocas pruebas científicas que avalen un cierto requerimiento. Sin embargo, existe una ingesta estimada diaria (IED), que es adecuada y segura: de 2.0 a 5.0 mg de manganeso; de 3.1 a 3.8 mg de fluoruro; de 5 a 10 mg de silicio; cerca de 1 mg de boro; de 150 a 500 mcg de molibdeno; y de 10 mcg de vanadio.

Si toma muy pocos. Una deficiencia de fluoruro crea más propensión a la caries, y una baja ingesta de boro puede debilitar los huesos. La carencia de manganeso, vanadio o silicio (determinada en su mayoría por estudios en animales) puede dar lugar a un crecimiento y desarrollo deficientes, desequilibrios en el nivel de colesterol y problemas para producir insulina.

Si toma demasiados. En la mayoría de los casos, no hay motivo para tomar altas dosis de oligoelementos. Sin embargo, la mayoría de ellos no causa reacciones adversas graves, aunque se ingieran grandes cantidades. La intoxicación por manganeso, presente en las personas que inhalan metales en las minas, puede causar graves trastornos psiquiátricos, accesos de violencia, coordinación deficiente y músculos rígidos. Las altas dosis de boro (más de 500 mg al día) pueden producir diarrea, vómito, náuseas y fatiga. El vanadio excesivo (más de 10 mg diarios) puede causar calambres, diarrea y una coloración verde en la lengua.

Cómo tomarlos

Dosis. Muchas fórmulas para fortalecer los huesos, así como complementos minerales y multivitamínicos, contienen dosis variables de oligoelementos: un máximo de 3 mg de boro, 10 mg de manganeso, 25 mg de silicio y 5 mg de vanadio. El uso de oligoelementos individuales es prácticamente innecesario en la mayoría de la gente, pero se venden complementos solos, como el de manganeso (tome máximo 100 mg al día).

Recomendaciones. No se sabe a ciencia cierta si determinados factores afectan la absorción y si un complemento es mejor en una presentación que en otra. Es probable que el boro se absorba mejor como parte de un complemento para huesos que también contenga calcio, manganeso, magnesio y otros minerales. Una ingesta alta de hierro puede afectar la absorción de manganeso.

Otras fuentes

El manganeso está presente en cereales integrales, piña, nueces y verduras de hoja verde. Las nueces y verduras de hoja verde además aportan boro, al igual que el brócoli, las manzanas y las pasas. Hay vanadio en cereales integrales, mariscos, hongos, productos de soya y avena. El silicio está presente en cereales integrales, nabos, remolachas y productos de soya.

AL COMPRAR

- Una presentación popular de vanadio es el sulfato vanadil, que es suave para el estómago y se absorbe eficazmente.
- Algunos fabricantes afirman que el picolinato y el gluconato de manganeso se absorben mejor que otras presentaciones del mineral, pero no hay pruebas contundentes para recomendar uno en vez de otro.
- Una fuente natural real e inocua de silicio es el sílice vegetal, un extracto equiseto (una hierba). *Cola de Caballo

ÚLTIMOS HALLAZGOS

- Una dieta con poco manganeso puede aumentar el riesgo de cardiopatías, según resultados preliminares de un estudio reciente con animales realizado por la Universidad de Maine. Aquellos que carecían de este mineral produjeron menor cantidad de un componente vital del tejido conectivo de las arterias. Los investigadores creen que esto hace más probable que el colesterol "malo" (LDL) se acumule en las paredes de las arterias.

Sabía que...

Los alimentos industrializados, como el pan blanco, contienen menos silicio que el elaborado con cereal integral.

organismos acidófilos

Las bacterias "benignas" llamadas acidófilos crean un ambiente sano en el tracto digestivo. Su ingestión puede combatir trastornos digestivos, controlar algunas infecciones vaginales y ayudar a evitar las enfermedades causadas por bacterias "malignas".

Lactobacillus acidophilus

Usos

- *Alivian trastornos crónicos del tracto digestivo como colitis, inflamación abdominal e intestinal y gases recurrentes.*
- *Controlan infecciones vaginales causadas por hongos.*

Presentaciones

- Cápsulas
- Comprimidos
- Polvo
- Supositorios vaginales
- Lavados
- Líquido

¡ADVERTENCIA!

- **Si es la primera vez que tiene una infección vaginal, vea a su médico antes de automedicarse. Los acidófilos son útiles contra el hongo *Candida albicans,* pero tienen poco efecto en otros problemas vaginales y pueden agravar los síntomas.**
- **Recuerde: Si tiene algún padecimiento, consulte al médico antes de tomar complementos.**

Qué son

Cerca de 500 especies de bacterias habitan en el tracto digestivo. De éstas, las más benéficas son dos cepas de lactobacilos: los acidófilos y los bífidus. Ambos son probióticos, es decir, ayudan a que en el intestino haya un equilibrio adecuado de bacterias que favorecen la salud. También producen antibióticos naturales que eliminan los microbios peligrosos.

El yogur, la fuente tradicional de acidófilos, se ha usado como elixir en la medicina tradicional durante siglos o, muy probablemente, durante miles de años. Sin embargo, es difícil determinar cuántos ácidofilos tiene el yogur. Si va a usar complementos, lea atentamente las etiquetas: una presentación terapéutica debe tener al menos mil millones de organismos por pastilla; una cantidad menor quizá no sea lo suficientemente potente para hacer efecto. Los acidófilos a veces se venden combinados con bífidus o con otros ingredientes que estimulan el crecimiento de bacterias benignas llamado FOS (fructooligosacáridos).

Cómo actúan

Restituyen el equilibrio normal de bacterias sanas en el tracto digestivo y en la vagina, por lo que esto ayudan a combatir trastornos digestivos y a controlar infecciones vaginales causadas por hongos. Pueden contener agentes anticancerígenos y quizá reducen los niveles de colesterol sérico. También aportan ciertas vitaminas, como B_{12}, K, tiamina y ácido fólico.

Principales beneficios. Según algunos estudios, si los acidófilos se ingieren o introducen en la vagina mediante supositorios o lavados, pueden prevenir o controlar las infecciones vaginales que causa el hongo *Candida albicans*. Esta propiedad es muy útil cuando se toman ciertos antibióticos que extinguen los acidófilos y dejan que prolifere el hongo.

En efecto, los acidófilos pueden ser muy útiles cuando una persona toma antibióticos para tratar una infección. Un colon sano debe tener alrededor de 85% de lactobacilos (incluyendo acidófilos y bífidus) y 14% de bacterias coliformes (incluyendo tipos sanos de *E. coli* y otras cepas bacterianas). En muchas personas, sobre todo en las que toman antibióticos, esos porcentajes pueden alterarse y causar flatulencia, diarrea, estreñimiento y absorción deficiente de nutrientes. Los acidófilos crean un ambiente hostil para algunos tipos nocivos de *E. coli,* para la salmonela, los estreptococos y otras muchas cepas de bacterias potencialmente dañinas o incluso mortales.

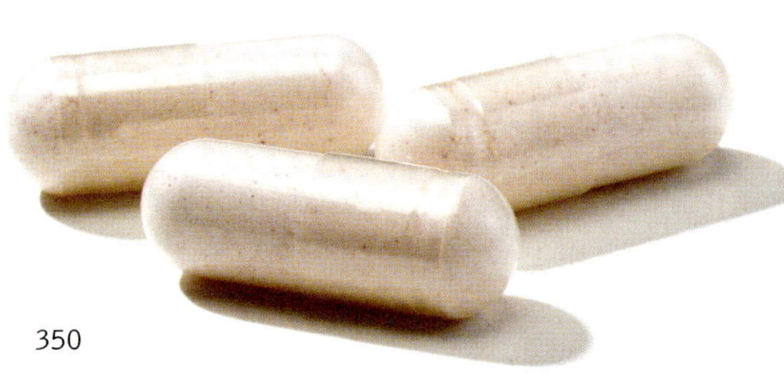

Otros beneficios. Los acidófilos pueden reducir los síntomas de la inflamación intestinal, un padecimiento crónico de los intestinos. Junto con una dieta rica en fibra contribuyen a la salud general del colon, lo cual es necesario para prevenir la diverticulosis, un trastorno en el que el recubrimiento mucoso de la pared del colon se abulta y forma pequeños sacos (divertículos). Los acidófilos también pueden calmar la diarrea provocada por la colitis y reponer los microorganismos intestinales benéficos que las evacuaciones expulsan del organismo.

Además, estudios con animales indican que pueden ser útiles contra algunos tipos de cáncer. Los acidófilos ayudaron a unos pacientes sometidos a cirugía por cáncer vesical a prevenir la recurrencia de tumores individuales. Esto pudo haber ocurrido porque los acidófilos evitan que las bacterias nocivas produzcan sustancias cancerígenas, cuando las bacterias reaccionan con los alimentos. También pueden disminuir los niveles de colesterolemia. Ciertas cepas de estas bacterias absorben colesterol en el intestino antes de que llegue a las arterias y las perjudique.

Cómo tomarlos

Dosis. *Lavado vaginal:* Mezcle 2 cucharaditas de acidófilos/bífidus en polvo en 1 litro de agua tibia; dos veces diarias, máximo 10 días, para restituir el crecimiento bacteriano normal. *Salud intestinal:* Mezcle acidófilos/bífidus en polvo con agua y beba; la etiqueta indica la dosis. En cápsulas, tome 1 o 2 (cada una con mil millones de organismos vivos mínimo), 1-3 veces al día. En otra presentación, siga las instrucciones de la etiqueta.

Recomendaciones. El lavado se reserva sobre todo para curar candidiasis, o para cuando se toman antibióticos. Cuando tome acidófilos, hágalo de 30 a 60 minutos antes de comer. Si está tomando antibióticos, no lo haga a la misma hora que los acidófilos; siga ingiriendo éstos incluso después de terminar con los antibióticos.

Posibles efectos secundarios

Ingeridos en grandes cantidades, pueden causar diarrea u otros problemas digestivos. Los lavados prolongados pueden irritar la vagina.

AL COMPRAR

- Los productos con acidófilos deben decir "cultivos vivos" o "cultivos activos". Verifique la fecha de caducidad.
- Sin importar el tipo, guárdelos en un lugar fresco y seco, como el refrigerador. El calor mata los acidófilos vivos, igual que las temperaturas extremadamente bajas.

ÚLTIMOS HALLAZGOS

- Según un estudio reciente, comer yogur con acidófilos vivos redujo en gran medida la recurrencia de candidiasis. Las participantes tomaron 240 ml de yogur todos los días, durante seis meses. Los investigadores creen que en el canal vaginal crecen más bacterias de acidófilos, lo que refuerza la flora normal de lactobacilos y no deja lugar para el crecimiento de hongos.
- En un estudio reciente con personas que reciben radiación contra el cáncer, los acidófilos evitaron la diarrea, un efecto secundario típico de esta terapia. Los pacientes tomaron diariamente un producto lácteo fermentado con acidófilos vivos.

Sabía que...

Como el calor fuerte mata los cultivos de acidófilos, algunos fabricantes de yogur comercial agregan cultivos activos después de completar todo el proceso de pasteurización.

ortiga

Sus poderes curativos se remontan al siglo III a.C., cuando se usaba para extraer el veneno de las mordeduras de serpiente. Hoy, los científicos confirman que ayuda a curar la fiebre del heno y algunas afecciones de la próstata, así como para mitigar el dolor e inflamación causados por la gota.

Urtica dioica

Usos

- *Ayuda a eliminar el exceso de fluidos.*
- *Mitiga síntomas alérgicos, sobre todo los de la fiebre del heno.*
- *Reduce la inflamación.*
- *Mitiga afecciones de la próstata.*
- *Ayuda en infecciones urinarias.*

Presentaciones

- Cápsulas
- Tintura
- Líquido
- Hierba seca/Té

¡ADVERTENCIA!

- Recuerde: Si tiene algún padecimiento, consulte al médico antes de tomar complementos.

Qué es

Por extraño que parezca, el interés original de usar la ortiga para fines medicinales quizá se debió a que la planta podía irritar la piel. Las hojas de ortiga están cubiertas de una pelusilla —en realidad se trata de agujas huecas—, que pica y arde al entrar en contacto con la piel. Se creía que este efecto era benéfico para el dolor articular (pincharse con ortiga es un antiguo remedio tradicional para la artritis), y durante siglos se aplicaron cataplasmas de hojas de ortiga para extraer toxinas de la piel.

También se considera un alimento nutritivo. Sus hojas tienen un sabor parecido al de las espinacas y son ricas en hierro y otros minerales, así como en carotenoides y vitamina C. (Elija los brotes nuevos que no tienen pelusilla.) La planta a menudo alcanza una altura de 1.80 m; crece en varias partes de Estados Unidos, Canadá, Europa y México.

Cómo actúa

Irritarse con hojas de ortiga quizá no mitigue el dolor articular, pero una compresa de té de ortiga o un complemento pueden aliviar las articulaciones inflamadas, sobre todo en casos de gota. Además, ingerida, la ortiga tiene propiedades diuréticas y antihistamínicas.

Principales beneficios. Como diurético, ayuda al organismo a eliminar el exceso de líquidos, y puede ser útil en el tratamiento auxiliar de muchos trastornos. La gente que padece infecciones urinarias puede beneficiarse si orina frecuentemente, pues así expulsa las bacterias nocivas. Las mujeres que se inflaman antes de la menstruación pueden sentir alivio después de tomar complementos de ortiga. La hierba también

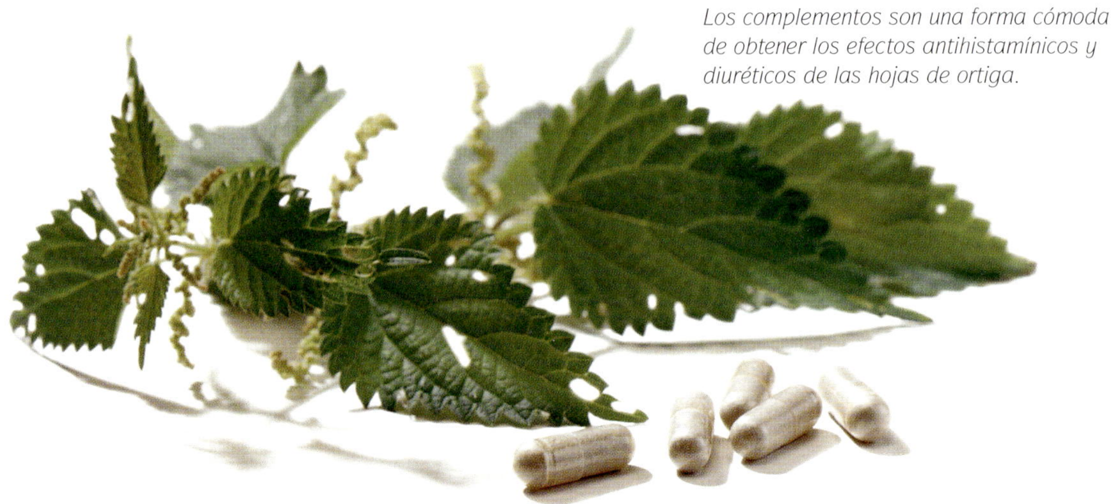

Los complementos son una forma cómoda de obtener los efectos antihistamínicos y diuréticos de las hojas de ortiga.

puede ser útil en algunos casos de hipertensión arterial, que en parte puede atribuirse al exceso de líquidos en el organismo, pero en este caso debe usarse únicamente bajo supervisión médica.

Uno de los beneficios de probada eficacia es su poder para controlar los síntomas de la fiebre del heno. La congestión nasal y los ojos llorosos se deben a que el organismo produce un compuesto inflamatorio llamado histamina, como reacción ante el polen y otros alergenos. La ortiga es una buena fuente de quercetina, un flavonoide que inhibe la liberación de histamina. En un estudio a personas alérgicas, más de la mitad de los participantes la calificó entre moderada y altamente eficaz para reducir los síntomas de la alergia, comparada con un placebo.

Otros beneficios. La ortiga puede ser adecuada para los hombres con crecimiento de la próstata, cuyo causa no es el cáncer. Esta enfermedad, llamada hiperplasia prostática benigna (HPB), se produce cuando la próstata crece y estrecha la uretra (el conducto por el que sale la orina de la vejiga), lo que origina dificultad al orinar. La ortiga puede ayudar a retardar este crecimiento.

Cómo tomarla

Dosis. *Para infecciones urinarias:* Beba 1 taza de té de ortiga al día. Use 1 cucharadita de hierba seca por cada taza de agua caliente. *Para alergias:* Tome 250 mg de extracto estandarizado 3 veces al día, según lo necesite. *Para HPB:* Use 250 mg de extracto estandarizado 2 veces al día, combinado con sabal (160 mg, 2 veces al día) o ciruelo africano (100 mg, 2 veces al día). *Para gota:* Tome 250 mg, 3 veces al día. También puede aplicar una compresa de té de ortiga en las articulaciones doloridas.

Recomendaciones. En cualquier caso, tomar la ortiga con alimentos reduce al mínimo el malestar estomacal. Si usted desea probar las hojas frescas como verdura, recuerde que puede comer crudos los retoños, pero cocine las hojas maduras para inactivar la pelusilla.

Posibles efectos secundarios

La ortiga, en general, se considera inocua. Sólo existe un mínimo riesgo de presentar reacciones alérgicas. Sin embargo, existen informes de que puede irritar el estómago, causando indigestión y diarrea.

AL COMPRAR

- Elija cápsulas que contengan ortiga liofilizada, o un extracto estandarizado con 1% de sílice del vegetal, un agente activo.

ÚLTIMOS HALLAZGOS

- En un estudio preliminar, la ortiga ayudó a pacientes artriticos a reducir los medicamentos que necesitaban para el dolor así como sus efectos secundarios. Los investigadores no vieron diferencia en dolor, rigidez o deterioro físico entre los pacientes que tomaron 200 mg del antiinflamatorio diclofenaco (la marca comercial es Voltarén)y los que tomaron 50 mg del fármaco y 60 g de hojas de ortiga a diario. En estudios previos, disminuir la dosis de diclofenaco apenas en un 25% redujo la eficacia del fármaco para controlar los síntomas.
- En un nuevo estudio, el extracto de ortiga, junto con el de ciruelo africano, pareció detener los cambios hormonales que se cree contribuyen al crecimiento benigno de la próstata (HPB).

pau d'arco

Tabebuia impetiginosa

Se dice que los incas lo empleaban para curar enfermedades graves. Recientemente se ha estudiado al pau d'arco como un remedio contra infecciones y cáncer. Aunque sus propiedades anticancerígenas son discutibles, sí puede combatir diversas infecciones.

Usos

- *Ayuda en la candidiasis vaginal.*
- *Ayuda a eliminar verrugas.*
- *Reduce la inflamación de las vías respiratorias por bronquitis.*
- *Puede ser útil para curar trastornos relacionados con la inmunidad, como asma, eccema, psoriasis e infecciones virales o bacterianas.*

Presentaciones

- Cápsulas
- Comprimidos
- Cápsulas de gel blando
- Polvo
- Tintura
- Hierba seca/Té

¡ADVERTENCIA!

- Si está embarazada o lactando, evite el pau d'arco.
- Esta hierba puede intensificar el efecto de los anticoagulantes.
- Recuerde: Si tiene algún padecimiento, consulte al médico antes de tomar complementos.

Qué es

El pau d'arco se obtiene de la corteza interna de un árbol, el *Tabebuia impetiginosa*, y es originario de los bosques tropicales de América del Sur. Los pueblos autóctonos han aprovechado sus poderes curativos durante siglos. También se le conoce como *lapacho, taheebo* o *ipe roxo*, pero casi siempre se vende como pau d'arco.

Los ingredientes terapéuticos del pau d'arco incluyen un sinnúmero de potentes sustancias químicas vegetales llamadas naftoquinonas. De éstas, el lapacol es el que se ha estudiado de manera más exhaustiva.

Cómo actúa

El lapacol y otros compuestos del pau d'arco ayudan a destruir los microorganismos que dan origen a enfermedades e infecciones, desde el paludismo y la gripe hasta la candidiasis. Sin embargo, la mayoría de la gente está interesada principalmente en las probables propiedades anticancerígenas de esta hierba.

Principales beneficios. Al parecer, el pau d'arco combate bacterias, virus y hongos; reduce la inflamación y fortalece el sistema inmunitario. Su uso para la candidiasis vaginal es uno de los mejor documentados; los herbolarios a menudo recomiendan un lavado con té de pau d'arco para reestablecer el ambiente normal de la vagina. En cápsulas, comprimidos, tintura o té puede ser eficaz para fortalecer la inmunidad de la gente con síndrome de fatiga crónica, VIH, sida o bronquitis crónica. Sus propiedades antiinflamatorias también ayudan a la bronquitis aguda, que incluye inflamación de las vías respiratorias y dolor muscular. La tintura de pau d'arco, aplicada directamente en las verrugas, es útil para eliminarlas.

Otros beneficios. Su acción anticancerígena está sujeta a continuos debates. A causa de su reputación tradicional como anticancerígeno, el National Cancer Institute de Estados Unidos lo estudió e identificó al la-

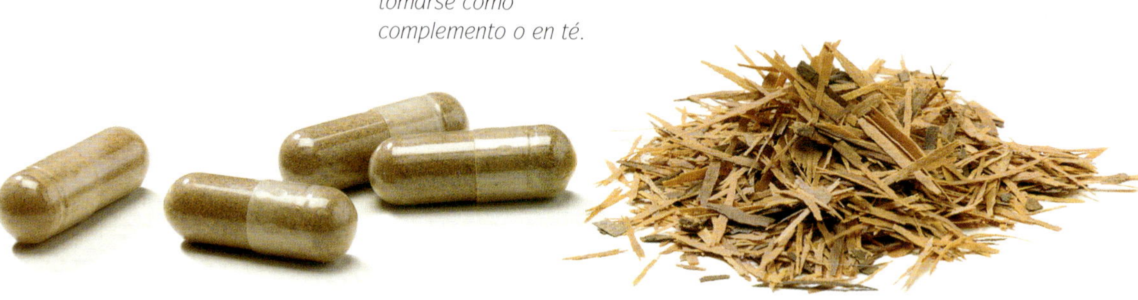

El pau d'arco puede tomarse como complemento o en té.

pacol como su agente más activo. En la década de 1970, el *National Cancer Institute* hizo pruebas con humanos usando dosis altas de lapacol, pues sus efectos resultaron prometedores en estudios con animales. De nuevo, hubo algunas evidencias de que el lapacol ayudaba a destruir células cancerígenas, pero los participantes que tomaron una dosis terapéutica tuvieron fuertes efectos secundarios como náuseas, vómito y problemas de coagulación sanguínea. Por ende, la investigación del lapacol y su fuente, el pau d'arco, se abandonó.

Críticos de esta investigación creen que el uso de dosis terapéuticas de pau d'arco, y no sólo el lapacol aislado, habría tenido resultados similares, sin los efectos anticoagulantes potencialmente peligrosos. Es probable que el lapacol interfiera con la acción de la vitamina K, la cual es vital para que la sangre coagule de manera adecuada. Algunos investigadores señalan que otros compuestos del pau d'arco aportan un poco de vitamina K, por lo que usar la hierba completa no interferiría con la coagulación. Otros creen que combinar lapacol con complementos de vitamina K haría posible que la gente tomara dosis de lapacol suficientemente altas para permitir que su posible acción antineoplásica se estudie más, sin causar reacciones. A pesar de la polémica, muchos médicos confían en las evidencias históricas de su acción anticancerígena y frecuentemente lo recomiendan como un complemento para el tratamiento convencional del cáncer.

Cómo tomarlo

Dosis. Si se va a usar el pau d'arco en cápsulas o en comprimidos, la dosis común es de 250 mg, 2 veces al día. A menudo se recomienda esta dosis para el síndrome de fatiga crónica o para el VIH y sida, alternando con otras hierbas inmunoestimulantes como la equinácea o el hidrastis. El pau d'arco también se toma con frecuencia en té, que se prepara con la hierba seca. Deje reposar 2 o 3 cucharaditas de pau d'arco en 2 tazas de agua muy caliente y bébalo en el transcurso del día.

Recomendaciones. Los herbolarios recomiendan productos elaborados con toda la corteza (no únicamente los que tienen lapacol), puesto que sospechan que las propiedades curativas de la hierba proceden del conjunto de las sustancias químicas de la corteza. *Para la candidiasis vaginal:* Deje enfriar el té de pau d'arco; cuando esté tibio, úselo en un lavado. *Para las verrugas:* Aplique una compresa humedecida en tintura en el área afectada, a la hora de acostarse; déjela durante toda la noche. Repita hasta que la verruga desaparezca.

Posibles efectos secundarios

En general, los productos elaborados con toda la corteza son inocuos; no producen los efectos secundarios de las altas dosis de lapacol. Si en té o complementos el pau d'arco causa malestar estomacal, tómelo con alimentos.

HECHOS Y CONSEJOS

- Los complementos se hacen de la corteza interna del árbol, pero en algunas partes del mundo también se aprecian las hojas del pau d'arco por sus efectos terapéuticos. Por ejemplo, en el Caribe se usan las hojas y la corteza para los dolores de espalda y de dientes.
- Algunos pueblos de América del Sur, como los guaraníes y los tupíes, se refieren al pau d'arco como *tajy*, que significa "tener fuerza y vigor."

AL COMPRAR

- Para ser eficaces, los productos de pau d'arco deben tener lapacol, que sólo se encuentra en la corteza del *Tabebuia impetiginosa* y no en otras especies de *Tabebuia*. Un estudio analizó la composición química de 10 productos de pau d'arco y encontró que sólo uno de ellos tenía un poco de lapacol, el principal agente activo, lo cual indica el uso de una especie equivocada o de una parte distinta de la planta. Los productos más eficaces son los estandarizados con lapacol del 2% al 7%, pero pueden ser difíciles de conseguir. Los productos que contienen naftoquinonas al 3% son equiparables.

potasio

Probablemente usted no consume mucho sodio, especialmente si está cuidando la presión arterial. Pero tal vez quiera aumentar el consumo de potasio. Para algunos, este mineral es tan importante como el sodio para mantener controlada la presión arterial.

Usos

- *Ayuda a bajar la presión arterial.*
- *Puede prevenir hipertensión arterial, cardiopatías y derrames.*

Presentaciones

- Comprimidos
- Líquido
- Polvo

¡ADVERTENCIA!

- Si usted tiene nefropatía o toma fármacos para la hipertensión arterial o cardiopatías, no tome complementos de potasio sin antes consultarlo con su médico.
- Recuerde: Si tiene algún padecimiento, consulte al médico antes de tomar complementos.

Qué es

El potasio, el tercer mineral más abundante en el organismo después del calcio y el fósforo, es un electrólito: una sustancia que adopta una carga positiva o negativa al disolverse en el medio acuoso del torrente sanguíneo. El sodio y el cloro también son electrólitos, y el organismo necesita un equilibrio de estos minerales para realizar múltiples funciones vitales. Casi todo el potasio del organismo se encuentra dentro de las células.

Cómo actúa

Junto con otros electrólitos, el potasio sirve para conducir estímulos nerviosos, iniciar contracciones musculares y normalizar el ritmo cardíaco y la presión arterial. Controla el fluido interno de las células, y el sodio externo, de modo que ambos minerales equilibran los niveles de fluidos en el cuerpo. El potasio permite al organismo convertir el azúcar de la sangre (glucosa) —su principal combustible— en una forma almacenada de energía (glucógeno), que guardan en reserva los músculos y el hígado.

Prevención. Varios estudios han demostrado que las personas que obtienen el suficiente potasio de la dieta diaria tienen una presión arterial menor, comparadas con quienes reciben muy poco. Este efecto es válido aun si la ingesta de sodio es alta (aunque reducir el sodio da mejores resultados). En un estudio, 54 sujetos que tomaban fármacos para la hipertensión arterial se dividieron en dos grupos. La mitad siguió su dieta habitual; la otra agregó de tres a seis raciones diarias de alimentos ricos en potasio. Al cabo de un año, 81% de quienes tomaron más potasio redujeron sustancialmente la dosis de los fármacos, en comparación con sólo 29% de los que siguieron la dieta habitual.

Otros beneficios. El potasio también puede disminuir el riesgo de cardiopatías y derrames, debido a su efecto sobre la presión arterial. En un estudio, un grupo de gente con hipertensión que comió una ración de un alimento rico en potasio, redujo en 40% el riesgo de un derrame mor-

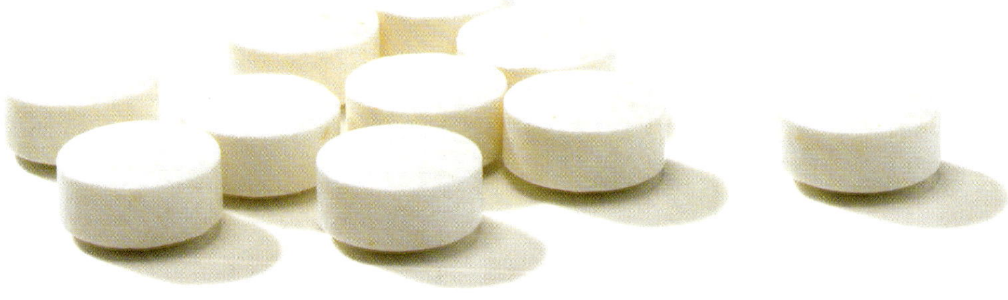

tal. Según una investigación de 12 años, los hombres que recibieron el mínimo de potasio tuvieron 2.5 veces más probabilidades de morir de un derrame que los que tomaron el máximo; en las mujeres con una ingesta baja de potasio, el riesgo de un derrame mortal casi se quintuplicó.

Cuánto necesita

No hay un ADR, pero casi todos los expertos recomiendan de 2,000 a 3,000 mg al día. Puede requerirse más para controlar la presión arterial.

Si toma muy poco. El potasio se halla en una gran variedad de alimentos, así que es prácticamente imposible no recibir el suficiente para realizar las funciones corporales básicas. Pero puede ocurrir una deficiencia grave al tomar un diurético potente (un fármaco que reduce los niveles de líquidos en el organismo) o sufrir de un caso extremo de diarrea o vómito. La primera señal de carencia es debilidad muscular y náuseas. Si no se repone el potasio, los niveles bajos pueden causar insuficiencia cardíaca.

Si toma demasiado. La intoxicación por potasio es muy poco probable, ya que casi toda la gente puede consumir sin riesgo hasta 18 g al día. En general ocurre si se tiene un trastorno renal o si se toman muchos complementos. Algunos signos de la sobredosis de potasio son fatiga muscular y un ritmo cardíaco irregular. Incluso en pequeñas dosis, los complementos pueden causar irritación estomacal y náuseas.

Cómo tomarlo

Dosis. Casi nadie lo necesita en complementos, a menos que se estén tomando ciertos diuréticos. Trate de obtener suficiente potasio de la dieta diaria; si desea estar seguro, no tome más de 500 mg al día de complementos de potasio. Quienes usan inhibidores ECA (como captopril o enalapril) para la hipertensión arterial o la angina, y quienes tengan nefropatía no deben tomar complementos de potasio en lo absoluto.

Recomendaciones. Si toma complementos de potasio, hágalo junto con los alimentos para disminuir la irritación estomacal.

Otras fuentes

Las frutas y verduras frescas como el plátano, la naranja (incluyendo el jugo) y la papa, tienen mucho potasio. También son buenas fuentes de este mineral las carnes, las aves, la leche y el yogur.

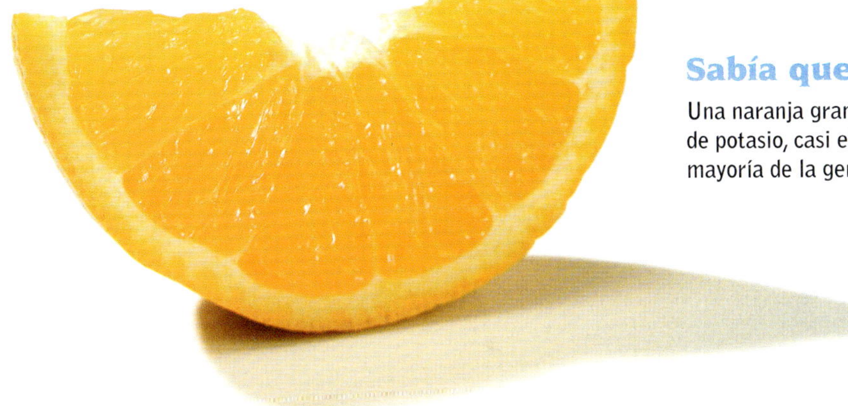

HECHOS Y CONSEJOS

- Cueza las verduras al vapor o en el microondas; su nivel de potasio disminuye al hervirlas. Por ejemplo, las papas hervidas pierden 50% de potasio; las cocidas al vapor sólo el 6%.
- Por ley, los complementos de potasio de venta libre no deben contener más de 99 mg por pastilla (incluyendo los preparados minerales y los multivitamínicos). Si usted cree que necesite tomar un complemento de potasio, hable con su médico sobre las pastillas de dosis altas que se venden con receta.

ÚLTIMOS HALLAZGOS

- Un análisis de los resultados de 33 estudios, confirma que el potasio tiene un efecto positivo sobre la presión arterial. Gente con presión arterial normal que añadió a su dieta 2,340 mg de potasio al día –entre alimentos, complementos o una combinación de ambos–, tuvo un descenso promedio de 2 puntos en la presión sistólica (el número mayor) y 1 punto en la diastólica (el número menor). Pueden parecer cifras insignificantes, pero incluso estos cambios reducen la posibilidad de tener hipertensión en un 25%. El potasio produjo aun mayores beneficios: un descenso de 4.4 puntos en la presión sistólica y de 2.5 puntos en la diastólica, en gente que ya sufría hipertensión arterial.

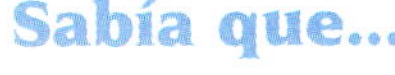

Una naranja grande aporta 250 mg de potasio, casi el 25% de lo que la mayoría de la gente recibe en un día.

productos apícolas

Se habla mucho del gran poder curativo de los productos apícolas, aunque hay pocas pruebas que lo respalden. No obstante, el polen, la jalea real y los propóleos son complementos muy populares que continúan sujetos a estudios científicos.

Usos

- *Ayudan contra la fiebre del heno.*
- *Ayudan a tratar las escoriaciones de la piel.*

Presentaciones

- Comprimidos
- Cápsulas
- Cápsulas de gel blando
- Líquido
- Polvo
- Crema
- Tabletas
- Polen fresco y seco

¡ADVERTENCIA!

- La gente con asma o hipersensibilidad al veneno de abejas debe ser muy cuidadosa al usar los productos apícolas; debe evitar por completo la jalea real.
- Recuerde: Si tiene algún padecimiento, consulte al médico antes de tomar complementos.

Qué son

Las tiendas naturistas venden tres tipos de productos apícolas (o de abeja): polen, propóleos y jalea real. El más conocido es el primero. Una vez que las abejas lo extraen de las flores, lo comprimen en bolitas que los apicultores toman de las colmenas. (Otro tipo de polen, que también se vende como polen de abeja, se recoge directamente de las plantas, no de las colmenas.) El polen de abeja contiene vitaminas B, carbohidratos y diversas enzimas; los propóleos (también llamados goma apícola) son una resina viscosa que las abejas extraen de los brotes de pinos y usan para reparar grietas en las colmenas, y la jalea real es una sustancia blanca lechosa, producida por las glándulas salivales de las abejas obreras para alimentar a la abeja reina. (El contenido nutritivo de la jalea real quizá explique la fertilidad, gran tamaño y mayor longevidad de la reina.)

Cómo actúan

Los productos apícolas, sobre todo el polen, se ofrecen casi como panaceas. Sus defensores afirman, entre otras cosas, que retardan el envejecimiento, mejoran el rendimiento físico, aumentan la inmunidad, ayudan a adelgazar, combaten bacterias y alivian los síntomas de alergias y la fiebre del heno. A pesar de que el polen de abeja puede ser útil para curar alergias y la pomada de propóleos para aliviar moretones y cortadas, la limitada investigación que se ha realizado al respecto no sustenta las exageradas afirmaciones que se han hecho sobre los productos apícolas.

Principales beneficios. Al parecer, el polen de abejas evita estornudos, escurrimiento nasal, ojos llorosos y otros síntomas de las alergias estacionales. Algunos científicos creen que ingerirlo en pequeñas cantidades puede desensibilizar a una persona de sus compuestos alergénicos, (igual que las vacunas). Como el organismo produce anticuerpos al estar expuesto in-

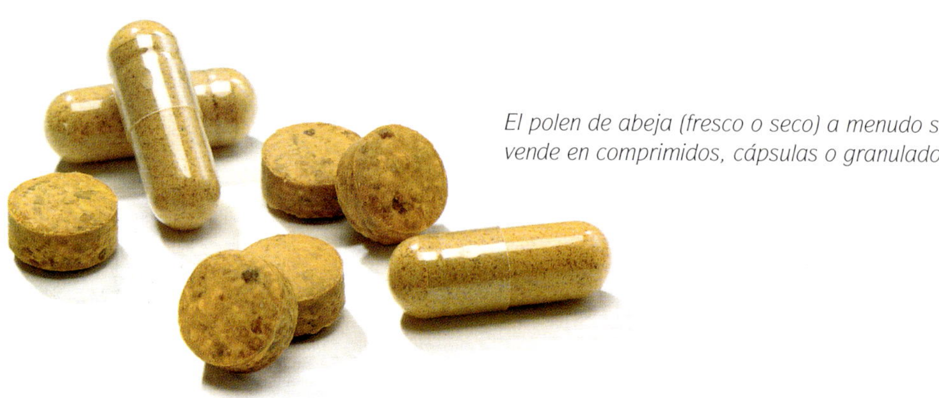

El polen de abeja (fresco o seco) a menudo se vende en comprimidos, cápsulas o granulado.

cluso a minúsculas cantidades de polen, el sistema inmunitario lo "recuerda", evitando una reacción extrema que causa síntomas clásicos de alergia. Pero esta teoría aún está en estudio y mientras se ob tienen resultados, el polen de abeja parece no ser dañino para la mayoría de la gente. Varios defensores afirman que para recibir todo el beneficio antialergénico, las personas deben usar polen de una fuente local, lo cual los desensibilizará de los tipos de polen específicos de su propio ambiente.

Otros beneficios. Los propóleos pueden ayudar a suavizar la piel o a sanar heridas. Aunque las investigaciones han confirmado que contienen compuestos antibacterianos, no son tan eficaces contra las infecciones como los antibióticos habituales o los ungüentos antibióticos de venta libre.

Debido a que la jalea real favorece el crecimiento, fertilidad y longevidad de las abejas reina, mucha gente cree que hará lo mismo con los humanos; sin embargo, no hay pruebas que sustenten este punto de vista, así que parece ser que existen pocos motivos para usarla.

Cómo tomarlos

Dosis. La cantidad de polen de abeja necesaria para aliviar los síntomas de alergia varía de una persona a otra. Empiece con pocos gránulos al día y aumente la dosis en forma paulatina, hasta llegar a no más de 1 o 3 cucharaditas copeteadas al día.

Recomendaciones. Antes de la temporada de la fiebre del heno, empiece a tomar un poco de polen diariamente; unos cuantos gránulos o parte de un comprimido. Si usted no presenta ninguna reacción nociva (vea abajo) aumente la dosis poco a poco hasta que cedan los síntomas de la alergia. Tome los complementos de polen con mucha agua; también puede mezclar el polen deshidratado o fresco con jugo o espolvorearlo en la comida.

Posibles efectos secundarios

Algunas personas presentan reacciones alérgicas al polen de abeja, así que será mejor que empiece con una cantidad pequeña para determinar si hay un efecto adverso. Si experimenta hormigueo, picazón en la garganta, enrojecimiento en la piel o respiración con silbido, suspenda el uso de inmediato.

Caso Clínico

Una bebida asesina

Desde niño, Jerry H., un corredor de bolsa, supo que era mortalmente alérgico a los piquetes de abeja, por lo que evitaba a estas portadoras de veneno como a la plaga. Curiosamente, fue una bebida naturista la que casi lo mata.

Por costumbre, a menudo se brincaba el almuerzo en el trabajo y luego pasaba por una tienda naturista camino a casa por un rápido estimulante.

El día mortal, por consejo de un solícito empleado, ordenó una nueva bebida especial de yogur. Nunca advirtió que ésta contenía una generosa ración de cierto producto de abeja "vigorizante", además del anunciado ginseng, de espirulina y de grama del norte.

Lo último que recuerda sobre su cercana cita con la muerte es el vaso en sus labios. Cuando despertó, estaba en una unidad de cuidado intensivo recuperándose del choque anafiláctico. Su consejo para la gente hipersensible a las abejas es: "Cuidado con esas bebidas saludables; pueden ser mortales".

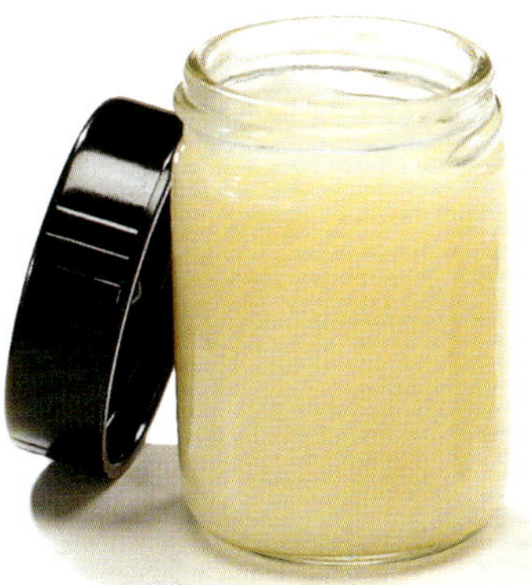

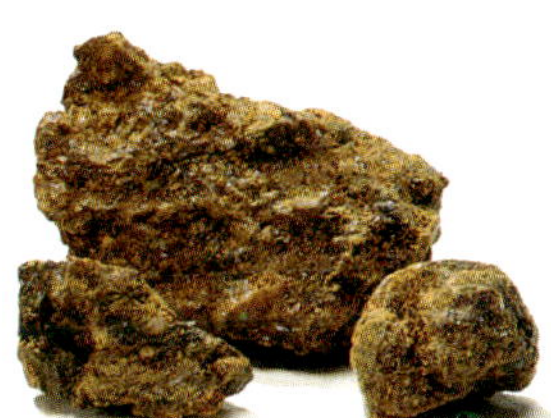

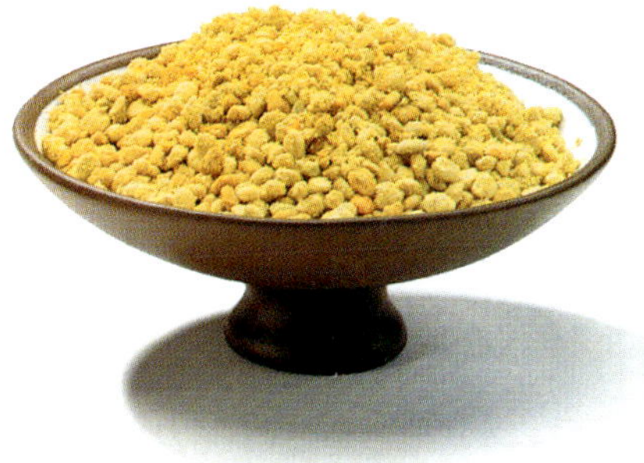

Los tres productos de abeja que hay en el mercado son: jalea real (izquierda), propóleos (centro) y polen (derecha).

psyllium

Plantago psyllium
P. ovata

Estas diminutas semillas son tan ricas en fibra que se han recetado para el estreñimiento y muchas otras afecciones durante más de 500 años. Sin embargo, estudios recientes han descubierto otro beneficio del *psyllium*: reduce el nivel alto de colesterol sin riesgo y con eficacia.

Usos

- *Ayuda en el estreñimiento y la diarrea.*
- *Ayuda a curar la diverticulosis y el colon irritable.*
- *Ayuda a prevenir los cálculos biliares.*
- *Reduce el dolor de hemorroides.*
- *Puede disminuir el colesterol.*
- *Ayuda a bajar de peso.*

Presentaciones

- Polvo
- Cápsulas
- Comprimidos masticables

¡ADVERTENCIA!

- Beba mucho líquido siempre que tome *psyllium.* Así evitará el riesgo de una obstrucción intestinal, que causa un fuerte y doloroso estreñimiento.
- El *psyllium* puede causar alergia. Las reacciones típicas generalmente son inmediatas: comezón, erupciones y, en casos graves, dificultad para respirar o deglutir. Busque ayuda médica urgente.
- Recuerde: Si tiene algún padecimiento, consulte al médico antes de tomar complementos.

Qué es

Inodoro y casi insípido, el *psyllium* proviene de las pequeñas semillas marrón rojizo o negras del *Plantago psyllium*. Aunque también se le conoce como bananero, no debe confundirse con el fruto comestible del mismo nombre, parecido al plátano *(Musa paradisiaca)* o con el llantén menor *(Plantago lanceolata),* hierba que se usa para la tos. El *plantago* crece en forma silvestre en todo el mundo y se cultiva con fines comerciales en España, Francia, India, Paquistán y otros países. Diversas especies de la planta se usan en fitoterapia, sobre todo las semillas del *Plantago psyllium* y del *Plantago ovata.* Estas semillas, tan diminutas que a veces se les llama "pulgas", por lo general se secan, se muelen y se venden en polvo, cápsulas o comprimidos masticables. Algunos cereales para el desayuno a veces incluyen *psyllium*.

Cómo actúa

Al mezclarse con agua, la cascarilla fibrosa de las semillas forma una masa gelatinosa que absorbe el exceso de agua de los intestinos y produce heces más suaves y largas. Al fijarse a la bilis repleta de colesterol en el tracto digestivo, el *psyllium* ayuda a reducir el nivel alto de colesterol, haciendo que el organismo lo extraiga del torrente sanguíneo. Esta económica fuente de fibra soluble (se mezcla con agua) es indicada para quienes no consumen suficientes alimentos con fibra, como cereales integrales (la avena es muy rica en fibra soluble), leguminosas, frutas y verduras.

Principales beneficios. El *psyllium* puede ayudar a normalizar la actividad intestinal en muchos trastornos, como el estreñimiento, la diarrea, la diverticulosis, las hemorroides y el colon irritable. Esto lo hace mediante un simple mecanismo: absorber agua, lo que da volumen a las heces. En el caso del estreñimiento, el agua y el volumen añadidos ayudan a ablandar las heces, y facilitar así su expulsión. Y aunque no cura las he-

Las semillas de psyllium, *que comúnmente se pulverizan y se venden en cápsulas, son un remedio potente para diversas alteraciones digestivas.*

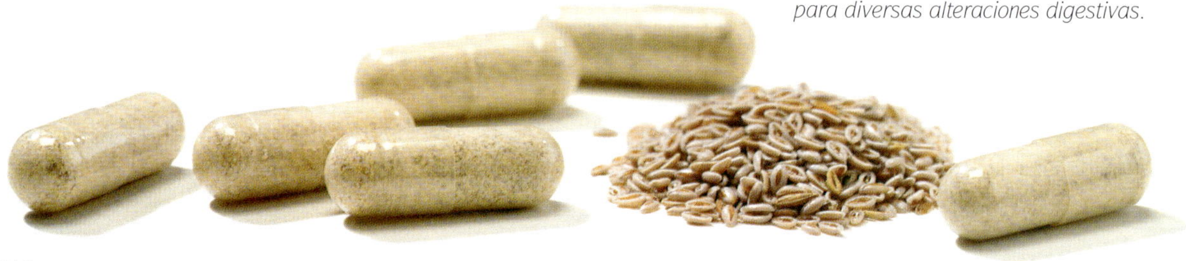

morroides, expulsar heces más blandas reduce la irritación en el área sensible. En un estudio, el 84% de los pacientes con hemorroides que tomaron un complemento de *psyllium* reportaron menor sangrado y dolor. También se ha informado que en casos de colon irritable tiene un efecto sedante. En quienes padecen diverticulosis —pequeñas bolsas en el recubrimiento del intestino que atrapan partículas fecales y se vuelven propensas a la infección— el *psyllium* da volumen a las heces y activa su paso por el intestino, lo que ayuda a solucionar el problema. Y la capacidad del *psyllium* para absorber gran cantidad de agua excesiva de las heces sueltas es un tratamiento eficaz para la diarrea.

Otros beneficios. Aunque durante siglos se ha empleado el *psyllium* contra el estreñimiento, no fue sino hasta la década de 1980 que los científicos descubrieron otro beneficio: su capacidad para reducir de manera confiable la colesterolemia, sobre todo el colesterol "malo" (LDL) que se adhiere a las paredes de las arterias y provoca cardiopatías. En varios estudios de hombres y mujeres con niveles altos de colesterol, tomar 10 g o más de *psyllium* al día, mínimo durante seis semanas, redujo el LDL del 6% al 12% (un efecto mayor al de una dieta con pocas grasas para disminuir el colesterol). A veces, añadir *psyllium* a la dieta diaria es suficiente para eliminar la necesidad de los fármacos que reducen el nivel de colesterol.

Esta fibra también puede ser de ayuda en programas para adelgazar, pues al absorber agua provoca una sensación de plenitud en el estómago. Además, hace que éste tarde en vaciar la comida, lo cual prolonga dicha sensación, y estabiliza los niveles de glucosa (azúcar) en la sangre, algo que puede controlar los antojos de comida. En un pequeño estudio británico, las mujeres que tomaron *psyllium* con agua tres horas antes de comer, consumieron menos grasa y calorías. No obstante, se ignora si este efecto es persistente e induce una pérdida de peso prolongada.

Cómo tomarlo

Dosis. Lo habitual es de 1 a 3 cucharadas (o máximo 10 g), 2 o 3 veces al día. Como algunas fórmulas son más concentradas, revise las etiquetas. No tome más de 30 g al día.

Recomendaciones. El estreñimiento suele aliviarse en un lapso de 12 a 24 horas, aunque puede tardar hasta tres días. Como el *psyllium* absorbe agua, tómelo siempre con muchos líquidos. Disuelva el polvo de *psyllium* en agua (o jugo), bébalo, y luego tome otro vaso de agua o jugo. Además, beba de 6 a 8 vasos de agua diarios. Tome el *psyllium* mínimo dos horas después de tomar otros fármacos o complementos, para que éste no retarde su absorción. Si usted está embarazada, consulte al médico antes de usar *psyllium*.

Posibles efectos secundarios

Puede causar una hinchazón temporal y mayor flatulencia, pues suministra fibra. Evite estos problemas aumentando en forma paulatina la ingestión de *psyllium* durante varios días. Las cantidades de *psyllium* mayores a las dosis recomendadas pueden reducir la absorción de ciertos minerales. Las reacciones alérgicas, aunque muy raras, pueden ser mortales; si tiene dificultad para deglutir o respirar, busque ayuda médica de inmediato.

HECHOS Y CONSEJOS

- En 1998, la *Food and Drug Administration* (FDA), en Estados Unidos, permitió que, en los cereales que contienen *psyllium*, se afirmara que reducen el riesgo de sufrir cardiopatías, como parte de una dieta con pocas grasas saturadas y colesterol. Para calificar, un cereal debe tener 1.7 g de fibra soluble de *psyllium* por ración. Cuatro raciones al día aportan 7 g de fibra soluble, suficientes para disminuir la colesterolemia. Combinar un cereal enriquecido con *psyllium* con otro de avena entera, puede ser aún más eficaz para bajar el nivel de colesterol.

ÚLTIMOS HALLAZGOS

- El *psyllium* no sólo puede ayudar a adelgazar inhibiendo el apetito, sino también prevenir cálculos biliares. Según un estudio mexicano de pacientes obesos que seguían dietas con muy pocas calorías –lo que provoca un mayor riesgo de tener cálculos biliares–, el *psyllium* ayudó a prevenir esta condición, que suele ser muy dolorosa.
- Un estudio a 25 personas entre 6 y 18 años con un nivel alto de colesterol, demostró que incluir un cereal con *psyllium* en una dieta baja en grasas redujo el colesterol "malo" en otro 7%.

Sabía que...

En la Europa medieval, los médicos árabes vendían diagridium, una cura para el estreñimiento. El *psyllium* era uno de sus principales ingredientes.

regaliz

Glycyrrhiza glabra

En la antigua Grecia, calmaba la tos y ayudaba al estómago. En China, se cree que prolonga la vida. Según investigaciones recientes, aumenta la inmunidad, combate virus, ayuda a curar úlceras y a reducir la inflamación, protege al hígado, ayuda en la menopausia y, en uso externo, aligera el eccema.

Usos

- *Reduce los síntomas de fatiga crónica y fibromialgia.*
- *Ayuda en problemas digestivos.*
- *Ayuda a curar el eccema.*
- *Ayuda a aliviar la hepatitis.*
- *Aumenta la inmunidad.*
- *Mitiga afecciones respiratorias.*
- *Puede ser útil para trastornos menstruales y de la menopausia.*

Presentaciones

- Cápsulas
- Comprimidos
- Tintura
- Oblea (DGL)
- Tabletas
- Crema
- Hierba seca/Té

¡ADVERTENCIA!

- La glicirricina del regaliz aumenta la presión arterial. Evite el regaliz en caso de cardiopatía, nefropatía, hepatopatía, hipertensión arterial, embarazo o si toma diuréticos o digitálicos; pero sí puede usar regaliz DGL.
- Recuerde: Si tiene algún padecimiento, consulte al médico antes de tomar complementos.

Qué es

Uno de los remedios herbarios más usados y estudiados, el regaliz, ha tenido una larga historia médica. Fue uno de los primeros en ser investigado por el programa de alimentos del *National Cancer Institute*. (EE. UU.)

Cultivada en Turquía y Grecia, la planta, un miembro de la familia de los chícharos, es un arbusto alto con flores azuladas. Sus propiedades medicinales están en la raíz, o rizoma, la cual contiene glicirricina. También es la fuente de cientos de otras sustancias potencialmente benéficas, como los estrógenos vegetales y los flavonoides.

La raíz es transformada en cápsulas, comprimidos, tinturas y cremas para uso tópico. Como tiene un sabor dulce y parecido al moho, la raíz de regaliz a menudo se combina con otras hierbas para disimular su amargor. Otra presentación, el DLG o regaliz sin glicirricina, se vende en cápsulas y obleas masticables. Ambos tipos de regaliz tienen usos y efectos diferentes en el organismo.

Cómo actúa

La glicirricina estimula las glándulas suprarrenales para que produzcan ciertas hormonas, reduce la inflamación y aumenta los niveles de interferón, una sustancia antiviral producida por el sistema inmunitario. Otros compuestos del regaliz son potentes antioxidantes y es posible que tengan los mismos efectos del estrógeno en el cuerpo. En cambio, el DGL tiene un efecto benéfico en el tracto digestivo.

Principales beneficios. Es útil para problemas respiratorios porque combate los virus que atacan las vías respiratorias, mitiga síntomas como tos y garganta irritada y adelgaza la mucosidad. Debido a su efecto sobre las glándulas suprarrenales, a menudo es usado por nutriólogos

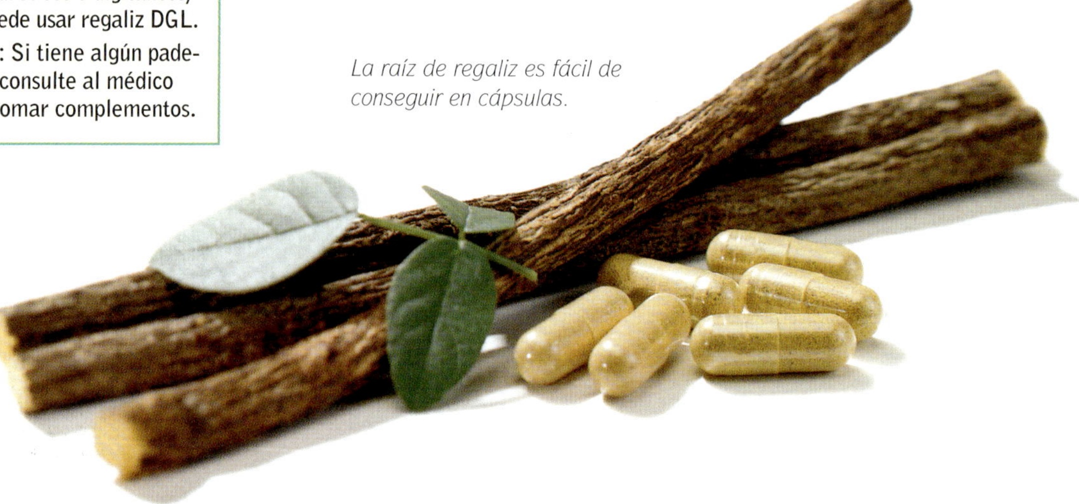

La raíz de regaliz es fácil de conseguir en cápsulas.

para tratar el síndrome de fatiga crónica, la fibromialgia y otros trastornos causados por los niveles alterados de cortisol en el organismo (la principal hormona suprarrenal). La hierba también se toma para prácticamente cualquier enfermedad que incluya inflamación. Es benéfico para los enfermos de hepatitis, ya que ayuda a bajar la inflamación del hígado y ataca al virus que provoca la enfermedad.

El regaliz DGL no actúa igual que la raíz de regaliz. El primero intensifica la producción de sustancias que recubren el esófago y el estómago, protegiéndolos contra los efectos corrosivos de los jugos gástricos. Por ende, el DGL es útil en casos de acidez gástrica, úlceras e inflamación intestinal. De hecho, en varios estudios el DGL demostró ser más eficaz que los fármacos antiulcerosos que habitualmente se prescriben. Pero sólo actúa mezclado con la saliva, por eso se prefieren las obleas masticables de DGL para problemas digestivos. Estas obleas también pueden activar la curación de úlceras bucales (aftas).

OTROS BENEFICIOS. Puede ser útil para combatir los problemas menstruales y mitigar los síntomas de la menopausia. Aunque la glicirricina inhibe el efecto de los estrógenos del organismo, los estrógenos vegetales del regaliz tienen un efecto estrogénico ligero. Una mujer sensible al SPM puede descubrir que tomar regaliz 10 días antes de su período modera algunos síntomas, en tanto que las cremas tópicas de regaliz alivian las irritaciones cutáneas, como el eccema.

Cómo tomarlo

DOSIS. *Para casi todos los trastornos:* Tome raíz de regaliz 3 veces al día en pastillas de 200 mg (estandarizado con ácido glicirricínico o glicirricina al 22%), o 45 gotas del extracto líquido. *Para la acidez y otros problemas digestivos:* Mastique de 2 a 4 obleas de DLG de 380 mg, 3 veces al día. *Para eccema:* Aplique crema en el área afectada, 3 o 4 veces al día.

RECOMENDACIONES. Los complementos de raíz de regaliz pueden tomarse a cualquier hora del día. Si usa el DGL, asegúrese de masticar bien las obleas y tomarlas 30 minutos antes de la comida. Para aliviar la garganta irritada, las tabletas con regaliz actúan mejor.

Posibles efectos secundarios

Debido a su efecto sobre las glándulas suprarrenales, la raíz de regaliz pue-de aumentar la presión arterial. Por eso, no exceda las dosis recomendadas. Si necesita tomar regaliz por más de un mes, revísese la presión arterial. El dulce de regaliz auténtico e incluso el tabaco de mascar, que generalmente tiene saborizante de regaliz, pueden aumentar la presión arterial si se consumen en exceso. El DGL no aumenta la presión arterial, ni tiene otros efectos secundarios.

ÚLTIMOS HALLAZGOS

- Según estudios preliminares en animales de laboratorio, el regaliz tiene un posible efecto anticancerígeno, sobre todo en la prevención del cáncer de colon o de mama. Esto puede deberse a que la glicirricina, su agente activo, aumenta la actividad del sistema inmunitario. Los estrógenos vegetales de la raíz también pueden intervenir, al menos para combatir el cáncer de mama.
- El regaliz puede mantener despejadas las arterias y prevenir cardiopatías, según un estudio reciente. Algunos investigadores hallaron que al tomar 100 mg de raíz de regaliz todos los días se reduce al mínimo el daño del colesterol "malo" (LDL). Se identificó que un agente activo del regaliz, la glabridina, está presente en complementos y extractos estandarizados, pero no en el dulce de regaliz.

Sabía que...

En algunos países, al dulce de regaliz se le da sabor con aceite de anís, no con raíz de regaliz; el regaliz rojo tampoco es auténtico. Los verdaderos dulces de regaliz (abajo) vienen de Europa. No abuse de los dulces, pues pueden elevar la presión arterial al igual que la raíz de regaliz.

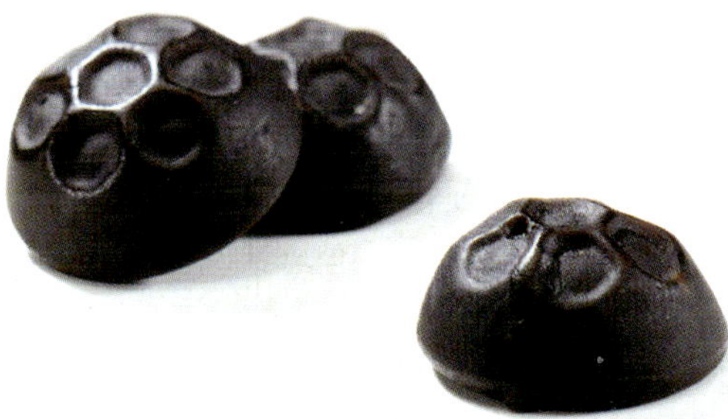

riboflavina

Durante años, la riboflavina, también llamada vitamina B_2, pasó inadvertida. No obstante, gracias a una nueva y apasionante investigación, ahora es valorada por su capacidad para combatir dolorosas migrañas, prevenir cataratas, manchas en la piel y muchas cosas más.

Usos

- *Ayuda a prevenir o a retardar la aparición de cataratas.*
- *Reduce la frecuencia e intensidad de las migrañas.*
- *Mejora las manchas cutáneas causadas por la rosácea.*

Presentaciones

- Comprimidos
- Cápsulas

¡ADVERTENCIA!

- Recuerde: Si tiene algún padecimiento físico o psiquiátrico, consulte al médico antes de tomar complementos.

Qué es

En 1879, unos científicos descubrieron a través del microscopio, una sustancia fluorescente verde amarilla en la leche, pero no fue identificada como riboflavina hasta 1933. Esta vitamina, que forma parte del complejo B, es hidrosoluble y ayuda a convertir proteínas, grasas y carbohidratos en combustible para el organismo. La riboflavina, que se destruye fácilmente al ser expuesta a la luz solar, se encuentra presente en muchos alimentos de manera natural, y también se añade a panes y cereales. Una ingesta insuficiente de riboflavina suele acompañarse de otras deficiencias de vitamina B, las cuales son un problema común en los ancianos y en los alcohólicos. Se vende como complemento individual, combinada con otras vitaminas del complejo B, o en multivitamínico.

Cómo actúa

El organismo depende de la riboflavina para múltiples funciones; entre otras, contribuye a la producción de la hormona tiroidea, la cual activa el metabolismo y asegura un suministro constante de energía; ayuda a producir inmunocitos antiinfecciosos, y, junto con el hierro, produce glóbulos rojos, que llevan oxígeno a todas las células; además convierte las vitaminas B_6 y la niacina en formas activas, para que puedan realizar su trabajo.

La riboflavina produce sustancias que ayudan a poderosos antioxidantes, como la vitamina E, a proteger a las células del daño de unas moléculas muy reactivas del organismo llamadas radicales libres, y es indispensable para mantener y regenerar tejidos (el cuerpo usa cantidades adicionales para activar la curación de las heridas después de una cirugía, de quemaduras y de otras lesiones). También se necesita para mantener la función ocular y la salud de los nervios.

Prevención. Al estimular la actividad antioxidante, protege a muchos tejidos del cuerpo, sobre todo al cristalino del ojo. Por ende, puede prevenir la formación de cataratas, esas opacidades lechosas del cristalino que afectan la visión de tantos ancianos. Los oftalmólogos instan a todas las personas, especialmente si existen antecedentes familiares de este trastorno ocular, a tener un consumo constante de riboflavina.

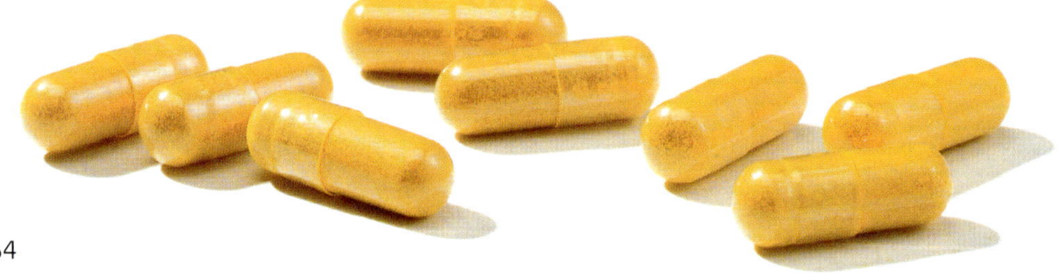

Esta vitamina también ha demostrado ser muy eficaz para reducir la frecuencia e intensidad de las migrañas. Se cree que quienes las padecen tienen menos reservas de energía en el cerebro, y la riboflavina puede prevenir las crisis al suministrar más energía a las neuronas.

OTROS BENEFICIOS. Ha probado ser valiosa para curar trastornos cutáneos como la rosácea, que causa enrojecimiento facial y pústulas en la piel de muchos adultos. Combinada con otras vitaminas B, incluyendo la vitamina B_6 y la niacina, puede evitar innumerables enfermedades nerviosas y de otro tipo, como entumecimiento y hormigueo, Alzheimer, epilepsia y esclerosis múltiple, angustia, estrés y fatiga. Algunos médicos recetan complementos adicionales de riboflavina para la anemia drepanocítica, pues muchos de los pacientes tienen una deficiencia de la vitamina.

Cuánta necesita

El ADR diario de riboflavina es de 1.3 mg para los hombres y 1.1 mg para las mujeres. Estas cantidades simplemente previenen deficiencias generales; suelen recetarse dosis mayores para enfermedades específicas.

SI TOMA MUY POCA. Los síntomas clásicos de la deficiencia son grietas y úlceras en las comisuras de la boca y mayor sensibilidad a la luz, con lagrimeo, ardor y comezón en los ojos. La piel alrededor de nariz, cejas y lóbulos de las orejas puede descamarse, y puede haber una erupción en las ingles. También puede darse un conteo bajo de eritrocitos (anemia).

SI TOMA DEMASIADA. El exceso de riboflavina no es peligroso, porque el organismo excreta los sobrantes por la orina. Una ingesta alta puede dar un color amarillo a la orina, un efecto inofensivo pero inquietante.

Cómo tomarla

DOSIS. *Para prevenir cataratas:* La dosificación habitual es de 25 mg al día. *Para rosácea:* Se recomiendan dosis de 50 mg al día. *Para migrañas:* Puede necesitar mayores dosis, máximo 400 mg al día. Muchas vitaminas de uso diario cubren el ADR de la riboflavina; los multivitamínicos superpotentes pueden tener cantidades mucho mayores: 30 mg o más. Las fórmulas mixtas de vitamina B suelen tener 50 o 100 mg de riboflavina, junto con otras vitaminas B: niacina, tiamina, vitaminas B_6 y B_{12}, y ácido fólico.

RECOMENDACIONES. Consulte a su médico si usted toma anticonceptivos orales, antibióticos o fármacos psiquiátricos ya que pueden afectar las necesidades de riboflavina. Beber alcohol reduce la absorción de la riboflavina en el tracto digestivo.

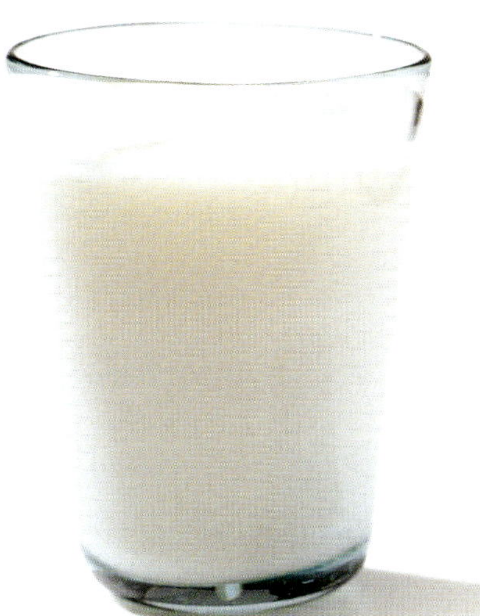

Otras fuentes

Buenas fuentes de riboflavina son leche, queso, yogur, hígado, carne de res, pescado, cereales y panes enriquecidos, aguacate, hongos y huevos.

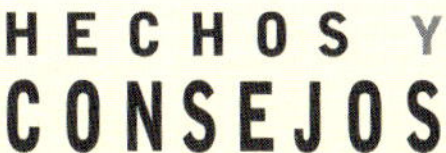

HECHOS Y CONSEJOS

- La leche que está embotellada en envases de vidrio transparente pierde el 75% de la riboflavina a las pocas horas, pues ésta es muy sensible a la luz. Por eso, son mejores las botellas opacas o los envases de cartón.
- Entre las personas de la tercera edad es de vital importancia una dieta bien equilibrada, pues muchos tienen una deficiencia de riboflavina.

ÚLTIMOS HALLAZGOS

- En un estudio europeo reciente, 55 pacientes que llegaban a tener de dos a cuatro migrañas por mes tomaron 400 mg de riboflavina todos los días. A los cuatro meses sufrieron, en promedio, 37% menos dolores de cabeza, algo que suele lograrse sólo con antimigrañosos recetados. Sin embargo, la riboflavina es más barata y sus efectos secundarios, mucho menores.

Sabía que...

Tendría que beber unos 72 vasos de 240 ml de leche para recibir 30 mg de riboflavina, presente en muchos multivitamínicos superpotentes.

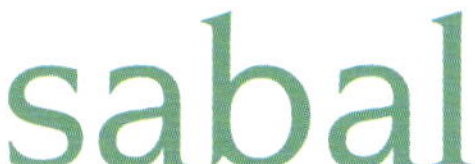

sabal

Serenoa repens

Los nativos de América del Norte consumían con frecuencia esta hierba como alimento, por lo que es probable que hubiera pocos problemas de próstata entre ellos. Hoy, el sabal es uno de los complementos de mayor venta en muchos países, y un regalo de la herbolaria para la salud masculina.

Usos

- *Modera las micciones frecuentes por la noche y otros síntomas de hipertrofia prostática benigna.*
- *Aligera la inflamación prostática.*
- *Puede aumentar la inmunidad y curar infecciones urinarias.*

Presentaciones

- Cápsulas
- Comprimidos
- Cápsulas de gel blando
- Tintura
- Hierba seca/Té

¡ADVERTENCIA!

- Si hay sangre en la orina o tiene dificultad para orinar, debe consultar a su médico antes de tomar sabal. Estos síntomas pueden estar relacionados con el cáncer de próstata.
- Como el sabal afecta los niveles hormonales, los hombres con cáncer de próstata, o cualquiera que tome hormonas, deben consultar con el médico sobre el uso de la hierba.
- Recuerde: Si tiene algún padecimiento, consulte a su médico antes de tomar complementos.

Qué es

El sabal, una pequeña palma silvestre que crece en varios países, tiene unos tallos puntiagudos y dentados en la base de cada hoja. Llega a vivir 700 años y parece casi indestructible; es resistente a sequías, a plagas de insectos y al fuego. Sus propiedades medicinales se derivan de las bayas de color entre azul y negro que suelen recolectarse en agosto y septiembre. Este proceso a veces es peligroso, pues los tallos de las hojas, afilados como navajas, pueden cortar fácilmente a quienes los recolectan. Además, estas personas se arriesgan a ser mordidos por las víboras de cascabel que se refugian a la sombra de la palma.

Cómo actúa

Su uso tradicional tiene una larga historia. Los nativos norteamericanos lo empleaban para curar trastornos de las vías urinarias. Los primeros colonizadores, al notar la vitalidad de los animales que se alimentaban de las bayas, se las daban a las personas débiles como tónico general. A través de los años se ha usado para mitigar la tos persistente y para mejorar la digestión. Hoy, su fama se debe sobre todo a la capacidad que tiene para aliviar los síntomas de la hipertrofia prostática, lo cual ha sido confirmado por varios estudios científicos.

Principales beneficios. En Italia, Alemania, Francia y otros países, los médicos suelen recetar sabal cuando hay crecimiento benigno de la próstata (no canceroso) o HPB (hiperplasia prostática benigna o hipertrofia). Cuando esta glándula masculina parecida a una nuez aumenta de tamaño —una enfermedad común que afecta a más de la mitad de los hombres que tienen más de 50 años—, puede presionar la uretra, que es el conducto por el que pasa la orina de la vejiga a la próstata para salir

El fruto deshidratado del sabal, generalmente procesado en cápsulas de gel blando, es un potente remedio para las dolencias de la próstata.

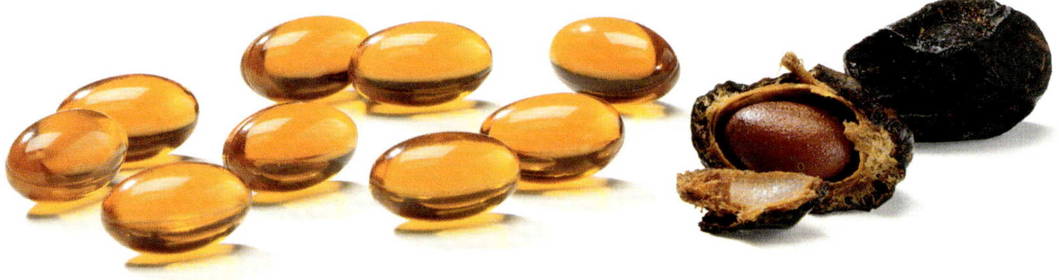

por el pene. Los síntomas consiguientes incluyen micciones frecuentes (sobre todo por la noche), un flujo débil de orina, dolor al orinar y dificultad para vaciar bien la vejiga. Los investigadores creen que el sabal alivia los síntomas de la HPB de varios modos. El más importante parece ser al alterar los niveles de distintas hormonas que inducen la multiplicación de células en la próstata. La planta también puede reducir la inflamación y la hinchazón del tejido.

Algunos estudios han descubierto que el sabal produce menores efectos secundarios (como impotencia) y resultados más rápidos que el fármaco convencional para la próstata llamado finasteride (Proscar). La planta tardó únicamente 30 días en surtir efecto, comparado con por lo menos seis meses de uso del medicamento prescrito.

Otros beneficios. A pesar de que hay pruebas contundentes de que el sabal mitiga los síntomas de la HPB, otros posibles beneficios de esta palma son más aventurados. Se ha usado para tratar ciertas inflamaciones de la próstata (prostatitis). En pruebas de laboratorio ha aumentado la capacidad del sistema inmunitario para eliminar bacterias, lo que indica que puede ser un tratamiento potencial para infecciones urinarias o de la próstata. Debido a que afecta los niveles de las hormonas que propician el cáncer, los científicos están investigando su posible función para prevenir el cáncer de próstata.

Cómo tomarlo

Dosis. La dosificación habitual es de 160 mg, 2 veces al día. Tenga cuidado con las dosis mayores; no existen estudios científicos que hayan analizado los efectos de dosis diarias superiores a 320 mg. Elija complementos de extractos estandarizados con ácidos grasos y esteroles del 85% al 95%, los agentes activos de las bayas causantes de sus efectos terapéuticos.

Recomendaciones. Como el sabal tiene un sabor amargo, es conveniente diluirlo en un poco de agua si se toma líquido. La hierba puede tomarse con o sin alimentos. Aunque algunos curanderos recomiendan beber té de sabal, éste quizá no contenga cantidades terapéuticas de los agentes activos y aporte pocos beneficios al tratamiento de la HPB.

Posibles efectos secundarios

Son relativamente poco comunes e incluyen dolor abdominal leve, náuseas, mareos y dolor de cabeza. Muy rara vez, los hombres pueden tener crecimiento de mamas. Si hay efectos secundarios, reduzca o suspenda la dosis.

AL COMPRAR

- Lea la etiqueta con atención al comprar una "Fórmula para hombres". Aunque casi todas tienen sabal, también suelen incluir otras hierbas o nutrientes, y puede ser que algunos de ellos no sean convenientes para usted. Además, la cantidad de sabal que hay en estos productos puede ser demasiado pequeña para surtir efecto.

ÚLTIMOS HALLAZGOS

- En un estudio internacional a 1,000 hombres con HPB moderada, dos tercios se beneficiaron al tomar un fármaco recetado (Proscar) o sabal, durante seis meses. Quienes usaron la hierba sufrieron menos efectos secundarios de los que provoca el fármaco, como disminución de la libido e impotencia. No obstante, el fármaco convencional redujo mucho el tamaño de la próstata, mientras que el sabal tuvo un efecto mucho menor, sobre todo en casos de próstatas muy crecidas. Los autores del estudio concluyeron que la hierba quizá sea más adecuada si la glándula tiene un crecimiento leve o moderado.

Sabía que...

Las dosis diarias de sabal cuestan sólo un tercio del valor de los fármacos convencionales para la próstata.

selenio

Aunque los investigadores no se percataron de la importancia de este oligoelemento hasta 1979, el selenio pronto adquirió preponderancia como un anticancerígeno potencialmente eficaz. Hoy en día, muchos expertos creen que podría ser uno de los nutrientes curativos más importantes.

Usos

- *Actúa con la vitamina E para prevenir cáncer y cardiopatías.*
- *Ayuda a proteger contra cataratas y degeneración macular.*
- *Combate infecciones virales; reduce la intensidad de aftas y zoster; puede retardar la evolución del VIH/sida.*
- *Ayuda a aliviar síntomas de lupus.*

Presentaciones

- Cápsulas
- Comprimidos

¡ADVERTENCIA!

- Tomarlo por mucho tiempo (incluso apenas 900 mcg al día) puede causar graves efectos secundarios como erupciones cutáneas, náuseas, fatiga, caída del cabello, cambios en las uñas de las manos y depresión.
- Recuerde: Si tiene algún padecimiento, consulte al médico antes de tomar complementos.

Qué es

El selenio, un oligoelemento esencial para muchos procesos orgánicos, se encuentra en la tierra. En el cuerpo, prácticamente está en cada célula, pero abunda en los riñones, el hígado, el bazo, el páncreas y los testículos.

Cómo actúa

El selenio actúa como un antioxidante que bloquea las moléculas nocivas llamadas radicales libres, que dañan el ADN. Es parte de una enzima antioxidante (glutatión peroxidasa) que protege a las células contra las toxinas de los alimentos y el medio ambiente, y a menudo se incluye en mezclas antioxidantes junto con vitaminas C y E. De esta manera, puede proteger contra múltiples afecciones —desde cáncer, cardiopatías, cataratas y degeneración macular, hasta derrames e incluso el envejecimiento— que se cree son causadas por el daño de los radicales libres.

Principales beneficios. Recientemente se le ha tomado mucho en cuenta para combatir el cáncer. Un sorprendente estudio de 5 años de la Universidad de Cornell y de la de Arizona, mostró que tomar 200 mcg de selenio al día redujo un 63% los tumores de próstata, un 58% los casos de cáncer colorrectal, un 46% las neoplasias pulmonares y un 39% las muertes por cáncer. En otros estudios, el selenio demostró ser prometedor para prevenir el cáncer de ovarios, el cervicouterino, el rectal, el vesical, el de esófago, páncreas e hígado, así como la leucemia. Según investigaciones de casos de cáncer, la gente con el nivel más bajo de selenio tuvo más tumores y recurrencias, un mayor riesgo de metástasis y una sobrevivencia más corta que quienes tenían niveles altos de selenio en la sangre.

Además, protege al corazón, sobre todo al aligerar la "viscosidad" de la sangre y reducir el riesgo de coágulos, lo cual disminuye a su vez el riesgo de infarto y derrame. El selenio aumenta la proporción entre el colesterol "bueno" y el "malo", vital para un corazón sano. Quienes fuman o han sufrido un infarto o derrame, pueden obtener grandes beneficios cardiovasculares de los complementos de selenio, pero todos pueden beneficiarse si toman un complemento mineral y vitamínico diario.

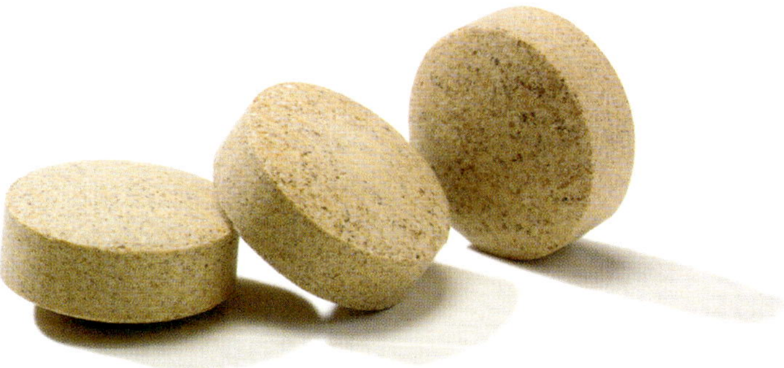

OTROS BENEFICIOS. Puede ser útil para prevenir cataratas y degeneración macular, las principales causas de vista defectuosa o ceguera en muchos ancianos. También es vital para convertir la hormona tiroidea, necesaria para el adecuado funcionamiento de todas las células, de una forma menos activa (llamada T4) a su forma activa (conocida como T3). Además, es indispensable para un sistema inmunitario sano; ayuda al organismo a defenderse de las bacterias y virus dañinos, así como de las células cancerosas. Sus efectos como refuerzo inmunitario pueden ayudar a combatir el virus del herpes, responsable de aftas y zoster, y también se estudia por su posible eficacia contra el VIH, el virus que causa el sida.

Al parecer, combinado con la vitamina E tiene beneficios antiinflamatorios. Estos dos nutrientes pueden aminorar enfermedades crónicas como artritis reumatoide, psoriasis, lupus y eccema.

Cuánto necesita

El ADR es de 70 mcg diarios para los hombres y de 55 mcg para las mujeres. Para obtener importantes beneficios quizá sean necesarios hasta 600 mcg al día.

SI TOMA MUY POCO. El consumo bajo de selenio (menos del ADR) puede causar mayor incidencia de cáncer, cardiopatías, problemas inmunitarios y diversas enfermedades inflamatorias, sobre todo las que afectan la piel. Si el selenio es insuficiente durante el embarazo, podría aumentar el riesgo de defectos congénitos (ante todo del corazón) o quizá el síndrome de muerte súbita del lactante. Los primeros síntomas de la deficiencia incluyen fatiga y debilidad muscular.

SI TOMA DEMASIADO. Es difícil recibir mucho selenio de los alimentos, pero si usted lo toma en complemento es importante recordar que el margen de seguridad entre una dosis terapéutica de selenio (hasta 600 mcg al día) y una tóxica (apenas 900 mcg) es bajo, comparado con otros nutrientes. Entre los síntomas de intoxicación se encuentran el nerviosismo, la depresión, las náuseas o vómito, el aliento y la transpiración con olor a ajo, así como la caída de cabello y de las uñas de las manos.

Cómo tomarlo

DOSIS. Casi todos los expertos coinciden en que la dosis óptima para el uso prolongado del selenio debe ser entre 100 y 400 mcg diarios. Pueden tomarse máximo 600 mcg diarios por tiempo limitado, como tratamiento para infecciones virales o en un programa contra el cáncer.

RECOMENDACIONES. La vitamina E intensifica la eficacia del selenio; asegúrese de tomar 400 UI todos los días.

Otras fuentes

Las fuentes más abundantes de selenio incluyen nueces de Brasil, pescados y mariscos, aves y carnes. Los cereales, sobre todo la avena y el arroz integral, pueden tener cantidades importantes; esto lo determina el contenido de selenio de la tierra en que se cultivaron.

AL COMPRAR

- Si toma selenio por sus beneficios antioxidantes, considere probar una fórmula antioxidante superpotente con selenio y otros antioxidantes eficaces como ácido alfalipoico, coenzima Q_{10}, N-acetilcisteína (NAC), extractos de té verde y de semillas de uva, vitaminas C y E, y betacaroteno.

ÚLTIMOS HALLAZGOS

- Según estudios recientes, el selenio actúa relativamente pronto en tubos de ensayo; ayuda a las células a crecer y morir a ritmos normales y evita que se vuelvan cancerosas. Los expertos sospechan que sus beneficios anticancerígenos también pueden ser de acción rápida.
- Unos estudios en ratones muestran que una deficiencia de selenio o de vitamina E —ambos antioxidantes– puede transformar un virus latente e inactivo en uno activo que cause alguna enfermedad. Quizá esto explique por qué el selenio es eficaz contra las aftas y el herpes zoster, ambos causados por la reactivación del virus latente del herpes.

Sabía que...

Una sola nuez de Brasil tiene una gran dosis de 120 mcg de selenio, que es al menos 10 veces más del peso presente en otros alimentos y cerca del doble del ADR de este mineral. 100 g de huachinango, otra buena fuente de selenio, aportan 200 mcg.

té verde

Camellia sinensis

La leyenda dice que, alrededor del año 2700 a.C., un emperador chino se sentó bajo un arbusto de té y unas hojas cayeron en su taza de agua caliente: nacía el té verde. Recientes investigaciones han encontrado que éste contiene uno de los anticancerígenos que más promete.

Usos

- *Puede prevenir el cáncer.*
- *Protege contra las cardiopatías.*
- *Inhibe el deterioro dental.*
- *Favorece la longevidad.*

Presentaciones

- Cápsulas
- Comprimidos
- Líquido
- Polvo
- Té

¡ADVERTENCIA!

- Recuerde: Si tiene algún padecimiento, consulte al médico antes de tomar complementos.

Qué es

La elaboración tradicional del té verde es simple: primero, las hojas se cuecen al vapor; luego, se enrollan y se secan. El vapor extermina las enzimas que de otra forma fermentarían las hojas. Con otros tipos de té las hojas pueden fermentar en forma parcial (té oolong) o total (té negro). Sin embargo, la falta de fermentación le da al té verde su inconfundible sabor, y lo más importante es que conserva prácticamente todos los polifenoles que por naturaleza posee (fuertes antioxidantes que pueden proteger contra el daño celular). Otras sustancias del té verde que también pueden ser benéficas son el fluoruro, las catequinas y los taninos.

Cómo actúa

El té verde posee compuestos que pueden proporcionar protección eficaz contra varios tipos de cáncer y, probablemente, cardiopatías. Estudios indican que también combate infecciones y favorece la longevidad.

Prevención. El índice de ciertos tipos de cáncer es menor entre los bebedores de té verde. En un estudio a gran escala, los investigadores hallaron que chinos de ambos sexos que lo bebieron una vez a la semana durante seis meses tuvieron menos casos de cáncer de recto, de páncreas y probablemente de colon que aquellos que rara vez o nunca lo tomaron. En las mujeres, el riesgo de cáncer pancreático y rectal se redujo casi al 50%. Según investigaciones preliminares, el té verde también puede combatir el cáncer cutáneo, el gástrico y el de mama.

Estudios que investigan cómo el té verde podría evitar el cáncer han señalado la potencia de su principal antioxidante, un polifenol llamado EGCG (epigallocatequina-galato). Algunos científicos creen que puede ser uno de los anticancerígenos más eficaces que se hayan descubierto, al proteger a las células del daño y fortalecer la propia producción de enzimas antioxidantes. De acuerdo con un estudio de la *Case Western Reserve University*, de Ohio, el EGCG parece ordenar a las células cancerosas no reproducirse, estimulando un proceso natural de muerte celular programada llamada apoptosis. Es notable que el EGCG no dañe las células sanas. Investigaciones del *Medical College* de Ohio indican que inhibe la producción de urocinasa, una enzima que necesitan las células cancerosas para crecer. En animales reduce tumores y a veces hace que el cáncer tenga una remisión completa, al bloquear la urocinasa.

Otros beneficios. El efecto antioxidante de sus polifenoles también ayuda a proteger el corazón. En estudios de tubo de ensayo se vio que estos compuestos parecen suprimir el daño del colesterol LDL, que se cree es el paso inicial en la acumulación de placa en las arterias. Un estudio japonés a 1,371 hombres relacionó el consumo diario de té verde con la prevención de cardiopatías. Como el té verde tiene fluoruro, puede proteger contra el deterioro dental y tener un efecto antibacteriano general.

Cómo tomarlo

Dosis. Puede obtener los beneficios del té verde si lo toma en cápsulas o comprimidos, o si bebe varias tazas de té todos los días. Su meta debe ser obtener de 240 a 320 mg de polifenoles.

Al usar complementos, compre los estandarizados con polifenoles al 50%, mínimo. En esa concentración, 2 complementos de 250 mg brindan 250 mg de polifenoles. Según se ha estudiado, 4 tazas de té recién hecho también suministran la cantidad recomendada de polifenoles.

Recomendaciones. Tome los complementos de té verde en las comidas, con un vaso completo de agua. Beba el té recién hecho solo o con alimentos. Prepárelo con una cucharadita de hojas de té por cada taza de agua caliente. Déjelo reposar de 3 a 5 minutos; luego cuele y bébalo.

Posibles efectos secundarios

El consumo de té verde no conlleva riesgos, ya sea que lo tome en complementos o como infusión. Quienes sean sensibles a la cafeína quizá no deban tomar grandes cantidades, pues cada taza contiene 40 mg de este alcaloide. (Por esa razón, las mujeres embarazadas y las que estén amamantando deben limitar su consumo a dos tazas al día.) En complementos contiene muy poca cafeína. La dosis recomendada de complementos de té verde aporta la misma cantidad de polifenoles que 4 tazas de infusión, pero en general sólo contiene de 5 a 6 mg de cafeína.

HECHOS Y CONSEJOS

- Las hojas de té verde contienen grandes cantidades de vitamina K, pero una taza de té o los complementos, prácticamente no contienen nada. Esto significa que los cardiópatas que tomen anticoagulantes tal vez deban evitar raciones abundantes de alimentos ricos en vitamina K, pues ésta afecta la coagulación; sin embargo, pueden disfrutar del té verde sin temor a los efectos secundarios.
- Tomar té verde hirviendo puede dañar la garganta y el esófago y, con el tiempo, aumentar el riesgo de cáncer. Siga la receta asiática tradicional: caliente el agua hasta que esté a punto de hervir (o hiérvala y déjela enfriar unos minutos); luego vierta el agua caliente, no hirviente, sobre las hojas de té. Este método ayuda a realzar el delicado sabor del té verde.
- La versión importada de China es simple té verde en diminutas bolitas que parecen pólvora. Al ponerlas en agua caliente, las hojas se abren lentamente.

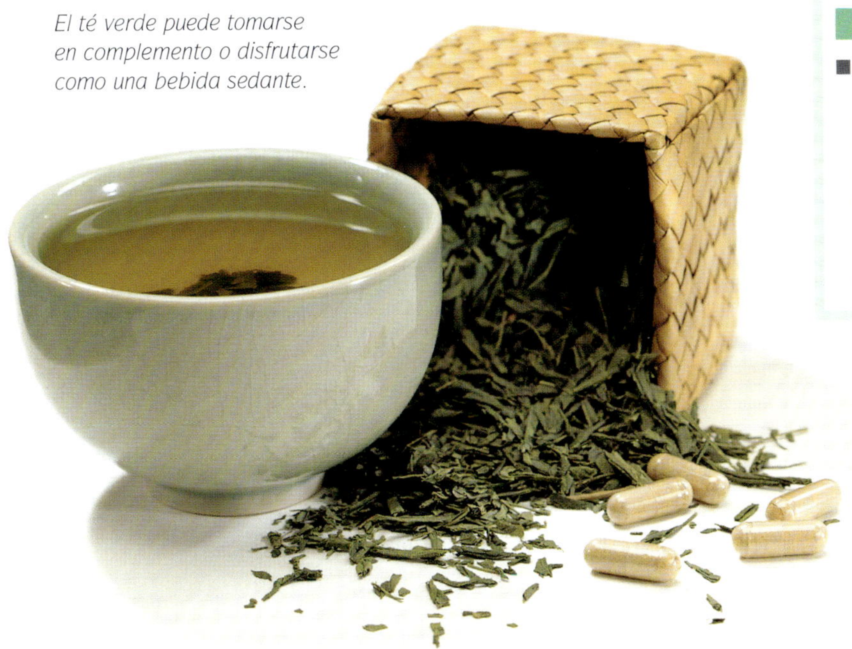

El té verde puede tomarse en complemento o disfrutarse como una bebida sedante.

ÚLTIMOS HALLAZGOS

- Según investigadores de la Universidad de Kansas, el EGCG, principal antioxidante del té verde, es 100 veces más potente que la vitamina C y 25 veces más potente que la vitamina E. Protege al ADN contra el tipo de daño que se cree aumenta el riesgo de cáncer.

tepezcohuite

Este arbusto, también es llamado o conocido como "árbol de la piel" o "árbol milagroso", tiene sorprendentes efectos curativos cuando el tepezcohuite se aplica directamente sobre la piel en heridas o quemaduras leves.

Usos

- *Ayuda a aliviar quemaduras.*
- *Acelera la curación de heridas.*
- *Reduce síntomas de las várices.*
- *Puede tratar el eccema.*

Presentaciones

- Polvo de corteza tostada
- Crema/Ungüento
- Crema facial
- Aceite
- Champú
- Loción
- Jabón

¡ADVERTENCIA!

- Su utilización comprobada es únicamente tópica. Jamás debe ingerirse; es tóxico.
- La utilización en forma externa de manera prolongada, puede producir irritación.
- Recuerde: Si tiene algún padecimiento, consulte al médico antes de tomar complementos.

Qué es

El tepezcohuite *(Mimosa tenuiflora)* es un arbusto oportunista que crece en forma espontánea en terrenos baldíos o que están en descanso; llega a medir de 6 a 8 metros de alto, y sus ramas alcanzan un diámetro de entre 10 y 15 cm. El tepezcohuite se le encuentra en diversas variedades (aunque la composición química de todas ellas es distinta) en la zona geográfica que parte del sureste mexicano para internarse por América Central y llegar hasta Brasil. El tepezcohuite que se utiliza con fines medicinales se cosecha principalmente en México, en los estados de Chiapas y Oaxaca.

Se dice que la corteza del tepezcohuite, tostada y convertida en polvo, fue utilizada por el pueblo maya desde el siglo X; sin embargo, no se han encontrado pruebas que confirmen esto, y su uso no está registrado en ningún documento de las tribus prehispánicas. Lo único que está confirmado es que desde hace varios cientos de años se utiliza en las regiones que comprenden su hábitat. Se ha intentado buscar raíces nahuas a su nombre, como *tepexohuixtli* (árbol de la piel) o *tepuscuautli* (árbol de fierro o de metal), pero ambas se relacionan con el uso que se conoce actualmente y carecen de base histórica.

Las propiedades curativas del tepezcohuite lograron reconocimiento mundial en 1982, luego de la erupción del volcán Chichonal en Chiapas, México. En esa ocasión, se aplicó un preparado de polvo de corteza a las víctimas de quemaduras; su recuperación fue asombrosamente rápida, y no les dejó cicatrices. Esta eficacia se volvió a comprobar en 1984 con las víctimas de una explosión de gas en un poblado cercano a la Ciudad de México, y se reiteró un año después, tras los terremotos que asolaron a México en 1985.

Cómo actúa

Principales beneficios. Al contacto con las exudaciones de la piel, primero forma una amalgama; luego se convierte en una costra de color castaño oscuro que casi de inmediato calma el dolor y que desaparece al cabo de unas semanas, para dar lugar a la piel nueva. Los responsables de la acción curativa son los flavonoides, los taninos, los oligoelementos, el cinc, el hierro, el magnesio, el cobre y el manganeso que contiene. El tepezcohuite también posee saponósidos y alcaloides, y se ha observado que ejerce un efecto analgésico y bacteriostático, disminuyendo significativamente la inflamación. Su acción estimula la regeneración dérmica y activa la reparación tisular.

Otros beneficios. Todas estas virtudes han hecho que se emplee no sólo para tratar quemaduras, sino para diversos padecimientos de la piel, como úlceras, heridas, várices, prurito, eccema, acné y eritemas solares, sobre todo después de la propaganda que se generó tras el éxito obtenido en la década de 1980.

Cómo usarlo

Dosis. La corteza, previamente tostada y molida, se aplica directamente como polvo, o bien en ungüento, aceite, crema o jabón. Se utiliza el polvo obtenido de la corteza tostada del árbol de tepezcohuite, directamente sobre la parte afectada. En el mercado se pueden conseguir distintas presentaciones, como ungüento o pomada, crema facial, loción, aceite, champú o jabón.

Recomendaciones. A pesar de los estudios que se han realizado sobre el tepezcohuite, la utilización de su corteza sigue siendo absolutamente empírica, aunque la medicina popular haya extendido sus usos hasta la exageración.

Posibles efectos secundarios

Las investigaciones farmacológicas que se han hecho sobre él hasta el presente, demuestran que las plantas conocidas como *Mimosa* poseen una serie de compuestos que podrían ser perjudiciales para la salud, debido a la presencia de alcaloides, sólo debe emplearse en forma tópica.

AL COMPRAR

- Los productos medicinales hechos a base de tepezcohuite se pueden encontrar en las tiendas que venden productos naturistas o en los puestos herbolarios de los mercados.

ÚLTIMOS HALLAZGOS

- En un estudio realizado por la Universidad de Ottawa, Canadá, y el Instituto Mexicano del Seguro Social en Xochitepec, Morelos, se encontró en la corteza del árbol una importante actividad antibacteriana para combatir diferentes microorganismos como estafilococos, hongos, tricofitos, etcétera.

Sabía que...

Una de las especies de tepezcohuite, la *Mimosa hostilis* que se encuentra en Brasil, tiene propiedades embriagantes. Para ingerirla se disfraza su sabor con jugo de manzana.

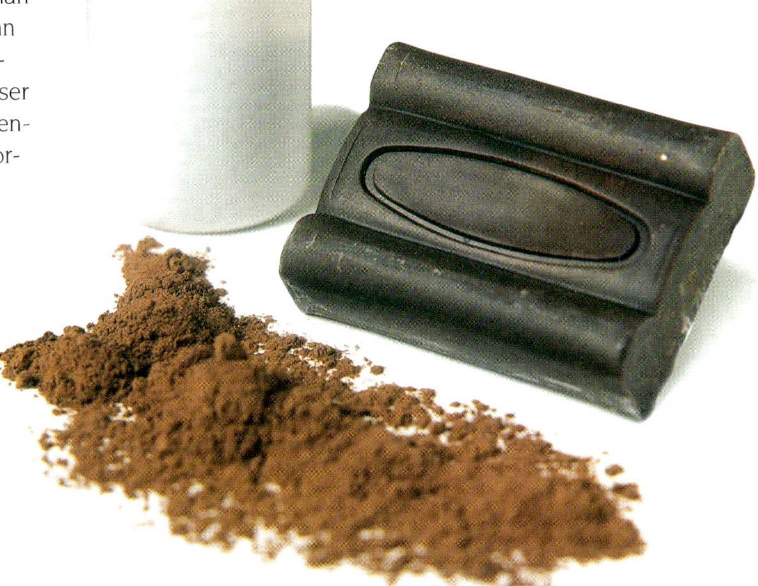

tiamina

La preocupación por obtener suficiente tiamina desapareció en 1940, al promulgarse en EUA una ley que exigía que se repusieran las vitaminas B eliminadas durante la molienda de granos refinados. Una deficiencia fuerte de tiamina es cosa del pasado, pero incluso un déficit moderado afecta la salud.

Usos

- *Ayuda a producir energía.*
- *Favorece la salud de los nervios.*
- *Puede mejorar el ánimo.*
- *Fortalece el corazón.*
- *Alivia la acidez gástrica.*

Presentaciones

- Comprimidos
- Cápsulas

¡ADVERTENCIA!

- Recuerde: Si tiene algún padecimiento físico o psiquiátrico, consulte al médico antes de tomar complementos.

Qué es

La tiamina, un miembro esencial, y a menudo sobreestimado, del complejo B, se conoce como vitamina B_1, debido a que fue la primera vitamina B descubierta. Casi todos obtenemos suficiente tiamina de la dieta para cubrir nuestras necesidades básicas, pero los expertos creen que algunas personas, sobre todo los ancianos, tienen una deficiencia ligera de este nutriente. Aunque se vende como complemento individual, es mejor obtenerla de un complemento de complejo B, porque actúa en forma estrecha con las otras vitaminas que lo conforman.

Cómo actúa

La tiamina es indispensable para convertir los carbohidratos de los alimentos en energía. También favorece la salud de los nervios y puede ser de utilidad para curar ciertos tipos de cardiopatía.

Principales beneficios. En casos de insuficiencia cardíaca congestiva (ICC), puede mejorar la capacidad de bombeo del corazón. Los niveles de tiamina en el organismo se agotan debido al uso prolongado de diuréticos, que a menudo se recetan a pacientes con ICC para reducir el líquido asociado a la enfermedad. En un estudio, a los pacientes con ICC que tomaban furosemida (un diurético) se les dio 200 mg de tiamina o un placebo diario. A las seis semanas, el grupo de la tiamina mejoró en un 22%.

Como ayuda a mantener la salud de los nervios, la tiamina puede reducir al mínimo el entumecimiento y el hormigueo de manos y pies. Este problema se presenta frecuentemente en las personas con diabetes o con otras enfermedades que dañan los nervios.

Otros beneficios. La tiamina, combinada con colina y ácido pantoténico (otras vitaminas B), puede mejorar la digestión y aliviar la acidez. Algunos investigadores creen que una deficiencia de tiamina puede ser la causa de enfermedades mentales como la depresión, y que los complementos con altas dosis pueden ser benéficos. Este nutriente puede mejo-

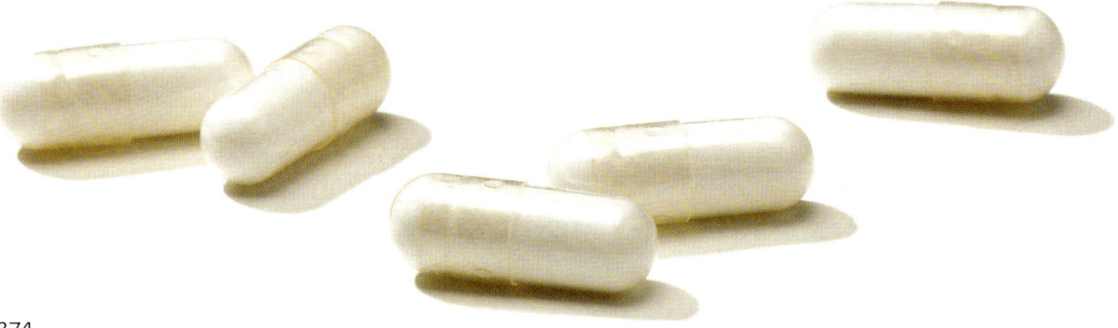

rar la memoria de gente con Alzheimer, pero aún no hay pruebas contundentes. De cualquier modo, la confusión que sufren los ancianos tras una cirugía puede prevenirse tomando una dosis extra de tiamina en las semanas previas a la operación. Los médicos también la usan para la psicosis causada por la abstinencia de alcohol. Como los anticonvulsivos interfieren con su absorción, quienes los tomen quizá necesiten más tiamina; esto puede reducir la confusión mental causada por los fármacos.

Cuánta necesita

Para mantener una buena salud y evitar una deficiencia de tiamina, es suficiente el ADR de 1.2 mg al día para los hombres, y de 1.1 mg al día para las mujeres. Se recomiendan dosis más altas para uso terapéutico.

Si toma muy poca. Una carencia leve puede pasar inadvertida. Los síntomas son irritabilidad, pérdida de peso, depresión y debilidad muscular. Una deficiencia grave causa beriberi, una enfermedad que produce deterioro mental, músculos atrofiados, daño nervioso y, a la larga, la muerte. Actualmente, este padecimiento es poco común; y sólo se presenta en las partes de Asia donde la dieta consta sobre todo de arroz blanco, el cual pierde la tiamina y otros nutrientes en la molienda. En varios países se añade tiamina al pan blanco, a los cereales, a la pasta y al arroz blanco.

Si toma demasiada. No existen efectos adversos relacionados con altas dosis de tiamina, pues el organismo elimina el exceso por la orina.

Cómo tomarla

Dosis. Algunos trastornos mejoran con los complementos de tiamina. *Insuficiencia cardíaca congestiva:* Tome 200 mg diarios de tiamina. *Entumecimiento y hormigueo de las extremidades:* Tome 100 mg de tiamina al día (50 mg de complejo B, 50 mg de tiamina extra). *Depresión:* Tome 50 mg diarios de complejo B. *Acidez:* Tome 500 mg al día, por la mañana. *Alcoholismo:* Tome 150 mg diarios (50 mg de un complejo B y 100 mg extras).

Recomendaciones. La tiamina se absorbe mejor en un ambiente ácido. Tómela con alimentos, cuando se producen ácidos gástricos para digerir la comida. Divida la dosis e ingiérala dos veces al día, pues el organismo elimina con facilidad las dosis grandes mediante la orina.

Otras fuentes

La carne magra de cerdo es quizá la mejor fuente alimenticia de tiamina, seguida por cereales integrales, leguminosas secas, nueces y semillas. También los productos con cereales enriquecidos contienen tiamina.

HECHOS Y CONSEJOS

- Si usted bebe mucho café o té (descafeinados o normales), tal vez necesite aumentar su ingesta de tiamina. Estas bebidas pueden disminuir las reservas de tiamina del organismo.

ÚLTIMOS HALLAZGOS

- Según un estudio reciente en mujeres jóvenes con carencia de tiamina, los complementos de este nutriente pueden mejorar el ánimo. Más de 100 mujeres universitarias tomaron 50 mg de tiamina al día o un placebo, durante 2 meses. Las pruebas indicaron que los niveles de energía, viveza y humor aumentaron en quienes tomaron tiamina, mas no en las que usaron el placebo.
- Los ancianos a menudo tienen una deficiencia de tiamina. Un estudio reciente halló que tomar apenas 10 mg diarios de tiamina durante tres meses ayudó a bajar la presión arterial, a adelgazar y a dormir mejor. Los sujetos mayores de 65 años tuvieron más energía. No se vio mejoría en quienes recibieron un placebo.

Sabía que...

Tendría que comer unas 15 tazas de semillas de girasol sin cáscara, para obtener 50 mg de tiamina.

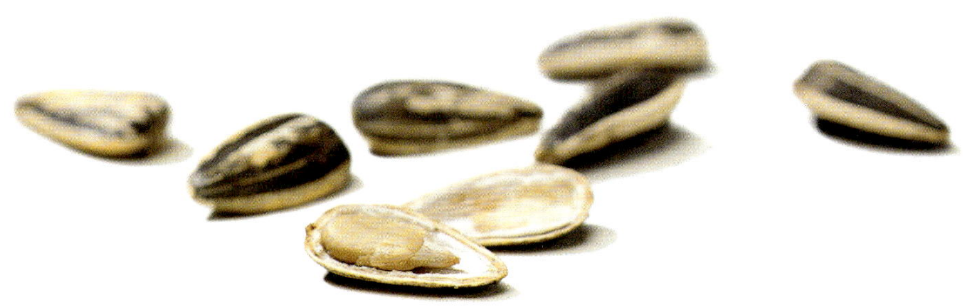

uña de gato

Uncaria tomentosa
U. guianensis

Aunque los investigadores occidentales la han estudiado desde 1970 y los médicos europeos la usan desde hace 20 años, el interés popular en la hierba surgió hace poco. Puede ser un refuerzo necesario para el sistema inmunitario y brindar ayuda a la gente con cáncer.

Usos

- *Como aumenta la inmunidad, es útil contra la sinusitis y otras infecciones.*
- *Apoya el tratamiento anticáncer.*
- *Puede mitigar el dolor crónico.*
- *Reduce el dolor e inflamación de la gota o la artritis.*

Presentaciones

- Comprimidos
- Cápsulas
- Cápsulas de gel blando
- Tintura
- Hierba seca/Té

¡ADVERTENCIA!

- No tome uña de gato si piensa embarazarse o si está embarazada o amamantando. No se ha determinado su inocuidad en estos casos y puede provocar un aborto espontáneo.
- Recuerde: Si tiene algún padecimiento, consulte al médico antes de tomar complementos.

Qué es

En la cuenca del Amazonas, existe una parra tropical silvestre que se enreda en los árboles de la selva y tiene dos espinas encorvadas en la base de las hojas que parecen uñas de gato. La hierba derivada de la corteza interna o de la raíz de la planta se conoce como *uña de gato*. A pesar de que hay decenas de especies afines, se cosechan dos específicas como plantas silvestres con fines medicinales (sobre todo en Perú y en Brasil): *Uncaria tomentosa* y *U. guianensis*. Es común ver grandes trozos de corteza en los mercados de agricultores de América del Sur. Durante mucho tiempo, los indígenas han hecho té con la corteza y la han usado para tratar heridas, enfermedades estomacales, artritis, cáncer y otras afecciones.

Cómo actúa

Estudios científicos modernos han identificado varios agentes activos en la uña de gato, que aumentan la actividad del sistema inmunitario e inhiben la inflamación. Su presencia quizá explique por qué esta hierba se ha usado tradicionalmente para combatir el cáncer, la artritis, la disentería, las úlceras y otras enfermedades infecciosas e inflamatorias.

Principales beneficios. En Alemania y Austria, los médicos la recetan para estimular la reacción inmunitaria de las personas con cáncer, muchas de las cuales pueden debilitarse por la quimioterapia, la radiación u otros tratamientos oncológicos ortodoxos. Varios compuestos de la hierba, algunos estudiados durante décadas, pueden justificar sus efectos anticancerígenos e inmunizadores. En la década de 1970, investigadores reportaron que la corteza interna y la raíz contienen los llamados complejos procianidólicos oligoméricos (PCO), que inhiben tumores en animales. En la década de 1980, científicos alemanes identificaron otros compuestos que aumentan la inmunidad, en parte estimulando a los in-

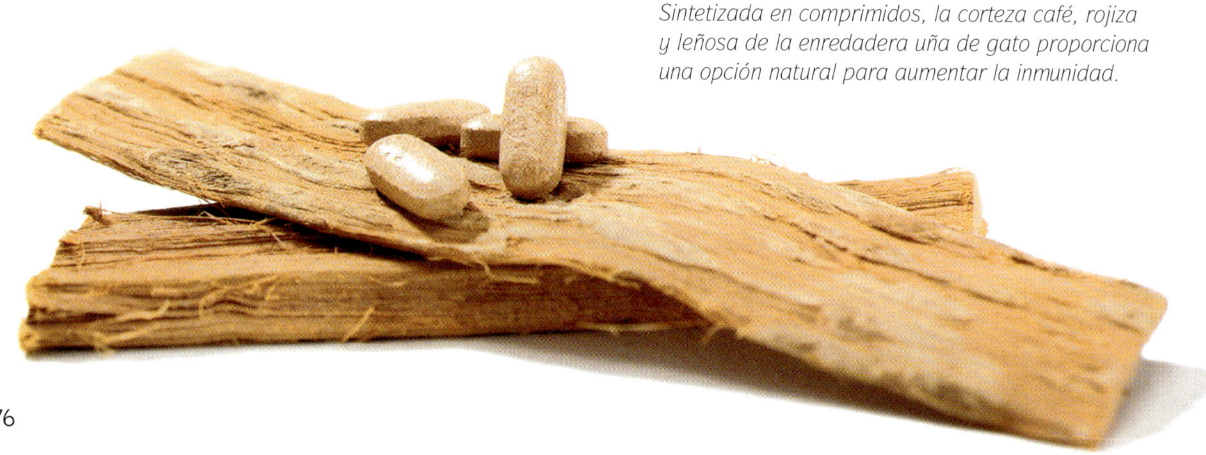

Sintetizada en comprimidos, la corteza café, rojiza y leñosa de la enredadera uña de gato proporciona una opción natural para aumentar la inmunidad.

munocitos llamados fagocitos, que rodean y devoran virus, bacterias y otros organismos que causan enfermedades. Luego, en 1993, un estudio italiano detectó otros tipos de compuestos llamados glucósidos de ácido quinóvico, que tienen múltiples beneficios. Actúan como antioxidantes, librando al organismo de unas moléculas llamadas radicales libres, que dañan las células. Y también eliminan virus, reducen la inflamación e inhiben la evolución de células normales a cancerosas.

Aparte de las propiedades que tienen para combatir los tumores, la uña de gato puede ser útil para combatir infecciones refractarias como la sinusitis.

Otros beneficios. Tradicionalmente, la hierba se ha usado para aliviar el dolor. A causa de sus propiedades antiinflamatorias, puede ser eficaz para aliviar el dolor articular causado por la artritis o la gota. Pero se necesitan otros estudios para definir cuál es la función precisa de la uña de gato en la curación de la artritis y otras enfermedades inflamatorias.

Ciertos informes preliminares han encontrado que la uña de gato, junto con los fármacos convencionales para el sida, puede beneficiar a las personas con VIH, pues al parecer fomenta la reacción inmunitaria; sin embargo, se necesitan más estudios al respecto. Algunos expertos advierten que no debe tomarse para afecciones crónicas que afecten el sistema inmunitario, como la tuberculosis, la esclerosis múltiple y la artritis reumatoide, ya que puede estimular excesivamente el sistema inmunitario y agravar los síntomas. A pesar de lo anterior, otros médicos la recomiendan para trastornos autoinmunitarios, incluyendo la artritis reumatoide y el lupus. No obstante, se requiere más investigación.

Cómo tomarla

Dosis. Tome 250 mg de un extracto estandarizado en comprimidos, 2 veces al día o consuma de 1 a 2 ml (20 a 40 gotas) de tintura, 2 veces al día. Los comprimidos de la hierba cruda (raíz o corteza interna molida en una forma no concentrada) generalmente se consiguen en cápsulas de 500 o 1,000 mg; tómelas 2 veces todos los días (máximo 2,000 mg al día). La hierba seca se consigue en tiendas naturistas; use 1 o 2 cucharaditas por cada taza de agua caliente (siga las instrucciones del paquete). Beba hasta 3 tazas al día.

Recomendaciones. Puede combinar o alternar la uña de gato con otras hierbas inmunoestimulantes como la equinácea, el hidrastis, los hongos reishi y maitake o el pau d'arco.

Las mujeres embarazadas o que estén amamantando, deben evitarla. En Perú se usa como anticonceptivo. Debido a que en los animales estimula las contracciones uterinas, se cree que la uña de gato podría inducir el aborto.

Posibles efectos secundarios

A pesar de que hay pocos estudios acerca de la inocuidad de esta planta, no existen informes de que sea tóxica en las dosis recomendadas. De cualquier modo, tomarla en dosis más altas puede causar diarrea.

HECHOS Y CONSEJOS

- Aunque la raíz de la uña de gato puede tener un porcentaje más alto de ingredientes activos que la corteza interna, se prefiere la segunda por razones ecológicas. Al usar la corteza se conserva el árbol; al arrancarlo de raíz se pone en peligro a la especie. Si compra un extracto estandarizado hecho con la corteza interna, tendrá un nivel garantizado de ingredientes activos.

AL COMPRAR

- Siempre que sea posible, elija extractos estandarizados de uña de gato, para asegurar que recibe una dosis adecuada de la hierba. Busque los preparados estandarizados con alcaloides al 3% y polifenoles al 15%.
- Compre complementos hechos con *Uncaria tomentosa* o *U. guianensis.* Muchos productos que están a la venta realmente no tienen uña de gato, sino hierbas que se parecen o tienen el mismo nombre que la auténtica. Éstos incluyen preparados del sudoeste de Estados Unidos con una planta sin ninguna relación *(Acacia greggii)*, pero también llamada uña de gato.

Sabía que...

En Alemania y Austria se considera al extracto de uña de gato una medicina potente, y suele prepararse en las farmacias sólo con receta médica.

valeriana

Valeriana officinalis

Son las 3:00 a.m., usted otra vez está despierto y desearía poder tomar algo inocuo para conciliar el sueño. La valeriana quizá sea justo lo que necesita, pues induce poco a poco el sueño, sin los desagradables efectos secundarios de los fármacos convencionales.

Usos

- *Favorece un sueño tranquilo.*
- *Calma la angustia y el estrés.*
- *Disminuye los síntomas de varios trastornos digestivos.*

Presentaciones

- Cápsulas
- Comprimidos
- Cápsulas de gel blando
- Tintura
- Hierba seca/Té

¡ADVERTENCIA!

- Tomada durante el día puede causar somnolencia.
- Si usted está embarazada o lactando, no use valeriana.
- Recuerde: Si tiene algún padecimiento físico o psiquiátrico, consulte al médico antes de tomar complementos.

Qué es

En Alemania, Gran Bretaña y otros países europeos, la valeriana es un auxiliar del sueño validado por las autoridades médicas. Esta planta perenne, originaria de América del Norte y Europa, posee unas flores de color rosáceo que nacen de un rizoma tuberoso. Éste se cosecha cuando la planta llega a los dos años, y contiene varios compuestos importantes —valeraniato, ácido valérico y aceites volátiles, entre otros—, que en algún momento se pensó eran responsables de los poderes sedantes de la hierba. Muchos expertos creen que la eficacia de la valeriana puede deberse a la sinergia que se produce entre los diversos compuestos.

Cómo actúa

Usada durante siglos como un auxiliar del sueño, la valeriana también puede actuar como un agente sedante en situaciones llenas de tensión durante el día. Se utiliza para curar trastornos causados por la ansiedad y enfermedades agravadas por el estrés, como la diverticulosis y la colitis.

Principales beneficios. Al parecer, los compuestos de la valeriana afectan a los receptores del cerebro mediante una sustancia química de los nervios (neurotransmisor) llamada ácido gama-aminobutírico o AGAB. A través de esta interacción, la hierba favorece el sueño y calma la angustia. A diferencia de las benzodiacepinas —fármacos como el diazepam (Valium) o el alprazolam (Tafil), que suelen recetarse para estos trastornos—, la valeriana no causa adicción ni hace sentirse drogado.

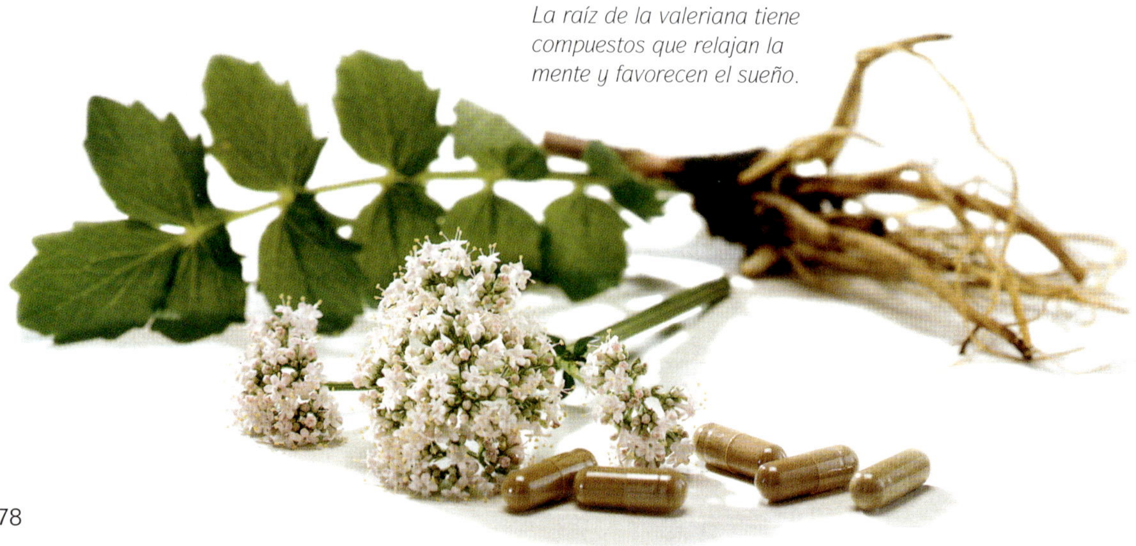

La raíz de la valeriana tiene compuestos que relajan la mente y favorecen el sueño.

Más que inducir el sueño en forma directa, calma el cerebro y el cuerpo, para que el sueño llegue de manera natural. Un beneficio adicional para los insomnes es que en las dosis recomendadas no causa atontamiento por la mañana, como hacen algunos fármacos controlados.

Según diversas investigaciones, en mucha gente la valeriana surte el mismo efecto que los fármacos controlados, y comparada con un placebo parece ser que tiene la capacidad de adormecer. En un estudio, 128 sujetos recibieron un preparado de valeriana o un placebo. La hierba definitivamente mejoró la calidad del sueño; quienes tomaron valeriana se durmieron más pronto y despertaron con menos frecuencia que los que usaron un placebo. En otro estudio con insomnes, la mayoría reportaron haber dormido mejor al tomar valeriana, y 44% de ellos calificó la calidad del sueño como perfecta.

Aunque el interés moderno en la valeriana como un ansiolítico es relativamente reciente, desde hace tiempo los herbolarios y médicos naturistas recomiendan la hierba para este propósito.

Otros beneficios. La valeriana ayuda a relajar los músculos lisos del tracto digestivo, lo que la vuelve útil para el tratamiento del síndrome del colon irritable y la diverticulosis (en ambas enfermedades frecuentemente hay espasmos dolorosos en el intestino). Por otro lado, como estos trastornos a veces son desencadenados por el estrés, el efecto calmante de la valeriana también puede ser eficaz.

Cómo tomarla

Dosis. *Insomnio:* Tome de 250 a 500 mg de extracto pulverizado en pastilla, o 1 cucharadita de tintura, de 30 a 45 minutos antes de acostarse. Los estudios demuestran que, en general, las dosis mayores no producen beneficios adicionales. Si la dosis menor no surte efecto, puede usar sin riesgo hasta 900 mg (o 2 cucharaditas de tintura). *Angustia:* Consuma 250 mg, 2 veces al día, y de 250 a 500 mg antes de acostarse.

Recomendaciones. Si elige tomar la valeriana en tintura, mézclela con un poco de miel o azúcar, ya que su sabor amargo es poco agradable. Aunque esta planta no causa adicción, no es conveniente confiar en una sustancia, sea herbaria o no, para conciliar el sueño todas las noches. Por ende, no tome valeriana por la noche más de dos semanas seguidas, y asegúrese de no combinarla con pastillas para dormir ni sedantes recetados. Sin embargo, es inocua si se toma junto con otras hierbas como la manzanilla, el lúpulo, la melisa (también conocida como toronjil) o la pasionaria, que pueden aumentar su eficacia como auxiliar del sueño. Si usted se encuentra deprimido, puede usar la valeriana con hipericón; y con kava kava, si está intranquilo.

Posibles efectos secundarios

Algunos estudios han demostrado que incluso en cantidades 20 veces mayores a la recomendada, la valeriana no tiene efectos secundarios peligrosos. No obstante, las dosis muy elevadas pueden causar mareo, desazón, vista borrosa, náuseas, dolor de cabeza, vértigo y atontamiento matutino.

AL COMPRAR

- Busque un producto hecho con un extracto estandarizado que contenga ácido valérico (o valerénico) al 0.8%.

ÚLTIMOS HALLAZGOS

- Los auxiliares para el sueño recetados suelen atontar a la mañana siguiente de haberlos tomado y pueden afectar la capacidad para manejar o realizar otras tareas que exigen concentración. Según un estudio alemán, eso no ocurre con la valeriana. Los investigadores compararon los efectos de la valeriana, la valeriana y el lúpulo, una benzodiazepina, y un placebo. El fármaco y los preparados herbarios mejoraron la calidad del sueño. La benzodiazepina redujo el rendimiento a la mañana siguiente, pero las hierbas no. Éstas afectaron un poco el rendimiento por 2 o 3 horas después de haberlos tomado, por lo que es mejor abstenerse de manejar o de hacer tareas peligrosas un tiempo después de tomar valeriana.

Sabía que...

Los preparados de valeriana tienen un olor muy desagradable; tanto, que quienes no la consumen con frecuencia pueden creer que les tocó un lote echado a perder. Esto es completamente normal.

vitamina A

Este nutriente esencial, que fue una de las primeras vitaminas en ser descubiertas, sirve para tener una vista aguda, una piel sana y un sistema inmunitario fuerte. Por ello, una dosis adicional de vitamina A puede ayudar a curar problemas oculares, trastornos cutáneos y múltiples infecciones.

Usos

- *Combate resfriados, gripe e infecciones de otros tipos.*
- *Cura trastornos cutáneos.*
- *Ayuda a curar heridas, quemaduras y úlceras.*
- *Ayuda a conservar los ojos sanos.*
- *Ayuda a mejorar el efecto de la quimioterapia.*
- *Mitiga la inflamación intestinal.*

Presentaciones

- Comprimidos
- Cápsulas
- Cápsulas de gel blando
- Líquido

¡ADVERTENCIA!

- Al igual que la vitamina D (otra vitamina liposoluble), la A puede acumularse en niveles tóxicos; no se exceda.
- Si está embarazada o piensa en embarazarse, no tome más de 5,000 UI diarias de vitamina A; las dosis altas pueden causar defectos congénitos. Practique un control natal eficaz cuando tome dosis superiores a 5,000 UI, y mínimo un mes después.
- Recuerde: Si tiene algún padecimiento, consulte al médico antes de tomar complementos.

Qué es

La vitamina A es un nutriente liposoluble que almacena el hígado. El organismo obtiene parte de esta vitamina de las grasas animales, y elabora otra parte en el intestino, a partir del betacaroteno y otros carotenoides de frutas y verduras. La vitamina A también está presente en el cuerpo en varias sustancias químicas llamadas retinoides, que son indispensables para mantener la salud de la retina del ojo.

Cómo actúa

Previene la ceguera nocturna, mantiene sana la piel y las células que recubren el tracto digestivo y las vías respiratorias, y ayuda a formar dientes y huesos. También es vital para la reproducción, crecimiento y desarrollo normales. Y es decisiva para el sistema inmunitario, incluyendo el copioso suministro de inmunocitos que revisten las vías respiratorias y el tubo digestivo, y que son muy importantes para evitar las enfermedades.

Principales beneficios. Es muy conocida por su poder para mantener la visión, sobre todo la nocturna, y ayudar al ojo a adaptarse de la luz brillante a la oscuridad. También puede aliviar dolencias oculares específicas, como la resequedad, además de tener muchos otros beneficios.

Al fomentar la inmunidad, la vitamina A fortalece la resistencia a infecciones como amigdalitis, resfriados, gripe o bronquitis. También puede combatir aftas y zoster (por virus del herpes), verrugas (una infección viral cutánea), infecciones oculares y candidiasis vaginal; y puede controlar alergias. Es posible que ayude al sistema inmunitario a luchar contra el cáncer de mama y de pulmón, y aumente la sobrevivencia de pacientes con leucemia. Algunos estudios con animales indican que inhibe el melanoma, un cáncer cutáneo mortal. Otro beneficio para los enfermos de cáncer es que puede aumentar la eficacia de la quimioterapia.

Otros beneficios. La vitamina A se usó por vez primera en la década de 1940 para trastornos cutáneos como el acné y la psoriasis, pero las dosis eran altas y tóxicas. Posteriormente se crearon derivados más seguros (como el ácido retinoico), que ahora se venden con receta; entre ellos está la crema Retin-A, antiarrugas y antiacné. Pueden usarse dosis bajas

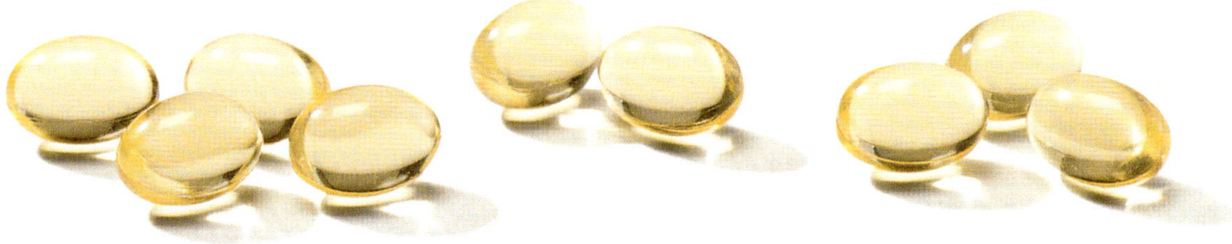

de vitamina A (25,000 UI al día) para varias enfermedades cutáneas como acné, piel reseca, eccema, rosácea y psoriasis. También favorece la curación de heridas en la piel y puede aplicarse en cortadas, raspones y quemaduras; quizá active la recuperación de esguinces y distensión muscular. Su efecto terapéutico llega a la pared interna del tracto digestivo, donde ayuda a curar la inflamación intestinal y las úlceras. Además, tomar suficiente vitamina acelera la recuperación de personas que hayan sufrido un derrame. Las mujeres con menstruaciones prolongadas o abundantes a veces carecen de esta vitamina, así que en complementos puede ser útil.

Cuánta necesita

El ADR es de 4,000 UI al día para mujeres, y de 5,000 para hombres. Suelen administrarse dosis mayores para enfermedades específicas.

⊖ **Si toma muy poca.** Aunque es poco común, la falta de vitamina A puede causar ceguera nocturna (incluso ceguera total) y menor resistencia a las infecciones. Hay casos de carencias leves, sobre todo en los ancianos, quienes a menudo consumen dietas con pocas vitaminas. Algunas infecciones, como la neumonía, agotan las reservas de vitamina A.

⊕ **Si toma demasiada.** Un exceso puede ser un verdadero problema. Una sola dosis de 500,000 UI puede inducir debilidad y vómito. Y se ha reportado que tomar sólo 25,000 UI al día durante seis años causa una grave enfermedad hepática (cirrosis). Los signos de intoxicación incluyen piel reseca y agrietadas, uñas quebradizas, cabello que se cae con facilidad, encías sangrantes, pérdida de peso, irritabilidad, fatiga y náuseas.

Cómo tomarla

Dosis. Los multivitamínicos aportan vitamina A, a veces como betacaroteno. Para enfermedades específicas en adultos, se puede tomar hasta máximo 10,000 UI diarias por tiempo prolongado (las embarazadas o que estén pensando embarazarse, máximo 5,000 UI al día). Como norma general, tomar 25,000 UI al día, hasta por 1 mes, o 100,000 UI hasta por 1 semana, es una dosis segura. Varios casos pueden necesitar dosis mayores.

Recomendaciones. Tome los complementos con comida; algo de grasa en la dieta mejora su absorción. La vitamina E y el cinc ayudan a usar la vitamina A, que a su vez aumenta la absorción del hierro de los alimentos.

Otras fuentes

La vitamina A abunda en pescados, yemas, mantequilla, hígado (85 g tienen más de 9,000 UI) y leche enriquecida (vea la etiqueta). Las frutas y verduras de color verde oscuro, amarillo, naranja o rojo tienen mucho betacaroteno y varios otros carotenoides que el organismo transforma en vitamina A conforme la va necesitando.

HECHOS Y CONSEJOS

- No se puede producir exceso de vitamina A por comer frutas y verduras ricas en carotenoides, como chabacanos, verduras o melón. Aunque el organismo transforma algunos carotenoides en vitamina A, sólo elabora la necesaria. Salvo que comiera demasiado hígado o pescado graso, es casi imposible obtener mucha vitamina A de la dieta.
- La vitamina A puede darse como equivalente del retinol (RE), en vez de unidades internacionales (UI). Un RE es igual a 3.3 UI.

ÚLTIMOS HALLAZGOS

- La vitamina A puede ayudar contra la diabetes. En dos estudios recientes, tomar unas 25,000 UI diarias de vitamina A mejoró la capacidad de la insulina para controlar la glucemia (el control deficiente de ésta es un problema en los diabéticos).
- Según un estudio brasileño, la vitamina A puede combatir enfermedades pulmonares crónicas. Los hombres que tomaron 5,000 UI diarias de vitamina A por 30 días, respiraron mejor que quienes tomaron placebo.

Sabía que...

Tendría que comer más de 10 huevos grandes para cubrir el ADR de vitamina A. Casi todos obtenemos la suficiente de otras fuentes animales, y de frutas y verduras ricas en carotenoides.

vitamina B_6

Este extraordinario nutriente quizá interviene en más procesos orgánicos que cualquier otra vitamina o mineral. Sin embargo, se calcula que un tercio de los adultos y la mitad de las mujeres no reciben de la dieta una cantidad suficiente de esta vitamina esencial.

Usos

- *Ayuda a prevenir enfermedades cardiovasculares y derrames.*
- *Ayuda a atenuar la depresión.*
- *Combate el insomnio.*
- *Ayuda a aliviar el síndrome del túnel carpiano.*
- *Puede reducir síntomas del SPM.*
- *Ayuda a aliviar ataques de asma.*

Presentaciones

- Comprimidos
- Cápsulas
- Líquido

¡ADVERTENCIA!

- Las dosis altas prolongadas pueden causar daño nervioso.
- Recuerde: Si tiene algún padecimiento físico o psiquiátrico, consulte al médico antes de tomar complementos.

Qué es

La vitamina B_6, sin duda "el caballo de tiro" de los nutrientes, realiza más de 100 tareas, incontables veces al día. Funciona sobre todo como coenzima, que es una sustancia que interactúa con las enzimas para activar reacciones químicas en las células.

Otro nombre de esta vitamina es piridoxina. En complemento, se vende como hidrocloridato de piridoxina o piridoxal-5-fosfato (P-5-F). Ambas presentaciones cubren casi todas las necesidades, pero algunos nutriólogos prefieren el P-5-F, ya que puede absorberse mejor.

Cómo actúa

Entre sus múltiples funciones están formar glóbulos rojos, ayudar a las células a formar proteínas, producir sustancias químicas del cerebro (neurotransmisores) como la serotonina, y liberar formas de energía almacenada. Además, hay pruebas de que ayuda a evitar y curar muchas enfermedades.

PREVENCIÓN. Recibir suficiente B_6 de la dieta o de los complementos, puede evitar cardiopatías. Al interactuar con el ácido fólico y la vitamina B_{12}, esta vitamina ayuda al organismo a procesar la homocisteína, un seudoaminoácido que se ha relacionado con un mayor riesgo de cardiopatías y otros trastornos vasculares cuando hay grandes cantidades en la sangre.

OTROS BENEFICIOS. Varias mujeres con SPM dicen que la vitamina B_6 alivia muchos de los síntomas. Este efecto quizá se deba a que la vitamina depura el exceso de estrógeno del organismo. Y en su función como elemento básico de los neurotransmisores, la vitamina B_6 puede ser útil para reducir la probabilidad de presentar convulsiones epilépticas, así como para disminuir la depresión. De hecho, hasta un 25% de las personas con depresión puede tener una carencia de vitamina B_6.

Además, como mantiene nervios sanos, los diabéticos —quienes tienen mayor riesgo de sufrir daño nervioso— pueden beneficiarse de la B_6. Es eficaz para mitigar los síntomas del síndrome del túnel carpiano, que conlleva inflamación de los nervios de la muñeca. En los asmáticos, la vitamina B_6 puede reducir la intensidad y frecuencia de los ataques; es muy importante para quien toma la teofilina (antiasmático).

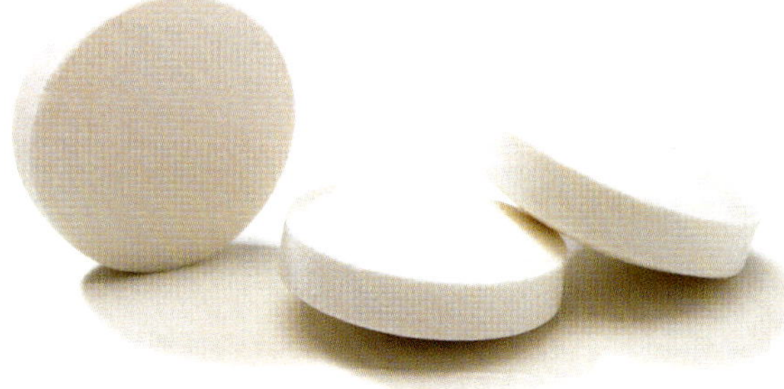

Cuánta necesita

El ADR de vitamina B_6 es de 1.3 mg al día para mujeres y hombres menores de 50 años, y de 1.5 mg (para mujeres) a 1.7 mg (para hombres) diarios para quienes rebasen los 50. Las dosis terapéuticas son mayores.

SI TOMA MUY POCA. Según una encuesta reciente, el 50% de las mujeres no cubre el ADR de B_6. Las que toman anticonceptivos orales quizá tengan niveles muy bajos. Las carencias leves de B_6 pueden elevar los niveles de homocisteína, lo que eleva el riesgo de contraer cardiopatías y enfermedades vasculares. Los síntomas de una deficiencia grave (rara) son afecciones cutáneas como dermatitis, úlceras alrededor de la boca, y acné. Algunos signos neurológicos son insomnio, depresión y, en casos extremos, convulsiones y ondas cerebrales anormales en el electroencefalograma.

SI TOMA DEMASIADA. Las dosis altas (más de 2,000 mg diarios) pueden causar daño nervioso si se toman por largo tiempo. En casos excepcionales, el uso prolongado de dosis bajas (200 a 300 mg al día) puede tener el mismo efecto. Afortunadamente, el daño nervioso es reversible del todo una vez que se suspende la vitamina. Si usted la usa para daño de los nervios, avise al médico si siente un hormigueo o entumecimiento nuevo, y suspéndala. El uso de 100 mg al día es inocuo, aún por mucho tiempo.

Cómo tomarla

DOSIS. Los niveles de homocisteína se controlan con sólo 3 mg de B_6 al día, pero suele recomendarse una dosis diaria de 50 mg. Se necesitan dosis mayores para usos terapéuticos. *Para SPM:* Tome 100 mg de B_6 al día. *Para síndrome agudo del túnel carpiano:* Pruebe 50 mg de B_6 o de P-5-F, 3 veces al día. *Para asma:* Tome 50 mg de B_6, dos veces al día.

RECOMENDACIONES. La vitamina B_6 se absorbe mejor en dosis que no excedan de 100 mg en una sola toma. Al administrar dosis mayores, esta ingesta debe ser gradual para disminuir la posibilidad de daño nervioso.

Otras fuentes

Peces, aves, carnes, garbanzos, papas, aguacates y plátanos.

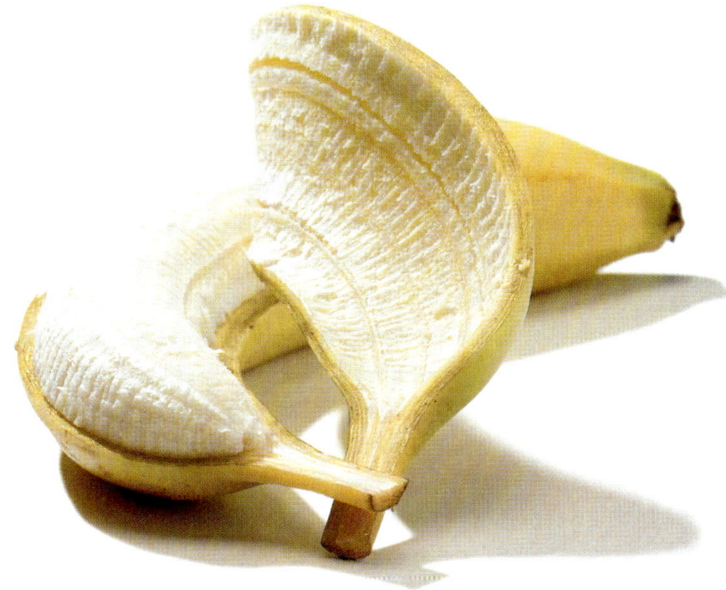

HECHOS Y CONSEJOS

- Los complementos de vitamina B_6 pueden aliviar el malestar gravídico matutino durante el embarazo. Aunque parece que la vitamina B_6 es inocua en las dosis que suelen recomendarse (25 mg al día), no hay estudios que demuestren cómo afecta al desarrollo fetal. Las mujeres con este malestar deben consultar a su médico antes de tomar la vitamina.

ÚLTIMOS HALLAZGOS

- Una falta de vitamina B_6 puede causar estrés, angustia y depresión, según un estudio de hombres en etapa de duelo. Quienes tenían el menor nivel de B_6 estaban más afligidos e inquietos que los que tenían niveles adecuados. Los investigadores afirmaron que un tratamiento eficaz para la depresión puede empezar con complementos de vitamina B_6 y no con antidepresivos, que quizá tengan efectos secundarios.
- La vitamina B_6 puede evitar cardiopatías, y no sólo porque reduce los niveles de homocisteína, un seudoaminoácido de riesgo creciente. Al estudiar a 1,550 sujetos de 19 clínicas europeas, se halló que quienes estaban en el último lugar, debido a sus concentraciones bajas de vitamina B_6, corrían doble riesgo de sufrir cardiopatías, a pesar de sus niveles de homocisteína.

Sabía que...

Tendría que comer 74 plátanos para obtener la cantidad de vitamina B_6 que hay en una sola pastilla de 50 mg.

vitamina B_{12}

Esta vitamina abunda en la dieta de la mayoría de las personas, pero al rebasar los 50 años, en algunas de ellas se limita la capacidad para absorberla de los alimentos. Incluso una deficiencia menor puede elevar el riesgo de sufrir cardiopatías, depresión o Alzheimer.

Usos

- *Evita un tipo de anemia.*
- *Ayuda a reducir la depresión.*
- *Bloquea el dolor nervioso, entumecimiento y el hormigueo de las extremidades.*
- *Reduce el riesgo de cardiopatías.*
- *Puede mejorar la condición de esclerosis múltiple y zumbido de oídos (tinnitus).*

Presentaciones

- Comprimidos
- Cápsulas

¡ADVERTENCIA!

- Si toma un complemento de vitamina B_{12}, también debe tomar uno de ácido fólico. Una ingesta alta de uno puede ocultar la carencia del otro.
- Recuerde: Si tiene algún padecimiento físico o psiquiátrico, consulte al médico antes de tomar complementos.

Qué es

La vitamina B_{12} o cobalamina fue la última vitamina en ser descubierta. Casi al final de la década de 1940 se identificó como la sustancia del hígado de los becerros que curaba la anemia perniciosa, una enfermedad potencialmente mortal que afecta, sobre todo, a los ancianos. Es la única vitamina B que el cuerpo almacena en grandes cantidades, casi toda en el hígado. El proceso de absorción es complejo: las enzimas digestivas, en presencia de suficiente ácido gástrico, aíslan la B_{12} de las proteínas de los alimentos. Luego, la vitamina se fija con el factor intrínseco (proteína producida por las células en la pared interna del estómago) antes de ir al intestino delgado, donde se absorbe. Los niveles bajos de ácido gástrico o una cantidad inadecuada de factor intrínseco (ambos ocurren con la edad), pueden ocasionar una carencia. Sin embargo, como el organismo tiene buenas reservas de B_{12}, pueden pasar años antes de que surja una.

Cómo actúa

La vitamina B_{12} es vital para la reproducción celular, y es muy importante para la producción de glóbulos rojos. Conserva la vaina protectora de los nervios (mielina), ayuda a convertir los alimentos en energía y es importante en la producción de ADN y ARN, el material genético de las células.

PREVENCIÓN. Los niveles moderadamente altos de homocisteína (un seudoaminoácido) en la sangre se han relacionado con un mayor riesgo de cardiopatías. Al actuar junto con el ácido fólico, la B_{12} ayuda al organismo a procesar la homocisteína, y a reducir dicho riesgo. Gracias a sus efectos benéficos en los nervios, puede prevenir varios trastornos neurológicos, así como el entumecimiento y hormigueo que a menudo aparecen con la diabetes. Además puede ayudar a tratar la depresión.

OTROS BENEFICIOS. Las investigaciones muestran que los niveles bajos de B_{12} son comunes en casos de Alzheimer, pero se desconoce si esa deficiencia contribuye a la enfermedad o es sólo un resultado de ésta. Sin embargo, es un hecho que el nutriente mantiene sano al sistema inmunitario: algunos estudios indican que prolonga el tiempo entre la infección del vi-

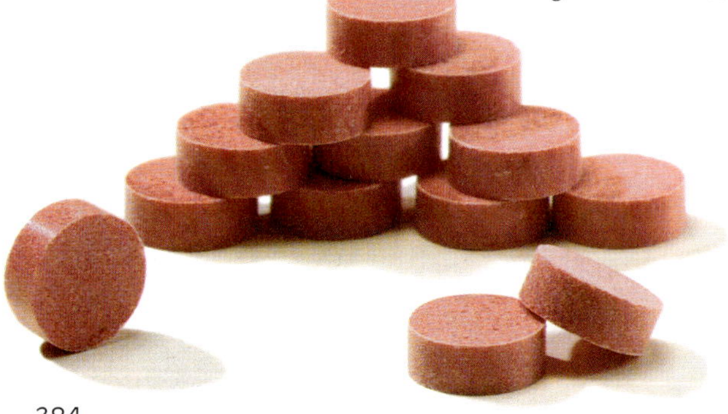

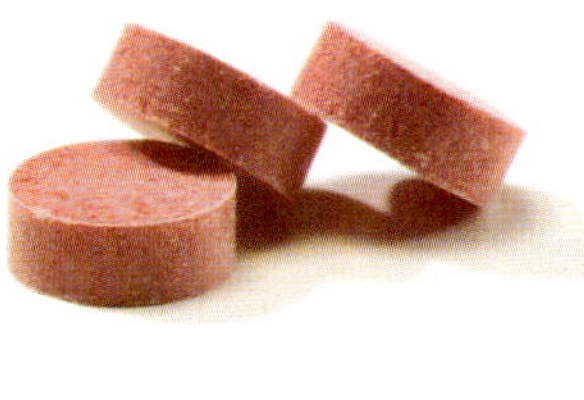

rus del VIH y la evolución del sida. Según otra investigación, una ingesta adecuada de B_{12} aumenta las reacciones inmunitarias en los ancianos, y su efecto benéfico en los nervios puede también reducir el zumbido de oídos. Como componente de la mielina, es útil contra la esclerosis múltiple, una enfermedad que involucra la destrucción de esa cubierta de los nervios. Al influir en la reproducción celular, puede atenuar los síntomas de la rosácea.

Cuánta necesita

El ADR de B_{12} es de 2.4 mcg diarios para los adultos, pero muchos expertos recomiendan obtener de 100 a 400 mcg. Los complementos de B_{12} son vitales para los ancianos y vegetarianos estrictos (que no comen carne).

Si toma muy poca. Los síntomas de la falta de B_{12} incluyen fatiga, depresión, entumecimiento y hormigueo en las extremidades por daño nervioso, debilidad muscular, confusión y pérdida de memoria. Puede causar demencia y anemia perniciosa, ambas reversibles si se detectan pronto.

El nivel de B_{12} en la sangre disminuye con la edad. La gente con úlceras, enfermedad de Crohn u otros trastornos gastrointestinales corre el mismo riesgo que quienes toman fármacos recetados para la epilepsia, acidez crónica o gota. El exceso de alcohol impide la absorción de B_{12}.

Si toma demasiada. El exceso de B_{12} se excreta con facilidad por la orina; no se conocen efectos adversos debido a una dosis elevada de B_{12}.

Cómo tomarla

Dosis. Una dosis general de 1,000 mcg de B_{12} al día es útil para prevenir cardiopatías, anemia perniciosa, entumecimiento y hormigueo, zumbido de oídos, esclerosis múltiple y rosácea. Si le falta B_{12}, quizá necesite dosis mayores, y si no produce suficiente factor intrínseco, tal vez requiera inyecciones de B_{12} o un atomizador nasal recetado; pregunte a su médico.

Recomendaciones. Tome B_{12} una vez al día, de preferencia en la mañana, junto con 400 mcg, mínimo, de ácido fólico. Casi todos los multivitamínicos tienen al menos el ADR de B_{12} y ácido fólico; los complementos de complejo B tienen cantidades mayores. Si desea cantidades terapéuticas mayores, busque un complemento sólo con B_{12}, o B_{12} con ácido fólico. Usar una presentación sublingual (bajo la lengua) mejora la absorción.

Otras fuentes

Principalmente vísceras, levadura de cerveza, ostiones, sardinas y otros pescados, huevos, carne, queso y cereales fortificados con esta vitamina.

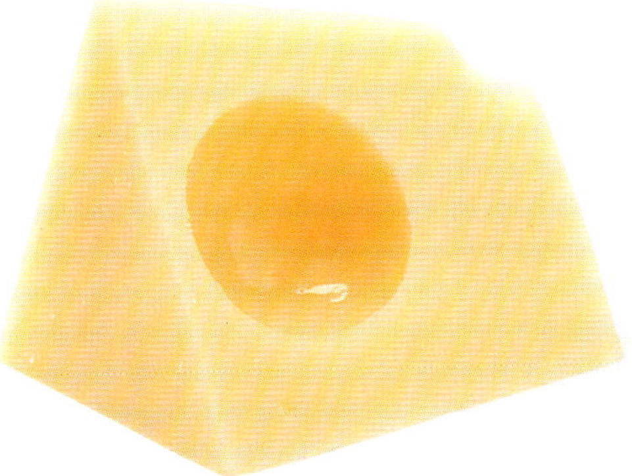

HECHOS Y CONSEJOS

- Se cree que no menos del 20% de los ancianos tienen deficiencia de vitamina B_{12}, y la mayoría de no presenta síntomas. Al envejecer, a veces aparece una enfermedad llamada gastritis atrófica, que reduce la producción de ácidos gástricos. Sin suficiente ácido, el organismo no puede aislar la vitamina B_{12} de las proteínas de los alimentos. Pero el organismo puede absorber suficiente vitamina B_{12} de complementos o cereales enriquecidos; en estos casos la vitamina no tiene que separarse de la proteína.

ÚLTIMOS HALLAZGOS

- Tener suficiente vitamina B_{12} en el cuerpo puede detener la evolución del VIH (sida), de acuerdo con un estudio realizado a 310 hombres seropositivos. En promedio, aquellos que tuvieron niveles bajos de B_{12} desarrollaron sida en los cuatro años posteriores al inicio del estudio, contra ocho años en los hombres que tuvieron niveles superiores de B_{12}.
- Una vacuna contra la neumonía quizá no proteja del todo a los ancianos con poca vitamina B_{12}. Al estudiar a 30 de ellos, los que tenían reservas inadecuadas de B_{12} produjeron menos anticuerpos para el virus de la neumonía después de la vacuna, que quienes tenían suficiente B_{12}. Esta débil reacción puede reducir la capacidad de combatir la enfermedad.

Sabía que...

Tendría que comer 140 g de queso suizo sólo para cubrir el ADR de vitamina B_{12}, y 56.7 kg para obtener una dosis terapéutica de esta vitamina.

vitamina C

De todos los complementos alimenticios, quizá la vitamina C sea la que más se conoce y más se usa. Pero aunque usted crea conocerla, tal vez le sorprenda descubrir con exactitud cómo mejora la salud y lo versátil que verdaderamente es este nutriente.

Usos

- *Aumenta la inmunidad.*
- *Minimiza síntomas del resfriado; acorta la enfermedad.*
- *Activa la curación de heridas.*
- *Favorece encías sanas.*
- *Útil contra el asma.*
- *Ayuda a prevenir cataratas.*
- *Protege contra ciertos tipos de cáncer y cardiopatías.*

Presentaciones

- Comprimidos
- Cápsulas
- Líquido
- Polvo

¡ADVERTENCIA!

- No tome más de 500 mg al día si tiene cálculos renales, nefropatía, hemocromatosis o tendencia genética a almacenar exceso de hierro (la vitamina C aumenta la absorción de éste).
- La vitamina C puede alterar la precisión de exámenes médicos de diabetes, cáncer de colon y niveles de hemoglobina. Avise al médico si la toma.
- Recuerde: Si tiene algún padecimiento, consulte al médico antes de tomar complementos.

Qué es

En 1742 se sabía que el jugo de limón prevenía el escorbuto, un mal debilitante que solía atormentar a los marineros que hacían largos recorridos (sin comer vegetales). Pero no fue hasta 1928 que el elemento saludable del jugo de limón se identificó como vitamina C. Fue este efecto contra el escorbuto el que le dio su nombre científico: ácido ascórbico. El interés actual en ella se basa menos en su poder para curar el escorbuto que en su potencial para proteger a las células. La vitamina C, el principal antioxidante hidrosoluble del organismo, combate el daño de los radicales libres, sobre todo en áreas donde hay más agua, como el interior de las células.

Cómo actúa

La vitamina C actúa en todo el cuerpo, ayudando a fortalecer los capilares (vasos sanguíneos pequeños) y las paredes celulares, y a la formación de colágeno (la proteína del tejido conjuntivo). De este modo, la vitamina C ayuda a evitar moretones, y favorece la curación y conservación de los ligamentos (que unen huesos con huesos), tendones (que unen huesos con músculos) y encías fuertes y sanas. También ayuda a producir hemoglobina en los glóbulos rojos, y a absorber el hierro de los alimentos.

Prevención. Como un antioxidante, la vitamina C protege del cáncer y las cardiopatías. Varias investigaciones han demostrado que los niveles bajos de esta vitamina se relacionan con infartos. Además, la vitamina C puede prolongar la vida. En un estudio, los hombres que consumieron más de 300 mg diarios de vitamina C (de comidas y complementos), vivieron más tiempo que aquellos que consumieron menos de 50 mg al día.

Otro estudio halló que, a largo plazo, los complementos de vitamina C protegen de las cataratas, una opacidad del cristalino que interfiere con la visión. Las mujeres que tomaron vitamina C mínimo durante 10 años, tuvieron un 77% menos de "opacidades" prematuras en el cristalino —la etapa inicial de las cataratas— que las que no usaron complementos.

Otros beneficios. ¿La vitamina C evita los resfriados? Tal vez no, pero puede reducir los síntomas y acortar su duración. En el análisis de unos estudios de 1995 que investigaron el vínculo entre la vitamina C y

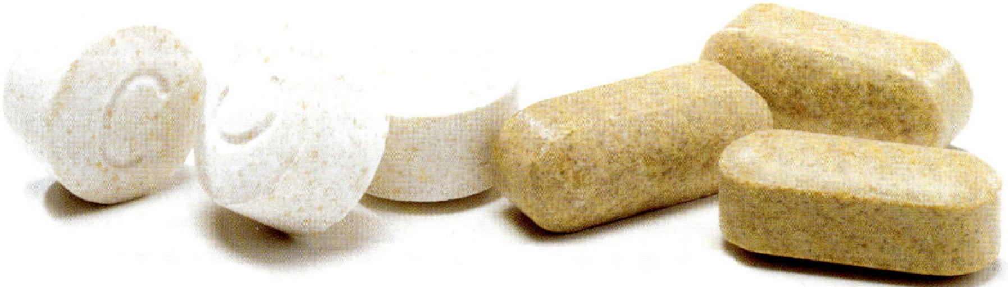

los resfriados, los investigadores concluyeron que tomar de 1,000 a 6,000 mg diarios cuando se presentan los primeros síntomas del resfriado, reduce su duración en un 21% (aproximadamente un día). Según otros estudios, la vitamina C ayuda a los pacientes de edad avanzada a luchar contra graves infecciones respiratorias. Y, al parecer, este nutriente es un antihistamínico natural: las dosis altas de vitamina C pueden bloquear el efecto de sustancias inflamatorias producidas en el organismo como reacción al polen, a la caspa de mascotas o a otros alergenos.

La vitamina C también es un remedio eficaz contra el asma. Muchas investigaciones han hallado que, en complementos, ayuda a prevenir o a reducir sus síntomas. En casos de diabetes tipo 1, que interfiere con el transporte de vitamina C al interior de las células, una dosis de 1,000 a 3,000 mg diarios del complemento puede prevenir complicaciones de la enfermedad, como problemas oculares y niveles altos de colesterol.

Cuánta necesita

El ADR de vitamina C para hombres y mujeres es de 60 mg al día (para fumadores, de 100 mg). Pero incluso los expertos más conservadores creen que una ingesta óptima es de mínimo 200 mg diarios, y recomiendan dosis mayores para el tratamiento de enfermedades específicas.

Si toma muy poca. Tendría que consumir menos de 10 mg al día para que le diera escorbuto; y recibir menos de 50 mg al día se ha relacionado con un mayor riesgo de infartos, cataratas y una vida más corta.

Si toma demasiada. Las grandes dosis de vitamina C —más de 2,000 mg al día— provocan heces blandas, diarrea, gases e inflamación abdominal; esto se puede corregir reduciendo la dosis diaria. En estos niveles, la vitamina puede interferir con la absorción de cobre y selenio, así que asegúrese de consumir cantidades suficientes de ambos minerales a través de la comida o de los complementos.

Cómo tomarla

Dosis. *Para la salud general:* Obtenga 500 mg de vitamina C al día, de comidas y complementos. *Para el tratamiento de diversas enfermedades:* Según la enfermedad, de 1,000 a 6,000 mg al día pueden ser adecuados.

Recomendaciones. Grandes cantidades se absorben mejor en dosis de 1000 mg, tomadas con alimentos durante el día. La vitamina C actúa muy bien en combinación con otros antioxidantes, como la vitamina E.

Otras fuentes

Cítricos y jugos de cítricos, brócoli, pimiento rojo, verduras verde oscuro, fresas y kiwi.

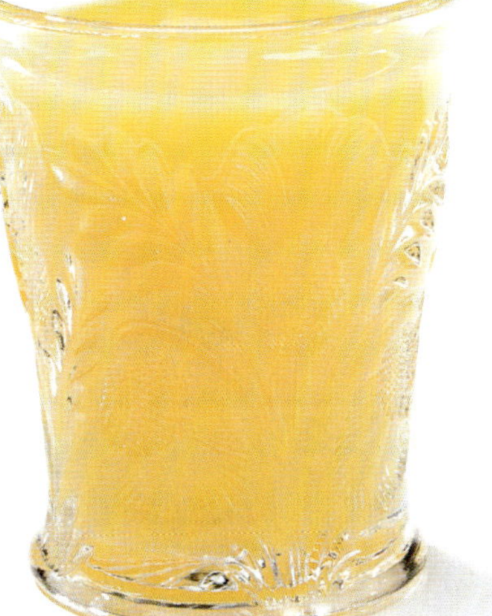

AL COMPRAR

- Evite gastar de más en productos especializados de vitamina C (como la C esterificada). No hay prueba de que se absorban con más eficacia que el tradicional ácido ascórbico.

ÚLTIMOS HALLAZGOS

- La vitamina C puede evitar el recurrente estrechamiento de arterias (reestenosis), luego de una angioplastia (una opción a la cirugía de derivación). Un estudio de 119 casos halló que sólo el 24% de quienes tomaron 500 mg de vitamina C al día durante cuatro meses tuvieron reestenosis, comparado con el 43% de los que no la tomaron.
- Además de ser antioxidante, la vitamina C ayuda a reciclar otros antioxidantes. En un estudio, la concentración de vitamina E fue 18% mayor en quienes tomaron más de 220 mg de vitamina C al día, frente a los que recibieron máximo 120 mg.
- Hace poco, un estudio menor en tubos de ensayo halló que la vitamina C puede causar daño genético y aumentar potencialmente el riesgo de cáncer. Pero los científicos identificaron fallas graves en la investigación. Muchos otros estudios muestran que la vitamina C aporta varios beneficios, como el de prevenir ciertos tipos de cáncer.

Sabía que...

Un vaso de 240 ml de jugo de naranja recién hecho aporta 124 mg de vitamina C, que es más del doble del ADR de esta vitamina.

vitamina D

También llamada la vitamina del sol (pues el organismo produce toda la que necesita con cierta cantidad de luz solar), es vital para la salud ósea y puede retardar la evolución de la artritis. Además se cree que fortalece al sistema inmunitario y puede evitar algunos tipos de cáncer.

Usos

- *Ayuda al organismo en la absorción de calcio.*
- *Favorece los huesos sanos.*
- *Fortalece los dientes.*
- *Puede ayudar a evitar ciertos tipos de cáncer.*

Presentaciones

- Comprimidos
- Cápsulas
- Cápsulas de gel blando
- Líquido

¡ADVERTENCIA!

- El exceso de vitamina D puede ocasionar niveles elevados de calcio en la sangre, y causar así pérdida de peso, náuseas y daño cardíaco y renal.
- Recuerde: Si tiene algún padecimiento, consulte al médico antes de tomar complementos.

Qué es

La vitamina D, en términos técnicos una hormona, es producida por el organismo cuando la piel se expone a los rayos ultravioleta B (UVB) de la luz solar. En teoría, pasar unos minutos al sol diariamente aporta toda la vitamina D necesaria, pero mucha gente no recibe suficiente luz solar para generar la cantidad adecuada de vitamina, sobre todo en el invierno.

La capacidad para producir vitamina D disminuye con la edad, y por eso su carencia es común en los ancianos. Sin embargo, incluso los adultos jóvenes pueden no tener suficientes reservas de vitamina D. Un estudio a casi 300 pacientes (de todas las edades) hospitalizados por diversas causas, halló que un 57% no tenía niveles suficientemente altos de vitamina D. Fue notable la observación de que un tercio de la gente que recibía la cantidad recomendada de vitamina D de la dieta o de complementos, mostró una deficiencia de ella. Esto indica que las actuales recomendaciones para la vitamina tal vez no son suficientes.

Cómo actúa

La función básica de la vitamina D es controlar los niveles de fósforo y calcio en la sangre, y ayudar así a formar huesos fuertes y dientes sanos.

Prevención. Los estudios demuestran que la vitamina D es importante para prevenir la osteoporosis, que vuelve porosos los huesos y aumenta el riesgo de fracturas. Sin suficiente vitamina D, el organismo no puede absorber el calcio de la comida ni de complementos, sin importar cuánto de este mineral consuma. Si el nivel de calcio es bajo, el cuerpo transfiere calcio de los huesos a la sangre para surtir a los músculos (sobre todo al corazón) y a los nervios la cantidad que necesiten. Con el tiempo, esta redistribución de calcio puede causar una pérdida de masa ósea.

La vitamina D se vende en cápsulas de gel blando (abajo) o en comprimidos. También puede formar parte de los complementos de calcio.

Otros beneficios. Los científicos siguen descubriendo más sobre los efectos de la vitamina D en el organismo. Algunas investigaciones indican que es importante para tener un sistema inmunitario sano. Otras señalan que puede ayudar a prevenir el cáncer de próstata, de colon o de mama. Un estudio halló que la cantidad adecuada de vitamina D retardaba la evolución de la artrosis en las rodillas, aunque no evitaba la aparición de la enfermedad.

Cuánta necesita

El ADR es de 200 UI al día para las personas que tienen menos de 50 años; de 400 UI para las de 51 a 70 años, y 600 UI para quienes rebasan los 70 años. A pesar de estos datos, muchos expertos piensan que las recomendaciones para las personas de más de 50 son muy bajas.

Si toma muy poca. La deficiencia de vitamina D puede afectar los huesos, y causar así una enfermedad que debilita los huesos en los niños (raquitismo) y aumenta el riesgo de osteoporosis en los adultos. Una carencia de esta vitamina también puede causar diarrea, insomnio, nerviosismo y espasmos musculares. La probabilidad de que en la actualidad un niño tenga raquitismo es remota, porque la leche se enriquece con vitamina D. Además, los niños generalmente pasan mucho tiempo al sol y producen suficiente vitamina D.

Si toma demasiada. Aunque el propio organismo desecha eficazmente cualquier exceso de vitamina D que elabore mediante la luz solar, una sobrecarga de complementos puede causar problemas. Dosis diarias de 1,000 a 1,200 UI durante seis meses pueden provocar estreñimiento o diarrea, cefalea, inapetencia, náuseas y vómito, irregularidades del ritmo cardíaco y fatiga extrema. Las dosis altas continuas debilitan los huesos y permiten que se acumule calcio en tejidos blandos como los músculos.

Cómo tomarla

Dosis. No más de 10 a 15 minutos de luz solar a mediodía en la cara, las manos y los brazos, 2 o 3 veces por semana, puede aportar toda la vitamina D necesaria. Si usted rebasa los 50 años y no bebe leche (enriquecida con vitamina D), no está mucho al aire libre entre las 8 a.m. y las 3 p.m., o siempre usa protector solar, sería conveniente que considerara tomar complementos de vitamina D. Muchos expertos recomiendan de 400 a 600 UI al día para la gente mayor de 50 años y 800 UI para quienes rebasen los 70. Entre 200 y 400 UI pueden bastar para los adultos más jóvenes.

Recomendaciones. Los complementos pueden tomarse a cualquier hora del día, con o sin alimentos. Casi todos los multivitamínicos diarios contienen máximo 400 UI de vitamina D. Generalmente, esta vitamina también está presente en los complementos de calcio.

Otras fuentes

Se añade vitamina D a la leche (una taza contiene 100 UI). Algunos cereales se enriquecen con vitamina D (de 40 a 100 UI por ración). Pescados grasos como el arenque, el salmón y el atún son naturalmente ricos en esta vitamina.

HECHOS Y CONSEJOS

- En el invierno, los rayos del sol no son muy intensos para favorecer la producción de vitamina D en las latitudes nórdicas. Sin embargo, si hay suficiente sol el resto del año, el organismo puede almacenar suficiente vitamina D para llegar a la primavera. De no ser así, quizá sea necesario tomar un complemento diario de vitamina D durante el invierno.
- Como la leche para elaborar yogur, queso y otros lácteos no está enriquecida con vitamina D, estos alimentos sólo la tienen cantidades mínimas.

ÚLTIMOS HALLAZGOS

- Complementos de calcio y vitamina D redujeron la pérdida ósea y la incidencia de fracturas en 176 hombres y 213 mujeres de más de 65 años que participaron en un estudio reciente. Tomaron 500 mg de calcio y 700 UI de vitamina D al día, durante tres años.
- La vitamina D puede ayudar a prevenir el cáncer de colon. En un estudio de 438 hombres, se encontró que quienes lo padecían tenían niveles más bajos de vitamina D en la sangre que quienes no lo padecían. En general, los que ingirieron la dosis más alta de vitamina D tuvieron mayores posibilidades de evitar el cáncer. Se debe estudiar más para confirmar este hallazgo y ver si hay el mismo riesgo en las mujeres.

vitamina E

Esta vitamina, un espléndido nutriente con poder antioxidante, ofrece múltiples beneficios preventivos, como ayudar a evitar cardiopatías, cáncer y una amplia gama de trastornos. Debido a que actúa a nivel celular en el organismo, puede incluso retardar el envejecimiento.

Usos

- *Ayuda a proteger de las cardiopatías, de ciertos tipos de cáncer y de diversas enfermedades crónicas.*
- *Retarda o previene las cataratas.*
- *Mejora el sistema inmunitario.*
- *Protege de los efectos del humo del cigarro y de otros contaminantes.*
- *Ayuda a sanar la piel.*

Presentaciones

- Cápsulas
- Comprimidos
- Cápsulas de gel blando
- Crema
- Aceite
- Líquido

¡ADVERTENCIA!

- Si usted está tomando fármacos anticoagulantes o aspirina, debe consultar a su médico antes de usar vitamina E.
- No tome vitamina E dos días antes o después de una cirugía.
- Recuerde: Si tiene algún padecimiento, consulte al médico antes de tomar complementos.

Qué es

La vitamina E es el término genérico de un grupo de compuestos afines llamado tocoferoles, que se presentan en cuatro tipos principales: alfa, beta, delta y gama. El alfa-tocoferol es la forma más común y potente de la vitamina. Por ser liposoluble, se almacena por tiempo relativamente largo en el organismo, sobre todo en el tejido adiposo y en el hígado. Sólo se halla en algunos alimentos, muchos de ellos ricos en grasas, lo que dificulta obtener la cantidad de vitamina E necesaria al seguir una dieta saludable con poca grasa. Por ello, los complementos pueden ser muy útiles para recibir las cantidades óptimas del nutriente.

Cómo actúa

Una de las funciones básicas de la vitamina E es proteger las membranas celulares. También ayuda al organismo a usar el selenio y la vitamina K, pero la fama actual de la vitamina E se debe a su potencial curativo como antioxidante; es decir, favorece la destrucción o neutralización de los radicales libres, moléculas inestables de oxígeno que dañan las células.

PREVENCIÓN. Al proteger las membranas celulares y actuar como antioxidante, puede ayudar a prevenir el cáncer. Parte de la investigación más contundente, hasta la fecha, indica que la vitamina E previene enfermedades cardiovasculares, como infartos y derrames, al reducir los efectos nocivos del colesterol "malo" y evitar la formación de coágulos. Además, ayuda a reducir los procesos inflamatorios relacionados con las cardiopatías. Los resultados de dos estudios importantes indican que la vitamina E puede disminuir el riesgo de cardiopatías entre un 25% y un 50%, y evitar el dolor pectoral (angina). Otros hallazgos recientes señalan que tomar vitamina E combinada con vitamina C ayuda a evitar algunos efectos nocivos de los alimentos grasos.

OTROS BENEFICIOS. Debido a que protege las células del daño de los radicales libres, algunos expertos creen que la vitamina E puede retardar el envejecimiento. También hay pruebas que indican que aumenta la in-

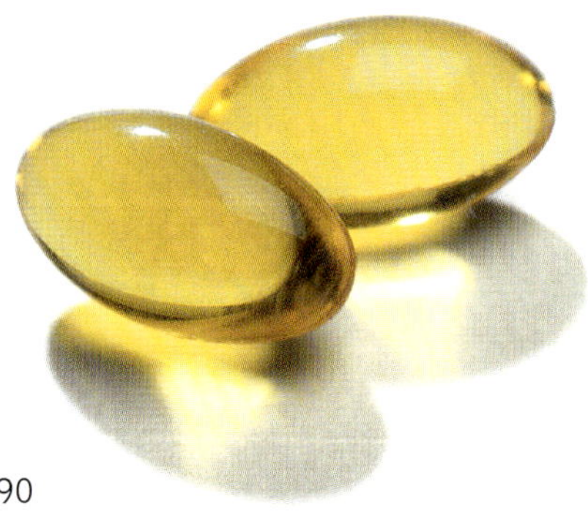

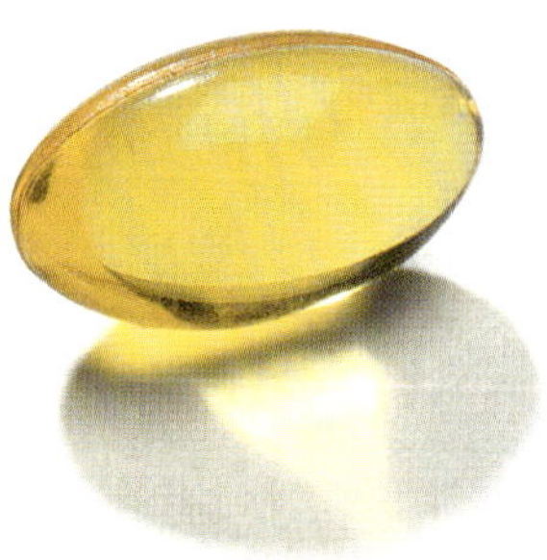

munidad en las personas mayores, combate toxinas del humo de tabaco y de otros contaminantes, sirve para el tratamiento del mal de Parkinson, retarda la evolución de las cataratas y el desarrollo del Alzheimer.

Según otra investigación, la vitamina E puede aliviar el intenso dolor en las piernas causado por un problema circulatorio llamado claudicación intermitente. Es probable que también mitigue el dolor y la sensibilidad premenstrual en las mamas, y mucha gente dice que aplicar cremas o aceite con vitamina E en heridas cutáneas favorece su curación.

Cuánta necesita

El ADR es de 8 mg diarios para mujeres y de 10 mg para hombres (equivalen a un total de 12 a 15 UI). Aunque esto puede bastar para evitar una carencia, se necesita mayor dosis para obtener todo el efecto antioxidante.

Si toma muy poca. Una ingesta de vitamina E inferior al ADR puede causar daño neurológico y acortar la vida de los glóbulos rojos. Si usted lleva una dieta equilibrada es probable que no corra este riesgo.

Si toma demasiada. No se han descubierto efectos tóxicos por dosis elevadas de vitamina E, incluso en niveles tan altos como 3,200 UI al día. Rara vez se han reportado efectos leves (como cefaleas y diarrea). La vitamina E en altas dosis puede interferir con la absorción de vitamina A.

Cómo tomarla

Dosis. Para obtener el potencial curativo de la vitamina E, muchos expertos recomiendan de 400 a 800 UI diarias en cápsulas o comprimidos. (Esas dosis están incluidas en los multivitamínicos.) Se han recomendado dosis máximas de 1,200 UI a las personas que tienen un alto riesgo de cardiopatías y de ciertos tipos de cáncer. Puede ser particularmente eficaz si se toma junto con vitamina C.

Recomendaciones. Trate de tomar los complementos de vitamina E a la misma hora todos los días. Al combinarla con alimentos se disminuye la irritación estomacal y aumenta la absorción de esta vitamina liposoluble. Para uso tópico, abra una cápsula y aplique el aceite directamente en la piel o use una crema comercial con vitamina E, según lo necesite.

Otras fuentes

El germen de trigo es una excelente fuente alimentaria d e vitamina E: 28 g (unas 2 cucharadas) equivalen a 54 UI. También hay cantidades benéficas de esta vitamina en aceites vegetales, nueces y semillas (avellanas, semillas de girasol, almendras), verduras de hoja verde y cereales integrales.

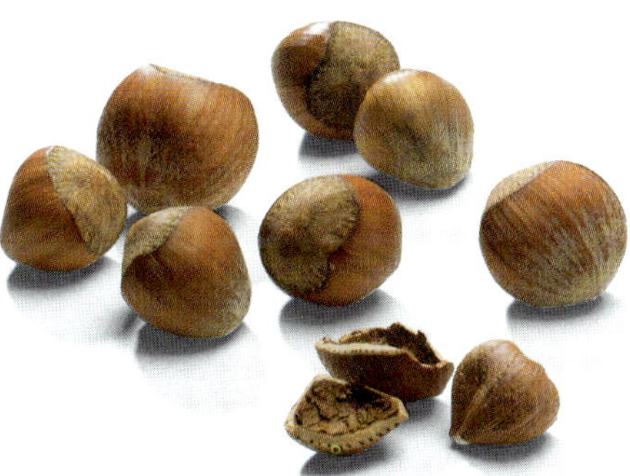

AL COMPRAR

- El alfa-tocoferol es el tipo de vitamina E más común, pero algunas etiquetas dicen "tocoferoles mixtos". Cualquier presentación de vitamina E es benéfica, pero el organismo absorbe con más eficacia la mixta.
- "Natural" no siempre es lo mejor si compra vitamina E. Muchas pastillas de vitamina E sintética (etiquetada "dl-alfa") se formulan para ser igual de eficaces que la misma cantidad del complemento natural (rotulado "d-alfa"). Si el costo influye, busque pastillas dl-alfa, las cuales generalmente son más baratas.

ÚLTIMOS HALLAZGOS

- En un estudio reciente a miles de fumadores, los complementos de vitamina E redujeron el riesgo de padecer cáncer de próstata en 33%, y la mortalidad en 41%. La dosificación fue de 50 UI al día, lo cual indica que la vitamina E puede ofrecer protección incluso en dosis mínimas.
- Tomar complementos de vitamina E puede fortalecer el sistema inmunitario de los ancianos. En un estudio de 88 sujetos sanos de unos 65 años, los que tomaron 200 UI diarias de vitamina E mejoraron la función del sistema inmunitario (aumentando la producción de anticuerpos para combatir las enfermedades).

Sabía que...

Tendría que comer 113 g de avellanas (izquierda) o 245 cucharadas de mayonesa para obtener la vitamina E que aporta una cápsula de 400 UI.

vitamina K

Los médicos han usado durante mucho tiempo la vitamina K, que favorece la coagulación, para curar incisiones en cirugías y evitar problemas de sangrado en los recién nacidos. Esta vitamina también ayuda a formar huesos fuertes y puede ser útil para combatir la osteoporosis.

Usos

- *Reduce el riesgo de hemorragia interna.*
- *Previene problemas de sangrado después de una cirugía.*
- *Ayuda a formar huesos fuertes y evita o ayuda a curar la osteoporosis.*

Presentaciones

- Comprimidos
- Líquido

¡ADVERTENCIA!

- La vitamina K en complemento (más de la que contiene un multivitamínico) debe tomarse sólo bajo autorización médica.
- Recuerde: Si tiene algún padecimiento, consulte al médico antes de tomar complementos.

Qué es

En la década de 1930, unos investigadores daneses observaron que los polluelos que llevaban una dieta sin grasa empezaron a tener problemas de sangrado. Finalmente solucionaron el problema con un compuesto de alfalfa que llamaron vitamina K (por *Koagulation)*. Ahora, los científicos saben que casi todas las necesidades de vitamina K del organismo son cubiertas por las bacterias intestinales que la producen, y sólo cerca del 20% se obtiene de los alimentos. Es rara una carencia en gente sana, aunque el cuerpo no almacene vitamina K en cantidades altas. Las formas naturales de vitamina K provienen de la clorofila, la sustancia que da el color verde a plantas como la alfalfa, pero también se venden complementos sintéticos. Otros nombres de la vitamina K son fitonadiona y menadiol.

Cómo actúa

Este solo nutriente pone en marcha todo el proceso de coagulación cuando hay una herida; sin él, podríamos sangrar hasta morir. Los investigadores han descubierto que esta vitamina también protege la salud ósea.

Prevención. Los médicos a menudo la recomiendan en dosis preventivas, si hay riesgo de sangrado o hemorragias. Aunque no haya carencia, los cirujanos suelen recetar vitamina K antes de una operación para reducir el riesgo de sangrado postoperatorio. Bajo supervisión médica, también puede recetarse para menstruaciones excesivas. Aún no es un tratamiento muy aceptado, pero la vitamina K puede aportar grandes beneficios a la gente con osteoporosis. Algunos estudios muestran que ayuda a usar el calcio y a disminuir el riesgo de fracturas; puede ser vital para la salud ósea de las mujeres mayores. Por lo tanto, es un ingrediente común en muchas fórmulas para fortalecer huesos.

Otros beneficios. La vitamina K puede influir en la prevención del cáncer y ayudar a quienes se someten a radioterapia. Hallazgos recientes revelan que es un nutriente cardioprotector: hay evidencia de que puede detener la acumulación de la placa nociva que tapa las arterias, al reducir el nivel de colesterol "malo" en la sangre. Pero se necesita investigar más para definir el papel de la vitamina K en estos y otros trastornos.

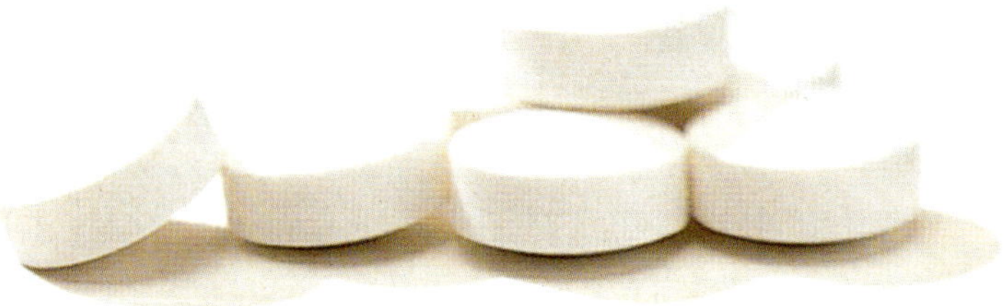

Cuánto necesita

Como el organismo cubre las necesidades de la vitamina, el ADR es bajo: 80 mcg para hombres mayores de 25, y 65 mcg para mujeres de más de 25.

⊟ **Si toma muy poca.** La carencia de vitamina K generalmente no se da en gente sana, pues el organismo produce casi toda la que necesita. Las deficiencias sólo se dan en casos de hepatopatía o enfermedades intestinales que interfieren con la absorción de grasa, pero los niveles de vitamina K también pueden verse menguados por el uso prolongado de antibióticos. Uno de los primeros signos de deficiencia es la propensión a tener moretones con facilidad. Quienes corran riesgo de hemorragias necesitan una cuidadosa vigilancia médica, ya que podrían sangrar hasta morir en caso de una lesión grave.

⊞ **Si toma demasiada.** Es difícil obtener mucha vitamina K, porque no abunda en ningún alimento (excepto en las hojas verdes). Aunque las dosis muy altas en general no resultan tóxicas, pueden causar rubor y sudoración, y ser peligrosas si se están tomando anticoagulantes.

Cómo tomarla

Dosis. Los multivitamínicos suelen tener de 25 a 60 mcg de vitamina K, y las fórmulas para fortalecer huesos aportan cerca de 300 mcg al día (equivale a consumir una gran ensalada verde en la dieta diaria). Pueden recetarse dosis mayores (como las de los multivitamínicos prenatales) bajo supervisión médica, para la gente con necesidades médicas específicas.

Recomendaciones. Si es recetada, la vitamina K debe tomarse junto con alimentos para aumentar la absorción.

Otras fuentes

Verduras de hoja verde como la col rizada (547 mcg por taza), la acelga (299 mcg) y las hojas de nabo (138 mcg), son las más ricas en vitamina K. También son buenas fuentes el brócoli, el cebollín y las colecitas de Bruselas. Otros alimentos con un poco de vitamina K son los pistaches, los aceites vegetales, la carne y los productos lácteos.

HECHOS Y CONSEJOS

- Si usted toma anticoagulantes y come muchas verduras de hoja verde, que son ricas en vitamina K, hágaselo saber a su médico; quizá él necesite ajustar la dosis del fármaco.
- La vitamina E ayuda al organismo a usar la vitamina K. Pero si se toman grandes cantidades de vitamina E –más de 1,000 UI al día– por mucho tiempo, puede afectar la absorción de la vitamina K y aumentar el riesgo de sangrado.

ÚLTIMOS HALLAZGOS

- A veces se considera erróneamente al té verde como la principal fuente de vitamina K (hay 1,700 mcg en 226 ml). Por eso, muchos médicos aconsejan a los pacientes que toman anticoagulantes (adelgazantes de la sangre) suspender el té. La cantidad de vitamina K en 226 g de *hojas* de té verde (para cientos de tazas) es de 1,700 mcg. Según un estudio de la Universidad Tufts, una taza de té verde casi no contiene vitamina K.

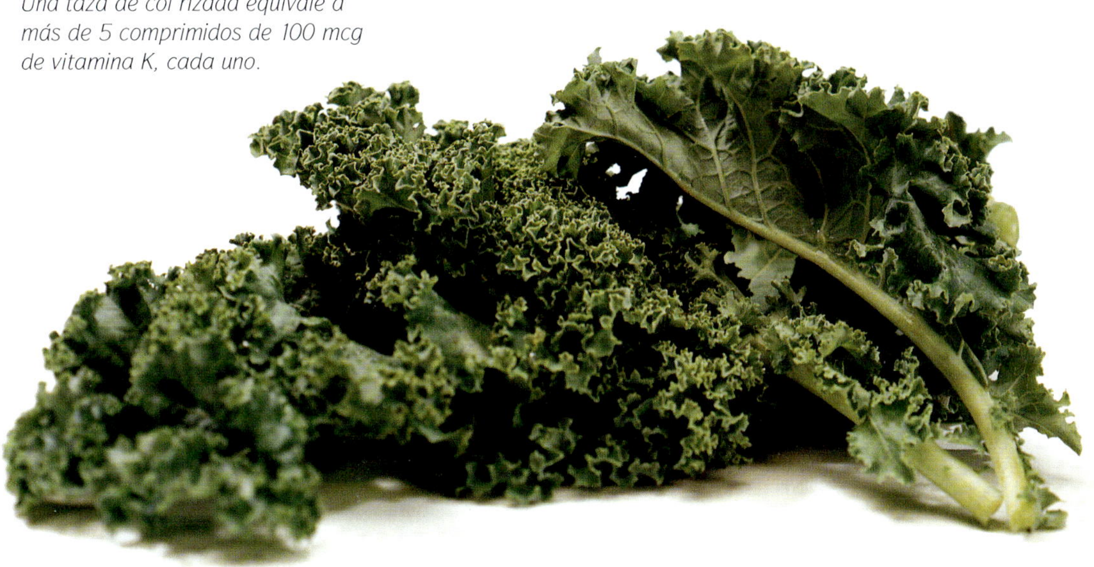

Una taza de col rizada equivale a más de 5 comprimidos de 100 mcg de vitamina K, cada uno.

yodo

Mucha gente lo relaciona con el antiséptico color café anaranjado que de niños sus madres les frotaban en raspones y moretones. Pero el verdadero valor de este oligoelemento es su efecto en la tiroides, donde participa en innumerables funciones biológicas sin las cuales no podríamos vivir.

Usos

- *Corrige deficiencias de yodo.*
- *Ayuda en el funcionamiento adecuado de la tiroides.*
- *Puede ayudar a curar mamas fibroquísticas.*

Presentaciones

- Comprimidos
- Cápsulas
- Líquido

¡ADVERTENCIA!

- Como la carencia de yodo es rara en países desarrollados, tómelo en complemento sólo si se lo prescribe un médico.
- Recuerde: Si tiene algún padecimiento, consulte al médico antes de tomar complementos.

Qué es

A pesar de que el organismo sólo necesita diminutas cantidades de yodo, este mineral es tan importante para la salud en general que, en la década de 1920, funcionarios del gobierno estadounidense decidieron que debía añadirse a un alimento habitual casi para todos: la sal de mesa. Una vez que incluyeron la sal yodada en la dieta, prácticamente eliminaron una forma grave de retraso mental llamada cretinismo. No obstante la importancia reconocida de este mineral, unos 1,600 millones de personas, la mayoría de países subdesarrollados, aún padecen deficiencia de yodo.

Cómo actúa

Inconfundible entre los minerales, el yodo sólo tiene una función conocida en el organismo: es vital para que la tiroides produzca tiroxina, una hormona que regula el metabolismo de todas las células del cuerpo.

Prevención. Al recibir suficiente yodo, las mujeres embarazadas pueden evitar ciertos tipos de retraso mental en los fetos en gestación.

Otros beneficios. A diferencia de otros muchos minerales, el yodo no parece curar enfermedades específicas, pero sí influye de manera decisiva en la salud de la tiroides, la glándula en forma de mariposa que rodea la tráquea. Si la ingesta de yodo es adecuada, el organismo retiene unos 28 g, y el 75% de esa cantidad se almacena en la tiroides. Esta glándula controla el metabolismo total del cuerpo, el cual determina la rapidez y eficiencia con que se queman las calorías. También regula el crecimiento y desarrollo de los niños, la reproducción, la actividad muscular y nerviosa, la degradación de proteínas y grasas, el crecimiento de uñas y cabello, y el uso de oxígeno en cada célula del cuerpo. Existen pruebas de que el yodo proveniente de fuentes orgánicas puede reducir el dolor de las mamas fibroquísticas; sin embargo, las pacientes deben hablar primero con su médico sobre el uso de este tipo de complemento.

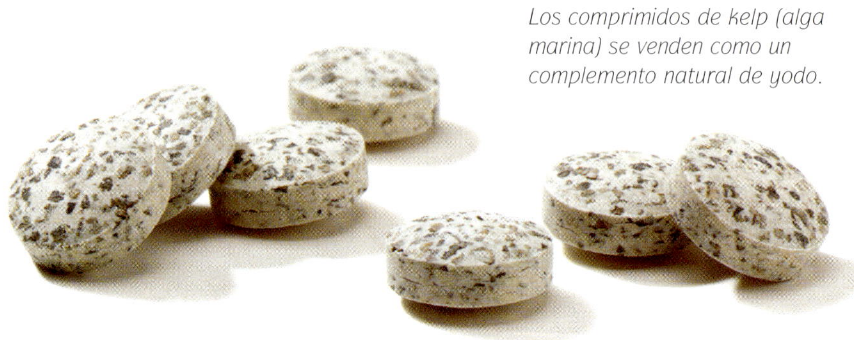

Los comprimidos de kelp (alga marina) se venden como un complemento natural de yodo.

Cuánto necesita

El ADR del yodo es de 150 mcg diarios, para hombres y mujeres en edad adulta. Casi todo el mundo cubre o rebasa esa cantidad al usar sal yodada (una cucharadita de sal yodada contiene más de 300 mcg de yodo).

Si toma muy poco. Gracias al uso extendido de la sal yodada, desde 1970 no se han reportado casos de deficiencias de yodo en los países desarrollados. Uno de los primeros signos de falta de yodo, rara vez vistos hoy, es el aumento de tamaño de la glándula tiroides; a este padecimiento se le conoce como bocio. La carencia de yodo puede hacer que la glándula crezca, en un intento por aumentar su área superficial y retener tanto yodo del torrente sanguíneo como sea posible. Si se ingiere poco yodo, el nivel de la hormona tiroidea también puede ser razonablemente bajo. Esta enfermedad puede causar fatiga, piel seca, aumento de lípidos, voz ronca, reflejos retardados y menor claridad mental. Consulte al médico si tiene uno de estos síntomas.

Si toma demasiado. Existe muy poco riesgo por una sobredosis de yodo, incluso a niveles de 10 a 20 veces veces mayores que el ADR. Pero si ingiere 30 veces el ADR, es probable que tenga un sabor metálico, úlceras bucales, glándulas salivales hinchadas, diarrea, vómito, dolor de cabeza, erupción y dificultad para respirar. Es irónico, pero el bocio también puede presentarse si toma yodo en cantidades muy grandes de manera sistemática.

Cómo tomarlo

Dosis. Es posible que obtenga todo el yodo necesario de la ingesta diaria de sal yodada o de raciones habituales de pescados y mariscos. Es un ingrediente oficial en muchos complementos minerales y multivitamínicos. Si usted sigue una dieta baja en sal, debido a la hipertensión arterial, quizá no requiera yodo extra; aunque puede tomar sin riesgo 150 mcg al día. Si toma una hormona tiroidea, siempre debe consultar con médico antes de tomarlo en complementos individuales.

Recomendaciones. Los complementos de yodo prescritos por el médico pueden tomarse a cualquier hora del día, con o sin alimentos.

Otras fuentes

Aunque la fuente más abundante de yodo es la sal yodada de mesa, también puede hallarse en peces de agua salada y algas marinas como el kelp. El suelo en las zonas costeras también tiende a ser rico en yodo, al igual que los productos lácteos de las vacas que pastan ahí. Lo mismo aplica a frutas y verduras cultivadas en suelo rico en yodo. Los productos comerciales horneados —panes o pasteles— son otra buena fuente de yodo. Aunque no se usa sal yodada en la repostería comercial, estos productos a menudo se hacen con acondicionadores de masa, que contienen yodo.

HECHOS Y CONSEJOS

- Aunque las tiendas naturistas suelen promover la sal marina como una alternativa saludable a la sal de mesa, la sal de mar no está yodada y, por ende, no es una buena fuente de yodo.
- Si usted cree que las galletas saladas o las papas fritas que come le proporcionan el yodo necesario, debe saber que no se usa sal yodada en estos populares antojos salados.

ÚLTIMOS HALLAZGOS

- Un análisis de 10 estudios distintos, realizados en países donde la deficiencia de yodo es común, halló pruebas de que la carencia de yodo puede afectar la capacidad motriz de una persona, disminuir el tiempo en que reacciona, la coordinación y la fuerza muscular. El análisis, encabezado por investigadores de la UNICEF, reveló que el coeficiente intelectual de aquellos con deficiencia de yodo era 13 puntos menor que el del resto.

zábila

Desde la época de Cleopatra, el calmante gel fresco de las pencas de zábila se ha aplicado en la piel para curar quemaduras y heridas leves. Este transparente gel también es la base del jugo de zábila, el cual tiene la propiedad de mitigar algunos trastornos digestivos.

Aloe vera
A. barbadensis
A. vulgaris

Usos

Aplicada en forma externa

- *Alivia quemaduras leves, cortadas, escoriaciones, mordeduras y picaduras de insectos y llagas cutáneas pequeñas.*
- *Alivia la comezón causada por el herpes zoster.*
- *Puede eliminar verrugas.*

Ingerida

- *Alivia úlceras, acidez y otros problemas digestivos.*

Presentaciones

- Crema/Ungüento
- Planta fresca/Gel
- Jugo
- Cápsulas
- Cápsulas de gel blando

¡ADVERTENCIA!

- No confunda la zábila con el látex de áloe, amargo y de color amarillo, que se vende como laxante y puede causar fuertes cólicos y diarrea. Si está embarazada o amamantando, evite el látex de áloe.
- Recuerde: Si tiene algún padecimiento, consulte al médico antes de tomar complementos.

Qué es

Jugosa liliácea, la zábila tiene pencas pulposas de las que se extrae un gel muy usado como tratamiento tópico para problemas cutáneos. Esta práctica se remonta por lo menos al año 1500 a.C., cuando los curanderos egipcios la describen en sus tratados. Es originaria del Cabo de Buena Esperanza, y crece silvestre en gran parte de África y Madagascar; los agricultores la cultivan en el Caribe, México, Japón y Estados Unidos.

Cómo actúa

Los científicos no están muy seguros acerca de cómo trabaja la zábila, pero han identificado muchos de sus ingredientes activos. El gel, rico en sustancias antiinflamatorias, contiene un material pegajoso que actúa como emoliente sedante, así como bradicininasa, un compuesto que mitiga el dolor y reduce la hinchazón, y lactato de calcio, que calma la comezón. La zábila también dilata los minúsculos vasos sanguíneos conocidos como capilares, permitiendo que llegue más sangre a una herida y activando así el proceso curativo. Además, algunos estudios demuestran que destruye, o al menos inhibe, un gran número de bacterias, virus y hongos.

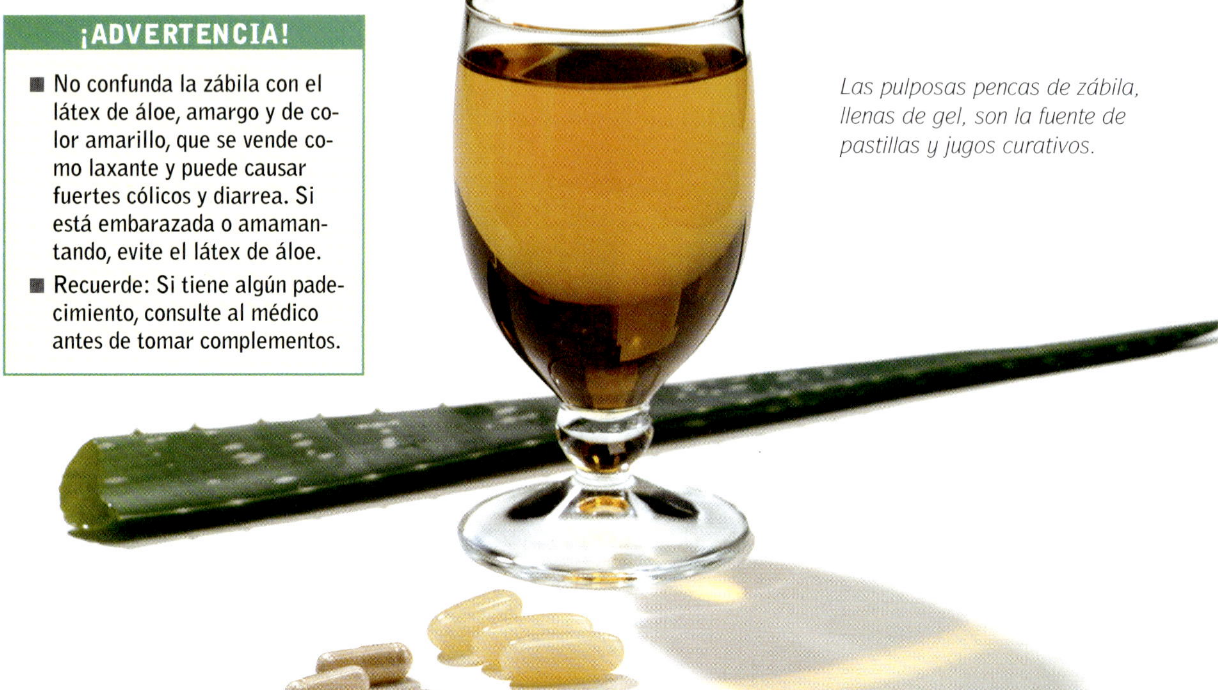

Las pulposas pencas de zábila, llenas de gel, son la fuente de pastillas y jugos curativos.

Principales beneficios. La zábila es muy útil si se aplica sobre la piel lastimada. Ayuda a curar las quemaduras de primer grado, las de sol, heridas leves e incluso las dolorosas vesículas del zoster, aliviando el dolor y calmando la comezón. El gel también forma una barrera hermética hidratante que impide que se sequen las heridas. Las propiedades vasodilatadoras de la zábila aumentan la circulación sanguínea, activan la regeneración cutánea y alivian casos leves de congelación. Los efectos antivirales del gel también pueden favorecer la eliminación de verrugas.

Aunque es eficaz en cortadas y escoriaciones leves, la zábila quizá no sea una buena opción para heridas infectadas más graves. En un estudio realizado en un hospital de Los Ángeles con 21 mujeres cuyas heridas por cesárea se habían infectado, la aplicación de zábila prolongó el tiempo que tardaron en sanar las heridas (de 53 a 83 días).

Otros beneficios. El gel de zábila también se emplea en forma de jugo, que puede tomarse para trastornos digestivos inflamatorios, como úlceras y acidez gástrica; sin embargo, se ha investigado muy poco sobre su ingestión. En Japón se ha descubierto que los compuestos de zábila purificados inhiben lesiones y secreciones gástricas. En un estudio, el jugo curó 17 de 18 casos de úlceras pépticas, pero, por desgracia, no hubo un grupo comparativo que tomara un placebo. Un laboratorio comercial estadounidense está haciendo pruebas con un compuesto derivado de la zábila, como tratamiento para colitis ulcerosa, una inflamación intestinal común.

Otros estudios investigan la eficacia de la zábila como posible agente antiviral e inmunizador para personas que padecen sida, como tratamiento para la leucemia y otros tipos de cáncer, y como terapia para ayudar a los diabéticos a controlar su enfermedad.

Cómo tomarla

Dosis. *Para uso externo:* Aplique crema o gel de zábila con generosidad en la piel lastimada, según lo necesite. *Para uso oral:* Tome de 1/2 a 3/4 de taza de jugo tres veces al día; o bien una o dos cápsulas, según las instrucciones de la etiqueta.

Recomendaciones. El gel de zábila de uso tópico puede aplicarse una y otra vez, sobre todo en caso de quemaduras. Sólo frote un poco sobre la zona afectada, deje secar y aplique de nuevo si lo necesita. El gel fresco de una penca recién cortada es el más económico y potente. Si usted tiene la planta, corte varios trozos de una penca, y luego rebánela a lo largo. Extienda el gel en el centro de la zona afectada. Si va a tomar el jugo, hágalo entre alimentos. Otra forma de zábila, llamado látex de áloe, un extracto amarillo de la parte interna de la hoja, es un poderoso laxante y sólo debe usarse con moderación y bajo supervisión médica.

Posibles efectos secundarios

La zábila de uso tópico es muy segura. Puede causar una reacción cutánea alérgica leve, con comezón o erupción; si es su caso, suspéndala. El jugo de zábila puede tener cantidades pequeñas del ingrediente laxante del látex de áloe, debido a un proceso deficiente. Si usted tiene cólicos, diarrea o heces sueltas, deje de tomarlo y sustitúyalo por uno nuevo (sin látex). Nunca tome jugo de zábila si está embarazada o amamantando.

AL COMPRAR

- Al comprar productos de áloe, asegúrese de que la zábila sea uno de los ingredientes principales. Las cremas y ungüentos deben contener por lo menos un 20% de zábila. Para ingerirla, busque el jugo con zábila al 98% mínimo, sin aloína ni áloe-emodina.
- El International Aloe Science Council, un programa de certificación voluntaria, proporciona el sello "IASC-certificado" a productos que emplean ingredientes crudos certificados y los procesan de acuerdo con normas oficiales. Busque este sello, sobre todo cuando compre jugo de zábila.

ÚLTIMOS HALLAZGOS

- Otro posible uso del gel de zábila es para curar la piel inflamada por psoriasis. Un estudio realizado a 60 personas con psoriasis crónica demostró que al aplicar el gel en las lesiones tres veces al día durante ocho meses, se produjo una mejoría notable en 83% de los pacientes, comparado con sólo el 6% de los que usaron un placebo.

Sabía que...

La zábila proporciona un baño calmante muy útil para las quemaduras de sol. Sólo agregue una o dos tazas de jugo a una bañera con agua tibia.

interacción farmacológica

Mucha gente cree que siempre es seguro usar hierbas y otros complementos "naturales". Pero algunos complementos pueden interactuar en forma adversa con los fármacos controlados o los OTC, intensificando el efecto de los medicamentos o incluso causando peligrosos efectos secundarios.

Esta sección incluye la mayoría de los grupos de fármacos conocidos, y destaca las posibles reacciones adversas que puede haber si ciertos complementos interactúan con ellos. Por desgracia, se han hecho pocos estudios para determinar los riesgos de tomar complementos y fármacos juntos. Debe investigarse más y siempre tener cautela al combinar cualquier hierba o complemento con fármacos.

Para verificar las posibles reacciones adversas revise primero las siguientes categorías generales, que están alfabetizadas; identifique el fármaco que toma y vea si puede haber un posible problema al interactuar con un complemento específico. Los fármacos más populares de cada grupo aparecen por nombre genérico, pero no se incluyen todos los fármacos del grupo. (Si tiene duda, pregunte a su médico o al herbolario que lo asesora.) Es probable que todos los fármacos de un grupo interactúen de forma similar. Aunque en la lista no esté el nombre de un fármaco específico, la interacción puede aplicar a todos los fármacos del grupo.

Además, evite tomar fármacos y complementos que tengan efectos similares, a menos que lo indique el médico. Por ejemplo, si usa kava kava o valeriana para el insomnio, pueden adormecerlo demasiado si las combina con un auxiliar del sueño convencional o un fármaco que cause somnolencia: un analgésico narcótico, un antihistamínico o incluso alcohol. Del mismo modo, es mejor probar sólo bajo supervisión médica un complemento alimenticio que afecte las sustancias químicas del cerebro y reanime, como la melatonina o el 5-HTP, si ya está tomando un antidepresivo.

En caso de que esté tomando cualquier fármaco, no lo suspenda sin autorización médica, y siempre consulte al médico o al nutriólogo antes de probar una hierba o un complemento, si tiene una enfermedad física o psiquiátrica o si toma algún OTC o medicamento controlado. Para saber más sobre los siguientes complementos específicos, consulte las entradas individuales en el capítulo II; a continuación se incluyen advertencias generales para varios complementos.

Advertencias generales

Estos complementos específicos requieren tomar precauciones especiales si usted consume ciertos fármacos convencionales.

- **AGAB** Puede causar somnolencia excesiva si también usa sedantes o fármacos que tengan efectos calmantes.
- **Betaína HCl** Aumenta el nivel de ácidos digestivos en el estómago. No debe tomar este complemento si usted está tomando aspirina o fármacos antiinflamatorios (AINE), pues al combinarlos puede aumentar el riesgo de sangrado gástrico.
- **Efedra** Estimula el sistema nervioso y aumenta la presión arterial. Es importante que evite tomarla junto con otros fármacos que causen un efecto similar, como los medicamentos para la presión, la cafeína y otros estimulantes.
- **Forskolin** Debe ser precavido al usarlo si toma medicamentos para el asma o la presión, ya que puede intensificar los efectos de estos fármacos.
- **Gymnema silvestre** Puede alterar los requerimientos de insulina o fármacos orales para la diabetes; consulte al médico antes de tomar esta hierba junto con algún fármaco para la diabetes.
- **Melatonina** Afecta los niveles hormonales y el cerebro. Tenga cautela si toma fármacos con efectos similares, como antidepresivos y hormonas. Puede causar somnolencia excesiva si lo toma con fármacos sedantes.
- **Psyllium** No debe usarlo 2 horas después de tomar fármacos, ya que puede retardar la absorción de éstos.
- **Regaliz (orozuz)** Puede aumentar la presión arterial y deben evitarlo quienes tomen hipertensivos o cualquier fármaco que altere la presión arterial.
- **Valeriana** Puede causar somnolencia excesiva si también toma tranquilizantes o fármacos con efectos sedantes.

AINE

Etodolac, ibuprofeno, ketoprofeno, naproxen y otros fármacos antiinflamatorios no esteroideos

Interacción con complementos:

- **Betaína HCl** No los tome juntos; aumenta el riesgo de sangrado gástrico potencialmente grave.
- **Fósforo** Consulte a su médico antes de tomarlos juntos. Si usa fósforo con fosfatos que contengan potasio puede aumentar el riesgo de hipercaliemia (demasiado potasio en la sangre), y posiblemente causar efectos secundarios graves.
- **Potasio** Consulte a su médico. Usados juntos pueden aumentar el riesgo de hipercaliemia (demasiado potasio en la sangre), y posiblemente causar efectos secundarios graves.

Aspirina

Interacción con complementos:

- **Aceites de pescado** Intensifican el efecto anticoagulante del uso prolongado de la aspirina. Pueden causar sangrado interno o excesivo.
- **Ajo** Consulte a su médico. Puede aumentar el efecto anticoagulante del uso prolongado de la aspirina.
- **Betaína HCl** No los tome juntos; aumenta el riesgo de sangrado gástrico potencialmente grave.

● **Corteza de sauce blanco** No los tome juntos, pues ambos actúan de modo similar, aumentando el riesgo de los efectos secundarios característicos de la aspirina, como sangrado gástrico.
● **Gingko biloba** Aumenta el efecto anticoagulante del uso prolongado de la aspirina. Puede causar sangrado excesivo.
● **Hongos medicinales** Consulte al médico. El reishi puede intensificar el efecto anticoagulante del uso prolongado de la aspirina.
● **Matricaria** Intensifica el efecto anticoagulante del uso prolongado de la aspirina. Puede causar sangrado excesivo.
● **Vitamina K** Puede neutralizar el efecto anticoagulante del uso prolongado de la aspirina.

Analgésicos narcóticos

Codeína, hidrocodona/acetaminofén y otros analgésicos somníferos

Interacción con complementos:

● **5-HTP, AGAB, kava kava, melatonina y valeriana** Cualquiera de ellos puede causar somnolencia excesiva si se toma con analgésicos narcóticos.

Antiácidos

Todos los antiácidos

Interacción con complementos:

● **Hierro** Puede inhibir la eficacia del medicamento. Tome el hierro 2 horas antes o después de un antiácido.
● **Vitamina D** Usada con antiácidos que tengan magnesio, puede causar niveles altos de magnesio en la sangre.

Antiacné, fármacos

Isotretinoína y otros antiacné

Interacción con complementos:

● **Vitamina A** Juntos suben el nivel de vitamina A en la sangre, y aumentan así el riesgo de efectos secundarios.

Antibióticos

Todos los antibióticos orales

Interacción con complementos:

● **Hierro** Puede inhibir la eficacia del antibiótico. Tome el hierro 2 horas antes o después del fármaco.

Doxiciclina, minociclina, tetraciclina

Interacción con complementos:

● **Calcio** Puede disminuir la absorción del fármaco. No tome calcio de 1 a 3 horas luego de tomar estos antibióticos.
● **Cinc** Puede inhibir la eficacia del antibiótico. Tome el cinc mínimo 2 horas después del fármaco.
● **Hierro** Puede inhibir la eficacia del antibiótico. Tome el hierro 2 horas antes o después del fármaco.
● **Magnesio** Puede inhibir la eficacia del antibiótico. Tome el magnesio de 1 a 3 horas antes o después del medicamento.
● **Psyllium** Puede inhibir la eficacia del antibiótico; verifique con el médico.

Anticoagulantes

Enoxaparina, warfarina y otros anticoagulantes *(Adelgazan la sangre)*

Interacción con complementos:

● **Aceites de pescado** ¡Cuidado! Intensifican el efecto anticoagulante del fármaco. A la larga, pueden causar sangrado interno o abundante.
● **Ajo** Consulte al médico antes de tomarlos juntos. Puede intensificar el efecto anticoagulante del fármaco.
● **Bromelina** Úsela con cautela. Intensifica el efecto anticoagulante del fármaco, y también puede causar sangrado excesivo.
● **Hongos medicinales** Consulte al médico. El reishi puede intensificar el efecto anticoagulante del fármaco.
● **Matricaria** ¡Cuidado! Intensifica el efecto anticoagulante del fármaco. Puede causar sangrado excesivo.
● **Pau d'arco** ¡Cuidado! Intensifica el efecto anticoagulante del fármaco; puede causar sangrado abundante.
● **Vitamina E** Consulte al médico antes de tomarlos juntos. Puede aumentar el poder anticoagulante del fármaco.
● **Vitamina K** Puede neutralizar los efectos del medicamento.

Anticonvulsivos

Carbamacepina, gabapentina, fenitoína y otros antiepilépticos

Interacción con complementos:

● **Ácido fólico y vitamina B_6** Se ha demostrado que interfieren con algunos anticonvulsivos si se consumen en dosis mayores a las recomendadas. Avise al médico si usted toma estas vitaminas B, y nunca exceda la dosificación recomendada.

Antidepresivos

Prozac y antidepresivos en general

Interacción con complementos:

● **5-HTP** Evite tomarlo hasta 4 semanas después de haber usado un inhibidor MAO. Verifique con el médico antes de combinarlo con antidepresivos habituales; quizá cause angustia, confusión y otros efectos secundarios potencialmente graves.
● **Efedra** Tómela hasta 14 días después de haber usado un inhibidor MAO.
● **Ginseng (panax)** Consulte a su médico si usted toma un inhibidor MAO.
● **Hipericón** Consulte a su médico antes de agregarla a los antidepresivos convencionales. La combinación puede causar reacciones adversas graves.
● **Kava kava** Pueden causar somnolencia excesiva si se toman juntos.
● **Melatonina** Verifique con el médico. Se han reportado reacciones adversas en gente que toma antidepresivos convencionales junto con melatonina.

Antihistamínicos

Antihistamínicos

Interacción con complementos:

● **5-HTP, AGAB, kava kava, melatonina y valeriana** Cualquiera de estos complementos puede causar somnolencia excesiva si se toma junto con antihistamínicos sedantes.

Antiparkinsonianos

Levodopa

Interacción con complementos:

● **5-HTP** Tomados juntos pueden causar angustia, confusión y otros efectos secundarios graves; consulte al médico.
● **Vitamina B_6** Puede impedir que el medicamento actúe con eficacia.

Antitiroideos

Triyodotironina, levotiroxina

Interacción con complementos:

● **Kelp** Tomar dosis altas podría aportar mucho yodo e interferir con la acción de estos medicamentos.
● **Yodo** Puede disminuir la eficacia de éstos y otros agentes antitiroideos.

Cardíacos/Antihipertensivos

Todos los antihipertensivos

Interacción con complementos:

● **Ajo** Verifique con el médico. Puede aumentar la potencia de medicamentos para la presión arterial.
● **Cimicifuga** Puede reforzar el efecto del fármaco para bajar la presión.
● **Efedra** No los tome juntos. Pueden causar un aumento peligroso en la presión arterial.

● **Espino blanco** Consulte al médico. Puede intensificar el efecto antihipertensivo del fármaco. Quizá se justifique una dosis menor del medicamento.
● **Ginseng (panax o siberiano)** Verifique con el médico si usted está usando fármacos para la presión arterial.
● **Regaliz** Puede neutralizar el efecto antihipertensivo del medicamento.

Diltiazem, verapamil y otros calcio-antagonistas

Interacción con complementos:
● **Efedra** No los tome juntos.
● **Espino blanco** Consulte a su médico. Puede reforzar el efecto antihipertensivo del fármaco. Quizá se justifique una dosis menor del fármaco.
● **Flavonoides** No tome un preparado de bioflavonoides cítricos con naringina (flavonoide presente en la toronja, no en las naranjas) si usa un bloqueador beta de calcio.

Atenolol, metoprolol, propranolol y otros bloqueadores beta

Interacción con complementos:
● **Efedra** No los tome juntos.
● **Espino blanco** Consulte a su médico. Puede reforzar el efecto antihipertensivo del fármaco. Quizá se justifique una dosis menor del fármaco.
● **Potasio** Consulte al médico antes de tomarlos juntos. Puede aumentar el riesgo de hipercaliemia (mucho potasio en la sangre), y posiblemente causar efectos secundarios graves.

Benazepril, enalapril, fosinopril y otros inhibidores de la ECA

Interacción con complementos:
● **Efedra** No los tome juntos.
● **Espino blanco** Consulte a su médico. Puede reforzar el efecto antihipertensivo del fármaco. Quizá se justifique una dosis menor del medicamento.
● **Fósforo** No los tome juntos. Usado con fosfatos que contengan potasio puede aumentar el riesgo de hipercaliemia (mucho potasio en la sangre) y causar efectos secundarios graves.
● **Potasio** No los tome juntos. Puede aumentar el riesgo de hipercaliemia (mucho potasio en la sangre) y causar efectos secundarios graves.

Digitoxina, digoxina *(Digitálicos, glucósidos cardíacos)*

Interacción con complementos:
● **Efedra** No los tome juntos. La efedra puede interferir con la fuerza, ritmo y frecuencia de los latidos del corazón y aumentar la presión arterial.
● **Espino blanco** Consulte a su médico. Puede intensificar el efecto antihipertensivo del fármaco. El doctor tal vez le pueda autorizar una dosis menor del medicamento.
● **Fósforo** Hable con su médico antes de tomarlos juntos. Usar digitálicos y fosfatos con potasio puede aumentar el riesgo de hipercaliemia (demasiado potasio en la sangre), y posiblemente causar efectos secundarios graves.
● **Ginseng siberiano** Consulte a su médico antes de usarlos juntos. Aumenta los niveles del medicamento.
● **Potasio** Consulte al médico antes de tomarlos juntos. Usados en combinación pueden aumentar el riesgo de hipercaliemia (demasiado potasio en la sangre), y posiblemente causar efectos secundarios graves.
● **Regaliz** Puede neutralizar el efecto antihipertensivo del fármaco.
● **Zábila** El exceso o el uso inapropiado del jugo de zábila puede causar una pérdida de potasio (mineral necesario para que se lleve a cabo una actividad cardíaca adecuada) y provocar intoxicación por el fármaco.

Nitrito de amilo, mono o dinitrato de isosorbide, nitroglicerina *(Nitratos)*

Interacción con complementos:
● **Efedra** No los tome juntos. La efedra puede interferir con la fuerza, el ritmo y la frecuencia de los latidos del corazón, además puede aumentar la presión arterial.
● **Espino blanco** Consulte a su médico. Puede aumentar el efecto antihipertensivo del fármaco. El doctor tal vez le pueda autorizar una dosis menor del medicamento.

Colesterol, reductores del

Atorvastatina, lovastatina, simvastatina y otras "estatinas"

Interacción con complementos:
● **Hierro** Puede inhibir la eficacia del fármaco. Tome el hierro 2 horas antes o después del medicamento.
● **Levadura roja** No la tome con fármacos para el colesterol, puede causar una acumulación peligrosa de éstos en la sangre.
● **Niacina** Puede causar inflamación y dolor muscular, y en casos graves, insuficiencia renal. Deje de tomar estos medicamentos juntos y consulte a su médico en caso de que aparezca cualquier dolor muscular.

Diuréticos

Amilorida, espironolactona, triamtereno *(Ahorradores de potasio)*

Interacción con complementos:
● **Fósforo** Consulte a su médico antes de tomarlos juntos. Usado con fosfatos que tengan potasio puede aumentar el riesgo de hipercaliemia (demasiado potasio en la sangre), y posiblemente causar efectos secundarios graves.
● **Potasio** No los tome juntos. Puede aumentar el riesgo de hipercaliemia (demasiado potasio en la sangre), lo que puede causar efectos secundarios de gravedad.

Bumetanida, ácido etacrínico, furosemida, torsemida *(Diuréticos de asa)*

Interacción con complementos:
● **Diente de león** Puede reforzar los efectos diuréticos de estos fármacos si se toma en dosis altas.
● **Efedra** Si se usa para la hipertensión, los efectos de la furosemida pueden debilitarse al tomarla con efedra.
● **Ginseng (panax)** Si toma furosemida, puede intensificar los efectos del fármaco para bajar la presión arterial.
● **Glucosamina** Quizá sean necesarias mayores dosis del diurético.

Clorotiacida, hidroclorotiacida, indopamida *(Diuréticos tiazídicos)*

Interacción con complementos:
● **Calcio** Consulte a su médico. Puede hacer que el organismo acumule mucho calcio (que podría ser tóxico), y provocar así insuficiencia renal si se toman juntos.
● **Diente de león** Puede reforzar los efectos diuréticos de estos fármacos si se toma en dosis altas.
● **Efedra** No los tome juntos. Los efectos del fármaco pueden reducirse.
● **Espino blanco** Consulte a su médico. Puede intensificar los efectos del fármaco para bajar la presión arterial.
● **Glucosamina** Quizá sean necesarias mayores dosis del diurético.
● **Potasio** Si los toma juntos, no suspenda el diurético tiazídico de pronto. Puede provocar hipercaliemia (mucho potasio en la sangre), y posibles efectos secundarios graves.
● **Regaliz** Puede causar este complemento peligrosos niveles bajos de potasio en el organismo.

● **Vitamina D** Consulte a su médico. Puede hacer que el organismo acumule mucho calcio (quizá tóxico), y causar así insuficiencia renal.
● **Zábila** El exceso o uso inapropiado del jugo de zábila puede causar pérdida de potasio (vital para una actividad cardíaca adecuada) e intensificar el efecto del medicamento para eliminar el potasio.

Esteroides

Beclometasona, metilprednisolona, prednisona y otros corticosteroides orales

Interacción con complementos:
● **Betaína HCl** No los tome juntos.
● **Fósforo** Consulte al médico antes de tomarlos juntos. Combinar corticosteroides con fosfatos que tengan sodio puede elevar el riesgo de inflamación.
● **Ginseng (panax)** Úselo con cautela. Pueden interactuar si se toman juntos.
● **Melatonina** Verifique con el médico. Puede causar interacciones nocivas.
● **Zábila** El exceso o mal uso del jugo de zábila puede causar pérdida de potasio (vital para una buena actividad cardíaca) e intoxicación por el fármaco.

Gineco-obstétricos

Estrógenos conjugados, productos con estrógeno-progestinas y otras hormonas femeninas

Interacción con complementos:
● **Cimicifuga** Consulte al médico. Pueden interactuar en forma nociva si se toman juntos.
● **Flavonoides** Sea cautelosa al tomar un preparado de bioflavonoides cítricos que tenga naringina (flavonoide presente en la toronja, no en las naranjas) con estrógenos.
● **Sauzgatillo** No deben usarlo mujeres que estén tomando fármacos hormonales como estrógeno, pues afecta la producción de hormonas.
● **Uña de gato** Cuidado. Puede afectar el nivel de hormonas sexuales femeninas.

Anticonceptivos orales (combinación de estrógeno-progestinas)

Interacción con complementos:
● **Cimicifuga** Consulte al médico. Pueden interactuar en forma nociva si se toman juntos.
● **Sauzgatillo** No deben usarlo mujeres que tomen fármacos hormonales como estrógeno, pues afecta la producción de hormonas.
● **Uña de gato** ¡Cuidado! Puede afectar el nivel de las hormonas sexuales femeninas.

Hipoglucemiantes

Insulina y fármacos orales hipoglucemiantes

Interacción con complementos:
● **Ácido alfa-lipoico** Su uso prolongado puede requerir un cambio en la dosis de insulina o de un hipoglucemiante.
● **Cromo** Consulte a su médico; puede alterar la insulina u otros fármacos.
● **Diente de león** Puede intensificar el efecto hipoglucemiante de la glipicida.
● **Efedra** Úsela con cautela si usted toma fármacos para la diabetes; puede elevar el nivel de glucosa en la sangre.
● **Ginseng (panax)** Su uso prolongado puede requerir un cambio en la dosis de insulina o de hipoglucemiantes.
● **Ginseng siberiano** Úselo con cautela; puede intensificar el efecto hipoglucemiante de la glipicida.
● **Gymnema silvestre** Verifique con su médico. Quizá necesite cambiar la dosis de insulina o de otros fármacos para la diabetes.
● **Uña de gato** No lo tome con glipicida, se han reportado efectos adversos.

Psicoestimulantes

Metilfenidato (Ritalin) y otros estimulantes del sistema nervioso

Interacción con complementos:
● **Efedra** No los tome juntos. Puede hiperestimular, lo que causa nerviosismo, irritabilidad, insomnio y posibles convulsiones o arritmias cardíacas.
● **Flavonoides** Sea cauteloso al tomar metilfenidato con un preparado de bioflavonoides cítricos que tenga naringina (flavonoide presente en la toronjas, no en las naranjas).
● **Ginseng (panax)** Mayor riesgo de hiperestimulación y malestar estomacal.

Psicofármacos

Antipsicóticos

Interacción con complementos:
● **Ginseng (panax)** Consulte a su médico si está tomando antipsicóticos.
● **Kava kava** Pueden causar somnolencia excesiva si se toman juntos.

Buspirona *(Ansiolítico)*

Interacción con complementos:
● **5-HTP** Tomados juntos pueden causar angustia, confusión y otros efectos secundarios graves; consulte al médico.
● **Kava kava** Pueden causar somnolencia excesiva si se toman juntos.

Litio *(Agente antimaníaco)*

Interacción con complemento:
● **5-HTP** Tomados juntos pueden causar angustia, confusión y otros efectos secundarios graves; consulte al médico.
● **Yodo** Usados juntos pueden aumentar los posibles efectos secundarios.

Relajantes musculares

Carisoprodol, ciclobenzaprina y otros relajantes musculares

Interacción con complementos:
● **5-HTP, AGAB, kava kava, melatonina y valeriana** Cualquiera de ellos puede causar somnolencia excesiva si se toma con relajantes musculares.

Resfriado, remedios contra el

OTC y otros medicamentos controlados que contengan efedrina o seudoefedrina

Interacción con complementos:
● **5-HTP** ¡Cuidado! Puede causar angustia, confusión y otros efectos secundarios graves junto con estos remedios.
● **Efedra** No la tome junto con estos remedios para el resfriado, ya que esta hierba tiene el mismo agente activo y puede causar una sobredosis.

Sedantes/Tranquilizantes

Alprazolam, diazepam, midazolam, y otros sedantes o auxiliares del sueño

Interacción con complementos:
● **Cimicifuga, 5-HTP, AGAB, kava kava, melatonina y valeriana** Cualquiera pueden provocar somnolencia excesiva si se toman con sedantes.
● **Gotu kola** No los tome juntos.

Trasplantes, fármacos para

Ciclosporina, azatioprina y otros fármacos inmunosupresores

Interacción con complementos:
● **Flavonoides** No tome un preparado de bioflavonoides cítricos que tenga naringina, si usa un inmunodepresor.
● **Fósforo** Consulte a su médico antes de tomar junto con este tipo de fármacos. Usado con fosfatos que contengan potasio pueden aumentar el riesgo de hipercaliemia (demasiado potasio en la sangre), y posiblemente causar efectos secundarios graves.

otros complementos

Estos complementos se recomiendan para diversas afecciones en este libro, pero no tienen entrada propia. Se incluye una breve perspectiva general con usos sugeridos, advertencias, efectos secundarios y comentarios generales.

aceite de eucalipto Aceite derivado de un árbol siempre verde con hojas amarillentas *(Eucalyptus globulus)*, originario de Australia.

Usos: Aceite para masaje de uso externo, para músculos doloridos; usado como inhalante y en pastillas para la tos, abre senos y vías respiratorias; alivia tos y asma.

Nota: No ingiera el aceite, excepto la pequeña dosis presente en pastillas y dulces para la tos. Limite el uso a unos cuantos días a la vez.

aceite de lavanda Aceite de una planta siempre verde *(Lavandula officinalis)*, de la región del Mediterráneo.

Usos: Aplicada tópicamente cura inflamaciones cutáneas, cortadas, quemaduras, dolor de oídos, picaduras de insectos y músculos doloridos.

Nota: No debe ingerirse.

agrimonia Flor silvestre con capullos amarillos *(Agrimonia eupaptoria)*; suele crecer en los prados de Europa.

Usos: Se toma para diarrea, acidez e indigestión; su uso tópico es para limpiar heridas u ojos inflamados o irritados.

Nota: Causa mayor sensibilidad a la luz del sol o empeora el estreñimiento.

árnica Planta silvestre perenne con flores amarillas radiadas y hojas lanceoladas *(Arnica montana)*; crece en las montañas.

Usos: Como ungüento tópico, para moretones, dolor, esguinces, distensión muscular.

Nota: Nunca ingiera árnica ni la use en heridas abiertas o piel cortada.

bicarbonato de sodio Comúnmente conocido como bicarbonato de sosa.

Usos: Proporciona alivio breve al antojo de la nicotina.

Nota: No lo tome junto con otros medicamentos OTC que contengan bicarbonato de sodio. No lo tome con leche o con productos lácteos, tampoco si tiene signos de apendicitis (dolor estomacal, inflamación abdominal, náuseas y vómito). Asegúrese de considerar la gran cantidad de sodio que aporta el bicarbonato de sosa si usted sigue una dieta alta en sodio. El bicarbonato de sosa interactúa en forma nociva con muchos medicamentos diferentes, como antibióticos y analgésicos comunes. Consulte al médico antes de tomarlo con otros fármacos o si usted tiene cardiopatía, hepatopatía, nefropatía o alguna otra enfermedad.

bolsa de pastor Hierba *(Capsella bursa-pastoris)* con hojas que recuerdan las bolsas de piel que solían llevar los pastores europeos. Se usa tanto con fines medicinales como culinarios.

Usos: Reduce sangrado menstrual profuso.

Nota: No la tome si está embarazada. La gente con cálculos renales debe usarla con cautela. Su uso prolongado o excesivo puede interferir con fármacos para la tiroides, el corazón o la presión arterial.

boswellia Extracto de la oleorresina de un árbol alto y frondoso *(Boswellia serrata)* que crece en las montañas de la India.

Usos: Desinflama y ayuda a formar cartílago en la gente con artritis.

Nota: Puede producir efectos como erupción cutánea, náuseas y diarrea.

bromelina Una proteína, o enzima, que se deriva de la piña.

Usos: Reduce inflamación, hinchazón y dolor causado por una cirugía, así como lesiones del deporte, artritis y otras causas.

Nota: Tómese entre alimentos. No la use si usted tiene úlcera.

cacto de flor nocturna Cacto enano con flores blancas que sólo abren al oscurecer. También se llama pitahaya.

Usos: Ayuda a estabilizar el ritmo y frecuencia de los latidos del corazón.

Nota: Puede causar diarrea leve. No lo use si toma un inhibidor MAO o tiene hipertensión arterial.

caléndula Flor común de jardín con flores amarillas o anaranjadas *(Calendula officinalis)*. También se llama mercadela.

Usos: Aplicada externamente, como té o supositorio vaginal. Calma inflamaciones cutáneas, picaduras de insectos, cortadas y quemaduras; cura úlceras; ataca el pie de atleta, hongos en las uñas y candidiasis.

Nota: Los alérgicos a flores como la margarita pueden ser sensibles a ella.

carbón activado Sustancia muy absorbente, usada como antídoto.

Usos: Reduce flatulencia; absorbe veneno.

Nota: Heces negras o alquitranadas, y náuseas, pueden ser algunos de los síntomas secundarios que ocasiona su ingesta. Puede interferir con la absorción de fármacos si se toma a las 2 horas de haberlos administrado. Si mezcla polvo con agua, bébalo con un popote para no mancharse los dientes. También se vende en pastillas.

cáscara sagrada Hierba laxante obtenida de la corteza del árbol aladierno de California *(Rhamnus purshiana)*, originaria del oeste de Estados Unidos.

Usos: Alivia el estreñimiento.

Nota: No la use durante más de una o dos semanas. Puede causar calambres; si eso ocurre, reduzca la dosis. No la tome si usted está embarazada o si está lactando; tampoco la ingiera si tiene obstrucción o inflamación intestinal.

castaño de indias Árbol *(Aesculus hippocastanum)* de flores amarillas, rojas o blancas; su fruto tiene de una a tres semillas, pequeñas como nudillos.

Usos: Ayuda a reducir la inflamación e hinchazón de las venas varicosas.

Nota: No lo tome junto con aspirina o con anticoagulantes. Evítelo si usted tiene nefropatía, hepatopatía, problemas de sangrado, o si está embarazada.

ciruelo africano Árbol siempre verde que crece en los bosques africanos.

Usos: Alivia trastornos de la próstata.

Nota: Puede provocar un malestar estomacal leve.

cohombro de mar Remedio chino derivado de un animal marino emparentado con la estrella de mar y los erizos.

Usos: Puede ayudar a reducir el dolor y la rigidez en casos de artritis.

Nota: También aporta vitaminas A, tiamina (B_1), riboflavina (B_2), niacina (B_3) y C, así como los minerales calcio, hierro, magnesio y cinc.

complejo B Mezcla de complementos que aporta una mezcla equilibrada de vitaminas B: tiamina (B_1), riboflavina (B_2), niacina o niacinamida (B_3), ácido pantoténico (B_5), vitamina B_6 (piridoxi-na), vitamina B_{12} (cianocobalamina), biotina, ácido fólico, colina, hexaniacinato de inositol y PABA (ácido para-aminobenzoico).

Usos: Las vitaminas B mantienen sanos los nervios, la piel, el cabello, los ojos, el cerebro, el intestino y otros órganos.

Nota: A veces se receta junto con vitaminas B individuales para asegurar un equilibrio vitamínico adecuado. Los ancianos a menudo carecen de vitaminas B.

condroitina Sustancia molecular presente en los cartílagos, las paredes de los vasos sanguíneos y la vejiga.

Usos: Puede ayudar a detener la evolución degenerativa de la artritis.

Nota: No se conocen efectos secundarios si se toman las dosis recomendadas. Suele emplearse junto con glucosamina, un complemento alimenticio.

creatina Complemento alimenticio seudoaminoácido que el hígado, el páncreas y los riñones producen de modo natural; está presente en el tejido muscular.

Usos: Suele ingerirse como un polvo inodoro, sin color. Ayuda a regenerar desgarros musculares microscópicos luego de ejercicio enérgico o una lesión. Puede aumentar la masa de músculos magros.

Nota: Dosis altas pueden causar aumento de peso; calambres, distensión y desgarros musculares; malestar estomacal, deshidratación y diarrea. No hay estudios prolongados, sobre todo de dosis altas.

cúrcuma Planta perenne de la familia del jengibre, con hojas estrechas *(Curcuma longa)*; su agente activo se llama curcumina. Se ha usado durante mucho tiempo en la medicina tradicional (ayurvédica) de la India y como especie para cocinar.

Usos: Tomada en combinación con bromelina, aumenta los efectos antiinflamatorios de ese complemento y puede aliviar el dolor del síndrome del túnel carpiano. Puede tener efectos antivirales contra el VIH, el causante del sida.

Nota: No la use si tiene trastornos de coagulación o está embarazada, tratan-do de concebir o tiene problemas de fertilidad. Quienes rebasen los 65 años deben usar una dosis tan baja como sea posible.

eufrasia Planta con flores coloradas, moradas o blancas con rojo *(Euphrasia officinalis)*, que parecen ojos inyectados de sangre. Crece en prados europeos.

Usos: Como colirio, cura infecciones oculares. Puede tomarse en té o tintura.

Nota: Puede causar alergia o náuseas. Asegúrese de esterilizar los colirios, para evitar infecciones. Evite usarla en compresas de uso externo, debido a la posibilidad de una infección bacteriana.

extracto de avena Derivado del cereal. También se le llama *Avena sativa*.

Usos: Reduce el deseo de fumar.

Nota: Se ha usado durante siglos en la India para curar la adicción al opio.

flor de gordolobo Tiene hojas lanuginosas con flores amarillas de olor a miel *(Verbascum thapsus)*.

Uses: Aplicado tópicamente, el aceite alivia síntomas y comezón del dolor de oídos; en té, calma garganta irritada y tos.

Nota: Sólo use *Verbascum thapsus*.

forskolin Planta pequeña *(Coleus forskohlii)* de la familia de las mentas. Crece en las laderas secas de la India, Nepal, Sri Lanka y Tailandia.

Usos: Se emplea para contrarrestar el hipotiroidismo. A veces también para tratar asma y cardiopatías.

Nota: Evítelo si usted tiene úlceras pépticas o hipotensión. Úselo con cautela si toma un fármaco recetado, sobre todo si es para el asma o la presión.

FOS Los frutooligosacáricos son carbohidratos no digeribles presentes en ciertos alimentos, que favorecen el crecimiento de las bacterias intestinales benignas.

Usos: Oralmente, ayuda a mitigar la flatulencia y las molestias del síndrome del colon irritable. Los supositorios vaginales pueden ayudar a curar candidiasis.

Nota: Suelen tomarse con acidófilos y bífidus. Pueden provocar diarrea.

GABA (AGAB) Ácido gamaaminobutírico; actúa como neurotransmisor, al aumentar las señales nerviosas en el cerebro.

Usos: Ayuda a curar epilepsia e insomnio.

Nota: El GABA en exceso puede causar entumecimiento, hormigueo o ansiedad.

gamma-orizanol Extracto antioxidante de aceite de salvado de arroz que parece actuar en la parte del cerebro que controla la digestión.

Usos: En el tratamiento de úlceras y acidez, favorece niveles adecuados de jugos digestivos.

Nota: No se conocen efectos secundarios.

garcinia Pequeña fruta en forma de calabaza, originaria del sudeste asiático.

Usos: Puede quitar el apetito; es un auxiliar en la dieta.

Nota: Tiene ácido hidroxicítrico, un extracto frutal parecido al ácido cítrico.

glutatión Seudoaminoácido producido por el hígado y algunas células.

Usos: Actúa como un antioxidante protector celular; puede ayudar en la prevención del cáncer.

Nota: Es mejor tomarlo con alimentos, de esta manera es menor el riesgo de un malestar estomacal.

gymnema silvestre Enredadera de los bosques tropicales de África e India. También conocida como *gurmarbooti*.

Usos: Aumenta la ingesta de glucosa del organismo en personas con diabetes.

Nota: Es posible que su uso requiera un cambio en la dosis de insulina o de hipoglucemiantes orales.

kudzú Enredadera de rápido crecimiento *(Pueraria lobata)*, originaria de China y Japón. Abunda en el sur de Estados Unidos.

Usos: Reduce el deseo de beber alcohol; puede ayudar a curar el alcoholismo.

Nota: No se conocen efectos secundarios.

lengua de vaca Una hierba *(Rumex crispus)* cuyas raíces se emplean en la elaboración de extractos medicinales ricos en hierro.

Usos: Ayuda a curar la anemia ferropénica.

Nota: El médico debe determinar la causa de la anemia antes de recetar cualquier complemento.

levadura roja Levadura *(Monascus purpureus)* fermentada en arroz; contiene el agente activo lovastatina.

Usos: Inhibe la acumulación de depósitos de colesterol en las arterias.

Nota: No la use si toma algún fármaco para reducir colesterol ("estatinas"); si está embarazada, tiene hepatopatía o una infección grave; si está recuperándose de una cirugía mayor; o si toma más de dos bebidas alcohólicas al día. Suspéndala si tiene dolor, sensibilidad o debilidad muscular no justificada, sobre todo si se acompañan de síntomas seudogripales.

malvavisco Planta con flores rosa pálido *(Althaea officinalis),* que crece en pantanos de Europa y Estados Unidos.

Usos: En té, ayuda a la digestión, calma la tos, garganta irritada, úlceras, acidez e inflamación intestinal. En pastillas (combinada con jengibre) puede aliviar alergias.

Nota: Al reposar en agua, suelta mucílago, una sustancia vegetal gelatinosa que cubre la garganta y la laringe y calma la tos.

marapuama Arbusto *(Ptychopetalum olacoides)* originario del Amazonas.

Usos: Ayuda a tratar la impotencia.

Nota: En algunos lugares conocida como madera de potencia, la marapuama ha tenido un largo historial como afrodisíaco.

marrubio Hierba perenne aromática *(Marrubium vulgare)* de la familia de las mentas. También se llama marrubio blanco.

Usos: Pastillas para la tos, o como té. Sirve como expectorante para curar tos o asma.

Nota: No lo use si tiene cardiopatía. Dosis grandes pueden alterar el ritmo cardíaco. No lo tome si está embarazada.

mejorana dulce Hierba aromática *(Origanum majorana)* que crece en climas fríos y se usa para cocinar.

Usos: Aplicada en la piel alivia el dolor y ayuda a reducir la hinchazón.

Nota: Se usa con fines culinarios.

melisa Planta con olor a limón y flores blancas *(Melissa officinalis),* originaria del sur de Europa. También llamada toronjil.

Usos: Aplicada tópicamente alivia aftas y zoster. En té, calma el malestar estomacal y los trastornos diverticulares.

Nota: No lo ingiera si está embarazada o tiene problemas de la tiroides.

NADH Nicotinamida adenina dinucleótido, un complemento bastante nuevo, relacionado con la niacina de la vitamina B.

Usos: Actúa como antioxidante; aumenta los niveles de la sustancia química llamada dopamina en el cerebro, ayudando a calmar síntomas del mal de Parkinson.

Nota: Tómelo en ayunas. Las dosis altas pueden causar inquietud.

olmo resbaloso Árbol *(Ulmus rubra)* de los bosques húmedos del este de Canadá y del este y centro de Estados Unidos. La corteza interna se usa como medicina.

Usos: En té, ayuda a la digestión y alivia garganta irritada, acidez, úlceras, inflamación intestinal y diverticulitis.

Nota: Tiene efectos laxantes leves.

PABA Ácido para-aminobenzoico, una de las vitaminas del complejo B.

Usos: Puede prevenir la caída de cabello, alivia la inflamación intestinal.

Nota: No lo tome con sulfamidas. Las dosis altas quizá dañen el hígado.

perejil Planta *(Petroselinum sativum)* usada en todo el mundo para cocinar.

Usos: Quita el mal aliento.

Nota: No se conocen efectos nocivos.

quitosana Presente sobre todo en las conchas de mariscos. En el intestino, fija las moléculas de grasa evitando su absorción.

Usos: Auxiliar para bajar de peso.

Nota: Tómese con alimentos. Si usted es alérgico a los mariscos, no lo use.

raíz de unicornio falso Planta perenne con flores blanco verdosas *(Chamaelirium luteum)* que crece al este del río Mississippi, en terreno húmedo y bajo.

Usos: Estimula la ovulación; para el tratamiento de la la infertilidad femenina.

Nota: Dosis grandes pueden causar náuseas y vómito. No lo use durante la menstruación, ni si está embarazada o si está lactando. Suele tomarse con sauzgatillo.

romero Pequeño arbusto siempre verde con hojas brillantes y flores azul pálido *(Rosmarinus officinalis),* originaria de la región del Mediterráneo.

Usos: En aceite sobre la piel, ayuda a aliviar el dolor así como a reducir la hinchazón de la zona donde se aplique.

Nota: No ingiera el aceite.

rusco Arbusto pequeño, espinoso, parecido al espárrago *(Ruscus aculeatus),* originario de la región del Mediterráneo.

Usos: Ya sea aplicado en forma externa (tópicamente) o ingerido, ayuda a reducir la inflamación y a contraer las hemorroides y las venas varicosas.

Nota: No se conocen efectos nocivos.

SAM S-adenosilmetionina, una forma del aminoácido metionina.

Usos: Puede ayudar a retardar la evolución degenerativa de la artritis.

Nota: Puede causar malestar estomacal leve; no deben tomarlo los maniacodepresivos (trastorno bipolar).

uva ursi Arbusto siempre verde de lento crecimiento, con flores y bayas rojas *(Arctostaphylos uva-ursi),* que se da en los climas nórdicos más fríos, desde Asia hasta Estados Unidos. A este arbusto también se le conoce como gayuba.

Usos: Es un antibacteriano que se emplea en el tratamiento de varios tipos de infecciones urinarias.

Nota: No la tome si padece nefropatía (infección, inflamación, obstrucción del riñón); tampoco debe tomarla si está embarazada; si la va a consumir no debe ser durante más de una semana a la vez. Limite el uso de la hierba a no más de cinco veces al año. No la combine con sustancias que acidifiquen la orina, como la vitamina C o el arándano agrio (también suelen usarse para curar infecciones urinarias). Puede causar náuseas, malestar estomacal leve y orina verdosa.

zarzamora/frambuesa, hojas Arbustos de tallos espinosos de América del Norte. Las hojas se cultivan con fines medicinales; las bayas, para uso culinario.

Usos: En té, para diarrea y cólicos menstruales. Evita el aborto espontáneo y cura el malestar gravídico matutino.

Nota: No se han reportado efectos secundarios graves.

glosario

Absorción Ingesta de un complemento, fármaco u otra sustancia por el tracto digestivo, piel o mucosas.

Aceite esencial Aceite concentrado extraído de hierbas o plantas.

Ácidos grasos esenciales (AGE) Elementos básicos que usa el organismo para formar grasas; los debe obtener de varios tipos de alimentos o de los complementos (como aceites de pescado o linaza), para lograr una salud adecuada.

Acupuntura Terapia originaria de China en la cual se insertan agujas delgadísimas en la piel, en puntos específicos del cuerpo, para devolver la salud y equilibrar el flujo de energía llamado *qi* (se pronuncia chi).

Agudo De aparición súbita, breve, fuerte, no crónico. Califica una enfermedad o padecimiento que suele durar no más de una o dos semanas.

Alopatía Cura una enfermedad mediante medicina convencional.

Aminoácidos Sustancias químicas de los alimentos, o producidas por el cuerpo. Se usan para crear proteínas.

Aminoácidos mixtos Mezcla equilibrada de aminoácidos (complejo), a menudo tomada con complementos individuales de aminoácidos.

Anemia perniciosa Carencia poco común, pero peligrosa, de vitamina B_{12}, que puede causar un recuento bajo de eritrocitos, y alterar el sistema nervioso.

Ansiolítico Medicamento que calma la angustia o la ansiedad.

Antibiótico Fármaco que elimina o inhibe las bacterias infecciosas.

Anticoagulante Fármaco (como la warfarina o la aspirina) que evita la formación de coágulos; usada a menudo por quienes corren riesgo de infarto. También se conoce como fluidificante de la sangre.

Anticonvulsivo Fármaco que evita convulsiones; se usa en epilepsia.

Antiespasmódico Fármaco o complemento que evita espasmos o cólicos en el tracto digestivo u otro lugar.

Antiinflamatorio Fármaco o complemento que combate la inflamación, una reacción del cuerpo a lesiones o irritación, que se caracteriza por enrojecimiento, calor, hinchazón y dolor.

Antiinflamatorio no esteroideo (AINE) Fármaco como la aspirina, el ibuprofeno o el naproxeno, que reduce dolor e inflamación al bloquear la producción de prostaglandinas (vea también Prostaglandinas).

Antimicótico Fármaco que combate el pie de atleta y otras infecciones causadas por hongos.

Antioxidante Sustancia que protege a las células de los efectos dañinos de unas moléculas de oxígeno muy reactivas llamadas radicales libres. El cuerpo produce varios antioxidantes; otros, como las vitaminas C y E, se obtienen de la dieta o de complementos.

Antipirético Sustancia capaz de reducir la fiebre.

Antiséptico Hierba, fármaco u otra sustancia que combate infecciones.

Aporte dietético recomendado (ADR) Cantidad diaria de una vitamina o un mineral que necesita un sujeto sano para cubrir los requerimientos del organismo y evitar una carencia. Estas recomendaciones las fija un órgano oficial de salud.

Arteriosclerosis Padecimiento que se caracteriza por el engrosamiento y la pérdida de elasticidad de las arterias, lo que provoca una disminuación del flujo sanguíneo, especialmente el que va al cerebro. Suele desarrollarse como consecuencia del envejecimiento, o de trastornos como la hipertensión y la diabetes.

Aterosclerosis Acumulación de colesterol y otras sustancias en las paredes de las arterias ("endurecimiento de las arterias") que causa cardiopatías, como angina de pecho, infarto, derrame, claudicación intermitente y otras enfermedades.

Ayurveda Medicina tradicional de la India que se remonta a miles de años atrás. Se basa en las hierbas (como boswellia y gymnema silvestre), en las dietas depurativas, la meditación y otras terapias.

Betabloqueador Fármaco que afecta corazón, vasos sanguíneos y otras áreas; a menudo se receta para hipertensión arterial o angina de pecho.

Bilis Sustancia que ayuda a digerir las grasas. La produce el hígado, la almacena la vesícula biliar y después es liberada en el intestino cuando se necesita.

Biorregulación Técnica que, mediante indicaciones visuales y auditivas, enseña a reconocer y controlar procesos orgánicos involuntarios, ayudando así a dirigir músculos, disminuir la presión arterial y relajarse.

Capa entérica Cubierta protectora que permite a una píldora pasar por el estómago y llegar intacta al intestino delgado, donde se disuelve la capa y se absorben los contenidos.

Capilares Diminutos vasos sanguíneos que unen venas y arterias. A través de ellos se transfiere oxígeno y nutrientes de la sangre a las células, y se eliminan desechos.

Cartílago Tejido denso pero flexible de las articulaciones, la columna, la garganta, los oídos, la nariz y otras áreas. No es duro como el hueso, pero brinda protección y apoyo.

Cataplasma Sustancia húmeda, suave, extendida entre capas de tela o gasa y aplicada por lo general caliente, sobre la piel, para reducir el dolor.

Cefalea Dolor de cabeza. Hay varios tipos, como la cefalea sinusal.

Cinetosis Trastorno producido por movimientos inusitados, rítmicos o erráticos, en diversos modos de transporte; los síntomas pueden ser dolor de cabeza, náuseas, vómito y malestar general.

Claudicación intermitente Enfermedad causada por una circulación deficiente en las piernas (generalmente es por aterosclerosis), caracterizada por dolorosos calambres en las pantorrillas, generalmente tras caminar o hacer otro ejercicio. Disminuye al descansar.

Coenzima Sustancia que actúa junto con otras enzimas para activar reacciones químicas del organismo.

Colágeno Proteína fibrosa y resistente que da sostén a todo el cuerpo y ayuda a formar huesos, cartílagos, piel, articulaciones y otros tejidos.

Colesterolemia Presencia excesiva de colesterol en la sangre.

Colesterol Sustancia grasa que circula en la sangre y ayuda a formar membranas celulares; en niveles altos aumenta el riesgo de infarto.

Colesterol "bueno" (HDL) Lipoproteína que se encuentra en la sangre que reúne el colesterol "malo" (LDL) de los tejidos del cuerpo y lo devuelve al hígado, para procesarlo nuevamente.

Colesterol "malo" (LDL) Lipoproteína que se encuentra en la sangre, y que contiene altos niveles de colesterol y triglicéridos.

Combinación lipotrópica Mezcla "para digerir grasa" de colina, inositol, metionina, cardo lechero y otros nutrientes; se usa para favorecer la salud hepática. También se le llama complejo hepático.

Comisión E Grupo especial de científicos, profesionales de la salud y expertos legos, constituido en Alemania en 1978; estudia la utilidad e inocuidad de los remedios herbarios.

Complejo Término que califica una mezcla de vitaminas, minerales, hierbas u otros nutrientes. Por ejemplo: complejo B, complejo (lipotrópico) hepático y complejo de aminoácido.

Complemento alimenticio Nutriente sintetizado en el laboratorio o extraído de plantas o animales, que se usa con fines medicinales.

Compresa Gasa o lienzo de franela suave humedecido en un té herbario u otra sustancia curativa, que se coloca doblado en la piel para reducir la inflamación y el dolor.

Crónico Persistente o prolongado; califica una enfermedad o padecimiento que a menudo requiere meses o años de tratamiento.

Demencia Pérdida de facultades mentales a causa del mal de Alzheimer o de otra disfunción cerebral.

Disnea Dificultad para respirar.

Diurético Sustancia que extrae agua del organismo y aumenta la producción total de orina.

Diverticulosis Presencia de bolsitas o divertículos en el intestino grueso, y estado que ello provoca.

Dosis terapéutica Cantidad de un complemento alimenticio, herbario, mineral, vitamínico, o fármaco, necesario para un efecto curativo deseado (a diferencia del mínimo para prevenir una deficiencia, como el ADR).

Encefalopatía Enfermedad o trastorno del encéfalo.

Endorfinas Sustancias analgésicas naturales liberadas por la glándula pituitaria; producen un efecto similar al de los analgésicos narcóticos.

Estimulación nerviosa eléctrica transcutánea (ENET) Método que alivia el dolor al enviar impulsos eléctricos indoloros de una máquina a las terminales nerviosas, mediante electrodos colocados en la piel.

Enzima Proteína que activa reacciones químicas y procesos específicos en el organismo, como la digestión y la producción de energía.

Enzima conversiva de la angiotensina (ECA) Cierto tipo de proteína que cataliza la conversión de un tipo de angiotensina en otro.

Esteroides Designación común de los corticosteroides, fármacos antiinflamatorios (cortisona) que a veces se recetan para reacciones alérgicas, asma, erupciones cutáneas, esclerosis múltiple, lupus y otras enfermedades.

Estrógeno Hormona sexual femenina producida sobre todo en los ovarios. Ayuda a regular la menstruación, la reproducción y otros procesos.

Expectorante Sustancia que facilita la expulsión de mucosidad cuando se tose.

Extracto Pastilla, polvo, tintura u otra forma de una hierba con una cantidad concentrada (y estandarizada) de ingredientes terapéuticos.

Extracto estandarizado Forma concentrada de una hierba, que contiene un nivel fijo (estandarizado) de ingredientes activos. La estandarización ayuda a garantizar una dosis, fuerza o potencia constante de un lote a otro de la hierba. Se venden extractos estandarizados sólo de ciertas hierbas, ya sea en pastillas, tintura u otra presentación.

FDA *(Food and Drug Administration)* Órgano oficial estadounidense que regula y supervisa la inocuidad de alimentos y fármacos (no de los complementos).

Febrícula Fiebre ligera, de menos de 38°C; dura unas 24 horas.

Fitoestrógenos Compuestos seudoestrógenos presentes en la soya y otras plantas, que pueden curar síntomas de la menopausia, ciertos tipos de cáncer y otras enfermedades.

Fitomedicinas Ingredientes terapéuticos presentes en frutas, verduras, cereales, hierbas y otras plantas, que pueden proteger contra cáncer, cardiopatías y otras enfermedades.

Glucagón Factor hipoglucemiante que secreta el páncreas.

Glucemia Presencia de azúcar en la sangre.

Gramo Medida métrica de peso que se usa en la dosificación. Hay 1,000 miligramos (mg) en 1 gramo, y 28.35 gramos en una onza.

Hemoglobina Elemento que forma parte de los glóbulos rojos, y que es portador de oxígeno. Constituida por hierro y proteína, lleva oxígeno de los pulmones a las células, y al regreso transporta dióxido de carbono de las células a los pulmones.

Hierba Planta o una parte de ésta (hojas, tallos, raíz, corteza, capullo o flores) que se usan para fines medicinales o de otro tipo (como dar sabor a la comida.

Homocisteína Seudoaminoácido; se han relacionado niveles altos de esta sustancia con cardiopatías.

Hormona Uno de los varios mensajeros químicos producido por las glándulas suprarrenales, la pituitaria, la tiroides, las ováricas, las testiculares y otras. Las hormonas controlan todo, desde el crecimiento y la regeneración tisular hasta el metabolismo, la reproducción, la presión arterial y la reacción del organismo frente al estrés.

Hormonoterapia restitutiva (HTR) El uso de complementos de estrógeno y progesterona (como progestinas), hormonas sexuales femeninas, para mitigar los efectos adversos de la menopausia. La terapia también puede ayudar a prevenir osteoporosis y cardiopatías.

Ictericia Síntoma de la hepatitis y otros trastornos hepáticos; causa color amarillo en la piel y en los ojos.

Inhibidor de la monoaminooxidasa (MAO) Tipo específico de medicamento o fármaco para tratar la depresión. Tienen interacciones frecuentes con diversos alimentos, fármacos y complementos.

Interferón Una de las diversas proteínas antivirales producidas por el organismo que desencadena la reacción inmunitaria.

Isquemia Detención del aporte sanguíno en una parte o un órgano del cuerpo, y estado que viene como consecuencia de ella; con frecuencia hay dolor y una disfunción orgánica.

Lavado Conjunto de tés herbarios, acidófilos y agua, u otras sustancias que se usan para lavar la vagina; a veces se recomienda para infecciones.

Litiasis Formación de cálculos, especialmente en las vías biliares o en las urinarias.

Macrófago Tipo de leucocito que puede rodear y digerir bacterias nocivas y otros microbios extraños.

Malestar Sensación general de debilidad y malestar total.

Malestar gravídico Náuseas que pueden presentarse por las mañanas en las mujeres embarazadas.

MAO (por sus siglas en inglés, Monoamine Oxidasa Inhibitor) Inhibidor de la monoaminooxidasa.

Medicina alternativa Uno de los diversos enfoques para curar, como la fitoterapia y la acupuntura, que se hallan fuera del campo de la medicina tradicional dominante.

Medicina convencional También conocida como medicina alópata, es el enfoque curativo que se practica con mayor frecuencia en los países occidentales. El médico diagnostica un problema y lo cura con fármacos o mediante una cirugía.

Medicina integral Enfoque del paciente en su totalidad, no sólo de los síntomas que lo aquejan; para tratarlo usa aspectos tanto de la medicina convencional como de la alternativa. También se le llama medicina complementaria.

Medicina tradicional Enfoque curativo que depende de usos y conocimientos transmitidos de una generación a otra, basado en miles de años de práctica. Algunos ejemplos son la medicina china y el Ayurveda (practicada en la India).

Melanina Pigmento negro o café oscuro (color) presente de manera natural en las células de la piel, el cabello y los ojos.

Membranas mucosas Brillantes láminas tisulares rosadas que cubren labios, boca, vagina, párpados y otras cavidades y pasajes del cuerpo.

Metabolismo Serie torrencial de reacciones químicas mediante las cuales el organismo convierte el alimento en energía que puede usar o almacenar.

Metástasos Conjunto de células cancerosas que se desarrollan en un sitio diferente del tumor original, debido a la migración por la sangre de una o varias células que se desprenden del tumor.

Micosis Infección causada por un hongo.

Microgramo (mcg) Medida métrica de peso usada en la dosificación. Hay 1,000 mcg en 1 miligramo (mg).

Miligramo (mg) Medida métrica de peso usada en la dosificación. Hay 1,000 mg en 1 gramo.

Mineral Sustancia inorgánica de la corteza terrestre, vital en el cuerpo humano para crear enzimas, regular el ritmo cardíaco, formar huesos, digerir y otros procesos metabólicos.

Mucílago Sustancia vegetal de consistencia gelatinosa y viscosa, que al ingerirse forma una capa protectora en la garganta, en el tracto digestivo y en otras áreas, controlando así la tos y la irritación.

Neoplasia Formación en alguna parte del organismo de un tumor maligno.

Neuralgia Dolor intenso causado por el daño a un nervio, que a menudo afecta un área específica del cuerpo, como la cara.

Neuropatía diabética Daño nervioso característico de la diabetes que entre otros síntomas presenta los de pérdida de sensibilidad, entumecimiento, hormigueo o ardor, por lo general en las extremidades.

Neurotransmisor Una de las diversas sustancias químicas en el cerebro y en todo el cuerpo que transmite señales entre las neuronas.

Nombre botánico El nombre científico o en latín de una hierba o planta.

Oblea Comprimido masticable o complemento parecido a una galleta. Es activada por la saliva; se usa para evitar los fuertes ácidos gástricos.

OTC (por sus siglas en inglés Over the Counter) Medicamento que se vende sin receta médica y está a la vista en los mostradores.

Procianidólicos oligoméricos (PCO) Compuestos antioxidantes, o proantocianidinas, presentes en la corteza de pino, extracto de semillas de uva, té verde, vino tinto y otras sustancias, que pueden prevenir cardiopatías y enfermedades vasculares.

Placebo También llamado pastilla falsa, es una sustancia sin ingredientes medicinales. Se utiliza a menudo en los estudios científicos como un control, para comparar sus efectos con los del fármaco o complemento estudiado.

Probióticos Bacterias "benignas", similares a las presentes en complementos acidófilos, que normalmente están en el intestino y ayudan a favorecer una digestión saludable.

Producto botánico Hierba o planta con propiedades curativas.

Progesterona Hormona que ayuda a regular diversos trastornos menstruales; prepara al endometrio para la recepción y desarrollo del huevo fecundado.

Prolactina Hormona producida por la pituitaria que estimula la secreción de leche.

Prostaglandinas Sustancias químicas seudohormonales, presentes en forma natural en el organismo, que producen muchos efectos, como causar inflamación, estimular contracciones uterinas durante el parto y proteger la pared del estómago.

Psicógeno Dolor de origen psicológico (sin causa orgánica aparente).

Quiste Formación de un líquido o una sustancia semisólida en una cavidad rodeada por una envoltura fibrosa.

Radicales libres Moléculas inestables de oxígeno que son muy reactivas, generadas por el organismo, que pueden dañar células causando cardiopatías, cáncer y otras afecciones. Los antioxidantes ayudan a reducir al mínimo el daño de los radicales libres.

Reacción inmunitaria Sistema natural de defensa del cuerpo contra microbios infecciosos (como bacterias y virus nocivos) y células cancerosas dentro del mismo organismo.

Resistencia a la insulina Enfermedad en que las células del organis-mo no reaccionan en forma adecuada a la hormona insulina. Puede causar niveles altos de glucemia (glucosa en la sangre), mayor producción de insulina del páncreas, e incluso diabetes.

Rosácea Enfermedad crónica de la piel, parecida al acné. Con un tratamiento adecuado, sus síntomas pueden ser controlados (manchas en la cara, nariz hinchada y ojos irritados), y el daño en la piel puede evitarse.

Síndrome de Reye Encefalopatía de origen hepático; se ha asociado a algunos virus, como el de la varicela. Vómito, exantema, estado de confusión, son algunos de sus primeros síntomas.

Sublingual Debajo de la lengua. Ciertos complementos, como la vitamina B_{12}, se formulan para ser disueltos en la boca: esto proporciona una pronta absorción en el torrente sanguíneo sin que interfieran los ácidos gástricos.

Tai chi Antiguo método chino de ejercicio que se vale de movimientos precisos, así como de técnicas de respiración para favorecer el equilibrio, el control y la relajación.

Tanino Sustancia astringente que se deriva de las plantas, la cual puede contraer vasos sanguíneos y tejidos del cuerpo.

Testosterona Principal hormona sexual masculina, producida en los testículos, que causa cambios en la pubertad y ayuda a formar huesos y músculos fuertes. Las mujeres también producen una poca cantidad.

Tinnitus Zumbido en uno o en ambos oídos.

Tintura Líquido que suele obtenerse al macerar una hierba o parte de ésta en agua mezclada con alcohol etílico (como el vodka). El alcohol extrae los agentes activos de la hierba, y los concentra y conserva.

Tónico Hierba (como el ginseng) o mezcla herbaria para "tonificar" el cuerpo o un órgano específico, lo que da más fuerza o vitalidad.

Trastorno autoinmunitario Una enfermedad, como el lupus o la artritis reumatoide, en la que el sistema inmunitario ataca por error los propios tejidos sanos del cuerpo.

Triglicérido Principal forma de grasa presente en el cuerpo. Los niveles altos en la sangre aumentan la probabilidad de tener cardiopatías.

Trombo Coágulo formado en el interior de un vaso y que permanece en el sitio donde tuvo su origen.

Tumefacción Aumento del volumen de una parte del cuerpo por infiltración, tumor o hinchazón.

Unidad de coagulación de la leche (UCL) Medida de la bromelina, complemento antiinflamatorio que reduce el dolor. (Vea también Unidad de digestión de gelatina.)

Unidad de digestión de gelatina (UDG) Medida para la bromelina. Las potencias de este complemento antiinflamatorio se basan en UDG o UCL (unidad de coagulación de la leche). Una UDG equivale a 1.5 UCL .

Unidad internacional (UI) Medida de dosis estandarizada que aporta una cantidad fija de un complemento específico, como vitamina A, D o E.

Vitamina Sustancia órganica indispensable para regular funciones celulares en todo el organismo. Casi todas las vitaminas deben tomarse, ya que el cuerpo no puede producirlas.

Índice alfabético

A

B

C

D

E

F

G

H

I

J

K

L

O

P

Q

R

S

T

Los números de página en **negritas** remiten a las entradas principales

W

X

Y

Z

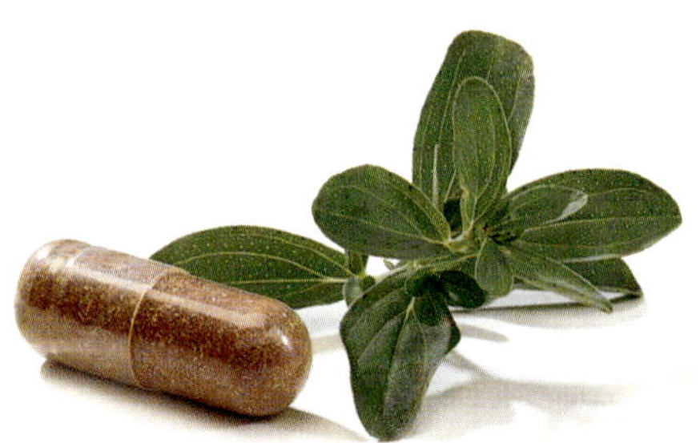

Para la gente tratada con quimioterapia → Cardo Lechero p. 2[illegible]
Lecitina p. 332 (1 cucharadita en la comida, o disuelta en jugo y)
cataratas y el Ajo p. 301 — Espina bífida — p. 333.
(Sorbitol?)
La quercetina debe ingerirse 20 minutos antes de comer + p. 301
L y el ácido úrico — p. 145
La orina como eliminador de ácido úrico [+ p. 144]
Inflamación — p. 161 — alholva: p. 190
Secuencia de la enfermedad p. 191 → Los parásitos
Aceite neutro — p. 193 (= de almendras) → Sabañón
Flavonoides e inflamación p. 199.
Peso (corporal) p. 209 — Enzimas antiinflamatorias — p. 211 [jugo de piña]